U0595129

现代常见病
中西医结合诊疗学

（上）

刘　芳等◎编著

吉林科学技术出版社

图书在版编目（CIP）数据

现代常见病中西医结合诊疗学 / 刘芳等编著. -- 长春 : 吉林科学技术出版社, 2016.3
ISBN 978-7-5578-0345-2

Ⅰ. ①现… Ⅱ. ①刘… Ⅲ. ①常见病－中西医结合—诊疗 Ⅳ. ①R4

中国版本图书馆CIP数据核字(2016)第068559号

现代常见病中西医结合诊疗学

XIANDAI CHANGJIANBING ZHONGXIYI JIEHE ZHENLIAOXUE

编　　著　刘　芳等
出 版 人　李　梁
责任编辑　隋云平　端金香
封面设计　长春创意广告图文制作有限责任公司
制　　版　长春创意广告图文制作有限责任公司
开　　本　787mm×1092mm　1/16
字　　数　1060千字
印　　张　45
版　　次　2016年5月第1版
印　　次　2017年6月第1版第2次印刷

出　　版　吉林科学技术出版社
发　　行　吉林科学技术出版社
地　　址　长春市人民大街4646号
邮　　编　130021
发行部电话/传真　0431-85635177　85651759　85651628
85652585　85635176
储运部电话　0431-86059116
编辑部电话　0431-86037565
网　　址　www.jlstp.net
印　　刷　虎彩印艺股份有限公司

书　　号　ISBN 978-7-5578-0345-2
定　　价　180.00元
如有印装质量问题　可寄出版社调换
因本书作者较多，联系未果，如作者看到此声明，请尽快来电或来函与编辑部联系，以便商洽相应稿酬支付事宜。

编　委　会

主　编

刘　芳　山东中医药大学第二附属医院
孟庆国　东平县人民医院
韩　诚　安丘市中医院
马晓东　潍坊市中医院
刘艳艳　河南省安阳地区医院
孟宪龙　开封市十一化建院

副主编

乔　梅　周口市第二人民医院
王中凯　平顶山煤业（集团）公司一矿职工医院
马明玉　鹿邑县人民医院
何新立　河南科技大学第一附属医院
周利霞　河南省安阳地区医院

编　委（按姓氏拼音字母排序）

程孝雨　韩　诚　何新立　李金刚
刘　芳　刘艳艳　罗宗义　马　军
马明玉　马晓东　孟庆国　孟宪龙
乔　梅　王中凯　张三强　张雪芹
周利霞

前　　言

随着社会的发展，医学的进步，人们对于疾病的认识逐渐深入，使得中西医结合临床诊疗技术取得了巨大的进步。中医传统辨证疗法是将疾病的发生、发展过程中所表现出的主要矛盾和矛盾的主要方面提炼出来，进行辨证论治，几千年来形成了自己独特的理论和诊疗体系，经实践检验，许多方药对疾病的治疗有独特的疗效；西医更多的是借助医疗仪器设备和实验室对疾病作出准确的诊断，医生通过自己的感觉器官和临床经验对病人进行全面、系统的检查，来诊断患者的疾病，并通过西药、手术等治疗方法对患者进行治疗。

《现代常见病中西医结合诊疗学》是结合了西医诊疗优势和中医辨证治疗特点的专科类书籍，是由有着丰富临床实践经验的专家和长期从事一线工作的临床医生共同合作完成。本书内容简明扼要，方便实用，指导性强，在编撰过程中，将临床医师的诊疗思维、渊博的医学知识及丰富的临床经验融汇合一，深入浅出、力求实用，尽可能的满足广大医务人员的临床需要。

本书旨在体现中西医结合诊治水平，展现中西医结合诊治特色，发挥行之有效的中西医结合诊疗实用性，但由于各位编者经验有限，编写时间不足，书中若存在疏漏之处，敬请广大读者批评指正。

目　　录

第一章　眼部疾病

第一节　结膜病

一、细菌性结膜炎

（一）急性卡他性结膜炎

【概述】

俗称“红眼病”，是最常见的细菌感染性眼病。春、秋两季多见，传染性强，散发或流行感染。

【病因】

常见的致病菌为科一威杆菌、肺炎球菌、葡萄球菌、流感嗜血杆菌（儿童多见）和链球菌等，通过多种媒介直接接触结膜。

【病理】

结膜上皮水肿、增生、变形或变性。上皮层和腺样层多形核白细胞浸润，细胞核和染色质消失，杯状细胞增多。上皮层下有淋巴细胞浸润，组织破坏，形成溃疡。毛细血管内皮细胞破坏，红细胞渗出0到血管外可造成结膜下出血。

【临床表现】

潜伏期1～3d，自限性，病程2周左右。两眼同时或相隔1～2d发病，患眼红、畏光、流泪、异物感和烧灼感，中重度黏脓性分泌物。眼险肿胀，结膜充血水肿，严重者球结膜下片状出血，假膜形成，角膜浅层点状浸润，视力一般不受影响。部分患者伴有体温升高、身体不适等全身症状。

【诊断】

根据临床表现，分泌物涂片及结膜刮片等检查，可以诊断。

【实验诊断】

1.细菌学检查　分泌物涂片或结膜刮片可确定致病细菌，必要时做细菌培养。

2.细胞学检查　分泌物涂片或结膜刮片可见多形核白细胞增多。

【鉴别诊断】

1.急性虹膜睫状体炎　睫状充血，角膜后有沉着物，前房闪辉，瞳孔改变，晶状体前囊有色素或部分虹膜后粘连，视力障碍，睫状区有压痛。

2.急性闭角型青光眼　睫状充血或混合充血，角膜水肿，角膜后有沉着物，前房浅，瞳孔散大、对光反射消失，眼压升高，眼胀痛，视力急剧下降。

3.病毒性结膜炎　由腺病毒或肠道病毒感染引起的眼病，有水样分泌物，睑结膜和穹窿结膜滤泡增生，伴耳前淋巴结肿大，实验室检查无细菌生长，单核细胞增多，病毒分离可查出病原体。

【治疗】

保持局部清洁，切勿包扎。及时彻底控制感染，角膜病变时按角膜炎治疗原则处理，防止复发和交叉感染。

1.局部治疗　①结膜囊冲洗：用生理盐水或3%硼酸水。冲洗时避免损伤角膜上皮，勿使冲洗液流入健眼。局部分泌物多者用1%硝酸银涂擦睑结膜面后盐水冲洗。②抗生素治疗：最好做药敏实验，选择1～2种有效药物。如0.25%氯霉素、0.3%氧氟沙星或妥布霉素眼液，4次/d，10%～30%磺胺醋酰钠，每1～2小时1次；睡前涂用0.5%红霉素、氧氟沙星或妥布霉素眼膏，持续1～2周。严重者可冷敷，每次20～30min，3次/d。

2.全身治疗　流感嗜血杆菌感染者应同时口服头孢类抗生素或利福平。

（二）慢性卡他性结膜炎

【概述】

由多种原因引起的慢性结膜炎症，常双眼发病，致病原因复杂，无自限性，治疗棘手。

【病因】

1.感染因素　由急性、亚急性结膜炎迁延而来，或致病菌毒力较弱而病人抵抗力较强引起。常见的致病菌有金黄色葡萄球菌、莫-阿双杆菌、卡他球菌、链球菌、变形杆菌等。

2.非感染因素　不良环境刺激，如粉尘、化学烟雾、强光等；眼部疾病，如睑缘炎、睑板功能异常、慢性泪囊炎等；用眼疲劳，如屈光不正、隐斜视、睡眠不足等；眼部长期应用某些刺激性药物药物或慢性鼻炎等。

【病理】

结膜杯状细胞增多，上皮细胞增生、层次加多，结缔组织增生，形成乳头及假腺。结膜结膜血管充血，上皮下淋巴细胞和浆细胞浸润。

【临床表现】

自觉症状较轻，进展缓慢。眼痒、干涩、刺痛、烧灼感及视力疲劳等，午后、晚间或阅读时加重。睑结膜轻度充血，炎症久后表面肥厚粗糙，乳头增生。分泌物量少，为黏液性或白色泡沫样，多存在于下穹窿和泪阜处。莫-阿菌可引起眦部结膜炎，常伴口角充血、糜烂等症状。金黄色葡萄球菌引起者可有溃疡性睑缘炎或角膜周边点状浸润。

【诊断】

根据病史中有以上诱因，临床表现，分泌物涂片或结膜刮片等检查，可以诊断。

【实验诊断】

1.细菌学检查　分泌物涂片或结膜刮片可发现致病菌。

2.细胞学检查　分泌物涂片或结膜刮片大量淋巴细胞和浆细胞浸润。

【治疗】

去除病因，改善环境，消除污染，积极治疗有关眼病、矫正屈光不正等。治疗需长期，疗效取决于患者对治疗方案的依从性。

1.局部治疗　针对不同的致病因素选用抗生素眼液，或磺胺类眼液，4～6次/d，睡前涂用抗生素眼膏。0.25%～0.5%硫酸锌眼液对莫阿双球菌效果好；慢性葡萄球菌性结膜炎对杆菌肽和红霉素反应良好，；白降汞眼膏有收敛、消炎的作用，1～2次/d；久治不愈者可试用1%硝酸银涂抹睑结膜面后，用生理盐水冲洗，每周1～2次。累及角膜时按角膜炎治疗原则处理。

2.全身治疗　难治性慢性结膜炎者需口服强力霉素100mg，1～2次/d，持续数月。

（三）超急性细菌性结膜炎

【概述】

是由奈瑟菌属细菌引起的结膜炎，分为淋球菌性和脑膜炎球菌性结膜炎两种。淋菌性结膜炎也称“脓漏眼”，是由淋球菌感染引起的一种严重危害视力并且传染性极强的急性化脓性炎症眼病。可发生与于成人和新生儿。

【病因】

淋球菌性结膜炎，成人主要通过生殖器-眼接触传播感染，新生儿多因出生时通过患有淋菌性阴道炎母亲的产道时感染；脑膜炎球菌性结膜炎，血源性播散感染最常见，好发于儿童，

【临床表现】

潜伏期短（24h内），发病急，进展迅速。淋球菌性结膜炎较脑膜炎球菌结膜炎更常见，两者在临床上往往难以鉴别，均可引起全身扩散，包括败血症。

1.淋球菌性结膜炎　①新生儿：潜伏期2～5d，多在48h内发病，常为双眼。畏光、流泪，异物感，眼睑肿胀，结膜高度充血、水肿，假膜形成，大量脓性分泌物，常伴耳前淋巴结肿大和压痛。重者可并发角膜溃疡甚至眼内炎，造成失明。感染的婴儿可能还伴有其他部位的化脓性炎症。②成人：潜伏期10h至2～3d不等，症状与新生儿相似，但相对较轻。

2.脑膜炎球菌性结膜炎　通常累及双眼，潜伏期数小时至1d，表现与淋球菌性结膜炎相似，发展成化脓性脑膜炎可危及生命。

【诊断】

根据临床表现，分泌物涂片，结膜刮片等检查可以诊断。淋球菌性结膜炎可以有淋病病史或接触史。必要时行细菌培养和药物敏感试验，有全身症状的还应血培养。

【实验诊断】

淋球菌性结膜炎的结膜刮片、分泌物涂片或细菌培养可以查到大量淋球菌，特异性诊断方法需要菌培养和糖发酵试验。

【鉴别诊断】

眼-尿道-滑膜综合征：与淋球菌性结膜炎相鉴别。本病原因不明，眼部主要表现为较淋球菌者轻的化脓性结膜炎，常并发有色素膜炎。伴有淋球菌性尿道炎及多发性关节炎。

【治疗】

原则是高度重视，去除病因，全身和局部应用抗生素控制感染，避免并发症发生。

1.局部治疗　①用生理盐水或3%硼酸溶液冲洗结膜囊，每5～10min冲洗1次，至分泌物

消失。冲洗时避免损伤角膜上皮，勿使冲洗液流入健眼。②滴用 2000～5000U/ml 青霉素 G 或 1%硫苄青霉素眼液，每 3～5min 滴 1 次。病情缓解后，延长滴药间隔时间至炎症消退。青霉素过敏者可选用红霉素、庆大霉素、氯霉素、杆菌肽眼液等。③角膜浸润时用 0.5%～1%阿托品眼液(膏)散瞳，并按角膜炎治疗原则处理。

2.全身治疗　青霉素肌注或静脉滴注。新生儿用青霉素 G 10 万 U/(kg·d)或头孢噻肟钠(25mg/kg)，每 8h 或 12h 一次，连续 7d。成人可大剂量肌注青霉素或头孢曲松钠(菌必治)1g/d，感染角膜者，加大剂量为 1～2g/d，连续 5d。青霉素过敏者可选用壮观霉素(淋必治)2g/d 肌注。联合口服阿奇霉素 1g，或强力霉素 100mg，2 次/d，持续 7d。或喹诺酮类药物(环丙沙星 0.5g 或氧氟沙星 0.4g，2 次 ld，连续 5d)。脑膜炎球菌性结膜炎青霉素过敏者用氯霉素代替。

二、衣原体性结膜炎

(一)沙眼

【概述】

由沙眼衣原体引起的一种慢性传染性结膜角膜炎，是导致失明的主要疾病之一。

【病因】

由沙眼衣原体 A、B、C 或 Ba 抗原型感染所致。通过直接接触、污染物、节肢昆虫等传播。感染率和严重程度同居住条件和个人卫生习惯密切相关。

【临床表现】

沙眼衣原体感染后潜伏期 5～14d，双眼发病。幼儿患沙眼后，可自行缓解，不留后遗症；成人沙眼早期即出现并发症，逐渐进展到结膜瘢痕形成。

1.症状　急性期畏光、流泪、异物感，分泌物较多，呈黏液或黏液脓性。慢性期无明显不适，仅眼痒、干燥、异物感和烧灼感。晚期各种并发症导致症状加重，可严重影响视力，甚至失明。

2.体征　急性期眼睑红肿，结膜充血，乳头增生，穹窿部结膜浸润、充血、布满滤泡，可合并弥漫性角膜上皮炎或耳前淋巴结肿大；慢性期结膜充血减轻，污秽肥厚，乳头及滤泡增生，以上穹窿及睑板上缘结膜病变显著，垂帘状的角膜血管翳及睑结膜瘢痕形成为沙眼的特有体征。晚期发生睑内翻与倒睫、睑球粘连、上睑下垂、实质性结膜干燥症、角膜混浊、慢性泪囊炎等并发症。

【分期】

MacCallan 分期法：

Ⅰ期：早期沙眼。上睑结膜未成熟滤泡，轻微上皮下角膜混浊、弥漫点状角膜炎、上方细小角膜血管翳。

Ⅱ期：明确的沙眼。Ⅱa 期：滤泡增生，角膜混浊、上皮下浸润和明显的上方浅层角膜血管翳；Ⅱb 期：乳头增生。滤泡模糊，可坏死，上方表浅角膜血管翳和上皮下浸润。

Ⅲ期：瘢痕形成。

Ⅳ期：非活动性沙眼。

1979年全国第二届眼科学术会议制定标准：

Ⅰ期（进行活动期）：上睑结膜乳头与滤泡并存，上穹窿结膜模糊不清，有角膜血管翳。

Ⅱ期（退行期）：上睑结膜自瘢痕开始出现至大部分变为瘢痕。仅留少许活动病变。

Ⅲ期（完全瘢痕期）：上睑结膜活动性病变完全消失，代之以瘢痕，无传染性。

1987年WHO分期法：

TF：上睑结膜5个以上滤泡；

TI：上睑结膜弥漫性浸润、乳头增生、血管模糊区＞50％；

TS：典型的睑结膜瘢痕；

TT：倒睫或睑内翻；

CO：角膜混浊。

其中TF、TI是活动期沙眼，需治疗；TS是患过沙眼的依据；TT有潜在致盲危险、需行眼睑内翻倒睫矫正手术；CO是终末期沙眼。

【诊断】

根据临床表现、特异性体征和实验室检查，可以诊断。

诊断沙眼时至少符合下述标准中的2条：①上睑结膜5个以上滤泡；②典型的睑结膜瘢痕；③角膜缘滤泡或Herbert小凹；④广泛的角膜血管翳。

【实验诊断】

1.*沙眼细胞学*　淋巴细胞、浆细胞和多形核白细胞增多，假阳性率高。

2.*结膜刮片*　Giemsa染色或Diff-Quik染色，可检测细胞浆内的包涵体。

3.*荧光标记的单克隆抗体试剂盒*　可检测细胞刮片衣原体抗原、聚合酶链反应、酶联免疫测定等，敏感性和特异性高，费用昂贵。

【鉴别诊断】

需和其他滤泡性结膜炎相鉴别。

1.*慢性滤泡性结膜炎*　颗粒杆菌可能为其病因。常见于儿童及青少年，皆双侧。滤泡多见于下穹窿及下睑结膜，大小均匀、排列整齐。结膜充血无肥厚，晨起有分泌物，1～2年后不留痕迹而自愈，无角膜血管翳。

2.*春季结膜炎*　有季节性，眼痒，睑结膜上的乳头大而扁平，上穹窿部结膜无病变。睑结膜刮片涂片中可见嗜酸性细胞浸润。

3.*包涵体性结膜炎*　急性开始，滤泡以下穹窿部与下睑结膜为著，无角膜血管翳。无瘢痕形成。

4.*巨乳头性结膜炎*　有明确的角结膜接触镜配戴史。

【预防】

培养良好的卫生习惯，避免接触传染，改善环境，加强对服务行业的卫生管理。

【治疗】

包括眼局部药物、全身药物和对并发症的治疗。

1.*局部药物*　0.1％利福平、0.1％酞丁胺或0.5％新霉素眼液等，4次/d，红霉素类、四环素类眼膏睡前涂眼,持续10～12周。

2.全身药物　急性期或症状严重者需口服抗生素治疗,四环素1～1.5g/d,分4次,强力霉素100mg,2次/d,持续3～4周。

3.手术矫正　倒睫及睑内翻,防止引起角膜混浊而致盲。

(二)包涵体性结膜炎

【概述】

是一种通过性接触或产道传播的急性或亚急性结膜炎。临床上分为新生儿和成人包涵体性结膜炎两种。

【病因】

由D～K型沙眼衣原体引起。通过性接触或手一眼接触传播,新生儿经产道分娩也可感染。

【临床表现】

1.新生儿包涵体性结膜炎　潜伏期为生后5～14d,多双侧,分泌物呈水样、黏液样或脓性,随病程进展明显增多。2～3个月后,出现乳白色光泽滤泡,严重者有伪膜形成、结膜瘢痕化。可能有角膜瘢痕和新生血管出现。

2.成人包涵体性结膜炎　年轻人多见,潜伏期1～2周。眼睑肿胀,结膜充血,黏脓性分泌物,睑结膜和穹窿部结膜滤泡形成,下睑结膜乳头增生显著,耳前淋巴结肿大。急性炎症3～4个月后逐渐减轻消退,但结膜肥厚和滤泡3～6个月后可恢复正常。可形成结膜瘢痕或伴其他部位衣原体感染。

【诊断】

根据临床表现、实验室检查,可以诊断。

【实验诊断】

分泌物中多形核白细胞增多,结膜刮片中可检测到包涵体。

【鉴别诊断】

新生儿包涵体性结膜炎需要和新生儿淋球菌感染鉴别。

新生儿淋球菌结膜炎:是出生时由患有淋球菌性阴道炎的母体产道感染。起病急伴大量性结膜脓性分泌物,常有耳前淋巴结肿大和压痛,重者可并发角膜溃疡甚至眼内炎。分泌物涂片中可找到淋球菌。

【预防】

1.加强对年轻人的卫生知识特别是性知识的教育。

2.加强包括生殖道衣原体感染的检测和治疗在内的产前护理。

【治疗】

1.局部用药　使用抗生素眼液及眼膏,如15%磺胺醋酸钠、0.1%利福平等。

2.全身用药　婴幼儿口服红霉素[40mg/(kg·d)],分4次,持续14d;成人口服四环素(1～1.5g/d),或强力霉素(100mg,2次/d),或红霉素(1g/d),持续3周。

(刘艳艳)

第二节 角膜疾病

一、细菌性角膜炎

【概述】

由细菌感染引起，有角膜上皮缺损区和缺损区下基质坏死的化脓性角膜炎，又称细菌性角膜溃疡。

【病因】

1.主要致病菌　常见的有表皮葡萄球菌、铜绿假单胞菌、金黄色葡萄球菌等。还有肠道杆菌、肺炎链球菌等。

2.条件致病菌　抗生素和糖皮质激素的滥用导致一些条件致病菌感染，如草绿色链球菌、克雷伯杆菌、类白喉杆菌等。

3.诱发因素多为外伤。

4.某些眼病及全身病　如干眼症、慢性泪囊炎、糖尿病、免疫缺陷、配戴角膜接触镜等，可导致角膜对细菌的易感性增强。

【临床表现】

1.淋球菌感染　多见于经产道娩出的新生儿。可有畏光、流泪、疼痛、视力下降、眼睑痉挛等。眼睑高度水肿、球结膜水肿，大量脓性分泌物，睫状充血或混合性充血。角膜上皮缺损、角膜基质浸润和溃疡，可致角膜穿孔。可伴有不同程度的前房积脓。

2.革兰阳性球菌感染　可见圆形或椭圆形角膜脓肿病灶，伴有边界清晰的灰白色基质浸润。葡萄球菌引起的感染可导致严重的角膜基质脓肿和角膜穿孔。匐行性角膜溃疡，由肺炎球菌引起的角膜炎，表现为带有匐行性边缘、椭圆形、较深的中央基质溃疡，常常伴有前房积脓，还可有虹膜变色、虹膜后粘连、瞳孔缩小、房水混浊等。带有匐行性边缘为匐行性角膜溃疡的特征性表现之一，表现为角膜溃疡的浸润跨过溃疡的边缘，形似新月，不仅在实质内向角膜缘蔓延，同时还在向深层发展。

3.革兰阴性细菌感染　多发于角膜异物剔除后或配戴角膜接触镜引起。眼痛剧烈，严重的睫状或混合充血，球结膜水肿。其中铜绿假单胞菌引起的感染为最剧烈，可在极短的时间内破坏整个角膜。由于铜绿假单胞菌的毒力很强，其产生的蛋白分解酶可使角膜的胶原纤维被溶解，引起快速扩展的角膜浸润和黏液性坏死，角膜混浊如毛玻璃样，浸润灶及分泌物略呈黄绿色，伴有严重的前房积脓。在2～3d内病情可迅速进展，导致角膜穿孔，虹膜脱出，形成角膜葡萄肿，甚至感染进入眼内导致全眼球炎。

【诊断】

用药前，从浸润灶刮取坏死组织做涂片染色找细菌，一般可结合临床表现作出初步诊断。还需做细菌培养才能作出病原学诊断，同时进行药敏试验。

【鉴别诊断】

1.无菌性角膜溃疡　由非感染性、类风湿关节炎、维生素A缺乏、导致结膜炎、角膜营养不良等。相应实验室检查及细菌培养阴性，没有或轻微的前房反应，可没有明显的主观不适感觉或轻微的疼痛，可伴有少量分泌物或没有分泌物。

2.真菌性角膜炎　常有角膜外伤史，尤其是植物性外伤，如树枝刮伤。可有典型的免疫环、浸润灶边界呈羽毛状、病灶旁的伪足或卫星样浸润灶，实验室检查找到真菌和菌丝。

3.单纯疱疹病毒性角膜炎　常有反复发作史，可有眼睑疱疹、典型的树枝状和地图状角膜溃疡，角膜上皮刮片Giemsa染色查见多核巨细胞，病灶分离到单疱病毒。慢性患者可继发细菌性感染。

4.棘阿米巴角膜炎　可有污染水源接触史，常见于配戴的软性角膜接触镜片被污染或接触被污染的游泳池水，眼痛剧烈，典型的放射状浸润，基质浸润环，环周有卫星灶。实验室检查找到棘阿米巴原虫或培养出棘阿米巴。

5.非典型性分支杆菌感染　常发生于眼外伤或内眼手术后，如白内障术后，角膜移植术及屈光手术后。

6.无菌性角膜浸润　配戴角膜接触镜，护理液的某些成分或缺氧造成免疫反应，表现为多发的角膜上皮下小浸润灶，病灶部位的角膜上皮完整，可没有前房反应或仅有轻微的前房反应。

7.葡萄球菌超敏性眼病　多双眼发病，周边角膜浸润，可有角膜上皮缺损，角膜缘和浸润区之间可见透明的角膜。可没有前房反应或仅有轻微的前房反应。常伴发睑缘炎。

8.角膜残留异物或锈环　角膜异物史，角膜基质水肿、炎症，可有无菌性角膜浸润，可伴有轻微的前房反应。去除角膜异物或锈环后，炎症和浸润可以消退。

9.滥用表面麻醉药　角膜大面积水肿、可有前房反应，细菌培养阴性，停用表面麻醉剂后病变愈合，可留有瘢痕。

【治疗】

1.抗生素　①高浓度的抗生素滴眼液：急性期频繁点眼，每15～30min一次。对于严重的患者，在初始的30min内每5min滴眼1次。②结膜下注射：可以提高前房和角膜的药物浓度。但抗生素眼液频繁滴眼也可达到相同的效果。③抗生素眼膏：夜间使用。可根据药物敏感实验的结果，相应的调整用药。病情控制后，为防止复发，仍需继续用药维持一段时间。④全身应用抗生素：如继发于角膜或巩膜穿通伤或有巩膜化脓、溃疡穿孔、眼内或全身播散的倾向时应同时全身使用抗生素。

2.散瞳：并发虹膜睫状体炎时，1%阿托品眼膏或眼液散瞳。

3.其他药物　局部应用胶原酶抑制药，如依地酸钠、半胱氨酸等，可减轻病情发展。口服维生素C、维生素B有助于促进溃疡愈合。

4.治疗性角膜移植　药物无效、病情迅速进展，即将或已经角膜穿孔、眼内容物脱出时，可考虑施行。

二、真菌性角膜炎

【概述】

由致病真菌引起，致盲率较高。真菌通常存在于泥土和空气中，寄生于植物和动物上面。随着抗生素和糖皮质激素的应用增多，角膜组织抵抗力降低，对真菌的易感性增加，真菌性角膜炎的发病率有所增高。

【病因】

1.常见致病真菌　为镰刀菌、曲霉菌。还有念珠菌属、酵母菌等。

2.眼部植物性外伤　如树枝、稻草刺伤等。

3.局部抵抗力下降　如角膜接触镜擦伤所致上皮损伤、角膜手术后，真菌可侵袭角膜引起真菌性角膜炎。

4.免疫功能失调　如全身或眼局部长期使用糖皮质激素、免疫抑制药、抗生素等。

【临床表现】

眼睑肿胀、畏光、流泪、疼痛，但刺激症状较轻微，可伴有视力下降。可有球结膜混合充血。可见白色或灰白色致密，表面不光泽的角膜浸润灶，呈牙膏或苔垢样，溃疡诊断周围有浅沟或免疫环。有时在病灶旁可见伪足或卫星样浸润灶，病灶后可见斑块状沉着物。前房黏稠或糊状灰白色积脓。真菌的穿透力较强，可在角膜穿孔时进入眼内，严重时可引起真菌性眼内炎。

【诊断】

角膜植物性外伤史结合角膜病灶特征、临床表现，可初步诊断。如实验室检查找到真菌和菌丝则可以确诊。

【鉴别诊断】

1.细菌性角膜炎　眼部刺激症状相对较重，实验室检查找到细菌或培养出细菌，对抗生素治疗敏感。

2.单纯疱疹病毒性角膜炎　典型的树枝状和地图状角膜溃疡，角膜上皮刮片找到多核巨细胞，病灶分离到单疱病毒。

3.棘阿米巴角膜炎　眼痛剧烈，明确的污染水源接触史，实验室检查找到棘阿米巴原虫或培养出棘阿米巴。

4.无菌性角膜溃疡　非感染性、类风湿关节炎、维生素A缺乏、结膜炎、角膜营养不良等可引起。相应实验室检查阴性，没有或轻微的前房反应，可有轻微的疼痛，可伴有少量分泌物或没有分泌物。

5.无菌性角膜浸润　配戴角膜接触镜、缺氧造成免疫反应，表现为多发的角膜上皮下小浸润灶，病灶部位的角膜上皮完整，可没有前房反应或仅有轻微的前房反应。

6.角膜残留异物或锈环　角膜基质水肿、炎症，可有无菌性角膜浸润，可伴有轻微的前房反应。去除角膜异物或锈环后，炎症和浸润可以消退。

7.葡萄球菌超敏性眼病　多双眼发病，周边角膜浸润，可有角膜上皮缺损，角膜缘和浸润区之间可见透明的角膜。可无前房反应或仅有轻微的前房反应。常伴发睑缘炎。

8.滥用表面麻醉药 角膜大面积水肿、可有前房反应，实验室检查阴性，停用表面麻醉药后病变愈合，可留有瘢痕。

【治疗】

1.抗真菌药 ①局部滴眼：如0.25%两性霉素B眼液（多烯类）、0.5%咪康唑眼液（咪唑类）、1%氟胞嘧啶眼液（嘧啶类）等。频繁点眼，30～60min一次，夜间使用抗真菌眼膏。联合应用抗真菌药物有协同作用，可以减少用量，使毒副作用降低。用药方案有氟胞嘧啶联合两性霉素B或氟康唑，利福平联合两性霉素B等。为防止复发，临床治愈后仍需维持用药。②结膜下注射：严重患者可用两性霉素B 0.1mg或咪康唑5～10mg结膜下注射。③全身用药：咪康唑10～30mg/(kg·d)静脉滴注，分3次给药，每次不超过600mg。也可静脉滴注0.2%氟康唑100mg。以上药物中两性霉素B对念珠菌、隐球菌有抑制作用，毒性较大，故不适宜全身用药。咪唑类为广谱抗真菌药，其中氟康唑水溶性好、口服吸收快、对肝损害小，多首选用此药。氟胞嘧啶对酵母菌有抑制作用，易产生耐药性。

2.散瞳 并发虹膜睫状体炎时，1%阿托品眼膏或眼液散瞳。不宜使用糖皮质激素。

3.治疗性角膜移植 用药无效，可能或已经穿孔，可考虑施行穿透性角膜移植。局限的表浅病变，可以板层切除得以彻底清除的病例可以考虑行板层角膜移植。不具备角膜移植条件、药物治疗无明显改善者，可行结膜瓣遮盖术。

三、单纯疱疹病毒性角膜炎

【概述】

由单纯疱疹病毒（HSV）引起，容易复发，可导致严重的视力障碍，致盲率极高。

【发病机制】

单纯疱疹病毒分为HSV-1和HSV-2两个血清型，眼部感染多为HSV-1型。单纯疱疹病毒引起的感染分为原发感染和复发感染两种类型，绝大多数人群接触过单纯疱疹病毒，大部分没有临床症状。原发感染后，HSV潜伏在三叉神经节和角膜中，当人体抵抗力下降，如患感冒、外伤、发热等，或者使用免疫抑制药、糖皮质激素等诱因下，潜伏的单纯疱疹病毒可以活化，引起单纯疱疹病毒复发感染。

【临床表现】

单纯疱疹病毒引起的感染分为原发感染和复发感染。

1.原发感染 多见于幼儿，全身表现有发热，唇部或皮肤疱疹，耳前淋巴结肿大。眼部表现有点状或树枝状角膜炎，眼睑皮肤疱疹，滤泡性结膜炎、假膜性结膜炎等。树枝状角膜炎的特征表现为短“树枝”状角膜溃疡，出现时间晚，持续时间也较短。少部分患者可发生角膜基质炎和葡萄膜炎。

2.复发感染 发热、疲劳、精神压力以及某些免疫缺陷病等都可引起单纯疱疹病毒感染复发。多为单眼发病，也可双眼起病。症状有畏光、视力障碍、流泪、眼睑痉挛、眼红、疼痛等。分为以下几个类型：

(1)树枝状和地图状角膜炎：表现为边缘羽毛状，末端呈球状膨大，呈树枝状走行的溃疡病灶，进展期呈离心性，向周边部和基质浅层扩展，边缘羽毛状形态消失，呈地图状溃疡。荧光素染色后更易观察角膜溃疡的形态。多数病例的角膜上皮炎常于3周左右自行消退。

(2)角膜基质炎和葡萄膜炎：角膜基质炎为引发视力下降的复发性单纯疱疹病毒感染，复发次数与是否发生角膜基质炎密切相关。分为以下两种类型：非坏死性：最常见的是盘状角膜炎。角膜中央基质呈盘状水肿，上皮完整，无炎症细胞浸润和新生血管，可有后弹力层皱褶。伴发前葡萄膜炎时，可出现角膜内皮后沉积物。坏死性：角膜基质内可见单一或多个黄白色坏死浸润病灶。可见角膜溃疡、角膜变薄及穿孔，可诱发基质层新生血管。可伴有或不伴角膜上皮缺损，可并发虹膜炎、青光眼或前房积脓。单纯疱疹病毒在眼前节复制，可引起前葡萄膜炎和小梁网炎时，累及角膜内皮，可诱发角膜内皮炎。

【诊断】

根据病史及典型的树枝状和地图状角膜溃疡灶、盘状角膜基质炎等临床表现可以诊断。实验室检查如角膜上皮刮片发现多核巨细胞，PCR技术检测到角膜、房水、玻璃体内和泪液中的病毒DNA，溃疡病灶分离到单疱病毒等均有助于诊断。

【鉴别诊断】

1.带状疱疹性角膜炎　面部疱性皮疹沿三叉神经皮区分布，典型的皮疹出现在前额和头皮的一侧，不跨过中线，疼痛可在疱疹出现之前就发生。假树枝状浸润无末端球状膨大，荧光素染色很少着色。

2.棘阿米巴角膜炎　眼痛剧烈，明确的污染水源接触史，特别是佩戴污染的角膜接触镜后，实验室检查找到棘阿米巴原虫或培养出棘阿米巴。

3.复发性角膜上皮糜烂　多有角膜擦伤史或角膜营养不良病史，反复发作，常见于晨起时出现眼痛、畏光、流泪等刺激症状。表现为局限性角膜上皮粗糙、脱落，可在发生后数小时内愈合。

4.牛痘性角膜炎　近期有天花疫苗接种史或接触过近期接种者，可有皮肤小水疱，表现为乳头状结膜炎、角膜上皮炎或角膜基质炎。

【治疗】

1.清除病灶　刮除病灶区角膜上皮，去除上皮之后加压包扎，角膜上皮缺损一般在72h内修复，联合抗病毒药物可加速角膜上皮愈合。

2.抗病毒药物　①0.1%无环鸟苷眼液或3%无环鸟苷眼膏；②1%三氟胸腺嘧啶核苷；③0.05%环胞苷眼液或0.1%环胞苷眼膏；④0.1%碘苷眼液或0.5%碘苷眼膏，此药只对急性期的浅层病变有效。急性期每1～2h滴眼一次，夜间涂3%无环鸟苷眼膏。严重的单疱病毒感染需口服无环鸟苷。

3.糖皮质激素　一般局部使用于角膜盘状基质炎，还须联合抗病毒药物。

4.散瞳　并发虹膜睫状体炎时，阿托品眼膏或眼液散瞳。

5.手术　已穿孔的病人可行穿透性角膜移植。处于静止期的影响视力的严重角膜瘢痕可行穿透性角膜移植。术后局部使用糖皮质激素，并且全身应用抗病毒药物。

四、棘阿米巴角膜炎

【概述】

棘阿米巴原虫感染引起的，慢性、进行性角膜溃疡，可持续数月。

【病原学】

棘阿米巴主要存在于土壤、淡水、游泳池等中，可以以滋养体和孢囊的形式存在。角膜接触被棘阿米巴污染的水源，尤其是使用了污染的角膜接触镜或药液而感染发病。

【临床表现】

常单眼发病，剧烈的眼痛、畏光、流泪伴有视力障碍。角膜上皮混浊，基质浸润，沿神经分布的放射状浸润。还可形成基质浸润环，环周可见卫星灶。可有角膜上皮反复剥脱，角膜后沉积物，前房积脓等。

【诊断】

病灶中取材涂片染色、找棘阿米巴原虫或培养出棘阿米巴，角膜活检等均有助于诊断。

【鉴别诊断】

1.单纯疱疹病毒性角膜炎　典型的树枝状角膜溃疡，眼痛相对较轻，角膜上皮刮片找到多核巨细胞，病灶分离到单疱病毒。

2.真菌性角膜炎　角膜植物性外伤史，实验室检查找到真菌和菌丝，真菌培养有真菌生长。

3.细菌性角膜炎　急性起病，可在数小时或数日内发生，实验室检查找到细菌或培养出细菌，对抗生素治疗敏感。

【治疗】

1.刮除角膜病灶上皮　患病早期可试行。

2.药物　二咪或联咪类、咪唑类（咪康唑）、强化新霉素，用药需 4 个月以上。

3.角膜移植　药物无效或严重影响视力的角膜基质混浊，在静止期可施行手术。

五、角膜基质炎

【概述】

角膜基质深层的非化脓性炎症。

【病因】

最常见的病因是先天性梅毒、结核、带状疱疹、单纯疱疹等也可致病。

【临床表现】

1.先天性梅毒性　初期为单眼，常累及双眼。眼痛、畏光、流泪伴有视力障碍。角膜基质深层可见密集的细胞浸润，角膜增厚、后弹力层皱褶，呈毛玻璃样。角膜板层间可见红色毛刷样的新生血管，待炎症消退，水肿消失后，萎缩的血管在基质内呈灰白色细丝样物，称为幻影血管。常并发虹膜睫状体炎，少数病例可遗留瘢痕。先天性梅毒常合并马鞍鼻、口角皲裂、马刀胫骨等其他体征。

2.后天性梅毒性　少见，多单眼发病，炎症反应相对较轻，常累及角膜某一象限，并伴有前葡萄膜炎。

3.结核性　少见，多单眼受累，常累及角膜某一部分，角膜基质中层及深层可见灰黄色结节状或斑块样浸润灶，可有新生血管长入。病程较长，可反复发作，可遗留角膜瘢痕。

4.其他　Cogan综合征（除角膜基质炎外，还并发眩晕、耳鸣、听力丧失）、水痘-带状疱疹病毒、EB病毒、风疹等。各自有其特征性临床表现。

【诊断】

典型的临床表现以及相应的实验室检查（如梅毒血清学检查，结核菌素试验等）可作出诊断。

【鉴别诊断】

1.角膜挫伤　明确的外伤史，因角膜内皮及后弹力层受损而导致基质层水肿，混浊。

2.蚕蚀性角膜溃疡　眼痛剧烈、刺激症状严重，具有特征性的潜掘状的浸润缘。

【治疗】

1.全身药物治疗　针对病因进行抗梅毒或抗结核治疗。

2.眼部局部治疗　并发虹膜睫状体炎时，1%阿托品散瞳。局部滴用糖皮质激素能够减轻角膜炎症，为防止病情反复，需持续使用。

3.自觉强烈畏光者可戴深色眼镜。

4.角膜移植　造成严重视力障碍的角膜瘢痕者可施行角膜移植。

六、神经麻痹性角膜炎

【概述】

三叉神经受外伤、炎症等破坏时，角膜因失去神经支配而致敏感性下降和营养障碍，防御能力下降，因而角膜上皮干燥，容易受损。

【临床表现】

角膜敏感性降低，症状轻，眼红、分泌物多，视力下降等。浅层角膜点状上皮荧光素着染，片状上皮缺损，甚至存在大片的上皮缺失区。如继发感染，可发展为化脓性角膜炎，易角膜穿孔。

【诊断】

三叉神经麻痹史结合临床表现可以诊断。

【鉴别诊断】

暴露性角膜炎：失去眼睑保护而致角膜上皮剥脱，继发感染。眼部刺激症状明显，角膜敏感性正常。

【治疗】

1.保持眼表湿润　人工泪液点眼。

2.预防感染　抗生素眼液点眼。

3.促进病灶愈合　可包扎患眼，或者佩戴软性角膜接触镜。

4.手术　治疗无效时，可施行睑缘缝合术来保护角膜。

5.治疗　造成三叉神经损伤的原发病。

七、暴露性角膜炎

【概述】

失去眼睑保护的角膜暴露在空气中，因而角膜干燥、上皮剥脱，继而感染引起的角膜炎症。

【病因】

1.局部因素　眼睑缺损、眼睑外翻、眼球突出、眼睑闭合不全等。

2.其他因素　昏迷、面神经麻痹等。

【临床表现】

眼部异物感，烧灼感，眼红，眼部刺激症状明显。多位于角膜下 1/3 的区域。暴露部位的结膜充血、肥厚，角膜上皮干燥、粗糙，初期点状上皮糜烂，继而形成大片的上皮缺损，甚至新生血管。可形成化脓性角膜溃疡。

【诊断】

明确的暴露因素结合临床表现可以诊断。

【鉴别诊断】

神经麻痹性角膜炎：三叉神经受破坏致角膜上皮缺损，主要鉴别要点在于角膜敏感性是否降低，暴露性角膜炎的角膜敏感性正常。

【治疗】

1.消除暴露因素　如眼睑缺损修补术、眼睑植皮术、睑缘缝合术等，恢复闭睑功能。

2.保护角膜，维持其湿润　人工湿房保护角膜，夜间涂抗生素眼膏预防感染，使用人工泪液点眼等。

八、蚕蚀性角膜溃疡

【概述】

具有慢性、自发性、进行性、边缘性等特点，成年人多发。

【病因】

病因不清。可能因素是外伤、手术、感染等诱发机体免疫反应。多数学者认为可能是一种自身免疫性疾病。

【临床表现】

眼痛剧烈，刺激症状严重，视力障碍。初期角膜周边部浅层基质浸润，继而角膜上皮缺损，形成边缘性角膜基质溃疡。进而沿周边发展，并且向中央部蔓延，可形成潜掘状的浸润缘。可导致角膜瘢痕化。

【诊断】

结合典型的临床表现，排除类风湿关节炎、Wegener 肉芽肿等可引起周边部角膜溃疡的疾病，可作出诊断。

【鉴别诊断】

边缘性角膜变性：角膜的全周边缘的扩张变薄。变薄区域可见浅层新生血管，一般无畏光、疼痛。

【治疗】

糖皮质激素眼液点眼；胶原酶抑制药：如2%半胱氨酸眼液；免疫抑制药：环孢素或他克莫司(FK-506)眼液点眼；防止感染：应用抗生素眼液和眼膏，补充维生素类；手术：可根据病情采取不同的术式治疗。

九、浅层点状角膜炎

(一)浅层点状角膜炎

【概述】

为病因不明的角膜上皮病变，其发病与感染无关。

【临床表现】

轻微视力下降，畏光，可有异物感。角膜上皮层和前弹力层或浅层实质可见细点状上皮缺损，或呈粗糙的灰色斑点，或呈条状、蜂窝样、树枝样排列。好发于角膜中央或视轴区，病程较长，有自愈倾向，易复发。

【诊断】

根据典型的临床表现可以诊断。

【鉴别诊断】

1.流行性角结膜炎　由腺病毒引起，常伴有耳前淋巴结肿大及压痛等全身表现为，强传染性的接触性传染病。

2.Thygeson浅层点状角膜炎　混浊病灶由灰白色颗粒聚集而成，形成圆形或椭圆形的混浊，恢复后不遗留瘢痕。

【治疗】

急性期可短期应用低浓度的糖皮质激素眼液；佩戴治疗性软性角膜接触镜；使用自家血清、透明质酸钠、生长因子等保护角膜以及促进上皮修复的药物。适当补充维生素。

(二)Thygeson浅层点状角膜炎

【概述】

病因不明，可能与病毒感染有关，病程可达数月和数年。

【临床表现】

角膜上皮可见由灰白色颗粒聚集而成，轻度隆起的圆形或椭圆形混浊。混浊病灶最常见位于瞳孔区。新旧病灶可交替出现，恢复后不遗留瘢痕。

【诊断】

根据典型的临床表现可以诊断。

【鉴别诊断】

1.浅层点状角膜炎　畏光，异物感，眼痛，刺激症状。浅层点状上皮缺损，严重时融合成片。

2.流行性角结膜炎　由腺病毒引起，常伴有耳前淋巴结肿大及压痛等全身表现，强传染性的接触性传染病。

【治疗】

同浅层点状角膜炎治疗。

十、丝状角膜炎

【概述】

角膜表面出现丝状物，这些丝状物由变性的上皮和黏液组成。

【病因】

可由各种原因引起，如眼干燥综合征、复发性角膜上皮糜烂、神经营养性角膜病变、慢性大疱性角膜病变等均可引起丝状角膜炎。

【临床表现】

畏光、流泪、可有异物感。角膜表面可见一端与角膜上皮相连，另一端游离的卷曲丝状物，可以被推动。丝状物一旦脱落，可有断端附着处的角膜上皮缺损。

【诊断】

根据临床表现可以诊断。

【鉴别诊断】

复发性角膜上皮糜烂：晨起时反复发作性眼痛、畏光及流泪，局限性上皮粗糙、水肿或剥脱。无丝状物改变。

【治疗】

针对病因治疗；表麻后去除丝状物，包扎患眼12～24h；应用抗生素眼液和眼膏，预防感染；试用营养角膜上皮的药物，适当补充维生素；如有角膜上皮缺损，可应用软性角膜接触镜，并使用人工泪液滴眼。

十一、复发性角膜上皮糜烂

【概述】

角膜上皮反复发生脱落、缺损。

【病因】

角膜外伤史；角膜营养不良、神经麻痹性角膜炎、干眼症等；角膜屈光手术术后，角膜移植术后。

【临床表现】

反复发作的，常见于晨起时眼痛、畏光、流泪等刺激症状。局限性角膜上皮粗糙、脱落，可在发生后数小时内愈合。因而检查时可能无阳性体征。

【诊断】

典型的临床表现可以诊断。

【鉴别诊断】

各种类型角膜炎：细菌性、病毒性、真菌性角膜炎各有其特征性表现，而复发性角膜上皮糜烂的特征性反复发作史，典型的临床表现，易于鉴别。

【治疗】

1.包扎患眼。

2.抗生素眼液点眼和眼膏涂眼。

3.佩戴治疗性角膜接触镜。

4.无效可行准分子激光治疗。

十二、角膜变性

原发病多为眼部炎症性疾病，引起角膜组织退变及功能减退，与遗传无关。

（一）角膜老年环

【概述】

周边部角膜基质内的类脂质沉着，而且多沉积于靠近前弹力层和后弹力层的部位。

【临床表现】

多见于老年人，双眼起病。初起对角膜上、下方混浊，最终发展成环形。此环约 1mm 宽，为白色，外侧界清晰，内侧界略模糊，与角膜缘之间可相隔正常的角膜。该环出现在青壮年时，为一种先天性异常，又称“青年环”，此时不呈环形，而是病变局限于角膜缘的一部分。

【诊断】

根据临床表现可以诊断。

【鉴别诊断】

边缘性角膜变性：角膜的全周边缘的扩张变薄区域。变薄区域可见浅层新生血管。

【治疗】

无特殊治疗。

（二）带状角膜病变

【概述】

多位于前弹力层的表浅角膜的钙化变性。

【病因】

多继发于眼部或全身系统性疾病。最常见于慢性葡萄膜炎、甲状旁腺功能亢进引起的高钙血症、慢性肾功能衰竭等。

【临床表现】

早期浑浊未累及瞳孔区时，可无症状。当影响到瞳孔区时，可有视力下降。初起时在角膜缘的前弹力层可见细点状灰白色钙质沉着，病灶外侧缘与角膜缘之间相隔透明的角膜，内侧缘向角膜中央发展，最后汇合成一条横贯整个角膜的带形混浊。可伴有上皮缺损和新生血管。

【诊断】

根据眼部或全身病史，及临床表现可以诊断。

【鉴别诊断】

中央部位的角膜斑翳:角膜外伤或者角膜炎恢复后留下的角膜瘢痕。

【治疗】

1.治疗原发病。轻者可滴用依地酸二钠眼液;重者可在表麻后刮除角膜上皮,使用2.5%的依地酸二钠液浸洗角膜来去除钙质。

2.佩戴经依地酸二钠液浸泡的接触镜和胶原盾。

3.角膜板层移植术或准分子激光治疗(PTK)。

(三)边缘性角膜变性

【概述】

病因不明,与免疫性炎症有关。男性发病多于女性,多为双眼,可先后发病。常于青年期起病,进展慢,病程长。

【临床表现】

一般无畏光、疼痛。缓慢的视力下降。多见于鼻上象限的角膜边缘扩张变薄,部分病例角膜下方周边部也扩张变薄,随着时间延长逐渐发展,最后形成角膜的全周边缘的扩张变薄区域。变薄区域可见浅层新生血管。可引起不规则的近视散光,导致无法矫正的视力减退。

【诊断】

根据临床表现可以诊断。

【鉴别诊断】

1.蚕蚀性角膜溃疡 眼痛剧烈、刺激症状严重,角膜周边部浅层基质浸润并沿周边发展,并且向中央部蔓延,可形成潜掘状的浸润缘。

2.带状角膜变性 多位于前弹力层的表浅角膜的钙化变性,初起于角膜缘的前弹力层,向角膜中央发展,最后形成带状混浊。

【治疗】

手术为主。

1.早期验光配镜来提高视力。

2.进行性角膜变薄,有自发穿孔倾向者,可考虑行板层角膜移植术。

3.如已发生穿孔且范围较大,并伴有眼内容物脱出者,可考虑行部分穿透性角膜移植术。

(四)大疱性角膜病变

【概述】

角膜内皮细胞严重损坏,导致其功能失代偿,继而角膜基质和上皮下持续水肿。

【病因】

1.常见为眼前节手术,特别是白内障摘除和人工晶状体置入可导致内皮损伤。

2.无晶状体眼的玻璃体疝接触内皮,单纯疱疹病毒感染,绝对期青光眼等都可导致内皮损伤。

3.角膜内皮营养不良的晚期也可引起该病。

【临床表现】

雾视、眼痛、流泪,睁眼困难。轻重不一的混合充血,角膜基质水肿变厚,气雾样上皮,或有大小不一的水泡。可伴有基质新生血管。

【诊断】

根据临床表现可以诊断。

【鉴别诊断】

角膜基质炎：一般全身有先天性梅毒，结核、带状疱疹等病史结合临床表现可以鉴别。

【治疗】

1.药物治疗　滴用高渗药和角膜营养药、上皮营养药、抗生素眼药。

2.手术治疗　视功能受影响大的患者，可考虑施行穿透性角膜移植术，或者深板层角膜内皮移植术。

十三、角膜营养不良

【概述】

为少见的、双眼性、遗传性的原发性疾病，具有组织病理学特征，病变发展缓慢或者处于静止。可据其遗传方式、解剖部位、组织病理学等有不同的分类。目前临床上最常用的是按解剖部位分类的方法，分为前部、基质部和后部角膜营养不良。以下介绍其中较常见的病种。

(一)上皮基底膜营养不良

【概述】

最常见的前部角膜营养不良，又称地图-点状-指纹状营养不良。

【组织病理学】

基底膜变厚，上皮细胞异常，伴有内含细胞和细胞核碎屑的微小囊肿。

【临床表现】

女性多见，反复发作的眼痛、一过性的视物模糊，伴有刺激症状。角膜上皮层及基底膜内可有指纹状和地图状细小线条，灰白色斑片或者小点。可伴有反复的上皮剥脱。

【诊断】

根据病史结合特征性的病变形态，以及临床表现、组织病理学可以诊断。

【鉴别诊断】

浅层点状角膜炎：畏光，异物感，眼痛。角膜上皮层和前弹力层，或浅层实质可见细点状上皮缺损。

【治疗】

1.使用5%的氯化钠眼膏及眼液，人工泪液等。

2.局部应用抗生素眼膏及眼液预防感染。

3.当发生上皮剥脱时，配戴软性角膜接触镜，也可去除上皮后加压包扎患眼。

4.部分病例应用准分子激光去除糜烂的角膜上皮，效果较好。

(二)颗粒状角膜营养不良

【概述】

常染色体显性遗传方式，属于基质部角膜营养不良。

【组织病理学】

角膜颗粒为玻璃样物质。

【临床表现】

10～20岁发病，视力下降，可有眼红、畏光。中央角膜前弹力层下灰白色点状混浊，可形成大小不一的，边界清晰的圆形或者不规则形状的团块，逐渐往实质深层发展。各个病灶之间相隔的角膜是透明的。

【诊断】

根据发病年龄、病史、角膜混浊形态以及组织病理学可以诊断。

【鉴别诊断】

Thygeson浅层点状角膜炎：角膜上皮可见由灰白色颗粒聚集而成，轻度隆起的圆形或椭圆形混浊。新旧病灶可交替出现，恢复后不遗留瘢痕。

【治疗】

早期及中期无需治疗。明显的视力障碍时，可考虑施行角膜移植术或准分子激光角膜切削术(PTK)，但术后仍可复发。

(三)Fuch角膜内皮营养不良

【概述】

典型的角膜后部营养不良，特征为内皮的进行性损害，最终失代偿。

【组织病理学】

后弹力层可见散在的局灶性增厚，继而形成凸向前房的小滴，其尖端的内皮细胞变薄，总数减少。

【临床表现】

多见于绝经期妇女。早期可无症状，后弹力层可见滴状赘疣，挤压内皮使之凸向前房，后弹力层弥漫增厚。当导致内皮功能失代偿时，可有虹视、雾视并视力下降。进展至大泡性角膜病变时，可有眼痛、畏光、流泪。

【诊断】

根据发病年龄、病史、特征性的角膜病变以及组织病理学可以诊断。

【鉴别诊断】

1.无晶状体或人工晶状体眼所致的大泡性角膜病变：白内障手术史，明显的眼部刺激症状，内皮失代偿，角膜基质水肿变厚，可见水泡。

2.虹膜角膜内皮综合征：多单眼发病，常见于青中年女性。角膜水肿，眼压升高，可有虹膜粘连、变薄，瞳孔异常等改变。

【治疗】

可试用角膜营养剂和生长因子。对于内皮功能失代偿者，同大泡性角膜病变治疗。

（刘艳艳）

第三节　白内障

一、先天性白内障

【概述】

先天性白内障为出生时或出生后第一年内发生的晶状体混浊，是儿童的常见眼病。可为家族性的或散发的；可以伴发或不伴发其他眼部异常或遗传性和系统性疾病，单眼或双眼发生。

【临床表现】

1.白瞳征　多数出现白瞳征时，家长才注意，但并非先天性白内障所特有。

2.眼球震颤　双眼患病多伴有眼球震颤，视力极为低下，可为游走性和搜寻性。畏光：见于板层混浊的患儿。

3.斜视　为双眼发育不平衡所致。

4.多数为静止的，少数出生后继续发展，有的直至儿童期才影响视力。

5.根据晶状体混浊的部位、形态和程度进行分类。

(1)前极白内障：因胚胎期晶状体泡沫从表面外胚叶完全脱落所致。晶状体前囊膜中央局限性混浊，多为圆形，大小不等。可伸入晶状体皮质内，或表面突出于前房内，因此又称锥形白内障，为前襄下上皮增生所致。多为双侧，静止不发展。由于前极白内障混浊范围不大，其下皮质透明，因此对视力影响不大。

(2)后极白内障：因胚胎期玻璃体血管未完全消退所致。晶状体后襄膜中央局限性混浊，边缘不齐，可呈盘状、核状和花萼状。多为双眼发生。多数为静止性，少数为进行性。由于混浊位于眼屈光系统的结点附近，对视力有一定影响。

(3)冠状白内障：与遗传有关。晶状体皮质深层周边部由圆形。椭圆形、短棒形、哑铃形混浊，呈花冠状排列。为双眼发生，静止性。很少影响视力。

(4)点状白内障：晶状体皮质有白色、蓝色或淡色细小点状浑浊。发生在出生后或青少年期。双眼发生，静止不发展。一般不影响视力。

(5)绕核性白内障：是儿童期最常见的白内障。为晶状体在胚胎某一时期的代谢障碍而形成，可能与胎儿甲状腺功能低下、低血钙及母体营养不足有关。为常见染色体显性遗传。混浊位于透明晶状体和周围的层间，因此又称为板层白内障。数层混浊位于透明晶状体核周围的层间。

(6)核性白内障：为较常见的先天性白内障。通常为常染色体显性遗传，少数为隐性遗传，也有散发的。晶状体胚胎核和胎儿核均受累，呈致密的白色浑浊，皮质完全透明。

(7)全白内障：以常染色体显性遗传，最为常见，少数为隐性遗传，极少数为性连锁隐性遗传。晶状体全部或近于全部浑浊，有时囊膜增厚、钙化，皮质浓缩。可在出生时已经发生，或出生后逐渐发展，一岁内全部浑浊。由于晶状体上皮及基质在胎儿期已被破坏，出生后不会有新的纤维生长。多为双眼发生。视力障碍明显。

(8)膜性白内障：先天性全白内障的晶状体纤维在宫内发生退行性变时，晶状体内容全部液化，逐渐被吸收而形成膜性白内障。前、后囊接触机化，二层囊膜间可夹有残留的晶状体纤维或上皮细胞，呈厚薄不均的浑浊。可单眼或双眼发生，视力损害严重。

(9)其他少见的先天性白内障：缝性白内障、纺锤形白内障和珊瑚状白内障。

(10)一些患者合并其他眼病或异常，如斜视、眼球震颤、先天性小眼球等。

【诊断】

根据晶状体混浊的形态和部位来诊断。

可以针对不同情况选择一些实验室检查。

【治疗】

1.恢复视力，减少弱视和盲目的发生。

2.对视力影响不大者，一般不需治疗，宜定期随诊观察。

3.明显影响视力者，应尽早手术治疗。

4.因风疹病毒引起的先天性白内障不宜过早手术。

5.无晶状体眼需进行屈光矫正和视力训练。

二、老年性白内障

【概述】

机体老化导致的晶状体混浊，与年龄相关，亦称为年龄相关性白内障。

【临床表现】

1.双眼患病，但发病有先后，严重程度也不一致。

2.主要症状为随眼球转动的眼前阴影、渐进性无痛性视力减退、单眼复视或多视、虹视、畏光和眩光。

3.皮质性白内障按其发展过程分为4期

(1)初发期：晶状体皮质内出现空泡、水裂、板层分离和轮辐状混浊，或在某一象限融合成片状混浊。如瞳孔区晶状体未累及，一般不影响视力。

(2)膨胀期：又称未熟期，晶状体混浊继续加重，由于渗透压改变，在短期内有较多水分积聚于晶状体内，使其急剧肿胀，体积变大，将虹膜向前推移，前房变浅，可诱发急性闭角型青光眼。晶状体呈不均匀的灰白色浑浊，在裂隙灯下仍可看到皮质内的空泡，水裂和板层分离。患眼视力明显减退，眼底难以窥清。

(3)成熟期：膨胀期之后，晶状体内水分和分解产物经囊膜溢出，晶状体又恢复到原来体积，前房深度恢复正常。晶状体逐渐全部混浊，虹膜投影消失。患眼视力降至眼前手动或光感。眼底不能窥入。

(4)过熟期；如果成熟期持续时间过长，经数年后晶状体内水分继续丢失，晶状体体积缩小，囊膜皱缩和有不规则的白色斑点及胆固醇结晶，前房加深，虹膜震颤。晶状体纤维分解液化，呈乳白色，棕黄色晶状体核沉于囊袋下方，可随体位变化而移动，上方前房可一步加深。晶状体悬韧带发生退行性改变，容易发生晶状体脱位。

4.核性白内障

(1)发病年龄较早，进展缓慢。

(2)混浊开始于胎儿核或成人核，逐渐发展到成人核完全混浊。

(3)初期晶状体核呈黄色混浊，视力下降不明显，和晶状体核硬化相似。逐渐发展晶状体核的颜色可逐渐加深，视力逐渐下降，核可呈棕褐色或黑色，此时视力极度减退，眼底完全窥不见，晶状体皮质可出现一定的混浊。

(4)可发生近视。

5.后囊膜下白内障

(1)晶状体后囊膜下浅层皮质出现棕黄色浑浊，为许多致密小点所组成，其中有小空泡和结晶样颗粒，外观似锅巴状。

(2)混浊位于视轴，早期出现明显视力障碍。

(3)进展缓慢。后期合并晶状体皮质和核混浊，最后发展为成熟期白内障。

【诊断要点】

应在散大瞳孔后用检眼镜或裂隙灯显微镜检查晶状体。根据晶状体混浊的形态和视力情况，可明确诊断。当视力减退与晶状体混浊情况不相符合时，应进一步检查，寻找其他病变，避免因晶状体混浊而漏诊其他眼病。

【治疗方案】

病变早期可试用药物治疗，对已经影响工作和日常生活或晶状体混浊明显，视力极度减退者，可考虑手术治疗，早期可行超声乳化手术，晚期晶状体核较硬，超声乳化手术时间延长，出现并发症的机会增加，反而对眼部损伤较大，一般可行晶状体囊外摘除手术。

三、代谢性白内障

(一)糖尿病性白内障

【概述】

白内障是糖尿病的并发症之一，可分为真性糖尿病性白内障和糖尿病患者年龄相关性白内障。

【临床表现】

1.糖尿病患者的真性白内障较多见，与年龄相关性白内障相似，但发生较早，进展较快，容易成熟。

2.真性糖尿病性白内障

(1)多发生于 30 岁以下病情严重的幼年型糖尿病患者。

(2)常为双眼发病，进展迅速，晶状体可能在数天、数周或数月内全浑浊。

(3)开始时在前，后囊下皮质区内出现无数分散的，灰色或蓝色，雪花样或点状浑浊。可伴有屈光变化。

【诊断】

根据白内障的病史和白内障的形态可作出诊断。

【治疗】

1.应积极治疗糖尿病。

2.在糖尿病性白内障早期,严格控制血糖,晶状体混浊可能会部分消退。

3.当白内障明显影响视力,妨碍工作和生活时,可在血糖控制下进行白内障摘除术和IOL植入术。

4.如有糖尿病性视网膜病变,宜在白内障手术前做激光视网膜光凝。手术后应继续治疗眼底病变。

(二)半乳糖性白内障

【概述】

为常染色体隐性遗传。患儿缺乏半乳糖-1-磷酸尿苷转移酶的活性。

【临床表现】

可在生后数日或数周内发生。多为板层白内障。

【诊断】

对于先天性白内障患儿应先筛查尿中半乳糖,应用放射化学疗法可测定半乳糖激酶的活性,有助于诊断。

【治疗】

给予无乳糖和半乳糖饮食,可控制病情的发展或逆转白内障。

(三)手足搐搦性白内障

【概述】

本病又称低钙性白内障,由于血清钙过低所引起。

【临床表现】

1.患者有手足搐搦,骨质软化。

2.双眼晶状体前,后皮质内有辐射状或条纹状混浊,与囊膜间有透明带隔开,囊膜下可见红、绿或蓝色结晶颗粒。混浊可逐渐发展至皮质深层。

3.如果间歇发作低血钙,晶状体可有板层混浊,逐渐发展为全白内障或静止发展。

【诊断】

有甲状腺手术史或营养障碍史,血钙过低,血磷升高,以及全身和眼部临床表现可有助于诊断。

【治疗】

1.给予足量的维生素D、钙剂以纠正低血钙,有利于控制白内障发展。

2.当白内障明显影响视力时可行白内障摘除术。术前应纠正低血钙。术中容易出血,应当予以注意。

(四)并发性白内障

【概述】

本病是指由眼部疾病引起的晶状体混浊。

【临床表现】

1.患者有原发病的表现。

2.常为单眼发病。

3.由眼前节疾病引起的并发性白内障典型的混浊可发生在晶状体后极部,也可发生在前皮质发生后粘连的部位。虹膜睫状体炎是最常见的病因。

4.由眼后节疾病引起的并发性白内障,典型的混浊可发生在晶状体后极部囊膜下皮质出现颗粒状灰黄色浑浊,形成较多空泡,逐渐向晶状体核中心部及周边部扩展,呈放射状,形成玫瑰花样混浊。

5.由青光眼引起者多由晶状体前皮质和核开始。

6.高度近视所致者多为核性白内障。

【诊断】

1.正确的诊断有赖于参考外伤史、患者的年龄以及是否存在能够引起并发性白内障的眼内疾病等情况。

2.根据典型的混浊类似于蜂窝形态的稀松结构,伴随眼部病变迟缓的慢性进展过程等特点,不难作出诊断。

【治疗】

1.治疗原发病。

2.并发性白内障已影响工作和生活时,若患眼光定位准确,红绿色觉正常,可手术摘除白内障。

3.各种炎症引起的并发性白内障对手术的反应不同,有的可引起严重的并发症,应根据原发病的种类,在眼部炎症很好控制后再考虑手术。

4.对白内障摘除后是否置入人工晶状体应慎重考虑。

四、药物及中毒性白内障

【概述】

人类局部或全身用药以及毒性物质可诱发白内障。长期应用或接触对晶状体有毒性作用的药物或化学物品,可导致晶状体浑浊,称为药物及中毒性白内障。常见的药物有糖皮质激素、氯丙嗪、缩瞳药等,化学药品有三硝基甲苯、二硝基酚、萘和汞等。

【临床表现】

1.糖皮质激素性白内障　长期口服或短期大剂量应用糖皮质激素(1～2 年),可产生晶状体后囊膜下混浊,其形态与放射性白内障相似。在个别病例,长期局部滴用糖皮质激素亦可诱发白内障。初发时,后囊膜下出现散在的点状和浅棕色的细条混浊,并有彩色小点,逐渐向皮质发展。后囊膜下可形成淡棕色的盘状混浊,其间有彩色小点和空泡,最后皮质大部分浑浊。少数病例在停用糖皮质激素后,晶状体的改变可逆转。

2.与缩瞳有关的白内障　长期使用抗胆碱酯酶类缩瞳药,特别是长效缩瞳药,可以引起前囊膜下白内障。停药可减缓或逆转白内障发展过程。

3.与氯丙嗪有关的白内障　长期给予氯丙嗪,可对晶状体和角膜产生毒性作用。开始时,晶状体表面有细点状混浊,瞳孔区色素沉着。以后细点浑浊增多,前囊下出现并排成星状的大色素点,中央部较密集,并向外放射。重者中央部呈盘状或花瓣状浑浊,并向皮质深部扩展。当前囊下出现星状大色素点时,角膜内皮和后弹力层有白色、黄色或褐色的色素沉着。

4.其他制剂　有抑制有丝分裂作用的药物,如白消安、硝基化合物如二硝基酚、三硝基甲苯等,其中后者在职业病中占有重要地位。

【诊断】

1.应注意合理用药。如长期接触一些可能致白内障的药物和化学药品时,应定期检查晶状体。

2.毒性物质接触史或有关药物应用史。

特殊的混浊形态,混浊随停止应用药物而减轻或静止。

【治疗】

1.停止毒性物质、药物接触。

2.严重影响视力者可手术。

五、外伤性白内障

【概述】

直接或间接机械性损伤作用于晶状体,可产生混浊性改变。多见于儿童或年轻人,常单眼发生。由于各种外伤的性质和程度不同,引起晶状体混浊也有不同的特点。

【临床表现】

1.钝挫伤或冲击伤引起的白内障

(1)挫伤时,瞳孔缘部虹膜色素上皮破裂脱落,附贴在晶状体前表面,称为 Vossius 环混浊,相应的囊膜下出现混浊,可在数日后消失,或长期存在。

(2)当晶状体受到钝挫伤后,其纤维和缝合的结构受到破坏,液体向着晶状体缝合间和板层流动,形成放射状浑浊,可在伤后数小时或数周内发生,可被吸收或永久存在。

(3)受伤后晶状体囊膜完整性受到影响,渗透性改变,可引起浅层皮质浑浊,形成板层白内障。

(4)严重钝挫伤可致晶状体囊膜,尤其是后囊膜的破裂,房水进入晶状体内而致浑浊。囊膜破口小时,可形成局限混浊,若是混浊可部分吸收。当破口大时,晶状体可在短期内完全混浊。眼球挫伤还可引起前房出血、前房角后退、晶状体脱位、继发青光眼等。

2.穿通伤引起的白内障　一般伴有复杂的眼球穿通伤。穿通伤时,可使晶状体囊膜破裂,房水进入皮质,晶状体很快浑浊。如破口小而浅,破口可很快闭合,形成局限浑浊。如破口大而深,晶状体全部浑浊。皮质进入前房,可继发葡萄膜或青光眼。

3.电击性白内障　触高压电或遭雷击,有时双眼可以发生白内障,其形态与钝挫伤性白内障类似,但其发展速度要快得多,可在数周甚至数天内全部混浊。

4.眼部爆炸所致白内障　爆炸时气浪可对眼部产生压力,引起类似钝挫伤所致的晶状体损伤。爆炸物本身或掀起的杂物也可造成类似于穿通伤所致的白内障。

【诊断】

依据外伤史以及特殊的临床表现，一般不难作出诊断。

【治疗】

晶状体局限混浊，影响视力不大时，可随诊观察。明显混浊影响视力时应行白内障摘除术。晶状体破裂，皮质进入前房时，可用糖皮质激素和降眼压药物，待病情控制后，手术摘除白内障。如经治疗，炎症不减轻或眼压升高不能控制，或晶状体皮质与角膜内皮层接触时，应尽早手术。外伤性白内障多为单眼，白内障摘除术后应尽量植入 IOL。

六、辐射性白内障

【概述】

晶状体赤道部囊膜下上皮细胞对电离辐射甚为敏感。受损伤的上皮细胞可产生颗粒样物质，在囊膜自周边部向中心迁移，特别是后极部尤为明显。

【临床表现】

1.放射性白内障　X 射线、γ 射线、β 射线和中子辐射均可引起白内障。妊娠最初 3 个月如受过量的 X 射线照射，极易引起先天性白内障。

2.红外线辐射性白内障　长期暴露在红外线照射下，可诱发白内障。多发生于玻璃厂和炼钢厂的工人中。熔化的高温玻璃和钢铁产生的短波红外线被晶状体吸收后，引起晶状体混浊。初期，晶状体后皮质有空泡、点状和线状浑浊，类似蜘蛛网状，有金黄色结晶样光泽，以后逐渐发展为盘状浑浊，最后发展为全白内障。有时前囊膜下也有轻微浑浊。

3.其他　电磁辐射也可引起白内障。此外，紫外线、微波辐射也是引起白内障的重要辐射源。

【诊断】

根据长期接触放射线的病史及晶状体浑浊的形态、位置等，可作出诊断。

【治疗】

当白内障影响患者工作和生活时，可手术摘除白内障和置入人工晶状体。

七、后发性白内障

【概述】

后发性白内障是指白内障囊外摘除术后或外伤性白内障部分皮质吸收后所形成的晶状体后囊膜浑浊。囊外白内障摘除术后持续存在的囊膜下晶状体上皮细胞可增生，形成 Elschnig 小体，这些上皮细胞可发生肌成纤维细胞样分化及收缩，使晶状体后囊膜产生皱褶。残留的部分皮质可加重混浊，导致视物变形和视力下降。

【临床表现】

1.视物变形和视力下降。

2.晶状体后囊膜出现厚薄不均的机化组织和 Elsching 珠样小体。

3.影响视力的程度与晶状体后囊膜浑浊的程度与厚度有关。

【诊断】

1.白内障手术史或外伤史。

2.裂隙灯检查可以发现晶状体后囊膜平面各种厚薄不均、形态不同的致密混浊，可伴发机化膜和新生血管形成。

【治疗】

1.后发性白内障影响视力时，应以钕:YAG 激光将瞳孔区的晶状体后囊膜切开。

2.如无条件施行激光治疗时，可进行手术将瞳孔区的晶状体后囊膜刺开或剪开。

3.术后眼部滴用糖皮质激素或非甾体滴眼液，预防炎症反应，并注意观察眼压的变化。

八、晶状体囊膜剥脱

【概述】

晶状体囊膜剥脱包括真性晶状体囊膜剥脱和假性晶状体囊膜剥脱。

【临床表现】

1.晶状体真性囊膜剥脱　常合并晶状体混浊，临床上较少见，多发生在瞳孔区。剥脱的囊膜为晶状体囊膜外的晶体悬韧带板层的卷曲，裂隙灯下可见卷曲的囊膜在眼球的转动下，在房水中飘动。有时脱落的囊膜可阻塞小梁网，引起继发性青光眼。

2.假性晶状体囊膜剥脱　为晶状体前囊膜表面较多灰白色细小碎屑的沉积，有时融合成膜状物，与真性晶状体囊膜剥脱极为相似。碎屑来源不清。有时可阻塞小梁网，引起继发性青光眼。

【治疗】

一般不合并其他病变，不做处理，定期观察，如发生继发性青光眼，可考虑前房冲洗或行青光眼滤过性手术。

九、白内障的治疗

白内障的治疗以手术为主，早期可药物治疗。

1.药物治疗　一般药物治疗对白内障无逆转作用，疗效正在观察和研究之中。常用的药物有:含硫制剂如谷胱甘肽;抗醌体制剂如法可利晴;醛糖还原酶抑制药等。还有白内停、卡林-U 等滴眼剂。

2.手术治疗　以超声乳化手术最为典型，但受地区经济、医疗、技术水平的等影响，在我国还没有完全普及。在不少中小城市还在实行晶状体囊外摘除手术。

十、晶状体异位和脱位

晶状体悬韧带部分或全部断裂或缺损，可使悬挂力减弱，导致晶状体位置异常。若出生时晶状体就不在正常位置，称为晶状体异位，若出生后因先天因素，眼球钝挫伤或一些疾病，如马方综合征、马奇山尼综合征、角巩膜葡萄肿、牛眼等均能使晶状体的位置改变，称为晶状体脱位。

【临床表现】

1.晶状体全脱位　晶状体悬韧带全部断裂，患眼的视力为无晶状体眼的视力，前房加深，虹膜震颤。晶状体可脱位于

(1)前房内：晶状体多沉于前房下方。晶状体透视时呈油滴状，浑浊时则呈白色盘状物，虹膜被脱位的晶状体挤压，因而影响到前房角，房水外流受阻而致眼压急性升高。

(2)玻璃体腔内：呈一透明的球状物，早期尚可活动，长期后可引起过敏性葡萄膜炎和继发性青光眼。

(3)晶状体嵌于瞳孔区：晶状体一部分凸至前房内，影响房水循环，引起青光眼急行发作。

(4)严重外伤时角巩膜缘破裂，晶状体可脱位至球结膜下，甚至眼外。

2.晶状体半脱位

(1)瞳孔区可见部分晶状体，散瞳后可见部分晶状体赤道部分，该区悬韧带断裂。马方综合征的晶状体常向上移位，马奇山尼综合征和同型胱氨酸尿症的晶状体常向下移位。

(2)前房深浅不一致，虹膜震颤。

(3)如果半脱位的晶状体前后轴仍在视轴上，则仅出现悬韧带松弛、晶状体凸度增加而引起的晶状体近视。

(4)可产生单眼复视。眼底可见到双像。

【诊断】

根据病史、症状和裂隙灯下检查结果，可以做出诊断。

【治疗】

1.晶状体全脱位

(1)脱入前房内和嵌于瞳孔区的晶状体，应立即手术摘除。

(2)脱入玻璃体腔者，如无症状可以随诊观察。如果发生并发症，如晶状体过敏性葡萄膜炎、继发性青光眼或视网膜脱落时，须将晶状体取出。

(3)脱位于结膜下者，应手术取出晶状体并缝合角孔膜伤口。

2.晶状体半脱位

(1)如果晶状体透明，且无明显症状和并发症时，可不必进行手术。所引起的屈光不正，可试用镜片矫正。

(2)如果晶状体半脱位明显，有发生全脱位的危险，或引起的屈光不正不能用镜片矫正时，可行手术摘除晶状体。

（刘艳艳）

第四节　青光眼

当眼球内的压力(眼压)超越了眼球内部组织,特别是视神经所能承受的限度,引起视神经萎缩和视野缺损时,称为青光眼。

眼压是眼球内容物作用于眼球内壁的压力。正常值:1.47～2.79kPa(11～21mmHg)。双眼差<0.66kPa(5mmHg),24h 波动<1.06kPa(8mmHg)。

一、急性闭角型青光眼

【病因】

情绪激动、长时间在暗环境工作及近距离阅读、气候变化季节变更都可能导致青光眼急性发作。瞳孔阻滞是这类青光眼发生的主要机制。眼轴较短、角膜较小、前房浅、房角狭窄,而且晶状体较厚,位置相对靠前,使瞳孔缘与晶状体前表面接触紧密,房水越过瞳孔时的阻力增加,后房压力相对高于前房,推挤虹膜向前膨隆,前房更浅,房角更窄,这就是闭角型青光眼的瞳孔阻滞机制。

【临床表现】

根据急性闭角青光眼的临床经过及疾病转归可将其分为 6 期。

1.临床前期　一眼曾有急性发作史,另一只眼无发作史,无症状。但具有家族史,暗室试验阳性,同时具有前房浅,房角窄等解剖结构。

2.先兆期　小发作史,眼胀,头痛,鼻根及眼眶酸痛。

3.急性发作期　在某些诱因作用下,眼压急剧升高,多在 50mmHg 以上,患者自觉视朦、虹视,伴剧烈眼痛及同侧头痛,恶心、呕吐等症状。眼部症状:混合性充血,角膜水肿,角膜后色素性沉着物,前房浅,瞳孔散大,虹膜节段性萎缩,晶状体前囊下致密混浊斑点等。

4.间歇期　急性闭角青光眼经过治疗或自然缓解后,眼压降至正常,房角重新开发,眼部症状可完全消失,眼底无异常改变。主要表现为①有明确小发作史;②房角开放或大部开放;③不用药或单用少量缩瞳药眼压能稳定在正常水平。

5.慢性期　急性发作期未经过及时,正确的治疗,急性发作或反复小发作导致房角粘连。急性大发作或反复小发作后,房角已有广泛粘连(通常>180°),小梁功能已遭受严重损害者,属慢性期。

6.绝对期　无光感,眼压仍高,视神经萎缩。指高眼压持续过久,眼组织,特别是视神经已遭严重破坏,视力已降至无光感且无法挽救的晚期病例。偶尔可因眼压过高或角膜变性而剧烈疼痛。

【诊断】

1.病史、前房浅、房角窄,暗室试验。

2.典型大发作诊断不难。

【鉴别诊断】

1.与急性虹膜睫状体炎鉴别。症状;视力;角膜;前房;瞳孔;眼压。

2.恶心呕吐、剧烈头痛与胃肠道疾病、颅内疾病、偏头痛鉴别。

【治疗】

青光眼所致的视功能损害是不可逆的，即使经过治宁也不可能使已经丧失的视野或视力恢复，只能使其不再继续恶化，所以青光眼的早期发现、早期治疗非常重要。

1.*药物治疗*

缩瞳药(1%、2%毛果芸香碱)的应用：全身周降压药后缩瞳药效果较好。

(1)先兆期：每小时一次，2～3 次后改为 2～3 次/d。

(2)急性发作期：每分钟 1 次共 5 次，每 5min 滴入 1 次共 5 次，每 15min 滴入 1 次共 6 次。

β-肾上腺素能受体阻滞药：噻吗心胺、醋氮酰胺。

高渗剂：20%甘露醇等。

2.*手术治疗*　手术治疗在各型青光眼治疗中占有重要地位。对于闭角型青光眼一般应在药物控制眼压后尽快选择手术治疗；对于开角型青光眼则应以药物治疗为主，当各种药物及最大药量无效情况下方考虑手术治疗。根据降压机制常用的术式如下。

(1)虹膜周边切除术或激光虹膜切除术：目的是解除瞳孔阻滞。适于闭角型青光眼前驱期、急性发作后或慢性期前粘连少的病例，眼压仅用缩瞳药即可控制，停药 48h 眼压不复升、房角功能性小梁 1/2 开放者。

(2)滤过性手术(常用小梁切除术、巩膜下咬切术、虹膜嵌入巩膜术和巩膜烧滤术等)：目的是建立新的眼外引流。适于慢性闭角型青光眼房角广泛粘连、使用缩瞳药不能控制眼压者、C 值$<$0.11，慢性开角型青光眼药物无效者，先天性青光眼，非瞳孔阻滞继发青光眼。

(3)睫状体分离术：目的是建立新的眼内排水途径。

(4)减少房水形成：用巩膜透热凝固术、冷冻术、激光照射睫状突上皮等。适于其他抗青光眼手术后虽加药物仍不能控制眼压的病例，无晶体青光眼、新生血管性青光眼及无虹膜青光眼。

(5)减少眼内容手术：如巩膜切开术和后巩膜环钻术(少用)。

(6)非穿透性小梁手术：这种手术方法疗效好，并发症少，较以往的手术有明显的优越性。手术方法是在浅层巩膜瓣下，切除一片深层巩膜瓣，此瓣要剥离得足够深，仅留很薄的一层巩膜及周边部角膜的最内一层组织，而又不能穿透眼球，对手术要求较高，操作必须很仔细、很准确；为防止术后粘连，还需在浅层巩膜瓣下，植入特制的一种生物胶膜。

(7)另外尚有几种特别的抗青光眼手术：早期先天性青光眼可选择房角切开术或小梁切开术；青光眼控制不良并有明显白内障者采用小梁切除术联合白内障摘除术；恶性青光眼药物治疗无效可选择后巩膜切开＋前房注气＋平坦部玻璃体切割术，必要时作晶状体摘除术；滤过性导管置入术用于一般手术不能成功的难治性青光眼、新生血管性青光眼、青年性和无晶状体性青光眼，以及葡萄膜炎性和混合性青光眼。

手术前后注意事项：①术前应尽量将眼压降至正常，以防眼内出血、剧烈炎症反应和恶性青光眼，最好在高眼压引起的炎症反应消退后再行手术治疗。②术前减少或停用缩瞳药，改用口服降眼压药以减少手术后反应。③术后应充分控制炎症、散瞳保持瞳孔反复运动预防后粘连。促进前房形成，防止滤帘粘连，促进滤帘畅通，适当按摩眼球，不得将滤过泡弄破以防感染。④术后定期复查眼压及视功能进展情况。

2.激光治疗

(1)激光周边虹膜切除术:适用于发病机制为瞳孔阻滞的早期闭角型青光眼,包括急性闭角型青光眼临床前期、前驱期、缓解期、间歇期及部分急性发作期患者;慢性闭角型青光眼虹膜膨隆型,房角开放1/2以上,无视野损害者;葡萄膜炎、白内障手术等造成瞳孔阻滞等。

(2)激光周边虹膜成形术:适用于虹膜肥厚、虹膜皱褶引起的房角狭窄,如高褶虹膜综合征。

(3)氩激光小梁成形术:主要用于基础眼压不是很高,最大耐受量药物治疗失败的原发性开角型青光眼以及剥脱综合征和色素性青光眼患者。

(4)睫状体光凝术:主要用于治疗上难以控制的晚期青光眼,如新生血管性青光眼、无晶状体性青光眼、外伤性青光眼以及多次滤过手术失败的原发性青光眼等。

除上述常用方法外,激光还用于青光眼患者滤过术后滤过口重建、恶性青光眼的治疗等多个方面。

(4)辅助治疗:镇静、皮质类固醇等。

二、慢性闭角型青光眼

发病与急闭差不多,但程度较急闭者轻。

【临床表现】

1.50岁左右男性多见。

2.房角粘连与眼压增高逐渐进展。

3.早期眼底正常,晚期视神经萎缩,视野缺损。

【诊断】

1.前房浅、不同程度虹膜周边粘连。

2.眼压一般在5.32kPa(40mmHg)左右。

3.青光眼视盘凹陷和(或)萎缩。

4.青光眼视野缺损。

5.高、低眼压下检查前房角与开角型青光眼鉴别。

【治疗】

1.药物治疗

2.手术治疗　虹膜周切术;激光房角成形术;滤过性手术。

三、原发性开角型青光眼

【病因】

可能为:房水外流阻力于小梁网、Schlemm管系统。小梁内皮细胞变性、脱落或增生,小梁条索增厚,网眼变窄或闭塞。Schlemm管内壁下的近小管结缔组织内有高电子密度斑状物质沉着,Schlemm管壁内皮细胞的空泡减少。

【临床表现】

症状隐蔽,除少数病人在眼压升高时出现雾视、眼胀外,大多数病人无任何自觉症状,直到晚期视功能遭受严重损害时才发觉。眼压可在正常范围。测量24h眼压较易发现眼压高峰且昼夜波动较大。前房深浅正常或较深,虹膜平坦,房角开放。除在双眼视神经损害程度不一致的病人可发现相对性传入性瞳孔障碍外,眼前节多无明显异常。眼底:C/D>0.6,双眼C/D差>0.2;神经纤维层缺损;视盘上下方盘沿变窄;切迹;视盘表面或附近网膜出血;青光眼视功能改变主要表现为视野缺损(早期)5°~20°,生理盲点的上、下方旁中心暗点(中期)弓形暗点、环形暗点(晚期)管状视野、颞侧视岛中心视力仍可保留在1.0左右,图形视网膜电图、视诱发电位等均有异常,但视野变化有特异性;色觉障碍;电生理改变;视觉对比敏感度下降。

【诊断】

1.眼压

2.眼底　视盘、神经纤维层缺损等。

3.视野缺损

以上3项,其中2项阳性,房角开放,诊断成立。但应注意与缺血性视盘病及某些颅内占位性病变引起的视神经萎缩相鉴别。

眼压正常,有盘及视野损害,可考虑正常眼压性青光眼。

眼压描记,色觉、电生理等检查供参考。

【治疗】

1.目的　降低眼压;视神经保护性治疗。

2.药物治疗　局部用1~2种药控制眼压。

(1)1%~2%匹罗卡品。

(2)β-肾上腺能受体阻滞药:常用0.25%~0.5%噻吗心胺,贝他根。

(3)左旋肾上腺素:保目明。

(4)碳酸酐酶抑制药:醋氮酰胺。

3.激光治疗　氩氖激光小梁成形术。

4.手术　滤过性手术;非穿透性小梁手术。

四、青光眼药物和作用机制

1.拟副交感神经药物　包括:①胆碱能拟似药:匹罗卡品、氨甲酰胆碱;②抗胆碱脂酶药:依色林、新斯的明。

作用机制:引起瞳孔括约肌和睫状肌收缩,房角开放,睫状肌牵引巩膜突,小梁网开大,增加房水从小梁网流出。

全身副作用:头痛、眶上神经痛、腹痛、流涎、出汗和精神错乱等。局部副作用:结膜充血、浅层角膜炎,瞳孔缩小暗光下影响视力,调节性近视等。

使用缩瞳药注意事项:

(1)膨胀性白内障、外伤所致的晶状体前移,晶状体变厚,瞳孔阻滞房水流向异常。

(2)长期点用,引起强直性瞳孔缩小,瞳孔后粘连。

(3)房水屏障破坏,产生虹膜炎。

(4)合并高度近视、先天性青光眼有视网膜脱离的危险

2.β受体阻滞药

(1)非选择性:噻吗心胺、贝他根、美开朗;(2)选择性:贝特舒。

作用机制:减少房水产生。

副作用:可引起心脏和呼吸系统的并发症。夜间眼压控制不良。

3.选择性β受体激动药 包括阿普可乐定、阿法根。

作用机制:减少房水生成、增加房水从葡萄膜巩膜通道流出。动物实验表明有神经保护作用。

临床应用:降压的能力较β受体阻滞药低。为保持降压效果,必须3/d用药。

副作用:口干、头痛、嗜睡。局部有过敏,痒,脱皮。

4.前列腺素类似剂 包括Xalatan、Travatan、Lumigan。

作用机制:增加房水从小梁网和葡萄膜流出,单独使用1次/d降压作用达30%~35%。

副作用:皮疹、虹膜色泽改变、睫毛生长。

5.部用碳酸酐酶抑制药包括 Azopt及Trusopt。

作用机制:减少房水生成,和β受体阻滞药有协同降低眼压的作用。

副作用:局部刺激,轻。无全身副作用。

6.制剂包括 Timolol/dorzolamide(Cosopt)及imolol/Latanoprost(Xalcom)。

作用机制:联合两种药物的作用机制。

毒副作用:存在两种药物的毒副作用。

7.眠药物的应用 对重症青光眼发作(如恶性青光眼),一般药物降压效果不理想时,可选用哌替啶50mg、非那根50mg、冬眠灵25mg,混合后肌内注射。

(刘艳艳)

第五节 视网膜疾病

一、视网膜中央动脉阻塞

【概述】

多见于老年人,男性多于女性。本病为眼科急症之一,为致盲眼病,诊治是否及时与患者视力预后直接相关。

【临床表现】

1.视力无痛性急剧下降,可至无光感,颞侧常保留以狭窄区域的光感。部分患者有先兆症状:一过性失明,几分钟后缓解,反复发作至视力严重下降不恢复。

2.瞳孔扩大,直接光反射消失,间接光反射存在。

3.眼底检查　视盘颜色苍白，视盘上血管搏动消失不可引出。视网膜呈灰白色，后极部明显，黄斑区呈乳白色，中心凹反射消失，中心凹处呈“樱桃红点”。视网膜动脉狭窄，小动脉几乎不可见，静脉管径可略有变化，血流呈节段状改变。部分患者因有睫状动脉可无“樱桃红点”改变，睫状动脉供应区多为舌状或矩形，视网膜呈正常颜色并保留相应的视力。

4.视野　依据阻塞程度可有不同表现。有睫网动脉者可保留中心视力。

5.荧光素眼底血管造影　部分患者脉络膜充盈时间延长，应考虑是否存在眼动脉阻塞及睫状循环障碍。视网膜动脉充盈时间延长，阻塞的动脉荧光血柱变细且不均匀，可呈节段样或串珠样移动。视网膜静脉充盈迟缓。视盘周围的静脉可因睫状血管的血液供应而出现逆向充盈。急性期及发病后相当长时间内都可见大片的毛细血管无灌注区。

6.病发症　视网膜出血、新生血管性青光眼等。

【诊断】

根据主诉及眼底表现可以诊断。

【鉴别诊断】

1.动脉阻塞　全视网膜严重水肿，黄斑区无“樱桃红点”。荧光素眼底血管造影显示视网膜、脉络膜循环障碍同时存在。

2.天性黑矇性痴呆　可见后极部视网膜乳白色及“樱桃红点”。患者视力出生即低下且伴智力低下和发育不良。

【治疗】

1.会管扩张药

(1)舌下含服硝酸甘油或亚硝酸异戊酯吸入。

(2)妥拉苏林口服或静脉注射。

(3)阿托品球后注射。

(4)亚硝酸钠静脉滴注。

2.吸氧(95%氧气，5%二氧化碳)　每小时一次，每次10min。

3.降眼压　早期行前房穿刺。按摩眼球，口服及局部应用降眼压药物。

4.溶栓　应用尿激酶或去纤酶，注意监护全身状态。

5.应用维生素(维生素 B_1、维生素 B_2、维生素C、维生素E等)及中药(丹参、葛根素等)。

6.检查全身疾病　对症治疗高血压、糖尿病、高脂血症等。

二、视网膜分支动脉阻塞

【概述】

阻塞点位于分支动脉，较视网膜中央动脉阻塞少见，多发于颞上支。

【临床表现】

1.阻塞部位与视力及预后直接相关。

2.视野　可见与阻塞区相对应的视野缺损。

3.眼底检查　阻塞点多位于视盘附近的大动静脉交叉处，部分患者可见白色或淡黄色的栓子。受累区动静脉皆狭窄变细，动脉明显，视网膜呈乳白色混浊，影响黄斑血液供应时可出现“樱桃红点”。

4.荧光素眼底血管造影阻塞区动脉、静脉充盈皆迟缓，部分患者晚期动脉仍未能充盈。发病2～3周视网膜水肿吸收，阻塞动脉变细并见白鞘。可见侧支循环建立。

【诊断】

依据视力下降及眼底表现可以诊断。

【鉴别诊断】

视网膜血管炎：分支动脉炎后也可见管壁变细及白鞘，荧光素眼底血管造影显示动脉充盈延迟。象限性视野缺损有助于鉴别。

【治疗】

1.血管扩张药应用。

2.检查全身疾病，对症治疗高血压、糖尿病、高脂血症等。

3.应用维生素(维生素 B_1、维生素 B_2、维生素 C、维生素 E 等)及中药(丹参、葛根素等)。

4.荧光素眼底血管造影显示的毛细血管无灌注区可应用视网膜光凝来抑制新生血管生长。

三、睫状视网膜动脉阻塞

【概述】

血管阻塞单独发生于供应黄斑及其附近的视网膜睫状动脉，视网膜中央动脉血液供应正常。多见于年轻患者。

【临床表现】

1.突然发生中心视力障碍。

2.眼底检查　睫状视网膜动脉供应区视网膜呈舌形或矩形乳白色混浊，可出现“樱桃红点”。睫状视网膜动脉管径不均、狭窄，中央动脉血管正常。

3.荧光素眼底血管造影　睫状视网膜动脉不随脉络膜荧光充盈，其供应区毛细血管低荧光或无灌注。

【诊断】

依据中心视力丧失及眼底表现可以诊断。

【鉴别诊断】

眼钝挫伤后引起的视网膜震荡可出现类似睫状视网膜动脉阻塞的视网膜表现，但视力下降不剧烈且有外伤史。荧光素眼底血管造影无睫状视网膜动脉阻塞和毛细血管低荧光的表现。

四、眼动脉阻塞

【概述】

眼动脉阻塞所产生的缺血、缺氧较视网膜中央动脉阻塞更为剧烈，在发生视网膜中央动脉阻塞的患者中约有5%为眼动脉阻塞。

【临床表现】

1.视力急性下降至无光感。

2.视网膜水肿严重,黄斑部不可见樱桃红。

3.荧光素眼底血管造影:视网膜、脉络膜循环均受阻。

【诊断】

眼底视网膜全水肿及荧光素眼底血管造影结果可以诊断。

五、眼部缺血综合征

【概述】

眼部缺血综合征为颈动脉供血不足引起的眼前后节缺血的一系列病理改变。老年人多见。

【临床表现】

1.眼部症状

(1)短暂黑矇:也可以突发性永久失明。有些患者可合并对侧肢体运动障碍。

(2)缺血性眼痛:可波及眉部及颞侧。

(3)晚期可见虹膜新生血管,并可伴有前房反应。

(4)眼底检查:症状缓解时视网膜血管可无异常改变。黑矇时可见视网膜动脉变细。长期供血不足可见视网膜动脉狭窄、静脉扩张、出血、微血管瘤、棉絮斑、新生血管、黄斑樱桃红、视网膜动脉自发搏动。

2.脑部症状　偏瘫发作,脑血管意外危及生命。可见广泛或局部脑组织病变。

3.辅助检查

(1)FFA所见:循环时间延长,充盈迟缓或斑片状充盈,血管染色,黄斑水肿等。

(2)视野:扇形视野缺损,少见同侧偏盲。

(3)ERG:a、b波幅均降低。

(4)颈动脉超声、造影:颈内动脉或颈总动脉狭窄、阻塞。

【诊断】

依据病史及眼部症状可以诊断,颈动脉超声或造影可辅助诊断。

【鉴别诊断】

1.视网膜中央动脉阻塞　不伴脑部症状。

2.大动脉炎　眼部缺血综合征多为单侧,眼动脉压降低有诊断意义。

3.中央静脉阻塞　眼动脉压多正常,FFA可见静脉充盈迟缓,静脉壁着染。

【治疗】

1.抗凝及扩血管治疗。

2.新生血管性青光眼可行全视网膜光凝,睫状体冷冻术。

3.脑外科会诊行颈动脉内膜剥除。

(刘艳艳)

第二章 口腔疾病

第一节 牙体牙髓病

一、龋病

龋病是在以细菌为主的多种因素影响下，牙体硬组织发生慢性进行性破坏的一种疾病。致龋因素包括细菌和牙菌斑、食物以及牙所处的环境等。就病因角度而言，龋病是牙体硬组织的细菌感染性疾病。

临床上通常将龋病按病变程度分为浅龋、中龋和深龋。又可根据发病情况和进展速度分为急性龋、慢性龋和继发龋。

（一）浅龋

【概述】

龋病损害仅限牙表层时称浅龋。牙冠部的浅龋为釉质龋或早期釉质龋，牙颈部的浅龋则表现为牙骨质龋和（或）牙本质龋。

【临床表现】

牙面出现白垩色斑块，或黑色着色，局部粗糙感。

【诊断要点】

1.龋损部位色泽变棕黑，或表现为龋白斑，呈白垩色改变。

2.如龋损继续发展，用探针检查时可有粗糙感或能钩住探针尖端。

3.浅龋一般无主观症状。

4.X 线片检查，有利于发现隐蔽部位的龋损。

【治疗原则及方案】

1.病变早期尚未形成龋洞者，采用药物或再矿化等保守疗法。

2.形成龋洞者，备洞后行牙体修复治疗。

（二）中龋

【概述】

龋损进展到牙本质浅层称中龋，又称牙本质龋。

【临床表现】

1.有龋洞形成,龋洞中除病变牙本质外,还有食物残渣、细菌等。牙本质呈黄色或深褐色。

2.出现自觉症状,对酸甜饮食敏感,过冷过热刺激也能诱发酸痛感,冷刺激尤为明显,刺激去除后疼痛立即消失。由于个体差异,有的患者可完全没有主观症状。

【诊断要点】

1.达牙本质浅层的龋洞。

2.部分患者有自觉症状。

3.位于邻面的损害可通过X线片检查发现。

【治疗原则及方案】

行牙体修复术,必要时可垫底。

(三)深龋

【概述】

龋病进展到牙本质中层以下时称深龋。

【临床表现】

1.可见较深的龋洞,探痛明显。

2.位于邻面的龋洞以及隐匿性龋洞,仅能从牙面看到一暗黑色区域,必须仔细探查才能发现。

3.深龋洞口开放时,食物嵌入洞中引起疼痛。平时遇冷、热和化学刺激时,疼痛程度较重。刺激去除后,疼痛可立即消失。

【诊断要点】

1.有深龋洞存在,探诊敏感。

2.遇冷热酸甜刺激时疼痛,无自发性痛。

3.应注意隐匿性龋,通过X线片检查可见牙体缺损暗影。

4.注意与可复性牙髓炎及慢性牙髓炎的鉴别。

【治疗原则及方案】

深龋治疗的原则是:①正确判断牙髓状况,这是深龋治疗成功的基础;②停止龋病发展,促进牙髓的防御性反应;③保护牙髓,治疗中必须保护牙髓,减少对牙髓的刺激。

深龋根据不同的临床症状,采取不同的治疗方法:

1.垫底修复,多数情况下垫底后可一次完成修复。

2.安抚治疗,对一些无自发痛,但有明显的激发痛,备洞过程中极其敏感的患牙,应先作安抚治疗,待症状消失后再作修复。

3.间接盖髓术,对龋坏接近牙髓、软化牙本质不能一次去净的患牙,可先采用间接盖髓术,促进软化牙本质再矿化和修复性牙本质形成,再作修复治疗。

(四)猛性龋

【概述】

多数牙在短期内同时患龋,称猛性龋。

【临床表现】

多数牙短期内同时发生不同程度急性龋，病损区硬组织高度软化，颜色较浅呈浅棕色，质地较软且湿润，易于挖除。

【诊断要点】

1.常见于口干症及头颈部肿瘤经放射治疗的患者。

2.多数牙特别是前牙光滑面自洁区易于罹患。

3.龋坏牙本质高度软化，易于去除。

【治疗原则及方案】

1.首先查明病因，针对病因治疗。对口干症及头颈部肿瘤经放射治疗后的患者，可给予人工唾液，并采取口腔综合预防措施。

2.对患牙，去除腐质后，采用可释放氟离子的材料如玻璃离子粘固剂进行修复。

3.可采用辅助性治疗方法，如再矿化治疗等。

二、牙体硬组织非龋性疾病

(一)畸形中央尖

【概述】

由于牙发育期间形态发生异常分化出现的畸形小尖，称畸形中央尖。

【临床表现】

1.好发于下颌前磨牙，尤其是下颌第二前磨牙最多见，偶见于上颌前磨牙，常对称发生。

2.中央尖常位于𬌗面中央窝处，呈圆锥形突起，形态可为圆锥形、圆柱形或半球形等，高度1～3mm。

3.如牙萌出时间长，中央尖磨损后呈浅黄色圆形环，中央有浅黄色或褐色的牙本质轴，在轴中央可见到黑色小点，此点即是突起的髓角。

4.如中央尖较尖锐，常在牙萌出后不久与对颌牙接触时折断，使牙髓感染、坏死，影响根尖的继续发育。

【诊断要点】

1.年轻患者，主诉牙髓炎症状，无龋病及牙周损害。

2.检查可发现畸形中央尖或折断后的特定形态，常对称。

3.X片检查有时可见异常突起之髓角，如牙髓感染坏死，常伴根尖呈喇叭口形。

【治疗原则及方案】

1.若中央尖圆钝，或无髓角突入者，可观察，亦可分次逐渐调磨。

2.若已穿髓引起牙髓、根尖病变者，作相应牙髓治疗。若为年轻恒牙为保存患牙并促使牙根继续发育完成，可采用根尖形成术或根尖诱导形成术。

(二)牙内陷

【概述】

牙内陷是牙发育期间，成釉器形态异常分化，舌侧过度卷叠或局部过度增殖深入牙乳头中，形成一系列形态内陷畸形。

【临床表现】

牙面可见一囊状深陷的窝洞，常见于上颌侧切牙，也可发生于上颌中切牙或尖牙。根据牙内陷的程度及形态，临床上可分为畸形舌侧窝、畸形根面沟、畸形舌侧尖和牙中牙。

1.*畸形舌侧窝* 由于舌侧窝呈囊状深陷，可引发牙髓炎。

2.*畸形根面沟* 可与畸形舌侧窝同时出现。临床上可见一条纵形裂沟向舌侧越过舌隆突，并向根方延伸，严重者可达根尖部，将牙根一分为二，形成一个额外根。可引发牙髓炎及牙周损害，形成骨下袋。

3.*畸形舌侧尖* 在畸形舌侧窝的基础上，舌隆突呈圆锥形突起，有时突起形成一牙尖，牙髓组织亦可进入舌侧尖内，形成纤细髓角，易遭磨损而引发牙髓感染。

4.*牙中牙* 牙呈圆锥形，较其正常形态稍大，舌侧窝深度内叠卷入，X片示深入凹陷部好似包含在牙中的一个小牙。

【诊断要点】

1.如未合并牙髓感染或牙周损害，患者常无症状。

2.典型的临床表征。

3.X线检查有助于诊断。

【治疗原则及方案】

根据患牙的牙髓是否感染而决定采用牙体修复或牙髓治疗。

1.牙内陷早期，可按深龋处理，预备窝洞，按间接盖髓术处理。

2.对于根面沟裂仅达颈1/3者，行局部牙周手术，浅沟磨除，深沟充填。

3.沟裂达根尖且已导致牙周组织广泛破坏者，可考虑拔除。

4.畸形舌侧窝(尖)引起牙髓感染者，应行根管治疗。

(三)四环素着色牙

【概述】

在牙的发育期，若服用了四环素族药物，该类药物能被结合至牙组织内，使牙着色，亦可影响牙的发育，被四环素族药物着色的牙称四环素牙。

【临床表现】

1.可发生于乳牙与恒牙，乳牙着色比恒牙明显。

2.牙冠呈浅黄色逐步过渡到棕褐色至灰黑色，由于光能促进着色过程，因此前牙染色较后牙严重。

3.严重的四环素牙可伴有釉质发育不全。

【诊断要点】

1.典型的临床表现。

2.四环素类药物服用史。

【治疗原则及方案】

治疗原则是恢复牙的美观。

1.着色浅且没有釉质缺损的患牙可采用脱色法，但漂白脱色法效果有一定局限。

2.对着色较深或有釉质缺损的患牙，可用复合树脂修复，也可用贴面修复；对于着色严重的患牙，由于遮色效果差，该方法也难以达到理想效果。

3.对美容要求较高的患者，或合并有牙体缺损的患牙，在患者要求或同意下可作烤瓷冠修复。

4.为预防此病，妊娠和哺乳的妇女，8岁以下的儿童一般不宜使用四环素族药物。

（四）氟牙症

【概述】

氟牙症是慢性氟中毒的表现，在牙表现为釉质发育不全症，又称氟斑牙。氟牙症有明显的地域性，一般情况下，水中的氟浓度超过 1ppm(1mg/L)时发病逐渐增加。

【临床表现】

1.常见于恒牙，乳牙少有发生，程度亦较轻。

2.同一时期萌出的牙，釉质上有白垩色(轻度)到褐色的斑块(中度)，严重者还伴有釉质的实质性缺损(重度)。

3.患牙耐酸，但对摩擦的耐受性差。

4.严重的慢性氟中毒者还可有骨骼、关节的损害。

【诊断要点】

1.氟牙症患者可有儿童期在高氟区的生活史。

2.典型的临床表现。

3.需要与釉质发育不全相鉴别，氟斑牙的色斑呈散在云雾状，边界不明确，与生长线不完全吻合。

【治疗方案与原则】

治疗原则与四环素牙相同。

1.轻度患牙可用脱色法，但应注意漂白只能达到一定程度的效果。

2.用复合树脂或贴面恢复患牙外观，但遮色效果达不到理想效果。

3.对美容要求较高的患者，或合并有牙体缺损的患牙，在患者要求或同意下可作烤瓷冠修复。

4.为预防此病，在高氟区选择新的饮水水源或用活性矾土或活性炭以去除水源中过量的氟。

（五）先天性梅毒牙

【概述】

先天性梅毒牙是在牙发育期梅毒螺旋体感染导致牙发育障碍。

【临床表现】

1.主要见于恒牙，尤其是 $\frac{61|16}{621|126}$

2.半月形切牙，这种切牙的切缘比牙颈部狭窄，切缘中央有半月形缺陷，切牙之间有较大空隙。

3.桑椹状磨牙，第一磨牙的牙尖皱缩，表面粗糙，牙合面釉质有多个不规则小结节和坑窝，牙

尖向中央凑拢，牙横径最大处是在牙颈部，

4.蕾状磨牙，有的磨牙牙面不粗糙，但𬌗面紧缩，如花蕾状，称蕾状磨牙。

【诊断要点】

1.母亲患梅毒病史。

2.典型的牙体表征，结合先天梅毒的其他临床表现。

3.血清学检查，康-华氏反应阳性。

【治疗方案与原则】

1.修复牙外形与功能，如复合树脂，各类冠等。

2.妊娠早期对母体进行抗梅毒治疗可有效预防此病。

（六）磨损

【概述】

由于单纯机械摩擦而造成的牙体硬组织慢性磨耗称磨损，分咀嚼磨损和非咀嚼磨损两种。

【临床表现】

1.咀嚼磨损是在正常咀嚼过程中造成的，属生理性磨损，一般发生在𬌗面和切缘。恒牙萌出后，在数年或数十年的咀嚼中出现磨损，早期在釉质表面出现浅黄色小区，以后逐渐扩大、融合，牙本质成片暴露。严重时可形成锐利边缘嵴，有时调机械及冷热刺激时敏感。由于在咀嚼时患牙有轻微的动度，长期咀嚼也可引起邻面的磨损，使原来的点接触变为面接触，可引起食物嵌塞。

2.非咀嚼性磨损是由异常的机械磨擦力所造成，是一种病理现象。不良习惯和某些职业是造成这类磨损的原因，如木匠、鞋匠常用牙咬住钉等，使切牙出现隙状磨损。

3.磨损可引起各种并发症，如牙本质敏感症、食物嵌塞、牙髓病变、咬合创伤、颞下颌关节紊乱病等。

【诊断要点】

根据临床表现，结合年龄、职业、不良习惯等，可作出诊断。

【治疗原则及方案】

1.咀嚼磨损无症状时，不必处理。

2.非咀嚼磨损应去除病因，纠正不良习惯。

3.当磨损出现牙本质过敏症时，可行脱敏治疗。

4.当出现牙髓或根尖周病变时，按常规进行牙髓病或根尖周病的治疗。

5.当出现其他并发症时，应按不同症状进行相应治疗。

（七）楔状缺损

【概述】

楔状缺损是牙体唇、颊侧颈部硬组织发生缓慢消耗所致的楔形缺损。

【临床表现】

1.好发于前磨牙，尤其是位于牙弓弧度最突出处的第一前磨牙。年龄越大，越易好发，缺损也越严重。

2.楔状缺损由 2～3 个平面相交而成，缺损边缘整齐，表面坚硬光滑，由于牙本质外露，局部呈浅黄色。

3.较深的楔状缺损可引起牙本质过敏症状，个别损害深达牙髓时可引起牙髓炎。

【诊断要点】

1.好发于前磨牙，尤其是第一前磨牙。

2.结合临床表现，注意与牙颈部龋相鉴别。

【治疗原则及方案】

1.改正刷牙方法。

2.轻度楔状缺损且无临床症状者可不治疗。

3.较深楔状缺损者，可用玻璃离子或复合树脂类材料修复，注意保护牙髓。

4.当出现牙髓感染或根尖周病变时，作牙髓治疗术。

（八）牙本质过敏症

【概述】

牙本质过敏症是指牙在受到外界刺激，如温度、化学物质以及机械作用所引起的酸痛症状。牙本质过敏症不是一种独立的疾病，而是各种牙体疾病共有的症状。

【临床表现】

主要表现为刺激痛，冷、热、酸、甜尤其是机械摩擦刺激引起酸痛，疼痛时间短暂，刺激去除后疼痛立即消失。

【诊断要点】

1.探诊酸痛。

2.温度刺激敏感。

【治疗原则及方案】

脱敏治疗，消除症状。对过敏的有效治疗必须封闭牙本质小管。由于本症病因尚未完全明确，目前实际应用的任何一种治疗方法均不能保证不会复发。常用的治疗方法包括：

1.氟化钠类药物脱敏法。

2.牙本质粘结剂类脱敏法。

3.激光脱敏法。

4.修复治疗法，对反复药物脱敏无效者，可考虑作充填术或冠修复。磨损严重而接近牙髓者，在患者要求或同意下，可作牙髓治疗。

（九）牙隐裂

【概述】

牙隐裂是指牙冠表面非生理性细微裂纹，常不易被发现。牙隐裂的裂纹可深入达到牙本质，有时可引起牙髓感染。

【临床表现】

1.常见于上颌磨牙，下颌磨牙次之。

2.隐裂裂纹常与𬌗面窝沟重叠，并向一侧或两侧边缘嵴延伸，使窝沟颜色异常加深。

3.表浅的隐裂常无明显症状，较深者对冷热刺激敏感，或有咬合不适感。

4.深达牙本质深层的隐裂多有慢性牙髓炎症状。

5.在碘酊或龙胆紫染色后，因染料渗入裂缝，可见一条不易擦除的染色线。

【诊断要点】

1.当临床上出现不明原因的刺激疼痛时,排除龋病、牙周病,牙面上也探查不到过敏点时,应考虑牙隐裂存在的可能。

2.探针探查窝沟,必要时采用碘酊染色法。

3.咬诊试验呈阳性。

【治疗原则及方案】

1.调𬌗,排除𬌗干扰,降低牙尖斜度以减小劈裂力量。

2.建议及时修复缺失牙,否则单独治疗隐裂牙达不到预期效果。

3.当隐裂仅限于牙本质内,可沿裂纹备洞,光固化复合树脂充填,或全冠修复。

4.当隐裂深达牙本质深层,或已引起牙髓感染者,作牙髓治疗。

5.在牙髓治疗过程中,备洞后使裂纹对𬌗力的耐受降低,由于咀嚼等原因,极易发生牙裂。在条件允许的情况下,应注意采用带环、全冠修复等避免隐裂牙纵折。

(十)牙根纵裂

【概述】

牙根纵裂是指发生在牙根的纵裂,未波及牙冠者。

【临床表现】

1.早期有冷热刺激痛,咀嚼痛,晚期出现自发痛,咀嚼痛,并伴有牙龈反复肿胀、叩痛和牙松动。绝大多数患牙有牙周袋和牙槽骨破坏,深牙周袋,甚至达根尖。

2.根管治疗后的牙根纵裂无牙髓症状,早期也无牙周袋或牙槽骨的破坏,随着病程延长,可出现牙周病变。

【诊断要点】

1.典型的疼痛症状,特别是咀嚼痛症状。

2.可探查到深牙周袋。

3.X线检查是确诊的重要依据。

【治疗原则及方案】

对于松动明显,牙周袋宽而深或单根牙根管治疗后发生的牙根纵裂,应予拔除。

对于多根牙,牙周病损局限于裂纹处且牙齿稳固,以及非病变牙根情况允许的,可在根管治疗后行牙半切除术或截根术。

(十一)牙震荡

【概述】

牙震荡是指因轻微外力撞击牙,导致牙周膜轻度损伤,常不伴牙体组织的缺损。

【临床表现】

1.患牙有伸长不适感,常有叩痛及轻微松动。

2.龈缘可有少量出血。

3.牙髓在受伤后常活力测试阴性,数周或数月后恢复,若仍无反应,说明牙髓可能已坏死。

【诊断要点】

1.外伤史。

2.临床表现。

3.X线片排除牙脱位、牙折。

【治疗原则及方案】

1.患牙休息1～2周,降低咬合;必要时作松牙固定。

2.定期复查,注意观察牙髓活力情况,若发现有牙髓坏死时,应及时作根管治疗。

(十二)牙脱位

【概述】

牙受外力作用而脱离牙槽窝者称为牙脱位。

【临床表现】

1.牙轻度偏离移位称不全脱位,牙完全离体者称为全脱位。

2.牙部分脱出常有疼痛、松动和伸长,同时出现咬合障碍。

3.牙嵌入脱位者,临床牙冠变短,切缘或牙骀面低于正常,

4.完全脱位者,可见牙完全离体或仅有少许软组织相连。

5.常伴有牙龈撕裂和牙槽突骨折。

6.随时间推移常可发生各种并发症,如牙髓坏死、髓腔变窄、牙根外吸收以及边缘性牙槽突吸收。

【诊断要点】

1.外伤史。

2.临床检查可发现各种移位表现。

3.X线检查。

【治疗原则及方案】

治疗原则是保存患牙。

1.部分脱位牙应在局麻下复位,结扎固定4周。术后定期复查。

2.嵌入性脱位牙在复位后2周应作根管治疗。对嵌入性脱位的年轻恒牙,任其自然萌出。

3.完全脱位牙应立即作再植术,术后3～4周应作根管治疗。如果脱位超过2小时就诊,应在体外完成根管治疗术后再行植入。

4.年轻恒牙完全脱位,如就诊迅速或自行复位者,不要轻易拔髓,应定期观察。

(十三)牙折

【概述】

牙折是指由于粗暴外力直接撞击或牙在咀嚼时咬到硬物所导致的牙体组织折裂。

【临床表现】

1.冠折,折裂常限于冠部,可波及亦可不波及牙髓。

2.根折,折裂限于牙根,波及牙髓。

3.冠根折,常波及牙髓。

4.根据牙折程度,牙髓可出现暂时性活力丧失,对温度、电刺激不敏感,如有牙髓感染可伴牙髓炎症状,如自发痛等。

5.患牙常有叩痛、松动,牙龈可有撕裂、出血。

【诊断要点】

1.外伤史。

2.临床表现。

3.X 线片有助于诊断根折，但由于牙折线的走向和 X 线投照角度的变化，X 片不能显示全部病例。

【治疗方案与原则】

治疗原则应尽量保留患牙，恢复牙体外形与功能。对于在治疗过程中保留活髓的患牙，追踪观察牙髓状况的变化。不能保存活髓的，应先行根管治疗。

1.冠折可根据缺损情况进行复合树脂修复术。

2.根折高位根折应尽早固定患牙，促进自然愈合。近颈缘的根折酌情作根管治疗后修复。

3.冠根联合折对于可作根管治疗，又具备桩核冠修复适应证的冠根联合折，可以保留。对于不能保留的冠根联合折可拔除。

三、牙髓病

（一）可复性牙髓炎

【概述】

可复性牙髓炎是牙髓炎症的早期阶段，在此阶段，牙髓炎症可以得到控制，牙髓可以恢复正常，故称为可复性牙髓炎。

【临床表现】

1.患牙没有自发痛。

2.受温度刺激时，产生短暂尖锐的疼痛，刺激去除后，疼痛立即消失。

【诊断要点】

1.临床表现无自发痛，有刺激痛。

2.检查发现深龋或深窝洞，或其他牙体硬组织损害接近牙髓。

3.探诊敏感，无穿髓孔。

4.温度刺激敏感，刺激去除后疼痛消失。

【治疗原则及方案】

1.去除刺激，消除炎症。

2.行间接盖髓术，待无症状后充填治疗。

（二）急性牙髓炎

【概述】

急性牙髓炎，又称有症状不可复性牙髓炎，是一种疼痛十分剧烈并且不可恢复的牙髓炎症反应，多为慢性牙髓炎的急性发作。

【临床表现】

急性牙髓炎临床表现特点是发病急骤，疼痛剧烈。急性牙髓炎的疼痛具有以下特点：

1.自发性和阵发性疼痛。

2.疼痛常在夜间发作。

3.疼痛常不能定位。

4.温度刺激使疼痛加重。

【诊断要点】

1.典型的疼痛特点。

2.患牙可患有深龋、深牙周袋或其他牙体硬组织的实质缺损,近髓腔或已穿髓。

3.探诊剧烈疼痛。

4.叩诊无明显不适。

5.牙髓活力测试:温度刺激使疼痛加重,刺激去除后疼痛仍持续。电活力测试,早期低于正常,晚期往往高于正常。

【治疗原则及方案】

1.去除病变牙髓组织,保存患牙。

2.局麻下开髓、拔髓,也可封失活剂后拔髓。根据具体情况选择根管治疗或牙髓塑化治疗。

3.治疗条件受限或因根管形态复杂时,也可考虑作干髓术。

(三)慢性牙髓炎

【概述】

慢性牙髓炎,又称无症状不可复性牙髓炎,多为龋病所致的慢性炎症,也可由急性牙髓炎或其他牙髓损伤转变而来,病程较长,缺乏剧烈的自发性疼痛。

【临床表现】

1.患牙无剧烈的自发性痛,但可能有较轻微的自发性钝痛。

2.有长期冷热刺激痛病史,去除刺激后疼痛持续较长时间。

3.有轻度咬合痛或叩痛。

4.一般可定位患牙。

5.X 线照片检查可见根尖周间隙增宽或硬板模糊。

6.慢性增生性牙髓炎多发生于青少年乳、恒磨牙龋洞穿髓孔较大者,有红色肉芽组织充满龋洞,探时易出血。

【诊断要点】

1.既往可有自发痛史,或长期冷、热刺激痛,或有咀嚼食物痛。也可无明显自觉症状。

2.没有剧烈的自发疼痛,可有钝痛或胀痛,可以定位。

3.检查有深龋洞、深牙周袋或其他牙体硬组织疾患。

4.探诊可发现穿髓孔,探痛明显。也可无穿髓孔。可发现牙髓息肉。

5.叩诊不适或叩痛。

6.温度测试反应迟钝或敏感。

【治疗原则及方案】

治疗原则为保存患牙。根据具体情况选择根管治疗、牙髓塑化治疗或干髓术。

（四）逆行性牙髓炎

【概述】

逆行性牙髓炎是牙周病患牙的牙周组织破坏后，感染通过根尖孔或侧支根管、副根管进入牙髓引起的牙髓炎症。

【临床表现】

1.患牙可表现为典型急性牙髓炎症状。

2.患牙也可呈现慢性牙髓炎的表现。

3.患牙均有长时间的牙周炎病史。

【诊断要点】

1.自发性和阵发性疼痛，冷、热刺激痛或有放射性疼痛。

2.检查牙体一般无龋坏，但可发现深牙周袋或有创伤性咬合。

3.叩诊往往呈阳性。

4.X 线片检查可见根周牙槽骨吸收。

5.早期对冷热诊和电诊敏感，晚期则反应迟钝。

【治疗原则及方案】

1.患牙应尽可能保存。

2.患牙行根管治疗。

3.在根管治疗同时进行牙周治疗。

四、牙髓坏死

【概述】

牙髓坏死是指由于牙髓组织的急性或慢性炎症，或者创伤所致血液循环的突然停滞等因素造成的牙髓组织的局部或全部死亡。

【临床表现】

1.患牙一般无自觉症状。

2.患牙牙冠可变色。

3.局部牙髓坏死者可有不可逆性牙髓炎症状。

【诊断要点】

1.一般无自觉症状，部分患者可有牙髓炎症状。既往有自发痛史、外伤史、无肿胀史。

2.可查到深龋或充填物，或仅有牙冠颜色改变。

3.探穿髓孔无反应；部分患者探至牙髓深部时有痛感。叩诊轻度不适或无不适。

4.温度或电活力测试均无反应。

5.开放髓腔时可有恶臭。

6.牙龈无根尖来源窦道。

7.X 线影像示根尖周组织无明显异常。

【治疗原则及方案】

1.前牙作根管治疗,年轻恒牙先作根尖诱导成形术,再作根管治疗术。

2.后牙可作根管治疗或塑化治疗。

3.前牙变色可在根管治疗后作牙内漂白,或作贴面、全冠等修复。

(六)残髓炎

【概述】

经过牙髓治疗后,仍然残存的牙髓组织发生炎性反应,称为残髓炎。

【临床表现】

1.自发性钝痛,放散性痛,温度刺激痛。

2.有咬合不适感或轻微咬合痛。

【诊断要点】

1.患牙有牙髓治疗史。

2.有自发性钝痛等牙髓炎症状。

3.温度刺激痛和咬合痛;温度测试有活力。

4.叩痛或叩诊不适。

5.去除原充填物探查发现根管内有探痛的残髓。

【治疗原则及方案】

患牙须重做根管治疗。

(七)牙内吸收

【概述】

牙内吸收,又称特发性吸收,其病因不明。

【临床表现】

1.一般无自觉症状,多在X线片检查时偶然发现。

2.少数病例可出现自发性阵发痛、放散痛和温度刺激痛等牙髓炎症状。

【诊断要点】

1.一般无自觉症状,少数病例可出现类似牙髓炎症状。

2.晚期可见粉红色牙冠,或牙冠穿孔甚至折断。

3.X线检查可见髓室或根管有不规则扩大的影像。

【治疗原则及方案】

1.吸收不严重的患牙作根管治疗。

2.吸收严重、硬组织破坏较多的牙应拔除。

(八)牙髓钙化

【概述】

牙髓钙化可发生于健康或老年牙髓,但发生率随年龄增加,牙髓钙化有两种形式,一种是结节性钙化,又称作髓石;另一种是弥漫性钙化。

【临床表现】

1.一般没有自觉症状。

2.极少病例发生自发性放射性疼痛,与温度刺激无关。

【诊断要点】

1.X 线检查发现髓腔内髓石。但应注意一些牙髓钙化病例在 X 线片上是不阻射的。

2.确定疼痛是否为髓石所引起,必须排除其他牙髓病因后,才能确诊。

【治疗原则及方案】

1.无症状牙可不处理。

2.有症状患牙行根管治疗或塑化治疗。

（韩　诚）

第二节　牙周病

一、牙龈疾病

牙龈病是指局限于牙龈组织且以炎症为主的一组疾病。引起牙龈病的因素较多,但以菌斑所致的牙龈病最为常见,全身因素可加重或诱发某些牙龈病。

(一)慢性龈缘炎

【概述】

慢性龈缘炎是指发生于游离龈和龈乳头的慢性炎症,是最为常见的由菌斑所致的牙龈炎,又称边缘性龈炎或单纯性龈炎。

【临床表现】

1.一般局限于游离龈和龈乳头,严重时可波及附着龈,较多见于下前牙区。

2.游离龈和龈乳头变为深红或暗红色,边缘变厚,乳头圆钝肥大,质地松软脆弱,缺乏弹性,表面光亮。

3.龈沟可加深达 3mm 或更多,探触时易出血。常以刷牙或咬硬物时出血为主诉症状,一般无自发性出血。

4.有刺激因素存在,如菌斑、软垢和牙石最为常见,也可有食物嵌塞或不良修复体等。

5.可有口臭或牙龈痒胀等不适。

【诊断要点】

1.龈沟加深,但结合上皮附着(即龈沟底)位置不变,无附着丧失。这是与早期牙周炎区别的主要点。

2.有的患者牙龈表面无明显红肿,但探牙龈沟后有出血,严重者可溢脓或有异味。本病一般无自发出血,应与某些可引起自发出血的血液病或急性坏死溃疡性牙龈炎等鉴别。

3.少数患者因食物嵌塞或不适当的剔牙而引起急性龈乳头炎时,可有明显的自发痛和遇冷热刺激痛，此时应仔细检查，以免误诊为牙髓炎。

【治疗原则及方案】

1.本病在消除局部刺激因素后，炎症能明显消退。因此应做洁治术，彻底清除菌斑和牙石；纠正食物嵌塞或不良修复体等。

2.炎症较重时可配合局部药物治疗，可用1%～3%过氧化氢液冲洗龈沟，龈沟内上浓碘甘油或碘甘油，必要时可用抗菌类漱口剂含漱。

3.有急性龈乳头炎时应先消炎，如局部冲洗上药，并去除局部刺激因素。

4.进行口腔卫生指导，定期复查和洁治，维持疗效，防止复发。

（二）青春期牙龈炎

【概述】

发生于青春期少年的慢性非特异性牙龈炎，其发病与牙菌斑的刺激及青春期性激素水平的变化有关，女性稍多于男性。

【临床表现】

1.患者为青春期少年。

2.局部有刺激因素存在，如菌斑、软垢，萌牙、替牙部位，或有错𬌗拥挤及戴各种矫治器等。

3.主要见于前牙，龈缘及龈乳头明显肿胀，乳头常呈球状突起，龈色鲜红或暗红、光亮，质地松软。

4.龈沟可加深形成龈袋，但附着水平无变化。

5.探诊易出血。

6.自觉症状可有刷牙或咬硬物时出血及口臭等。

【诊断要点】

1.青春期少年，男女均可发生。

2.局部有刺激因素，但无特殊服药史。

3.主要见于前牙龈乳头，以发红、肿胀等炎症表现为主。

4.青春期过后，病变可有所减轻，但若局部刺激不解除，则病变不会消退。

【治疗原则及方案】

1.首先做洁治术，彻底去除菌斑和牙石的刺激，以尽快消除牙龈炎症。纠正不合适的矫治器、充填物等。

2.炎症较重者可局部药物治疗，如龈袋冲洗及袋内上药。

3.教会患者正确刷牙和控制菌斑的方法，保持良好的口腔卫生，建议定期复查并洁治，防止复发。

4.病程较长且牙龈过度肥大增生，虽经以上治疗仍不消肿者，可考虑做牙龈切除术及牙龈成形术，但术后仍可能复发。

（三）妊娠期龈炎

【概述】

妇女在妊娠期间，因女性激素水平升高，使原有的牙龈慢性炎症加重，有的患者还可形成状似肿瘤的牙龈肥大，称为妊娠期龈瘤或孕瘤（实质为炎症性肉芽组织而非肿瘤），分娩后病损可自行减轻或消退。

【临床表现】

1.自妊娠第2～3个月开始出现牙龈明显炎症，约8个月时达高峰。

2.龈缘和龈乳头明显肿胀、肥大，甚至有溢脓，牙龈呈鲜红或暗红色，质地松软而光亮，探之易出血，前牙区较多见。

3.刷牙及咬硬物时牙龈极易出血，或吮吸时易出血。

4.妊娠期龈瘤常发生于单个牙间乳头，一般在妊娠第3个月后发生，也可较早发生。为迅速增大的扁圆形瘤样病损，直径多在2cm以内，有蒂或无蒂。妊娠期龈瘤较大时常妨碍进食或被咬破而感染。

5.多有菌斑、牙石或不良修复物等局部刺激因素，患者大多原来有慢性龈炎。

6.分娩1～2个月后，龈炎可自行恢复至妊娠前水平，妊娠期龈瘤可渐缩小。

【诊断要点】

1.发生于妊娠期妇女，一般口腔卫生较差。

2.可发生于全口牙龈，以牙间乳头处较多见。但孕瘤多发生于单个牙间乳头，颊、舌牙间乳头可同时涉及。

3.牙龈鲜红、松软、易出血。

4.长期口服避孕药的妇女可有类似妊娠期龈炎的症状，诊断时应详细询问病史。

【治疗原则及方案】

1.去除局部刺激因素，如做洁治术等，但动作要轻巧。在妊娠早期及时治疗龈炎，使炎症减轻到最低程度。

2.牙龈肿胀明显、龈袋有分泌物时，可用1%过氧化氢液和生理盐水冲洗，袋内尽量不放药，选用安全的含漱剂。

3.尽量用保守疗法，只对一些体积太大而妨碍进食或出血严重的患者，可酌情考虑做简单的手术切除。

4.进行细致的口腔卫生指导。

5.对于本病患者，应尽量避免全身或局部使用抗菌药物，局部治疗时尽量减少出血。

(四)药物性牙龈增生

【概述】

因长期服用某些药物，如抗癫痫药苯妥英钠、免疫抑制剂环孢素、以及钙通道拮抗剂如硝苯地平、维拉帕米等而引起牙龈的纤维性增生和体积肥大。

【临床表现】

1.有长期服用上述药物的历史。

2.唇(颊)侧和舌(腭)侧的龈缘和龈乳头实质性肥厚，乳头常呈球状或结节状突起并互相靠近或相连，严重时附着龈也明显增厚。增生的牙龈可部分或全部覆盖牙冠，甚至将牙齿挤压移位。

3.增生的牙龈质地坚韧略有弹性，呈淡红色，探之不易出血。

4.长期的牙龈形态改变，使局部失去自洁作用，菌斑、牙石堆积，可伴发牙龈炎症。

【诊断要点】

1.有长期服用上述药物的历史。应与无服药历史的牙龈纤维瘤病等鉴别,后者有时可有家族史。

2.牙龈呈实质性、坚韧、色粉,也可伴发明显的炎症。

【治疗原则及方案】

1.最根本的治疗是与内科医师协商更换其他药物,或与其他药物交替使用以减轻本病。

2.去除一切局部刺激因素,如做洁治术、调𬌗或修改不良修复体等。

3.对于增生严重并影响美观和口腔自洁作用的病例,可在炎症控制后做牙龈切除术和牙龈成形术,恢复牙龈的生理外形。

4.需长期服用苯妥英钠、硝苯地平、环孢菌素等药的患者,开始服药前和服药后应定期做口腔检查,清除局部致病因素,以预防发生本病和防止复发。

(五)急性坏死性溃疡性龈炎

【概述】

急性坏死性溃疡性龈炎是指发生于龈缘和龈乳头的急性坏死和炎症,又称奋森龈炎或战壕口。最近,按照牙周病的新分类法命名,本病与坏死性溃疡性牙周炎合称为坏死性牙周病。

【临床表现】

1.青壮年男性多见。贫困地区营养不良或因全身疾病而使抵抗力极度下降的儿童也可发生,若治疗不及时,可发展为走马牙疳。

2.常有明显的诱因,如过度疲劳、精神紧张、大量吸烟、机体免疫功能低下或缺陷者,如白血病、恶性肿瘤、艾滋病患者等易发生本病。

3.起病急。常以牙龈自发性出血和明显疼痛为主诉。

4.龈乳头顶端坏死,呈火山口状。轻症患者的龈乳头唇颊面尚未坏死前,很易与慢性龈缘炎混淆。坏死可向龈缘扩展,形成溃疡,表面覆以灰白色污秽的伪膜。坏死物擦去后,乳头和边缘龈成一直线,如刀切状,龈缘可有鲜红边缘。

5.有特殊的腐败性口臭。

6.发病前一般已有慢性龈缘炎或牙周炎,口腔卫生差,菌斑牙石多。

7.部分患者可有轻度全身不适、低热和局部淋巴结肿大。

8.坏死区底部细菌涂片检查可见大量梭形杆菌和螺旋体。

9.若有反复急性发作,则可转为本病慢性期。

10.病程较长时病损可波及深部牙周组织,发展为牙周炎,牙齿松动、牙周袋形成,X线片示牙槽骨吸收。

【诊断要点】

1.起病急,多有明显的诱因。

2.龈乳头顶端典型的火山口样坏死。

3.常以牙龈自发性出血和明显疼痛为主诉。

4.有特殊的腐败性口臭。

5.坏死区底部涂片检查可见大量梭形杆菌和螺旋体。

【治疗原则及方案】

1.轻轻去除坏死组织，病情允许时也可初步刮除大块牙石。

2.用氧化剂如1%～3%过氧化氢溶液轻轻拭洗，除去坏死物。

3.使用氧化性含漱剂如1%过氧化氢溶液等。

4.必要时全身可服用抗厌氧菌药物如甲硝唑等。

5.采取支持疗法，加强营养，积极治疗全身疾病。

6.指导口腔卫生，劝其戒烟。

7.急性期过后，应动员患者及时治疗原有的牙周病，以防止本病复发。

（六）白血病的牙龈病损

【概述】

有些白血病患者因牙龈肿胀、疼痛而首先到口腔科就诊。这种牙龈肿胀并非原发于牙龈本身的病变，而是由于大量不成熟的、无功能的白细胞在牙龈组织中浸润和积聚，使牙龈发生肿胀、坏死。由于牙龈的肿胀、出血，自洁作用差，使菌斑大量积聚，加重了牙龈的炎症。白血病患者的口腔表现多种多样，怀疑该病时，应做初步的血常规及血涂片检查，并请内科医师会诊。

【临床表现】

1.牙龈肿胀的范围可波及边缘龈、龈乳头及附着龈，常为全口性。

2.龈色苍白或暗红、发绀，质地松软脆弱。

3.龈缘处可有坏死、溃疡并有假膜覆盖，口臭明显。

4.有明显的出血倾向，龈缘常有血块或有渗血，且不易止住，口腔黏膜可有出血点或瘀斑。

5.由于全身抵抗力降低，可伴发典型的坏死性溃疡性龈炎。

6.可有衰弱、消瘦、低热等全身症状。初诊于口腔科者，应做血象检查，发现白细胞数目及形态的异常，有助于白血病的诊断。

7.内科已确诊为急性白血病的患者再结合局部情况作出诊断。

【治疗原则及方案】

1.及时转内科确诊和治疗，口腔治疗应与内科医师密切协商。

2.口腔科以保守治疗为主，切忌做活检或手术治疗。

3.遇出血不止时，可局部用药物或压迫止血，放塞治剂等，全身注射或服用止血剂的效果不十分确切。

4.若龈缘坏死时，可用3%过氧化氢液轻轻擦洗或冲洗龈沟后上药，并用漱口剂含漱。

5.一般不做洁治术，但若全身情况允许，必要时可做简单洁治除去大块牙石，但应动作轻巧，并注意出血情况，酌情处理。

6.指导口腔卫生，加强口腔护理，减轻牙龈炎症。

二、牙周炎

牙周炎是一组由牙龈炎症扩展、波及到深部的牙周组织，造成支持组织破坏的疾病，其实质为慢性感染性疾病。因其致病菌、宿主反应、进展速度、对治疗的反应等方面的不同，可分为不同类型。牙周专科医生在详尽检查的基础上，应告知患者其疾病的程度及性质、可供选择的治疗方案、预期疗效、可能发生的并发症，以及患者本人在治疗过程中的重要作用。应讲清如不治疗会使牙周支持组织继续破坏，最终导致失牙。患者在此基础上作出知情选择，并进行良好的配合。在不具备牙周治疗条件时，口腔科医师应告知患者有牙周病，建议其到有条件的医疗机构去进行治疗。

（一）慢性牙周炎

【概述】

慢性牙周炎是牙周炎中最常见的类型。主要发生在成年人，但也可发生于儿童的乳牙列或青少年。通常病程进展缓慢，但也可发生快速进展。牙周炎的主要特征是：有牙周袋形成和牙槽骨吸收，导致牙周支持组织的破坏。

【临床表现】

1.有牙周袋形成，袋底在釉牙骨质界的根方，即已有牙周附着丧失，有别于因牙龈肥大所致的假性牙周袋。

2.牙龈有不同程度的炎症表现，红肿、探诊出血、可有溢脓。炎症程度一般与牙石、菌斑的量一致。

3.X线片显示有不同程度的骨吸收，呈水平型或垂直型吸收。

4.多根牙的分叉区受累严重时，两个或多个分叉区可相通。

5.重度牙周炎可以发生患牙松动或病理移位。

6.牙周炎一般涉及多颗牙齿甚至全口牙，可分为局限型和广泛型。超过30%的位点受累者，为广泛型。

7.根据牙周组织破坏的程度，可分为轻、中、重度。

同一患者口腔内可同时存在不同程度的患牙，甚至可有健康或患牙龈炎的牙齿。应针对不同病情分别制定治疗计划。

8.可存在原发性或继发性咬合创伤。

【诊断要点】

1.探诊深度＞3mm，有附着丧失＞1mm。

2.牙周袋表面牙龈有红肿或探诊后有出血。

3.X线片示牙槽骨高度降低。

【治疗原则及方案】

1.牙周治疗的总体目标是消除菌斑微生物及其他促进因素，消除炎症，控制牙周炎进展并防止复发；建立功能良好、舒适而美观的牙列；在有条件时争取牙周组织的新附着。

2.在全面检查和诊断的基础上，针对不同病情的患牙制定有针对性的全面治疗计划，包括可保留的牙齿、应拔除的牙、可能施行的手术、修复问题等。在治疗过程中，治疗计划可能进行必要的修改和调整。

3.牙周炎的治疗是一项系统工程，应按一定顺序分阶段进行，主要包括基础治疗、手术治疗、维护期治疗。其中基础治疗是对每位牙周炎患者都应该实施的。

（1）应指导患者控制菌斑，正确使用适合患者本人的方法。

(2)进行龈上洁治和龈下刮治,去除牙石和菌斑。

(3)去除其他局部致病因素,如充填体或修复体的悬突及不良外形;充填龋齿;消除食物嵌塞;调整咬合等。

(4)对洁治、刮治反应不佳或有急性炎症(如牙周脓肿)时,可用抗菌制剂作为辅助。

(5)发现影响牙周炎治疗进程的全身危险因素,例如糖尿病、吸烟、免疫功能低下、长期用药情况等,必要时可请内科医师会诊。

(6)基础治疗结束后仍需复查和进行必要的复治。若牙周病情未能控制,或有其他手术指征,应考虑进行牙周手术。

4.在没有条件进行牙周系统治疗的情况下,医师应告知患者其牙周病情,并建议其到有条件的医疗机构进行治疗。

(二)侵袭性牙周炎

【概述】

侵袭性牙周炎包含一组病情发展迅速、有时有家族聚集性的牙周炎。多数患者全身健康。相当于过去分类法的早发性牙周炎(即青少年牙周炎、青春前期牙周炎和快速进展性牙周炎),但也可由慢性牙周炎转变而来。其主要病理变化同慢性牙周炎。

【临床表现】

1.侵袭性牙周炎一般发生于30岁以下者,但也可发生于年龄较大者或儿童。

2.除了具有慢性牙周炎的主要特征外,一般来说,牙周组织的炎症和破坏程度重于菌斑、牙石等局部刺激的量。

3.本病可分局限型和广泛型。局限型多在青春期前后发病,主要侵犯第一恒磨牙和恒切牙,除此以外的牙齿不超过2颗。广泛型累及的牙齿多,至少包括3个非第一磨牙和切牙,病变广泛而严重,且发展迅速。

4.某些实验室检查在一定程度上有助于本病的诊断,例如:龈下菌斑中微生物的检测,白细胞功能等;局限型的X线片常表现为第一磨牙近、远中牙槽骨的弧形吸收等。

【诊断要点】

1.患者多为青春期前后甚至儿童的乳牙或恒牙,但也可发生于成人。

2.常有家族聚集史。

3.局限型主要侵犯第一恒磨牙和切牙,广泛型累及大部分牙齿。

【治疗原则及方案】

1.基本内容和步骤同慢性牙周炎。

2.应向患者说明本病的危害性、不治疗的后果,取得患者对自己疾病的了解,有利于积极配合治疗。

3.必要时可在洁治和刮治的基础上辅以全身或局部应用抗菌药。

4.局限型和广泛型均表现为快速进展性破坏,但也可有自限性。

5.远期疗效取决于患者的依从性和定期的复查和维护治疗,复查的间隔应适当缩短。

6.有可能时,检查其家庭成员是否有牙周炎。

（三）反映全身疾病的牙周炎

【概述】

有一些全身疾病的患者较容易患牙周炎，或牙周炎发展较快，且对常规治疗反应欠佳。在诊断此类牙周炎时应仔细了解病史，进一步做必要的检查并相应地调整治疗计划。应告知患者其全身疾病与牙周炎之间可能相互影响。

【临床表现】

1.糖尿病

(1)未被诊断或未经控制的糖尿病患者，其牙周组织的炎症和破坏常明显地重于局部刺激因素。

(2)容易发生单个或多个牙的急性牙周脓肿。

(3)对常规的牙周治疗反应欠佳或易复发。

2.掌跖角化-牙周破坏综合征

(1)为常染色体显性遗传疾病，较罕见。

(2)乳牙和恒牙均可相继受累并脱落。

(3)病情发展迅速，对常规治疗反应不佳。

(4)常伴有手掌、足跖、肘、膝处的局限性皮肤过度角化。

(5)多有白细胞功能缺陷。

3.人类免疫缺陷病毒(HIV)感染和艾滋病

(1)牙周组织破坏严重，可反复发生坏死、溃疡性牙龈炎或坏死溃疡性牙周炎。

(2)牙龈缘可有线形红斑(IGE)。

(3)可伴有舌缘的毛状白斑、口腔多处的白色念珠菌感染、卡波西肉瘤等。

(4)龈下菌斑中可检出较多的白色念珠菌。

(5)血清 HIV 抗体阳性。

(6)全身衰弱、易感染。

【治疗原则】

1.判断糖尿病是否已被控制，病情控制而稳定者一般疗效良好。

2.牙周治疗当天应按医嘱服药，恰当地控制饮食，减少其紧张和焦虑。

3.对血糖控制不佳者，一般只作应急治疗，并辅以全身使用抗生素。

4.咨询内科或其他科医师，并作出书面记录。尽量取得全身疾病的控制或好转，以减少其对牙周治疗的影响。

5.牙周治疗的目标和计划应根据全身情况而定。例如常规牙周治疗或应急处置、减缓牙周炎的进展等。

三、牙周-牙髓联合病变

【概述】

牙周和(或)牙髓的感染经由根尖孔、副根管或牙槽骨而互相扩散、蔓延，形成牙髓、根尖周围和牙周组织的病变相通。也可发生于牙根折断的牙齿。

【临床表现】

1.牙龈多有明显的红肿、疼痛，可有溢脓或形成窦道。

2.牙周探诊通常可达根尖区，牙松动，有不同程度的叩痛。

3.X 线片显示围绕牙周和根尖或根分叉区的广泛阴影。

4.牙髓的活力测验迟钝或无反应，但也可以反应正常。

5.逆行性牙髓炎可表现为典型的急性牙髓炎症状。

6.多根牙的病变可涉及同一个牙的一个或多个根分叉区，可以互不相通或相通。

【治疗原则及方案】

1.根据感染源和患牙破坏的程度评价预后，决定治疗或拔除患牙。

2.从牙周袋内引流或切开引流，冲洗，局部敷药。

3.急性炎症控制后，必要的牙髓治疗应与牙周治疗同步进行。

4.必要时进行牙周翻瓣手术，彻底清创。

5.多根牙的牙周破坏局限于一个根者，可在根管治疗后，截除患根或半个患牙。

（五）**根分叉病变**

【概述】

牙周炎的牙槽骨吸收和牙周袋累及磨牙或双尖牙的根分叉区。可发生于任何类型的牙周炎。

【临床表现】

1.根分叉区有不同深度的牙周袋，分叉区可以被牙周袋软组织覆盖或暴露。

2.轻、中度的根分叉病变可用弯探针探入，重度者可颊、舌侧贯通（或近中/颊、远中/颊相通）。

3.X 线片显示根分叉区骨质透射区，但 X 片表现一般轻于临床所见，且影像重叠，故仅做参考。

4.其他表现同慢性牙周炎。根分叉病变较易发生牙周脓肿，重症者牙有松动。

5.有的患牙有牙髓病变，可能为牙髓-牙周联合病变，应尽量明确诊断和处理。

【治疗原则及方案】

1.尽量清除根分叉区的菌斑、牙石，也可在直视下作翻瓣手术。

2.可通过下列不同的手术方法形成有利于控制菌斑的解剖外形，如消除深袋，使分叉区暴露，易于清洁。

3.早期病变可尽量争取一定程度的牙周组织新附着。

4.轻度病变可用翻瓣术使牙周袋变浅，修整根分叉处的骨外形，使利于控制菌斑。

5.对根分叉处有深袋或牙龈退缩，难以覆盖分叉区或导致新骨形成者，有条件时可做根向复位瓣手术和骨成形术，充分暴露根分叉，并指导患者正确清除该处的菌斑。

6.未贯通的根分叉病变，龈瓣能充分覆盖者，可用引导性牙周组织再生术或植骨术来促进新附着。

7.病变已贯通或某一根的骨吸收严重有深袋者，可截除该患根，保留余根，以延长该牙的寿命。

（六）牙周脓肿

【概述】

牙周袋袋壁内发生局限的急性化脓性感染。可发生于任何类型牙周炎晚期的深袋，若不彻底治疗，可以反复发作，也可能转为慢性脓肿。

【临床表现】

1.牙龈红肿光亮，呈半球状突起，位置较靠近龈缘，范围广泛者可接近龈颊沟处。

2.疼痛明显，可有跳痛、触压痛。

3.患牙松动，有挺出感，叩痛。

4.探诊有深牙周袋，但急性炎症时的探诊常比组织学的实际袋底位置更深。

5.X线片显示重度的牙槽骨吸收。

6.深袋的牙周脓肿可能伴有牙髓炎或病变，应与急性牙槽脓肿鉴别。

【治疗原则和方法】

1.应尽快消除急性炎症和症状。

2.脓肿出现波动时，可从袋内壁刺破脓腔，或从脓肿表面切开引流脓液。

3.脓肿尚未出现波动时，可全身或袋内局部应用抗菌剂，以促消炎。

4.全口多个牙可同时或先后发生急性牙周脓肿，此时应给全身支持疗法，并寻找有无全身疾病等背景。

（韩　诚）

第三节　口腔颌面部感染

一、智齿冠周炎

智齿冠周炎是指智齿萌出不全或阻生时、牙冠周围的软组织发生的炎症，临床上以下颌智齿冠周炎多见，下颌智齿冠周炎多见于青壮年，是口腔颌面部常见的感染性疾病。

【临床表现】

1.急性期可有畏寒，发热头痛，全身不适，食欲减退及大便秘结，外周白细胞总数可有升高，中性粒细胞比例上升；慢性智齿冠周炎往往全身症状不明显。

2.局部可有口腔不洁，口臭，舌苔变厚；患牙龈袋处有脓性分泌物溢出。大部分病员可见智齿部分萌出，如为低位阻生或冠周牙龈肿胀时，需用探针才能探及阻生的牙齿及盲袋。

3.冠周的软组织红肿，表面黏膜糜烂，有触痛，常有明显的张口受限，偶可见冠周脓肿形成。

4.邻牙远中可出现龋损及食物嵌塞，患侧颌下淋巴结可出现肿胀、疼痛。

5.可有面颊瘘，也可能在相当于第1磨牙颊侧黏膜转折处的骨膜下形成脓肿并破溃成瘘，智齿冠周炎可引起咬肌间隙翼下颌间隙感染，亦可导致颊间隙、下颌下间隙、口底间隙、咽旁间隙的感染。

【诊断要点】

根据病史、临床症状和检查所见，一般不难作出诊断。探诊可明确未萌出牙的存在，X线摄牙片可进一步明确阻生牙的位置，与邻牙及下颌的关系。对于慢性冠周炎、长期张口受限者，可摄后前位片排除骨髓炎的可能。

【鉴别诊断】

1.*第3磨牙的根尖周炎* 阻生牙常见导致第3磨牙远中龋损进而引起第2磨牙的根尖周炎。但此时第3磨牙冠周组织红肿不明显，一般也会出现严重的张口受限，叩诊时第2磨牙可出现明显疼痛。

2.*下颌第1磨牙根尖周炎* 冠周炎引起下颌第1磨牙颊侧瘘管，要注意与下颌第1磨牙根尖周炎相鉴别，下颌第1磨牙的根尖周炎常有牙体、牙周病史及临床表现，叩诊时出现明显疼痛，而智齿的冠周红肿不明显。

3.*第3磨牙区的恶性肿瘤* 第3磨牙区的恶性肿瘤常常也会引起该区的肿胀，黏膜溃烂疼痛，但冠周炎发病年龄较轻，起病急，给予局部处理及全身抗炎后，症状可明显好转而至痊愈；而恶性肿瘤则起病相对缓慢，症状常进行性加重，抗炎治疗效果不佳，必要时可切取活检进行排除。

【治疗措施】

1.*治疗原则* 早期的诊断和及时治疗是十分必要的。在急性期应给予局部的消炎止痛及全身的支持抗感染，当炎症控制或转为慢性后，应及早处理阻生牙，及时拔除或行切龈治疗。

2.*治疗方案*

(1)急性炎症期的冠周冲洗，可采用2%双氧水+0.1%洗必泰+0.9%生理盐水冲洗冠周盲袋，直至溢出清亮为止，擦干局部，在盲袋内引入碘甘油少许，每日2次，并注意口腔卫生。

(2)一旦形成冠周脓肿，应及时切开并放置橡皮引流条。

(3)待急性炎症消退后，对于牙位较正、有足够萌出位置并能与对颌形成咬合者，可以在局麻下切除阻生龈瓣，消除盲袋。

(4)对于下颌智齿牙位不正，无足够间隙萌出，及无对颌牙或与对颌不能形成咬合者，应待炎症控制后行下颌智齿拔除术。

(5)急性炎症期在进行局部治疗的同时，可给予支持抗感染治疗。

【围手术期处理】

并发面颊瘘或第1磨牙颊侧瘘管者，在拔牙后多会在1～2周内消退，如不能消退，应行瘘道切除或刮治术，刮尽感染组织。如有边缘性骨髓炎，则应行刮爬术。

二、牙槽脓肿

牙槽脓肿是指牙周或根尖周组织的化脓性炎症，以牙髓的感染经根尖扩展而来多见。

【临床表现】

1.就诊时常表情痛苦，但全身症状较轻，严重者可有乏力、发热、失眠、烦躁等全身症状。

2.病变区患牙的前期症状如持续性、搏动性痛，自感患牙伸长或松动，牙周炎反复发作。局部检查龋齿，残根，折裂，畸形中央尖，死髓牙病史及治疗情况。

3.病变区牙根方前庭沟变浅，黏膜充血水肿，触痛明显，可扪及波动感，感染可波及周围的软组织而出现肿胀、压痛，引流区淋巴结可出现肿胀压痛。

【诊断要点】

牙根方前庭沟变浅，黏膜充血水肿，触痛明显，可扪及波动感，感染可波及周围的软组织而出现肿胀、压痛，引流区淋巴结可出现肿胀压痛。

【鉴别诊断】

牙周脓肿：有较深的牙周袋，而患牙一般无龋，牙髓多有活力，脓肿一般局限于牙周袋壁较近的龈缘，疼痛相对较轻，牙齿的松动明显，消肿后仍然松动，叩痛相对较轻而侧向叩痛明显；X线可见牙槽骨有破坏，可有骨下袋，病程相对较短。

【治疗原则】

对于有脓肿形成者应及时切开引流，必要时可全身给予抗生素及止痛药物，待炎症缓解后处理病灶牙。

【手术操作规范与技巧】

1.手术程序

(1)切口：位于患牙根方龈颊沟的黏膜上，长1～2cm。

(2)切开黏膜、黏膜下直至骨面。

(3)血管钳钝分离至脓腔，反复撑开血管钳几次，引出脓液。

(4)放置橡皮引流条，引流条放置应遵循“一通到底”的原则，避免堵塞引流通道。

(5)根据脓液的部位局麻下用尖刀片切开直达脓肿的深部，使脓液可以充分引流，切开后冲洗脓腔并放置橡皮引流条。

2.注意事项

(1)应在有脓液时行切开引流，过早地切开引流会使创口出血较多且易引起疼痛。

(2)引流条放置不应过深，以免掉入创口后容易被遗忘。应嘱患者刷牙及进食时注意保持引流条位置。

【围手术期处理】

1.应嘱患者2日后复诊，复诊时根据脓肿消退情况决定拔除或更换引流条。

2.切开引流数日内应嘱患者用温盐水或漱口剂含漱。

3.待症状缓解后处理患牙。如能保留者，行根管治疗；不能保留者行患牙拔除。

三、疖和痈

颌面部疖、痈是常见病，它是皮肤毛囊及皮脂腺周围组织的一种急性化脓性感染。发生在一个毛囊及所属皮脂腺者称疖；相邻多个毛囊及皮脂腺累及者称痈。由于颜面部局部组织松软，血运丰富，静脉缺少瓣膜且与海绵窦相通，如感染处理不当，易扩散逆流入颅内，引起海绵窦血栓性静脉炎、脑膜炎、脑脓肿等并发症。尤其是发生在颌面部的“危险三角区”内更应注意。

【临床表现】

1.疖　多见于青壮年，以男性多见，特别是皮脂腺代谢旺盛者，可反复发作。初起为皮肤上有红、肿、痛小硬结或锥形隆起，触痛，形成脓肿后，硬结周围发红，顶部出现黄白色脓头。常自觉局部发痒、烧灼感及跳痛，脓头逐渐自行破溃，有少许脓液排除，疼痛减轻。或脓头成为一个脓栓，与周围组织分离、脱落，炎症逐渐消退，创口自行愈合。如搔抓、挑刺或挤压，以及不恰当的处理（如热敷、药物烧灼腐蚀和切开等）可使炎症扩散，使局部红肿和痛范围增大，伴发局部蜂窝组织炎或变成痈。

2.痈　痈好发于皮肤较厚的唇部，又称唇痈，上唇多于下唇，男性多于女性。痈可先是一个疖，也可开始即为几个毛囊受累，形成迅速增大的紫红色炎性浸润硬块，感染波及皮下的筋膜层及肌层，出现局部蜂窝织炎。在明显肿胀的唇部皮肤与日唇黏膜上出现多数剧烈疼痛的黄白色脓头，多数脓栓脱落后的蜂窝状腔洞。常常各个腔洞之间皮肤、黏膜或皮下组织也逐渐坏死，致整个痈的病变区中央上皮组织均坏死脱落，形成较大坏死创面，故痈痊愈后局部可遗留瘢痕。痈感染未控制可向四周和深部发展，并发颅内及全身感染。

【诊断要点】

1.根据典型临床表现可以做出诊断　疖多见于青壮年，以男性多见，特别是皮脂腺代谢旺盛者，可反复发作。初起为皮肤上有红肿、痛小、便结，或锥形隆起，触痛；2～3 日后随着炎症中央组织坏死、溶解而形成脓肿，可以自愈。

痈好发于皮肤较厚的唇部，上唇多于下唇，男性多于女性。痈可先是一个疖，也可开始即为几个毛囊受累，形成迅速增大的紫红色炎性浸润硬块。在明显肿胀的唇部皮肤与口唇黏膜上出现多数剧烈疼痛的黄白色脓头，破溃后溢出脓血样分泌物，经较长时间后，多数脓栓脱落后形成蜂窝状腔洞；常常各个腔洞之间皮肤、黏膜或皮下组织也逐渐坏死，形成较大组织坏死创面，故痈痊愈后局部可遗留瘢痕；痈感染未控制可向四周和深部发展。

2.穿刺　穿刺脓液可以明确诊断，同时为药敏和脓培养创造条件。

【治疗措施】

（一）治疗原则

1.局部与全身治疗并重，无显著全身症状时应注意局部治疗。

2.药物治疗为主。

（二）术前准备

1.手术指征查体有脓肿形成，或穿刺出脓液。

2.常规准备

（1）口腔消毒。

（2）用抗生素前抽取标本进行脓、血培养。

（三）治疗方案

1.全身支持疗法应注意卧床休息，加强营养。高热、失水及中毒症状明显者应输液、补充维生素或小剂量输血。高热不退，可采用物理降温或人工冬眠。

2.疖痈合并败血症或脓毒血症后会导致致命的严重并发症，应积极采取综合措施，必要时行气管切开术以利分泌物的抽吸及改善缺氧状态。

3.海绵窦血栓性静脉炎及脑膜炎，除以上处理外，应加强抗生素应用，必要时可给以激素或抗凝药物，以缓解颅内高压及海绵窦血栓的扩散。其他合并症，按有关原则治疗。

4.局部治疗，保持局部安静，减少活动，唇痈应少说话，进流体饮食，避免损伤。

5.药物治疗。疖初起时可外敷鱼石脂油膏或2%碘酒涂擦局部，每日1次，保持局部清洁；痈的局部治疗可用4%高渗盐水或含抗生素的盐水纱布持续湿敷，能促进早期痈的局限、软化及穿破；对已溃破者有良好的提脓效果。已被脓液污染的盐水纱布应及时更换。

6.如脓栓浓稠，一时难于吸取，可试用镊子轻轻夹出，但对钳子夹不出的坏死组织不可勉强牵拉，以防感染扩散。此时应继续持续湿敷至脓液消失，直至创面趋于平复为止。过早停止湿敷，则脓道可阻塞而造成肿胀再次加剧。

7.面痈可在急性炎症得到控制，局部肿胀局限，已形成明显的皮下脓肿而又久不溃破时，可考虑在脓肿表面中心皮肤变薄或变软的区域作保守性切开，引出脓液。

（四）术中注意事项

1.严禁挤压、挑刺。忌用热敷、苯酚或硝酸银烧灼，以防感染扩散。面疖一般可自行穿孔溢脓。

2.严禁分离脓腔。

【围手术期处理】

（一）一般采用保守治疗

1.给予全身支持治疗。

2.全身应用抗生素，在没有血、脓培养结果时可以选择联合用药。

3.每日用盐水冲洗，48小时后如有留置引流，应更换引流条。

及时治疗后预后较好，如不及时治疗，则可能出现严重的并发症。

（二）并发症

疖痈的主要并发症是经血行扩散，而致全身化脓性感染。特别指出，在“危险三角区”内，遭受不良刺激，如挤压、挑破等创伤，更易引起血行扩散，引起败血症、脓毒血症及海绵窦化脓性血栓性静脉炎。有时在并发败盘症时，可引起其他器官的转移性脓肿，多见于肺部；有时可导致中毒性休克。

四、面、颈部化脓性淋巴结炎

口腔、面部、颈部的淋巴组织丰富。它能构成区域防御系统，将口腔、颌面部炎症的病原微生物及炎症因子引流到相应的区域淋巴结，引起反应性增生或炎症。

【临床表现】

1.急性化脓性淋巴结炎　初期淋巴结肿大变硬，压痛明显，分界清楚，与周围组织无黏连。当炎症波及淋巴结包膜外时，则肿胀弥散，周界不清，表面皮肤发红。感染未予控制可发展成脓肿，表现为局部疼痛加重，皮肤红肿。如未及时治疗，可伴发腺源性的间隙感染，淋巴结化脓包膜破溃后，脓液侵及周围软组织，出现较广的炎性浸润块，皮肤红肿，在皮肤表面明显压痛点处，有凹陷性水肿，并可扪得波动感。小儿患者尚可出现败血症，甚至可出现中毒性休克症状。

2.慢性淋巴结炎　慢性淋巴结炎全身无明显症状。多因口腔慢性牙源性病灶引起，也可在急性炎症期后未能消除病灶，在机体抵抗力强、细菌毒力较轻酌情况下引起，病变常表现为慢性增殖性炎症。临床特征是大小不等的淋巴结肿大，较硬，与周围组织无粘连，活动并有轻压痛。全身无明显症状，如此可持续较长时间，一旦机体抵抗力下降，可突然转变为急性发作。

早期症状较轻，全身反应不明显，可有低热，体温常在38℃以下，感染未予控制时可出现高热，寒战，头痛，全身无力，食欲减退，小儿烦躁不安，体温可达39～40℃。

【诊断要点】

急性淋巴结炎常有上呼吸道感染史，体温增高，白细胞总数增加，核左移，局部急性红肿热痛等症状，可以确定诊断。穿刺脓液可以明确诊断，同时为药敏和脓培养创造条件。

【鉴别诊断】

慢性淋巴结炎与结核性淋巴结炎易于混淆，但后者常为多数淋巴结肿大，颈深淋巴结多见，无急性炎症过程。患者可有肺部结核，但多数肺部无结核史。形成脓肿后可借穿刺抽脓鉴别诊断，结核性冷脓肿的脓液稀薄污浊，暗灰色似米汤，夹杂有干酪样坏死物。

【治疗措施】

1.急性淋巴结炎多见于幼儿，应注意全身支持疗法及水电解质平衡。

2.根据常见病原菌选择抗生素药物，局部可用物理疗法（超短波等）、热敷或中药六合丹等外敷治疗。

3.对肿大淋巴结中心区变软，有波动感，或经局部穿刺抽出脓液者，应及时切开引流。

4.若因口腔病灶牙引起者，同时要进行病灶的治疗。

【手术操作规范与技巧】

手术适应证：对肿大淋巴结中心区变软，有波动感，或经局部穿刺抽出脓液者，应及时切开引流。

1.若因口腔病灶牙引起者，同时要进行病灶的治疗。

2.慢性淋巴结炎多见于成人，一般不需治疗病灶。

3.淋巴结增大明显经久不缩小，可行淋巴结切除。

4.有反复急性发作者应寻找引起炎症的来源，有疼痛不适者也可采用手术将肿大的淋巴结切除。

【围手术期处理】

（一）术前准备

1.手术指征查体有脓肿形成，或穿刺出脓液。

2.常规准备

（1）口腔消毒。

（2）用抗生素前抽取标本进行脓、血培养。

（二）术后处理

1.给予全身支持治疗。

2.全身应用抗生素，在没有血、脓培养结果时可以选择联合用药。

3.每日盐水冲洗，48小时后如有留置引流，应更换引流条。

五、眶下间隙感染

眶下间隙位于上颌前部，该间隙感染时常继发于上颌前牙，并发第1双尖牙(或相应乳牙)的根尖周感染及皮肤的疖痈。

【临床表现】

一般情况因感染细菌的毒性及机体的抵抗力不同而有差异，可有畏寒、发热、头痛、全身不适、乏力、食欲减退、尿量减少、舌质红、苔黄、脉速等程度不等的中毒表现，对于出现头痛、高热、呕吐(甚至昏迷)的病员，应考虑海绵窦静脉炎的可能。局部检查早期主要表现为眶下区肿胀、压痛，皮肤发红，张力增大。随着病程的发展，可出现鼻唇沟变浅，眼睑水肿，睑裂变窄。当脓肿形成后，则可在眶下及有波动感。口内在上颌2、3、4(或Ⅱ、Ⅲ、Ⅳ)处可发现病灶牙，前庭龈颊沟处可见明显的肿胀，有膨隆压痛和波动感。穿刺检查，可确定脓肿形成及获取脓液。血常规可出现白细胞升高，中性比例升高等。

【诊断要点】

根据典型临床表现可以作出诊断，以尖牙窝为中心的眶下区肿胀、疼痛，皮肤发红，张力增大，脓肿形成时可扪及波动感，在鼻唇沟处可出现肿胀膨隆，一旦眶下间隙感染扩散至眶内，可出现眼球前突、眼胀痛，而扩散入颅则会出现颅内高压及脑膜激惹的表现。

【治疗措施】

1.及早处理病源牙。

2.一旦脓肿形成，则应及时切开引流。

3.给予必要的全身支持抗感染，注意全身并发症的防治。

【手术操作规范与技巧】

脓肿未形成时，全身抗感染。脓肿形成后应在口腔黏膜转折丰满膨隆处作切口，直达骨面后分离至脓腔，冲洗脓腔。手术程序为：

1.切口位于2～4根方龈颊沟的黏膜上，长约2cm。

2.切开黏膜、黏膜下直至骨面。

3.血管钳钝分离至脓腔，反复撑开血管钳几次，引出脓液。

4.放置橡皮引流条，引流条放置应遵循“一通到底”的原则，避免堵塞引流通道。

5.根据脓液的部位，局麻下用尖刀片切开直达脓肿的深部，使脓液可以充分引流，切开后冲洗脓腔并放置橡皮引流条。

注意事项：应在有脓液时行切开引流，过早地切开引流会使创口出血较多和疼痛。引流条放置不应过深，以免掉入创口后容易遗忘。应嘱病员刷牙及进食时注意保持引流条位置。

【手术注意事项】

1.手术操作应轻柔，避免挤压感染组织。

2.如脓腔不止1个，都应打通以便引流。

【围手术期处理】

（一）术前准备

1.手术指征查体有脓肿形成，或穿刺出脓液。

2.常规准备

(1)口腔消毒。

(2)用抗生素前抽取标本进行脓、血培养。

（二）术后处理

同前。

六、颊间隙感染

颊间隙位于颊部皮部和黏膜之间，其感染多来源于上下颌前磨牙和磨牙的根尖、牙槽感染，颊部皮肤黏膜的创伤，或感染入间隙内淋巴结炎症。

【临床表现】

多有上下颌后牙的根尖周、牙周感染，主要表现为颊部的肿胀、疼痛，压痛明显，可有皮肤发红，张力增大，边界不清。形成脓肿后可在颊部下方扪及波动感及下龈颊沟膨隆，口外则在颊部中下方扪及，脓肿破溃时可形成颊瘘。严重的颊间隙感染可出现畏寒发热、全身不适等全身症状。

【诊断要点】

根据典型临床表现可以作出诊断：主要表现为颊部皮肤及黏膜的红肿、疼痛，皮肤张力增大。脓肿形成后可扪及波动感，但常界限不清。口内可见颊部下部及下龈颊沟隆起压痛，有波动感。进行穿刺检查，见脓液可确定脓肿的形成。

【治疗措施】

（一）治疗原则

1.及时处理病原牙。

2.脓肿形成后，应根据脓肿的位置决定口内或口外切口，及时切开引流。

3.给予全身的支持抗炎。

（二）治疗方案

1.脓肿未形成时，全身抗炎。

2.脓肿形成后，如偏向口内应在下颌龈颊沟处切开，局限的皮下脓肿可在脓肿表面横行切开。

3.对于广泛的感染，则应行下颌下切口切开后皮下潜行分离至脓腔，冲洗后放置引流条。

【手术操作规范与技巧】

1.切口有3种，如果脓肿位于颊肌和颊黏膜之间，应在脓肿低位或龈颊沟底作平行牙槽嵴的切口，切开黏膜、黏膜下直至脓腔；如果脓肿位于颊肌和颊部皮肤之间且较局限，应在脓肿表面沿皮纹方向做切口，长约1cm，切开皮肤、皮下直至脓腔；如果脓肿范围波及整个颊间隙，则应行下颌下切口，长约2cm，切开黏膜、黏膜下，分离至下颌骨外侧面，向上分离至脓腔。

2.血管钳钝分离至脓腔，反复撑开血管钳几次，引出脓液。

3.切开后冲洗脓腔并放置橡皮引流条，引流条放置应遵循“一通到底”的原则，避免堵塞引流通道，使脓液可以充分引流。

【手术注意事项】

1.术前对脓肿的判断及对切口位置的选择十分重要。

2.手术切口应足够大，以保证引流通畅。

3.术中应避免损伤面神经、腮腺导管及血管。

4.应在有脓液时行切开引流，过早的切开引流会使创口出血较多和疼痛。引流条放置注意事同上。

【围手术期处理】

(一)术前准备

1.手术指征查体有脓肿形成，或穿刺出脓液。

2.常规准备

(1)口腔消毒。

(2)用抗生素前抽取标本进行脓、血培养。

(二)术后处理

同前。

七、颞间隙感染

颞间隙位于颧弓上方的颞区，被颞肌分为颞浅及颞深两间隙，往往继发于牙源性咬肌间隙、翼下颌间隙、颊间隙或颞下间隙感染，也可继发于化脓性中耳炎、颞骨乳突炎及颞部外伤等。

【临床表现】

可有畏寒、发热、头痛、全身不适、乏力、食欲减退、尿量减少、舌质红、苔黄、脉速等程度不等的中毒表现。单纯的颞间隙感染仅局限于颞部，主要表现有张口受限、凹陷性水肿、压痛和咀嚼痛。脓肿位于颞深间隙时常波动感不明显，脓肿位于颞浅筋膜时则可以触及波动感。

【诊断要点】

根据典型临床表现可以作出诊断：多继发于其他的间隙感染。主要表现为颞区及其周围下凹陷性水肿、压痛，有张口受限和咀嚼痛，脓肿位于颞浅间隙时可扪及波动感，颞深间隙感染常需穿刺来帮助诊断。颞深间隙的脓肿如经久不愈可致颞骨的边缘性骨髓炎，一旦感染扩散至颅内可导致脑膜炎、脑脓肿等并发症。穿刺检查可帮助明确诊断。

【治疗措施】

1.全身支持抗感染。

2.及进地切开引流。

3.控制炎症后同时处理其他感染。

【手术操作规范与技巧】

1.手术指征　查体有脓肿形成，或穿刺出脓液。脓肿形成时，应根据脓肿大小及范围确定切口。

2.手术操作过程

(1)颞浅间隙的脓肿,可在颞肌表面做放射状单个直切口,视脓肿大小长1～2.5cm。切开皮肤,钝分离至脓腔,切口方向与颞肌纤维方向一致。勿在切开引流过程中横断颞肌,以免引起出血及感染播散。

(2)颞深间隙脓肿,可沿颞肌附着线作弧形切口,长5～8cm,从骨膜上翻开肌瓣彻底引流脓腔。

(3)颞间隙伴颞下间隙、翼颌间隙感染,可另在升支翼突内侧、上颌前庭沟后方作切口,或经颌下作切口,使引流管一端经口内或颌下引出,一端经口外引出,建立贯通引流,加快创口愈合。如颞间隙伴咬肌间隙感染,则采用下颌下切口经升支翼突外侧、乙状切迹、颧弓下至颞部建立引流。

(4)颞间隙感染经久不愈者,应考虑是否发生颞骨骨髓炎,可通过X线片或经伤口探查证实,如有骨质破坏吸收的影像或是骨面粗糙不平,尽早行死骨刮治术。

3.注意事项

(1)注意保护颞浅动静脉和耳颞神经。

(2)沿颞肌附着线作弧形切口时,常常引流不畅,宜选用有虹吸作用的引流物;如感染已经控制,可以及早缝合。

(3)如发生颞骨骨髓炎,行死骨刮治术时应小心操作,避免与颅内相通。

【围手术期处理】

1.术前准备

(1)口腔清洁。

(2)用抗生素前抽取标本进行脓、血培养。

(3)全身应用抗生素,在没有血、脓培养结果时可以选择联合用药。

2.术后处理

(1)术后每日用盐水冲洗,48小时后如有留置引流,应更换引流。

(2)继续补液抗感染。

八、咬肌下间隙感染

咬肌下间隙位于咬肌及下颌升支外侧之间,其感染常继发于智齿冠周炎,是口腔颌面部较多见的间隙感染之一。多为牙源性感染,常有下颌第3磨牙冠周炎病史,也可继发于下颌磨牙根尖病变,及磨牙后区黏膜的创伤和炎症,另外感染也可由颞间隙、颞下间隙、翼颌间隙、颊间隙及腮腺炎症扩散而来。

【临床表现】

通常全身症状不重,严重者及合并其他间隙感染者可出现发热、全身不适等症状。可因感染细菌的毒性及机体的抵抗力不同而有差异,可有畏寒、发热、头痛、全身不适、乏力、食欲减退、尿量减少、舌质红、苔黄、脉速等程度不等的中毒表现。病员常面部不对称,患侧出现以下颌支及下颌角为中心的咬肌区肿胀、压痛,咬肌因炎症激惹而变得坚硬,常不能扪及波动感。

病员常张口受限，口腔卫生常较差，可查见下颌后牙根尖病变及下颌智齿冠周炎。

【诊断要点】

根据典型临床表现可以作出诊断：主要表现为咬肌区的肿胀、疼痛和张口受限。常表现为以下颌支及下颌角为中心的咬肌区肿胀、压痛和张口受限，但脓肿形成时难以扪及波动感，病程2周以上者应考虑边缘性骨髓炎。穿刺可抽出脓液。

【治疗措施】

1.全身支持抗感染。

2.及时地口外切开引流。

3.炎症控制后处理病原牙。

【手术操作规范与技巧】

（一）手术指征

查体有脓肿形成，或穿刺出脓液。

（二）手术步骤

1.手术切口应位于下颌下缘2cm左右，长5～7cm，切开皮肤、皮下和颈阔肌。

2.在颈阔肌下分离至升支外侧脓腔。

3.冲洗、放置引流管。

（三）手术注意事项

1.手术切口应设计在口外以便引流。

2.手术切口应位于下颌下缘2cm左右，术中避免涉及面神经、下颌缘支。

3.切口长度应有5～7cm，否则会引流不畅。

4.如术中发现有边缘性骨髓炎形成，可早期安排死骨刮爬术。

【围手术期处理】

1.术前准备

(1)口腔消毒。

(2)用抗生素前抽取标本进行脓、血培养。

(3)应常规行X线检查以排除边缘性骨髓炎，如伴发边缘性骨髓炎，仅仅行切开引流是不够的。

(4)全身的支持抗感染。

(5)可早期进行病灶牙的处理。

2.术后处理

(1)给予全身支持治疗。

(2)全身应用抗生素，在没有血、脓培养结果时可以选择联合用药。

(3)每日用盐水冲洗，48小时后如有留置引流，应更换引流条。

九、颞下间隙感染

颞下间隙位于颧弓深面，位置深且隐蔽。借眶下裂与眶内相通，借卵圆孔、棘孔与颅内相通，其感染常由相邻间隙扩散而来，上颌第 3 磨牙冠周炎及上颌后磨牙根尖周感染可直接引发颞下间隙感染。此外，圆孔、卵圆孔阻滞麻醉，颞下区的封闭可将感染带到该间隙。

【临床表现】

往往有翼下颌间隙、颞间隙的感染史，上颌、下颌经阻滞麻醉，及上颌磨牙的根尖病变或拔牙后感染病史。可有畏寒、发热、头痛、全身不适、乏力、食欲减退、尿量减少、舌质红等程度不等的中毒表现。对于出现头痛、高热、呕吐甚至昏迷的患者，应考虑海绵窦静脉炎的可能。颞下间隙的感染在面部常不出现明显的肿胀，检查时仅可在颧弓上下及下颌支后方有轻微的肿胀和压痛，可有明显的张口受限。常伴有邻近间隙，如颞间隙、咬肌间隙及颊间隙等感染，并出现相应表现，口内上颌后牙区可检出病原牙。

【诊断要点】

根据典型临床表现可作出诊断：表现出明显的张口受限，仔细检查可发现颧弓上下及下颌后区有轻微的肿胀和深压痛，常伴有邻近间隙的感染，当感染扩散入颅后会出现颅内高压及脑膜激惹的表现。可从口内上颌结节外侧向后上方穿刺，或从口外、颧弓下方与乙状切迹间向内穿刺，如有脓应及时切开引流。

【治疗原则】

1.穿刺有脓时应及时切开引流。

2.全身给予支持抗感染，防治全身并发症。

3.如合并颞间隙、咬肌间隙等多间隙感染，可采用贯通式引流。

【手术操作规范与技巧】

（一）手术指征

查体有脓肿形成，或穿刺出脓液。

（二）手术操作过程

1.口内　在上颌结节外侧，前庭沟底处切开，长约 2cm，沿下颌喙突内侧分离至脓腔。

2.口外　在下颌角处作切口，长 3～5cm，切开皮肤、皮下和颈阔肌，在颈阔肌下沿升支后缘向内上分离至脓腔。

（三）手术注意事项

1.手术操作应轻柔。

2.口外切口应注意保护面神经。

3.切开后应注意保持引流通畅。

【围手术期处理】

1.术前准备

（1）口腔消毒。

（2）用抗生素前抽取标本进行脓、血培养。

2.术后处理

同前。

（韩　诚）

第四节 涎腺疾病

一、涎石症

发生于涎腺的结石称涎石。涎石最常发生于颌下腺且易并发炎症，其次是腮腺，偶见于上唇及唇颊部的小唾液腺，舌下腺很少见。涎石好发于颌下腺可能与下列因素有关：①腺体分泌黏蛋白含量高，钙的含量和腮腺相比也高出 2 倍。在无刺激情况下，颌下腺的分泌量也较多。②腺体分泌液逆重力方向自下而上流动，导管较长且在下颌舌骨肌后缘有一弯曲部；导管口和腮腺相比亦较狭窄，易致唾液淤滞，盐类容易沉淀而产生结石。

【临床表现】

小的涎石一般不造成唾液腺导管阻塞，无任何症状。导管阻塞时则可出现排唾障碍及继发感染的一系列症状和体征。

1.进食时腺体部位肿胀和疼痛。有时疼痛剧烈，呈针刺样，称为“涎绞痛”，可伴同侧舌或舌尖痛，并放射至耳颞部或颈部。停止进食后症状逐渐消失，结石大小和阻塞程度不同；餐后肿胀消退时间不一，短者数分钟，长者可达小时、数天或更长。

2.导管口黏膜红肿，挤压腺体可见脓性分泌物溢出。

3.触诊可扪及导管内硬物，伴有压痛。

4.涎石阻塞可引起腺体继发感染，并反复发作。如引起下颌下区或舌下区急性炎症以及周围组织间隙感染症状。

【诊断要点】

1.根据进食时颌下腺肿胀、双手触诊导管可扪及结石以及导管口红肿、溢脓等，临床可诊断颌下腺涎石病。

2.确诊应做 X 线检查，常规投照下颌横断咬合片和患侧下颌下腺侧位片。平片不能证实结石存在，可待急性炎症消退后行颌下腺造影，可以看到导管有不全堵塞的占位性改变。

【鉴别诊断】

1.舌下腺肿瘤 绝大多数舌下腺肿瘤无导管阻塞症状，但亦有极少数舌下腺肿瘤因压迫下颌下腺导管出现不全阻塞症状，X 线检查无阳性结石。

2.舌下腺囊肿 舌下腺囊肿为腺导管破裂，涎液渗入组织间隙所致。可见舌下区淡紫蓝色、扪之柔软的囊肿。

3.下颌下间隙感染 患者有牙痛史并能查及病患牙。下颌下区肿胀呈硬性浸润，皮肤潮红并可出现凹陷性水肿。颌下腺导管分泌可能减少但唾液正常，无涎石阻塞症状。

【治疗措施】

1.治疗原则 涎腺结石一经确诊，除少数年龄较小者用保守办法（如催唾及按摩促排）外，大多需行手术取出。

2.治疗要点

(1)较小的涎石,特别是位于腮腺导管内者,可用保守疗法。含服维生素C或进食酸性食品,促使唾液分泌,可望自行排出。

(2)较大的涎腺导管前端涎石,可手术切开导管行涎石摘除术。

(3)伴有局部急性炎症时可先选择抗感染治疗。腺体内或颌下腺导管后段有结石,继发慢性硬化性颌下腺炎,腺体已萎缩、失去分泌唾液功能者,可做腺体摘除术。

(4)其他方法:如激光碎石或纤维镜取石。

【手术操作规范】

1.操作程序及方法

(1)患者取仰卧位,垫肩,头偏健侧。

(2)手术可在全麻或局麻下进行。做切口前,用手指托起颌下区,以利于缝扎涎石后端,防止涎石向后移动。

(3)如果下颌下腺导管结石位置较深,应避免向导管内侧深部剥离,防止损伤附近的血管和神经。

(4)导管内涎石摘除后,应注意检查和用生理盐水冲洗创口内残留的小涎石,以减少复发。

(5)口底黏膜和颌下腺导管的切口一般不需要缝合,或仅间断缝合口底黏膜,以防止导管狭窄。腮腺导管的纵向切口,应在插入空心胶管后间断缝合导管切口,分层关闭口内创口,将空心胶管固定在颊黏膜上,口外加压包扎。

2.注意事项　口内切口注意勿损伤舌神经及舌深动静脉。缝合创口时勿扎导管。

【围手术期处理】

(一)术前准备

1.手术指征　能耐受局部麻醉和一般性手术。病人有进食时局部肿胀疼痛的自觉症状,扪诊或经X线片确诊的导管涎石,经保守治疗无效者。

2.禁忌证　涎腺导管口周围和口底红肿,或有明显水肿、形成脓肿或蜂窝组织炎者。

3.常规准备　术前含漱抗生素溶液清洁口腔,全口洁治和预防性使用抗生素。进行局部麻醉药物过敏试验。对腮腺导管涎石摘除者应准备空心胶管。

(二)术后处理

1.一般处理　术后进流质饮食,并注意保持口腔清洁卫生。使用抗生素漱口液含漱和口服抗生素预防创口感染。引流皮片24～48小时抽除,7日后拆线或拔除腮腺导管内的空心胶管。

2.并发症处理　主要并发症为术后复发或缝合时误扎导管导致阻塞。复发与导管内有残余碎石有关,应在术中预防。误扎导管与缝合过深有关,术后一旦发生导管阻塞,应及时拆除误扎缝线。

【出院注意事项】

1.可口服酸性食物以促进涎腺分泌功能的恢复。

2.下颌下腺导管涎石摘除后,如腺体炎症未能缓解或腺体内有涎石,应做颌下腺摘除术。

3.对腮腺主导管涎石反复肿胀发作者,可考虑行保留面神经的腮腺及导管切除术。

二、腮腺炎

腮腺炎是指发生在腮腺腺体内的炎症，可分为化脓性、特异性和病毒性等类型，其中以慢性化脓性腮腺炎（慢性复发性腮腺炎）为最常见。炎症的特点是：B淋巴细胞在导管和腺泡周围聚集，致其破坏和/或增殖。

【临床表现】

腮腺区肿大和疼痛是腮腺炎的主要症状，一般与进食有关，发病时可伴有疼痛，停止进食后症状可逐步缓解。多数患者有反复发作的病史，可并发涎腺化脓性感染症状。

临床分型为：

1.急性腮腺炎　包括流行性腮腺炎、急性化脓性腮腺炎。

（1）流行性腮腺炎：多见于儿童，冬春季节好发，系由流行性腮腺炎病毒引起的急性传染病。多有传染接触史，一般为双侧腮腺同时发生，腮腺区肿胀明显，腮腺导管口略红，唾液分泌量减少，无脓性分泌物。常伴有全身症状，如发热、疲倦、厌食等。90%患者早期即有血清淀粉酶轻度或中度升高，白细胞总数基本正常，分类计数时淋巴细胞比例增高。

（2）急性化脓性腮腺炎：以往常见于腹部大手术后，常为单侧发病，表现为腮腺区肿痛，导管口红肿溢脓。可伴有腮腺周围组织炎症，全身中毒症状，高热，白细胞计数和中性粒细胞比例增高。现大多为慢性腮腺严重急性炎症发作。

2.慢性化脓性腮腺炎　或称慢性复发性腮腺炎，包括儿童复发性腮腺炎和慢性阻塞性腮腺炎。

（1）儿童复发性腮腺炎：为涎腺发育异常和导管扩张，多见于5岁左右的儿童。单侧或双侧腮腺肿胀疼痛，挤压腺体导管口有黏稠乳白色液体，可反复发作，有自限性，青春期后极少复发。

（2）慢性阻塞性腮腺炎：多由导管结石或异物以及导管周围组织损伤后瘢痕狭窄等原因，导致涎液排除不畅，唾液滞留而继发感染。常见为中年患者单侧受累，腮腺肿胀多数与进食有关，导管口轻度红肿，挤压腺体可见导管口有脓性分泌物溢出。

【诊断要点】

腮腺区肿痛，有与进食有关的腮腺区反复肿胀的病史。腮腺导管口有轻度红肿，挤压腮腺见导管口有异样的分泌物溢出。可结合腮腺造影等检查明确诊断。

【鉴别诊断】

1.腮腺内淋巴结炎　又称假性腮腺炎，可引起腮腺区红肿和疼痛，挤压腺体一般无脓液自导管口流出，当炎症后期破坏淋巴结包膜，侵及周围腺体和导管，导管口可有浑浊唾液或脓液流出。CT表现为边界清楚，密度不均，有5cm大小的椭圆形病灶，常位于腮腺的边缘区。

2.腮腺结核　可分为原发性腺体实质浸润型和淋巴结受累的结节型，其中以后者多见。浸润型腺体呈弥散性肿大，肿块软硬不等或有波动，导管口可见有脓性分泌物流出。结节型肿块界限清楚，活动病程较长，可伴有轻度疼痛，当病程发展可侵犯实质。CT可见腮腺密度增高、密度不均匀、散在钙化灶或结节状密度增高块影等改变。

3.舍格伦综合征　舍格伦综合征多发生于中年以上妇女，男女发生的比例为1∶9。由于本病主要累及外分泌腺，因此涉及其功能障碍的症状较突出，并常成为病人求治的主诉。泪腺病变致泪液分泌减少，患者有眼部异物感、摩擦感、烧灼感，以及反复发作的角膜炎或结膜炎。唾液分泌减少致口干燥，患者感舌、颊及咽喉部灼热，口腔发黏、味觉失常等。重者言语、咀嚼及吞咽均感困难，不得不多量饮水。吃干性食物需汤水帮助才能咀嚼及咽下。30%～60%的患者有并发症，主要表现为腮腺肿大，并呈现反复发作腮腺肿胀。压迫腺体常有黏稠脓性唾液，有些甚至无唾液。触诊腺体韧实感，有些可触及结节状肿块 1 个或多个。口腔黏膜干燥，舌乳头萎缩光滑，有些呈不同深度裂纹，唇黏膜常发生皲裂，龋齿的发生呈现明显增加。舍格伦综合征患者较多并发类风湿性关节炎，少数并发其他结缔组织病。

【治疗措施】

1.治疗原则　针对病因对症治疗，对患儿采取保守治疗；对成人腮腺炎症反复发作对症治疗无效者，可选择手术治疗。

2.治疗要点

(1)流行性腮腺炎：注意口腔卫生，进食软食，多饮水，避免酸辣等刺激性食物。发热期间需卧床休息并隔离 3 周，防止疾病流行。对症治疗，给予适量镇静剂及退热剂。抗病毒药物治疗，如板蓝根冲剂或针剂。适当使用抗生素，预防继发性化脓性感染。青春期患者，用 γ 球蛋白可预防睾丸炎发生，并可使用适当的糖皮质激素。已发生并发症者应会同相关科室共同诊治。

(2)急性化脓性腮腺炎：针对发病原因，纠正机体脱水及电解质紊乱，维持体液平衡。选择有效、足量的抗生素治疗。炎症早期可进行热敷、理疗或封闭疗法。当局部有明显的凹陷性水肿或局部有跳痛伴局限性的压痛点，穿刺抽出脓液或导管口有脓液排出，应切开引流。

(3)儿童慢性复发性腮腺炎：本病有自愈性，故以增强抵抗力、防止继发感染、减少发作为原则，嘱患者多饮水，按摩腺体帮助唾液排出，以淡盐水漱口，保持口腔卫生。有急性炎症表现者，可用抗生素。

(4)慢性阻塞性腮腺炎：以去除病因为主，有涎石者先去除涎石，导管口狭窄者用钝头探针扩张导管口。碘化油导管内注射有扩张导管系统和抗感染作用。其他保守疗法，如按摩腺体、口含维生素 C 片或进食酸性食物，促使唾液分泌。用温热盐水漱口以减少逆行性感染。对于保守治疗无效者，可考虑行导管结扎术或保留面神经的腮腺切除术。

【手术操作规范与技巧】

1.操作程序及方法　患者取仰卧位，垫肩，头偏健侧。手术可在全麻或局麻下进行。采用顺行或逆行解剖法寻找解剖分离面神经。

2.注意事项　注意保护和防止面神经损伤。

【围手术期处理】

(一)术前准备

1.手术指征　全身情况能耐受手术。慢性腮腺炎反复肿胀发作，经保守治疗无效者。

2.禁忌证　有腮腺区肿痛等炎症发作者，应在急性炎症期控制以后手术。

3.常规准备　术前含漱抗生素溶液清洁口腔，全口洁治和预防性使用抗生素。进行局部麻醉药物过敏试验。术前可在腮腺导管口内注入1%亚甲基蓝溶液使腮腺染色,以利于术中识别和解剖面神经。

（二）术后处理

1.一般处理

(1)术后进流质饮食和抗菌漱口水漱口7日,并注意保持口腔卫生。

(2)使用抗生素预防创口感染。

(3)应用抑制涎液分泌药物,如阿托品0.3mg,每日3次。

(4)使用促进神经功能恢复药物,如口服维生素B120mg,每日3次。

(5)观察加压包扎敷料有无明显渗血或负压引流量,术后48小时后拔除引流条或负压引流管。术后7日拆线,并继续加压包扎3日。

2.并发症处理

(1)面瘫:应用维生素B_1、维生素B_{12}等药物,促进面神经功能恢复。

(2)涎瘘:用注射器将涎液抽去后继续加压包扎。口服抑制涎腺分泌药物,如阿托品等。也可采用局部放射治疗的方法,使残留腺体萎缩和失去分泌涎液功能。

(3)感染:积极地选用抗生素治疗,局部切口低位放置引流条引流,每日换药和加压包扎。

(4)耳颞神经综合征:无特效治疗方法,可选择磁疗、放射治疗等方法。

【出院注意事项】

1.短期被注意休息和进食半流质饮食,保持口腔卫生。

2.保守治疗者可口服酸性食物和按摩等方法,促进涎腺分泌的功能恢复和保持导管排泄通畅。

3.术后面神经功能不全者继续使用营养神经药物。

三、下颌下腺炎

下颌下腺炎主要是由于涎石、异物或损伤等引起下颌下腺导管的炎症、狭窄或阻塞而导致的腺体逆行性感染。

【临床表现】

典型表现为:进食时下颌下腺肿大和酸胀感,有反复发作的病史,导管口有红肿及脓性分泌物,口底可扪及硬物或伴有压痛症状,下颌下腺肿大、压痛,长期反复发作者腺体纤维化,呈硬结性肿块。

【诊断要点】

1.专科检查　下颌下腺有肿大和压痛。导管口可有红肿,挤压腺体有脓性分泌物溢出。双手口内外触诊,可扪及下颌下腺增大、界限清楚、质地较硬和伴有压痛。口底下颌下腺导管行经部位可呈硬条索状改变,有时可扪及涎石样异物和伴有压痛。当炎症急性发作时,口底和下颌下腺界限不清和有压痛,皮肤红肿,导管口红肿,有脓液流出。可并发下颌下间隙感染。

2.影像学检查

(1)X线检查:若因导管涎石阻塞引起的炎症,X线检查可见阳性涎石。水溶性造影剂造影，可见充盈缺损和造影剂突然终止，充盈缺损的远端导管扩张。

(2)CT检查：CT可见下颌下或舌下区散在分布的高密度结石，急性炎症时腺体增大或慢性炎症时缩小，密度与周围组织相似。若结合碘油造影，可显示腺管内低密度缺损的阴性结石和腺管扩张，有助于慢性下颌下腺炎的诊断。

(3)MRI检查：下颌下腺急性炎症在MRI上表现为弥漫性肿大，腺体边界模糊；慢性炎症表现为腺体缩小和导管扩张。对结石的显示不如CT敏感。

【鉴别诊断】

1.*下颌下区淋巴结炎*　急性期淋巴结肿大变硬，界限清楚，有活动，伴有压痛；当炎症波及淋巴结包膜外时，则肿胀弥散，周界不清，表面皮肤发红，伴有低热等全身轻度反应；炎症继续发展可形成脓肿或向周围组织扩展，高热等全身反应加重。慢性炎症者表现为大小不等的淋巴结肿大、质地较硬、有活动、可有轻度压痛，全身无明显症状。

2.*下颌下腺肿瘤*　良性肿瘤为无痛、生长缓慢的肿块，多在无意中发现，可扪及表面光滑的结节性肿块。恶性肿瘤表现为渐进性增大或缓慢生长而近期生长加快可伴有局部疼痛和神经疼痛或麻木症状，临床上肿块大小不一，表现各异。肿块小者可活动，轻微压痛；肿块大者质硬，活动度差。病史中使用抗生素治疗无效，且肿瘤继续生长。

【治疗措施】

1.*治疗原则*　早期以保守抗感染治疗为主，必要时行手术摘除下颌下腺。

2.*治疗要点*　首次发病者予以保守治疗，明确有导管涎石者可手术摘除涎石；腺体内或导管后段涎石，继发性硬化性下颌下腺炎，可按涎石症治疗和应用抗生素控制炎症。经保守治疗无效或炎症反复发作、腺体硬化者，可行下颌下腺摘除术。

【手术操作规范与技巧】

1.*操作程序及方法*　患者取仰卧位，垫肩，头偏健侧。手术可在全麻或局麻下进行。口外切口设计完整摘除下颌下腺。

2.*注意事项*

(1)注意保护面神经下颌缘支。

(2)防止损伤舌神经。

(3)牢固结扎血管断端。

(4)防止穿通口腔。

【围手术期的处理】

(一)术前准备

1.*手术指征*　全身情况能耐受手术。下颌下腺有长期反复发作的炎症病史，经保守治疗无效，腺体纤维组织形成和功能低下者。下颌下腺导管结石摘除后，如腺体炎症未能缓解或腺体内有结石者。因炎症引起下颌下腺瘘经久不愈者。

2.*禁忌证*　急性炎症期应暂缓手术。

3.*常规准备*　术前含漱抗生素溶液清洁口腔，全口洁治和预防性使用抗生素。

(二)术后处理

1.一般处理

(1)术后观察病人的局部加压包扎和创口敷料情况,注意创口出血,观察有口底、咽侧壁肿胀和不恰当的加压包扎而影响呼吸道通畅情况,及时对症处理。

(2)使用抗生素预防创口感染。

(3)术后24～48小时拔除引流条,继续适当加压包扎,术后7日拆线。

2.并发症处理

(1)神经损伤:下唇、口角歪斜为面神经下颌缘支损伤所致,舌感觉功能异常为舌神经损伤引起,术后应给予促进神经功能恢复的药物,如维生素 B_1 等。

(2)术后出血:多为血管结扎线松脱所致,对伤口渗血较多者应及时探查、止血。

(3)感染:与术后引流不畅和未适当加压包扎而形成死腔有关。对发生感染者应加强局部换药、充分引流、于下颌下区适当加压和积极抗感染治疗。

【出院注意事项】

1.注意休息和保持口腔卫生。

2.适当使用抗生素和营养神经药物。

四、涎腺特异性感染

较常见的唾液腺特异性感染有结核、放线菌病、结节病等。唾液腺结核主要是腮腺区淋巴结发生结核性感染,肿大破溃后累及腺实质。唾液腺放线菌病是一类慢性化脓性肉芽肿性疾病,较少见,主要由伊氏放线菌感染所致;多数健康人口腔内可有此细菌存在。当机体抵抗力减低时,放线菌可沿唾液腺导管逆行感染,侵犯部分或整个腺体,或由唾液腺周围组织波及唾液腺。结节病是原因不明的多系统肉芽肿病,有人认为是一种免疫功能异常性疾病。

【临床表现】

淋巴结核常无明显自觉症状,表现为局限性肿块,界限清楚,有活动,因而常被诊断为良性肿瘤。部分病例可有消长史,轻度疼痛或压痛。腺实质结核病程较短,腺体呈弥漫性肿大,挤压腺体可见脓性分泌物从导管口溢出。肿块可硬可软,也可扪及波动感,有的与皮肤粘连,或形成长久不愈的瘘管,少数病例可伴有面瘫。唾液腺放线菌病病程较长,发展较慢,在腮腺或上颈部出现呈板结样坚硬、周界不清的肿块,皮肤呈暗棕红色,全身症状不明显。浸润块可软化、破溃,出现多个窦道。新鲜破溃的脓液中可发现黄色的针尖大小的“硫黄颗粒”。

结节病表现为腮腺肿大,触诊无痛但较硬,无明显自觉症状,发展缓慢。40%患者早期仅有肺门和纵隔淋巴结肿大,两侧对称。

【诊断要点】

1.见“临床表现”。

2.实验室检查

(1)用穿刺吸出物做耐酸染色以及细针吸取细胞学检查有助于诊断唾液腺结核。

(2)Kveim 抗原皮肤试验呈阳性反应可诊断结节病。

（3）明确诊断依赖组织病理。

【鉴别诊断】

1.腮腺炎　腮腺区肿痛，有与进食有关的腮腺区反复肿胀的病史。腮腺导管口有轻度红肿，挤压腮腺见导管口有异样的分泌物溢出，可结合腮腺造影等检查明确诊断。

2.腮腺内淋巴结炎　又称假性腮腺炎，可引起腮腺区红肿和疼痛，挤压腺体一般无脓液自导管口流出，当炎症后期破坏淋巴结包膜，侵及周围腺体和导管，导管口可有浑浊唾液或脓液流出。CT 表现为边界清楚，密度不均，有 5cm 大小的椭圆形病灶，常位于腮腺的边缘区。

3.腮腺多形性腺瘤　发生于腮腺区无痛性肿块，生长缓慢，常无自觉症状，病史较长。肿瘤呈球状、分叶状或不规则，周界清楚，质地中等，一般可活动。细针吸取细胞学检查及 CT 检查可协助诊断。

【治疗措施】

1.治疗原则　一般采取综合治疗。

2.治疗要点

（1）如临床明确诊断为结核，可作单纯性肿块摘除。如形成结核性脓肿，可在抽除脓液后，向脓腔内注射抗结核药物，反复多次。对有肺或其他系统活动性结核患者，应以抗结核治疗为主。临床已明确为涎腺结核拟行病灶清除术者，术前也应进行抗结核治疗，以防感染扩散。

（2）应用抗生素及磺胺药对放线菌病有明显疗效。一般应用大剂量青霉素 G 治疗，每次静脉滴入 400 万单位，每日 2 次。病程较长者可口服碘制剂，一般常用 5%～10%碘化钾口服，每日 3 次。已形成脓肿或破溃后遗留瘘孔者，常有肉芽组织增生，可采用外科手术切开排脓或刮除肉芽组织。亦可用高压氧治疗抑制放线菌生长。

（3）结节病如病变局限者可手术切除，累及多系统时采用激素治疗。

【手术操作规范与技巧】

1.操作程序及方法　患者取仰卧位，垫肩，头偏健侧。手术可在全麻或局麻下进行。

2.注意事项　注意保护和防止面神经损伤。

【围手术期的处理】

（一）术前准备

1.手术指征全身情况能耐受手术。明确诊断为结核，病变局限者。

2.禁忌证结核活动期应暂缓手术。

3.常规准备术前含漱抗生素溶液清洁口腔，全口洁治和预防性使用抗生素。

（二）术后处理

1.一般处理　同前。

2.并发症处理

（1）神经损伤：下唇、口角歪斜为面神经下颌缘支损伤所致，舌感觉功能异常为舌神经损伤引起，术后应给予促进神经功能恢复的药物如维生素 B_1 等。

（2）术后出血：多为血管结扎线松脱所致，对伤口渗血较多者应及时探查、止血。

（3）涎瘘：与术中腮腺残端未能牢固结扎，残存腺体继续分泌，未能通过正常导管系统排入口内，而是残留于创口内或经面部瘘道排出所致。对发生涎瘘者应加强局部换药、充分引流、腮腺区适当加压及口服阿托品 0.3mg，每日 3 次治疗。

【出院注意事项】

1.注意休息和保持口腔卫生。

2.适当使用抗结核药和激素类药物。

五、涎腺损伤和涎瘘

唾液腺的损伤主要发生于腮腺，下颌下腺、舌下腺受到创伤的机会较少。腮腺损伤的主要原因是面部裂伤。涎瘘是指唾液不经导管系统排入口腔而流向面颊皮肤表面，腮腺损伤是主要原因。手术损伤腮腺或其导管，也可导致涎瘘的发生。化脓性感染或其他疾病也可能破坏腺体或导管而产生涎瘘，但较少见。

【临床表现】

腮腺涎瘘根据瘘口所在的位置，可分为腺体瘘及导管瘘。

1.腺体瘘　腺体区皮肤有小的点状瘘孔，其周围有瘢痕，瘘管的腺端同向一个或多个腺小叶的分泌管。瘘口经常有少量的清亮唾液流出，很少是浑浊的。进食、咀嚼时，唾液的流出量显著增加。

2.导管瘘　根据导管发生断裂的情况，可分为完全瘘及不完全瘘。瘘口流出的唾液清亮，并发感染者为浑浊液体。瘘口周围皮肤被唾液激惹而表现为潮红、糜烂或伴发湿疹。

【诊断要点】

1.回顾是否有面部损伤史，临床检查发现瘘口有清亮或浑浊液体流出，及有饮食、咀嚼时流出量增多的典型表现即可明确诊断。

2.腮腺造影检查　腮腺腺瘘者可见腺体处有造影剂外溢，而导管系统显示良好。导管瘘则可见主导管上瘘口处有造影剂外溢，在其后方可见导管扩张，系瘘口处狭窄或继发感染所致。

【鉴别诊断】

根据病史、临床表现即可明确诊断。

【治疗措施】

1.治疗原则　加压包扎腮腺区或手术治疗。

2.治疗要点

(1)腺体瘘唾液分泌量少者，新鲜创口直接加压包扎。陈旧者用电凝固器烧灼瘘道及瘘口，破坏上皮，加压包扎，同时口服阿托品抑制唾液分泌，避免进食酸性或刺激性食物。

(2)对新鲜的腮腺导管断裂伤可做导管端吻合术。如断裂处接近口腔，则可行导管改道术。如瘘口靠近腺体且为不完全者，可作瘘道封闭术。腮腺导管完全瘘且缺损较多，残留导管较短，既不能做导管吻合又不能做导管改道者，可利用口腔黏膜做导管再造术。如同时伴有局部广泛而深的瘢痕组织，可在控制炎症后做腮腺导管结扎，使腺体自行萎缩。若以上手术方法失败，可考虑做腮腺切除术。

【手术操作规范与技巧】

1.操作程序及方法　患者取仰卧位，垫肩，头偏健侧。手术可在全麻或局麻下进行。

2.注意事项 注意保护和防止面神经损伤。

【围手术期的处理】

(一)术前准备

1.手术指征 全身情况能耐受手术。

2.禁忌证 如处于炎症急性期或伴有颅脑损伤应暂缓手术。

3.常规准备 术前含漱抗生素溶液清洁口腔,全口洁治和预防性使用抗生素。

(二)术后处理

1.一般处理

(1)术后观察病人的局部加压包扎和创口敷料情况,注意创口出血情况,及时对症处理。

(2)使用抗生素预防创口感染。

(3)术后24～48小时拔除引流条,继续适当加压包扎,术后7日拆线。

2.并发症处理

(1)神经损伤:下唇、口角歪斜为面神经下颌缘支损伤所致,术后应给予促进神经功能恢复的药物如维生素B_1等。

(2)术后出血:多为血管结扎线松脱所致,对伤口渗血较多者应及时探查、止血。

(3)涎瘘:与术中腮腺残端未能牢固结扎,残存腺体继续分泌,未能通过正常导管系统排入口内,而是残留于创口内或经面部瘘道排出所致。对发生涎瘘者应加强局部换药、充分引流、腮腺区适当加压和口服阿托品0.3mg,每日3次治疗。

【出院注意事项】

1.注意休息和保持口腔卫生。

2.适当使用抗结核药和激素类药物。

六、舍格伦综合征

舍格伦综合征是由于淋巴细胞对外分泌腺(唾液腺、泪腺)的进行性破坏,从而导致临床以黏膜及结膜干燥为主要特征的一种自身免疫性疾病,可同时伴有其他自身免疫性病征,如类风湿性关节炎等。病变限于外分泌腺本身者,称为原发性舍格伦综合征;同时伴有其他自身免疫性疾病者,则称为继发性舍格伦综合征。该疾病又称为"淋巴上皮病",是仅次于类风湿性关节炎的第2个最常见的自身免疫性疾病。

【临床表现】

1.中年女性多见 主要症状为眼干,口干,唾液腺及泪腺肿大,类风湿性关节炎等结缔组织疾病。

2.眼部表现 因泪腺受侵,致泪液分泌障碍,从而引起干燥性角膜炎、结膜炎。患者眼有异物感、摩擦感或烧灼感,出现畏光、疼痛、视物模糊。因少泪或无泪,下穹隆部结膜常存有黏稠的胶样分泌物。泪腺肿大可导致睁眼困难,睑裂缩小,三角眼,严重时可遮挡视线。

3.口腔表现 唾液分泌减少,出现口干。较重者感舌、颊及咽喉部灼热,味觉异常。严重者言语、咀嚼及吞咽功能困难。口腔黏膜干燥,有舌裂纹或"镜面舌",牙齿易患龋,且常为"猛性龋”。

4.唾液腺肿大　腮腺最为常见，也可伴有颌下腺、舌下腺、小唾液腺肿大。多为双侧，也可单侧。肿大呈弥漫性，边界不清，表面光滑，质地韧实，与周围组织无黏连。少数病例可呈现腺体内单个或多个肿块，肿块多扁平状，质地中等偏软，界限不甚清楚，此为类肿瘤型舍格伦综合征。因唾液减少，腮腺可继发逆行性感染而出现复发性腮腺炎表现。病程长者，腺体可萎缩。

5.其他外分泌腺受累的表现　可有上、下呼吸道及皮肤分泌腺受累，出现鼻、咽、喉及皮肤干燥或萎缩，可有鼻中隔穿孔、声嘶、慢性干咳等症状。

6.其他结缔组织疾病　类风湿性关节炎、系统性红斑狼疮、硬皮病、多发性肌炎等。

7.其他合并症　肾功能不全-低渗尿，或肌酐清除率降低，末梢神经炎，桥本甲状腺炎，多发性肌炎或重症肌无力，中耳炎等。

【诊断要点】

1.中年女性，好发年龄为30～50岁，临床多以口干伴眼干为主诉症状。

2.发病缓慢，病期较长，多数对称发生于腮腺、颌下腺、泪腺。

3.临床特征性表现：眼部及口腔的干燥表现，唾液腺的肿大、类肿瘤型结节、继发感染或腺体萎缩，伴有或不伴有其他外分泌腺受累的表现、结缔组织疾病或其他合并症。

4、实验室检查可见血沉加快，免疫球蛋白升高，类风湿因子及抗核抗体可为阳性。

5、唾液腺造影：60％泛影葡胺，常规拍摄充盈期侧位片及5分钟功能片，主要表现为涎腺末梢导管扩张，排空功能减退，向心性萎缩，肿瘤样改变。

6.其他辅助检查

(1)施墨试验：用于检查泪腺分泌功能，低于5mm表明泪液分泌减少。

(2)四碘四氯荧光素染色：暴露的睑裂角膜部位发现鲜红的染色，是角膜上皮干燥的典型表现。

(3)唾液流量测定：3分钟咀嚼后，唾液分泌少于3ml，为唾液分泌减少。

(4)放射性核素功能测定^{99m}Tc：病变较重时，唾液腺摄取和分泌功能均低下。

7.唇腺活检可帮助明确诊断，但要结合临床，排除非舍格伦综合征的其他自身免疫性疾病。活检病理主要表现为腺小叶内淋巴与浆细胞浸润，腺实质萎缩，导管扩张，导管细胞化生。

【鉴别诊断】

1.慢性阻塞性唾液腺炎　常为单侧发生，肿胀与进食有关，无口眼干燥和全身结缔组织疾病。

2.唾液腺良性肥大　为唾液腺的退行性改变，是非肿瘤也非炎症的慢性唾液腺肿大的疾病。常见于腮腺，偶见于下颌下腺，大多为双侧，中老年多见。腺体弥漫性肿大，柔软且均匀，导管口无红肿。无口眼干燥和全身结缔组织疾病。造影显示形态多正常，体积明显增大；B超检查腺体增大，但无肿大。

3.唾液腺良性肿瘤　以混合瘤和沃辛瘤最为常见。临床表现为单侧腺体的无痛性肿块，沃辛瘤可为双侧发生。肿块质地中等，界限清楚，有活动，无腺体分泌功能障碍和面神经麻痹征。患者无口眼干燥和全身结缔组织疾病。病理检查可明确诊断。

4.唾液腺恶性肿瘤　以黏液表皮样癌和腺样囊性癌多见。多有疼痛症状，肿块生长较快，呈浸润性生长，与周围组织黏连，可侵犯面神经出现面瘫症状。值得注意的是，腮腺肿大的舍格伦综合征有发生恶性淋巴瘤的可能，病理检查可明确诊断。

【治疗措施】

1.治疗原则　一般采用对症治疗改善局部症状和全身性疾病治疗。对类肿瘤型考虑手术治疗以防恶变。反复肿胀感染症状明显者也可手术治疗，其目的是去除自身抗原，阻止病情发展。

2.治疗要点

(1)对症治疗：0.5%甲基纤维素滴眼，人工唾液和促唾剂(如舒雅乐)湿润口腔，保持口腔卫生，减少由唾液腺导管引起的逆行性感染。

(2)全身性疾病治疗：内科协助治疗，根据病情使用免疫抑制剂(如糖皮质激素等)和免疫调节剂(如胸腺肽、转移因子、干扰素等)。

(3)中医药治疗：

1)针刺疗法：促进唾液分泌，缓解口干症状。

2)中药治疗：辨证论治，缓解症状，阻止病变进展。

(4)手术治疗：行腺体切除术。

【唾液腺切除术操作规范】

1.操作程序及方法参见本章相关腮腺、颌下腺和舌下腺切除术的操作程序和方法。

2.手术注意事项行腮腺切除时，因腮腺反复肿胀、炎症，面神经与腺体有不同程度黏连，局部易出血，应仔细操作，防止面神经损伤。导管有病变也应全切除。

【围手术期的处理】

(一)术前准备

1.手术指征全身情况能够耐受局麻或气管内插管全身麻醉手术；类肿瘤型舍格伦综合征；反复肿胀、感染症状明显者。

2.禁忌证全身情况不能耐受手术的病人。

3.常规准备参见相关腺体摘除术。

【出院注意事项】

1.继续加强局部对症处理和针对全身疾病的治疗。

2.保持口腔卫生，注意预防龋齿和口腔黏膜感染性疾病。

3.定期复诊并及时治疗可能发生的恶性病变。

4.适度的局部腺体按摩，促进腺体唾液分泌和导管通畅，避免逆行性感染。

(韩　诚)

第五节 口腔颌面部损伤

一、口腔颌面部软组织损伤

口腔颌面部血运丰富，具有特殊的有利条件，因此对有可能存活的软、硬组织，早期缝合的适应证更广，甚至包括已游离的组织应予以保存和复位缝合。该区是人体形象和情感表达的重要部位，对缝合的要求更高。根据损伤的原因及情况，可大致分为闭合性及开放性损伤。

【临床表现及治疗】

（一）闭合性损伤

1.擦伤　面部擦伤多发生于较为突出的部位，如颏、额、颧、鼻、唇等。临床表现主要是表皮破损，并有少量渗血，有时可见淡黄色血浆渗出，由于皮肤的感觉神经末梢裸露，而有轻度疼痛。创面常有沙砾或其他异物。

治疗：主要是清洁创面和预防感染。多数情况下可任创面暴露而无需包扎，待其干燥结痂，自行愈合。如发生感染，应湿敷，一般 1 周左右也能愈合。如擦伤后表皮缺损较多，也可用无菌凡士林纱布覆盖创面，预防感染。

2.挫伤　挫伤主要是皮下组织遭受损伤而无开放性创口；其深部的肌肉、骨膜和关节也可同时受伤；在暴力较大的情况下，伤处的小血管和小淋巴管破裂，常导致组织内出血，形成淤斑或血肿，较大的血肿继发感染，还可形成脓肿。颞下颌关节发生挫伤后，可发生关节内或关节周围出血、疼痛、张口受限或错胎，还可因血肿的纤维化而导致关节强直。

治疗：主要是止血镇痛，预防感染，促进血肿吸收和恢复功能。对局部血肿的处理，首先应制止出血，在早期(24 小时内)可用冷敷或绷带加压包扎，1～2 日后可用热敷或理疗，以助血肿消散吸收。如血肿较大，或颞下颌关节囊内出血，止血后在无菌条件下，可用粗针头将血液抽出，然后加压包扎。如因血肿压迫上呼吸道或血肿继发感染，应手术切开，清除血凝块和感染物，同时用抗生素控制感染。

祖国医学对于治疗挫伤血肿有丰富的经验，常用活血化淤、消肿止痛的内服外敷全面治疗原则，选用内服大成汤、外敷新伤药等有很好的疗效。

3.蜇伤　为蜂、蝎等昆虫所带毒刺的损伤。伤后局部红肿明显，疼痛剧烈。

治疗：先用镊子取出刺入皮内的毒刺，局部用 5%～10%的氨水或碱水涂擦，以中和毒素。也可外敷清热解毒的中药，如夏枯草等；或局部封闭，以减轻肿痛。

（二）开放性损伤

1.挫裂伤　是较大机械力量的钝器伤，伤口的特点是创缘不整齐，裂开较大，创缘周围的皮肤常有擦伤，并有紫绀色坏死组织，还可有伴发开放性骨折。

治疗：清创时应刮除没有出血的坏死组织，修整创缘，彻底止血，常做减张缝合，充分引流。如伴发骨折，应同时处理骨折。若有组织缺损，可同期整复或待后期整复。

2.刺伤　因尖锐的刀、锥、钉、笔尖、树枝等物刺入而发生。伤口常为小入口，伤道深，多呈盲管状，也可以是穿刺伤。致伤物可刺入口腔、鼻腔、鼻窦、眶内，甚至深达颅底；可能损伤重要的血管神经；深入骨面的刺入物末端可能折断而存留于组织内；衣服碎屑、砂土及病原菌均可被带入伤口内而引起继发感染。

治疗：清创时应彻底清除异物和止血，应用抗生素防治感染。为取出深部异物、修复神经或彻底止血，必要时需要扩创。对于颈部大血管附近的异物，要在做好预防继发性出血准备的前提下摘除异物，切不可轻率从事；否则，可能造成致命的大出血。此点必须引起高度的警惕。

3.切割伤　系被锋利的刃器、玻璃片等所割。伤口特点是边缘整齐。如知名血管被割断，则出血严重；如切断面神经，可造成面瘫；如切断腮腺导管，可造成涎瘘。

治疗：切割伤如无污染，缝合后可望一期愈合。遇有面神经较大分支或腮腺导管被切断时，应尽可能在清创时立即进行神经或导管吻合。

4.撕裂伤　较大的机械力量造成组织撕裂或撕脱。如长发卷入机轮中，即可将大块头皮撕脱。伤口特点是边缘不整齐，出血多，常伴有肌肉、血管、神经和骨骼暴露，容易继发感染。

治疗：撕裂伤应及时清创、复位缝合。如撕脱的组织有血管可行吻合者，应即刻吻合血管后行再植术；如无血管可供吻合，伤后 8 小时以内，应将撕脱的皮肤在清创后，制成全厚或中厚皮片再植。如组织已有缺损，应待控制感染后尽早进行皮肤移植，消除创面。大面积撕脱的组织如不能再植，可以进行吻合血管的游离组织移植。

5.砍伤　为较大机械力的利器，如刀、斧等所致的损伤。伤口的特点为创口较多，深浅不等，多伴有挫伤、开放性粉碎性骨折等。

治疗：处理方法是耐心地进行清创，尽量保留可以保留的组织，复位缝合。

6.咬伤　常见被犬、鼠、猪等动物咬伤，被人咬伤也不罕见。伤口特点是创缘常有咬痕，组织常被撕裂，甚至撕脱。犬咬伤，可至狂犬病。

治疗：首先应彻底清洗创面，用含有抗生素的溶液湿敷，控制感染。对眼睑、耳、鼻、唇、舌等处即使组织大部分游离，也应尽量缝回原位。完全离体的上述组织，最大径小于 2cm 时，在没有感染的情况下，伤后 6 小时内，可用生理盐水 50ml 加入庆大霉素 16 万单位的稀释液浸泡 30 分钟，然后，将其边缘修整齐，形成新创面，对原位缝合，仍有可能愈合。对已有的缺损，一般应待新生肉芽组织生长后，先行游离植皮，消除创面，遗留畸形可在后期处理。如为犬咬伤，应酌情注射狂犬疫苗。

7.面部几个特殊部位软组织损伤的处理特点

(1)颊部损伤：原则上应尽早关闭创口，注意预防张口受限，特别是磨牙后区的损伤。①如无组织缺损，应将黏膜、肌、皮肤分层缝合。②皮肤缺损较多而口腔黏膜无缺损或缺损较少者，应立即缝合口腔黏膜，消除口内外穿通创口。皮肤缺损在无感染的情况下应立即转瓣修复，如皮肤缺损较多，应力争做带蒂皮瓣或游离皮瓣移植，遗留的畸形后期再行矫正。③如穿通口腔黏膜以及口外皮肤均有大面积缺损，可将创缘皮肤和口内黏膜相对缝合，遗留的洞穿缺损，待后期整复。

(2)唇部损伤：①唇部的撕裂伤，特别是全层撕裂时，在清创后要特别注意缝合口轮匝肌，恢复其连续性，然后按正常的解剖形态(如唇弓、唇峰)准确对位缝合皮肤和黏膜。②唇部的贯通伤有时内口大、外口小，通道内有时还可存留牙碎片。清创时，应先缝合黏膜，然后再冲洗，最后缝合皮肤，以减少感染机会。③唇部损伤缺损大者，切忌强行拉拢缝合，以免张口受限。如条件许可，应立即用唇周围组织瓣转移修复，遗留的小口畸形或缺损畸形留待后期矫正。

(3)腭部损伤：多见于儿童，也可见于成人。①腭部损伤如无组织缺损，清创后应立即对位缝合，较小的损伤也可不缝合。②腭部损伤如有组织缺损而致口腔鼻腔穿通，不能直接缝合时，应转移邻近黏骨膜瓣以关闭穿通口。

(4)舌部损伤：①舌部创口大或有组织缺损，缝合时，应最大限度地保持舌的纵长度，以免功能障碍。②舌腹部的创面，在清创缝合时应避免与口底和牙龈粘连，应先缝合舌组织，其余创面可视情况进行转瓣或游离植皮以关闭创面。③舌组织较脆，在缝合时应采用大针粗线，缝合进针点应距离创缘至少 5mm，并多带深层组织和作褥式缝合。

(5)腮腺及腮腺导管损伤：清创时应将损伤的腺泡缝扎，并缝合腮腺咬肌筋膜，严密缝合皮下组织和皮肤，局部加压包扎。腮腺导管损伤时，应及时找出两断端，经腮腺导管开口插入细塑料管，并固定于口黏膜上，然后缝合导管断端及其周围组织。塑料管保持 10 日左右，待断端愈合后抽出。如有导管缺损而吻合困难时，可做导管再造术，或将导管的腺体侧断端结扎，配合腮腺区加压，使用药物抑制腺体分泌，使腮腺萎缩而达到治疗目的。

(6)面神经损伤：颜面部开放性损伤应检查面神经功能，发现面瘫体征，清创时应探查面神经分支，如发现神经断裂而无神经缺损时，应在适当减张处理后行神经吻合术；如有神经缺损或神经端对端吻合仍有张力时，可就近切取耳大神经做神经移植术，以免贻误治疗时机，造成晚期修复困难。神经吻合和神经移植术的要点是无张力缝合和准确对位。

【治疗措施】

1.*治疗原则* 清创要彻底，尤其是火器伤的伤口内有细菌、血凝块、碎骨片，或碎牙片、弹头，或弹片及失去活力或坏死的组织等，它们在伤口内存留，对细菌的生长和繁殖有利，妨碍伤口的愈合。

2.*治疗要点*

(1)由于口腔颌面部血运丰富、组织修复和抗感染能力较强、伤口容易愈合等特点，因此在缝合的时间、软组织的保留上，均较身体其他部位的要求为宽。

(2)清创要彻底，但不切除或少切除组织，先缝合口内伤口，再分层缝合肌层和皮肤。

【颌面部软组织伤清创术操作规范】

1.*冲洗伤口* 对伤口周围皮肤进行消毒后，在麻醉下并用等渗盐水或 3%过氧化氢溶液纱布团反复清洗创面。

2.*清理伤口* 冲洗伤口后，再次消毒周围皮肤，铺无菌巾进一步清创处理。检查深部组织的受伤情况，进一步清除血肿和异物。在口腔颌面部创口的清创中，原则上应尽可能保留组织，减少日后缺损畸形。

对新鲜而整齐的切割伤和刺伤，常不需切除组织。对完全断离的新鲜组织和器官，不要轻易放弃缝合。可用灭菌等渗盐水、3%过氧化氢溶液清洗后，经抗生素溶液浸泡，并及时、细致地缝回原处。小的游离组织块，多数能完全存活，或仅发生部分坏死；对于大的游离组织块，应尽可能找出主要的血管断端，在手术显微镜下做血管吻合，植回的离体皮瓣多可存活。

3.缝合伤口　口腔颁面部软组织伤口的缝合，可不受伤后至清创时间的严格限制，只要伤口无明显化脓或严重感染迹象，清创时伤口内的异物清除得比较彻底，一般都可以进行缝合。

眼睑、耳、鼻、唇、舌等处的撕裂伤，即使大部分游离，也应尽量保留。甚至完全离体，只要没有坏死或严重感染，也应力争缝回原处。缝合这些离体组织时，应先将其修剪成新鲜接触创面，用细针、细线仔细对位缝合。外耳再植如能做血管移植与颞浅血管吻合，则效果更佳。

颌面部软组织大型开放性损伤，如伤口周围组织明显肿胀、创口明显移位或伤口内有脓液时，无法进行严密缝合，而应采用减张定位缝合。其目的是使组织瓣尽量恢复到原有的位置和方向，然后通过对伤口的湿敷、引流，使组织肿胀和感染消退后，再做进一步拉拢缝合。常用的减张缝合有钢丝铅丸缝合法和纽扣褥式减张缝合法两种。

【围手术期的处理】

（一）术前准备

1.应首先纠正全身情况，如抗休克、解除呼吸道梗阻等。面颊部常规皮肤准备。

2.有断离组织时，应将其清洗干净，切勿揉搓挤压，可置抗生素生理盐水中保存，争取短时间内（一般不超过 6 小时）再植。

3.小儿需全麻者应禁食，已进食者应推迟 6～8 小时手术。

（二）术后处理

1.颊部损伤局部应加压包扎，术后 5～7 日拆线。

2.唇部损伤为防止刨口裂开，应保持减张固定 1 周。

3.腭部损伤术后应保持口腔清洁。

4.舌部损伤术后应控制舌的运动，进流食，减少说话。

二、牙损伤

牙损伤在颌面部创伤中较多见。可以只损伤一个牙或同时损伤多个牙；牙损伤可以单独发生，也可以与颌面部软组织损伤或颌骨骨折同时发生，上颌前牙因位置较突出，受伤的机会亦较多。牙损伤可分为牙挫伤、牙脱位和牙折三类。

【临床表现及治疗】

（一）牙挫伤

由于直接或间接外力撞击所致，其主要特点是牙周膜和牙髓受损伤而产生充血、水肿。临床表现为受伤牙松动、疼痛、伸长，有牙周膜炎甚至牙髓炎的表现。若牙龈同时受伤，则可伴发出血、局部肿胀。

治疗：对较轻的牙挫伤，可不做特殊处理，但需使伤牙暂时休息不用，常可自行恢复；对牙周膜损伤的牙，应做简单结扎固定，或适当磨改对颌牙，以减少与伤牙的接触；如牙髓受损坏死，应做牙髓或根管治疗。

（二）牙脱位

在较大暴力的撞击下，可使牙部分或完全脱位，由于牙周膜撕裂，甚至从根尖孔进入牙髓的神经血管束也撕裂，临床上出现牙松动、倾斜、伸长和疼痛.妨碍咀嚼。牙完全脱位，则牙脱离牙槽窝，或仅为软组织连接，常同时伴有牙龈撕伤和牙槽骨骨折。

治疗：牙脱位的治疗以尽力保存牙为原则，如部分脱位，无论是移位、半脱位或嵌入深部，均应使牙恢复到正常位置，并结扎固定3周左右。如牙完全脱位时间不长，应尽快按再植牙的程序，将脱位的牙经充分清洗和用抗生素溶液浸泡后，将脱位牙植入原位，一般1周后脱位牙应行根管治疗，并与邻牙一起结扎固定3周左右，且应降低咬合。牙脱位的固定方法常用牙弓夹板固定法。

（三）牙折

牙折可分为冠折、根折及冠根联合折。根据不同的牙折，处理方法也有差异。

1.冠折牙冠轻微折缺而无刺激症状，可不作特殊处理。如折缘尖锐，应磨至圆钝。如牙髓有明显的刺激症状，并影响形态和功能，应视其情况，做牙冠修复。如冠折已穿通牙髓，应尽早进行牙髓或根管治疗，再进行牙冠修复。

2.根折近牙颈部的根折，应尽快进行根管治疗后，行桩冠修复；根中部的折断，应拔除；根尖1/3折断、牙松动，应及时结扎固定，并做根管治疗。

3.冠根联合牙折冠根联合斜折牙，如有条件，可行牙髓或根管治疗后用金属牙冠恢复功能。

（四）乳牙损伤

对乳牙损伤的处理有其特殊性。乳牙的保留对恒牙萌出和颌面部的发育意义重大，因此，应视具体情况尽量设法保留受伤的乳牙。对于4岁以上的患儿，应做缺隙保持器，以防止邻牙向近中移动至恒牙萌出障碍或错位。

三、牙槽突骨折

牙槽突骨折是因外力直接作用于局部的牙槽突而引起。多见于前牙，特别是上颌前牙部分，这是因为上颌牙槽突明显超过了下颌牙槽突容易遭受外伤的缘故。可以单独发生，也可以伴有上、下颌骨或其他部位骨折和软组织损伤。

【临床表现】

牙槽突骨折常伴有唇组织和牙龈的肿胀及撕裂伤。骨折片有明显的移动度，摇动单个牙，可见邻近数牙随之活动。出现这一症状，即可证实该部位牙槽突已折断。骨折片移位，取决于外力作用的方向，多半是向后向内移位，从而引起咬合错乱。较少发生嵌入性骨折；牙槽突骨折多伴有牙损伤，如牙折或脱位。

【治疗措施】

1.*治疗原则*　牙槽骨没有强大的咀嚼肌附着，骨质疏松，血运较好，损伤后愈合较快。牙槽骨骨折的治疗原则是准确复位，妥善固定。准确复位的要求是：将骨折段恢复到正常的解剖位置，骨折段上的牙恢复原有的咬合关系。

2.*治疗要点*　牙槽骨损伤的固定方法可根据伤情选用。

(1)金属丝结扎固定：单纯线状牙槽骨骨折，无明显移位者，可用金属丝做简单的牙间结扎固定。

(2)金属丝牙弓夹板固定：用于骨折段较大、有移位的患者。固定前应将移位的牙槽骨恢复到正常的解剖位置。

(3)腭托金属丝弓杠夹板弹力牵引：如上颌前磨牙或磨牙区牙槽骨折，骨折段向腭侧移位，不能用手法立即复位时，可用自凝塑料制成带卡环的腭托，再用卡环丝弯制成由腭侧通过牙间隙至颊侧的弓杠形，将其黏固于腭托上。在移位的牙上用金属丝结扎，并弯成小钩，然后用小橡皮圈挂于金属弓杠上，做弹力牵引复位。

【牙弓夹板复位固定术操作规范】

1.患者取半坐位，麻醉方法同牙拔除术。

2.用铝丝或 2mm 粗的不锈钢丝，弯制成平牙弓夹板，或预置成品牙弓夹板。长度要达到固定范围包括骨折线或松动牙以外 2 个以上的正常牙，并应使牙弓夹板与每个牙唇面接触。

3.从每个牙近远中穿过结扎丝。最后，将牙弓夹板置于牙唇面上下钢丝之间，逐一结扎扭紧，剪断后弯嵌于牙间隙内。

【围手术期的处理】

(一)术前准备

1.手术指征

(1)牙槽骨骨折手法复位良好者。

(2)牙槽骨骨折同时有牙松动或脱位者。

(3)牙松动或脱位者。

2.常规准备

(1)铝丝(粗 1mm)、弯丝钳，或成品牙弓夹板。

(2)3mm 粗的无弹性的不锈钢丝，平钳，钢丝剪。

(二)术后处理

1.患牙切端应磨改调整，使其与对颌牙无接触。

2.术后不应用患牙咀嚼。

3.保持局部清洁。

4.固定 2～3 周拆除钢丝。

四、上颌骨骨折

【疾病概述】

上颌骨是面中部的重要骨骼，内有上颌窦，结构较薄弱，受损伤后易于发生骨折。但因其位置居中，四周有其他的颅、面骨，对上颌骨有一定的保护作用，因此上颌骨骨折发生率比下颌骨少得多。据国内外有关资料统计，平时、战时上颌骨骨折的发生率占颌面骨损伤总数的 15%～27%。

(一)上颌骨骨折的解剖、生理特点

上颌骨是面中部最大的骨骼，左右各一，有额突、颧突、腭突和牙槽突 4 个突起，其体部中央为上颌窦，窦腔内壁有黏膜覆盖，开口于鼻腔外侧壁中鼻道。上颌骨上面构成眶底，下面即口腔顶部，内面为鼻腔外侧壁，两侧上颌骨之间构成鼻腔。上颌骨分别与额骨、颧骨、鼻骨、犁骨、筛骨、泪骨、蝶骨和腭骨等相连接，形成一个拱形支柱式结构，对于来自垂直方向的外力有较强的抗力，所受外力被各骨连接处和窦腔骨壁分散、减弱，不致发生骨折。但对来自横向的外力则抗力较弱，如外力较强，不仅上颌骨会发生骨折，并可同时伴发颧骨、鼻骨等相连诸骨的骨折。各骨相接的骨缝和上颌骨内外的腔、窦比较薄弱，容易发生折裂。

儿童的上颌窦尚未发育成形，与成人相比，上颌骨更接近实体结构，对来自横向的外力有较强的抗力，故儿童上颌骨骨折较少发生。

上颌骨骨质疏松，血运丰富，主要由上颌动脉供血，损伤后出血较多，骨坏死罕见，且愈合力强，骨折后如不及早处理，易发生错位愈合。

上颌骨上附着的肌肉虽多，但主要是一些弱小的表情肌，且均止于皮肤，故对骨折片移位的作用不大。虽翼肌较强，能牵引上颌骨向后向外，但上颌骨骨折时这种类型的移位主要与外力的方向有关，而与肌肉的牵拉关系不大。

与上颌骨相邻的骨骼与腔窦较多，枪弹或弹片撞击骨壁后，其能量减弱，常改变方向，前进一段后，停留于同侧或对侧窦腔内、颞下窝或颅底等处，故上颌骨损伤时盲管伤较多。

由于上颌骨内外的腔、窦多，骨的创伤常与口腔、鼻腔或上颌窦相通，易使伤口发生感染。

上颌骨因与颅骨及颅腔相邻，故上颌骨骨折常并发颅脑损伤；当骨折累及筛板、筛窦、额窦或蝶窦时，可发生脑脊液漏。

（二）上颌骨骨折的临床分类

最常使用的上颌骨骨折分类是 Le Fort 分型。Rene Le Fort 在尸体标本上进行实验，研究上颌骨骨折：从不同方向以重物击于头部。他发现，受打击的部位与骨折的性质有密切关系。由于这些骨折可以在实验中重复制出，他在 1901 年发表了上颌骨骨折的骨折线，即 Le Fort 上颌骨骨折分类。

1.Le FortⅠ型骨折　是低位或水平骨折。典型的骨折线从犁状孔外下缘，经根尖下，过颧牙槽嵴，至上颌结节上方，水平地向后延伸至两侧上颌骨翼上颌缝附近。两侧骨折线可以不在同一平面。来自前方的暴力，可使硬腭的中缝裂开。

2.Le FortⅡ型骨折　又称中位或锥形骨折。骨折线经过鼻骨、泪骨、眶底、颧颌缝区达上颌骨翼上颌缝处。

3.Le FortⅢ型骨折　是高位骨折或称颅面分离。骨折线经过鼻骨、泪骨、眶内壁、眶下壁、眶外壁、颧颌缝、颧颞缝，向后下止于上颌骨翼上颌缝，造成完全性颅面分离。

在各型上颌骨折中，常有各种合并伤，其中以颅脑伤发生率最高，尤其在 Le FortⅡ、Ⅲ型骨折时几乎全部有合并伤。

【临床表现】

上颌骨骨折的临床表现，除具有一般骨折的共同症状和体征如肿胀、疼痛、出血、移位及畸形外，还有一些特有的表现。

1.骨折段移位和咬合错乱　上颌骨骨折段的移位主要是受暴力的大小和方向以及上颌骨本身重量的影响，无论上颌骨为何型骨折，常同时伴有翼突骨折。由于翼内肌的牵引，使上颌骨的后部向下移位，而出现后牙早接触，前牙开𬌗。软腭也随之移位接近舌根，使口咽腔缩小时，还可影响吞咽和呼吸。触诊时，上颌骨可出现异常动度。暴力来自侧方或挤压时，可发生上颌骨向内上方或外上方的嵌顿性错位，局部塌陷，咬合错乱，这种错位触诊时动度可不明显。在高位颅面分离的患者，可见颜面中段明显增长，同时由于眶底下陷，还可出现复视。

2.眶区淤血和“眼镜”状淤斑　这是上颌骨 Le FortⅡ、Ⅲ型骨折后，出现的一种特殊体征。由于眼睑及眶周组织疏松，伤后发生水肿，加之骨折后组织内出血淤积其间，使眼球四周的软组织呈青紫色肿胀区，就像佩戴了眼镜。虽然在单纯软组织伤或颧骨骨折等也可能出现类似体征，但结合其他症状和体征是可以鉴别的。

3.口、鼻腔出血　上颌骨骨折常合并口、鼻腔黏膜撕裂或鼻旁窦黏膜损伤。有时口腔内并无破损，血仅由鼻孔流出，或同时由后鼻孔经口咽部流至口腔。

4.眼的变化　上颌骨骨折波及眶底时，可出现一系列眼的症状和体征，如眼球结膜下出血、眼球移位和复视等。

5.脑脊液漏　上颌骨骨折时如伴发颅底骨折，骨折线经过蝶窦、额窦或筛窦时，发生硬脑膜撕裂，则可出现脑脊液漏。如合并有耳岩部损伤，还可发生脑脊液耳漏。

【诊断要点】

通过问明受伤史，查清体征，结合 X 线片观察，对上颌骨骨折的诊断并不困难。首先应问明受伤的原因，了解致伤力的性质、大小、速度、方向和受力部位等，可作为诊断的重要依据。同时要了解病人受伤后有无上颌骨骨折的相关症状，如面中部疼痛或麻木，口、鼻腔出血，牙咬合异常，鼻阻和呼吸困难等。

观察面中 1/3 部有无伤口、肿胀、出血或淤斑，有元“蝶形面”或长面等面形改变；口、鼻有无伤口或出血；鼻、耳部有无脑脊液漏；有无张口受限、开𬌗及咬合关系错乱；检查上颌骨有无异常动度、摩擦音和台阶等。

可拍摄鼻颏位或头颅后前位 X 线片，但目前最常用的是 CT 三维重建，以明确骨折的类型及骨折段移位情况，同时了解有无邻近骨骼的损伤。注意对合并有严重颅脑损伤的伤员，摄片时切忌过多搬动而使伤情加重，可待病情平稳后再行进一步检查。

【治疗措施】

（一）早期处理

对上颌骨骨折的伤员应特别注意有无颅脑、胸、腹及骨盆等处合并伤；有严重合并伤的伤员，以处理合并伤为主。对上颌骨的创伤可作简单应急处理，以减轻症状，稳定骨折片。

上颌骨骨折时由于骨折段向下后方移位，将软腭压接于舌根部，使口腔、咽腔缩小，同时鼻腔黏膜肿胀、出血，鼻道受阻，都可引起呼吸困难，应特别注意对窒息的防治。

（二）复位与固定

上颌骨骨折的专科治疗措施是复位与固定。治疗原则是使错位的骨折段复位，并获得上、下颌牙的原有咬合关系。

1.复位方法

（1）手法复位：在新鲜的单纯性骨折的早期，骨折段比较活动，用手或借助于上颌骨复位钳，易于将错位的上颌骨回复到正常位置。手法复位，方法简单，一般在局麻下即可进行，对简单的骨折也可不用麻醉。

(2)牵引复位:骨折后时间稍长,骨折处已有部分纤维性愈合,或骨折段被挤压至一侧或嵌入性内陷,或造成腭部分裂,向外侧移位,用手法复位不能完全回复到原有位置,或一时无法用手法复位时,则可采用牵引复位。有口内的颌间牵引法和口外的颅颌牵引法两种。

1)颌间牵引法:即在上、下颌牙列上安置有挂钩的牙弓夹板,按骨折段所需复位的方向,挂上橡皮圈作牵引,使移位的骨折段逐渐恢复到正常的咬合的位置。如为部分上颌骨骨折或一侧上颌骨骨折,单用颌间牵引法,即可达到复位目的;如为双侧上颌骨横断骨折,除作颌间牵引外,还须加用颅颌牵引固定法。因颌间牵引只能恢复咬合关系,却并不能使骨折线对位。

2)颅颌牵引法:上颌骨骨折后,如骨折段向后移位,可应用颅颌牵引法,将其向前拉出。此法是在上颌牙列上安置牙弓夹板后,在头部制作石膏帽,在石膏帽中埋置向前伸出的粗铁丝支架,利用橡皮条作牵引,可将向后移位的骨折段牵拉复位。

3)手术复位:如骨折段移位时间较长,骨折处已发生纤维愈合或骨性愈合,用上述两种方法都难以复位时,则需采用手术复位,即重新切开错位愈合的部位,造成再次骨折,而后用合适器械撬动、推、拉,使骨折段回复到正常解剖位置,尽量做到解剖复位。如为高位陈旧性横断骨折,骨折线经过部位的解剖关系复杂,不重新暴露原骨折处,而是可在低位作 Le Fort Ⅰ型人工骨折,将上颌骨下段复位,以恢复咬合关系为目的。如伴有颧骨、鼻骨或额、眶区骨折时,现多采用头皮冠状切口,向下翻起额、颞部大皮瓣,可以充分显露额、鼻、眶、颧区及部分上颌骨骨面,便于在直视下进行骨折段复位和固定的操作,容易做到解剖复位,取得较好的治疗效果。手术切口隐蔽,面部无瘢痕,病人比较愿意接受,尤其适用于在额鼻眶颧区有多处骨折的病例,可以避免在面部切口。

2.*固定方法* 上颌骨骨折固定的原则是用正常和固定的骨作为固定体。早期常用的是颅颌固定法和不锈钢丝组织内悬吊法。但近年来随着坚固内固定的应用,目前常用的是骨折处直接固定法,即根据 X 线片上显示的骨折部位,在口内黏膜或面部皮肤上做切口,分离、显露骨折处,将骨折段复位,然后再用小型或微型钛板进行内固定。

【上颌骨骨折开放复位固定术操作规范】

1.*局部切口上颌骨骨折骨内固定法*

(1)患者取仰卧位,垫肩,头后仰。

(2)手术在经鼻腔气管插管全麻下进行。

(3)Le Fort Ⅰ型作前庭沟切口;Le Fort Ⅱ型骨折,采用下睑切口,即在下睑缘下 0.5cm,切开皮肤、皮下组织,向眶下缘分离;Le Fort Ⅲ型骨折,做眶外侧切口,即沿眶外缘做 2cm 长弧形切口,切开皮肤、皮下组织及眶外缘骨膜,沿骨面剥离,显露骨折线。骨折复位后以钛板行坚固内固定。

2.*冠状切口上颌骨骨折骨内固定法*

(1)在前额发际后从一侧耳前颞部经头顶至对侧耳前颞部,做冠状切口。

(2)切开头皮、皮下组织、帽状腱膜、蜂窝组织和骨膜,向下翻转头皮瓣,剥离显露鼻骨、泪骨、眶外缘额骨颧突、颧骨;显露骨折线,复位后以钛板固定。

【围手术期的处理】

(一)术前准备

1.手术指征

(1)上颌骨骨折,同时有较大软组织创口与骨折区相通。

(2)上颌骨 Le FortⅠ、Ⅱ型骨折较久,已有较致密的纤维性愈合,且错位明显,手法或牵引复位无效者。

(3)Le FortⅢ型骨折,颅面分离,伤后 7 日内,无颅脑症状者,可采用冠状切口显露骨折线。

(4)Le FortⅡ、Ⅲ型骨折愈合已久,咬合错乱者,可行 Le FortⅠ型人工骨切开,复位固定。

2.禁忌证　合并严重颅脑损伤者,不应急于处理颌骨骨折,应待病情稳定后再手术。

3.常规准备

(1)备好不锈钢丝和内固定钛板和钛钉。

(2)拟做冠状切口者剃光头发。

(3)手术范围较大,估计失血较多者,应做好输血准备。

(4)做好全麻术前准备。

(二)术后处理

1.加强口腔护理,预防伤口感染。

2.骨折复位内固定后,允许张口进食和下颌运动,但限定全流饮食。

3.钛板和钛钉在骨折愈合后不需取出,可永存体内。

4.做冠状切口者,头颅绷带加压包扎。

5.术后 1～2 日去除引流条,7 日拆线。

(韩　诚)

第三章 心脑血管疾病

第一节 高血压病

一、原发性高血压

【诊断步骤】

(一)病史采集要点

1.病程

发现高血压时间、起病情况(急性或慢性起病)、血压水平和既往水平以助高血压的诊断、分类;询问是否接受过抗高血压治疗及其疗效和副作用如何,以指导治疗方案的制订。

2.症状

大多起病缓慢、渐进。早期高血压患者常缺乏特殊的临床表现,可表现为头痛、头晕、耳鸣、心悸、眼花、注意力不集中、记忆力减退、手脚麻木、疲乏无力、易烦躁等症状,这些症状多为高级神经功能失调所致,其轻重与血压增高程度不一致,在紧张或劳累后加重,多数症状休息后可自行缓解。约1/5患者无症状,仅在测量血压时或发生心、脑、肾等并发症时才被发现。

3.靶器官损害病史及症状

注意询问目前及过去有无冠心病、心力衰竭、脑血管病、外周血管病、糖尿病、血脂异常、痛风、肾脏疾病、支气管痉挛、性功能异常等相关症状或病史及其治疗情况。例如有无头痛、头晕、晕厥,有无一过性失明,有无半侧肢体活动失灵;有无胸闷、气急、咳嗽;有无夜间尿量增多或小便次数增加,严重病例可发生肾衰竭,可有尿少、无尿、食欲不振、恶心等症状。通过询问以助确定高血压病因、其他心血管病危险因素及制订适合的治疗方案。

4.有无提示继发性高血压的症状

如高血压伴腹胀、肌无力、心悸、呼吸困难、向心性肥胖、满月脸、多毛、紫纹、皮肤薄等。注意起病年龄,若患者年龄小、高血压程度严重(高血压3级);对降压药物疗效差;已控制好的高血压患者的血压又开始升高;或突然发作的高血压;应高度怀疑继发性高血压。

5.家族史

有无高血压、早发冠心病、脑卒中、血脂异常、糖尿病及肾病的家族史,有助于评估高血压病因及其他心血管疾病危险因素的存在。

6.生活方式

仔细了解膳食中的脂肪、盐、酒摄入量,吸烟情况,体力活动量,询问成年后体重增加情况,目的是为评价高血压病的发病危险因素。

7.所有用药史

包括中草药及非法用药,有些药可能使血压升高或者干扰抗高血压药效(如口服避孕药、非固醇类抗炎药、甘草、可待因、安非他明等)。

8.社会心理因素

详细了解可能影响高血压病程及疗效的个人心理、社会和环境因素,包括家庭情况、工作环境及文化程度。

(二)体格检查要点

1.体格检查

初次体检应规范化测血压至少 2 次,每次间隔 2min,测坐位或卧位血压后测直立位(2min)血压。两侧血压对比,取较高侧的读数。首测血压时,应对双臂进行测定,以后再次就诊时,应选择血压稍高的一侧手臂测定。

2.测量血压

测血压时需注意避免影响血压的外部因素,如测压 30min 内抽烟、饮咖啡、进食、精神焦虑不安、咳嗽、寒冷刺激或服用影响血压的药物。需使用适当大小的袖带,袖带内气囊应至少环臂 80%,许多肥胖者需要更大的袖带。

3.测量身高、体重及腰围,计算体重指数(BMI)

BMI=体重(kg)/身高(m)的平方(kg/m^2),以评价高血压的发病危险因素。

4.眼底检查

眼底镜检查高血压视网膜病(即动脉变窄、动静脉交叉改变、出血渗出及视乳头水肿)评价高血压分级。

5.心脏检查

检查心率、节律、心音、杂音及附加音,注意心脏大小。高血压常见的心脏异常表现有心尖搏动左移、心前区有抬举样搏动感,听诊心尖区第 1 心音增强、主动脉瓣区第 2 心音增强且有收缩期杂音和舒张期杂音,表明已发生动脉硬化和左心室肥厚,如果在心尖区听及奔马样心律可能表明有心力衰竭的出现。

6.血管检查

检查颈部、腹部血管杂音以及外周动脉如双侧肱动脉、桡动脉、股动脉、腘动脉及足背动脉搏动情况以助确定或排除主动脉缩窄、大动脉炎、肾动脉狭窄等引起的继发性高血压。

7.肺脏检查

注意有无啰音、哮鸣音和支气管痉挛征象。

8.腹部检查

注意有无腹主动脉搏动、腹部血管杂音及腹部包块、肾脏增大和其他肿块以排除继发性高血压。

9.神经系统检查

有无并发或合并神经系统损害。

(三)门诊资料分析

常规实验室检查应在开始治疗前进行,以确定是否有继发性因素、靶器官损害和其他危险因素的存在。常规实验室检查包括:

1.血常规

注意有无贫血。

2.尿常规

注意有无血尿、蛋白尿、尿糖及镜检有无细胞以助确定或排除肾病、糖尿病及有无高血压肾脏损害。

3.生化检查

包括血钾、钠、尿素氮、肌酐、空腹血糖、总胆固醇、甘油三酯等,以提示原发性醛固酮增多症、肾病或高血压肾损害、糖尿病、血脂异常的存在。

4.心电图

注意有无左室高电压及心肌缺血表现。

(四)继续检查项目

如果为了更进一步了解高血压患者病理生理状况和靶器官结构与功能变化,可以有目的地选择一些特殊检查,如超声心动图,微量白蛋白尿,24h 尿蛋白,24h 动态血压监测(ABPM),踝/臂血压比值,颈动脉内膜中层厚度(IMT),动脉弹性功能测定,血浆肾素活性等。

【诊断对策】

(一)诊断要点

通过对病史的收集、体格检查及实验室检查,达到以下 4 个目的:

1.证实血压长期升高并确定血压水平。

2.排除或找到继发性高血压的原因。

3.确定靶器官损害存在并定量估计损害程度。

4.寻找可能影响预后及治疗的其他心血管疾病危险因素。

根据 2005 年《中国高血压防治指南》的诊断标准,正常血压确定为<120/80mmHg(1mmHg=0.133kPa),与 2003 年美国预防、检测、评估与治疗高血压全国委员会第七次报告(JNC-7)相一致。2005 年《中国高血压防治指南》将正常血压和高血压之间的血压范围定义为“正常高值”,处在这一血压范围相当于美国 JNC-7 定义的高血压前期,在这一血压水平的患者,只需要进行生活方式干预,定期监测血压,而无药物治疗可获得益处的证据。但是对糖尿病或代谢综合征患者则需要启动药物治疗。

(二)鉴别诊断要点

原发性高血压主要注意与继发性高血压鉴别,因此在询问病史和体格检查时需高度注意提示继发性高血压的症状及体征。主要鉴别点简述如下,具体鉴别则详见“继发性高血压”章节。

1.肾脏实质疾病

表现为血尿、蛋白尿或尿频、尿急、尿痛、肾功能异常等。一般而言,除了恶性高血压,原发性高血压很少出现明显蛋白尿，血尿罕见，肾功能减退首先从肾小管浓缩功能开始，表现为夜尿增多，肾小球滤过功能仍可长期保持正常或增强，直到最后阶段肾小球滤过率才降低，血肌酐才上升；肾实质性高血压往往在发现血压升高时已经有蛋白尿、血尿，肾小球滤过功能减退，肌酐清除率下降。

2.肾、主动脉、颈动脉或外周动脉血管狭窄

腹部或颈部可闻血管杂音，或四肢脉搏减弱或消失，B超可有两肾大小不一样，同位素可发现肾血流降低等，可测血浆肾素及做血管超声检查。

3.嗜铬细胞瘤

表现为消瘦、多汗、心悸、面白或阵发性高血压等，可测血、尿VMA。

4.原发性醛固酮增多症

有口干、夜尿多、双下肢乏力甚至软瘫、低血钾等，可测血浆醛固酮。

5.Cushing综合征

向心性肥胖、满月脸、多毛、性功能紊乱。

（三）临床分型

根据心血管疾病的危险因素、靶器官损害和并存的临床情况将高血压进行危险程度的分层，可分为低危、中危、高危、极高危。低危、中危、高危、极高危指典型情况下，10年随访中患者发生主要心血管事件的危险性分别为≤15％、15％～20％、20％～30％和≥30％。

【治疗对策】

（一）治疗原则

降低血压，目的是最大限度地降低患者心血管疾病的发病率和死亡率，防止脑卒中、冠心病、心力衰竭和肾病的发生发展。血压控制目标＜140/90mmHg以下，老年患者收缩压＜150mmHg，糖尿病或肾病的高血压患者降压目标是130/80mmHg以下。

1.监测血压及其他危险因素。

2.改良生活方式，干预患者所有可逆性危险因素，如糖尿病、血脂异常、吸烟、饮酒等。

3.药物治疗，降压同时处理并存的临床情况。

4.除非某些高血压急症，否则应使血压在数日内逐渐下降，避免血压下降过猛过速所导致的心脑缺血症状的发生。

（二）治疗计划

1.非药物治疗

主要指改善生活行为，适用于所有高血压患者。

（1）减轻体重：尽量将体重指数（BMI）控制在＜25。体重降低对改善胰岛素抵抗、糖尿病、高脂血症和左室肥厚均有益。

（2）限盐：每人每日摄盐量应在5g以内。

（3）补充钙和钾盐，每天吃新鲜蔬菜400～500g。喝牛奶500mL，可以补充钾1000mg和钙400mg。

（4）合理膳食：适当增加含蛋白质较高而脂肪较少的禽类和鱼类。蛋白质占总热量的15％左右，动物蛋白占总蛋白的20％。

(5)限制饮酒,饮酒量应限制在25g/d,必要时完全戒酒。

(6)戒烟。

(7)增加运动,较好的运动方式是低或中等强度的运动,可根据年龄及身体状况选择慢跑或步行,一般每周3～5次,每次30～60min。

(8)心理因素和环境压力,保持良好心态,正确对待环境压力。

2.药物治疗

目前常用的降压药物可归纳为6大类,即利尿剂、β受体阻滞剂、钙拮抗剂(CCB)、血管紧张素转换酶抑制剂(ACEI)、血管紧张素受体拮抗剂(ARB)、α受体阻滞剂。

(三)治疗方案的选择

1.高血压药物治疗

1级高血压可用单药治疗,单药治疗不能控制者和2级以上高血压患者应采用联合治疗,即大多数高血压患者需要2种或2种以上的降压药来达到目标血压,如血压超过目标血压20/10mmHg以上,应考虑同时选用2种降压药作为初始用药。至于如何联合,指南推荐的联合治疗方案有:利尿剂+β受体阻滞剂,利尿剂+ACEI或ARB,钙拮抗剂(二氢吡啶类)+β受体阻滞剂,钙拮抗剂+ACEI或ARB,a受体阻滞剂+β受体阻滞剂,钙拮抗剂+利尿剂等。

在药物的剂型和方案选择时,需根据患者其他心血管危险因素和合并的靶器官损害情况选择初始用药,采用最小的有效剂量,以获得可能有的疗效而使不良反应减至最小。

(1)对大多数慢性高血压患者应缓慢将血压降至目标水平,达目标水平后继续强调有规律的平稳控制血压,长期坚持,切勿频繁变更方案,但也必须定期1～3个月随访检查调整方案。

(2)常以较小有效剂量开始,如效果不满意,可逐步增加剂量以得到最佳疗效。

(3)尽量用长效制剂、降压谷峰比值>50%的药物,作用可持续24h,每日1次。既达到平稳降压,减少血压波动,保护靶器官,也减少清晨血压突然升高而致猝死、卒中或心脏病发作,同时还增加患者治疗的依从性。

(4)为增大降压效果而不增加不良反应,在低剂量治疗效果不满意时,常用2种或2种以上的不同种类降压药物联用。

(5)同时处理合并的其他危险因素和临床疾病,包括降低血胆固醇、控制糖尿病和抗血小板治疗等。

简而言之,高血压药物治疗的原则可概括为:最低有效剂量,长效,联合,终生。

2.高血压合并症的治疗

(1)高血压合并糖尿病:药物治疗首选ACEI、ARB。二者为治疗糖尿病高血压的一线药物。对于1型糖尿病患者,ACEI被证明能延缓肾脏并发症的进展,ACEI、ARB均能延缓2型糖尿病患者发生白蛋白尿。对于合并大量白蛋白尿或肾功能不全的2型糖尿病患者,推荐ARB作为降血压的首选。

(2)高血压合并慢性肾病:美国肾功能协会建议无论是否合并糖尿病,凡是肾功障碍的高血压患者都应将ACEI和ARB作为首选药物(在多数情况下,利尿药和钙拮抗药可作为第二位和第三位考虑)来控制其血压并减缓肾衰。血肌酐<2.15mg/dl,首选ACEI,同时应密切监测肾功能;血肌酐>3mg/dl应停用ACEI,可选择钙拮抗剂、α受体阻滞剂、β受体阻滞剂。

(3)高血压伴冠心病或心肌梗死：高血压合并稳定型心绞痛患者的首选药物通常是β受体阻滞剂，也可选择长效CCB。急性冠脉综合征的患者首选β受体阻滞剂、ACEI。心肌梗死后患者使用ACEI、β受体阻滞剂和醛固酮拮抗剂获益最大，同时提倡积极控制血脂并使用阿司匹林治疗。

(4)高血压伴心力衰竭严格控制血压和胆固醇是对高危心衰患者的主要预防措施。心功能不全却无症状的患者，推荐ACEI和β受体阻滞剂。有症状的心功能不全患者或终末期心脏病患者推荐使用ACEI和β受体阻滞剂、ARB以及醛固酮拮抗剂并用袢利尿剂，不宜用钙拮抗剂。

【病程观察及处理】

(一)病情观察要点

1.定期监测血压，使血压平稳下降，定期随访检查，以及时调整治疗方案。

2.注意降压药物的副作用，监测肾功能、血电解质、血糖、血脂水平。

任何药物在血压下降的头3个月都有GFR短暂下降，有限的肌酐升高，可能高于基础水平的30%～40%，只要不发生高钾血症，就不必停止抗高血压药物治疗。

应该在ACEI和ARB治疗开始2～4周内测试血肌酐和血清钾水平，若水平稳定，在6个月后复查1次，然后每6个月再检查1次。若血清肌酐上升，应检查患者的水电解质平衡状态，避免有肾毒性的药物。肌酐和血钾应6周后复查，若依然处于高位，则应诊断为肾动脉狭窄，立即停用ACEI和ARB。

(二)疗效判断与处理

经合理的治疗，大部分患者血压可降至目标水平以下。如果经过包括1种利尿剂在内的足够而适宜的3种药物治疗方案，而且3种药物已达最大剂量，而血压仍未控制在140/90mmHg以下者，应考虑为顽固性高血压。对老年单纯收缩期高血压者，经上述处理后，收缩压未能降至140mmHg以下者亦应考虑为顽固性高血压。

在诊断顽固性高血压前，首先要排除假性顽固性高血压，包括白大衣性高血压(指持续的诊室高血压而多次动态血压监测血压正常)、老年假性高血压及肥胖者上臂使用常规袖带。此外，还应注意用药是否正确，剂量是否足够，是否存在不适宜的联合用药，治疗的顺从性如何，患者是否存在胰岛素抵抗相关的肥胖和糖尿病、睡眠呼吸暂停综合征、盐敏感性高血压等以及患者是否存在继发性高血压。明确顽固性高血压的诊断可以避免不必要的治疗和损失。

对于血压确实难以达到的顽固性高血压患者可试用以下治疗方案：钙拮抗剂＋ACEI(ARB)＋吲达帕胺＋α_1受体阻滞剂，二氢吡啶类钙拮抗剂＋非二氢吡啶类钙拮抗剂＋ACEI(ARB)＋α_1受体阻滞剂。

【预后评估】

2005年，中国高血压防止指南就影响预后的因素做了如下调整：

1.危险因素增加了腹部肥胖，突出强调了它是代谢综合征的重要体征之一。

2.糖尿病被列在单独一栏，主要是为了强调它作为危险因素的重要性(与非糖尿病患者相比，至少使危险增加了1倍)。

3.微量白蛋白尿也被视为靶器官损害的征象之一，而蛋白尿是肾脏疾病(并存临床情况)

的表现之一。

4.血清肌酐轻度升高107～133μmol/L(1.2～1.5mg/L)是靶器官损害的特征之一，而血清肌酐男＞133μmol/L(1.5mg/L)、女＞124μmol/L/(1.3mg/L)则为肾功能不全，被归为并存临床情况。

5.C反应蛋白亦被列为危险因素(或标记物)，因为越来越多的证据表明C反应蛋白预测心血管事件的能力至少与低密度脂蛋白一样强，而且还与代谢综合征密切相关。

6.靶器官损害中删除视网膜动脉普遍性或局灶性狭窄，因为这种征象在50岁以上的人群中十分普遍，但眼底的出血和渗出以及视乳头水肿仍被归为并存临床情况。

7.除此之外，缺少体力活动亦被列为危险因素，因为体力活动减少是造成超重、肥胖的重要原因之一。

【出院随访】

1.出院带药。

2.定期检查项目与检查周期，定期门诊与取药。

二、继发性高血压

【概述】

继发性高血压又称症状性高血压，是指由某些确定疾病或病因引起的血压升高，约占所有高血压的5%，虽其比例不高，但绝对人数仍相当多，部分病例如原发性醛固酮增多症、嗜铬细胞瘤、肾血管性高血压等，可被手术治愈，即使不能手术治愈，也能针对病因进行正确合理的治疗，从而减少致残率及病死率。此外，只有在除外继发性高血压的前提下，原发性高血压的诊断才能成立，因此对继发性高血压的病因诊断和治疗是非常有意义的。

【诊断步骤】

(一)病史采集要点

1.高血压家族史。

2.高血压患病时间、最高、最低及平时血压水平。30岁前出现中、重型高血压，中老年后(有时50岁左右)病情进展迅速，而无原发性高血压病史者，应高度怀疑有无引起继发性高血压的病因。

3.高血压类型(持续型或阵发型)。

4.夜尿增多及周期性麻痹史。

5.多汗、心悸及面苍白史。

6.尿痛、尿急及血尿史。

7.贫血及浮肿史。

8.高血压患者对不同类型降压药的反应。降压药物治疗效果差或无效，或在血压控制良好的患者短期内血压又升高，也应排除继发性高血压。

9.避孕药服用史及第二性征发育史，包括月经来潮史等。

(二)体格检查要点

1.立卧位血压测定。

2.四肢血压及血管搏动情况。

3.体型、面色及四肢末梢温度。

4.皮肤多汗及毛细血管情况。

5.面部及下肢有无浮肿。

6.第二性征的发育情况，包括阴毛、乳房发育等。

7.心率及心脏杂音。血管杂音包括锁骨上、颈部、耳后、眼部、胸部、上腹部、腰背部及髂窝。

8.眼底检查。

（三）门诊资料分析

常规实验室检查包括：

1.血常规检查。

2.尿常规检查。

3.生化检查

包括血钾、钠、尿素氮、肌酐、空腹血糖、总胆固醇、甘油三酯。

4.心电图检查

必要时行超声心动图检查。

【诊断对策】

（一）诊断要点

首先必须掌握继发性高血压常见的病因分类，然后结合临床采集到的线索，采取有针对性地进一步实验室检查帮助明确诊断。继发性高血压常见病因分类如下：

1.肾源性高血压

肾实质性疾病（急性与慢性肾小球性肾炎、慢性肾盂肾炎、巨大肾积水、先天性多囊肾、肾肿瘤、肾结石、肾结核等）。

肾动脉疾病（肾动脉狭窄、硬化、栓塞、系统性红斑狼疮、结节性动脉周围炎、低血钠高血压综合征、过敏性紫癜等）。

肾周围疾病（肾周围炎、肿瘤等）。

继发性肾脏病变（糖尿病肾病、结缔组织病、肾淀粉样变等）。

2.心血管疾病

主动脉瓣关闭不全。

主动脉缩窄。

主动脉血栓性狭窄。

动脉导管未闭。

围产期心肌病。

3.内分泌障碍性疾病

甲状腺功能亢进症。

甲状旁腺功能亢进。

嗜铬细胞瘤。

原发性醛固酮增多症。

皮质醇增多症(Cushing综合征)。

先天性肾上腺皮质增生。

肢端肥大症。

4.神经系统疾病

脑肿瘤。

脑外伤。

脑干感染。

睡眠呼吸暂停综合征。

5.其他

妊娠高血压综合征。

红细胞增多症。

药物(糖皮质激素、拟交感神经药、环孢素A等)。

(二)鉴别诊断要点

1.肾实质性高血压

(1)慢性肾小球肾炎:这是一组肾小球疾病,其共同临床表现为:①有肾炎既往史,可有水肿、贫血;②尿常规检查有异常发现,肾功能受损直至尿毒症;③转归主要为肾衰竭。

慢性肾小球肾炎继发高血压,需与原发性高血压继发肾损害相鉴别。前者年轻(20～30岁),尿异常先于高血压,水肿、贫血较常见,尿蛋白量较多,镜检常见红细胞和管型。后者一般在40岁以上,出现蛋白尿前一般有5年以上的高血压病史,水肿、贫血少见,蛋白尿一般为轻中度,镜检有形成分少、罕见红细胞管型。此外,在原发性高血压,左室肥厚多见,肾小管功能损害早于肾小球功能损害,往往常先有夜尿增多的表现,病程进展较慢,转归主要为心脑血管事件;在慢性肾炎,左室肥厚较少见,病程进展较快,转归主要为慢性肾衰竭,必要时可做肾穿刺进行鉴别。

急性肾炎多见于青少年,起病前有链球菌感染史,有水肿、血尿、蛋白尿,可并发高血压脑病,眼底检查可见视网膜动脉痉挛。

慢性肾盂肾炎,女性多见,有轻度蛋白尿和高血压,有反复尿路感染史,尿异常先于高血压,尿中有蛋白、红细胞、脓细胞、尿细菌培养阳性,静脉肾盂造影有肾盂、肾盏扩张和畸形,抗感染有效。在40岁以上女性,需注意慢性肾盂肾炎和原发性高血压两者可并存。

多囊肾常有家族史,肾区扪及肿大肾脏,超声检查可明确诊断。

(2)糖尿病肾病:早期可有微量蛋白尿,此时血压可轻度升高,进展为显性糖尿病肾病,甚至终末期肾衰时,可发生严重高血压。根据血糖和糖耐量试验做出糖尿病诊断,微量蛋白尿是诊断早期糖尿病肾病的重要指标。

2.肾血管性高血压

指一侧或双侧肾动脉主干或分支狭窄、阻塞所造成的高血压。其常见病因有多发性大动脉炎,肾动脉纤维肌性发育不良和动脉粥样硬化,前两者主要见于青少年,后者见于老年人。肾动脉狭窄性高血压常有如下临床表现:病史较短,突然发生明显的高血压,或原有高血压突然加重,无高血压家族史,降压药物疗效不佳,上腹部或腰部脊肋区可闻及血管杂音,腰部外伤史，进一步检查可做静脉肾盂造影，放射性核素肾图，肾静脉肾素活性测定，确诊依靠肾动脉造影。治疗上用经皮腔内肾动脉血管成形术、放置支架或手术等方法，解除动脉狭窄或阻塞后，高血压可以逆转或减轻。

3.嗜铬细胞瘤

起源于肾上腺髓质、交感神经节和体内其他部位嗜铬组织，肿瘤间歇或持续释放过多肾上腺素、去甲肾上腺素与多巴胺。临床表现变化多端，当患者血压升高而且波动大，同时出现怕热、多汗、面色苍白、四肢发凉时，应首先想到嗜铬细胞瘤的可能，为了定性诊断，需查血浆儿茶酚胺浓度。如血浆儿茶酚胺浓度明显增高(静息状态下或发作间歇期)，则嗜铬细胞瘤的诊断可以成立，进一步定位诊断则需通过：①腔静脉分段取血查血浆儿茶酚胺浓度；②按腔静脉分段取血的儿茶酚胺的峰值水平查 CT 和(或)MRI 以明确定位诊断；③核素 MIBG 显像。以上 3 项只需查 1～2 项，多可定位明确。

4.原发性醛固酮增多症

是由于肾上腺皮质增生或肿瘤，分泌醛固酮增多引起的综合征。本病多见于成年女性，长期血压升高伴以顽固性低血钾是最主要的临床表现，常见症状有乏力、周期性麻痹、烦渴、多尿，血压中、轻度升高。服用螺内酯如能明显改善症状，血压下降，则有助于诊断。实验室检查有低血钾、高血钠、代谢性碱中毒、血浆肾素活性降低的证据。超声、CT 等可对病灶做定位诊断。

5.Cushing 综合征

又称皮质醇增多症，由于肾上腺皮质增生或肿瘤，分泌糖皮质激素过多所致。主要表现为水钠潴留而致血压升高，向心性肥胖，满月脸，多毛，性功能紊乱，皮肤细薄及紫纹，血糖升高。有以上特殊表现，一般诊断不难，要确诊本病尚需进一步证明皮质醇分泌过多或失去其正常的昼夜节律，即晨间分泌高于正常，晚上及午夜的分泌不低于正常或高于午后的分泌水平。24h 尿中 17 酮类固醇增多，地塞米松抑制试验及促肾上腺皮质激素兴奋试验阳性，部分增生型病例的 X 线颅骨检查可见蝶鞍扩大，肾上腺 CT、放射性核素肾上腺扫描可确定病变部位。

6.主动脉缩窄

多为先天性，少数为多发性大动脉炎所致。主动脉缩窄多见于青少年，男性多于女性。临床表现主要有上肢血压增高，下肢血压明显低于上肢，形成反常的上高下低现象。腹主动脉、股动脉和其他下肢动脉搏动减弱或不能触及，肩胛间区、腋部等部位或因侧支循环形成而使动脉搏动明显并伴有震颤和闻及血管杂音、左心室肥大和扩大等征象。主动脉造影可明确诊断。

【治疗对策】

(一)治疗原则

1.病因治疗

与原发性高血压不同，多数继发性高血压是可以根治的。确诊的继发性高血压患者应尽可能行手术或介入治疗。

2.降压治疗

降低过高的血压，也是改善继发性高血压患者的生活质量，提高生存率的基本措施。除了限制食盐摄入外，控制血压主要依赖长期服用降压药。

有效的降压治疗必须使血压降至正常范围(140/90mmHg)。对于中青年患者(60 岁)或有肾实质病变者，血压应降至130/85mmHg以下。

(二)治疗方案的选择

1.肾实质损害致高血压伴轻、中度肾功能不全者可选用ACE抑制剂与长效钙拮抗剂合并，严重的肾实质病变伴肾衰竭宜采取透析疗法，甚至肾移植。

2.肾血管性高血压的治疗除了控制高血压外，还要维持肾功能。治疗应根据肾动脉狭窄的部位、范围及基础病性质，通过经皮腔内血管成形术和(或)外科手术进行血运重建。部分不适于手术的患者仅能给予药物治疗，手术治疗前后(未达治愈标准时)，某些患者也需药物配合治疗。双侧肾动脉狭窄或孤立肾肾动脉狭窄者禁用ACEI类药物，但单侧肾动脉狭窄者并非用药禁忌，应小量开始，逐渐加量，并监测血肌酐。

3.嗜铬细胞瘤大多为良性，约10%嗜铬细胞瘤为恶性，手术切除效果好。手术前或恶性病变已有多处转移无法手术者，选择α、β受体阻滞剂联合降压治疗。

4.原发性醛固酮症增多症的治疗主要是根据不同的型别采取相应的治疗方案。肾上腺皮质腺瘤和单侧肾上腺增生首选治疗方法为一侧肾上腺切除术，腹腔镜下肾上腺切除是一种理想的手术方式。对于无法手术或手术效果不理想的患者，选择醛固酮拮抗剂螺内酯和长效钙拮抗剂进行降压治疗。

5.皮质醇增多症病因治疗是关键，可采用手术、放射和药物方法根治病变本身，降压治疗可采用利尿剂或与其他降压药物联合应用。

【病程观察及处理】

对于需要手术的继发性高血压患者，需严格做好患者围手术期的管理。对于需长期药物治疗的患者同样需要定期监测血压，使血压平稳下降，定期随访检查，以及时调整治疗方案。此外，还需监测肾功能、血电解质、血糖、血脂水平。

继发性高血压患者，病因诊断明确后，针对病因采取手术等针对性治疗，大部分患者可获得明显的症状改善，治疗效果较好。

(王中凯)

第二节 心力衰竭

一、临床现象

(一)发病原因

心衰的发病原因可分远因和近因。远因是心脏本身的器质病变，如高血压性心脏病、冠状动脉粥样硬化性心脏病、风湿性心脏病(瓣膜病变)、原发性心肌病、慢性肺原性心脏病、贫血性心脏病、甲亢性心脏病等。近因多为可以增加心脏负荷的因素，如劳累、感染、缺氧等。

(二)症状

心衰的临床症状为左心室衰竭的较早出现，亦较常见。首先是呼吸困难。前面已讲到右心衰竭常继发于左心衰竭，可以理解为左心衰竭时间长后，就可能引起右心衰竭。心衰的主要临床表现如下：

1.呼吸困难

左心室衰竭最早出现的症状是呼吸困难（气短），这是病人的自我感觉，随着心衰加重，呼吸困难的程度逐渐加深。由轻而重有以下几种形式：

（1）劳力性气短：早期心衰病人运动或费力时感到气短，这和正常人较强活动后感到气短是不同的。心衰病人稍作活动，如赶公共汽车紧走或慢跑几步，即感气短；或较长时间与朋友交谈时间较长，朋友不觉任何不适，而早期心衰病人已感到气短。再如步行上楼，因气短必须中途停一会，休息片刻方能继续走上去。

（2）端坐呼吸：初起时这一症状是病人在平卧姿势即感气短。给他的头颈部和上胸部下垫上高枕，气短即可缓解。随着心衰加重，病人须坐起，上身背部坐直，并向后斜靠，下肢下垂于床沿，方觉呼吸容易些。因为平卧时，病人下肢和腹部的体液贮存减少，血液从胸腔外转至胸腔内，衰竭的左心室无力承受并泵出额外增加的血容量。肺静脉和肺毛细血管压增高，引起肺组织间隙水肿，降低肺的顺应性，呼吸道内阻力加大，从而感到气短。

端坐呼吸并非左心衰的特异症状，任何肺活量明显降低的病人，例如大量腹水或胸腔积液的病人、严重慢性阻塞性肺病的病人都可有此症状。

（3）阵发性晚间呼吸困难：多发生在尚能卧倒的左心室心衰病人，病人在睡梦中突然憋醒，有窒息感，坐起大喘气后，轻者 10～15min，重者 1～2h 才得以缓解。阵发性晚间呼吸困难的确切机制尚不完全明了。长期以来认为是由于几种因素共同参与的结果：

1）睡眠时，体液从下肢、腹部等处分布至胸腔，使胸腔血容量扩张；

2）卧倒时，横膈向胸腔移位，缩小了胸腔的空间；

3）正常睡眠时，呼吸中枢受抑制，对低氧血症刺激的敏感性降低，到了严重时方有反应；

4）睡眠时，左心室功能的肾上腺能支持降低；

5）迷走神经张力增加，支气管口径变小，通气阻力增加，肺通气量减少。

（4）静息时气短：心脏功能进一步降低，病人即使在静止休息时，亦觉呼吸困难。这是因为左心室长时间衰竭，左心室充盈压升高，肺组织充血，水肿，气道阻力增加，肺泡弹性变弱，引起肺僵硬化；吸入少量空气就使肺泡壁的张力增高到引起反射性呼气的水平，产生呼吸困难。呼吸快而浅。肺泡动脉血氧差加大，并有低氧血症，病人在静息时亦感气短。

（5）急性肺水肿：这时左心室衰竭最严重的临床表现。病人突发呼吸困难，端坐呼吸。紫绀、大汗、窒息感，咳出粉红色泡沫痰，严重时意识模糊，甚至昏迷。

肺毛细血管液体静压在仰卧位休息时，正常为 7～12mmHg。当此压力超过血浆胶体压（正常为 25～30mmHg），达 30～35mmHg，血浆漏出的速度超过淋巴从组织引流的速度，血浆甚至红细胞从肺毛细血管开始漏出，至肺组织间隙形成肺间质水肿，如进一步漏至肺泡，形成肺泡性肺水肿。同时发生严重的低氧血症，肺泡动脉血氧差 $P_{A-a}O_2$ 增大。支气管黏膜水肿使小气道变窄，出现气道空气闭陷，发生通气障碍，引起高碳酸血症。

2.频咳、阵咳

晚间频咳或阵咳致左心室衰竭常见的症状，坐起可以缓解。初起时常为干咳，以后有粉红色血痰，或痰内带血丝。如给病人利尿剂治疗，水肿见好但咳嗽并未缓解，应考虑其他合并的病因。如肺部疾病，或与血管紧张素-转换酶抑制剂有关的咳嗽。

3.紫绀

较重的左心室衰竭病人的唇、四肢末端常出现紫绀，因为长期心衰引起严重肺淤血，肺的换气和通气功能均受影响，血氧分压降低，血红蛋白氧合不足，还原血红蛋白增高，引起皮肤和黏膜紫绀。

4.Cheyne-Stokes 呼吸（潮式呼吸）

重度左心衰在晚间病人睡眠时可以出现 Cheyne-Stokes 呼吸，这是由于呼吸中枢对缺血、缺氧的敏感性降低，呼吸变弱、变浅。CO_2 潴留到一定量时，方能兴奋呼吸中枢，这时呼吸变得快而深。随着 CO_2 的排出，呼吸中枢又复进入抑制状态，呼吸变弱，直至暂停。如此周而复始。形成：呼吸变弱、浅→呼吸暂停→呼吸快、深的周期，每个周期一般为 10～60sec。

5.食欲不振、恶心呕吐等胃肠症状。

6.下垂性浮肿

这是心力衰竭的主要症状之一。如水潴留占体重的 10%以上，就会出现浮肿。初起为下垂性，即病人下地走路时间长后，感到下肢发沉，胫前、足背和踝部的皮肤发亮，指压有凹痕。

（三）体征

心衰的体征除心脏原有病变的体征外，如风湿性瓣膜病、原发性心肌病等，大致如下：

1.一般情况

慢性心衰病人常显消瘦、无力，如心衰并不严重，可以没有明显异常表现，但心率常较快速。中等度心衰病人活动后，即呼吸急促、行动迟缓。较重或急性心衰病人常表现烦躁不安、端坐呼吸，呼吸可伴哮鸣音。唇和指端紫绀。神志清楚。长时间肝脏淤血肿大，影响肝功能，可以出现心源性肝硬变，出现黄疸。

2.颈静脉充盈

这是心衰引起静脉压升高的表现。如静脉压＞14cmH_2O，心衰病人在半卧位（斜躺 45°）或坐位，颈静脉呈现出充盈、怒张。

3.可凹性浮肿

这是下垂性浮肿的表现。如为卧床病人，浮肿部位在骶部。指压浮肿部位，有凹痕；指压撤除，约 30sec 后恢复原状。

4.心脏体征

除原来心脏病的体征，如瓣膜病的杂音等，心衰的心脏体征如下：

(1)心率加速，呼吸频率亦较正常快。血压在重度心衰病人可以降低，甚至出现心源性休克。

(2)心脏肥大：极大多数慢性心衰病人的心脏均肥大，但合并心衰的慢性缩窄性心包炎或限制性心肌病的心脏不大，急性心衰病人的心脏一般亦不肥大。

(3)奔马律：心衰的特殊体征。是舒张早期心音，发生在第二心音后 0.13～0.16sec，

虽然在正常儿童或年轻人的心脏听诊中，有时可以听到这种心音，但这是生理性心音。在 40 岁以上的中、老年人就不大能听到这种心音，有的专家认为在中、老年病人，听到奔马律，就可以认为有心衰。

(4)收缩期杂音右心衰病人有时因右心室明显扩大,可以引起相对的三尖瓣关闭不全,在三尖瓣区可以听到收缩期吹风样杂音。

5.肺部体征

肺部细罗音是充血性心力衰竭病人的典型体征。在急性左心室衰竭的病人,就可听到满肺的水泡音和哮鸣音。如有胸腔积液,就有相关的体征。

6.胸膜腔或/和腹腔积液

严重右心衰的病人可以并发胸膜腔或/和腹腔积液。均有相关体征,病人的呼吸困难亦加重。

7.肝脏肿大

右心衰病人在出现浮肿前,肝脏就已经肿大,主要为肝左叶肿大,所以剑突下腹部饱满,右侧季肋缘下在早期尚扪不到肿大的肝脏,但肝区有扣击痛。压迫肝脏,颈静脉可以怒张,称为"肝颈反流"。因为压迫肝脏立刻增加下腔静脉回心血流量,但因右心室功能不全,不能将增加了的血量射出至肺循环,就增加上腔静脉的血流量,也就使颈静脉怒张。

二、辅助检查

(一)实验室检查

虽然尚无可帮助诊断心衰的特异实验室检查,有些化验可以提供心衰时病人体内的病理生理变化。

1.尿常规

常有蛋白尿,尿比重增高,说明肾功能在心衰时的变化。

2.血液化学

血尿素氮和肌酐可以中度升高,这是肾血流量和肾小球过滤率降低所致,即所谓的肾前氮血症。

血清电解质轻度或中度心衰病人的血清电解质一般是正常的。重度心衰病人,由于长时间限制钠摄入,服用利尿剂,外加病人无力排出游离水,可以导致稀释性低钠血症。血清钾浓度一般正常,但如长期服用噻嗪类利尿剂,可致低血钾症。在重度心衰病人,由于肾小球过滤率降低,同时输送至远端小管 Na^+-K^+ 交换部位的钠减少,可引起高血钾。低磷血症和低镁血症亦可见到,应予注意。

3.肝功能

长时间肝脏淤血、肿大可致肝功能异常:天门冬氨酸转氨酶(AST)、丙氨酸转氨酶(ALT)、乳酸脱氢酶(LDH)等均异常。如合并心源性肝硬化,肝功能明显异常,胆红素增高,可达 15～20mg/dl,临床可见黄疸。此外,碱性磷酸酶亦升高,凝血酶原时间延长。长期心源性肝硬化还可使白蛋白的合成受损,引起低白蛋白血症,加重胸膜腔或腹腔积液。心源性肝硬化极少引起肝性昏迷。一般讲,当右心房压超过 10mmHg,心排出指数低于 $1.5L/(min \cdot m^2)$ 时,肝功能就容易受损。

(二)X 线胸片

胸腔 X 线造影中心中,心脏轮廓的大小和形状可提供原发心脏病的凭证。心-胸比例可以简便地了解心脏大小：心脏横径如占胸腔横径一半以上，心脏已扩大。

肺毛细血管和静脉压正常时，在坐位，肺底的血液灌流较肺尖好，供应肺底的血管较供应肺尖的大许多。因此X线胸片上肺尖较清晰，透明度较好。左心房和肺毛细血管压升高后，肺主治间隙和血管周围发生水肿，由于流体静压的缘故，水肿在肺底明显得多，当肺毛细血管压轻度升高（13～17mmHg），肺底血管受挤压，大小与肺尖的相等，在X线胸片上，肺尖和肺底的透明度相等。肺毛细血管压再升高（18～23mmHg），肺底血管进一步被压缩，肺尖和肺上部血管扩张，发生肺血流再分布。肺毛细血管压升高至20～25mmHg时，发生组织间隙性肺水肿，可分几类：①间隔类（septal）-肺小叶间隔增宽，两侧肺野下部可见水平排列的Kerley线。②血管周围类（perivascular）-中心和周围血管影边缘失去锐利性。③胸膜下类（subpleural）-液体聚集在肺组织和胸膜之间，形成纺锤样阴影。

肺毛细血管压超过25mmHg时，发生肺泡性肺水肿，肺门阴影呈蝴蝶状或云雾团块样，并扇样放射。注意可能发生胸膜腔积液。奇静脉和上腔静脉阴影均扩张。

（三）超声Doppler心动图

利用超声Doppler心动图可以测算出心搏出量和左心室射血分数。

1.心搏出量

左心室舒张末期容量（LVEDV）减去左心室收缩末期容量（LVESV）得心搏出量（SV），正常为60～90ml。

$$LVEDV\text{-}LVESV=SV$$

2.左心室射血分数

心搏出量占左心室舒张末期容量的百分率为左心室射血分数（EF），正常为50%～75%。低于45%可以确诊为左心衰竭。

$$EF=\frac{LVEDV-LVESV}{LDEDB}\times 100\%$$

（四）心电图

心电图不能提供心功能是否衰竭的凭证，只能提示某些器质性心脏病变或原发性心脏病的资料，如心室肥厚扩大、心房扩大、心肌缺血或急性心肌梗死、缩窄性心包炎、心肌病等的特征性变化。诊断心律失常，心电图是必要的。

三、诊断和治疗

（一）诊断

充血性心力衰竭的诊断一般不困难。根据病人的病史和临床表现，常可获得正确的诊断。病人大多有基础（原发）心脏病，如发生额外的心衰症状和体征，诊断一般便可确定。临床上急性心衰和慢性心衰急性加重的处理有所不同，应予区别。

慢性心衰病人多有器质性心脏病史，近来因劳累过度、患上呼吸道感染或遭遇精神压力等，出现呼吸困难、心率加速、食欲不振、恶心呕吐、下垂性浮肿等症状，并有心衰体征，如颈静脉充盈、两侧肺底罗音、双侧踝部胫前可凹性浮肿等，可以确诊为心衰。

急性心衰多为急性左心室衰竭，是内科急诊。病人严重呼吸困难，伴喘鸣、紫绀，血压偏低，严重时可发生心源性休克。

（二）鉴别诊断

1.慢性心衰

需与呼吸道慢性疾病、肾脏疾病、肝脏疾病等鉴别。

（1）呼吸道疾病：呼吸道疾病的病人一般不合并心脏病，心脏不如多数心脏病病人那么肥大，亦无颈静脉充盈或下垂性可凹浮肿。X线肺片常可提供鉴别的凭证。

（2）肾脏疾病：主要因浮肿需鉴别究竟是肾功能不全引起的，抑或心力衰竭所致。问题的复杂性在于心力衰竭可引起肾功能不全。因此需鉴别肾功能不全是由肾脏疾病引起，还是心脏病的并发症。检查病人的心脏情况和心功能常可获得鉴别的凭证。

（3）肝脏疾病：慢性心衰引起的肝硬化与肝脏本身疾病所致肝硬化的鉴别，如只从肝功能着手是不全面的。心源性肝硬化伴有心衰所致静脉压升高、心脏肥厚、肺动脉高压等的临床表现：呼吸困难、颈静脉充盈、心脏肥大、双肺底罗音、下垂性浮肿等。肝病本身引起的肝硬化常伴有脾脏肿大，可能有蜘蛛痣、肝掌等肝病所致肝硬化的特有体征。但是，心脏并不肥大。

2.急性心衰

常见的是急性左心衰，病人发生肺水肿，有典型的肺泡水肿的临床表现，亦称为心源性哮喘。必须与支气管哮喘急性发作相鉴别。严重的急性左心衰可并发心源性休克。需与急性左心衰鉴别的几种疾病为：

（1）支气管哮喘急性发作：它与心源性哮喘均为突发严重呼吸困难，伴哮鸣。两者的急诊处理完全不同，因此必须快速鉴别。

（2）休克：心源性休克是左心室功能极度衰竭，使心排出量过分减少，导致动脉血压降低，组织器官低灌注，严重缺氧，终致全身微循环功能障碍，进入休克状态。多种急危重症，如多发创伤、严重感染等，如不及时处理和抢救，都有可能引起休克。超过40%的心室心肌丧失功能就可以引起心源性休克，这类病人有既往心脏病史和某些心脏病体征。引起休克的其他病因，总的来讲，可以归纳为低血容量、体液再分布（主要为感染、过敏等）和阻塞三大类型。从临床表现和辅助检查所得资料，鉴别一般并不困难。应注意心源性休克同时合并低血容量、感染或过敏等情况，作出明确的诊断，处理时方可兼顾。

（3）急性呼吸窘迫综合征（ARDS）：这是因严重感染或多发创伤引起的特殊类型呼吸衰竭。临床上主要表现为呼吸窘迫、肺水肿和呼吸衰竭。急性左心衰引起的肺水肿与ARDS所致肺水肿的发病机理不同。前者是由于左心室功能衰竭，引起肺循环流体静压升高，液体漏出肺毛细血管，水肿液蛋白质含量不高。ARDS是因肺毛细血管膜损伤，通透性增加，水肿液蛋白质含量较高。

（三）充血性心力衰竭的治疗

充血性心衰的治疗首先应注意原发性心脏病的治疗。如存在高血压，应积极治疗高血压；如存在心肌缺血（冠心病），应同时改善冠脉灌注。总之必须同时处理基础心脏病变和心功能衰竭。有时需要外科手术介入。如肥厚性心肌病发生心功能衰竭，仅用药物石料，收效甚微。需进行心肌（部分）切除术，大多数这类病人有良好效果，术后能改善心肌缺血。手术死亡率为

5%,条件较好的手术中心报道的手术死亡率为3%,或更少。

1.非药物治疗

(1)休息:首先要求休息,脑力和体力休息并重。可以减轻心脏负荷,减少心肌的氧耗量。

(2)进食:少吃多餐。每天进食分5~6餐,每餐量少可以减轻心脏负荷,每天总食量不少,保证营养供应。

(3)限制钠盐摄入:每日钠盐摄入限制在20g较好。

(4)进液量:较重的心衰病人应限制进液量,每24h限制在1~1.5L之间。

(5)运动:慢性充血性心衰病人虽然休息是主要的,但可以根据心衰的程度,允许适量运动。一般采用慢走:每周步行3~5次,每次20~30min。

(6)戒烟:如原来吸烟,应戒断,不再重复。

(7)防疫:常采用接种流感疫苗。

2.充血性心衰的药物治疗 指向三个血液动力目的减少容量超负荷以维持稳定的容量、减轻前负荷和后负荷以增强心室功能,以及改善心室收缩力。最终目的是减少并发症和延长生命。

(1)利尿剂:充血性心衰早期即发生钠潴留,并发周围水肿,体重增加。利尿剂是治疗充血性心衰最常用的药物之一。临床上使用的利尿剂按药物作用发生在肾单位的部位可分为三类:

1)噻嗪类和氯噻酮:作用于远曲小管的近侧和袢升支的远端。抑制Na^+回吸收。利尿作用强度中等。当肾小球过滤率低于30ml/min,利尿作用变差,因此不适用于治疗重度心衰。但有一例外,即美托拉宗,作用部位除上述两处,还作用于近曲小管。它的利尿作用在肾功能不全时亦不减弱,且利尿时间长,一次剂量可维持12~24h。如与袢利尿剂、呋噻米联合使用,效果尤为突出。

2)袢利尿剂:作用在髓袢升支粗段,在该段袢利尿剂与$Na^+/K^+/2Cl^-$辅助运送装置结合,抑制Na^+和Cl^-的回吸收,起到尿钠排泄反应。大量Na^+和水排出。利尿作用甚强。呋噻米目前是临床上最常用的袢利尿剂,口服一次,作用在30~60min内起开始,1~2h达高峰,作用期6h。呋噻米可静脉给药,静脉注射(1~2min),15min内起利尿作用,30~60min达高峰。作用期可维持2h。约60%的呋噻米以不变的形式排出于尿内,其余部分在肾脏与葡萄糖醛酸结合。袢利尿剂的利尿效应与剂量密切相关,肾小球过滤率降低后,大剂量的呋噻米(500~1000mg)仍能促进利尿,静脉给药的效果优于口服。有的临床家认为袢利尿剂是治疗充血性心力衰竭水肿的首选药物,根据习惯上的应用,仍以噻嗪类制剂为治疗充血性心力衰竭的第一类药物。

3)保钾利尿剂:作用于远曲小管远端Na^+-K^+交换处,对抗醛固酮促进Na^+-K^+交换的作用,直接抑制Na^+-K^+交换,增加Na^+排出,减少K^+和H^+分泌与排出。利尿作用弱。此类利尿剂单独不作利尿用,用作保存钾而和其他利尿剂联合使用。螺内酯是较早用于临床的保钾利尿剂,一般与噻嗪类或袢利尿剂合用。口服,20~40mg,3次/d。氨苯蝶啶利尿作用快,但弱。口服,50~100mg,3次/d。阿米洛利是目前保钾利尿剂中作用最强的。口服5mg,2次/d,可逐渐增加剂量,但不能超过29mg/d。

(2)正性肌力药物

1)洋地黄糖甙类:这是治疗心力衰竭的传统用药。对伴窦性心动过速或心房纤颤的心衰病例,疗效尤为明显。上世纪80年代以来,临床上已基本不用洋地黄叶,多用口服地高辛,它的治疗剂量平均为0.370～0.375mg/d,如它的血清浓度达0.5～1.5mg/L,则已取得治疗效果。病人近期或3日内未用过洋地黄糖甙类制剂,方可使用洋地黄糖甙类药物。一般强调在给药后,数日内达到洋地黄化,即达饱和量。以后给维持量。因此最初2日,每日口服地高辛0.25mg,2～3次/d,以后0.25mg/d,静脉用药,每次0.25～0.5mg,临用前用10%或25%葡萄糖液稀释,缓慢注射,4～6h后,可再注射0.25mg,一日剂量不得超过1mg。维持量0.125～0.5mg/d。使用时应测定地高辛的血清浓度以防中毒。文献报道出现地高辛中毒症状者可达20%。地高辛中毒浓度为血浆浓度超过2ng/ml。

如心衰病人发生阵发性晚间呼吸困难,而他(她)近期又未用过洋地黄糖甙类制剂,可静脉缓慢注射毛花甙C或毒毛花甙K。在较短时间内即可取得疗效。一般在心率快的心衰病人(无论是窦性心动过速或伴房颤的风湿性心脏病人),使用毛花甙C,可取得较满意的疗效;而在冠心病心衰的病人,使用毒毛花甙K可取得较好的疗效。我国临床上很少使用哇巴因,而在美国这是常用的洋地黄糖甙类制剂。使用快速洋地黄糖甙类制剂后,可以用地高辛(口服)作为维持药剂。若用哇巴因,第一次静脉给药后,每30min～1h静注0.1mg,直至取得满意效果。

如心衰是由急性心肌梗死所致,使用洋地黄糖甙类制剂就比较复杂。应考虑氧消耗增高和诱发心律失常的可能。因此有的临床家主张在最初不使用地高辛,而在以后的心衰治疗中,可以与其他治疗心衰的药剂,特别是与血管紧张素转换酶抑制剂(ACEI)联合使用。

目前较为满意的充血性心力衰竭的治疗是联合使用洋地黄糖甙类制剂、利尿剂和ACEI,可以使心衰病人的静脉压和心室充盈压下降,心排出量增加,心率变慢,左心室射血分数上升,周围血管阻力下降,动脉压不变。这种疗效较为理想。

洋地黄的常见毒性反应有:

①胃肠道反应:恶心、呕吐、食欲不振。心衰本身亦有同样症状,需鉴别。

②心律失常:最常见的是多发性室性早搏,形成二联律。此外为窦性心动过缓、房室传导阻滞等。

③黄视。

④神经系统表现:头痛、失眠、忧郁、眩晕等。

测定血清地高辛浓度有助于确诊洋地黄中毒。

(3)儿茶酚胺类制剂:促进Ca^{2+}进入心肌收缩系统,可增强心肌收缩力。二茶酚胺通过β肾上腺能受体和腺嘌呤环化酶系统增强激活Ca^{2+}。正常心脏去甲肾上腺受体的合成,并贮存在包括心房、传导系统和心室的整个心脏的交感末梢。当这些神经末梢除极时,去甲肾上腺素从神经末梢颗粒释放出来,进入含有β肾上腺能受体的心肌褶缝。不仅促使Ca^{2+}进入心肌细胞增强心肌收缩,而且通过磷酸化促进舒张。极大多数释放出去的去甲肾上腺素被回收,并再贮存于交感神经末梢。剩余部分被两种酶-儿茶酚O-甲剂转移酶(COMT)和单胺氧化酶(MAO)灭活,产物由肾脏排出。

无论正常还是衰竭的心肌，腺嘌呤环化酶的激活均能增强它的收缩利。有关的制剂分成两类。第1类是儿茶酚胺及其合成产物：多巴胺、多巴酚丁胺等。第2类是磷酸二酯酶抑制剂：氨利农、米力农、依诺昔酮等。

1)β受体激动剂：多巴胺和多巴酚丁胺均需静脉给药。

多巴胺：多采用静脉点滴，取20mg多巴胺加于5%葡萄糖液200～300ml中，以70～100μg/min(约20滴/min)的滴速开始。以后根据病情调整剂量，每分钟不超过500μg。

多巴酚丁胺：常规剂量2μg/(kg·min)静滴。间隙静滴较好，因长时间连续静滴，超过24h，可能出现耐药性。长期使用易引起室性心律失常。

2)磷酸二酯酶抑制剂：该药物抑制平滑肌细胞内磷酸二酯酶，增加心肌和平滑肌细胞内的cAMP浓度。心肌内cAMP增加后，Ca^{2+}摄取增加，Ca^{2+}进入收缩蛋白的速度加快，产生正性肌力作用。临床上至今使用过的此类制剂有以下三种。

氨力农：一般静脉注射或静脉点滴用药。口服疗效不显，而不良反应多。静脉注射，首剂750μg/kg，缓慢注入，约需2～3min。维持一般用静脉点滴，5～10μg/(kg·min)。每日总量不超过10mg。

米力农：首剂50μg/kg，静脉缓慢注入，约需10min，接着用静脉点滴维持，12.5～7.5mg/(kg·min)。口服2.5～7.5mg，3～4次/d。

依诺昔酮静脉注射，0.5～1.0mg/kg，以每分钟不超过12.5mg的速度注入。接着以静脉点滴维持，5～20μg(kg·min)，24h不超过24mg/kg。

总的来看，这类药剂在治疗心衰上，长期疗效不理想，且不良反应多，如易引起室性心律失常。再则，从长期疗程观察，心衰病人的死亡率反而增高。因此应慎用。

3.血管扩张剂　通过此类药剂的降低血管阻力或容量血管张力，可以降低心室的前负荷，从而减少LVEDV和减轻室壁张力；同时降低体循环阻力和左心室射血时的阻抗，因此减轻心室的后负荷，这些作用减轻静脉淤血、减少心肌氧耗量、改善心肌功能，与其他治疗心衰药物联合使用，能取得较好疗效。但经长期临床观察，并非所有血管扩张剂对心衰均有好的疗效。按其作用机制可以分成下列若干类：

1)直接作用于血管平滑肌：硝酸酯类能扩张周围血管，降低外周阻力，减轻心肌的前、后负荷和氧耗量，改善心肌的功能。临床上长用的有硝酸甘油、硝酸异山梨醇(消心痛)、硝普钠等。

2)肾上腺能α受体阻滞剂：哌唑嗪，抑制血管平滑肌和心肌细胞内的磷酸二酯酶的活性，增加细胞内cAMP，产生正性肌力作用。

3)血管紧张素转换酶抑制剂(ACEI)　卡托普利、依那普利，降低外周动脉阻力、肺毛细血管楔压和肺血管阻力，从而减轻心室后负荷，增加心排出量和延长运动耐受时间，改善心脏功能。

4)钙离子通道阻滞剂：硝苯地平、维拉帕米，能舒张周围血管，降低外周血管阻力，从而减轻心脏负荷和氧耗量，改善心脏功能。

现将临床上常用于治疗充血性心衰的几种血管扩张制剂。

(1)硝酸甘油：充血性心衰病人症状加重时，可以静脉点滴硝酸甘油，配合正性肌力药物、利尿剂等联合治疗，常可收到较满意的疗效。硝酸甘油直接松弛血管平滑肌，扩张周围血管，降低外周血管阻力，从而减轻心室的前、后负荷。心肌氧耗量亦降低，心功能得以改善。

(2)硝酸异山梨醇：平时充血性心衰病人可在使用利尿剂和正性肌力药物同时，口服硝酸异山梨醇，能取得更满意的疗效。

(3)哌唑嗪：通过增加心肌细胞内的CAMP，舒张全身小动脉和小静脉，减轻心脏的前、后负荷，左心室舒张末压降低，心功能得以改善。

(4)卡托普利：能抑制肾素-血管记账素-醛固酮系统的活性，降低外周血管阻力、肺毛细血管楔压和肺血管阻力，从而减轻心脏后负荷，增加心排出量，并延长运动耐受时间，改善心功能。如用于治疗急性心肌梗死合并心衰，首剂口服6.25mg，2h后，如动脉收缩压≥90mmHg(12kPa)，剂量可增至12.5mg，如病情平稳，维持量为12.5～25mg，3次/d。

4.其他　目前有若干尚在实验室和临床观察的正性肌力药剂，简介于后：

(1)氟司喹南通过促进Na^{+}-Ca^{2+}交换，发挥正性肌力作用。大剂量，150mg/d；小剂量，75～100mg/d。在改善运动耐量方面，大剂量反而不如小剂量，且死亡率较高。

(2)匹莫苯和维司力农均有轻度磷酸二酯酶抑制作用，尚未在临床上广泛使用。

(四)急性左心衰竭的急诊处理

急性左心衰，犹如急性肺水肿，是内科急症，在急诊室的处理结果关系到预后。

1.给氧

急性左心衰的病人有严重的缺氧，缺氧加重心衰，因此急诊室的首要处理是纠正缺氧，使PaO_2保持在70mmHg以上。

(1)鼻管给氧：将氧通过加75%酒精(消泡剂)的水瓶后，连接鼻管给病人吸入。开始氧流量2～3Umin，待病人适应后，逐渐增至5～6L/min。

(2)面罩吸氧：可以提高氧吸入的浓度，但好些病人不愿耐受。

(3)加压给氧：神志不清的病人，经鼻管或面罩吸氧后，血PaO_2仍低于50mmHg(6.67kPa)，应进行气管插管，或气管切开，连接人工呼吸器，加压给氧。常用压力为5～10cmH_2O(0.49～0.98kPa)。

2.体位

坐位，后背斜靠着枕头或床垫，下肢低垂于床沿下，或用备有可上下摇动调节的床垫的铁床，目的是减少静脉回流，降低心脏前负荷。病人需感觉舒适。

3.吗啡

处理急性左心衰、肺水肿的首选药。吗啡降低交感神经张力，扩张外周血管，减轻心脏负荷，降低氧耗，并消除病人焦虑情绪，解除严重的呼吸困难。吗啡的剂量需大一些，3～5mg/次，静注。根据病情，10～15min后可重复，用2～3次。亦可作皮下或肌内注射，视病情而定。5～10mg，每3～4h重复一次。一般第一次注射后，即可见效。使用吗啡时，应密切注意不良反应，最好准备纳洛酮，为吗啡的拮抗剂。有肺部疾病者禁用吗啡；老年病人慎用，因在老年病人，吗啡可能引起重度中枢神经抑制。不用吗啡，可用哌替啶，50～100mg/次，肌内或皮下注射。

4.硝酸甘油

0.6mg/次，含舌下，常在院前抢救时用，见效亦很快。

5.氨茶碱

250～500mg,或5.6mg/kg,缓慢静脉注射,有助于解除支气管痉挛。应注意氨茶碱可引起窦性或异位心动过速。

6.利尿剂

选用快速、高效利尿剂:呋噻米,20～40mg,溶于5%葡萄糖液20～40ml,静脉缓慢注入;或布美他尼,0.5～1.0mg,缓慢静注。

7.血管扩张剂

硝普钠是首选的治疗急性左心衰的血管扩张剂。临用时取500mg硝普钠,先用5%葡萄糖液2～3ml使之溶解,然后用同一液体500ml稀释,静脉点滴,滴速不超过10～12.5μg/min,以后根据病情,每5min增加5μg,直至收效。连续使用不宜超过72h。静滴时,滴器和输液管必须避光,用黑色或深色纸将滴器和输液管包裹,因遇光,硝普钠易分解。连续静滴时间过长,硝普钠所含亚铁离子与红细胞的硫基化合物形成氧化物,在肝脏内还原成硫氰酸盐,对人体有毒。

8.正性肌力药

选用快速洋地黄糖甙类,毛花甙C,0.4～0.8mg,加于5%葡萄糖液20ml中,缓慢静脉注射。必要时2～4h后可重复。病情好转后,口服地高辛,0.25mg/d维持。亦可选用毒毛花甙K。

9.主动脉内气囊(IABP)

用机械方法辅助心脏泵血功能,这一装置称为主动脉内气囊泵,或主动脉气囊反搏。适用于2种情况:急性心肌梗死合并心源性休克,以及心脏手术前发生急性心衰。将带有气囊的导管从股动脉插入,送至左锁骨下动脉水平的降主动脉内,经心电图R波触发,将泵入和泵出气体(20～40ml)的时间与左心室舒张和收缩早期同步。这一操作可增加心排出量20%～40%(增高心脏指数至0.8L/(min·m^2),减轻左心室后负荷,有利于冠脉灌流,并降低心肌氧耗,改善心肌缺血。IABP一般维持24～48h,文献报道有持续至2周之久的。这一装置对很严重的心衰常无效,合并复杂的心律失常亦常无效。并发症不多见,但应予重视。并发症如下:

(1)损伤甚至穿透主动脉壁,少于总并发症的5%。

(2)导管插入处的下肢远端组织缺血,占5%～19%。

(3)出血。

(4)肾栓子。

(5)气囊破裂。

进行这一操作的禁忌征:

(1)主动脉瓣闭锁不全。

(2)主动脉瘤。

(3)快速心律失常,这是相对禁忌征,应在放置IABP前纠正心律失常。

主动脉内气囊经股动脉插入,送至降主动脉。管尖位于左锁骨下动脉侧,心脏舒张期气囊充气,可增加冠脉灌流(A)。心脏收缩期气囊放气,可减轻左心室后负荷。恰当的气囊充气和放气可改善心肌氧供和氧耗间的比率。

10.治疗心衰近因

较重要的是控制感染，如上呼吸到感染、肺炎等是比较常见的感染，与治疗心衰同时治疗感染。其他的急性左心衰近因如劳累、情绪剧烈波动、阵发心律失常等均应同时积极治疗。

（王中凯）

第三节 心脏大血管创伤急救

“时间就是生命”，这句话在抢救心脏大血管创伤中可得到最生动的体现。因为创伤发生突然，受伤场合特殊，伤情凶险，如不及时救治多较快死亡。随着急诊医学的发展、先进通讯手段和快速运输工具的使用，使心脏大血管创伤病人抢救存活的机会大大增加。

引起心脏大血管创伤的原因在战时多为枪弹伤、锐器伤或爆震伤，而平时多为车祸、锐器刺伤、高处坠落、医源性损伤（外科手术、导管检查等）。西方国家枪弹伤占有很大比例，约为60％～70％。虽然这类损伤的确定性处理必须由专科医生来完成，但现场抢救、伤情判断、初步处理、急救转运都构成了保全病人生命的重要环节。所以每位医务人员应对心脏大血管创伤的原因、好发部位、病理生理过程、临床表现和诊断、治疗措施有一个全面的了解。在抢救过程中，医护人员面临接触病人的场合不同而采取何种措施的问题，即在现场和在急诊室应作出不同的反应。

在现场应采取措施包括：

1.向目击者迅速、简要地了解致伤经过，或请目击者一同搬运病人，在途中进一步了解。

2.初步处理：如封闭胸壁创口、保持呼吸道通畅、体表出血压迫止血等，但禁止以探针探测伤口深度或拔除露在胸部的刀柄等异物。

3.迅速建立静脉通道，积极抗休克。

4.根据就地就近的原则，紧急转运到具备开胸条件的医疗单位。

5.注意多发性创伤的存在。

6.主动向急诊室接诊医生汇报病史，减少重复问诊。

在急诊室接触病人应采取的措施包括：

1.迅速、简要采取病史。

2.迅速畅通呼吸道，建立大静脉通道。

3.请专科医生会诊同时，尽快做好一般检查，如测血压、静脉压、床边心电图，必要的摄片、配血、通知手术室等。

4.情况危急，或已发生心脏停搏，则立即做好急诊室开胸准备，协助专科医生就地紧急手术。

一、心脏创伤

根据致伤原因可将心脏创伤分为穿透性和闭合性。前者为枪弹、利器所致，后者则因胸部遭受直接暴力或减速性损伤所致，故两者在病程演变、临床表现和预后方面均有不同，下面分而述之。

(一)穿透性心脏损伤

尽管迅速的院前转运和立即的确定性救护,穿透性心脏损伤病人在入院前仍有50%~85%业已死亡。如能幸存到达医院,经积极处理,其预后则惊人的满意。刀刺伤者尤为如此,有人报道52例心脏刀刺伤存活率高达98%。与之相反,枪击伤的存活率较低,即使在急诊开胸的情况下,存活率也仅20%。说明遇到这类病人时,不要惊慌失措,更不要轻易放弃抢救机会,而应将病人尽快转运到最近的医疗单位处理。如在急诊室接受这类病人,应立即送至手术室或请专科医生到急诊室施行紧急剖胸术。

1.损伤机理和部位

除刀刺伤、枪击伤或由飞散物体造成的心脏损伤外,医源性心脏损伤,尤其是近年来用于诊断和治疗心脏病变的心内导管、起搏电极、心脏手术后的测压导管等所引起的心脏损伤病例也逐年增多。

确定心脏损伤的确切位置是非常重要的。虽然心脏位于胸骨后,但来自肋弓下或背后的创口均可伤及心脏。右心房、右心室位于胸骨的右面并紧靠胸骨,左心室尖在第5肋间锁骨中线。刀、钻、冰锥等可对心脏造成低速性损伤,枪击伤则为高速性并可导致更严重的组织损伤。心腔和大血管所占据前胸壁范围的比例为:右室55%,左室20%,右房10%,大血管10%,静脉5%。所以,右心室受伤的概率远大于左心室,约42.4%,左心室32%,右房15.3%。左房5.8%,接近1/3的损伤累及1个以上的心腔。冠状动脉损伤约5%,其中最常见的为前降支损伤。单纯瓣膜和室间隔损伤较少。小的心脏穿透伤可能自行封闭或愈合,特别右心室因内压低且肌肉相对较厚,自行封闭或愈合的可能性较大。Karrel综合1802例心脏贯穿伤,伤及各心腔的机会依次为右室765例,左室594例,右房277例,左房105例,心包内大血管61例。

心脏创口的出血可被坚韧的心包所局限,但如损伤严重,可引起纵隔和胸腔积血。通常心脏压塞有三个典型体征,称之为Beck三联征,即低血压、心音遥远、静脉压升高。但在心脏穿透性损伤病人仅60%存在所谓三联征。其余病人可因为大量失血而出现低血压和低静脉压。

2.临床表现

心脏穿透伤在临床上有两种不同特征性表现:

(1)心包损伤后血液流入胸腔,形成进行性血胸最终以低血容量性休克迅速致死,此以枪弹伤为多。

(2)如心包裂口不能将心脏创口的出血引流,则形成血心包导致急性心脏压塞,多见于刺伤者。心包囊由纤维结缔组织形成,相对不易扩张,正常时心包囊内有50ml液体起润滑作用,当心脏创伤出血形成血块则可将心包创口封闭,形成心脏压塞;心包内液体迅速增加到150~200ml。心脏舒张期充盈受损,收缩压和心排量将明显下降。病人器官灌注不足,迅速发生死亡。

可见心脏压塞一方面可以暂时阻止致命性大出血,另一方面则由于导致心脏血流动力学的改变造成循环衰竭,有报告认为心脏穿透伤伴有心脏压塞存活率可达73%,否则仅有11%。

3.诊断

(1)有枪弹、利器外伤史或心导管检查史等,伤口位于心前区靠近胸骨和剑突附近的上腹部穿透性损伤，均应想到可能伤及心脏。

(2)休克

大量失血或心脏压塞均可导致严重休克，甚至生命体征消失。出血性休克者通常存在明显的血胸。

(3)心脏压塞

典型者出现 Beck 三联征，常伴奇脉，这对诊断心脏压塞非常有用，但许多病人缺乏此征，更为可靠的应是动脉收缩压降低，舒张压正常，脉压变小。中心静脉压(CVP)＞15cmH_2O 有助于诊断，但低 CVP 并不能排除心脏压塞。

(4)心包穿刺

疑有心脏压塞者，心包穿刺具有诊断和治疗双重价值。紧急心包穿刺则可在危急情况下应用，即使抽出数毫升不凝血也可能救命。具体方法可用大号针头(14 或 16)接注射针筒，从剑突下进针，与胸壁呈 45°角，尖端指向左肩。可在针尾夹-锷鱼夹与心电图机相连，当针头触及心肌时可引起心电图的变化，然后将针头稍后退开始抽吸；但穿透伤所致心脏压塞者约 60%病人已有血液凝固，即使有心脏压塞，也有 15%～20%的病人穿刺阴性，提示当心包穿刺阴性时，不能排除心脏压塞的存在。如心脏裂口仍在迅速出血，即便抽到不凝血液也并非可靠的证据。如心脏穿刺者确定进入心包腔，可经导引钢丝放入一细塑料管持续引流，直到进行更为确定的治疗。也有人主张做心包开窗引流，但一旦心包打开，可能招致心脏大出血，由于暴露有限，很难控制心脏的裂伤，在这种情况下应紧急剖胸止血。

(5)X 线检查

急性心脏压塞时心影并不扩大，但可显示血胸、气胸或胸腔内异物存留。胸透则无必要。

(6)心电图

心电图改变无特征性，即使正常也不能排除心脏穿透伤的可能。

(7)超声心动图

可见心包积液、运动减弱等，开放伤时见到心脏异物有重要价值，在血流动力学平稳的病人中对于诊断心脏压塞很有帮助。Plummer 等对 49 例心脏穿透伤病人进行回顾分析，28 例立即行 UCG 检查，21 例未及时做 UCG，前者存活率为 100%，而后者仅 57%。

应该强调的是，心脏穿透伤病人病情危笃，绝不允许为求确定诊断而作大量检查，病史和体征是决定紧急手术的最重要依据。

4.处理

紧急剖胸术是唯一有效的治疗手段。但术前应尽可能迅速畅通呼吸道，积极抗休克，建立大静脉通道。短时间输入大量晶体液，安置胸腔引流管，解除气胸对呼吸的影响和动态观察血胸引流量，确定手术时机。条件许可者可做心包穿刺，作为术前暂时减轻心脏压塞的紧急措施，但不应列为常规。

(1)手术指征

1)心脏穿透伤伴心脏压塞或严重出血者，均应紧急手术。如心脏停搏或情况危急，不允许送手术室，则应立即在急诊室内剖胸止血。

2)血流动力学稳定病人，可行较详细检查，如心脏刀刺伤无明显出血或低血压，说明未刺伤全层心肌，可暂不手术，行食管超声检查后决定。

(2)手术操作

1)急诊室开胸手术：目前有很多报道主张对严重心脏创伤病人在急诊室做紧急剖胸，例如Tarares等报道64例心脏贯穿伤，其中枪伤42例，穿刺伤22例，共37例在急诊室做紧急剖胸，存活21例(57%)，27例允许送至手术室作正规剖胸术，存活24例(89%)，总的存活率为45/64(70%)。Demetriadea报道入院的125例心脏戳创，在手术室抢救手术者，死亡率14.4%；在急诊室紧急剖胸者，死亡率87.5%。总的抢救存活率为17.1%。作者1998～2001年共收治心脏破裂病人16例，现场开胸急救4例，1例在行二尖瓣球囊扩张术后出现血压下降，心脏骤停于导管室紧急开胸，其余3例在急诊室紧急开胸；直接在手术室开胸12例，其中需要在体外循环下修补者3例。本组死亡2人，均系合并严重多发伤所致，死亡率12.5%。但目前大多数医院急诊室缺乏应有的设备和人力，在急诊室做紧急剖胸术不易做到，故不宜过分强调。但病人到达急诊室时已无生命体征，仅有心电活动时，应立即气管插管，当检查发现伤口的进出经过心影时，必须考虑就地手术。手术切口根据伤口位置而定。如刀刺伤位于左胸壁，应取左侧开胸；但如刀尖利器仍在伤口内，则应在打开心包后再取出。如枪伤在左边可能造成右侧血胸，则应取正中切口暴露所有心腔。现在许多创伤医生喜欢取跨中线的双侧剖胸切口，有利于全心、肺门、腔静脉及胸膜腔的暴露和止血。

一旦术野暴露，立即切开心包解除心脏压塞，用手指压迫心脏裂口控制出血。同时电击除颤使心脏复跳。必要时可经主动脉根部直接注射肾上腺素。通过右房或右室可直接注入大量液体扩充容量。除了指压止血，也可采用Foley导管插入伤口，膨胀气囊压迫止血。对于右心损伤者Foley导管尚可作为扩容的通道。大多数心室损伤可用带垫片无创缝针单纯褥式缝合成功修复。心房创口先用无创鼠齿钳钳夹，再用3/0或4/0聚丙烯线连续来回缝合。腔静脉损伤则需要更为复杂的外科技术，应立即转送到手术室处理。

2)手术室开胸：对于病情许可送到手术室或急诊室开胸后无法处理的复杂心脏损伤均应在条件完备的手术室内，由经验丰富的心胸外科医生处理，诱导插管麻醉应非常小心，因为正压通气和中度心脏压塞均可造成严重静脉血回流减少，迅速引起血流动力学恶化。在这种情况下，应先消毒皮肤和铺好手术巾，以便迅速进胸止血。

手术径路可取左前内第四肋间切口或胸骨正中切口，前者进胸快且不需特别器械，但对右侧心腔暴露差；后者目前被广泛用于各种心脏穿通伤。大多数简单损伤不需体外循环，自体血回输却显得非常必要。估计损伤严重者，应备好体外循环设备，或做好经股动脉转流准备，一旦发现破口较大或偏后不易修补时，可迅速建立体外循环，在心肺转流下修复。

一旦切开心包，手术者应迅速吸去积血，以手指压迫心脏破口，用丝线或合成线间断缝合。带Teflon垫片缝合可防止心肌撕裂，对于大血管或心房裂伤，可使用无创侧壁钳控制出血，然后间断缝合。如损伤邻近主要冠状动脉，则缝线自该冠脉下方穿过，以免阻断冠脉血流。如指压不能控制出血则应肝素化。尽快在体外循环下完成修补创口。冠状动脉小分枝及其末端损伤可予结扎，近端损伤则需行搭桥手术。心脏穿通伤除累及心脏及冠脉，尚可累及瓣膜或室间隔。统计发现动-静脉瘘或心内分流发生率约5%，分流量常发生在左、右心室水平，也可见于心房水平、主动脉-腔静脉、主动脉-肺动脉、冠状动脉-心腔。大多数分流杂音不易在急救中发现，如听到杂音则应行心脏超声探查，以明确损伤部位。

如果可能的话，可于术中主要损伤修复后进行食管超声探查，以发现可疑的心内结构损伤。所幸的是许多心内损伤并不影响病人血流动力学。急救的第一目标是使病人渡过急性损伤期，仅当心内损伤威胁病人生命或严重影响血流动力学时才争取在急诊手术时一并修复。有些心内损伤可能在初期心脏损伤修复后变得明显起来，因此在病人出院前后应反复仔细作心脏检查以防疏漏。小的室缺（左-右分流<1.5∶1）可能无需手术而自动闭合，大的室缺则应采用常规体外循环下行手术修补。

枪弹伤可能导致异物在心包、心室壁、心腔内残留，引起栓塞、感染性心内膜炎或侵蚀心腔及血管。通常下列异物应手术予以摘除：①大的弹头，②病人有症状，③位于左侧心腔。术前应精确定位、术中也可使用心超帮助定位，Symbas 指出无症状病人心内小的弹片可不予取除。

取除异物时应注意下列问题：

(1)有时弹片甚至子弹头等物，偶或可存留在右心房（右心房的小破口已暂时被血凝块堵住不出血），开胸取除如明确这一情况，则比较简单可用手指捏住异物，并将其推移到右心房在此处作一荷包缝合，局部作一小切口，取出异物后结扎荷包缝合。

(2)若为右室内的异物，则必须在体外循环下取除，而在手术当日病人进入手术室前，必须再摄一胸部 X 线片，以便发现异物是否已经移位，如已经移至主肺动脉内，则切开主肺动脉取出。所以在体外循环下，检查取除异物的心脏部位切口各异。

(3)外伤性 VSD 修补的适应征见上。

全身多发性创伤的病人使用体外循环应视为禁忌。在这种情况下可暂时阻断上、下腔静脉 2～3min，以允许有一个干净的手术野，使手术者能够精确地放置缝线控制出血。如胸廓内动脉损伤出血，可予结扎。肺的损伤也应同时缝合。短时间阻断严重低血容量病人的降主动脉，可为心脏和大脑提供暂时有效的循环。

5.结果

迅速有效地治疗使刀刺伤病人存活率达到 80%，而枪弹伤则明显较低，主要依赖于伤势的严重程度、入院时全身情况和伴发损伤，存活率约为 40%。存活者可能出现明显的精神异常，Abbott 等研究 20 例存活的心脏穿通伤病人全部有心脏方面主诉，而应激试验显示 90%正常，但仅 40%病人恢复工作。

(二)闭合性心脏损伤

在外伤致死病人中，心脏损伤是最易被忽略的内脏损伤，可被其他器官的严重损伤所掩盖。在车祸死亡中，有 15%～75%伴有心脏损伤。故所有钝性胸部创伤均应考虑有心脏损伤的可能。

当心脏受各种外力作用（如高速车辆相撞或高处坠落引起的减速，胸部直接受击或挤压）被压于两个物体之间（如胸骨和脊椎）或心脏向前撞击胸骨或心室内压突然升高均可能造成心肌挫伤、心脏破裂、室间隔破裂、瓣下结构损伤、冠状动脉裂伤等。有统计表明约 80%的空难罹难者均有心脏损伤。

1.心肌挫伤

所有因钝性暴力造成的心脏损伤，如无原发性心脏破裂或心内结构损伤均称为心肌挫伤，约占严重胸部钝伤病人的25%。这类损伤往往并不致命，但常被忽视，因此本症在.临床统计上显示的发生率与仔细认真地检查成正比。

(1)病理改变

心肌挫伤一般是由相对较轻的钝性暴力所造成的，往往心肌表现为弥漫性病理改变，从心外膜或心内膜可见小的出血灶到广泛性的挫伤灶，亦可为轻度水肿至明显的坏死。组织学改变与心肌梗死相似，但挫伤区与周围正常组织分界非常明显。放射核素血管造影示右室前壁是最易遭致挫伤部位。

心肌挫伤易发生心律失常，可能与下列因素有关：

1)来自心肌过度伸长的异位起搏点；

2)由于损伤电流的存在，常可成为一个异位起搏点，导致正常心肌与受伤心肌之间的折返；

3)局部传导系统缺氧。

心肌挫伤后常有心排出量减少，如无心脏破裂或不可逆性心律失常，大多数病人可存活。

(2)临床表现

心肌挫伤病人可以从无症状、胸前区疼痛到类似于心绞痛的症状，但不能被扩血管药缓解。广泛心肌挫伤引起心功能明显下降者可产生类似心源性休克的症状。常有不同类型的心律失常，心动过速而无其他明显损伤提示心肌挫伤，前胸壁擦伤和胸骨骨折均提供补充证据，其他的非特异症状有恶心、呕吐、心悸等。

(3)诊断

1)有闭合性心前区外伤史。

2)心前区或胸骨后疼痛，无严重合并伤而伴有明显心动过速、低血压、呼吸困难等症状。听诊可能心音改变，如奔马律或心律不齐等。

3)心电图异常可在伤后短期存在，也可延迟到伤后12～24h，这取决于心肌挫伤的程度，Q波异常与急性心肌梗死相似。也可有ST段移位、T波低平或倒置、房性或室性早搏。

4)X线检查对心肌挫伤本身诊断价值不大，但可排除心包腔内积血、积气或其他胸内损伤。

5)血清酶检查心肌挫伤后，多种血清酶均可升高，较有诊断价值的有乳酸脱氢酶同工酶LDH_1和LDH_2、CPK-MB。有人报道当CPK-MB>8%和LDH_1、LDH_2显著升高时，应高度怀疑心肌挫伤，但也有人认为酶学指标相对不敏感和缺乏特异性。有研究发现，肌钙蛋白T(cTnT)在心肌挫伤后4h即开始上升，持续至伤后24h更为明显。因而认为cTnT具有血中出现早、灵敏度高、特异性高、持续升高时间长等特点，更具有诊断价值。

6)同位素扫描：放射性核素血管造影(RNA)和节段性左室壁活动检查是目前探明心肌挫伤的有效方法。原来健康者受伤后发现左、右室射血分数下降和左室节段性室壁活动异常应高度怀疑透壁性心肌挫伤。Harley指出心电图和血清CK-MB并非外伤性心肌损伤的良好指标，其判别预后的价值不大，而首次通过放射性核素血管造影和节段性左室壁活动检查乃探明钝性心肌损伤的有效方法。他报道了74例胸部钝伤，心电图明显异常者21例(28%)，其中最常见的是缺血改变共11例。CK-MB升高6例(8%)，其中仅2例有电图改变。而RNA显示心肌功能障碍者则达 55 例(74%)。

因此,RNA 和节段性左室壁活动测定乃胸部钝伤后心肌功能障碍的灵敏指标,但其对严重创伤的特异性尚有待进一步研究。

7)超声心动图有人推荐入院 24hCPK-MB 值大于 5%的病人应行超声心动图检查。发现心包渗出或游离壁运动异常可作为诊断证据。

(4)处理

一般来说除非伴有心肌破裂或发生缩窄性心包炎,心肌挫伤不需要手术治疗。

主要措施包括:

1)疑有心肌挫伤者,应连续心电监护 48~72h,适当使用镇静剂,补液速度要慢,以免引起心衰。

2)及时处理心衰和室性心律失常。

3)偶然有的病人需要正性肌力药物,或暂时需要主动脉内球囊反搏维持心排量和使用起搏器治疗传导障碍。

(5)预后

心肌挫伤的预后类似于心肌梗死,如涉及范围小,极少发生死亡。中等范围挫伤或伴有左前降支损伤则会发展成巨大左室室壁瘤。大范围心肌挫伤可能造成早期死亡。

2.心脏破裂

钝伤引起的心脏破裂,过去较少受到重视。近年来由于对创伤病人医院前急救和运送的进步,钝性心脏破裂救治存活者较前增多。因为钝伤性心脏破裂常合并其他多种明显的损伤,因而不及贯穿性心脏损伤那样容易诊断。

闭合伤引起的心肌破裂常迅速导致死亡,多在尸解时才发现。有人报告 546 例非穿透性心脏损伤的尸解中,有 64%死于心脏破裂,主要死亡原因为难以控制的出血或心脏压塞

(1)损伤部位及机理

四个心腔受损机率几乎相等。心包未破裂者,由于心包积血及进一步压塞可阻止大出血,病人有可能生存到达医院,而心包破裂者则迅速死亡。

(2)临床表现及诊断

心脏破裂可发生于受伤后即刻,也可发生在伤后数天,可能非常局限。主要表现为颈静脉怒张、心音遥远、低血压典型的 Beck 三联征,心包破裂者三联征不明显,表现为持续性胸腔内出血,严重休克或生命体征迅速消失。

X 线检查:可能心影扩大不明显或胸腔积血、心包内积气;

ECG 检查:可能有心脏压塞表现,尤其是 TEE 能常规较安全地用于诊断胸部闭合伤后的心脏伤;

CT 检查:可示胸骨骨折及心包积液,CT 检查增强扫描可见造影剂漏出,对心包压塞有很大帮助。特别是严重创伤患者,因不能站立只能仰卧位摄片,并可能同时存在广泛性皮下气肿、气胸、血胸和肺损伤,胸片无法准确判断,而 CT 就能直观准确地显示。在严重创伤和复合伤时,CT 可不移动病人即可进行其他部位扫描。

但这类病人的诊断主要依靠病史和体征,一切辅助检查均可拖延抢救时间,从而危及病人

生命。

(3)处理

毋庸多言,只有紧急手术才有抢救成功的希望。因此应毫不犹豫地开胸手术。

3.室间隔破裂

通常发生在闭合性胸部损伤的即刻,可于心前区听到室间隔缺损的典型杂音。小的破裂,病人血流动力学状态保持良好,如裂口较大则不可避免出现肺静脉高压的症状和体征,心排量下降。

除非室间隔破裂较小,病人无临床症状,其余病人都有明显的手术修补指征。但病人术前应尽可能控制和改善全身及心衰情况,如伤后早期血流动力学平稳,则尽量延至8～12周手术,以保证裂口边缘肌肉能承受一定的张力而良好愈合。

4.房室瓣及主动脉瓣破裂

房室瓣腱索或瓣叶的破裂也发生在闭合性胸部损伤的即刻,最常见的是三尖瓣伴有一支右冠状动脉心室支的损伤。开始临床表现易被忽略,可能数周后才出现典型症状、体征而确诊。其次三尖瓣瓣下结构损伤较少见,如果发生,病人表现突然肺静脉高压、肺水肿。偶有二尖瓣关闭不全进行性加重,病人24h内死亡。主动脉瓣破裂更为少见,两个瓣叶的损伤将导致急性肺水肿,亦可在经历一个明显无症状间隙后,临床症状逐渐加剧。

房室瓣或主动脉瓣破裂几乎均产生关闭不全,主张积极手术治疗。三尖瓣破裂最好延至伤后8～12周手术,二尖瓣、主动脉瓣破裂常需紧急手术。

(三)心脏压塞

心脏压塞常伴发于胸部贯穿伤,但偶尔亦可发生于胸部钝伤以后,亦可继发于中心静脉插管和插入经静脉起搏电极引起的心脏房室穿孔。心脏压塞可在急性创伤后数小时发生,常被忽视。

1.临床表现

心脏压塞的典型征象包括心动过速、颈静脉扩张、低血压、心音低沉、不合作、焦虑不安。皮肤湿冷、奇脉。Beck三联征即颈静脉扩张、心音低沉以及低血压,被认为是心脏压塞的主要征象。但并非所有心脏压塞的病人均出现Beck三联征。以上这些征象亦多见于多发性创伤病人,可被误认为系大量失血而非心脏压塞。心脏压塞的征象可在补足血容量后出现,然而CVP和心脏压塞的程度并不相关。因为仅需小量(50～100m)心包内积血即可减少静脉血的回流,故在急性心脏压塞病人X线胸片上很少见到心影扩大。

所有胸部钝伤或贯穿伤的病人出现休克者,均应考虑到有心脏压塞的可能,尤其是静脉压正常或升高者。如有怀疑,应作心包穿刺术,从心包腔内抽出小量不凝固的血液即可确诊,即使抽出小量(20～30ml)积血,即可显著改善病人的情况,小的穿刺伤,往往一次穿刺即可解决问题。但目前大多认为在胸部贯穿伤而疑有心脏压塞的病人,作心包穿刺的价值不大,只能作为开胸前的临时处理。因心脏创伤时心包内大多为血凝块。心包穿刺的假阴性很多,偶或也可假阳性。若经心包穿刺后心脏压塞征象再发或心包腔内出血持续,则应作紧急剖胸术缝合心脏的裂伤。所有因枪伤引起的心脏贯穿伤而发生心脏压塞者,因其损伤严重,需立即剖胸探查。开胸的指征为:①持续出血,②穿刺抽吸无效,③穿刺后心脏压塞再发,④心搏骤停,⑤所有枪伤。

2.处理

(1)检查

1)病史

①严重钝性或贯穿性胸部外伤。

②最近接受过中心静脉插管或心导管检查治疗。

(2)体检

①颈静脉扩张。

②心音低沉。

③低血压,与上述两项体征合称 Beck 三联征。

④少尿。

⑤心动过速。

(3)辅助检查

①X 线检查示心影增宽(烧瓶样)。

②心电图示低电压和图形改变。

③UCC 及 CT 可见心包积液,若有心脏破裂,CT 增强扫描可见造影剂漏出。

(4)治疗措施

在心包穿刺前、中、后监测生命体征,包括 CVP 和心律。

①心包穿刺,从心包腔中抽出积血。

②如症状持续或再发,可重复作心包穿刺。

③如病人情况恶化,则必须考虑紧急剖胸术,以排空心包腔内积血和修补损伤

(四)心包破裂

心包的外伤性破裂者,因常并发其他严重创伤,故过去很少活着到达医院,但目前有的可以救治存活。心包破裂后可以引起严重的并发症,故应予注意。

Clark 报告外伤性心包破裂 10 例,3 例存活。该报告综合了共 142 例心包破裂病人,其中合并心脏伤 40 例,主动脉损伤 4 例,共存活 99 例,这一结果是十分令人鼓舞的。该组病例中半数为左侧胸膜心包撕裂,而膈面心包、右侧胸膜心包以及上纵隔心包的撕裂则少见。常合并心脏或左半膈肌的损伤,心包损伤常在手术探查其他病变时发现。心包破裂时,大多数应作修补,以预防心疝。

Cavanaugh 报告一例因飞机失事引起的胸部钝伤,发生了左侧胸腹心包的破裂,裂口巨大,心脏完全脱位入左胸腔,经手术证实修补后,情况良好。

钝性胸部伤引起心包破裂和心疝是少见的,根治性全肺切除术,作心包内结扎肺血管或造成心包缺损者,亦仍可在术后早期发生心疝。心疝的早期诊断十分重要,以便于及时紧急手术。根据胸片往往可以诊断,其要点为心影和膈肌分开,心影有不正常的切迹。腔静脉造影可确诊及提供更好的解剖细节。

心包破裂本身一般并无妨碍,主要是引起心疝以致急性循环障碍,故应重视心疝的诊断。心疝而无循环障碍时,仅有的体征为不能触及心尖搏动,叩诊时心浊音界移位。循环障碍时则出现心排血量减低、CVP 升高、奇脉,心电图示电轴移位、心肌缺血,胸片示心影移位,心室呈

水平位。必要和可能时需作心血管造影。应与充血性心衰、心脏压塞鉴别。

二、胸主动脉创伤

胸主动脉创伤亦可根据病因分为闭合性和开放性。

（一）闭合性主动脉破裂

车祸或从高处坠落突然产生的水平或垂直减速可导致主动脉破裂。70％的外伤性主动脉破裂病人是从车上弹出的，45％是由于侧向交叉碰撞。死于现场或运送途中车祸病人有16％～36％是主动脉损伤。钝性胸部外伤引起的主动脉断裂有90％当场死亡。

1.损伤部位

在水平减速事故中，70％～95％病人主动脉断裂恰恰发生在左锁骨下动脉远端的动脉韧带处，5％～30％发生于主动脉瓣上的升主动脉。膈肌水平的降主动脉破裂很少发生。20％病人可有多发性主动脉断裂。

2.临床表现

病人的症状主要取决于主动脉壁哪一层破裂。升主动脉破裂多数发生在心包内，其症状为心脏压塞，三分之一的降主动脉破裂可出现背部放射性疼痛。常因全身严重损伤而休克。胸主动脉横断可有胸骨后或肩胛之间的疼痛、上肢高血压，或者上、下肢脉搏不可触及。应该强调的是仅不足一半的病人出现上述症状，1/3 以上病人并无外部损伤的证据。

纵隔血肿压迫可引起气急、咽下困难、声嘶等征象，约 1/4 病人可在心前区或锁骨下区闻及收缩期杂音，脊髓供血不足可致截瘫，肾供血不足可致少尿。

3.诊断

有人提出半数以上病人可出现诊断三联征：上肢血压增高和脉压差增大；下肢血压降低和脉压差缩小；X 线显示纵隔增宽。

最重要的一点是对胸部钝伤病人警惕胸主动脉破裂的可能。有胸部直接暴力或高处坠落史者出现上述症状和体征，在条件允许情况下可作下列检查：

（1）X 线检查：胸部 X 线检查可为主动脉损伤提供重要线索，最常见的是纵隔增宽，尤其 65 岁以下病人纵隔增宽是诊断胸主动脉损伤最可靠的征象。但主动脉破裂仅 12.5％引起纵隔增宽。

（2）主动脉造影：对于诊断胸主动脉和大血管损伤具有确定性意义，但应在条件许可情况下采用。

（3）CT 检查：有报道，螺旋 CT 能确诊所有的主动脉损伤，和 CT 血管造影结合几乎能代替主动脉造影。

（4）经食管超声心动图（TEE）：用于多发性创伤病人，可提供迅速诊断依据。TEE 对于胸主动脉内膜非创伤性剥离的诊断正确率是 93％、CT 仅 54％、血管造影 75％。

4.处理

首先应考虑紧急手术，而非降压药物，后者仅在无法进行手术时才用。术前应尽量争取明确诊断并定位。少数病例即使有大量血胸甚至心脏停搏，手术有时仍可挽救生命。

对于不完全性的胸主动脉破裂合并多发性损伤者，应首先处理其他更迅速危及生命的损伤。

（二）创伤性主动脉断裂

因减速损伤者多位于主动脉峡部，断裂后出血受周围组织压迫可自止或渐形成假性动脉。因而有急性断裂及慢性弓降部外伤性假性动脉瘤两种不同时期的表现。但二者均有潜在破裂大出血的危险。假性动脉瘤虽可较长时间无症状，但因动脉压力不断冲击，瘤壁仅由血栓及纤维组织形成，耐压程度差，逐渐在某薄弱部位向外膨出，瘤囊直径越大，瘤壁承受张力亦大，在张力不能对抗腔内压的部分即向外突破造成出血。所以，创伤性主动脉断裂的诊断一建立，即应考虑手术治疗，除非有禁忌手术的情况，如晚期恶性肿瘤病人，全身情况呈恶液质，再就是病人一般情况较差，或其他严重伤情应先行处理等情况时，可先用降血压并减弱心收缩力药物治疗，作短期观察，当条件许可后即行手术。

自50年代对急、慢性创伤主动脉破裂手术成功以来，加上麻醉、体外循环及心外科学技术的发展，目前抢救创伤性主动脉断裂的机会大大增加，成功率可达到90%。

直接修复创伤性主动脉断裂需在断裂的近、远侧完全阻断主动脉。阻断后产生的问题有近心端血压上升增加了左心负荷及脑部灌注压，可导致急性左心衰竭及脑水肿。而阻断远侧供血不足，使脊髓及肾脏、肝脏缺血而发生截瘫或肝、肾功能衰竭。为防止上述并发症发生，采用了多种方法，但尚没有一种方法可以完全防止截瘫的发生。

1.手术的基本方法

由于体外循环安全度的提高，低温下阻断主动脉法已很少采用。现在常用的方法如下：

(1)外分流法采用各种不同管路，均需抗凝以防止血栓形成，这可增加术中出血量，故多不用。现有采用肝素结合的塑料管（TDMAC-肝素），不需全身抗凝以进行外分流者。

(2)全身体外循环或左心转流法近年来采用者较多。在不宜左心插管时，亦可行股动脉股静脉转流，以保证阻断的主动脉远端血供，而上半身则靠心脏供血。急性升主动脉破裂者，必须行全身体外循环。为防止开胸时大出血，可先行股动脉—股静脉转流，开胸后再从心脏插管行全身体外循环。

(3)全身体外循环深低温暂停循环法用全身体外循环行中心血流降温至20℃左右，停止循环进行手术，可不必阻断主动脉行“开放”修补或吻合。停循环时限以30～40min为宜，发生神经系统并发症的机会较少。阻断时头部应加用冰帽、静脉给予甲基强的松龙，适当放血；再循环前应注意防止气栓发生。

亦有人强调在直接阻断降主动脉下手术，阻断20min以内很少产生截瘫，而建议不采用任何分流措施。并列举单纯阻断术后死亡率及并发症发生率均低于外分流及体外循环者。但采用体外循环的医师亦称体外循环更为安全有效。总的来说，尽可能缩短阻断主动脉的时间，减少失血是防止并发症的较好方法，若采用其他辅助方法有助于缩短阻断时间，则更为安全。

2.手术方法

(1)近端控制

为避免血肿影响手术操作，宜在膈神经后方切开纵隔胸膜游离左颈总动脉及左锁骨下动脉间的主动脉弓，注意避免伤及膈神经和迷走神经及其喉返神经支；或在心包切开后沿主动脉下缘游离此区，套带准备阻断。在游离有困难时，可先开始体外循环，使压力有所下降后再进行。主动脉破裂处的远侧游离一般无困难，两端游离后即可控制破口部大出血，其他分支亦应游离阻断。

(2)断端的处理

当近、远端得到控制后，即可切开血肿处假性动脉瘤。急性期手术者，若上下残端撕裂和组织水肿不严重者，可直接吻合，但不应有张力。大多数情况下，因撕裂不整齐，清创后组织有部分缺损，虽游离了断裂主动脉的上、下端而吻合仍有张力，必须用预凝好的人工血管进行移植。若用聚四氟乙烯膨体微孔人工血管可不必预凝，或有同种保存动脉可用，则更为理想。

(3)术中血压的监测和处理

在阻断主动脉后，应监测上、下肢的血压，以调整上、下肢的流量；若流量合适，而近端血压仍较高时，可在上肢静脉滴注降压药物加以控制。

3.术后监护和并发症的防治

术后按体外循环心脏手术后的监测及处理。若术中无并发症，亦无由严重创伤所致的其他重要损伤，术后恢复一般均较平稳。但亦应进行下列监护：

(1)心脏前负荷的监测

胸部大血管损伤的病人，在术前就有失血或形成血肿，而术中丢失量有时又难以准确估计，这样就为正确的补足血容量造成了困难，在多数情况下是补血容量不足，故术后应根据全身情况、血压、中心静脉压、血红蛋白及出血量核算补充。术中如因高血压增加了心脏后负荷，术后应积极控制高血压，以防止心功能不全。

(2)对脊髓的保护

术中阻断循环影响脊髓供血，可能产生损伤，但属于可逆性，术后应防止血压过低或低水平血压时间过长，否则会加重脊髓损伤而导致截瘫。对这类病人，术中更应注意采取相应措施保持脊髓血供，并尽量缩短阻断时间。术中、术后减少失血量并及时补足，严防低血压发生。

(3)肾功能衰竭及呼吸衰竭的防治

多发性创伤，术中及术后低血压或休克可造成肾功能衰竭；在休克的基础上再加上创伤中和创伤后呼吸道的误吸以及通气不足等原因可造成呼吸衰竭。对这两脏器的功能在术后应进行监测，以观察伤情变化，及时采取防治措施。

(三)开放性主动脉破裂

无论是枪弹或刀刺伤所致主动脉开放性损伤，病人几乎均在得到治疗前死于大出血。只有当破裂位于心包内的主动脉时，才可能因心脏压塞而多存活一段时间。可见心脏压塞是影响心脏创伤预后的“双刃剑”。

1.临床表现与诊断

临床症状取决于损伤部位，心包内主动脉破裂的最突出表现是心脏压塞症，类似心脏损伤，X线显示纵隔增宽。根据胸部贯通伤史及以上症状、体征作出诊断，不应再作任何额外检查(如主动脉造影)，以免延误抢救时机。

2.治疗

经现场及急诊科初步处理及伤部确诊后，伤情不见好转或基本稳定但仍有继续出血者，均应即时手术修补破口。如损伤严重处经清创后不能直接修复时，可行人工血管移植术。若病人情况不佳，出血已暂停，可在应用降血压同时减弱心收缩力的药物控制血压和严密观察下延迟手术，待伤情稳定好转数日后，再行手术治疗。

胸部大血管穿透伤破口的修复或切除作人工血管移植，是一项较复杂的手术，除应有一定的设备条件外，参加抢救的外科医师和有关人员亦应有专业技术的基本训练，做好充分准备，确定诊断，在病人能耐受手术的情况下，才能取得抢救的成功。

根据伤部及伤情以及外科医师具有的不同经验，所采取的手术方法略有差异，手术的根本条件是：能控制出血部位的近、远侧；有相应措施防止由阻断循环可能导致的严重并发症，最主要的是脑或脊髓并发症（昏迷、截瘫）及肾功能衰竭。

手术室主要条件是良好的灯光，有效的吸引器，良好的自体输血装置，血源充足。此外，还要有麻醉安全保证，体外循环（全身或部分）装备备用。术中对体温、心电图、动脉血压、中心静脉压及血气和生化指标的监测也是必要的。

切口选择：为了保证手术野显露充分，术前对累及的动脉定位要明确，而后根据伤部选择切口（升主动脉多用前正中，降主动脉用后外切口）。

手术步骤：原则上是清创及修复血管通路的完整性。

（1）升主动脉及主动脉弓穿透伤的手术治疗

1）切口前胸正中切口可得最佳显露，如有颈根部大分支伤可以向上延伸。

2）手术方法小伤口，在清除血肿或解除心脏压塞后，即时用手指压住破口，暴露伤部周围，用无损伤侧壁阻断钳控制破口，保持适当主动脉腔不致影响血流。若破口周围组织损伤严重，可将创缘部坏死组织切除，直接缝合，或加用垫片全层缝合，防止张力大撕裂，亦可用补片修复。在破口较大，侧壁钳难以钳夹者，可用手指暂时堵住破口，在手指下缝合，但应小心，因主动脉内压力高，动脉壁张力大，可使缝合针孔撕裂造成更大出血，故此法只有在不得已的情况下应用。血压高时，可轻压下腔静脉使血压下降至 90mmHg 以下再打结，防止因压力高而撕裂。

不能用侧壁钳钳夹时，则应在体外循环下，阻断循环进行修补。根据清创后局部情况行直接缝合或补片修补。

在主动脉穿透伤通入心腔或肺动脉或体静脉形成主动脉心腔瘘或主-肺动脉瘘或动静脉瘘时可产生心内、外的分流，严重增加心脏负荷。这些类型的损伤均应在体外循环下行瘘口修补。动静脉瘘可切断瘘缝合修补或用补片修复防止复发。

（2）降主动脉穿透伤的手术治疗

1）切口左后外侧切口经第五肋（弓降部）床或第六肋（降主动脉胸段）床，显露最佳。

2）手术方法开胸后，清理胸内血块及积血，手指压迫止血。在降主动脉擦伤或非贯通伤，仅一侧有破口，可在适当游离胸膜后，用侧壁阻断钳控制出血，行清创术后，可用连续或加垫片缝合破口，当缺损较大，可行补片修补。

在有多处伤或损伤严重时，需行破口上、下主动脉阻断。有作者主张即行阻断、修复，阻断时间不超过 20～30min 时，认为较安全，不会产生截瘫。但截瘫仍时有发生，体表降温可增加动脉阻断的安全性。在 30℃低温下阻断 30min 较少发生截瘫或肾功能衰竭。但降温较麻烦、费时，不宜在紧急情况下采用。用硅胶或结合肝素（CBH 或 TDMA-肝素）的塑料管行阻断上、下主动脉的外分流法，可以较安全地阻断主动脉。需时较长时，则以左心转流为宜。动脉伤清创后行修补或补片修复。囊状动脉瘤亦可行侧方切除补片法。在破口不大的病人，直接侧壁修补术的并发症及手术死亡率均低于采用分流或转流术者。医师应根据伤情及个人经验选用最简单及确切的方法修复，其成功率可较大地提高，并发症亦可较大幅度地减少。

(3)主动脉大分支穿透伤的手术治疗

1)切口前胸正中纵切口最好，必要时可向一侧斜行或横向延长，有助于游离分支远端主动脉弓，以控制止血。

2)手术方法刺伤裂口可用指压止血，指下缝合或侧壁阻断缝合。伤口超过周径一半者或横缝或补片以防术后狭窄。子弹伤破口大且不规则，并需清创者，常需阻断其近、远端，最好在左颈总或无名动脉阻断前，用外分流法防止脑供血不足并发症。还有腔内分流管亦可作为分流之用。其方法是，通过动脉破口把内分流管送入该支动脉腔内，其两端超过破口的两侧，而后把其预置在破口近、远侧的套囊阻断或用特制管钳夹紧，修补至最后两针时开放，取出分流管后，再完成缝合修补。

三、腔静脉损伤

腔静脉损伤大多为穿透伤引起，主要的临床表现为急性心脏压塞，手术前往往诊断为心脏创伤。伤后失血量大，若延误诊断和处理，死亡率较高。1974 年 Mattox 报道，上腔静脉损伤的病死率为 40%，膈上段下腔静脉损伤的病死率为 17%。

(一)诊断

上腔静脉或下腔静脉在心包段内发生破裂时，都无例外地形成急性心脏压塞。因此腔静脉损伤与心脏损伤在术前很难鉴别，大多数须经手术探查方可明确诊断。

(二)处理

对疑有此类大血管损伤均应及时手术探查。手术方法：选择胸骨正中切口，切开心包和显露血管后先控制出血。通常用手指压迫止血，迅速输血补液纠正休克。然后使用阻断钳阻断部分管腔，修复静脉破口。在修复时应注意：①不能直接阻断腔静脉血流，只能部分阻断血管腔或使用导管在内转流下修复腔静脉。内转流法是将有侧孔的导管经右心耳插入上(下)腔静脉，在裂伤的远近端收紧围绕腔静脉的固定带止血。腔内分流可以保证回心血流和无血手术野，然后进行修复；②多数裂口可单纯缝合，也可以修整裂口后作端一端吻合；③如腔静脉壁缺损或张力过高时，可作血管补片或血管移植术。移植物可选用自体心包或自体静脉，人造血管作静脉移植时，其远期通畅率不高。

(马明玉)

第四节　短暂性脑缺血发作

一、病因与发病机制

多种因素都可引起 TIA，而高血压、动脉硬化和心脏病是 TIA 的主要因素。其发病机制有多种学说：

（一）微栓子

颈动脉和椎-基底动脉硬化狭窄处附壁血栓，硬化斑块的碎片构成的微栓子循血液进入脑中形成微栓塞，出现局部缺血症状，造成一过性神经功能缺失发作。因栓子小，容易破裂或经酶作用而分解，在向远端移动时，血供恢复，症状遂消失，但心脏的栓子相对较大，故栓塞时间较长。因此有人分析，TIA 持续在 1h 以内的多为动脉到动脉栓塞，超过 1h 的 TIA，来自心脏的可能性大。

（二）脑血管痉挛

临床和动物实验均证实脑血管可以痉挛，譬如严重的高血压，蛛网膜下腔出血，局部损伤、脑栓塞、脑血管造影时都可发生。当动脉粥样硬化管腔狭窄、管壁不平时可形成湍流，湍流加速，刺激血管壁可引起血管痉挛，导致 TIA；当血流平稳，湍流减速，痉挛消失。

（三）脑血流动力学改变

由于动脉粥样硬化致使颈内动脉或椎-基底动脉严重狭窄或闭塞，突发一过性血压过低和脑血流量减少可发生 TIA，血压回升，症状消失。因此，血流动力学改变出现的 TIA，一般都在脑部血管有病变的基础上，脑血流量减少时发生。

（四）颈部动脉受压

椎动脉粥样硬化时，不但管腔狭窄，还可出现迂曲，如患有颈椎病，枕骨大孔区畸形，颈动脉窦过敏等病，在突然转头或头颈过伸或过仰时，常可触发 TIA，多属于椎-基底动脉系统缺血。

（五）血液高凝状态

患严重贫血、血细胞增多症、白血病、血小板增多症、异常蛋白质血症和高脂蛋白血症等，均可增加血液黏滞性、凝聚性，使血流缓慢，脑血供减少，诱发 TIA。

以上多种学说，无一能解释所有病例的发病，可能与不同疾病有不同发病机制或多种。促发因素组合有关。

二、临床表现

（一）TIA 的临床特点

1.好发于 50 岁以上的老年人，男性多于女性；

2.突然发作，历时短暂，持续数秒至 24h，通常在 5～20min；

3.症状可完全恢复,不留任何神经功能缺损或障碍;

4.常反复发作,每次发作出现的局灶性症状基本相同。

(二)临床类型

TIA所表现的,按脑供血不足的部位而定,常见的有:

1.颈内动脉系统TIA

虽少见,但持续时间较长,易引起完全性卒中。以发作性偏瘫或单肢轻瘫较常见,约占50%。主侧半球大脑皮质受累,则出现一过性失语、失读、失写等症状;而突发一过性单眼黑朦,一过性视野缺损,这是颈内动脉供血不足的TIA的特征性症状。

2.椎-基底动脉系统TIA

较常见,发作较频,持续时间较短。主要表现又是最常见的症状是阵发性眩晕(钧占50%),伴有恶心呕吐,很少出现耳鸣,这与梅尼埃病不同之处;其次为一过性复视、构音障碍、吞咽困难、饮水呛咳、单肢或双肢体力弱等。检查时可有眼球震颤,偶见小脑性共济失调。有时可发生猝倒发作或称"跌倒",常由于迅速转头或仰头时,突然出现双下肢无力而摔倒,但意识清醒,倒后即可站起,此乃本病的特征性症状,多认为是大脑后动脉分布区受累引起,也可与癫痫性遗忘和心因性遗忘相区别。

3.腔隙性卒中

脑组织深部小动脉发生闭塞而形成微小梗死灶,称"腔隙",其直径常小于1.5mm,其临床症状和体征取决于腔隙所在部位,常见的为一过性不完全单瘫或偏瘫,有时仅为单纯感觉障碍,如侵犯脑桥基底部则出现构音障碍及一侧手的动作失灵,称为"呐吃—笨拙手综合症"。如侵入小脑白质则出现一过性共济失调。

4.短暂性全面遗忘

老年人多发,常因紧张或精神刺激,出现记忆全部丧失,但神志清楚,可持续数小时后恢复,可复发,是边缘系统(如海马或穹窿部位)暂时性缺血所致。

三、辅助检查

(一)血管造影(CAG)和数字减影血管造影(DSA)

当发作时做全脑血管造影,可能发现脑血管有阻塞现象,但症状消失后,不会有阳性所见。

(二)CT和MRI造影

可发现脑梗死灶,尤以小腔梗死多见,其中有部分与症状不符,可能是陈旧灶,但也有20%~40%的TIA可出现相应的小梗死灶。

(三)经颅多普勒扫描(TCD)及B型实时多普勒断层扫描

前者TCD检测对诊断脑供血不足有相当价值,而后者可检出颈总动脉及其分叉处和颈内动脉等动脉硬化性改变。

(四)脑干听觉诱发电位(BAEP)

能敏感反映脑血管供血障碍所导致的脑干功能异常改变,文献报告异常率为32%~

76.3%。

(五)单光子发射型计算机断层扫描(SPECT)

SPECT在TIA发作期及缓解期均可发现异常。北医对142例TIA做SPECT检查,发现在最后一次发作后3天到一年,还有58%患者的枕叶和(或)小脑局部血流量减少。

(六)颈椎X光平片

可显示颈椎骨质增生、颈间盘病变,椎间孔狭窄等变化,为椎—基底动脉供血不足提供依据。

四、诊断

诊断的主要依据在于病史:

1.患有高血压、动脉粥样硬化、心脏病、糖尿病和严重颈椎病史的中老年人。如合并心房纤颤则更易导致动脉壁或心脏附壁血栓的碎片脱落,形成微栓子,造成TIA。

2.有典型的颈动脉或椎动脉供血不足的症状。

3.突然出现短暂的神经功能缺失发作,持续时间不超过24h。

4.具有发作的突发性、反复性、短暂性和刻板性的特点,发作期间无任何神经系统阳性体征。

5.辅助检查提示动脉硬化,心电图异常,颈动脉处或锁骨上窝处有杂音,以及血压、血脂、血糖等多种检测结果阳性时,可支持TIA诊断。有条件的均应选择CT、MRI、CAG、DSA等检查。

6.对于青年女性应除外口服避孕药引起发病的可能。

五、鉴别诊断

(一)局灶性癫痫

发作时可出现神经系统局灶体征,多为痉挛发作或纯感觉性发作,持续时间短暂,数秒钟至数分钟缓解。脑电图可示癫痫特征性改变。局灶性癫痫常继发于颅内病灶,如肿瘤、外伤、脑血管畸形等,辅助检查可能发现病灶。

(二)梅尼埃综合征

表现为发作性眩晕、恶心、呕吐、听力减退等特征,发作时间多较长,常超过24h,除有眼震外,无其他神经系统体征。

(三)阿-斯综合征

可引起阵发性全脑供血不足,有意识障碍,神经体征不明显,注意观察脉搏与心律、心电图可予鉴别。

(四)晕厥

多于直立位发作,发病前有眼发黑、头昏、站立不稳,伴有面色发白、出冷汗、脉细、血压下降、一过性意识障碍,倒地后很快恢复,无神经定位体征。

(五)偏头痛

有家族史,多在青春期起病,以偏侧头痛,呕吐为主,很少出现局灶性神经功能丧失,发作时间较长。

(六)颅内占位性病变

国内外均有报导颅内占位性病变以 TIA 发病,发病机制不明,可能与局部血循环障碍、瘤性微栓塞与瘤体刺激引起血管痉挛有关。

六、治疗

TIA 多次发作,容易引起脑梗死,因而治疗目的在于预防复发或减少复发。治疗原则以抗血小板聚集和血管扩张为主。

(一)病因治疗

查明 TIA 病因,针对性进行治疗,如采取调整血压、降血脂、控制糖尿病、抗心律紊乱、纠正血液成分异常等措施。

(二)药物治疗

1.抗血小板凝聚剂

可减少微栓子发生。如无溃疡病或出血性疾病,常用小计量阿司匹林,其用量为 50mg～300mg,每日 1 次,长期服用,多数认为以小计量为宜。据统计可减少发病 22%。潘生丁 25mg,每日 3 次,与阿司匹林合用,有协同作用。如不宜服用或阿司匹林疗效不理想,可改用噻氯吡啶(又称抵克立得,ticlid,ticlopidine)250mg,每日 1 次或隔日 1 次,其作用为阿司匹林的 5 倍,初服应定期做血常规检查,要注意加强对出血等毒副作用的防治。

2.脑血管扩张剂及扩容剂

早期使用可明显减少或终止 TIA 的发作。可用培他啶(又称倍他司汀,batahistine)20mg 加入 5%葡萄糖 500ml 或低分子右旋糖酐 500ml 静滴,每日 1 次。维脑路通、西比灵等也有一定疗效。

3.抗凝治疗

对发作频繁、病情逐次加重而无明显抗凝治疗禁忌的(如无出血倾向、溃疡病、严重高血压、无肝肾疾病),应及早进行抗凝治疗。对减少发作和预防脑梗死有积极意义。常用肝素 50mg 加入 5%葡萄糖生理盐水 500ml 缓慢静滴,同时于第一天口服新双香豆素 150～300mg 或双香豆素 100～200mg 或法华林 4～6mg,治疗期间每日检查凝血酶元时间及活动度,待稳定后改为每周检查一次。药物可给予维持量,停药则应逐渐减量。

4.钙拮抗剂

钙离子拮抗剂可阻断钙离子通道,防治细胞内钙离子超载,有保护脑组织作用,并使血管扩张。常用脑益嗪 25mg,每日 2～3 次口服。盐酸氟桂嗪 5～10mg,每晚一次口服。尼莫地平 30～60mg,每日 2～3 次口服。尼卡地平 20～40mg,每日 3 次口服。

5.外科手术治疗

对颈部大动脉有明显狭窄或闭塞病变或药物疗效差,若病人条件允许,可考虑颈内动脉内膜剥离术,支架放置术或颅内颅外血管吻合术,对消除微栓塞,改善脑血流量和建立侧支循环有一定疗效。但由于非根治方法,且疗效不肯定,国内较少采用。

(马明玉)

第五节 脑血栓形成

脑血栓形成是缺血性脑血管病脑梗死的一种，约占脑卒中的半数，由于脑动脉粥样硬化或其他因素造成管壁狭窄、闭塞而导致局灶脑梗死，称为脑血栓形成。脑血栓形成所致的梗死灶往往较大，而侧支循环又不能很快建立，因此临床症状和体征经常不能在24h内恢复，被称为“永久性卒中”，以区别短暂性脑缺血发作。

一、病因与发病机制

动脉粥样硬化和高血压性小动脉硬化为其最常见的病因。其他比较少见的有血管先天发育异常、血管炎（结核性、梅毒性、钩端螺旋体感染、风湿热等）、动脉壁的创伤以及主动脉、颈部大动脉的夹层动脉瘤等。脑动脉粥样硬化的好发布位在脑部大血管的分叉处及弯曲部位，因而脑血栓好发部位就在于颈内动脉的虹吸部及分叉部、大脑中动脉、椎动脉及基底动脉的中下段。

脑部动脉有丰富的侧支循环，动脉硬化斑块本身并不引发脑缺血症状，只有在管腔狭窄到80％～90％时才影响到脑血流量。因此，由于动脉粥样硬化时因动脉内膜破裂、出血、溃疡等病变，血小板、纤维素及血液中有形成分粘附、聚集、沉着而形成附壁血栓，在血压下降、血流缓慢、血流量减少、血液粘度增加和血管痉挛等影响下，血栓逐渐增大，导致动脉管腔完全闭塞。

二、临床表现

常见于50岁以上和具有动脉粥样硬化的中老年人，多于静态发病，通常在睡眠中或休息时或血压偏低或血流缓慢时起病，进展缓慢、常在数小时或数日才达高峰，可有头痛、眩晕、一侧肢体麻木和力弱、失语等症状和体征，多无意识障碍；如大面积梗死，可出现昏迷。现根据梗死面积的大小、部位的临床表现为：

（一）颈内动脉系统血栓形成

1.颈内动脉

以颈总动脉分叉和颈动脉管外口处的血栓形成最常见，可见三偏症状（病灶对侧偏瘫，偏身感觉障碍、同方偏盲）和神症状（反映迟钝、淡漠、欣快、人格改变、痴呆等）以及病灶侧的视觉丧、瞳孔散大、对光反射消失，提示眼动脉供血障碍。颈动脉有触痛和呈条索状、搏动减弱或消失、并可闻血管杂音。如出现病灶侧黑矇或原发性视神经萎缩伴有对侧偏瘫，称黑矇性交叉性麻痹，是颈内动脉血栓形成的特征性临床表现。严重者可突然昏迷、偏瘫、影响大脑中动脉或大脑前动脉主干到脑疝死亡。

2.大脑中动脉

大脑中动脉是供应大脑半球血流量最大的动脉。大脑中动脉主干血栓形成，常好发于起始部，使大脑中动脉的皮层支（供应大脑半球外侧面的额叶、顶叶、颞叶及岛叶的皮质）及深穿支（供应尾状核、豆状核、内囊膝部及后肢）供血均发生障碍，引起大脑半球大面积梗死，临床上可出现“三偏”综合症，双侧偏瘫，包括中枢性面瘫和舌瘫，上肢重于下肢，伴有感觉缺失。如病灶位于主侧半球则出现失语、失认、失用，非主侧半球出现偏瘫忽视症障碍。

3.大脑前动脉

大脑前动脉狭窄或闭塞则表现为以下肢为重的对侧偏瘫和偏身感觉障碍，也可出现共济失调，反应迟钝、淡漠、欣快及痴呆等精神症状和排尿障碍。

4.大脑后动脉

其主干血栓形成时，主要表现为病灶对侧同向性偏盲，也可出现一过性黑矇；如对侧后动脉闭塞则出现双眼视力丧失，但瞳孔对光反射存在。称皮层盲，也可出现暂时性近记忆丧失，远记忆尚好。

（二）椎-基底动脉系统

1.动脉血栓临床上少见，但椎动脉供血不足的较多，一侧椎动脉血栓形成，往往无任何症状。

2.底动脉血栓临床上常见，严重程度常取决于闭塞部位与侧支循环的完善程度。常见的临床表现为眩晕、呕吐、眼球震颤、复视、饮水呛咳、吞咽困难、构音障碍、一侧或双侧肢体运动感觉障碍、小脑性共济失调等；严重时可有四肢瘫痪，深昏迷而死亡。

3.脑后下动脉闭塞可影响小脑后动脉时，可引起延髓背外侧部位的供血不足，其表现的临床症状称 wallenberg 综合症。典型表现为剧烈眩晕、恶心、呕吐、眼球震颤，但意识清楚。检查可见病灶同侧的痛、温觉丧失，软腭声带引起呛咳，吞咽困难和声音嘶哑。小脑性共济失调及 Horner 征，病灶对侧半身痛，温觉丧失。

三、辅助检查

（一）一般检查

血、尿常规、血沉、肝功能、血糖、血脂及心电图等。检查有助于病因及危险因素的发现。

（二）脑脊液

大多在正常范围，如有压力增高，蛋白含量也增高，显示大面积梗死。如发生梗死后出血则压力增高，可有大量红细胞。

（三）血管造影

可预示血栓形成的部位、程度，并能了解侧支循环情况，对诊断有一定的价值。有时还能见到管腔狭窄及腔内有血栓形成的影像。

（四）多普勒超声检查

检查颅内、外动脉，显示动脉管腔狭窄、血流速度，可为脑梗死提供依据。

（五）脑 CT 扫描

发病 6h 内检查多正常，24～28h 后，可逐渐显示梗死区低密度病灶，边界不清，72h 后绝大多数显示大脑半球的梗死灶，呈低密度影。

(六)核磁共振成像(MRI)

发病12h左右,即可出现异常信号,24h后可清楚显示病灶及周围水肿区,MRI对脑梗死的检出率高达95%,优于CT。如能检查出大脑半球更小的病灶以及小脑和脑干早期病灶,对诊断和鉴别出血性脑血管病有决定意义。

(七)电子发射计算机断层扫描(SPET)

不仅能测定血流量,还能测定梗死部位的葡萄糖代谢及氧代谢的减少或消失。

四、诊断

根据下述要点,可做出诊断:

1.脑血栓形成前多有高血压、动脉粥样硬化、高脂血症、糖尿病、血压降低、严重脱水等病史。

2.中老年人。

3.多在安静状态下发病或在睡眠中起病。有偏瘫、失语、眩晕、眼震的局灶症状及体征,但意识清楚。

4.往往有TIA发作史。

5.起病较缓,症状常在几小时或几日内逐渐加重;也可突然发病,呈完全性卒中。

6.脑脊液多正常。

7.CT扫描显示闭塞血管分布一致的低密度病灶,梗死灶多呈扇形。

8.MRI早期即可发现梗死灶。

五、鉴别诊断

(一)脑出血

发病急,常有头痛、呕吐等颅压增高症状及不同程度的意识障碍,血压增高明显。腰椎穿刺脑脊液压力增高、粉红色、红细胞数及蛋白含量增高;但小量脑出血可无颅压增高及脑脊液完全正常,易误诊为脑梗死。CT可见高密度出血灶,可供鉴别。

(二)脑梗塞

发病急骤,缺血范围广泛,症状较重,常有心房纤颤、细菌性心内膜炎等心脏病或其他易产生栓子来源的病史。

(三)慢性硬脑膜下血肿

有外伤史,但患者往往对外伤过程不复记忆。有的老人无头部外伤而自发硬脑膜下血肿。临床表现与脑血管进行性闭塞所致症状相似。

(四)颅内占位性病变

脑瘤、脑脓肿和硬脑膜下血肿可突然起病,出现与脑血栓相似的偏瘫等局灶性神经功能缺失症状,颅压增高明显,病程呈进展性,必要时可作腰穿、CT等检查加以鉴别。

六、治疗

（一）治疗原则

重视早期和急性期的处理，尽早恢复缺血区的供血，改善微循环，阻断梗死的病理过程。尽早应用神经保护剂，防治缺血性脑水肿，对大面积梗死灶应用脱水剂或手术减压，以减轻脑水肿。对一般梗死灶宜用抗血小板聚集药、抗凝剂、血管扩张剂以防止再形成新的梗死和加强侧支循环。加强监护和护理，防治并发症。早期进行系统化康复治疗，提高生活质量，降低致残率。

（二）急性期治疗

1.一般治疗

卧床休息，加强护理，保持呼吸道通畅及氧供，必要时器官插管或器官切开，调整血压，220/120mmHg(29.34/17.34kPa)时使用降压药物。注意水、电解质平衡及心肾。防治并发症，防止感染，控制血糖。

2.溶栓治疗

目前认为溶栓治疗适用于超早期及进展性卒中。超早期是指发病6h以内，CT扫描未显示低密度梗死灶之前为最佳治疗时机；如超过12hCT尚未改变也可试用。一般年龄小于75岁，血压＜180/100mmHg(24/14.6/kPa)为宜，且无严重的心、肝、肾疾病。大面积梗死及基底动脉主干闭塞慎用。

国内常用的溶栓药物是尿激酶30万U溶于50%葡萄糖500ml中静滴，每日1次，连续5～10日。国际上认为有效的溶栓剂为t-PA(组织型纤溶酶原激活剂)，时间窗为发病后3h以内，严格选择适应症。一般用量为0.9mg/kg静滴。动脉溶栓的剂量小于静脉溶栓。虽为一次用药，但价格昂贵，且也有引起出血等副作用，国内很少应用。其他如rt-PA(重组组织型纤溶酶原激活剂)、APSAC(乙酰化纤溶酶原链酶激活剂复合物)对早期脑梗死的治疗虽有应用前景，国外已在研究应用。

3.降纤治疗

可降低血纤维蛋白原水平。有巴曲酶注射液(东菱克栓酶)，用量第1日10U，第3日和第5日为5U，加生理盐水150～250ml静脉点滴。蛇酶注射液0.75U，每日1次，10～15日为1疗程静脉点滴。

4.抗凝治疗

其疗效一直有争议，确切效果仍未肯定。目前认为比较安全有效的有低分子肝素，用量为0.3～0.4ml皮下注射，每日2次，10～14为1疗程，不必监测出、凝血时间及凝血酶原时间。

5.抗血小板聚集药

常用小剂量口服阿司匹林25～100mg，每日1次。也可选用塞氯吡啶(抵克利得ticlopidine)250mg，口服，每日1次或隔日1次，能降低血小板聚集和血粘度。有出血倾向的或溃疡病的慎用。

6.血液稀释疗法

适用于确有血液粘度过高和血容量不足且无严重脑水肿和心功能不全的，常用低分子右旋糖酐或706代血浆500ml静脉点滴，每日1次，7～10日为1疗程。虽有扩充血容量、降低血粘度、改善微循环和增加脑血流量作用，但对颅内压有一定影响，要加强脱水措施。

7.血管扩张剂

只适用于病变较小、水肿较轻的小梗死或脑梗死发病3周以后脑水肿已消退、血管自动调节反应已恢复正常的患者。故急性期不宜使用。常用药物有盐酸罂粟碱30～90mg加入低分子右旋糖酐250～500ml中静脉点滴，每日1次，共2周。其他有盐酸倍他啶、脑络通和复方丹参等药物。

8.神经保护剂

旨在阻断缺氧后的细胞坏死，延长细胞生存能力，缩小梗死范围，促进后期神经元的功能恢复。药物有西比林5～10mg，每日1次口服；脑活素20～30ml加入200ml生理盐水中静脉点滴，每日1次，15日为1疗程。其他有胞二磷胆碱、Vit.E、Vit.C、ATP、细胞色素C、辅酶A等。

9.脱水剂

对较大面积的梗死应及时应用脱水治疗，可用20%甘露醇250ml静脉点滴，每日2～4次。有心律紊乱或心功能不全的禁用。

（三）手术治疗

大面积梗死引起急性颅内压增高，除用脱水剂外，必要时可进行外科手术减压，以缓解症状。

（四）恢复期治疗

病情稳定，尽早进行运动康复治疗。对瘫痪肢体早期进行按摩及被动运动，对失语者应同时进行语音功能训练。继续口服抗血小板聚集等药治疗。卒中后大多发生抑郁症而影响康复，适当进行心理治疗并给予抗抑郁药。

（马明玉）

第六节　心律失常

一、快速性心律失常

（一）室上性心律失常

1.窦性心动过速

窦性心动过速简称窦速，常见于正常人体力活动、情绪激动或饮酒后。使用阿托品、肾上腺素、麻黄素等药物时也可出现窦速。持续性窦速多见于发热、失血、贫血、低血压、甲状腺功能亢进或充血性心力衰竭等。

（1）临床表现：窦速发作的特征为开始时频率逐渐增加，终止时逐渐减慢，心动过速频率大多在150次/分以下，刺激迷走神经可使心率逐渐减慢，停止刺激又逐渐恢复至原来水平。

(2)治疗:首先应去除诱发因素和治疗原发病,例如甲状腺功能亢进、上消化道出血等病因。必要时可选用镇静剂(如口服地西泮 2.5mg)或β受体阻滞剂(如倍他乐克 12.5~50mg,每天 2 次)。β受体阻滞剂可引起支气管痉挛,禁用于慢性阻塞性肺病或支气管哮喘的患者。

不适当窦性心动过速是指与生理活动不成比例的心率增加,患者常出现心悸、头昏等症状。一些患者在病毒感染后出现不适当窦性心动过速,提示病毒感染后自主神经功能紊乱,一般在 3~12 个月后可自行缓解。治疗可选用β受体阻滞剂。对于一些长期药物难以控制心率的窦速患者,可考虑导管消融改良窦房结,但存在一定的复发率和因过度消融导致窦房结功能低下而需植入心脏起搏器的风险。

2.房性期前收缩和房室交界区期前收缩

房性期前收缩,是最常见的心律失常,随着年龄增加,房性期前收缩发生率也增加。房室交界区期前收缩,相对少见。

(1)临床表现:房性期前收缩和房室交界区期前收缩的患者大多数无明显症状,部分感心悸。过早发生的房性期前收缩可能出现室内差异传导或者不能下传至心室,易误诊为室性期前收缩或者窦性停搏,应仔细寻找心电图上与 T 波重叠的 P'波。

(2)治疗:房性期前收缩和房室交界区期前收缩一般无需治疗,对于有症状的患者,应首先向患者解释这种期前收缩不会导致严重后果,必要时可使用β受体阻滞剂治疗(如倍他乐克 12.5~50mg,每天 2 次或比索洛尔 2.5~5mg,每天 1 次)或钙拮抗剂(维拉帕米 80mg/8h)。但对于房性期前收缩未下传的患者,使用β受体阻滞剂可能导致更长的 RR 间期而使症状加重。IC 类抗心律失常药物(心律平 150mg/8h)也可用于治疗房性期前收缩和交界区期前收缩,但应避免用于器质性心脏病的患者。对于药物治疗无效而症状严重的频发期前收缩,如果房性期前收缩为单一起源,可进行导管消融治疗。

3.阵发性室上性心动过速

(1)临床表现:阵发性室上性心动过速常指房室结折返性心动过速和房室折返性心动过速,主要症状为心悸,表现为突发突止的发作特点,如未能记录到发作时的心电图,可选择食管调搏或心腔内电生理检查以明确诊断。

(2)治疗:房室结是房室结折返性心动过速和房室折返性心动过速折返环的必经之路,减慢房室结传导以终止折返即可使阵发性室上速停止发作。

1)Valsalva 动作或颈动脉窦按摩:可刺激迷走神经,常可终止阵发性室上性心动过速发作,应作为一线治疗方法。

2)药物治疗:对于物理手法无效的患者,可首先选用维拉帕米 5mg 稀释成 20ml 后缓慢静脉注射(3~5min),如无效,15~30min 后重复 1 次相同剂量,可使 90%的室上性心动过速终止。弹丸式注射腺苷 6mg 可一过性阻滞房室传导而使绝大多数阵发性室上性心动过速终止,亦可作为首选的治疗方法。静脉注射心律平 70mg(5~10min)或胺碘酮 150mg(10min)也可用于终止阵发性室上性心动过速。药物终止室上性心动过速时应持续心电和血压监护,过快注射维拉帕米和胺碘酮可导致低血压,应避免短期内使用多种抗心律失常药物,导致心动过速终止后出现长时间窦性停搏或房室传导阻滞。

3)快速起搏或同步直流电复律:对于药物不能终止心动过速的患者,可通过食道调搏或同步直流电复律(50J)使其终止。而对于发作时血流动力学不稳定的患者，应首选同步直流电复律。

4)导管消融慢径或旁道：可永久消除房室结折返性心动过速或房室折返性心动过速，对于不接受导管消融治疗而发作频发的患者，可长期口服维拉帕米或β受体阻滞剂预防发作。

4.房性心动过速

(1)临床表现：房性心动过速，简称房速，可分为局灶性、多源性和大折返性房速，其中大折返性房速的临床和电生理特征与房扑相同。局灶性房速的常见机制为自律性增高和微折返。自律性房速的频率在开始时逐渐加快，终止前可见频率逐渐减慢，异丙肾上腺素可诱发自律性房速而腺苷可使其终止。微折返性房速发作时频率通常恒定，程序刺激或房性期前收缩可诱发，腺苷不能减慢或终止这类房速。对于无结构性心脏病的患者，局灶性房速的起源部位大多位于界嵴、瓣环或者心脏静脉的肌袖(上腔静脉、冠状窦或肺静脉)。多源性房速最常见于严重肺部疾病的患者，房速时心电图上至少可见三种不同的P'波，频率通常在100～150次/分。

(2)治疗：终止局灶性房速可静脉注射胺碘酮150mg(10min)或心律平70mg(5～10min)，必要时可重复相同剂量，但应避免多种抗心律失常药物联合用药。对于药物不能终止的房速，可使用同步电复律。对于药物无效或者不愿长期药物治疗的患者，可选择导管消融治疗(成功率90%左右)。多源性房速的治疗首先改善基础疾病，如阻塞性或限制性肺病，控制房速可选用口服维拉帕米80mg/8h，注意监测血压，防止低血压。

5.心房扑动

(1)临床表现：心房扑动，简称房扑。常发生于器质性心脏病的患者，可表现为持续发作或阵发性，发作时心房频率250～340次/分，未经治疗的房扑通常呈2∶1下传心室，使心室率150次/分左右。围绕三尖瓣环折返的三尖瓣狭部(三尖瓣环至下腔静脉口之间的区域)依赖房扑是最常见的房扑类型，又称典型房扑。围绕三尖瓣逆钟向折返(激动沿房间隔上行，右房游离壁下行)的狭部依赖房扑在心电图上表现为Ⅱ、Ⅲ、aVF导联上出现负向锯齿形的心房扑动波，V_1导联正向扑动波。围绕三尖瓣环顺钟向折返的房扑在Ⅱ、Ⅲ、aVF导联上出现正向锯齿形的心房扑动波，V_1导联负向扑动波。非三尖瓣狭部依赖的房扑包括左房房扑、外科术后瘢痕相关房扑及房颤导管消融术后相关的左房房扑等。

房扑患者常表现为心悸、活动耐量下降或加重原有器质性心脏病的症状，长期无症状房扑伴快速心室率的患者可导致心动过速性心肌病而出现类似扩张型心肌病的临床表现。

(2)治疗：房扑的治疗首先需判断是否需要即刻复律，对于房扑发作时出现低血压等不能耐受情况的患者，应采用同步直流电复律，50～100J能量能使绝大部分患者转为窦性心律。药物复律可静脉注射伊布利特或胺碘酮。对体重>60kg的患者，伊布利特的用量为1mg在10min内静脉注射，如无效，10min后可重复静脉注射1mg，如体重<60kg，每次伊布利特的用量为0.01mg/kg。对于持续时间不超过45d的房扑，静脉注射伊布利特能使约60%的患者转为窦性心律，转复时间大多在用药后30min内。伊布利特最主要的并发症为尖端扭转性室速，多发生在用药后4～6h内，要求备除颤器并维持心电监护6～8h，用药前QTc不能超过440ms，不能伴低血钾。经食管电极快速心房刺激亦可用于终止房扑，特别适用于慢快综合征的患者，以防房扑终止后出现长时间窦性停搏。

用于控制房扑快速心室率的常用药物包括β受体阻滞剂、钙通道阻滞剂或者洋地黄类药物。由于房扑的频率规则且相对较慢，因此药物控制心室率的效果不如房颤。即使药物能有效控制休息时的心室率，活动时交感神经兴奋常使心室率成倍增加。房扑伴快速心室率时，可使用维拉帕米2.5～10mg缓慢静脉注射(3～5min)，控制不满意时，15～30min后可重复静脉注射5mg，或者静脉注射地尔硫䓬(恬尔心)0.25mg/kg(静脉注射3～5min，最大量20mg)。β受体阻滞剂艾司洛尔的半衰期为9min，可予负荷量0.5mg/kg静脉注射(1min)，并以50μg/(kg・min)维持控制心室率。如果合用钙通道阻滞剂和β受体阻滞剂仍不能满意控制心室率，可加用洋地黄类药物，静脉注射西地兰0.2～0.4mg，单独使用洋地黄类药物控制房扑心室率的效果往往较差。对于合并心力衰竭的患者，控制心室率也可选择胺碘酮。

对于三尖瓣狭部依赖的房扑，导管射频消融阻断三尖瓣狭部可根治房扑，一次消融的成功率>90%，应作为首选治疗。对于其他类型的房扑，亦可选择导管射频消融治疗。

房扑时心房不同部位顺序激动，使整个心房失去同步收缩的能力，心房内血流淤滞，心耳内易形成血栓，存在体循环动脉栓塞的风险。房扑患者预防动脉栓塞的建议与房颤相同。

6.*心房颤动*

心房颤动，简称房颤，是最常见的持续性心律失常，其发病率随年龄的增加而增加，70岁以上的人群中，房颤发病率>5%。房颤时心房电激动紊乱、快速，心室节律绝对不齐，心室率取决于房室结的传导功能，未经治疗的房颤心室率通常在120～160次/分，亦可>200次/分或<100次/分。房颤常发生在高血压病、心瓣膜病等器质性心脏病患者，但对于任何房颤患者均应排除甲状腺功能亢进的可能。急性酒精中毒亦可引起房颤发作，称为“假日心脏综合征”。

(1)房颤分类：2010年，ESC/EHRA/EACTS欧洲房颤指南根据房颤持续时间将房颤分为初发性、阵发性、持续性、长期持续性和永久性房颤5类。阵发性房颤指能在7d内自行转复为窦性心律者，一般持续时间<48h；持续性房颤指持续7d以上，需要药物或电击才能转复为窦性心律者；长期持续性房颤指持续时间>1年并拟采取节律控制策略者；房颤持续>1年，患者已习惯房颤状态，不准备转复者为永久性房颤。

(2)临床表现：房颤的临床表现与基础心脏疾病及心室率有关。部分患者可无明显症状，大多数患者出现不同程度的心悸和活动耐量下降。二尖瓣狭窄患者心室舒张期的充盈较依赖心房的收缩，一旦发生房颤可发生急性肺水肿。肥厚性心肌病或高血压性心脏病患者的心室舒张功能减退，发生房颤常诱发心力衰竭或使原有的症状明显加重。病窦综合征的患者在房颤终止时可发生长时间的窦性停搏，出现黑矇或晕厥等症状。

房颤时心电图上表现为特征性的心房颤动波和节律绝对不齐的QRS波。由于界嵴的电学屏障作用，房颤时右房侧壁可出现相对一致的激动传导方向，有时在V_1导联上可见类似于房扑的规则心房波，仔细观察其他导联的心房波有助于鉴别房颤与房扑。

房颤患者的评价应包括甲状腺功能，以排除甲状腺功能亢进，超声心动图以明确是否存在结构性心脏病和心功能情况，并进行24h动态心电图以评价平均心室率等情况。部分患者需进行经食管超声心动图检查以明确是否存在左心耳血栓。

房颤临床意义表现在以下3个方面：①心房收缩功能丧失；②快速心室率；③左心耳失去

收缩和排空能力，左心耳内血栓形成和脱落导致体循环栓塞。

(3)治疗：房颤治疗目的是降低病死率、住院率和脑卒中率，提升患者的生活质量、心功能和活动耐量，即所谓“三降三升”的治疗目标。房颤治疗的三大策略为抗凝、率律控制和上游治疗。

1)抗栓治疗减少脑卒中的发生是降低房颤患者病死率的直接措施，因而抗凝治疗一跃而居治疗策略的首位。华法林抗凝治疗是目前预防房颤患者动脉栓塞最有效的药物，但华法林的治疗窗窄，个体差异大，抗凝作用还受许多药物和食物的影响，因此用药后需严密监测凝血指标。中国人的华法林维持量平均2～4mg，一般推荐起始剂量2.5～3mg/d，用药初期每周至少化验一次国际标准化率(INR)，达到稳定的INR平均需要2周时间。用药1～2周后根据INR值调整剂量，每次增加或减少1/4片华法林，INR达到目标值2.0～3.0并连续2周稳定时可延长至每月化验一次INR。

对于瓣膜病合并房颤患者，均建议使用华法林抗凝。对于非瓣膜病的房颤患者，目前最常用$CHADS_2$-VASc评分系统。评分≥2分的患者，不论房颤的类型，均建议使用华法林长期抗凝并使INR维持2～3。评分为1的患者，可使用华法林或者阿司匹林预防血栓栓塞，但推荐使用华法林抗凝治疗。评分为零的患者可予阿司匹林或不采取抗栓药物。

新型的口服抗凝药物达比加群是合成的直接凝血酶抑制剂，与华法林比较，达比加群的主要优势在于固定剂量，无需监测凝血指标，并且由于不依赖细胞色素P-450作用，因此药物一药物、药物一食物的相互作用较少。但达比加群需要增加服药次数(每天2次)，并且有可能增加心肌梗死的发病率，因此，对于正在应用华法林治疗并密切监测INR的房颤患者，目前的指南并不推荐换用达比加群。

2)节律和心率控制

①房颤发作导致急性左心衰竭或低血压的患者，应紧急转复为窦性心律，最可靠和安全的方法是电复律，通常采用200J同步直流电复律，可使90%以上的房颤转复。药物复律可选择伊布利特或者胺碘酮，对于发作持续时间少于2d的房颤，静脉注射伊布利特可使60%～70%的患者转复，胺碘酮可使40%～50%的患者转复，但伊布利特不能用于左室射血分数(LVEF)<35%的患者。对于发作时间<48h的患者，可静脉注射胺碘酮300mg(30min)，随后静脉滴注或微泵50～100mg/h，24h内不转复者加用同步直流电复律，复律后口服胺碘酮维持。使用伊布利特复律时，对体重>60kg的患者，用量为1mg在10min内静脉注射，如无效，10min后可重复静脉注射1mg，如体重<60kg，每次伊布利特的用量为0.01mg/kg。

②血流动力作用稳定的阵发性房颤，通常首选控制心室率治疗。常用药物包括β受体阻滞剂和(或)非二氢吡啶类钙通道阻滞剂(维拉帕米或地尔硫䓬)，单独使用静脉注射洋地黄类药物(西地兰等)控制心室率的疗效较差，可合并使用相关药物(药物的剂量与用法详见房扑的心室率控制)。大多数阵发性房颤在24～48h内可自行转为窦性心律，因此一般无需急诊使用转复房颤的药物。对于房颤持续时间超过12h的患者，应同时使用抗凝药物预防血栓形成。

初发房颤，转复为窦性心律后可临床观察而无需长期使用抗心律失常药物。对于频繁发作的阵发性房颤，可用药预防房颤发作，常用的药物包括胺碘酮、索他洛尔或心律平。合并冠心病的患者可选择胺碘酮或索他洛尔，对于合并左室收缩功能下降的患者可首选胺碘酮，对于合并器质性心脏病的患者应慎用或禁用心律平。胺碘酮使用方案为第1周200mg，3次/天；

第2周200mg,2次/天;以后200mg,1次/天长期维持。胺碘酮预防房颤发作的疗效最好,但易导致心动过缓和长时间窦性停搏,使用期间应注意监测心率。长期服用胺碘酮的副作用为甲状腺功能减退或亢进,肺间质纤维化等,需定期随访。索他洛尔常用口服剂量为40～80mg,每12小时1次,随访3d,可增加剂量至80～160mg,每12小时1次,24h剂量不能超过320mg。索他洛尔可延长QT间期导致尖端扭转性室速,因此要求用药初期住院心电监护,定期复查心电图,监测QT间期。心律平的口服剂量为150～300mg,每8小时1次,应注意心律平的生物利用度随剂量增加而上升,增加剂量时要注意血药浓度与剂量呈非线性关系,例如剂量从300mg/d增加到900mg/d(3倍),其血药浓度将增加10倍。对于发作次数较少的无器质性心脏病的阵发性房颤患者,亦可仅在发作时顿服心律平300～600mg转复房颤,首次使用应有心电监护,如该方法有效且无不良反应,以后患者可在房颤发作时自行服药。由于这些抗心律失常药物同时可抑制房室结传导功能而减慢房颤时的心室率,用药后可使原有房颤发作时的症状减弱或消失,因此判断抗心律失常药物疗效时不能单存依靠患者的主诉,特别是对于有栓塞危险因素的患者,停用抗凝药物前应采用长时间心电记录来排除无症状房颤发作。

③持续性房颤可选择节律控制或频率控制两种策略。节律控制可采用药物复律或电复律。常用的转复房颤和维持窦性心律的药物包括胺碘酮、心律平和索他洛尔。对于房颤持续时间超过7d的患者,药物转复房颤的成功率低,电复律转复的成功率高,但容易复发,因此常在使用抗心律失常药物的基础上进行电复律,并在成功转复为窦性心律后继续使用药物维持。即使采用电复律后长期抗心律失常药物维持,只有40%的患者在一年后仍能维持窦性心律。由于抗心律失常药物的不良反应相对较大,对于持续性房颤的患者,也可选择药物控制房颤的心室率,减轻房颤的症状和预防心动过速性心肌病,即频率控制。地高辛对于休息时的心室率控制较好,但对于活动时的心室率控制效果不佳,常需联合使用β受体阻滞剂和(或)非二氢吡啶类钙通道阻滞剂(维拉帕米或恬尔心)。2011年,美国心脏病学基金会(ACCF)/美国心脏病协会(AHA)/美国心律协会(HRS)房颤治疗指南推荐相对宽松的心室率控制标准(静息状态下心室率<110次/分)。

④发作频繁、症状明显、药物治疗无效或不愿长期服药的阵发性房颤患者,可选择导管射频消融治疗。目前最常用肺静脉前庭大环隔离的术式可使70%左右的房颤获得根治。对于持续性房颤患者也可选择射频消融治疗,但有效率低于阵发性房颤。

⑤上游治疗 2010年欧洲心脏病学会(ESC)房颤指南首次将上游治疗正式确定为治疗策略之一。房颤的“上游治疗”这一名词为既往“非抗心律失常药物的抗心律失常作用”的另一名称,其本质为房颤的一、二级预防,具体指医生应用血管紧张素转换酶抑制剂、他汀类、血管紧张素Ⅱ受体拮抗剂(ARB)等药物,治疗可引发房颤的高危疾病,进而预防新发房颤,同时避免已发生房颤者的房颤复发和病情发展。

7.非阵发性交界区心动过速

(1)临床表现:非阵发性交界区心动过速的心电图表现为加速的房室交界区性心律,心率在70次/分至120次/分。由于交界区的逸搏心率为40～60次/分,>70次/分的交界区心律即为心动过速,并且心率逐渐加快,与阵发性室上性心动过速的突发突止不同,因此称为非阵发性交界区心动过速。

(2)治疗：引起非阵发性交界区心动过速最常见的原因为洋地黄类药物过量、急性下壁心肌梗死或心肌炎(常见为风湿性心肌炎)。由于非阵发性交界区心动过速的心率较慢，一般不引起血流动力学变化，因此主要治疗原发病而无需处理心律失常，停用相关的药物或等疾病急性期过后心律失常可自行消失。

(二)室性心律失常

1.室性期前收缩

(1)临床表现：室性期前收缩，常称室性早搏，简称室早，心电图上表现为提早出现的宽大畸形的 QRS 波群(通常＞140ms)，QRS 波群前没有 P 波，常有完全性的代偿间歇，T 波出现继发性改变。同一导联出现不同 QRS 形态的室性期前收缩称为多源性室性期前收缩，连续 2 个室性期前收缩称为成对室性期前收缩，连续 3 个或以上室性期前收缩并且频率＞100 次/分称为室性心动过速。心电图上房性期前收缩伴室内差异传导亦表现为宽大畸形的 QRS 波群，仔细寻找可能与前-T 波重叠的房波有助于鉴别诊断。由于室性期前收缩通常不逆传心房干扰窦性频率，因此常伴有完全性代偿间歇。并且由于室性期前收缩的起源点通常远离传导系统，如果 QRS 波为典型的右束支或左束支图形，则支持差异性传导。

心悸是室性期前收缩最常见的症状，是由于室性期前收缩后的第一次心搏增强所致。部分频发室性期前收缩的患者可出现心律失常相关的心肌病，临床表现类似扩张型心肌病，消除室性期前收缩后可逆转心肌病。

对于室性期前收缩患者的评价应包括心电图、24h 动态心电图、超声心动图和血电解质、肌钙蛋白等，以明确是否合并器质性心脏病、急性心肌损伤或电解质紊乱等情况。

(2)治疗：对于无器质性心脏病的室性期前收缩患者，预后良好，如无症状，无需治疗。对于症状明显的患者，可首选 β 受体阻滞剂治疗，如无效可选择慢心律 150mg/8h 或心律平 150mg/8h 治疗，但 IC 类药物可能增加冠心病的死亡率，因此心律平应避免用于冠心病或心功能不全的患者。胺碘酮对室性期前收缩也有较好的疗效，但长期使用副作用较多，因此只作为二线用药或者伴有心功能不全的患者。器质性心脏病患者出现频发室性期前收缩或短阵室速可能增加病死率，但目前无证据显示使用抗心律失常药物治疗室性期前收缩可降低病死率，事实上抗心律失常药物可能出现传导阻滞或尖端扭转室速等并发症而增加病死率。对于症状明显的频发室性期前收缩，特别是考虑室性期前收缩引起或加重心功能不全的患者，可进行导管射频消融治疗。低血钾或低血镁也可引起室性期前收缩，应注意纠正。

2.加速性室性自主心律

加速性室性自主心律常见于急性心肌梗死、心肌炎或地高辛中毒等情况，由于自律性增高，室性自主频率＞40 次/分，一般≤120 次/分。与慢频率的室性心动过速比较，加速性室性自主心律一般表现为逐渐开始和终止，周长变化较大，增加窦性频率可使其终止。加速性室性自主心律通常为短暂和自限性的心律失常，无需特殊处理。

3.室性心动过速

(1)分类：根据室性心动过速(简称室速)持续的时间，可分为非持续性(或短阵)室速和持续性室速。持续性室速指发作时间超过 30s 或发作时需紧急复律的室速。根据发作时心电图 QRS 波形态，可分为单形性室速和多形性室速。多形性室速指发作时心电图同一导联上 QRS

波呈多种形态。单形性室速常见于冠心病、扩张型心肌病、致心律失常性右室心肌病或特发性室速。多形性室速常见于先天/获得性长 QT 综合征或急性心肌缺血等。

(2)临床表现:室性心动过速的临床表现取决于发作时的血流动力学状态,最严重者可蜕化为心室颤动导致患者死亡,其次表现为晕厥或近似晕厥,血流动力学稳定的患者可表现为胸闷、心悸、头昏等。心律失常引起晕厥的患者中,室速是最常见的原因。室速发作时血流动力学是否稳定与室速的频率、心功能状态、是否合并冠心病以及发作时的体位等因素有关。血流动力学稳定的宽 QRS 波心动过速需与室上性心动过速伴差异性传导或合并预激综合征等情况鉴别。由于约 80%的宽 QRS 波心动过速为室速,因此如果不能确定是否为室速时,应先假定为室速,并进行相关的处理和进一步检查。

(3)诊断鉴别:室速和室上速伴差异性传导时,常用 Brugada 四步法:①若胸导联 V_1-V_6 的 QRS 均无 RS(包括 rS、Rs)图形,则诊断室速(敏感性 21%,特异性 100%);②若胸导联有 RS,任一导联 R-S 间期(QRS 波开始至 S 波最低点)>100ms,则诊断室速(敏感性 82%,特异性 98%);③若发现房室分离,则诊断室速(敏感性 82%,特异性 98%);④第一,宽 QRS 波群心动过速为 RBBB 时,V_1 呈 R、QR、Rs,同时 V_6 呈 OS,或 R/S<1,诊断室速;第二,宽 QRS 波群心动过速为 LBBB 时,V_1 或 V_2 的 R 波宽度>30ms,或 R-S 间期>60ms,同时 V_6 呈 QR 或 OS,则诊断室速(敏感性 98.7%,特异性 96.5%)。如上述 4 条均不符合,则诊断为室上速伴差异性传导。应注意 Brugada 四步法并不适合鉴别存在预激综合征的患者。另外,临床上诊断宽 QRS 波心动过速时,应避免就图论图,需结合病史和体格检查的结果。首先要明确患者有无器质性心脏病,对于既往有心肌梗死或心脏扩大的患者,宽 QRS 心动过速绝大多数为室速。其他重要的病史还包括心动过速病史的长短、有无电解质紊乱、既往未发作时的心电图有无显性预激、长 QT 间期或 Brugada 样的表现等。体格检查时应重点关注有无室房分离的一些体征,如第一心音强弱不等或颈静脉搏动情况等。

冠心病、扩张型心肌病是引起的单形性室速的常见病因,其他病因包括致心律失常性右室心肌病、肥厚型心肌病等。发病机制大多为折返。无结构性心脏病的室速又称特发性室速。特发性单形性室速包括流出道室速(左、右室流出道起源)、束支折返性室速(左前分支、左后分支和左上间隔起源)、房室瓣起源室速(靠近二尖瓣或三尖瓣环起源)等。特发性多形性室速包括长 QT 综合征、Brugada 综合征、短 QT 综合征、儿茶酚胺敏感多形性室速和特发性室颤等。

(4)治疗

1)急诊处理室速发作时的处理方法取决于血流动力学是否稳定。对于发作时出现意识丧失或严重低血压的患者,应紧急行同步直流电复律。对于发作时血流动力学稳定的患者,可静脉使用胺碘酮治疗,首先静脉注射 150mg(10min),如无效可间隔 10～15min 重复 150mg,3～4 次,仍不能转复者加用同步电复律,复律后,静脉滴注胺碘酮 1mg/min6h,随后 0.5mg/min,18h,24h 累计剂量不超过 2200mg。对于急性心肌梗死出现室速的患者,也可选用利多卡因静脉注射,先予负荷量 1mg/kg 静脉注射,5min 后可重复相同剂量,随后以 1～4mg/min 静脉滴注维持。对于特发性左后间隔室速,应选用维拉帕米 5mg 缓慢静脉注射(3～5min),15～30min 后可重复相同剂量。如果药物治疗不能终止室速,应考虑同步直流电复律。对任何室速患者,应同时注意纠正酸中毒、低氧或电解质紊乱等诱发因素。室速终止后,应及时记录和分析体表 12 导联心电图,以判断有无急性心肌梗死、长 QT 间期或 Brugada 综合征的心电图表现。

2)预防发作室速的长期预防发作应强调个体化治疗，需先明确室速的类型、基础心脏疾病、心脏功能及发作时的临床表现等。除了基础心脏病的治疗，预防室速发作的方法包括抗心律失常药物治疗、植入式心脏复律除颤器(ICD)和射频消融治疗。

IB 类抗心律失常药物(慢心律)单独使用时预防室速的作用较弱，可与其他药物合并使用。IC 类抗心律失常药物(心律平等)具有中等抗心律失常作用，但可有一定的促心律失常作用，仅可用于无器质性心脏病的患者。对于运动诱导的室速和先天性长 QT 间期综合征，应使用 β 受体阻滞剂。冠心病合并的室速，常合并使用 β 受体阻滞剂和其他抗心律失常药物。Ⅲ类抗心律失常药物胺碘酮是目前最常用的预防室速发作的药物，长期使用时应注意甲状腺功能异常、肺纤维化等不良反应，建议每半年复查甲状腺功能、肺功能、肝功能和眼科检查。索他洛尔也可用于室速的治疗，用药初期和增加药物时应监测心电图 QT 间期，防止并发尖端扭转性室速。已有的大规模临床试验显示，对于冠心病和左室收缩功能下降的高危室速患者，目前尚无抗心律失常药物(包括胺碘酮)治疗可降低病死率。

植入 ICD 可有效终止室速或室颤，从而防止患者猝死。对于室速发作，ICD 可采用超速起搏的方式终止室速而无需电复律，患者常无不适感觉。综合分析显示 ICD 作为二级预防时可降低 50%的猝死风险，作为一级预防时可降低 37%的猝死风险。由于 ICD 并不能预防室速发作，因此植入 ICD 后仍应合并使用药物治疗和/或射频消融治疗，以减少 ICD 的放电。对于有器质性心脏病的持续性室速、先天性长 QT 综合征或 Brugada 综合征的患者，植入 ICD 是标准治疗。ICD 的禁忌症包括无休止室速或可逆性病因引起的室速(例如药物、电解质紊乱或急性心肌缺血引起的室速等)。

导管射频消融可治愈大部分特发性单形性室速，包括右室流出道室速、左室流出道室速、左后间隔室速等。扩张型心肌病引起的束支折返性室速，也可以通过导管射频消融而得到根治。即使对于冠心病、致心律失常性右室心肌病引起的室速，导管射频消融也可起辅助作用，以减少 ICD 的放电。

三、缓慢性心律失常

缓慢性心律失常可发生于心脏冲动形成或传导障碍。病窦综合征和房室传导阻滞是临床常见的缓慢性心律失常类型，电解质紊乱(高钾血症)和药物因素也是心动过缓的常见原因。缓慢性心律失常通常无明显症状，但也可出现疲劳、活动耐量下降或晕厥等症状。对于有症状的持续缓慢性心律失常，如果无明确的可逆原因，应安装永久心脏起搏器。

(一)窦性心动过缓

窦性心动过缓是指窦房结发放冲动的频率低于 60 次/分，心电图 P 波形态与正常窦性节律时一致。窦性心动过缓常见于身体健康者，特别是长期进行体育锻炼者或运动员。病理情况下，例如急性下壁心肌梗死、低温、甲状腺功能减退、高钾血症或使用减慢心率的药物时可出现窦性心动过缓。窦性心动过缓通常无症状，无需特殊处理，如有基础病因，应首先去除病因。

（二）病态窦房结综合征

病态窦房结综合征（SSS）简称病窦综合征，是指由于窦房结及其周围组织病变造成其起搏和/或冲动传出障碍，引起一系列心律失常和多种症状的综合病征。

窦房结位于上腔静脉与右心房交接处的心外膜，由窦房结动脉供血（55%～60%的人窦房结动脉起源于右冠状动脉，40%～45%起源于左回旋支动脉），窦房结富含交感神经和副交感神经支配。各种病因（如炎症、淀粉样蛋白沉积等）导致窦房结和（或）其与心房连接组织退化，被纤维组织替代，是病窦综合征最常见的病理表现。

1.临床表现　Rubenstein 标准把病窦综合征分为三型。

Ⅰ型：持续窦性心动过缓；Ⅱ型：窦性停搏或窦房传导阻滞；Ⅲ型：心动过缓一心动过速综合征（慢快综合征）。持续窦性心动过缓（清醒状态心率<40 次/分）可出现疲劳、乏力等症状，部分患者可出现典型的心力衰竭症状和体征。Ⅲ型患者首先符合病窦中的缓慢心律失常的诊断标准，在此基础上出现房颤、房扑等快速心律失常，即为慢快综合征，在心动过速停止时常出现较长时间的心脏停搏，患者可出现头昏、黑矇或晕厥等症状。30%～50%的病窦综合征患者会出现快速心律失常，通常为房颤或房扑，部分患者由于出现房性心律失常而使原本持续缓慢心率导致的症状获得改善。约 25%的病窦综合征患者合并房室传导功能异常，但只有少部分患者会发展为高度房室传导阻滞。

病窦综合征的心电图表现包括窦性心动过缓、窦性停搏、窦性静止、窦房阻滞和心率变时功能不全。单次常规心电图对于诊断病窦综合征的价值有限，往往需要动态心电图等长时间的心电记录并评价心律和症状的相关性来明确诊断。运动试验常被用于诊断心率变时功能不全，最大运动量时心率不能达到预测最大心率的 85%或者最快心率≤100 次/分时，可称为变时功能不全。同时使用普萘洛尔 0.2mg/kg 和阿托品 0.04mg/kg，阻滞心脏交感和副交感神经后的心率为固有心率，用于排除迷走神经张力过高导致的心动过缓。固有心律<[117.2-(0.53×年龄)]次/分提示窦房结功能不全。电生理试验评价窦房结功能常用窦房结恢复时间（SNRT）和窦房传导时间（SACT）测定，SNRT 正常值<1500ms，SACT 正常值<125ms。

2.治疗　窦房结功能不全一般不增加病死率，治疗的主要目的是缓解症状。对有症状的窦房结功能不全患者，植入永久心脏起搏器是主要的治疗手段。长期使用药物治疗病窦综合征的疗效有限。静脉注射阿托品（0.5～1mg）或静脉滴注异丙肾上腺素（1～3μg/min）可用于紧急情况下改善窦房结功能，长期使用茶碱有利于提高心率，但茶碱可增加房性心律失常的发生率，不适合用于慢快综合征的患者。在决定植入永久心脏起搏器前，应排除一过性或可逆因素导致的窦房结功能不全，常见的原因为药物（如抗心律失常药物、降压药物可乐定和利血平等）、急性下壁心肌梗死或甲状腺功能减退等。

（三）房室传导阻滞

1.概述　房室传导系统由房室结、希氏束、左右束支和浦肯野纤维构成，其中房室结由致密房室结和周围的移行区域构成，左束支又分为左前分支和左后分支。致密房室结位于 Koch 三角（前缘为间隔侧三尖瓣环，后缘为冠状静脉窦口，下缘为 Todaro 韧带）的顶端。房室结易受交感和迷走神经影响，但希氏束及以下组织的传导功能几乎不受自主神经影响。心房和致密房室结之间的移行组织具有递减传导的特性，当心房频率过快时，其传导速度减慢或出现传导阻滞，有利于避免过快的心房激动下传心室而出现血流动力学不稳定。

房室传导阻滞(AVB)的病因可分为功能性和结构性。迷走神经张力过高、高钾血症或药物导致的功能性房室传导阻滞，在病因解除后房室传导功能可恢复。而多种病因导致房室传导系统损伤、局部纤维化导致的房室传导阻滞通常为持续性。随着年龄增长而发生的房室传导系统特发性纤维化是常见导致房室传导阻滞的原因。急性心肌梗死患者中房室传导阻滞的发生率为10%～25%，最常见为Ⅰ度和Ⅱ度房室传导阻滞，也可见Ⅲ度传导阻滞。急性下壁心肌梗死比前壁心肌梗死更容易发生Ⅱ度或高度房室传导阻滞，但阻滞的部位多在房室结，常为一过性，逸搏心律较稳定。而前壁心肌梗死引起传导阻滞的部位多在房室结远端、希氏束或束支水平，常为持续性，逸搏的QRS波增宽，心律不稳定，预后较差。

2.*临床表现*　Ⅰ度AVB在体表心电图上表现为PR间期>200ms，阻滞的部位多位于房室结，但也可位于心房内、希氏束或束支水平，阻滞部位较低的患者预后不良。Ⅱ度AVB可分为莫氏Ⅰ型(文氏)和莫氏Ⅱ型。心电图上莫氏Ⅰ型表现为PR间期逐渐延长直至R波脱落，周而复始，由于PR间期延长的程度逐渐减少，因此心电图上RR间期逐渐缩短。由于递减传导是房室结具有的特性，因此莫氏工型的阻滞部位多在房室结，预后较好。莫氏Ⅱ型阻滞的部位大多位于希氏束内或以下的传导系统，无递减传导特性，心电图上表现为PR间期固定，按一定比例出现R波脱落。莫氏Ⅱ型房室传导阻滞的阻滞位置较低，易进展为高度房室传导阻滞，预后较差。Ⅲ度AVB的部位可位于房室结、希氏束或以下水平，逸搏的QRS波宽度有利于判断阻滞的部位，Ⅲ度AVB伴宽QRS波逸搏提示阻滞发生于希氏束远端或束支水平，窄QRS波逸搏提示阻滞的部位在近端希氏束或房室结内。窄QRS波较宽QRS波逸搏的起源部位高，心率较快(>40次/分)，较稳定。

AVB的预后和治疗不仅取决于阻滞的程度，还取决于阻滞的部位。由于房室结受交感和迷走神经支配，因此刺激迷走神经或抑制交感神经(例如颈动脉窦按摩)可使传导阻滞加重，而房室结以下的传导系统缺乏自主神经支配，因此刺激迷走神经不引起传导阻滞加重，并且可能因心率减慢而使传导阻滞减轻。同样，使用阿托品、异丙肾上腺素或运动可使房室结阻滞减轻而可能加重结下水平的阻滞。心腔内电生理检查可直接记录心房、希氏束和心室电位，通过测量P-A、A-H、H-V间期等数值，可准确地判断传导阻滞的部位。

3.*治疗*　临时或永久人工心脏起搏器植入是治疗症状性房室传导阻滞患者最可靠的方法。临时心脏起搏支持可使用经皮心脏起搏或经静脉植入临时起搏电极。静脉注射阿托品(0.5～1mg)或静脉滴注异丙肾上腺素(1～3μg/min)对于阻滞部位在房室结的患者有效。在决定植入永久心脏起搏前，应排除药物、电解质紊乱或急性心肌缺血等可逆性因素。

(刘　芳)

第七节 心绞痛

【概述】

心绞痛是一种以胸痛、胸部不适或以颌、肩、背、臂部不适为特征的临床综合征。胸痛的典型特征包括5个方面:性质、部位、持续时间、诱发和缓解胸痛的因素。胸痛的性质可表现为绞榨感、紧缩感、压迫感、窒息感或沉重感。有些患者强调其症状只是不适而非疼痛。典型的心绞痛发作时间约数分钟。转瞬即逝的不适感或持续数小时的钝痛感不是心绞痛。心绞痛的部位通常位于胸骨后,但是可放射到颈、颌、上腹或手臂。心绞痛一般由于劳力或情绪激动而诱发或加重,休息后缓解。舌下含服硝酸甘油后通常在数分钟内心绞痛缓解。表3-1列出了心绞痛和非心脏性胸痛的一些特点。

表3-1 鉴别心脏性和非心脏性胸痛的一些表现

支持心肌缺血所致	不支持心肌缺血所致
疼痛性质	
缩窄样	隐痛性
压榨样	刀割样锐痛,刺痛
烧灼样	猛戳样,随呼吸而加重
沉重感	
疼痛部位	
胸骨后	左乳房下区
跨胸部正中,前部	左半胸
双臂,双肩	
颈,颊,牙齿	
前臂,手指	
肩胛间区	
诱发因素	
运动	运动后疼痛
兴奋	由特殊的身体动作诱发
寒冷天气	
餐后	

心绞痛是心肌缺血的后果,是心肌需氧和供氧之间的不平衡造成的。增加心率、左室室壁张力和收缩力可增加需氧量;冠状动脉血流量及其含氧量决定心肌的供氧量。

心肌需氧量增加可引起心绞痛。心肌需氧量增加通常是交感神经末梢释放去甲肾上腺素引起,是劳累、情绪激动或精神应激的生理反应。在冠心病患者中,由于心肌需氧量增加造成心绞痛的其他因素包括进食后从事运动以及因寒战、发热、甲亢、各种原因的心动过速等造成的代谢需要增加。心肌氧供减少也可引起心绞痛。冠状动脉狭窄或痉挛可引起心肌氧供减少进而发生心绞痛。引起或加重心肌缺血的一些常见原因见表3-2。

表 3-2　引起或加重心肌缺血的情况

心肌需氧量增加	心肌供氧量减少
非心脏性原因	非心脏性原因
高温	贫血
甲状腺功能亢进	低氧血症
拟交感毒性	肺炎
高血压	哮喘
焦虑	慢性阻塞性肺病
动-静脉瘘	肺动脉高压
心脏性原因	肺间质纤维化
肥厚型心肌病	阻塞性睡眠呼吸暂停
扩张型心肌病	心脏性原因
心动过速	王动脉瓣狭窄
	肥厚型心肌病

心绞痛通常发生在≥1 支大的冠状动脉受累的冠状动脉性心脏病患者。然而，心绞痛亦可以发生于心脏瓣膜病、肥厚型心肌病和未控制的高血压患者。它也可以见于冠状动脉正常并且与痉挛或血管内皮功能紊乱有关的心肌缺血的患者。心绞痛还可以是食管、胸壁或肺部等非心脏性疾病的一种症状。

严重 CAD 定义为冠状动脉造影显示≥1 支大的冠状动脉直径狭窄≥70%，或左主干冠状动脉直径狭窄≥50%。心绞痛分为稳定型心绞痛和不稳定型心绞痛。稳定型心绞痛是指稳定劳累性心绞痛，不稳定型心绞痛可以分为 3 种类型：静息性心绞痛、初发性心绞痛和恶化性心绞痛。

不稳定型心绞痛是心绞痛的严重形式，可能发展为急性心肌梗死，甚至猝死。不稳定型心绞痛的第一种最常见原因是心肌血流灌注减少，这是由于粥样硬化斑块撕裂发生的非阻塞性血栓导致冠状动脉狭窄所致。第二种常见原因是冠状动脉动力性阻塞。动力性阻塞可以是由于冠状动脉某一段局灶性强烈痉挛所致（心绞痛），也可以由小的心肌内阻力血管异常收缩所致。第三种原因是冠状动脉严重狭窄但是没有痉挛或血栓，见于某些进展性动脉粥样硬化的患者或经皮冠状动脉侵入性治疗后再狭窄的患者。第四种原因是动脉炎症，可能由感染引起，或与之有关，结果引起冠状动脉狭窄。第五种原因是继发性不稳定型心绞痛，此时外源性诱发因素影响冠状动脉血管床。继发性不稳定型心绞痛常见原因为：①心肌需氧增加，例如发热，心动过速和甲状腺功能亢进；②冠状动脉血流减少，例如低血压；③心肌氧释放减少，例如贫血或低氧血症。

【诊断步骤】

（一）病史采集要点

胸痛特点对诊断非常有帮助。应注意询问患者胸痛的性质、部位、持续时间、诱发胸痛的因素和缓解胸痛的因素。典型胸痛表现为绞榨感、紧缩感或压迫感等。心绞痛的部位通常位于胸骨后，发作时间约数分钟。心绞痛一般由于劳力或情绪激动而诱发，休息后可缓解。典型的心绞痛发作常逐渐开始，在几分钟内达到疼痛最大程度高峰，然后胸痛消失。对心绞痛来说，在几秒钟内达到最严重程度不常见。心绞痛发作时典型的表现是患者常选择休息、坐下或者停止走动。舌下含服硝酸甘油片后通常在数分钟内疼痛缓解。

心绞痛的不典型表现包括孤立性或不能解释的新发或恶性的劳力性呼吸困难、昏倒、恶心、呕吐、出汗和不能解释的疲乏，这些表现在老年人相对多见。

不稳定型心绞痛胸部不适的性质与典型的劳累型心绞痛相似，通常程度更强些，经常被描述为疼痛，可持续长达30min，偶尔患者从睡眠中痛醒。出现下述的心绞痛方式的改变应考虑已发展为不稳定型心绞痛：诱发心绞痛的体力活动阈值突然的和持久的缩减；心绞痛发生频率、严重程度和持续时间增加；出现静息型或夜间型心绞痛，胸痛放射至附近的或新的部位；发作伴有新的相关特征例如出汗、恶心、呕吐、心悸或呼吸困难；常用的静息方法和舌下含服硝酸甘油的治疗方法原来能控制慢性稳定型心绞痛，而对于不稳定型心绞痛通常只能起暂时或不完全性的缓解作用。

变异型心绞痛是一种特殊类型的不稳定型心绞痛，1959年由Prinzmetal首先描述。这种心绞痛是由于冠状动脉痉挛所致，冠状动脉痉挛可引起短暂的、突然的、显著的心外膜冠状动脉直径缩小，导致心肌严重缺血。变异型心绞痛几乎完全都在静息时发生，无体力劳动或情绪激动等诱因，发作时常伴随心电图ST段抬高。变异型心绞痛除吸烟较多见外，大多数患者无经典冠心病易患因素，胸部疼痛通常非常严重，可因伴随心律失常而发生昏厥。变异型心绞痛的发病时间常集中在午夜至上午8时。虽然多数变异型心绞痛患者保持有活动能力，但有一些患者不仅在静息时，也可在劳累时或劳累后发生典型的胸痛及ST段抬高。

变异型心绞痛患者的临床表现并不与冠状动脉造影的血管狭窄程度呈正比。但是血管阻塞严重的患者通常表现为固定阈值的劳累诱发心绞痛伴ST段压低，而静息时发生的心绞痛伴随ST段抬高。变异型心绞痛常并发急性心肌梗死和严重的心律失常，包括室性心动过速、心室颤动及猝死。

详细的临床病史询问是做出正确诊断的关键，并可免去费用昂贵的检查。如考虑到胸痛的性质、部位、持续时间、诱发因素和伴随症状，通常能得出正确的诊断。胸痛的临床分类见表3-3。

表3-3 胸痛的临床分类典型心绞痛

胸痛的临床分类
典型心绞痛
①性质和持续时间典型的胸骨后不适感
②劳力或情绪激动可以诱发
③休息或含服硝酸甘油片后可以缓解非典型心绞痛
非典型心绞痛
具备上述特征中的两项非心源性胸痛
非心源性胸痛
仅具备上述特征中的一项或没有

采集完详细的病史后，应确定有无 CAD 的危险因素，如吸烟、高脂血症、糖尿病、高血压及早发 CAD 的家族史。脑血管或外周血管疾病的既往病史亦增加了患 CAD 的可能性。

（二）体格检查要点

对每一例疑诊或确诊心绞痛的患者，均应检查其生命体征，并且进行详细的心血管和胸部检查。稳定型心绞痛患者的体格检查通常正常。心绞痛发作期间体格检查可能发现 S_4、S_3 或奔马律、二尖瓣反流性杂音、S_2 反常分裂、低血压或双肺底啰啰以及随着胸痛缓解而消失的喘息。非冠状动脉粥样硬化性疾病的依据，例如颈动脉杂音、足背动脉搏动减弱或腹主动脉瘤等均增大 CAD 的可能性。变异型心绞痛在无心肌缺血时心脏体检通常正常（除非患者有过陈旧性心肌梗死），但心肌缺血发作时可表现为心肌收缩运动障碍和左心室功能不全。

一般检查也可能发现一些提示冠心病的体征。检查眼睛可能显示角膜老年环，角膜老年环的大小一般与年龄和血清总胆固醇以及低密度脂蛋白胆固醇（LDL-C）呈正相关；皮肤可出现黄色瘤；冠心病与耳垂皱痕之间有某些联系，患有冠心病的较年轻的患者可有单侧耳垂皱痕，随年龄增大可变成双侧耳垂皱痕。血压增高、黄色瘤和视网膜渗出、老年环均提示 CAD 危险因素存在。

体检发现肥厚型心肌病或主动脉瓣病变出现的杂音，提示心绞痛不是由冠心病引起。背痛、脉搏不整或心脏听诊发现主动脉关闭不全的杂音提示主动脉夹层。心包摩擦音提示急性心包炎，而奇脉提示心包填塞。气胸表现为急性呼吸困难、胸膜疼痛和异常呼吸音。

体格检查还可能发现加重心肌缺血的因素，例如不能控制的高血压或甲状腺功能亢进和合并存在的肺部疾病，并且确定心肌缺血事件对血流动力学的影响。

（三）门诊资料分析及继续检查项目

1.静息心电图

相当一部分心绞痛患者的静息心电图正常。最常见的心电图异常是非特异性 ST-T 改变伴有或没有先前心肌梗死的表现。在冠心病患者中出现静息心电图 ST-T 异常可能与基础心脏病的严重程度相关，包括病变冠状动脉的支数和心室功能障碍的程度。与此相反，在怀疑或肯定患冠心病的患者中，静息心电图正常远期预后一般良好。然而，在慢性稳定型心绞痛患者中，心电图的诊断敏感度和特异性较低。多种传导障碍可发生于心绞痛患者，其中最常见的是左束支阻滞和左前分支阻滞。

心绞痛发作期间心电图可表现为 ST 段下斜形或水平形下移、T 波倒置或 ST 段抬高。缓解时这些心电图变化可恢复到心绞痛发作前状态。

变异型心绞痛发作期间 ST 段抬高。在一些患者中，表现为 ST 段抬高及随后出现 ST 段压低伴 T 波变化。ST 段的偏移可发生在各个导联，在下壁及前壁导联同时出现 ST 段抬高（反映广泛的心肌缺血）的患者猝死的危险增高。

2.平板运动心电图试验

作为冠心病的筛选试验，运动心电图有效而且相对简单和廉价。平板运动试验时出现某些不适症状、心电图和血流动力学改变，表明有 1 支或多支冠状动脉狭窄，提示存在冠心病。最有用的运动心电图变化是运动时 ST 段改变，即运动期间发生典型胸部不适伴有 ST 段水平形或下斜形压低≥1mm，检出冠心病的阳性预测值为 90%，ST 段压低≥2mm 伴有典型胸部不适可诊断有显著的冠心病。缺乏典型心绞痛，ST段下斜形或水平形压低≥1mm检出有意义的冠状动脉狭窄的阳性预测值为70%；但ST段压低≥2mm的阳性预测值增加到90%。运动早期发生ST段压低、运动量少或持续时间短均提示多支血管病变存在。运动引起QRS增宽提示运动引起心肌缺血，与运动引起的心肌节段性收缩异常的程度有关。妇女心电图运动试验假阳性发生率高，心电图运动试验对妇女诊断冠心病不如男人可靠。

3.超声心动图

超声心动图可协助诊断冠心病，检测是否存在心肌节段性收缩异常，评估左室整体和局部功能，诊断左室肥大和是否伴有瓣膜病变。运动负荷心脏超声心动图，即在运动后立刻进行超声显像，可通过确定新的室壁运动异常部位检出心肌缺血部位。运动心脏超声检出冠心病的准确性与运动铊心肌灌注核素闪烁法显像的准确性相似，优于心电图运动试验。药物(如潘生丁、腺苷、多巴胺和多巴酚丁胺等)负荷心脏超声可用于不能进行运动心脏超声的患者。

4.核心脏病学检查

心肌灌注运动显像时在运动高峰或症状限制终点如出现心绞痛或呼吸困难，注射放射性核素并让患者继续运动30s左右，以保证在激发高峰时反映心肌灌注和摄取核素的图形。患者静息几分钟后重复摄取图像。在24h后加做再分布显像和静息后再加注$^{201}T_1$的显像有助于心肌缺血和心肌活力的评估。

运动$^{201}T_1$心肌灌注闪烁显像法对检出冠心病，确定多支血管病变，确定病变血管部位以及心室壁活动异常部位的心肌活力均优于单独做运动心电图。表3-4列出了一些无创伤性试验诊断高危阳性患者的指标。

表3-4 无创伤性试验诊断高危阳性患者的指标

运动心电图试验的高危指标
ST段压低≥2.0mm
在运动第一阶段ST段压低≥1mm
在多个导联上ST段压低
ST段压低的恢复时间>5min
运动负荷<4倍基础代谢(METS)或运动时最大心率偏低
异常血压反应
出现室性心律失常
核素$^{201}T_1$心肌灌注闪烁显像的高危指标
多部位的灌注缺损(包括可逆性缺损)，多于1支血管的供应区域
肺摄取$^{201}T_1$增多，反映运动引起左室功能障碍
运动后有暂时性左心室腔扩大

5.多层CT冠状动脉三维成像

可显示是否存在冠状动脉钙化、狭窄及其程度和部位，协助诊断冠心病。

6.诊断试验

一些激发试验可用于协助诊断变异型心绞痛。已有多种冠脉痉挛激发试验方法，其中麦角新碱试验最敏感。麦角新碱激发试验通常必须在有一定的复苏设备、药物及抢救人员的条件下在心导管室进行。导管预先插入冠状动脉，以便对冠状动脉痉挛进行血管造影诊断，随后向冠状动脉内注射硝酸甘油以解除痉挛。

通气过度也可诱发严重的心绞痛发作，心电图示ST段抬高，血管造影示明显的冠脉痉挛及室性心律失常。在变异型心绞痛患者的冠状动脉内注射乙酰胆碱也可能导致严重的冠脉痉挛。运动试验、冷加压试验和诱导碱中毒均可能使变异型心绞痛患者的冠状动脉痉挛，但这些试验都不如麦角新碱和乙酰胆碱试验敏感。

7.实验室检查

所有确诊或疑诊心绞痛的患者均应进行一些相应的实验室检查，如血脂、血糖、血电解质、血红蛋白、肌钙蛋白、CK-MB等。

8.冠状动脉造影

临床高度疑诊心肌缺血引起胸痛的患者，当无创检查有禁忌证或由于疾病残疾或身体状况等原因不适合诊断性无创检查时；或无创性检查结果显示为高危患者；或那些症状支持但无心绞痛特征的患者，但当其职业或运动状态本身对于自身或他人可能构成威胁时（如飞行员、消防员、警察、职业运动员）应该直接进行冠状动脉造影。具有典型或非典型症状提示心绞痛的患者和临床高度怀疑严重CAD者也应直接进行冠状动脉造影。糖尿病患者慢性稳定型心绞痛的诊断较为困难，可以放宽冠状动脉造影的适应证。

对无症状或患有不像心绞痛的胸痛患者，作为冠心病筛选对象，其患冠心病的可能是低的，实用的方法是以心电图运动试验阴性来排除缺血性心脏病。然而，如果患者有运动心电图试验异常，可存在多种检查方法供选择：如果运动心电图检查结果阳性，但不是高危患者，不需要进一步检查，通常只要观察患者；有高危运动心电图试验阳性的患者，通常需要做冠状动脉造影，以确定是否有左冠状动脉主干病变或严重的多支病变伴有左心室功能异常；如果患者划为未定型（阳性但无运动试验高危指标），那么应做激发显像检查（心脏超声检查或心肌灌注闪烁显像法）。

确定冠心病诊断，准确地评估疾病的解剖异常的严重程度及对心功能的影响需要冠状动脉造影术和左心室造影。

【诊断对策】

（一）诊断要点

根据心绞痛的典型胸痛特征（如胸骨后绞榨样、压迫样疼痛，由劳力或情绪激动等诱发，持续约数分钟，休息后或舌下含服硝酸甘油后胸痛可在数分钟内缓解）即可考虑心绞痛的诊断。不稳定型心绞痛的胸痛发作可无诱因，持续时间可达20～30min，单次含服硝酸甘油不容易迅速缓解胸痛。

胸痛发作期间如心电图表现为ST段下斜形或水平形下移、T波倒置或ST段抬高，有力支持心绞痛的诊断。胸痛缓解时这些心电图变化可恢复到心绞痛发作前状态。不发作期间无创检查如平板运动心电图、运动$^{201}T_1$心肌灌注闪烁显像、运动心脏超声和药物激发试验等诱发心肌缺血可帮助确立诊断。冠状动脉造影可明确冠心病的诊断。

（二）鉴别诊断要点

典型心绞痛通过休息或服用硝酸甘油后在几分钟内缓解。对硝酸甘油的反应通常是有效的诊断手段，然而食管疾病引起的胸痛和其他综合征用硝酸甘油也可有效。服硝酸甘油后超过 10min 症状才缓解，提示不是由于心肌缺血引起或者是由严重的心肌缺血引起。

瞬时的、短暂的针刺样痛，不考虑为心绞痛的特征。通过呼吸或简单的躯体或上臂活动诱发或加重的不适症状，平卧后在几秒钟内缓解的胸痛，通过吞咽食物或水后几秒钟内缓解的不适症状，以及局限于很小范围（即一个指头大小）的不适症状，都不是心绞痛的特征。通过重复压迫胸壁产生的疼痛和持续几小时的持久的胸痛一般不是心绞痛。胸痛患者心绞痛以外的原因见表 3-5。

表 3-5　胸痛患者心绞痛以外的原因

非缺血性的心血管疾病	肺	消化道	胸壁	精神性疾病
主动脉夹层	肺栓塞	食管	肋骨肋软骨炎	焦虑性疾病
心包炎	气胸	食管炎	纤维织炎	过度换气
	肺炎	痉挛	肋骨骨折	惊吓性疾病
	胸膜炎	反流	胸锁骨关节炎	原发性焦虑
		绞痛胆道	带状疱疹	如抑郁症
		胆囊炎		躯体型精神病
		胆管炎		思维型精神病
		消化性溃疡		
		胰腺炎		

许多疾病需与冠心病心绞痛鉴别。

1.食管疾病

类似于心绞痛或与心绞痛共存的食管疾病有胃食管反流、食管动力性疾病等。有症状的食管反流常见，食管疼痛引起胸痛的典型表现是烧心，特别是与体位改变和进食有关，同时伴随吞咽困难。食管痉挛也可引起持久性胸骨后相同强度的不适症状，或在吞咽时或在吞咽后产生严重的痉挛性疼痛。因为心绞痛和食管疾病都可以在服用硝酸甘油后缓解，所以二者之间鉴别更为复杂和困难。然而，食管痛常在服用牛奶、抗酸药物或进食后缓解，偶尔在饮温热液体后缓解。

2.胃食管反流

向食管内滴注酸性液体，即将鼻管顶端放至食管中段，然后交替滴注稀酸和生理盐水有助于鉴别诊断。多数胃食管反流的患者在滴酸时出现疼痛。通过插入到食管远端的电极可记录食管内 pH 值，确诊胃食管反流。

3.食管动力性疾病

患有不明原因胸骨后胸痛的患者相当常见。除胸痛外，大多数患者有吞咽困难。钡剂检查可以显示食管动力性疾病。食管测压可显示弥漫性食管痉挛、食管下段括约肌压力增加和其他动力性疾病。乙酰胆碱可诱发食管疼痛和食管痉挛现象。

心绞痛和食管痛的相同与不同点见表3-6。

表3-6　心绞痛和食管痛的异同点

心脏和食管痛的相似点		食管痛的特征
部位	胸骨中部或下部后	高上腹部，剑突后或胸骨后下部
性质	沉重、挤压、紧缩、烧灼	常有烧灼或痉挛感，常伴有烧心感，可伴流涎增加
放射	放射至喉部，可放射至左肋、左肩或左上臂	吞咽困难，不向左侧放射。胸痛在胸骨后下部开始开始时，可放射到上腹部
诱发因素	进食后，进食后体育活动易发生心绞痛	进食某些食物后，如酒精、咖啡、香料等
持续时间	持续时间短(2～10min)	可持续几个小时，胸痛可轻可重，出现波动
缓解因素	服硝酸甘油，站立或精神放松而缓解	很少由劳累引起。改变体位，如躺下能诱发胸痛

4.胆绞痛

胆绞痛是由于胆囊或胆道阻塞，胆道压力迅速上升而引起。疼痛为固定性，可持续数小时，然后自行消失，在两次发作之间可无任何症状。通常压痛位于右上腹，但也可在上腹部或心前区。胆绞痛可放射到肩部。虽然胆绞痛患者中恶心、呕吐常见，但是疼痛与进餐的关系不定。胆囊炎可伴有消化不良、胃肠胀气、不能耐受高脂肪食物等症状，但是这些症状也常见于一般人群。超声波检查能正确诊断胆结石、测定胆囊大小、胆囊壁厚度以及是否有胆管扩张。口服胆囊造影如不见胆囊充盈，提示胆囊无功能。

5.胸肋综合征

这种疾病引起的疼痛类似于心绞痛。临床表现典型的胸肋综合征，即肋骨与软骨连接处的疼痛伴肿胀不常见，而肋软骨炎引起肋骨与肋软骨连接处的压痛(不伴肿胀)相对多见。触诊时肋软骨连接处的压痛是有用的体征。体检时应对前胸壁常规采用局部按压以发现可能存在的压痛。

6.急性心肌梗死

通常有长时间(＞30min)的严重疼痛，胸痛的持续时间长、程度重。心肌梗死(MI)伴有典型的心电图和心肌肌钙蛋白、心肌酶学改变。

7.严重肺动脉高压

可有劳累性胸痛。严重肺动脉高压的胸痛是由于劳累引起右心室心肌缺血所致。其他伴随症状包括劳累时呼吸困难、头晕和晕厥。体检时可发现胸骨旁抬举感和肺动脉瓣第2心音亢进，心电图可见右心室肥大的表现。

8.肺栓塞

肺栓塞主要表现为呼吸困难，可伴有胸痛。胸膜痛提示有肺梗死。吸气时疼痛加剧伴有胸膜摩擦音提示胸痛为肺栓塞而不是心绞痛所致。肺栓塞一般伴D-二聚体升高，心电图可见$V_1$4T波倒置，SiQmTm征。

9.急性心包炎

急性心包炎的疼痛与心绞痛鉴别有时较困难，然而心包炎患者的发病年龄一般比心绞痛患者轻。急性心包炎胸痛通常突然起病，呈持续性，咳嗽、吞咽和吸气时胸痛加重。通常坐起和前倾位胸痛减轻。在不同时间，患者取不同体位，仔细地听诊大多数患者有心包摩擦音。心包炎早期可出现广泛性心电图 ST 段抬高。根据特征性胸痛，心包摩擦音和心电图改变可诊断急性心包炎。

10.X 综合征

X 综合征是指因活动引起的心绞痛或类似心绞痛的症状，平板运动心电图出现 ST 段下移而冠状动脉造影正常的综合征。X 综合征女性多于男性。X 综合征的病因尚不清楚，其中一部分可能为微血管功能障碍伴心肌缺血，另一部分可能为痛觉过敏。X 综合征患者使用β受体阻滞剂、钙阻滞剂或硝酸甘油可能减少发作，丙咪嗪也可能有效。本病预后良好。

（三）临床类型

心绞痛分为稳定型心绞痛和不稳定型心绞痛。稳定型心绞痛是指稳定劳累性心绞痛，不稳定型心绞痛分为静息性心绞痛、初发性心绞痛、恶化性心绞痛（表 3-7）。变异型心绞痛是不稳定型心绞痛的一种特殊形式。

表 3-7 不稳定型心绞痛的 3 种类型

静息性心绞痛	心绞痛发作于休息时，最近 1 周内发作，通常持续时间＞20min
初发性心绞痛	首发症状后 2 个月内出现的心绞痛，其严重程度≥CCS 分级Ⅲ级
恶化性心绞痛	原先诊断的心绞痛发作次数频繁，持续时间延长，或痛阈降低（例如在首发症状后 2 个月内心绞痛的严重程度至少增加了 CCS 分级Ⅰ级，严重程度至少达到 CCS 分级Ⅲ级）

【治疗对策】

心绞痛治疗的主要目的是缓解、减轻心肌缺血的症状，提高运动耐量和生活质量，降低 MI 发生率和死亡率。

心绞痛患者的综合治疗包括 5 个方面：①确定能诱发或使心绞痛恶化的伴随疾病并治疗；②减少冠状动脉粥样硬化的危险因子；③全身性和非药物治疗方法，特别注意调整生活方式；④药物治疗；⑤经皮冠状动脉侵入性治疗（PCI）或冠状动脉旁路移植手术（CABG）。

（一）一般治疗

稳定型心绞痛发作时应立刻休息，停止正在进行的活动。不稳定型心绞痛应卧床休息，床旁连续 ECG 监测以发现缺血和心律失常。有呼吸困难者应吸氧，维持氧饱和度在 90%以上。

（二）伴发疾病的治疗

许多内科疾病能增加心肌耗氧量或减少供氧量，可与新的心绞痛同时存在或使原有的稳定型心绞痛加重，包括贫血、体重显著增加、甲状腺功能亢进、发热、感染和心动过速。这些伴发疾病或病理状态应及时纠正和处理。

（三）减少冠状动脉粥样硬化危险因素

积极控制存在的高血压，糖尿病患者积极控制血糖。肥胖患者降低体重，戒烟，处理血脂异常，适当运动。

（四）抗心肌缺血治疗（表 3-8）

表 3-8　抗心肌缺血治疗的方案

持续性胸痛/其他临床高危特征	
有	无
卧床休息和连续 ECG 监测	
吸氧，维持（SaO_2）＞90％	
静脉注射硝酸甘	
油口服或静脉注射 β 受体阻滞剂	口服 β 受体阻滞剂
静脉注射吗啡治疗疼痛、焦虑和肺充血	
如果持续出现心肌缺血或血流动力学障碍	
使用主动脉气囊反搏	
ACEI 控制高血压或 MI 后的左心室功能	ACEI 控制高血压或 MI 后的左心室功能障碍障碍

1.硝酸酯制剂

硝酸酯制剂是内皮依赖性血管扩张剂，通过扩张容量血管（即静脉床）增加静脉血聚积，降低心脏前负荷，因而减轻决定心肌氧耗（MVO_2）的心室室壁张力。硝酸酯制剂对动脉系统也有轻度作用，可减少收缩期室壁张力（后负荷），从而进一步降低 MVO_2。硝酸酯能够扩张心外膜冠状动脉和侧支血管，使冠状动脉血流重新分布到缺血区域。这种对有或没有粥样硬化性 CAD 的心外膜冠状动脉的扩张作用可以有效地缓解血管痉挛性心绞痛患者的冠状动脉痉挛。对于劳力性心绞痛患者，硝酸酯能提高运动耐量，延缓心绞痛发生时间，减轻平板运动试验中 ST 段下降的程度。硝酸甘油还具有抗血栓和血小板的作用。硝酸酯类药物除了能减轻和防止缺血性疼痛的再发生外，还能改善整体和局部的左心室功能。

硝酸酯类药物可经舌下含服、口服、经皮肤或静脉给药，可分为短效和长效剂型。舌下含化硝酸甘油片或使用硝酸甘油喷雾剂可即刻缓解心绞痛。在最初 24h 的治疗中，静脉内硝酸甘油有利于恒定地控制缺血发作。静脉应用硝酸甘油应以 5～10μg/min 的剂量开始持续滴注，每 5～10min 增加 10μg/min，直至症状缓解或出现限制性副作用（头痛或收缩压＜90mmHg 或此用药前的平均动脉收缩压下降＞30mmHg）。

如静脉应用硝酸甘油和静脉使用 β 受体阻滞剂（没有禁忌证时）症状没有缓解的患者可静脉注射吗啡 1～5mg，使用时应注意监测血压。必要时每 5～30min 重复使用 1 次，以减轻症状并且保证患者舒适。对于吗啡过量引起的呼吸和/或循环障碍，可以予以静脉注射 0.4～2.0mg 纳洛酮纠正。

硝酸酯制剂相对禁忌应用于肥厚梗阻型心肌病，在严重主动脉瓣狭窄的患者，应当慎用硝酸盐制剂。

长期应用硝酸甘油和长效硝酸酯制剂的主要问题是发生耐药。给予足够(8～12h)无药期可能是防止耐药性的最有效方法。硝酸酯制剂治疗期间最常见的副作用是头痛、低血压和前兆晕厥或晕厥。

2.β受体阻滞剂

β受体阻滞剂通过减慢心率、抑制心肌收缩力和降低动脉压力从而降低心肌氧耗。β受体阻滞剂减慢心率,较慢的心率反过来增加心脏周期的舒张时间,同时相应增加了冠状动脉灌注的有效时间,β阻滞剂还能降低因运动引起的血压升高和限制运动引起的收缩力增加,因此β受体阻滞剂减少心肌氧耗主要是在活动时或在突然增加交感神经活动刺激时。

心绞痛患者没有禁忌证时应当早期使用β受体阻滞剂。可常规将β受体阻滞剂的剂量调到静息心率为55～60次/min。在严重心绞痛患者,假如没有与窦性心动过缓有关的症状和没有发生心脏传导阻滞,可以将心率减慢到<55次/min。高危以及进行性静息性胸痛患者先静脉使用,然后改为口服。中度或低度危险的患者口服β受体阻滞剂。在没有固定性血管阻塞而只有血管痉挛的心绞痛(变异型心绞痛)患者,β受体阻滞剂无效,并且因不能对抗α受体的作用而诱发血管痉挛,因此不应当应用。

脂溶性β受体阻滞剂如心得安、美多心安等通过胃肠道迅速地吸收,主要经肝脏代谢,半衰期相对较短,通常需要1日2次或更多次给药以达到持续药效。水溶性β受体阻滞剂(如阿替洛尔、索他洛尔、纳多洛尔)不能迅速地从胃肠道吸收和代谢,有相对较长的半衰期,可每日给药1次。

β受体阻滞剂的常见副作用是β受体阻滞的后果,包括对心脏的效应(严重的窦性心动过缓、窦性停搏、房室传导阻滞、左心室收缩力减弱)、支气管痉挛、疲劳乏力、情绪抑郁、恶梦、胃肠道不适、性功能减退、胰岛素引起的低血糖反应加重以及皮肤反应。嗜睡、软弱、疲劳可能是由于心脏搏出量减少或β受体阻滞剂直接作用于中枢神经系统引起。

有明显I°AVB(即ECG表现为PR间期>0.24s)、任何形式的Ⅱ°或Ⅲ°AVB而没有起搏器保护、有哮喘病史或严重左心室功能障碍伴充血性心力衰竭均不应急诊使用β受体阻滞剂。严重的窦性心动过缓(心率<50次/min)或低血压(收缩压<90mmHg)通常不使用β受体阻滞剂。静脉使用β受体治疗期间,应当监测ECG及血压,并且听诊有无肺啰音和支气管痉挛。

3.钙拮抗剂

是一组异源性化合物,能抑制钙离子通过心肌和平滑肌膜的钙通道。钙拮抗剂分为两种主要类型,即二氢吡啶类(原药为硝苯吡啶)和非二氢吡啶类(原药为维拉帕米和硫氮革酮)。

所有钙拮抗剂包括新的第二代选择性二氢吡啶类药物以及如维拉帕米、地尔硫革等非二氢吡啶类药物,均能够减少冠状动脉血管阻力,增加冠状动脉血流。这些药物都可以使心外膜冠状动脉血管和小动脉阻力血管扩张。心外膜冠状动脉扩张是钙拮抗剂缓解血管痉挛性心绞痛的主要机制。钙离子拮抗剂还能主要通过减轻血管和动脉压力来减轻心肌需氧。钙离子拮抗剂的负性肌力作用还可以降低心肌耗氧。然而,钙拮抗剂的负性肌力作用因钙离子拮抗剂种类的不同而异。二氢吡啶类药物中,硝苯地平的负性肌力作用可能最强。而新一代具有血管选择性的二氢吡啶类药物如氨氯地平和非洛地平的负性肌力作用很小。

钙拮抗剂的作用迅速,通过肝脏代谢,生物利用为13%～52%,半衰期为3～12h。除一般稳定型心绞痛外，钙拮抗剂还可以用于控制下列患者的进行性缺血或复发性缺血症状：已经使用足量硝酸甘油和β受体阻滞剂的患者，不能耐受硝酸甘油或β受体阻滞剂的患者，或变异型心绞痛患者。

在血管痉挛性心绞痛（变异型心绞痛，Prinzmetal 心绞痛）患者，钙拮抗剂能有效地降低心绞痛发生率。资料表明，相对短效的二氢吡啶类钙拮抗剂有可能增加心脏不良事件的危险性，因此应当避免使用。相反，长效钙离子拮抗剂包括缓释或长效的二氢吡啶类或非二氢吡啶类钙拮抗剂，均能有效地缓解心绞痛患者的症状。

低血压、心功能减退和心力衰竭加重可以发生在长期使用所有钙离子拮抗剂期间。其他副作用包括周围性水肿、便秘、头痛、脸红、嗜睡及非特异性中枢神经系统症状。非二氢吡啶类钙拮抗剂的副作用还包括心动过缓、房室分离、房室传导阻滞和窦房结功能紊乱。

一般程度左心室射血分数减低的患者能够耐受新一代血管选择性二氢吡啶类药物（如氨氯地平、非洛地平），但是严重失代偿性心功能不全是使用钙离子拮抗剂的主要禁忌证之一。心动过缓、窦房结功能紊乱和房室结传导阻滞是使用非二氢吡啶类钙离子拮抗剂的禁忌证。

变异型心绞痛的抗心肌缺血处理方法与典型的（稳定型及不稳定型）心绞痛有相同与不同之处：

（1）变异型及典型心绞痛患者都对硝酸酯有良好效果，舌下或静脉给予硝酸甘油常可立即缓解变异型心绞痛，长效硝酸酯可防止发作；

（2）变异型心绞痛患者对β受体阻滞剂的反应不定。有些患者，尤其是伴有固定性狭窄病变的患者，首先是运动增加心肌需氧量的劳累型心绞痛的发作频度在用药后减少。然而，在另一些患者，非选择性的β受体阻滞剂可能诱发冠状动脉痉挛；

（3）与β受体阻滞剂的不定疗效相比，钙离子拮抗剂对变异型心绞痛的冠状动脉痉挛特别有效，通常应用能耐受的最大剂量。钙离子拮抗剂和长效或短效的硝酸酯类药物是治疗变异型心绞痛的主要手段；

（4）哌唑嗪是选择性α肾上腺素能受体阻滞剂，对治疗变异型心绞痛患者有价值。阿司匹林对一般不稳定心绞痛有效，但可能增加变异型心绞痛患者发作时心肌缺血的严重程度。

4.抗血小板治疗

阿司匹林通过抑制环氧化酶和血小板血栓烷 A_2 的合成来达到抗血小板作用。在＞3000例稳定型心绞痛患者应用阿司匹林治疗，心血管不良事件的危险性平均降低33%。在不稳定型心绞痛的患者，阿司匹林能够减少短期和长期致死或非致死性心肌梗死（MI）的危险。

噻氯匹啶和氯吡格雷都是二磷酸腺苷（ADP）受体拮抗剂，可抑制磷酸腺苷诱导的血小板积聚，并且降低凝血酶、胶原和血栓素 A_2 和血小板活化因子的浓度。氯吡格雷在化学结构上与噻氯吡啶相近，但是具有更强的抗血小板功能。氯吡格雷对减少MI、心血管性死亡或缺血性卒中的联合危险性方面比阿司匹林更有效。

噻氯匹啶和氯吡格雷对血小板的作用不可逆，但是需要数天才能达到最大作用。由于阿司匹林和ADP拮抗剂的抗血小板作用机制不同，联合应用可以提高疗效。氯吡格雷在不稳定型心绞痛患者的应用中具有重要作用，无论是在进行保守治疗的患者，还是在应用PCI尤其是支架术的患者。

血小板 GPⅡb/Ⅲa 受体拮抗剂血小板表面有大量的血小板 GPⅡb/Ⅲa 受体。血小板被激活时该受体构型改变，结果与纤维蛋白原和其他配位体的亲和力增加。纤维蛋白原分子与不同血小板上的受体结合导致血小板聚集。这种机制与刺激引起的血小板聚集不同，代表了血小板聚集的最后和唯一途径。GPⅡb/Ⅲa 受体拮抗剂通过占据该受体阻止纤维蛋白原结合，防止血小板聚集。

对于准备行心导管检查和 PCI 的不稳定型心绞痛患者，除了使用阿司匹林和低分子肝素外，应加用 GPⅡb/Ⅲa 受体拮抗剂。对于持续性缺血或有其他高危表现的不稳定型心绞痛患者也可考虑使用 GPⅡb/Ⅲa 受体拮抗剂。

抗血小板药物的禁忌证包括不能耐受和过敏（如哮喘）、活动性出血、血友病、活动性视网膜出血、严重未经治疗的高血压、活动性消化溃疡或其他严重胃肠道或生殖泌尿系出血。

5.抗凝治疗

抗凝药物有普通肝素、各种低分子量肝素（LMWH）和水蛭素。口服的有抗维生素 K 药物。肝素通过加速激活循环血液中抗凝血酶而起抗凝作用。LMWH 是通过对肝素的多糖链进行化学和酶聚解而制成，含有不同分子量链，对因子 Xa 的抑制作用更强。与普通肝素相比，LMWH 的主要优点是与血浆蛋白和内皮细胞结合减少，清除呈剂量依赖并且半衰期长，1 天 1～2 次皮下注射就可以获得持续的抗凝作用。水蛭素是直接凝血酶抑制剂，能够高度特异地阻断凝血酶，无需协同因子例如抗凝血酶的参与。

普通肝素主张根据体重校正剂量，方法是先静脉一次性冲击量注射 60～70U/kg（最大量 5000U），然后静脉滴注 12～15U/(kg·h)（最大量为 1000U/h）。普通肝素治疗期间，主张每天测定一次血红蛋白/红细胞比容和血小板。此外，任何临床严重出血、症状复发或血流动力学不稳定时，均应迅速测定 aPTT。

联合应用阿司匹林＋普通肝素（低分子量肝素）＋GPⅡb/Ⅲa 受体拮抗剂代表了一种非常积极的抗血栓治疗。不稳定型心绞痛治疗力度应当根据具体患者的危险性而定，持续性胸痛或有其他高危特征的患者以及准备早期介入治疗的患者，进行三联抗血栓治疗。

6.调脂治疗

研究表明，降低胆固醇治疗与冠心病死亡率和总死亡率降低有明显的关系，总胆固醇每减少 1%，冠状动脉事件的发生减少 2%。积极调脂治疗可以延缓斑块发展，稳定斑块，减少冠脉事件的发生。

确诊或拟诊心绞痛并且 LDL-C＞130mg/dl 的患者，应进行低密度脂蛋白治疗，使 LDL-C＜100mg/dl。确诊或拟诊 CAD 并且 LDL-C100～129mg/dl 的患者，应该改变生活方式和（或）使用药物治疗，将 LDL-C 降低到＜100mg/dl；代谢综合征患者应减轻体重和增加活动量；应考虑使用烟酸或贝特类药物治疗甘油三酯增高或高密度脂蛋白胆固醇降低。心绞痛伴糖尿病等高危因素患者可考虑将 LDL-C 降低至 70mg/dl 以下。

7.主动脉内气囊反搏（IABP）

大多数不稳定型心绞痛患者对肝素、阿司匹林、硝酸酯、钙离子拮抗剂和 β 受体滞剂的治疗有效，真正的难治性不稳定型心绞痛不多见。当药物治疗失败时，要考虑行主动脉内气囊反搏治疗，可以稳定患者症状和血流动力学指标。主动脉内气囊反搏可以在冠状动脉造影前或造影过程中开始，并考虑持续应用到血管再通手术时。

8.血管紧张素转换酶抑制剂(ACEI)

所有CAD合并有糖尿病和(或)左心室收缩功能不全的患者应当使用ACEI。ACEI可以降低急性MI或近期发生MI并有左心室收缩功能障碍者、糖尿病伴左心室功能障碍者和广义高危慢性CAD患者(包括左心室功能正常的患者)的死亡率。

9.冠状动脉血管重建术

有两种治疗冠状动脉粥样硬化引起的心绞痛的血管重建方法。一种是经皮冠状动脉侵入性治疗(PCI)，即采用经导管的机械或激光器械打开冠状动脉短的狭窄；另一种是冠状动脉旁路移植术(CABG)，即使用患者本身的一段动脉或静脉重新建立血流通路，绕过近段相对较长的冠状动脉狭窄部。这两种方法给心绞痛患者提供了有效的治疗，然而两者均有缺陷。两种治疗方案的选择应基于患者的具体情况(表3-9)，左心室收缩功能障碍的高危患者、糖尿病患者、2支血管病变伴左前降支严重狭窄，或3支血管严重狭窄、或左主干病变的患者均应考虑做CAIBG。经胸(激光)心肌血管重建也可能是一种有效的治疗方法。

表3-9 冠状动脉重建术治疗心绞痛的方案

病变范围	治疗	证据级别
左主干病变，适合做CABG	CABG	Ⅰ类/A
	PCI	Ⅲ类/C
左主干病变，不适合做CABG	PCI	Ⅱb类/C
3支血管病变伴LVEF<0.50	CABG	Ⅰ类/A
包括左前降支在内的多支血管病变伴LVEF<0.50或糖尿病	CABG或PCI	Ⅰ类/A
多支血管病变伴LVEF>0.50并没有糖尿病	PCI	Ⅰ类/A
左前降支以外的1支或2支血管病变但是无创检查显示大面积心肌缺血或高危	CABG或PCI	Ⅰ类/B
包括左前降支在内的1支或2支血管病变	CABG或PCI	Ⅱa类/B
左前降支以外的1支或2支血管病变并且无创检查显示小面积心肌缺血或没有缺血	CABG或PCI	Ⅲ类/C
非严重冠状动脉狭窄	CABG或PCI	Ⅲ类/C

一般认为不稳定型心绞痛患者有下列情况时有冠状动脉造影指征：尽管采用充分的药物治疗，心肌缺血症状反复出现；临床表现为高危(如充血性心力衰竭、恶性室性心律失常)或无创检查高危(如严重左心室功能障碍：EF<0.35，大面积前壁或多发充盈缺损)。做过PCI或CABG的不稳定型心绞痛患者一般也应当考虑早期做冠状动脉造影。强化药物治疗但是仍有心肌缺血复发的患者，以及那些血流动力学不稳定的患者，放置IABP可能有帮助。

“早期保守治疗”和“早期有创治疗”这两种不同的治疗策略已经应用于治疗不稳定型心绞痛。根据早期保守治疗策略，冠状动脉造影适用于强化药物治疗后仍然有复发性缺血(静息性心绞痛或动态 ST 段改变)或负荷试验强阳性结果的患者;根据有创治疗策略,只要临床上没有冠状动脉重建禁忌证的患者,常规做冠状动脉造影,若有可能,做 PCI 或 CABG。

不稳定型心绞痛患者具有下列高危因素之一者,主张做早期有创治疗:尽管已采取强化抗缺血治疗,但是仍有静息或低活动量的复发性心绞痛/心肌缺血患者;新出现的 ST 段下移;复发性心绞痛/心肌缺血伴充血性心力衰竭症状、S_3 奔马律、肺水肿、肺部啰音;增多或新出现或恶化的二尖瓣关闭不全;无创性负荷试验有高危表现;左心室收缩功能障碍(LVEF<0.40);血流动力学不稳定;持续性室性心动过速;6 个月内曾做过 PCI;既往做过 CABG。

对于准备行心导管检查和 PCI 的患者,除使用阿司匹林和普通肝素外,还应当使用 GPⅡb/Ⅲa 受体拮抗剂。

10.加强型体外反搏(EECP)

另一项应用慢性稳定型心绞痛的治疗是加强型体外反搏(EECP)。该技术使用一系列袖带绑在患者的双腿。使用压缩空气以与心动周期同步的序列,通过袖带将压力施加到患者的下肢。尤其是在舒张早期,将压力从小腿顺序施加到大腿,将血流挤回到心脏。这一过程导致在舒张期动脉血压和逆向主动脉血流增加(舒张性增压)。这种治疗一般能够被良好耐受并且有效。

对 CAD 无症状患者应该:无禁忌证时应用阿司匹林和β受体阻滞剂;降脂治疗,靶目标是 LDL-C<100mg/dl;和合并糖尿病和(或)收缩功能障碍,使用 ACEI;戒烟;治疗糖尿病;减肥;综合性心脏康复计划(包括运动)训练;如甘油三酯>200mg/dl 的患者进行降低甘油三酯治疗,靶目标是甘油三酯<130mg/dl。

(刘　芳)

第八节　非 ST 段抬高急性冠状动脉综合征

一、概述

(一)概念

急性冠状动脉综合征(ACS):ACS 是指急性心肌缺血引起的一组包含不同临床特征、临床危险性及预后的临床综合征,它们有共同的病理机制,即冠状动脉粥样硬化斑块破裂、血栓形成,并导致病变血管不同程度的阻塞。根据心电图有无 ST 段持续性抬高,可分为 ST 段抬高和非 ST 段抬高两大类,前者主要为 ST 段抬高心肌梗死(STEMI);后者即为非 ST 段抬高急性冠状动脉综合征(NSTE-ACS),包括不稳定性心绞痛(UA)和非 ST 段抬高心肌梗死(NSTEMI)。

临床上将初发心绞痛、恶化劳力性心绞痛及各种自发性心绞痛统称为 UA。从 UA 到 NSTEMI 或 STEMI 可以理解为一个病理发展过程。大部分患者经积极治疗逆转为 SAP,少数患者发展为 AMI。临床上当 UA 患者伴有心肌损害标记物如肌钙蛋白或 CK-MB 升高,便可诊断 NSTEMI。

（二）病因及发病机制

1.ACS 的共同病理生理基础　是斑块溃疡、裂缝和破裂为不稳定的易损斑块。斑块破裂的动态变化过程可以发展到血栓，使冠状动脉完全或不完全闭塞。NSTE-ACS 斑块破裂诱发血小板聚集及血栓形成，血栓是以血小板成分为主的“白色”血栓，多为非闭塞性病变因此治疗主要为减少血栓负荷、稳定破裂的斑块、促进破裂斑块愈合。而 STEMI 是以纤维蛋白和红细胞成分为主的“红色”血栓，多为完全闭塞的病变，治疗主要为尽快开通闭塞的冠状动脉血管。

2.动力性阻塞冠状动脉　在冠状动脉病变基础上，病变局部的冠状动脉发生异常收缩、痉挛导致冠状动脉进一步狭窄，加重心肌缺血。在 UA/NSTEMI 时“罪犯”病灶对缩血管刺激的反应明显增强，这可能与炎症所致“罪犯”病灶处内皮素含量较高有关。在实验状态下，血管收缩的程度直接与血小板沉积的数量有关。血小板聚集和血栓形成过程释放强力的缩血管因子如 TXA_2 和 5-羟色胺。因此，血管收缩或缺乏适当的血管舒张可能与 ACS 时缺血发作的发生有关，是一个潜在的治疗靶点。

3.冠状动脉严重狭窄　冠状动脉斑块逐渐增大、管腔进行性狭窄。通过对 UA/NSTEMI 发作前，发作时和发作后冠状动脉造影的系列研究发现，“罪犯”病灶的造影特点是病灶进展非常明显，在其进展到引起急性冠状动脉事件以前的病变通常不是严重狭窄病变，2/3 的病变狭窄程度<50%而不需要血运重建。

4.冠状动脉炎症　大多数 ACS 患者有多处冠状动脉炎症病灶，血清 C-反应蛋白（CRP）增高，启动 ACS 中急性炎症反应的刺激因素尚不清楚。

5.血小板活性增高　在斑块破裂处血小板沉积是 ACS 致病中的重要一步。ACS 患者血小板活性高于稳定型心绞痛者。正常内皮分泌一氧化氮，能抑制血小板聚集。动脉硬化时这种保护功能丧失。在 ACS 时血小板被激活产生血栓素和前列腺素的代谢产物，后者反过来进一步促进血小板聚集。激活的血小板和白细胞相互作用刺激凝血系统。单核细胞释放组织因子，从而启动外源性凝血链，导致凝血酶产生增加。

6.诱发因素　在原有冠状动脉病变的基础上，由于外源性诱发因素影响冠状动脉血流导致心肌氧供求失衡，病情加重。

二、临床诊断

（一）临床表现

1.UA 临床表现

（1）静息性心绞痛：心绞痛发作在休息时，并且持续时间通常在 20min 以上。

（2）初发心绞痛：1 个月内新发心绞痛，可表现为自发性发作与劳力性发作并存，疼痛分级在Ⅲ级以上。

（3）恶化劳力型心绞痛：既往有心绞痛病史，近 1 个月内心绞痛恶化加重，发作次数频繁、时间延长或痛阈降低（心绞痛分级至少增加 1 级，或至少达到Ⅲ级）。

（4）变异性心绞痛：也是 UA 的一种，通常是自发性。其特点是一过性 ST 段抬高，多数自行缓解，不演变为心肌梗死，但少数可演变成心肌梗死。动脉硬化斑块导致局部内皮功能紊乱和冠状动脉痉挛是其发病原因，硝酸甘油和钙离子拮抗剂可以使其缓解。

(5)梗死后心绞痛：一般指 AMI 发病 24h 后至 1 个月内出现的心绞痛。

2.NSTEMI 临床表现 与 UA 相似，但是比 UA 更严重，持续时间更长。在多数患者，临床表现很难与 STEMI 相鉴别，但有些患者则只有非特异性症状。

心绞痛通常位于胸骨后，但也可位于上腹部，背部，上肢，或下颌部。典型的不适感可以是烧灼感，挤压感，压迫感，沉重感，不典型表现为锐痛，刺痛或刀割样痛。也有部分患者表现为上腹部疼痛、新出现的消化不良等不典型症状。在急性发作时，常伴有恶心，出汗或呼吸困难，不能解释的疲乏。在老年人或糖尿病患者，这些可能是唯一提示存在心肌缺血的症状。女性 ACS 患者更可能伴有糖尿病、高血压、高血脂和心力衰竭，比男性患者年龄更大，而吸烟、先前 MI 史或冠状动脉血运重建史较少见。

3.体征 常缺乏特异性的阳性体征。部分患者由于心力衰竭或血流动力学不稳定，出现肺底部啰音或舒张早期奔马律、心尖部 S_1 低钝，但一般不会出现低血压或外周灌注不足的严重征象。当出现收缩期低血压、心动过速和呼吸窘迫等可能提示发生心源性休克。

（二）辅助检查

1.心电图 心电图是诊断 UA/NSTEMI 的最重要的方法，ST-T 动态变化是 UA/NSTEMI 最可靠的心电图表现，

UA 静息心电图可出现 2 个或更多相邻导联 ST 段下移＞0.1mV。发作时记录到一过性 ST 段改变，症状缓解后 ST 段缺血改善，或者发作时倒置 T 波恢复正常，呈伪性改善(假性正常化)，更具有诊断价值，提示急性心肌缺血，并高度提示可能是严重冠状动脉病变。发作时心电图显示胸前导联对称的 T 波深倒置(≥0.2mV)并呈动态改变，多提示左前降支严重狭窄。心肌缺血发作时偶有一过性束支阻滞；变异性心绞痛 ST 段常呈一过性抬高；NSTEMI 的心电图 ST 段压低和 T 波倒置比 UA 更明显和持久，并有系列演变过程，如 T 波倒置逐渐加深，再逐渐变浅，部分还会出现异常 Q 波。

心电图正常并不能排除 ACS 的可能性。胸痛明显发作时心电图完全正常，并无动态变化时，应该考虑到非心源性胸痛。

2.心肌损伤标记物测定 心肌损伤标记物可以帮助 ACS 分类诊断，并提供有价值的预后信息。心肌损伤标记物水平与预后密切相关。ACS 时常规采用的心肌损伤标记物及其检测时间见表 3-10。

表 3-10 心肌损伤标记物及其检测时间

肌钙蛋白	检测时间	肌钙蛋白		CK-MB
		cTnT	cTnI	
开始升高时间(h)	1～2	2～4	2～4	6
峰值时间(h)	4～8	10～24	10～24	18～24
持续时间(d)	0.5～10	5～10	5～14	3～4

注：cTnT，心脏肌钙蛋白 T；cTnl 心脏肌钙蛋白 I；CK-MB，肌酸激酶同工酶。

(1)肌酸激酶同工酶(CK-MB):是评估ACS的主要血清心肌损伤标记物。

(2)肌钙蛋白T(cTnT)、肌钙蛋白I(cTnl):诊断心肌损伤有很高的特异性,血清肌钙蛋白增高是诊断NSTEMI的金标准。但在作出NSTEMI诊断时,还应结合发病时间及心电图改变一并考虑。如症状发作后3h内肌钙蛋白测定为阴性,应在症状发作4h后再测定肌钙蛋白。cTnT和cTnl升高评估预后的价值优于患者的临床特征、入院心电图表现以及出院前运动试验。而且cTnT和cTnl与ACS患者死亡的危险性呈现定量相关关系。cTnT和cTnl对于发现心肌损伤的敏感性和特异性相等。目前推荐通过检测高敏(超敏)肌钙蛋白对NSTEMI进行快速诊断筛查。高敏肌钙蛋白的敏感性是肌钙蛋白的10~100倍,因此可在胸痛发作后3h内检测到高敏肌钙蛋白,从而达到早期诊断早期治疗的目的。

(3)肌红蛋白:既存在于心肌中,也存在于骨骼肌中。由于它的分子量较小,因而它从损伤心肌中释放的速度快于CK-MB或肌钙蛋白,在心肌坏死后2h即可从血液中检出。但肌红蛋白诊断AMI的价值受到其增高持续时间短(＜24h)和缺乏心脏特异性的限制。因此胸痛发作4~8h内只有肌红蛋白增高而心电图不具有诊断性时,不能诊断AMI,需要有心脏特异的标记物如:CK-MB、cTnT或cTnl的支持。但由于其敏感性高,所以症状发作后4~8h测定肌红蛋白阴性结果有助于排除AMI。

(三)UA/NSTEMI诊断及危险性分层

根据病史典型的心绞痛症状、典型的缺血性心电图改变(新发或一过性ST段压低＞0.1mV,或T波倒置＞0.2mV)及心肌损伤标记物(cTnT、cTnl或CK-MB)测定,可作出UA/NSTEMI诊断。诊断未明确的不典型患者而病情稳定者,可以在出院前作负荷心电图,或负荷超声心动图、放射性核素心肌灌注显像、冠状动脉造影等。冠状动脉造影仍是诊断冠心病的金指标,可直接显示冠状动脉狭窄程度,对决定治疗策略有重要意义。

1.临床根据病史、疼痛特点、临床表现、心电图及心肌损伤标记物测定结果,对UA/NSTEMI进行危险分层(表3-11)。

表3-11　UA/NSTEMI的危险分层

项　目	高危(至少具备下列一条)	中危(无高危特点但具备下列特征之一)	低危(无高、中危特点但具备下列特征之一)
病史	缺血性症状在48h内恶化	既往心梗,或脑血管病,或CABG,曾服用阿司匹林	过去2周内新发CCS分级Ⅲ级或以上伴有高、中度冠状动脉病变可能者。
疼痛特点	静息性心绞痛＞20min	静息胸痛＞20min,现已缓解,有高、中度冠状动脉病变可能,静息胸痛＜20min,经休息或含服硝酸甘油缓解	无自发性心绞痛＞20min
临床体征	缺血引起的肺水肿,新出现的二尖瓣关闭不全杂音或原有杂音加重,S_3或新出现肺	年龄＞70岁	

续表

项　目	高危（至少具备下列一条）	中危（无高危特点但具备下列特征之一）	低危（无高、中危特点但具备下列特征之一）
	部啰音、原有啰音加重，低血血压、心动过缓、心动过速，年龄＞75岁		
心电图	静息性心绞痛伴ST改变＞0.1mV，新出现Q波、束支传导阻滞或持续性室性心动过速	T波倒置＞0.2mV，病理性Q波	理性胸痛期间心电图正常或无变化
心肌损伤标记物	明显升高（即cTnT或cTnl＞0.1mg/L）	轻度增高（cTnT＞0.01但＜0.1mg/L）	正常

注：评估UA短期死亡和非致死性心脏缺血事件的危险是一个复杂的多变量问题，在此表中不能完全阐明。因此，该表只是提供一个总的原则和解释，并不是僵硬的教条，标准不一致时以最高为准。

2.根据患者年龄、心率、SBP、血清肌酐及是否有心力衰竭、入院时是否有心脏骤停、ST-T改变及心肌酶的变化，对ACS患者可进行GRACE危险评分（表3-12和表3-13）预测住院期及6个月的病死率。

表3-12　GRACE危险评分系统

Killip分级	得分	SBP*（mmHg）	得分	心率（次/分）	得分	年龄	得分	Gr（mg/dl）#	得分	危险因素	得分
Ⅰ	0	80	58	＜50	0	＜30	0	0～0.39	1	入院前心脏骤停	39
Ⅱ	20	80～90	53	50～69	3	30～39	8	0.4～0.79	4	ST段下移	28
Ⅲ	39	100～119	43	70～89	9	40～49	25	0.8～1.19	7	心肌酶升高	14
Ⅳ	59	120～139	34	90～109	15	50～59	41	1.2～1.59	10		
		140～159	24	110～149	24	60～69	58	1.6～1.99	13		
		160～199	10	150～199	38	70～79	75	2.0～3.99	21		
		≥200	0	≥200	46	80～89	91	＞4.0	28		

注：* 1mmHg≈0.133kPa；# 1mg/dl～88.4μmol/L。

表 3-13　GRACE 评分危险分层

危险分级	GRACE 评分	院内病死率(%)	危险分级	GRACE 评分	院内病死率(%)
低危	≤108	<1	低危	≤88	<3
中危	109～140	1～3	中危	89～119	3～8
高危	>140	>3	高危	>118	>8

三、UA/NSTEMI 的治疗

UA/NSTEMI 治疗主要有两个目的：即刻缓解缺血和预防严重不良后果(即死亡或心肌梗死或再梗死)。其治疗包括抗缺血治疗、抗血小板治疗与抗凝治疗、稳定斑块和根据危险分层进行有创治疗。应尽早使用他汀类药物治疗。

(一)一般治疗

UA/NSTEMI 急性期卧床休息 1～3d，吸氧、持续心电监护、建立静脉通道。

低危患者留院观察期间未再发生心绞痛、心电图也无缺血改变，无左心力衰竭的临床证据，留院观察 12～24h 期间未发现 CK-MB 升高，肌钙蛋白正常，可留院观察 24～48h 后出院，或建议行冠状动脉造影或冠状动脉 CT 检查。

中危或高危患者，特别是 cTnT 或 cTnl 升高者，住院时间相对延长，内科治疗也应强化。有些患者经过标准的强化内科治疗(抗缺血、抗血小板、抗凝治疗和他汀稳定斑块治疗)病情即趋于稳定。另一些患者经保守治疗无效，可能需要早期介入治疗。中高危患者进行性缺血且对初始药物治疗反应差的患者，以及血流动力学不稳定的患者，均应入 CCU 加强监测和治疗。血氧饱和度(SaO_2)<90%，或有发绀、呼吸困难或其他高危表现患者，给予吸氧。连续监测心电图，以及时发现致死性心律失常和缺血，并予以处理。

(二)抗缺血治疗

1.硝酸酯能降低心肌需氧，同时增加心肌供氧，对缓解心肌缺血有帮助。心绞痛发作时，可舌下含服硝酸甘油，每次 0.5mg，必要时每间隔 5min 给药 1 次，可以连用 3 次，或使用硝酸甘油喷雾剂。使用硝酸甘油后症状无缓解且无低血压的患者，可静脉滴注硝酸甘油。具体用法见表 3-14。

2.硫酸吗啡应用硝酸酯类药物后症状不缓解或是充分抗缺血治疗后症状复发，且无低血压及其他不能耐受的情况时，可予硫酸吗啡 3～5mg 稀释后静脉注射，必要时 5～15min 重复使用 1 次，以减轻症状。

3.β 受体阻滞剂　如果没有禁忌证，应尽早开始使用。高危及进行性静息性疼痛的患者，先静脉使用，然后改为口服。中低危患者可以口服 β 受体阻滞剂。应当优先选用无内源性拟交感活性的 β 受体阻滞剂。

β 受体阻滞剂使用剂量及方法具体见表 3-12。以下给药方案可供选择：缓慢静脉推注 5mg 美托洛尔(1～2min)，1 次/5 分钟，共 3 次。最后一次静脉注射后开始口服治疗，美托洛尔 25～50mg，1 次/(6～8 小时)，共 48h，之后维持量用 25～100mg，每天 2 次，有条件应使用美托洛尔缓释片50～200mg，1次/天。使用β受体阻滞剂治疗期间，应监测心律、心率、血压及心电图，并且听诊肺部有无啰音和支气管痉挛。使用β受体阻滞剂的目标心率为50～60次/分。

表3-14　UA/NSTEMI的抗缺血治疗常用药物及使用方法

药　物	给药途径	用　量	注意事项
硝酸酯类			
硝酸甘油	舌下含服	0.5mg，5～10min后可重复	作用持续1～7min
	喷雾剂	0.5～1.0mg	作用持续1～7min
	皮肤贴片	2.5～10mg，1次/24小时	持续贴用易致耐药
	静脉制剂	5～200μg/min，据情况递增	持续静脉滴注易致耐药
二硝基异山梨醇	口服片	5～30mg，3～4次/天	
	口服缓释片	40mg，1～2次/天	
	静脉制剂	1～2mg/h开始，根据个体需要调整剂量，最大不超过8～10mg/h	持续静脉滴注易致耐药
单硝基异山梨醇	口服片	20mg，2次/天	
	口服缓释片/控释/胶囊	40～60mg，1次/天	
β受体阻滞剂			
普萘洛尔	口服片	10～80mg，2次/天	非选择性β受体阻滞
美托洛尔	口服片	25～100mg，2次/天	β_1选择性
阿替洛尔	口服片	25～50mg，2次/天	β_1选择性
比索洛尔	口服片	5～10mg，1次/天	β_1选择性
钙离子拮抗剂			
硝苯地平缓释/控释片	口服片	30～60mg，1次/天	长效
氨氯地平	口服片	5～10mg，1次/天	长效
非洛地平(缓释)	口服片	5～10mg，1次/天	长效
尼卡地平(缓释)	口服片	40mg，2次/天	中效
地尔硫革(缓释)	口服片	90～180mg，1次/天	长效
地尔硫革(普通片)	口服片	30～60mg，3次/天	短效
维拉帕米(缓释)	口服片	120～240mg，1次/天	长效
维拉帕米(普通片)	口服片	40～80mg，3次/天	短效
硫酸吗啡	静脉注射	1～5mg，静脉注射，必要时5～30min重复1次	引起呼吸和(或)循环障碍时，可以静脉注射纳洛酮0.4～2.0mg纠正

4.钙离子拮抗剂 已经使用足量硝酸酯和β受体阻滞剂的患者，或不能耐受硝酸酯和β受体阻滞剂的患者或变异性心绞痛的患者，可以使用钙离子拮抗剂(表3-12)控制进行性缺血或复发性缺血。

ACS在没有联合使用β受体阻滞剂时，应避免使用快速释放的短效二氢吡啶类，因其可增加不良事件的发生。肺水肿或严重左心室功能不全者，应避免使用维拉帕米和地尔硫䓬。慢性左心功能不全患者可以耐受氨氯地平和非洛地平。所有钙离子拮抗剂在UA/NSTEMI的获益主要限于控制缺血症状，因此建议将二氢吡啶类钙拮抗剂作为硝酸酯和β受体阻滞剂后的第二或第三选择。不能使用β受体阻滞剂的患者，可选择减慢心率的钙离子拮抗剂维拉帕米和地尔硫䓬。

5.ACEI 可降低AMI、糖尿病伴左室功能不全及高危冠心病患者的病死率，因此在这类患者及虽然使用了β受体阻滞剂和硝酸酯仍不能控制缺血症状的高血压患者，应当使用ACEI。

6.主动脉内气囊反搏(IABP) 可降低左室后负荷和增加左室心肌舒张期灌注，因而可能对顽固性严重缺血有效。但只能作为PCI或CABG术前的过渡性治疗。

(三)抗血小板治疗

1.阿司匹林 为首选药物，在诊断UA/NSTEMI时，如果既往没有用过阿司匹林，可首剂嚼服阿司匹林300mg，或口服水溶性制剂，以后75～100mg/d。每位UA/NSTEMI患者均应使用阿司匹林，除非有禁忌证。

2.噻吩吡啶类 为第二代抗血小板聚集的药物。对不能耐受阿司匹林者，噻吩吡啶类可以替代。

(1)氯吡格雷：临床试验结果显示氯吡格雷的疗效等于或大于阿司匹林。此外，阿司匹林联合使用氯吡格雷，心血管死亡、心肌梗死或卒中的发生率明显低于单用阿司匹林。PCI患者中阿司匹林联合使用氯吡格雷与单用阿司匹林比较，PCI后30d的心血管死亡、心肌梗死或急诊靶血管重建治疗发生率明显降低，1年的上述终点事件也明显降低。因此在PCI患者中应常规使用氯吡格雷。阿司匹林十氯吡格雷可以增加择期CABG患者术中、术后大出血危险，因而准备行CABG者，应停用氯吡格雷5d。

(2)普拉格雷和替卡格雷：为新上市的新型P2Y12受体拮抗剂，因为其活性激活途径经细胞色素酶以外还有血浆酯酶的参与，所以与氯吡格雷相比具有抗血小板聚集作用强、起效快、作用更持久的特点。普拉格雷负荷量60mg，以后10mg/d。应用于冠状动脉病变明确拟行PCI治疗的患者，尤其合并糖尿病的患者获益更大。外科手术前应停用普拉格雷7d；替卡格雷负荷量180mg，之后90mg，2次/天。推荐用于中高危缺血的所有患者和未知冠状动脉病变情况的患者。外科手术前停用5d。

3.血小板GPⅡb/Ⅲa受体拮抗剂 通过抑制血小板聚集的最后通路发挥作用，有阿昔单抗(鼠科动物单克隆抗体的Fab片断)、依替巴肽(eptibatide，环状七肽)和替罗非班(tirofiban，非肽类)。阿司匹林、氯吡格雷和GPⅡb/Ⅲa受体拮抗剂联合应用是目前最强的抗血小板措施。多项临床试验结果表明GPⅡb/Ⅲa受体拮抗剂在行PCI的UA/NSTEMI患者中可能明显受益。而对不准备行PCI的低危患者，获益不明显。因此GPⅡb/Ⅲa受体拮抗剂只建议用于准备行 PCI 的 ACS 患者,或不准备行 PCI,但有高危特征的 ACS 患者。而对不准备行 PCI 的低危患者不建议使用 GPⅡb/Ⅲa 受体拮抗剂(表 2-15)。

(四)抗凝治疗

1.*普通肝素及低分子肝素* 在 UA/NSTEMI 中早期使用肝素,可以降低患者 AMI 和心肌缺血的发生率,联合使用阿司匹林获益更大。低分子肝素(LMWH)与普通肝素(UFH)疗效相似,依诺肝素疗效还优于 UFH。LMWH 可皮下注射,无需监测 APTT,较少发生肝素诱导的血小板减少,因此在某些情况下可替代 UFH。UFH 和 LMWH 在 UA/NSTEMI 治疗中都是作为Ⅰ类建议被推荐(表 3-13)。

2.*其他抗凝药物*

(1)华法林低强度或中等强度抗凝不能使 UA/NSTEMI 患者受益,因而不宜使用。但如果有明确指征,如合并心房颤动和人工机械瓣,则应当使用华法林。

(2)磺达肝葵钠为高选择性的抑制 Xa 因子,抑制凝血酶的产生,从而发挥优异的抗凝作用。在 2011 ESC 推荐磺达肝葵钠作为 NSTE-ACS 抗凝治疗的首选用药。

临床试验均证明 UA/NSTEMI 时使用溶栓疗法不能获益,反而增加 AMI 危险。因为溶栓治疗对血小板血栓无效,而溶栓治疗时溶解纤维蛋白的同时继发性激活了血小板,促进血小板血栓的形成,加重血管狭窄,促使 AMI 的发生。因此 NSTE-ACS 患者不能进行溶栓治疗。

表 3-15 各种抗血小板和抗凝药物用法

药 物	用 法
阿司匹林	负荷量 300mg,然后 100mg/d
氯吡格雷	负荷量 300mg,然后 75mg/d
普拉格雷	负荷量 60mg,然后 10mg/d
替卡格雷	负荷量 180mg,然后 90mg,2 次/天
普通肝素	60～70IU/kg,静脉推注(bolus),最大剂量 5000 IU。然后静脉滴注,12～15 IU/(kg・h),最大剂量 1000 IU/h。将激活部分凝血酶原时间(APTT)控制在对照值的 1.5～2.5 倍
达肝素钠	120 IU/kg,皮下注射,1 次/12 小时;最大剂量 10000 IU,1 次/12 小时
伊诺肝素	1mg/kg,皮下注射,1 次/12 小时,首剂可以 1 次静脉滴注 30mg
那曲肝素	0.1ml/10kg,皮下注射,1 次/12 小时,首剂可 1 次静脉滴注 0.4～0.6ml,2.5mg/d,皮下注射
磺达肝葵钠	2.5mg 静脉注射,随后 2.5mg,每天 1 次,皮下注射
替罗非班	起始 30min 内 0.4μg/(kg・min),静脉滴注,继以 0.1μg/(kg・min),静脉滴注 48～96h

(五)他汀类药物的应用

目前已有较多的证据显示,在 UA/NASTEMI 早期给予强化他汀治疗,可以改善预后,降低终点事件,这可能和他汀类药物抗炎症及稳定斑块作用有关。因此 UA/NASTEMI 患者应在 24h 内检查血脂,在出院前尽早给予较大剂量他汀类药物强化治疗,并达到目标值。

(六)NSTE-ACS 的血运重建

诸多临床试验结果已经证实 NSTE-ACS 患者血运重建可有效预防缺血事件的反复发作,

改善近期及远期预后。

1.PCI 治疗　2011 ESC 对 NSTE-ACS 早期介入治疗做了更新。

①对于症状反复发作且合并有高危危险因素(肌钙蛋白升高、ST-T 改变、糖尿病、肾功能不全、左室功能减低、既往心肌梗死、既往行 PCI 或 CABG 史、GRACE 风险评分＞109 分)的 NSTE—ACS 患者推荐于发病 72h 内行 PCI;②对于合并有难治性心绞痛、心力衰竭、恶性心律失常以及血流动力学不稳定的患者,推荐于发病 2h 内行冠状动脉造影检查;③对于 GRACE 风险评分＞140 分或肌钙蛋白增高或 ST-T 改变的 NSTE-ACS 患者建议 24h 内行 PCI 治疗。

2.CABG　外科治疗技术方面的进展,包括左乳内动脉移植至前降支,全动脉化旁路移植术与大隐静脉桥相比可明显提高移植血管的寿命,改善患者的长期预后。再灌注与微创手术方法的进步可以使 CABG 并发症发生率降低,因此在治疗 UAlNSTEMI 方面确定最佳的血管重建治疗方式仍有待进一步的研究证实。

3.UA/NSTEMI　患者行 PCI 和 CABG 的适应证和治疗选择:①严重左主干病变。特别是左主干分叉病变,首选 CABG;②3 支血管病变合并左心功能不全或合并糖尿病患者应首选 CABG;③单支或双支冠状动脉病变(不包括前降支近端病变)可首选 PCI;④左前降支近端严重狭窄的单支病变者,可行 PCI 或 CABG;⑤对外科手术高危的顽固心肌缺血患者(包括 LVEF＜35%.年龄＞80 岁),其 PCI 策略是主要解决缺血相关病变;⑥对下列患者不推荐行 PCI 或 CABG:临床无心肌缺血症状的单支或双支病变,不伴有前降支近端严重狭窄,负荷试验未显示心肌缺血者;非严重冠状动脉狭窄(狭窄直径＜50%)者。

也可根据 Syntax 积分的高低选择介入治疗与 CABG,积分＞33 分的患者 CABG 是主要治疗手段。

(七)出院后的治疗

UAlNSTEMI 的急性期通常 2 个月。在此期间演变为心肌梗死或再次发生心肌梗死或死亡的危险性最高。急性期后 1～3 个月,多数患者的临床过程与慢性稳定性心绞痛者相同,可按慢性稳定性心绞痛指南进行危险分层和治疗。UA/NSTEMI 的平均住院时间应视病情而定。一般低危患者可住院观察治疗 3～5d,高危患者可能需要延长住院时间。早期 PCI 可能缩短高危患者的住院时间。

出院后患者应坚持住院期间的治疗方案,同时消除和控制存在的冠心病危险因素。所谓的 ABCDE 方案(A,阿司匹林,ACEI/ARB 和抗心绞痛;B,β 受体阻滞剂和控制血压;C,降低胆固醇和戒烟;D,合理膳食和控制糖尿病;E,给予患者健康教育和指导适当的运动)对于治疗有帮助。

急性期未行 PCI 或 CABG 的 ACS 患者,出院后经药物治疗,UA 仍反复发作,或药物治疗后仍有严重慢性稳定性心绞痛,并适合做血管重建的患者,应行冠状动脉造影检查。一般主要在下列情况时做冠状动脉造影:①心绞痛症状明显加重,包括 UA 复发;②高危表现,即 ST 段下移≥2mm,负荷试验时收缩压下降≥1.33kPa(10mmHg);③出现与缺血有关的充血性心力衰竭;④轻微劳力即诱发心绞痛(因心绞痛不能完成 Bruce 方案 2 级);⑤心脏性猝死复苏存活者。

(刘　芳)

第九节 急性ST段抬高心肌梗死

一、概述

(一)概念

急性心肌梗死(AMI)是急性心肌缺血性坏死,是在冠状动脉病变基础上,发生的冠状动脉闭塞,血流中断,使相应心肌因严重的持久性缺血而导致局部坏死。心电图上ST段持续抬高者为急性ST段抬高心肌梗死(STEMI),其极大多数发展为透壁性心肌梗死或Q波性心肌梗死。

全球每年约1700万人死于心血管疾病,其中一半以上死于AMI。美国心脏病学会估计每年约100万人次心肌梗死,其中30%～45%为STEMI。近年我国AMI发病率呈现逐年增加的趋势。根据我国2006年的统计,我国现患心肌梗死200万人,每年新发心肌梗死50万人。我国心肌梗死的发病率北方地区多于南方,男性多于女性,女性发病较男性晚10年,60岁以后男女发病率几乎相等。

(二)病因和发病机制

基本病因是冠状动脉粥样硬化,并在此基础上冠状动脉血栓形成所致。绝大多数AMI是由于不稳定的粥样硬化斑块破裂,血栓形成导致冠状动脉闭塞。偶为冠状动脉炎症、外伤、痉挛等造成。

促使斑块破裂、血栓形成的诱因:①重体力活动、情绪过分激动、血压急剧升高或用力大便等,使左心室负荷突然明显增加;②休克、脱水、出血或严重心律失常致使心排量骤降,冠状动脉灌注锐减;③饱餐尤其高脂饮食后,血脂增高,血液黏滞度增加;④晨起时交感神经活动增加,心率增快,血压增高,冠状动脉张力增高。

(三)病理与病理生理

心肌梗死的部位和心肌坏死的范围及深度决定于受累冠状动脉分支的部位、闭塞发生的速度以及侧支循环的建立情况。如左前降支闭塞,主要引起左心室前壁、心尖部、二尖瓣前乳头肌和室间隔前部梗死;左回旋支闭塞则引起左心室侧壁或膈面(左冠状动脉占优势)、左心房梗死,可能累及房室结;右冠状动脉闭塞引起左心室膈面(右冠状动脉占优势)、室间隔后部及右心室梗死,可累及窦房结和房室结;左主干闭塞可引起左心室广泛梗死。

心肌梗死的动态改变较为复杂,在冠状动脉闭塞后20～30min时即有少数心肌细胞坏死。1～12h大部分受累心肌发生凝固性坏死,心肌间质充血、水肿,伴大量炎性细胞浸润。以后坏死的心肌纤维逐渐溶解吸收,形成肌溶灶。约4d坏死分界明显,开始有肉芽组织形成。以后经1～2周后开始修复,并逐渐纤维化。至6～8周形成瘢痕而愈合,称为陈旧性心肌梗死。瘢痕大者可逐渐向外凸出而形成室壁膨胀瘤。

以往按梗死区的大小及其侵犯心壁的深度可将心肌梗死分为三型:①病变累及心室壁全

层或大部分者称为透壁性心肌梗死，心电图上出现病理性 Q 波；②梗死区较小呈灶性分布于心室壁的一处或多处者称为灶性心肌梗死，临床上往往不易诊断；③梗死病变仅侵及心室壁内层不到厚度一半者称为心内膜下心肌梗死，心电图上一般无病理性 Q 波。

心肌梗死一旦发生，梗死区心肌即丧失收缩能力，心肌依次出现 4 种异常收缩形式：①不同步收缩（相邻心肌节段收缩时间不一致）；②收缩减弱（部分心肌虽然参与收缩但无力）；③无收缩（部分心肌不参与收缩）；④矛盾动作（收缩期部分心肌向外膨出）。作为代偿反应，非梗死区心肌早期出现过度运动。由于非梗死节段心肌收缩使梗死区发生反常收缩，所以部分代偿性过度运动为无效做功。梗死发生后 2 周内，非梗死区的过度运动消退，同样在梗死部位出现某种程度的收缩恢复，尤其是梗死部位有再灌注、心肌顿抑减轻时。心肌梗死患者的非梗死区也常有心肌收缩功能减退，其原因可能与本来已经存在的供应非梗死区的冠状动脉狭窄，以及新发生的梗死相关动脉闭塞使非梗死区的侧支血供丧失有关。后者又称之为“远距离部位缺血”。

当足够数量的心肌遭受缺血损伤，左心室泵功能便会受到抑制，心输出量、每搏排血量、血压和压力曲线最大压力随时间变化率减少，收缩末期容积增加，心搏量减少，最终降低主动脉压和减少冠状动脉灌注压，从而加剧心肌缺血。心室肌某一部位的收缩期反常扩展，进一步减少左心室每搏排血量。当坏死的心肌细胞相互滑动时，梗死区被牵拉而变薄、变长，尤其是在广泛前壁梗死患者，导致梗死区扩展。梗死后的最初数小时至数天，局部以及整个心肌壁根据 Laplace 定律而张力增加。某些患者可能开始发生心室扩张，从而室壁张力增加，因而又加剧心肌缺血，形成恶性循环。心室扩大也使心肌除极不一致，容易引起致命性的心律失常。梗死区扩展和心室扩大统称为心室重构。心室扩张的程度与梗死范围、梗死相关动脉的开放迟早以及心室非梗死区局部肾素一血管紧张素系统的激活程度有关。使用 ACEI 治疗可以有效地延缓心室扩张。心肌梗死时，左心室舒张功能也减退；表现为左心室压力的最大下降速率的减少，左心室压力下降的时间常数增加，以及左心室舒张末期压增高。据研究，当梗死仅累及到整个左心室的 8%时即可发生左心室舒张期顺应性减退；累及 15%时，射血分数减少，左心室舒张末期压力和容积增加；超过 25%时，发生临床心力衰竭；超过 40%者，则会发生致命性休克。

二、临床诊断

（一）临床表现

1.梗死先兆　半数以上患者在发病前有前驱症状，如乏力、胸部不适、烦躁、心绞痛等，其中以新发性心绞痛或原有心绞痛加重最为突出。凡心绞痛发作频繁、程度加重、持续时间较久，休息或含硝酸甘油不能缓解，并伴恶心、呕吐、大汗或心率过缓、急性心功能不全、严重心律失常或血压有较大波动，以及有一过性 ST 段明显抬高或降低、T 波高大或明显倒置等都应视为梗死的前驱症状，跟着可能发生典型的心肌梗死。一旦发现梗死先兆，如及时处理，可使部分患者症状缓解及消失，或减轻其心肌梗死的程度。

2.症状及体征

(1)疼痛：为起病时最突出的症状。疼痛的部位及其性质类似心绞痛，但程度更为剧烈，被描述为沉重感、压迫感、挤压、绞拧、束带样、紧缩感、疼痛或烧灼感，常伴有恶心、呕吐、出汗、无力、呼吸困难、烦躁不安、恐惧，或有濒死感。疼痛或不适可持续20min到数小时，不能为休息和硝酸甘油所缓解。

据估计，至少20%的AMI是无痛（"安静"）或不典型（没有被认识）的，多见于老年人和糖尿病患者。由于这两种患者的预后较差，更需要仔细地诊断。他们发生AMI可能表现为突然呼吸困难（可能进展到肺水肿），无力、头晕、恶心和（或）呕吐。其他少见的表现为意识模糊、晕厥、心律失常、不好解释的血压下降。少数患者无疼痛或其他症状，仅在以后的常规心电图或尸检中被发现。

（2）低血压和休克：心肌梗死患者收缩压低于10.64kPa（80mmHg），并有面色苍白、烦躁不安、皮肤湿冷、脉搏细速、大汗淋漓、尿量减少（<20ml/h）、神志迟钝，甚至昏厥者即为休克。仅有血压轻度降低，而无外周循环障碍表现者称为低血压状态。休克主要由心肌广泛（40%以上）坏死、心排出量急剧降低所致，神经反射引起的周围血管扩张和血容量不足是次要原因。休克多在起病后数小时至1周内发生，见于7%的患者，但预后差，病死率高达70%。

（3）心律失常：多发生在起病后1～2周内，以最初24h内为最多。多由于心肌急剧缺血导致心电不稳定，并以室性心律失常最多见。以前认为室性期前收缩频发每分钟在6次以上、多源性室性期前收缩、成对或连发性室性期前收缩、或R骑T搏动，预示心室颤动的发生。但现已清楚，这些所谓警告性心律失常在不发生心室颤动和发生心室颤动的患者中出现的机会相同。决定患者发生严重心律失常（原发性心室颤动即室颤出现在无心力衰竭和休克时）的危险因素是病变的严重程度、梗死面积的大小和梗死相关动脉灌注状态。室性心动过速分为非持续性（持续<30s）和持续性（>30s）两种。心肌梗死12h内，67%的患者可见有非持续性单形性和多形性室性心动过速。加速性室性自主心律的心室率在60～125次/分，可见于20%的患者中，也见于溶栓疗法后再通的患者，多数历时短暂，自行消失。

部分患者，特别是下壁（膈面）心肌梗死，可发生过缓型心律失常，如窦性心动过缓和房室传导阻滞，严重者可致完全性房室传导阻滞。

室上性心动过速、心房扑动、心房颤动则较少见，多发生在心力衰竭患者中。

（4）心力衰竭：多为急性左心衰竭，可在起病初数日内发生，或在疼痛、休克好转阶段出现。发生率为20%～48%，为梗死后心肌收缩力显著减弱或不协调及顺应性降低所致。可有轻重不一的呼吸困难、咳嗽、发绀、烦躁等症状，两肺有湿啰音，有窦性心动过速及第三心音奔马律，严重者可发生急性肺水肿或进而发生右心衰竭的表现，出现颈静脉怒张、肝肿痛和水肿。

当右心室梗死时，开始即出现右心衰竭的表现。

心肌梗死时的心力衰竭可根据Killip法进行分级：第Ⅰ级，无肺部湿啰音和第三心音；第Ⅱ级，肺部湿啰音不到肺野的50%；第Ⅲ级，肺部湿啰音超过肺野的50%，并常有肺水肿；第Ⅳ级，心源性休克。

即使在溶栓和直接PCI治疗时期，左心功能不全仍是判断预后的重要指标。

（5）全身症状：由于坏死物质吸收，常在起病后1～2d内有发热、白细胞增高和红细胞沉降率增快等。体温一般在38℃左右，很少超过39℃，持续5～6d。

（6）胃肠道症状：50%以上的Q波心肌梗死和严重胸痛患者有恶心、呕吐，是由于迷走神经反射活动或左心室受体作为BezoldJarish反射弧的一部分受刺激而引起。部分患者可有上腹胀痛，肠胀气，呃逆、腹泻及剧烈的排便感等。

（7）体征：可能无阳性发现或只有非特异性的体征，起病时血压往往增高，但也可以是正常或降低。前壁心肌梗死常有交感活性增高的表现（如心动过速和（或）高血压；下壁心肌梗死常有副交感活性增高的征象（如心动过缓和（或）低血压）。心脏浊音界正常或轻至中度增大，心率增快或减慢，心尖部 S_1 减弱，可出现 S_2 逆分裂，第三或第四心音奔马律，均为左心室收缩功能急剧减退所致。心尖部常可闻及收缩期杂音，往往继发于乳头肌功能不全或左心室扩大。发生心室间隔穿孔或乳头肌头部断裂者，分别在胸骨左下缘和心前区出现伴有震颤的响亮的全收缩期杂音。6%～30%患者于起病后 2～3d 内，由于梗死累及心外膜，引起反应性纤维素性心包炎，可出现心包摩擦音，多在 1～2d 内消失，少数持续 1 周以上。发生心律失常、休克或心力衰竭者则出现有关的体征和血压变化。

（二）辅助检查

1.*心肌损伤的血清学标记物*　AMI 致心肌细胞破裂，血清心脏标记物释放入血而使它们的血清浓度升高。因而测定血清标记物有助于心肌梗死的诊断。目前，肌钙蛋白 I(cTnl)和肌钙蛋白 T(cTnT)为最好的标记物。而肌酸磷酸激酶同工酶(CK-MB)在某些情况下仍然非常有用，各种心肌坏死标记物开始升高、达峰、及下降的时间。

（1）cTnl 和 cTnT：不存在于正常血液中。即使很小的 AMI，cTnl 和 cTnT 便可升高 20 倍以上。由于比 CK-MB 更特异和更敏感，cTnl 和 cTnT 已取代了 CK-MB 的地位。cTnl 和 cTnT 在心梗后 2～4h 开始升高，8～12h 最敏感，10～24h 达峰值，持续 5～14d。由于其长的持续时间，使它们已取代乳酸脱氢酶及其同工酶对症状发生 1～2d 的心肌梗死患者的诊断地位。但这也影响了它们对两周内再发心肌梗死的诊断，对此，快速清除的标记物（如 CK-MB）更有用。临床上，cTnl 和 cTnT 的用处相当，但在肾功能衰竭时，cTnT 比 cTnl 更可能出现假阳性升高。

（2）CK-MB：AMI 后 3～4h 开始升高，8～12h 最敏感；12～24h 达高峰，48～72h 恢复正常。此酶主要存在于心肌中，对诊断 AMI 特异性及敏感性均较高。动态测定比单次测定对 AMI 的诊断，心肌梗死时间、心肌梗死面积以及溶栓疗法是否成功的评估更好。但对小的心肌梗死，敏感性不如肌钙蛋白。肌酸磷酸激酶(CK)在心肌梗死后 4～6h 开始升高，24h 达高峰，48～72h 恢复正常。CK 也存在于骨骼肌中，所以特异性较差。

（3）谷草氨基转移酶(GOT)：发病后 6h 开始升高，24～48h 达高峰，3～5d 恢复正常。GOT 尚存在于肝细胞等多种组织细胞中，所以特异性较差。

（4）乳酸脱氢酶(LDH)：起病后 8～10h 开始升高，3～5d 达高峰，约持续 10d 恢复正常。此酶也存在于多种组织细胞中，故特异性也差。LDH 同工酶 LDH_1/LDH_2 比值于起病 1～5h 开始增高，1～5d 达高峰，12～20d 恢复正常。由于 LDH_1 主要来自心肌组织，因而特异性较高，可用于心肌梗死晚期的诊断。但近年来已为 cTnl 和 cTnT 所取代。

（5）肌红蛋白和肌凝蛋白轻链：在 AMI 时也升高，但因特异性低，很少在临床应用。

2.*其他血液和生化指标*　入院时应作血常规、肝肾功能、电解质、血脂、凝血指标的检测，有助于病情的综合判断和治疗。起病 2h 内即可有白细胞升高，2～4d 达到高峰，为(12～15)$\times 10^9$/L，中性粒细胞比例多在 0.75—0.95，嗜酸性粒细胞减少或消失，1 周内恢复正常。心肌梗死后 3～4d 红细胞沉降率(ESR)增快，多为每小时 21～40mm，可持续 1～3 周。ESR 加快继发于血清 α_2 球蛋白及纤维蛋白原浓度升高。C 反应蛋白和 BNP 的测定对预后的评估也可能有帮助。

3.心电图 是诊断 AMI 的重要手段。对可能为急性心肌梗死的患者，应立即行心电图检查，尽管初次心电图并非对所有 STEMI 的患者有很好的特异性和敏感性，但它对早期的处理策略至关重要。结合病史，如果心电图局部导联上 ST 段抬高，提示冠状动脉堵塞引起明显缺血，应尽早开通梗死相关血管(直接 PCI，或溶栓治疗)，除非有禁忌证。如果心电图表现为 ST 段压低，T 波倒置，非特异性改变或正常心电图，则考虑非 ST 抬高性急性冠状动脉综合征，采取不同的治疗策略..

STEMI 随着病变的进展和修复心电图有如下特征性改变。

(1)定性诊断

1)超急性期：在起病数小时内的最早期，心电图可能无明显改变或在面向心外膜损伤区的导联出现异常高大的 T 波。

2)急性期：于心肌梗死后数小时到数周。面向梗死区及其他周围区的导联出现弓背向上的 ST 抬高，并与直立 T 波连接形成单相曲线。在对应导联出现 ST 段压低，称为“镜像”改变。数小时至 2d 出现病理性 Q 波，同时 R 波减低。持续的 ST 段抬高，常见于大面积前壁梗死，提示室壁瘤形成。

3)亚急性期：出现于心肌梗死后数周至数月。早期如不进行治疗干预，ST 段抬高持续数日至 2 周，逐渐回落至等电位线水平，同时 T 波变为平坦及倒置。

4)慢性期：常于心肌梗死 3～6 个月后。T 波呈对称性倒置。倒置的 T 波可持续存在，也可在数月至数年后逐渐恢复。

早期开通梗死相关血管，可以使上述心电图的演变过程缩短。ST 段很快回落.较早出现 T 波倒置和 R 波振幅降低，Q 波可不发生或进展。偶尔还可以消退。如果溶栓后 1～2h 内 ST 段的回落不到 50%～70%，应行挽救性 PCI。

(2)定位诊断：心肌梗死发生在前壁时心电图特征性改变主要表现在胸前导联；发生在下壁时主要表现在Ⅱ、Ⅲ及 aVF 导联；发生在前侧壁时主要表现在 I、aVL 及 V_5～V_6 导联；发生在前间隔时主要表现在 V_1～V_3 导联；发生在正后壁时主要表现在 V_7～V_9 导联；发生右心室梗死时，表现在 V_{3R}～V_{4R}。

一般情况下，具有梗死特征性改变的导联越多，提示病变范围越大。如特征性改变出现在 V_1～V_4 导联，则仅表示局限性前壁心肌梗死；如出现在 V_1～V_6 导联，则提示广泛前壁心肌梗死。

(3)存在左束支传导阻滞(LBBB)时常掩盖怀疑 AMI 患者的 ST 段分析。当存在 LBBB 时，某些 ECG 变化提示 AMI：在工、aVL、V_5、V_6 导联的两个导联上出现 Q 波；R 波振幅从 V_1 到 V_4 降低；在 R 为主的导联 ST 段抬高≥1mm，在 V_1、V_2、或 V_3 导联 ST 段压低≥1mm；在 QRS 为负向波的导联 ST 段抬高≥5mm。有心梗的临床症状加上新出现的 LBBB，病死率较高。这种患者能明显从血管再通疗法中获益。处理方法与 STEMI 相同。

在右束支阻滞时，不会掩盖典型的 ST-T 波和 Q 波的变化。

4.超声心动图　经胸彩色多普勒二维超声能有效估测全心和局部心脏功能，有助于明确低血压循环衰竭的原因（相对容量不足、左心室衰竭、右心室衰竭、或心肌梗死的机械并发症），鉴别心包炎和心包心肌炎。多普勒超声能有效评估新发生的杂音和可能的并发症（乳头肌功能不全或断裂、急性室间隔缺损、左心室游离壁破裂伴心包积液或假性动脉瘤）。在心肌梗死后期，心脏超声可评估血运重建治疗后顿抑心肌的恢复程度、指导ACE抑制剂和其他抗心力衰竭药物的应用、发现左心室壁瘤和附壁血栓（需要口服抗凝剂）。

5.放射性核素检查　利用锝（^{99m}Tc）焦磷酸盐静脉注射后与坏死心肌细胞中钙离子结合形成“热点”，以及$^{201}T_1$静脉注射后不能随血流灌注坏死心肌而形成“冷点”的特点进行心肌扫描或照相，可显示心肌梗死的部位和范围，并有助于预测预后。此外，可利用放射性核素心室造影或正电子计算机体层摄影技术，前者可观察室壁运动或室壁瘤，评估心室功能及治疗效果；后者可协助区别梗死、缺血与正常心肌的代谢情况，以判断心肌梗死区内有无成活心肌。近年来，64层快速螺旋CT可对冠状动脉病变进行定性和半定量评估，对不典型胸痛有鉴别诊断作用。

（三）诊断及鉴别诊断

AMI的诊断主要依据缺血性胸闷不适、特征性心电图改变和血清心脏标记物增高。符合3条中至少2条便可诊断急性心肌梗死。由于血清心肌损伤标记物（即cTnl和cTnT）的敏感性和特异性增高，在临床和（或）心电图怀疑急性心肌梗死时，对它们的测定有助于明确诊断。

老年患者突发原因不明的休克、晕厥、心力衰竭和严重持续的胸闷或胸痛都应考虑本病的可能。本病应与下列疾病相鉴别。

1.心绞痛　见表3-16。

表3-16　心绞痛与心肌梗死的鉴别要点

鉴别点	心绞痛	急性心肌梗死疼痛
疼痛		
硝酸甘油疗效	疼痛迅即消失	疗效较差
部位	胸骨后上、中段	胸骨后上、中段，可位于较低部位或上腹部
性质	沉重紧缩感	压榨性，更剧烈
时限	几分钟	数小时至2d
诱因	劳累、情绪激动、饱餐、受寒等	同“心绞痛”，有时不明
血压	可升高	常降低
休克	无	可有
气急或肺水肿	一般无	常有
心包摩擦音	无	可有

续表

鉴别点	心绞痛	急性心肌梗死疼痛
坏死物质吸收反应		
发热	无	有
白细胞计数	正常	常增高
红细胞沉降率	正常	可增快
心电图改变	无，或有暂时性 ST-T 变化	有特征性及动态性变化
血清心肌损伤标记物	正常	增高

2.急性心包炎　尤其是非特异性心包炎亦有心前区痛和发热等，但心包炎发热常在胸痛之前或同时出现，疼痛在咳嗽或深吸气时加重，常可放射到肩部的斜方肌嵴(为心包放射痛的特征性部位，缺血性疼痛从不放射到该部位)和颈部。一般病情较轻，无休克和心力衰竭表现。心电图除 aVR 导联外，多数导联有轻度 ST 段抬高，弓背向下，T 波平坦或倒置，无异常 Q 波出现。

3.急腹症　有些 AMI 发病时表现为上腹部疼痛，伴恶心、呕吐，常被误诊为急性胰腺炎、溃疡病穿孔、急性胆囊炎或胆石症等。可根据病史、体征、心电图、血清 cTnl、cTnT、CK-MB 等明确诊断。

4.急性肺脉脉栓塞　常有胸痛、气急、咯血及休克，容易与心肌梗死相混淆。但心肌梗死一般无咯血，很少有右心室急性过度负荷的表现如 P_2 亢进、颈静脉怒张、肝肿大、下肢水肿等。且引起肺动脉栓塞常有原发因素如下肢栓塞性静脉炎等。AMI 特异性的心电图及肺栓塞的 X 线摄片、肺灌注扫描及肺动脉 CT 血管造影检查等有助于鉴别。

5.主动脉夹层　以剧烈胸痛起病，颇似 AMI。但疼痛多局限于胸部中央，为“撕破”或“撕裂”感。一开始即达高峰，可放射到背部或下肢，常有一条或一条以上的大动脉搏动消失，无 AMI 典型的心电图及心肌酶变化。超声、X 线胸片和 CT 示主动脉增宽，主动脉内有漂动的内膜瓣，磁共振主动脉造影可资鉴别。

(四)并发症

急性心肌梗死最常见的并发症为心律失常、心力衰竭和心源性休克，此外还可有下列并发症。

1.乳头肌功能不全或断裂　常发生于心肌梗死后 1～7d 内。乳头肌因缺血、坏死等致收缩无力或断裂，从而引起二尖瓣关闭不全，心尖部有响亮的吹风样收缩期杂音。易引起严重左心衰竭。

2.心脏破裂　可发生在起病后 1d 至 3 周内，最常见于 1～3d 内，较少见。多为左心室游离壁破裂，通常发生在正常心肌与梗死组织交界处，造成心包积血致急性心包填塞，患者突然休克死亡。少数为室间隔破裂、穿孔。于胸骨左缘第 3～4 肋间突然出现粗糙响亮的全收缩期杂音，伴震颤，常在数小时至数天内继发左、右心室衰竭而死亡。

3.心室膨胀瘤　又称室壁瘤，系梗死区心肌在心室内压力的作用下显著膨胀突出所致。

检查可见心界向左扩大，心脏搏动弥散，触诊可扪及与心尖搏动不同时出现的微弱搏动，称为双搏动。听诊可闻及收缩期杂音。室壁瘤可发生在梗死后数日内，以后经数周或数月逐渐增大。瘤内可有附壁血栓形成。心电图呈持久性 ST 段抬高。X 线透视、左心室造影以及超声心动图检查可见心影局部突出、搏动减弱或有反常搏动。室壁瘤常位于左室前壁、心尖部附近。它除引起左心室射血分数降低外，尚可引起复发性室性心动过速及动脉栓塞。

4.动脉栓塞　常见于梗死后 1～2 周。如为左心室梗死区内膜面附壁血栓脱落引起，常发生脑、肾、脾或四肢动脉栓塞，并出现相应的症状与体征。如为下肢静脉血栓脱落引起，则发生肺动脉栓塞。

5.心肌梗死后综合征　多发生于心肌梗死后 1～4 周。可反复发生，表现为发热、胸痛、心包炎、胸膜炎或肺炎为主要表现的临床综合征。ESR 和白细胞可增高。常能听到心包摩擦音，有时发生渗出液。症状持续几天至 1 周。其原因可能为机体对坏死心肌组织产生的自身免疫性反应。

6.肩手综合征　少见。常发生于梗死后数周至数月。表现为左侧肩臂强直，活动受限，伴血管运动障碍及肌肉萎缩。可能为 AMI 后长期卧床、肩臂不活动所致。

三、治疗

STEMI 治疗目的在于挽救濒死心肌，改善供血，保护有功能的心肌，防止梗死范围扩大，维持心脏功能，防治并发症，以期平稳地度过急性期，使患者逐渐康复。最有效的治疗方法是早期对梗死相关血管进行有效，充分，持续的再灌注。对于 STEMI 患者来说，时间就是心肌，时间就是生命。

治疗中应注意掌握 3 条原则：①尽早实施再灌注治疗：溶栓或直接介入治疗；②按重危急症进行积极抢救；最大限度地减轻患者痛苦，减轻心脏负担；③密切监测病情，及时处理心律失常、泵衰竭等各种并发症。

（一）急诊初步处理

1.由心血管专科医师明确 STEMI 诊断。

2.绝对卧床并行心电、血压、呼吸、神志和胸症症状的监测。发现心律失常即予适当处理。出现低血压、休克或充血性心力衰竭经初步处理未改善者，或疑有室间隔穿孔、乳头肌断裂或右室心肌梗死者，宜用漂浮导管（Swan-Ganz）及热稀释法等进行肺动脉舒张压或肺毛细血管楔压以及中心静脉压等血流动力学监测，以及早发现病情变化，为合理治疗提供依据。

3.吸氧，以增加氧含量，改善缺氧。

4.开通静脉通道，以利于抢救用药。

5.解除疼痛　具体方法有：①吗啡。AMI 的心前区剧痛不仅使患者痛苦和焦虑不安，且会引起交感神经活性增加而导致休克或心律失常。首选吗啡 5mg，皮下注射，必要时 2～4h 重复一次；或吗啡 3mg 稀释后，静脉注射，如血压正常，每隔 3～5min，注射一次，总量可达 10～12mg。有呼吸抑制及吗啡过敏者禁用吗啡。②硝酸酯类。症状仍不能改善可用硝酸酯类药物，使冠状动脉扩张，增加冠状动脉流量，以及增加静脉容量而降低前负荷。可试用硝酸甘油 0.5mg 或硝酸异山梨酯 5～10mg 舌下含服，但下壁心肌梗死，可疑右心室梗死或有明显低血压，如收缩压<12.0kPa(90mmHg)，尤其合并心动过缓者，不能舌下含服硝酸甘油。有些患者甚至小剂量硝酸甘油也可能突然产生低血压和心动过缓而危及生命，此时如果迅速发现，静脉注射阿托品容易逆转。极早期的心肌梗死患者应避免应用长效硝酸酯制剂，因为常会改变血流动力学状态。症状不能改善时可用硝酸甘油 5～10mg 加入 5%葡萄糖液 250ml 中以 10～50μg/min 速度静滴，或硝酸异山梨酯 10～20mg 溶于 5%葡萄糖液 250ml，以 30～100μg/min 速度静滴，可能对控制症状及纠正心肌缺血有利。但需要严密监测血压。③β 受体阻滞剂。急性心肌梗死尽早使用 β 受体阻滞剂可减轻心肌缺血，从而有助于限制梗死面积，缓解疼痛。最适合用于有窦性心动过速和高血压患者。用法：a.首先排除严重心力衰竭患者、SBP<12.0kPa(90mmHg)、心率<60 次/分、有哮喘或反应性气道疾病以及二至三度房室传导阻滞的患者。b.给予美托洛尔静脉注射，每次 5mg，共 3 次。c.每次注射后观察 2～5min，如果心率<60 次/分或 SBP<13.3kPa(100mmHg)，则停药。静脉注射美托洛尔的总量不超过 15mg。d.如果血流动力学稳定，末次静脉注射剂量后 15min，患者开始口服美托洛尔，50 毫克/6 小时，持续 2d，以后渐增为 100mg，2 次/天。静脉注射极短作用的 β 受体阻滞剂艾司洛尔，50～250μg/(kg・min)，对有 β 受体阻滞剂相对禁忌证而希望减慢心率的患者是有利的。钙离子拮抗剂对心肌梗死的急性期毫无价值，且可能有害。

6.抗血小板治疗　所有 STEMI 患者只要没有阿司匹林过敏，应立即嚼服阿司匹林 300mg，以后长期服用阿司匹林 75～100mg/d；准备行直接 PCI 的患者还应该立即口服氯吡格雷 300～600mg，以后 75mg/d 至少 1 年。

（二）再灌注治疗

再灌注包括药物溶栓或直接 PCI，迅速开通 STEMI 患者梗死相关“罪犯”血管是决定近期与远期预后的关键因素。因此，应尽可能缩短从患者发病到梗死相关血管恢复血流的时间。在努力缩短从患者发病到与医疗机构联系的时间的同时，还应强调：①对所有 STEMI 患者应快速评估是否需要再灌注治疗；②医生应快速识别并治疗 STEMI，使“就诊-开始溶栓治疗的时间”缩短至 30min 以内，使“就诊-介入治疗的时间”缩短至 90min 以内。

再灌注治疗策略的选择，直接 PCI 是最有效降低 STEMI 病死率的治疗方法。

1.直接 PCI　包括直接冠状动脉内支架术或在球囊预扩张后放置冠状动脉内支架或单纯球囊扩张术(PTCA)。直接 PCI 与溶栓疗法相比，再通率更高(为 90%)、残余狭窄少、复发性缺血少、再阻塞的危险性低，以及后续需要行 PCI 或外科架桥的可能性小。同时可避免溶栓药物所致的出血(特别是颅内出血)危险性。直接 PCI 尚可使患者的住院时间缩短。PTCA 还是植入支架？与 PTCA 相比，在梗死相关血管植入支架可明显减少再狭窄率，复发心绞痛频率和再次血运重建率。因此一般首选直接支架术。但有些情况如对氯吡格雷有禁忌(因为血小板减少，或左主干病变或多支血管病变可能在成功的 PCI 后几天内要外科搭桥者)或梗死相关血管太小不适合放支架的患者，PTCA 更好。

(1)直接 PCI 适应证：①有溶栓禁忌证的患者；②发病>3h 以上的患者，更趋首选直接 PCI；③心源性休克，年龄<75 岁，心肌梗死发病<36h，休克<18h 时首选直接 PCI；④年龄>75 岁的心源性休克患者，心肌梗死发病<36h，休克<18h，权衡利弊后可考虑直接 PCI；⑤心

肌梗死发病 12～24h,仍有缺血证据,或有心功能障碍或血流动力学不稳定或严重心律失常,可考虑直接 PCI。

(2)方法:明确 STEMI 诊断,具有直接 PCI 适应证时,应立即给患者嚼服阿司匹林 300mg-l-氯吡格雷 300～600mg;征得家属同意并签署知情同意书后,立即送心导管室行冠状动脉造影,并对梗死相关血管行 PCI。对于血栓负荷过重且发病时间较短的患者行血栓抽吸治疗,可减少无复流,可能改善预后;对于高血栓负荷的患者可采用尿激酶 25～50 万 U 冠状动脉内缓慢注射,等待血栓大部分溶解后再放置支架;还可给予血小板Ⅱb/Ⅲa 受体拮抗剂(如负荷量替罗非班静注,之后微泵持续静脉给药 13ml/h,共 36～48h)。术中支架的选择,金属裸支架(BMS)和药物洗脱支架(DES):与 BMS 比,DES 可使直接 PCI 术后 12 个月的再狭窄率进一步下降,可降低病死率。但如果植入 DES,须长期双重抗血小板(阿司匹林+氯吡格雷)治疗。因此须结合患者具体情况,权衡利弊选择支架。

(3)成功率:根据医院和术者的经验不同,成功率(手术结束时梗死相关血管通畅的患者比例)在 92%～95%之间。

(4)PCI 并发症:穿刺部位的出血、血肿、假性动脉瘤、动静脉瘘等 2%～3%,大出血(包括穿刺部位的出血)大约 7%。近年来,应用血管封堵器,穿刺部位的出血并发症明显减少。颅内出血率 0.05%,造影剂肾病 2%,术中室速或室颤的发生率 4.3%,单纯球囊扩张的血管突然闭塞率为 3%,支架为 1%,支架(BMS 或 DES)术后 1 年支架内血栓的发生率 1.5%。需要紧急外科手术或住院死亡分别为 4.3%和 2.5%。

(5)注意事项:术中要充分肝素化(普通肝素 7000～10000U),严密的心电和血压监护,准备好除颤器和抢救用药。对下壁心梗患者,PCI 前可放置临时起搏器,因为开通右冠状动脉时往往出现明显的再灌注反应(心率明显减慢和血压明显下降)。急诊 PCI 只能对梗死相关血管行介入治疗,对别的严重狭窄病变应在患者稳定后择期 PCI。

2.溶栓治疗 尽管有很多禁忌证、再灌注疗效有限及较高的出血风险,溶栓治疗仍是直接 PCI 的重要替代选择。

(1)溶栓适应证:①发病<12h,无急诊 PCI 条件的医院、不能迅速转运、无溶栓禁忌症;③发病≤3h,不能及时 PCI,或虽具备急诊 PCI,但 door-to-balloon(D-to-B》90min 时优先考虑溶栓治疗;③再梗患者如果不能立即 PCI;④发病 12～24h,仍有进行性缺血性疼痛和至少 2 个胸导联 ST 段抬高>0.1mV 的患者,无急诊 PCI 条件,经筛选的患者。

(2)溶栓禁忌证:①颅内出血史;②脑血管结构异常;③颅内肿瘤(原发或转移);④6 个月内缺血性脑卒中或 TIA(不包括 3h 内缺血性卒中);⑤可疑主动脉夹层;⑥活动性出血;⑦3 个月内严重头或面部创伤;⑧严重且未控制的高血压[SBP≥24.0kPa(180mmHg)或 DBP≥14.7kPa(110mmHg)]。

(3)溶栓治疗方法:①非特异性溶栓剂:对血栓部位或循环系统中的纤溶系统均有作用,如尿激酶(UK)、链激酶(SK);②选择性溶栓剂:选择性作用血栓内纤溶系统,对循环中凝血因子及纤维蛋白降解较少,如重组组织型纤维蛋白溶酶原激活剂(rt-PA)、单链尿激酶型纤维蛋白溶酶原激活剂(SCUPA)、乙酰纤维蛋白溶酶原-链激酶激活剂复合剂(APSAC)等。

1)即刻嚼服用阿司匹林 300mg 后经静脉给予溶栓剂。

2)溶栓药物使用:尿激酶:100 万～150 万 U 溶于 100ml 注射用水,30～60min 内静脉滴注;链激酶:具有抗原性,可产生变态反应,静注前可输入肾上腺皮质激素,如地塞米松 2～4mg。现已有重组链激酶,抗原性明显减弱。常用 100 万～150 万 U,1h 内静脉注射;rt-PA:2min 内先给予 10mg 冲击量,继以 50mg/h 的速率输注 1h,体重超过 65kg 者,再以 20mg/h 的速率输注 2h,3h 总量达 100mg。加速给药方案采用首剂 15mg,继而 30min 内 50mg,再 60min 内 35mg。溶栓前静脉推注负荷剂量普通肝素 60U/kg(不超过 4000U),随后静脉注射 12U/kg,调整 APTT 至 50～70s。SCUPA:先注射 20mg,继而 60mg 于 1h 内滴注完;APSAC:1 次注射 30mg。

3)溶栓治疗血管再通后需用肝素继续抗凝治疗。静脉输注 rt-PA 者,用药后立即使用肝素;而用 UK、SK 者,药物输入后需待全血凝固时间(ACT)或部分凝血活酶时间(PTT)恢复至对照组 2 倍以内,纤维蛋白原>1g/L 时再开始肝素抗凝。开始静注肝素 5000U,继而每小时静滴肝素 500～1000U,使 PTT 或 ACT 维持在正常值的 1.5～2.0 倍,持续 5d 左右。也可用低分子肝素如依诺肝素 40mg,皮下注射,每天 2 次,用 5～7d,其优点是出血并发症少且不需要检测 ACT 或 PTT。每天口服阿司匹林 300mg,连用 30d 后改为 75～100mg/d,长期服用。

(4)血管再通标准

1)直接标准:冠状动脉造影观察血管再通情况达到 TIMI 血流Ⅱ、Ⅲ级者。

2)间接标准:①输注溶栓剂 2h 内或任何一个 30min 间期前后比较,抬高最显著的 ST 段回降>50%;②CK-MB 或 CK 峰值提前到距发病后的 14h 内;③开始溶栓后 2h 内胸痛迅速而显著地减轻或消失;④溶栓后 2h 内出现短暂的加速性自主心律,房室或束支传导阻滞突然消失或下壁、正后壁心肌梗死出现一过性窦缓、窦房阻滞或低血压状态。

用药物溶解血栓,被阻塞的冠状动脉再通率一般在 50%～80%。

(5)并发症:主要为出血,轻者皮肤黏膜出血、镜检血尿,重者大量咯血及消化道出血,颅内、脊髓、纵隔内及心包出血可危及生命。其他有变态反应(用 SK 及 APSAC 者)、低血压及血栓栓塞。一旦发生出血应中止治疗。由肝素引起者用等量鱼精蛋白静脉滴入对抗;由华法林引起者用维生素 K_1,每次 20mg 静注对抗,必要时输血。

3.补救性 PCI　对于不能行直接 PCI、接受溶栓治疗的 STEMI 患者,在溶栓后 90min 内如胸痛不缓解或心电图 ST 段回落<50%,临床提示溶栓失败,应尽快行补救性 PCI。补救性 PCI 指征:①溶栓 45～60min 后仍有持续心肌缺血症状或表现;②合并心源性休克,年龄<75 岁,发病<36h,休克<18h;③发病<12h 合并心力衰竭或肺水肿;④年龄>75 岁心源性休克,MI 发病<36h,休克<18h,权衡后可考虑补救性 PCI;⑤血流动力学和心电不稳定。

4.择期 PCI　发病>12h 的 STEMI 患者,若血流动力学稳定,可考虑在发病 1 周左右病情稳定时行择期 PCI。

心源性休克者,需在主动脉内球囊反搏术(IABP)支持下行 PCI,可挽救部分患者生命。PCI 失败者,可考虑行急诊外科搭桥手术。

(三)控制心律失常

心律失常是引起病情加重和猝死的主要原因,必须及时矫治。特别要警惕室性心律失常演变为心室颤动。对可能引起心律失常的有关因素应及早纠正,如心肌反复缺血、低血钾、低血镁、低血压、心力衰竭、缺氧、酸中毒等。

1.快速性室性心律失常

(1)利多卡因预防快速室性心律失常有争论，但对发生心室颤动高危者或需转运患者时，可小剂量快速静注利多卡因 0.5～1.0mg/kg，1 次/5～10 分钟，总量最多 200～300mg。亦可肌注利多卡因 200mg，血药浓度可维持 1～2h。

(2)频繁室性期前收缩或室性心动过速：应迅速静脉注射利多卡因 1mg/kg，每隔 8～10min 注射一次，直至期前收缩消失，总量<4mg/kg，继以每分钟 1～3mg 恒速滴注维持。病情稳定后可改用美西律 100～150mg，1 次/6～8 小时；或胺碘酮 200mg，每天 2～3 次。如利多卡因无效，可改用胺碘酮 150mg 稀释于生理盐水 20ml 中，于 5～10min 内静脉内注入，继以 1mg/min 静滴维持 6h，然后维持滴注 0.5mg/min。亦可静注索他洛尔 1.5mg/kg，有效后改用口服 80mg，每天 2 次。发病早期并有窦性心动过速时，见到的室性期前收缩常由拟交感肾上腺能刺激增加诱发，可用 β 受体阻滞剂治疗。此外，补钾和补镁也有助于室性期前收缩的控制。

(3)室性心动过速：经上述治疗不能控制或伴血流动力学障碍者，可采用同步直流电转复心律(100～200J)。转为窦性心律后，应尽力纠正低氧、低血压、酸碱平衡和电解质失调。加速的心室自主心律一般无须处理，在少数加速性心室自主心律引起有明显的血流动力学异常或反复心绞痛发作者，可用阿托品或心房起搏以加速窦性节律。仅在偶然情况下用利多卡因来治疗。

(4)心室颤动：发生心室颤动时应立即进行胸壁叩击及胸外按摩等复苏术，同时迅速应用直流电非同步电击除颤(200～300J)。如无电除颤条件，可用利多卡因 100～200mg，普鲁卡因胺 200mg 或溴苄胺 250mg 等静脉注射或心腔内注射进行药物除颤。

2.窦性心动过速　先寻找诱因及原因，给予止痛、镇静、补充血容量等对症处理。对无明确心功能不全者，为控制心率，可应用小剂量 β 受体阻滞剂(如阿替洛尔 6.25～12.5mg，美托洛尔 6.25～12.5mg 口服)或钙离子拮抗剂(口服地尔硫䓬 15～30mg)，需要时 8～12h1 次。

3.房性或房室交接处性期前收缩　一般无须特殊治疗。

4.快速室上性心律失常　可选用：①毛花苷 C 0.4mg，必要时 2h 后再给 0.2～0.4mg；②无明显心功能不全时，可用维拉帕米(5～10mg)、胺碘酮(75～150mg)、艾司洛尔(20mg)、普罗帕酮(35～70mg)稀释后缓慢静脉注射。如药物治疗不能控制，可用同步直流电复律。

5.下壁心肌梗死常伴窦性心动过缓　有时亦出现窦房阻滞和窦性静止，如血压不低、频率≥50 次/分可密切观察。如血压降低或有频发室性期前收缩或短阵室性心动过速者，应尽早给予阿托品 0.5～1.0mg，或山莨菪碱 10～20mg 加 5%葡萄糖液 20ml 后缓慢静脉注射，必要时持续静脉滴注，从 1～3μg/min 开始。如药物治疗后心率持续<40 次/分或窦性静止时间较长，应给予临时心脏起搏治疗。

6.房室传导阻滞　一度及二度Ⅰ型房室传导阻滞 QRS 不宽者，心室率在 45～50 次/分可以严密观察。并发于急性下壁心肌梗死的一度房室传导阻滞，如心室率恒定 50～60 次/分，QRS 波不宽者，无需特殊处理。二度Ⅰ型房室传导阻滞心室率进行性变慢或漏搏增多或出现低血压时可用阿托品或山莨菪碱，亦可加用激素(氢化可的松 100～200mg，地塞米松 5～

10mg)静脉滴注。应用异丙肾上腺素要慎重,以免诱发心室颤动。药物治疗无效,心室率低于50次/分,QRS波增宽,伴有明显低血压或心力衰竭时,需行临时心脏起搏治疗。对三度和二度Ⅱ型房室传导阻滞者宜行临时心脏起搏治疗。

(四)防治休克

AMI并发休克主要为心肌收缩力下降所致的心源性休克,部分病例也存在血容量不足、酸中毒、心律失常或机械并发症(如室间隔穿孔等)等因素。心源性休克治疗的目的在于使心输出量及灌注压满足全身重要脏器的需要,支持心功能,防止梗死面积扩大,改善心肌缺血,尽可能缩小坏死范围。

1.*一般治疗* 有低血压和休克倾向者除给氧、止痛、纠正心律失常等治疗外,应密切监测血压及尿量。有条件者行血流动力学监测。可选用红参6g煎服,人参粉3g吞服或服用参附汤等中药,以资温阳扶正。

2.*补充血容量* 血容量的绝对或相对不足可诱发和加重心源性休克。若肺毛细血管楔压(PCWP)<1.86kPa(14mmHg),中心静脉压(CVP)下降[正常为0.59～1.18kPa(6～12cm H_2O)],应在30min内输入5%或10%葡萄糖液200～250ml,有低蛋白血症者亦可输入清蛋白、右旋糖酐40或706代血浆。输液后血压回升,尿量增多,未见肺窃血征象;PCWP在2.0～2.4kPa(15～18mmHg),CVP>1.76kPa(18cmH_2O)应停止输液。若初测PCWP2.0～2.4kPa,血压偏低,可在10min内输入液体100ml,观察血压及PCWP的变化。若心脏指数(CI)有升高,可维持补液;若CI不升高,出现肺淤血征象,应停止输液。右心室梗死时,尽管右房压或右心室充盈压已显著升高,只要PCWP不增高,在血流动力学监测下仍可给予扩容治疗。

3.*应用正性肌力药* 在补充血容量后血压仍不上升,而PCWP和心输出量正常,提示周围血管张力减低,应通过增加心肌收缩力和周围血管阻力提高血压,支持循环。

(1)多巴胺:有α和β受体兴奋作用,是目前最常用的升压药。将多巴胺40～120mg加入5%葡萄糖溶液250ml中静脉滴注,从小剂量(2～5μg/(kg·min))开始,根据血压,逐步调节。用多巴胺与血管扩张药(硝普钠)和主动脉内球囊反搏术联合应用治疗心源性休克,可取得较好疗效。

(2)间羟胺(阿拉明)和去甲肾上腺素:为α和β受体兴奋剂,有增强心肌收缩力和收缩周围血管作用。在多巴胺不能维持血压时短时应用。间羟胺10～30mg溶于5%葡萄糖溶液100ml内静脉滴注,必要时增加剂量,紧急时可用5～10mg静脉注射。在各种治疗措施无效时,亦可用去甲肾上腺素1～2mg加入5%葡萄糖溶液100ml中静脉滴注。由于大剂量去甲肾上腺素强烈收缩血管,使心排出量减少,临床已很少应用。

(3)多巴酚丁胺:用于β_1受体,增加心肌收缩力和心输出量,对β_2和α受体作用较弱,可提高收缩压和降低PCWP,对心率影响较小。常用剂量为2.5～10.0μg/(kg·min)。对合并心房颤动者,因该药可船陕房室传导,使心室率增快,故不宜应用。本药抗休克作用较弱,与多巴胺合用可增强疗效。

4.*应用扩血管药* 经上述处理后血压仍不上升,而PCWP增高,心排出量减低,有较明显的周围血管收缩征象(如四肢冰冷和发绀),或收缩压虽升高但脉压差较小者,可酌情应用血管扩张剂。它通过扩张体循环小动脉,降低周围循环阻力,降低左心室射血阻抗,使心输出量增加，心肌耗氧减少；通过扩张静脉，降低前负荷改善肺充血，从而进一步降低心肌耗氧量。

(1)硝普钠：体循环小动脉及静脉均有扩张作用，可增加心输出量，减少左心室充盈压。虽然心输出量的增加代偿了周围循环阻力降低，但临床应用时常出现血压不同程度的降低，因此多与多巴胺合用。剂量从 10～15μg/min 开始，根据血压逐步调节，可达 400μg/min。

(2)酚妥拉明：为 α 受体阻滞剂，直接松弛血管平滑肌，对静脉扩张作用较弱。剂量从 0.05～0.1mg/min 静脉滴注开始，逐渐增加剂量至 0.25～1.0mg/min。用药中可出现反射性心动过速。

(3)硝酸甘油：剂量从 10μg/min 开始，静脉滴注，常与正性肌力药或辅助循环合并应用。

5.机械辅助循环　能改善衰竭的左心功能，又可降低心肌耗氧量，常用 IABP。

6.急性血运重建治疗　迅速恢复梗死发展区的血流灌注，可减少心肌进行性坏死，改善心肌缺血及心功能，降低病死率。

(五)心力衰竭

主要是治疗急性左心力衰竭竭，除严格休息、止痛和吸氧外，可先用利尿剂，常有效而安全。常用呋塞米 20～40mg，静脉注射，注后 5min 见效，30min 作用达高峰，持续作用 2h。过度利尿可导致低血压及低血钾，可调整剂量并补充氯化钾或门冬氨酸钾镁。有支气管喘息症状时可适量加用支气管扩张剂(如二羟丙茶碱 0.25mg 稀释后静脉注射或滴注)以增强利尿及扩张微血管。紧急时可舌下含服或静脉滴注硝酸甘油，剂量一般为 0.6～1.2mg，5～10min 内可使增高的左心室充盈压下降。血管扩张剂因能减低心脏前、后负荷，增加心输出量及组织灌注，尤其对血压增高的心力衰竭更适用。

急性心肌梗死时，肾素、血管紧张素、交感神经系统和血管升压素可激活，其和心力衰竭的发生、发展与预后有关。ACEI 通过抑制各组织器官的肾素-血管紧张素-醛固酮系统减低外周血管阻力，增加肾血流，促进尿钠排泄，也可减少室壁张力和儿茶酚胺水平，具有抗心室扩张和抗心律失常作用，减轻心力衰竭，减少利尿剂和正性肌力药物的需求。常用卡托普利、依那普利、赖诺普利、雷米普利、西拉普利、福辛普利、培哚普利等。

急性心肌梗死早期出现的心力衰竭由于局部心肌缺血水肿致顺应性降低，而左心室舒张末期容量并不增大，加之静脉给药可引起冠状动脉收缩及心律失常等毒性反应，因此在梗死后最初 1～2d 内应尽量避免使用洋地黄类制剂，可选用多巴酚丁胺 20～40mg 加入 100～250ml 液体内，以 2～10μg/min 静脉滴注。如疗效不佳可试用米力农，具有正性肌力和直接扩张血管双重作用，较适用于无低血压的心力衰竭。有心房颤动者，因该类药能加快房室传导，故可增加心室率。

在透壁性下壁心肌梗死中，15%～30%伴有右心室梗死。严重右心室梗死的特点是心排出量低和明显的右心衰，伴或不伴轻度左心力衰竭竭。因此，必须提高充盈压，增加肺循环及左心室容量才能改善心排出量，宜迅速补充血容量，辅以多巴胺或多巴酚丁胺等治疗。

(六)其他

1.促进心肌代谢药　辅酶 A100～200U、三磷酸腺苷钠(ATP)20～40mg，维生素 C 1g、维生素 B_6 100mg 等加入 5%～10%葡萄糖溶液内静脉滴注，每天 1 次，2 周为一疗程。

2.极化液　氯化钾 1.0～1.5g、普通胰岛素 8U 加入 10%葡萄糖溶液 500ml 静滴，1～2 次/

天,7～14d 为一疗程。可降低血中脂肪酸,促进心肌摄取和利用葡萄糖,使钾离子进入细胞内,稳定细胞膜,以利心肌的正常收缩和抬高的 ST 段降至等电位线。

(七)并发症的处理

并发心脏破裂和乳头肌功能严重不全者可考虑手术治疗。左心室游离壁破裂外科急诊手术是挽救生命的唯一措施,但常因病情迅速恶化,不及手术已死亡。亚急性者,迅速解除心包填塞,争取时间做外科手术修补。室间隔穿孔重者在主动脉内球囊反搏辅助循环支持下,配以正性肌力和扩血管药,紧急手术修补;穿孔轻者,内科药物治疗 4～6 周后择期手术。也可用经皮经导管用封堵器封堵缺损处。严重乳头肌功能不全,出现急性左心力衰竭竭或肺水肿,按急性左心力衰竭处理后,争取做心血管造影,为置换瓣膜及冠状动脉旁路移植术做准备。心室膨胀瘤严重影响心功能和诱发严重心律失常者宜择期手术。并发动脉栓塞者可用溶栓或抗凝疗法。对心肌梗死后综合征可用阿司匹林、吲哚美辛或糖皮质激素治疗。肩手综合征者可予体疗或理疗。

(八)二级预防

二级预防须全面综合考虑,为方便记忆归纳为:A、B、C、D、E 五方面。

A:asprin—抗血小板治疗[阿司匹林和(或)氯吡格雷];ACEI 减轻心室重构,改善预后;anti-anginal therapy—抗心绞痛治疗,硝酸酯类等。

B:beta-blocker 预防心律失常,减轻心脏负荷;blood pressure control-控制血压。

C:cigarette quitting-戒烟;cholesterol lowing-调脂治疗降低 LDL-C。

D:diet control 合理饮食;diabetes treatment-治疗糖尿病。

E:education-患者教育;exercise-适当运动。

(九)预后

心肌梗死的预后与梗死范围的大小、心功能、濒危的缺血心肌、侧支循环建立情况、室性心律失常及年龄有关。在冠心病监护病房前时代,急性心肌梗死短期(30d)病死率估计为 30%。采用 CCU 和除颤、完善的血流动力学监测、β 受体阻滞剂等可使病死率下降至 15%。经静脉溶栓、加用阿司匹林和 PTCA 开辟了现代再灌注时代,使短期病死率下降为 6.5%。急性期第 1 周的病死率最高,特别是头 24h。估计将近半数的死亡者发生在起病后 2h 内,这种初期的死亡多发生于患者到医院前。心肌梗死直接死亡原因有泵衰竭(以休克为主)、心脏骤停(心室颤动为主)和心脏破裂。年龄在 60 岁以上者病死率高于 60 岁以下者,年龄在 70 岁以上者则更高。前壁心肌梗死生存率低于下壁和前间壁心肌梗死。急性期存活者第 1 年病死率较高,以后几年则减少。再梗死者较初次梗死者预后差。晚期及以后反复出现复杂性室性期前收缩或短阵室性心动过速者,心脏增大或有室壁瘤,以及休息时射血分数<40%者,都示预后不良。急性早期原发性心室颤动经复苏存活者对远期预后无明显影响。

(刘 芳)

第十节　经皮冠状动脉介入治疗

一、历史

首例经皮冠状动脉腔内成形术(PTCA)于 1977 年 9 月 16 日在苏黎世由瑞典心脏病专家 Andreasgruentzig 完成,此事件在心血管介入治疗发展史上具有里程碑意义。在这之前,Gruentzig 进行了多年的开创性的工作,发展了适用于冠状动脉内扩张的聚氯乙烯球囊,先后将其应用于动物实验、尸体标本,并最终应用于人体。

人类首例血管成形术施行于外周血管(使用的是微型球囊),随后在冠状动脉旁路移植术中对冠状动脉也进行了血管成形术。但是 Gruentzig 所获得的工作成就应该感激 Charles Dotter 和 Melvin Judkins 在 19 世纪 60 年代中期所做的工作,他们报道了使用更大的同轴鞘管对下肢动脉患有静息痛的患者成功进行血管扩张术。然而,Gruentzig 认识到,作用于血管壁的径向力相对于纵向来说为球囊成形术中扩张狭窄部位提供了更好的机械手段。事实上,真正的现代心血管介入诊疗术由此诞生了。

(一)首例 PTCA

患者是 38 岁的保险推销员,主诉为劳力性心绞痛,冠状动脉造影检查提示左冠状动脉前降支严重病变。球囊导管沿着病变部位推进,并无不良事件发生,之后扩张 2 次以减轻跨病变部位的压力阶差。让所有人惊喜的是,这一过程圆满成功并提供了优质的造影结果,而且患者并没有出现胸痛,心电图未出现 ST 改变或者心律失常。

(二)随后的发展

在首例 PTCA 完成后的 30 年间,技术的进步使得心血管介入领域取得了很大的发展:PTCA 演变为 PCI(经皮冠状动脉介入治疗),包括球囊扩张,冠状动脉内支架置入术,辅助治疗和影像技术。

冠状动脉内支架置入术,可以防止血管突然闭塞,特别是支撑球囊扩张后引发的冠状动脉夹层,整个实践过程已经发生了革命性的变化,同时操作过程的安全性也得到了加强。这一设备的普及应用(当今时代对于 PCI 的应用将近 100%)能减少紧急的外科冠状动脉旁路移植术,而且手术过程的死亡率<1%。

二、PCI 适应证

PCI 通常适用于缓解心绞痛症状,到目前为止,并无研究对 PCI 的预后情况进行明确的阐述(针对于多支血管病变和左主干病变所施行的冠状动脉旁路移植术相比较)。

1.Gruentzig 制定的血管成形术的最初入选标准要求患者符合以下情况。

(1)稳定型心绞痛。

(2)有功能试验依据的缺血。

(3)单支血管病变(近端、非闭塞、非钙化病变)。

(4)除外急诊冠状动脉旁路移植术外,也没有以下情况:恶性肿瘤、严重的左心室功能不全和肺部疾病等。

尽管按照当今的标准来看,以上这些标准可能显得很保守,然而毫无质疑的是这些患者不仅仅非常适合于PCI,而且将会获得满意的结果,其并发症发生的风险也较低。

2.介入技术的进展会引发损伤,而且在处理亚组患者时的复杂性会增加,具体包括如下内容。

(1)"不稳定"的患者

①急性心肌梗死的急诊PCI。

②急性冠状动脉综合征的PCI。

③心源性休克的PCI。

(2)多支血管病变。

(3)分叉病变。

(4)左主干开口病变。

(5)静脉桥病变。

(6)视为不适用于冠状动脉旁路移植术者。

3.行PCI建议　所有行PCI术的患者应该具备以下条件。

(1)内科保守治疗后仍存在的与心肌缺血相一致的症状(胸痛,呼吸困难)。

(2)心肌缺血的证据,如急性的心电图改变的表现或者影像资料显示阳性结果。

(3)合适的冠状动脉解剖。

(4)手术操作过程的知情同意。

三、病变成像

对于任何成功完成的PCI手术过程来说,靶病变的充分成像很重要。术前需仔细观察冠状动脉的解剖,术后评估最后的效果。病变部位的血管造影图像分析是必要的,但是辅助技术(如血管内超声,压力导丝)的使用越来越多,它们可以进一步提供解剖和功能方面的信息,尤其是当狭窄的严重程度存在质疑时。

1.诊断性血管造影检查与经皮冠状动脉支架置入术。

2.诊断性冠状动脉造影

(1)显示冠状动脉病变范围及严重程度。

(2)给治疗提供策略,根据病变决定行内科介入、外科手术或者内科保守治疗。

相比之下,在行PCI治疗时,必须关注血管造影所获得的信息,更多地重视冠状动脉解剖不连续部分(靶病变),同时应该确定以下信息:①病变长度;②病变任意侧的正常血管参考直径;③提示操作过程复杂性的特征,包括侧支近端,血管弯曲以及钙化或者管腔内血栓形成。

3.放射线照像的体位　靶病变成像应该注意以下内容。

(1)至少进行两次放射线投影,以右侧体位为优(直角)。

(2)避免其他冠状动脉血管的重叠。

(3)尽量减少透视时间(如果 X 线投射未达到 90°的话,病变就显得较短,较严重)。

(4)有时,由于靶病变所处的位置,需要采用单独的体位以便对病变的近端和远端范围进行充分显影。

①操作者应该了解对患者以及她/他(本人)所使用的放射剂量,对于延长的手术操作过程,应该变换放射线照射的视角,以减少对患者造成放射性灼伤的可能性。许多新的成像系统包括皮肤放射剂量测定器,当接受的暴露射线超量时,会做出指示。

②PCI 的合适体位因人而异,并且依据操作者的喜好。表 71 显示了初始位点的参考体位。

四、病变分型

目前,临床上用来描述病变复杂程度,预测 PCI 成功和手术并发症可能性的病变分级系统是多样的。现应用最广泛的是美国心脏病学院/美国心脏协会(ACC/AHA)分型系统,最初制定于 1988 年,修订于 1990 年。

(一)美国心脏病学院/美国心脏协会分型

1.这一系统评估了病变的 11 种特征,将病变分为 3 型(A,B,C)(表 3-17)。

表 3-17 PCI 成像平面

靶血管	推荐体位
左前降支近端	右前斜位 30°加足位 20°;右前斜位 30°加头位 30°;左前斜位 45°加足位 20°;正后前位加足位 30°
左前降支中/远端	左前斜位 50°加头位 30°;左前斜位 10°加足位 35°～40°;正后前位加头位 30°
回旋支	右前斜位 30°加足位 20°;正后前位加足位 30°;左前斜位 45°加足位 20°;左前斜位 60°
右冠状动脉近/中端	左前斜位 40°～50°;右前斜位 30°
右冠状动脉中/远端	正后前位加头位 30°;左前斜位 45°加头位 30°

表 3-18 美国心脏病学院/美国心脏协会(ACC/AHA)分型系统

A 型病变	B 型病变	C 型病变
局限性(长度＜10mm)	管状(长度 10～20mm)	弥漫(长度＞20mm)
同心病变	偏心病变	
容易通过	中度纡曲	过度弯曲
非成角	中度成角(45°～90°)	极度成角(＞90°)
管壁光滑	管壁不规则	
轻度或无钙化	中重度钙化	
	完全闭塞＜3 个月	完全闭塞≥3 个月
无侧支累及	开口病变	静脉旁路移植血管病变
	有保护的侧支分叉病变	无保护的侧支分叉病变
无血栓形成	部分血栓形成	血栓负荷重

2.1990年的修订版依据具备的"B"型特征的数目将B型病变分为2个亚组：B_1(含1个特征)或者B_2(含2个及其以上特征)。

3.需要强调的是这一系统制定并生效于经皮冠状动脉腔内成形术和普通的只仅球囊血管成形术时代，尽管它在当代使用广泛，但自从支架置入开展以来，逐渐更新的分级系统在评估手术成功率与预后方面更加准确。

4.现有的证据表明　手术成功率在A型病变为99%，B型病变为92%，C型病变为90%(普通的只仅球囊血管成形术时代对各型病变成功率初始的估计分别为>85%，60%～85%，<60%)。引起手术失败的多因素包括：慢性完全闭塞性病变(CTO)，无保护左主干病变，长病变，明显的血栓形成。

5.主要心血管不良事件的风险通常很低：在A型病变<1%，B型病变2%～5%，C型病变5%～7%。

(二)心血管造影及介入协会分型

1.此分型由心血管造影及介入协会(SCAI)出版于2000年，较美国心脏病学院/美国心脏协会(ACClAHA)分型简化，并且提出的手术预后和并发症之间的关联性更可靠。

2.SCAI分型根据ACC/AHA分型中的C型病变标准和把血管开通情况进行病变的分型(表3-19)。

表3-19　心血管造影及介入协会(SCAI)分型系统

	Ⅰ型	Ⅱ型	Ⅲ型	Ⅳ型
达到ACC/AHA分型C标准	否	是	否	是
靶血管通畅情况	通畅	通畅	闭塞	闭塞

3.现有的证据表明在Ⅰ型至Ⅳ型病变手术成功率波动于80.2%～98.3%，并发症的发生率在Ⅰ型病变将近2.3%，而在Ⅳ型病变超过10%。

五、指引导管

(一)简介

尽管诊断用冠状动脉造影导管在许多方面都类似，但是用于PCI的指引导管在功能和设计上是不同的。

1.诊断用导管为注入造影剂使血管显影而设计。

2.指引导管需要为球囊、扩张导管等相对较大和较硬的器械支撑一个通道，使之能够通过一些高度阻塞性病变，而不被钙化部位扭曲、折角或硬折。

(二)技术改良

早期的导管都是大口径(10F或11F)，而且很少根据扭矩和形状记忆性能设计，这些原因使得多层结合指引导管得到发展，具体包括如下内容。

1.聚亚氨酯外涂层保持导管不变形。

2.中间编织网层加固导管。

3.聚四氟乙烯内涂层减少摩擦力。

4.柔软导管头预防医源性冠状动脉夹层。

5.管壁厚度的减少，其意味着 6F 指引导管内径可增加至 0.71mm，大概可以同时容纳两个球囊或扩张导管。

6.常规使用小口径导管(常规使用 6F 指引导管已司空见惯，但 5F 指引导管，特别是做桡动脉路径的并不多见)可以提高操作技巧并减少导管进入部位的并发症。

7.许多诊断用导管可用于指引导管。

8.一些导管形状专为 PCI 设计，使之可以进一步增强支撑力，提高导管的稳定性(如 EBU/XB)。

(三)指引导管的选择

选择一个合适的指引导管是非常重要的，差的、不合适导管可以使一个简单的 PCI 变得困难，相反，好的、合适的导管可以便复杂的过程简单容易。指引导管的选择应该基于支撑力度，而支撑力度也同时取决于导管正确的形状和合适的口径。

1.指引导管支撑力

(1)指引导管的支撑或支持力指的是放置好的指引导管保持其位置不动，同时为导丝、球囊或扩张导管在冠状动脉内定位提供支撑的能力。

(2)当冠状动脉解剖结构纡曲和(或)有钙化时，对指引导管支撑力要求更高。当把器械向前送时，向后的摩擦力很容易使指引导管从冠状动脉口脱出，这会使血管解剖结构不易显示，并且导致所有 PCI 器械从目标血管向后脱出。

2.导管形状

(1)做 PCI 和做冠状动脉造影用的导管形状大同小异。然而，在需要更多支撑力的地方，一些导管的形状有独特的优点，通常是通过支撑在升主动脉的相对侧壁实现的。

(2)术者对于特殊形状的导管会逐渐有自己的个人偏好，表 3-20 基本列出了典型的常见动脉 PCI 指引导管和其相关支撑力度。

表 3-20　指引导管和导管的支撑力度

靶血管	增加导管支撑力		
	+	++	+++
前降支	JL3.5/4	AL2	XB/EBU3.5
回旋支	JL4/5	AL2Voda	XB/EBU3.5/4
右冠状动脉	JR4 *	AR1/2	HockeyStick lAL1/2

JR4 如果深插的话，在没有损伤血管的情况下，可以提供更强的支撑力

3.导管口径/大小　总体来说，大口径导管(8F＞7F＞6F)可以为 PCI 提供更强支撑力。进行 PCI 方案的制订和潜在风险的估计都需要一个大口径导管。而像旋切、复杂和双支架置入等技术则可以使术者在 PCI 术中避免更换指引导管的麻烦。

六、血管成形术指引导丝

放置好指引导管后，导丝必须被放置在冠状动脉远端，使球囊、支架和其他介入器械能够到达靶病变部位。

（一）指引导丝结构

大多数血管成形术导丝直径为0.014英寸，多层的结构。

1.轴心成分（通常为不锈钢、合金钢或镍钛合金）　从尾端到头端为渐细锥形，并由不同成分构成，可使整个导丝分为不同硬度。

2.末端弹簧圈部分（通常由30mm长，不透光材料制成，如铂/铱合金）　十分柔软灵活，可使导丝头端按要求成形。

3.涂层　绝大多数导丝有聚硅铜或四氟乙烯涂层，帮助导丝更易于前进。有些导丝为亲水聚合物涂层，当导丝接触液体时，该涂层可减少管壁摩擦，增加导丝顺滑性。

（二）指引导丝性能

导丝结构会影响以下性能。

1.推送力　导丝在冠状动脉内传递向前运动的能力。

2.扭力　传递导丝旋转运动的能力。

3.支撑力　可使球囊导管通过而不弯曲/扭折导丝的机械力。

4.柔韧性　导丝抵抗弯曲而保持其形状的能力。

5.可视度　并不是所有的导丝都不透X线，因此有些导丝在X线透视屏幕中很难显示。一些轴心部分延长（核心到尖端设计）的导丝硬度会更大，从而加强其推送力、扭力和支撑力。相反，那些锥形管更长，而轴心没有到达尖端的导丝[末端部分称为“塑形带”]会比较软，所以推送力和支撑力会减小，但灵活性更好，也因此更不易损伤血管。

（三）指引导丝的选择

每个制造商都会生产一系列可用于不同情况下的导丝，而术者根据实际情况会逐渐有个人习惯使用的导丝。

1.常用导丝　大多数术者会在处理绝大多数病变时，一般会选择常用导丝，因为此类导丝的末端的硬度、支撑力和柔软度比较均衡。

2.硬导丝　对纡曲、钙化的冠状动脉解剖结构提供更多的支撑力。

3.软导丝　在血管易受到损伤时用处较大（如穿过一个分叉病变时）。

4.涂层导丝　亲水涂层可减小摩擦，从而帮助导丝穿过闭塞靶血管。

（四）准备和放置指引导丝

1.导引导丝的头端应根据靶血管和需要穿过病变部位的弯曲角度塑形。

（1）塑形后，导丝即沿着指引导管进入冠状动脉，导丝在持续X线透视下进入靶血管，确保其不进入边支、不被闭塞病变扭曲。

（2）导丝应随头端的不断运动（反复小幅度的转动导丝杆>而慢慢前进，以保证头端不会嵌入病变部位或血管壁从而造成医源性夹层。

(3)一些术者发现用旋转器(一种小塑料手柄)帮助导丝旋转很有用。

(4)一些导丝有已定好形的头端,如我们所知的“J 形头端”,这种导丝在使用前不需要再塑形。

2.指引导丝的最优放置 导引导丝应尽可能的放到靶血管的末端,因为大多数导丝有不同的硬度,这样做可以在通过球囊、支架导管时在病变处提供额外支撑力。同时减少通过病变部位时导丝后退移位,从而不得不让导丝再次穿过病变的概率。当亲水涂层导丝过于接近冠状动脉末端时,要注意避免血管穿孔。

七、血管成形术球囊

像 PCI 用的其他器械一样,如今使用的球囊导管不再像 Gruentzig 时代那么笨重和功能有限。

1.球囊导管结构 球囊导管在 PCI 器械中举足轻重,主要用于在导丝引导下,运送其本身的核心成分(球囊)到达靶病变。球囊导管包括如下结构。

(1)短外径中心腔,与供压设备连接。

(2)单轨部分。

(3)有不透光标记的球囊,在 X 线下可见。

(4)倒棱锥形设计,防止损伤血管。

2.快速交换型球囊与整体交换型球囊

(1)快速交换型球囊导管几乎所有的球囊导管常规都选用快速交换型球囊技术。只有在短的单轨部分,导丝才穿过球囊导管,这样可以使术者更方便地更换球囊和支架导管,而不用麻烦地用长导丝整体交换。

(2)整体交换型(OTW)球囊导管 导丝穿过整个球囊导管长度,要更换球囊或支架需要通过整个导管的交换长度。这种球囊现在通常只在 CTO 病变时做 PCI 才使用。

3.球囊顺应性 球囊通常由聚乙烯聚合物制成,其特性主要取决于制作材料,具体分为以下几种。

(1)顺应性:随压力增大球囊扩张,是用于预扩张病变部位的标准类型。高压力下其扩张度不可预测。

(2)非顺应性:到达预定直径后随压力增大球囊几乎不扩张,用于后扩张定位好的支架。

(3)半顺应性:其顺应性可控,相对于顺应性球囊,它在高压力下的扩张度可以预测。

4.球囊扩张 扩张设备通过中心腔输送压力,使球囊扩张。随压力增大,球囊的外径也会增大,其扩张度由球囊顺应性决定。以下两种级别的压力应注意。

(1)命名压:使球囊扩张至标签标识直径的压力。例如:一个标识 2.5mm 直径的球囊在给予正常压力后,其外径应该达到 2.5mm。

(2)爆破压:超过球囊承受力的压力,可能引起球囊破裂,甚至血管破裂。

5.球囊大小 球囊的大小和长度多种多样,其具体型号的选择应根据病变特点而定。在支架置入前估计靶病变的最大直径并扩张是很重要的,放入支架后再想撑开一个严重狭窄病变是很困难的。

(1)球囊直径:应不大于靶病变血管直径。过大直径的球囊会导致血管夹层或破裂,而过小则不能够撑开病变。

(2)球囊长度:应适应靶病变长度。如果球囊太短,其扩张时会发生“瓜子现象”(在病变处来回移动),如太长,则易损伤邻近病变部位的血管壁。

6.切割球囊导管血管成形术 切割球囊导管的外表面纵向附着一个或多个刀片,球囊扩张时,刀片会切割钙化病变,使其顺利扩张。刀片比手术刀更锋利,所以容易造成穿孔,如果撤出前没有彻底缩小,还可能损伤冠状动脉血管。

八、冠状动脉内支架

1.支架历史 冠状动脉内支架最初是用来避免由血管成形术所致的靶病变夹层引起的血管急性闭塞后的外科旁路移植术。虽然最初支架需要手工捏合塑形于相对现在较大的球囊导管上,但其非常有效,并且相对只仅球囊扩张(POBA)可以减少再狭窄率。

2.支架结构和特点 自从第一种 Palmaz-Schatz 支架出现之后,支架设计迅速发展,最初的支架模型多为闭环设计。

支架设计比较复杂,随着技术的不断发展,设计目标都是改善支架的物理特性,包括:可控性、输送性、弹性回缩性、柔顺性、径向支撑力、可视性等。暂时还没有各方面均足够理想的设计,最重的特性取决于支架的材料和设计。

(1)支架材料:一般的支架材料都是 316L 不锈钢,现多用钴铬合金、钴镍合金或其他金属。目前正在进行类金属和带涂层的可吸收支架的研究。

(2)支架设计:支架设计分为三种结构设计。

①管状闭环型:由不锈钢小管激光切割成形,并压至球囊上。典型的闭环设计,金属覆盖病变比例较高,支撑力好,但是柔顺性差。

②开环连接型:由反复的设计单元激光切割,骨架经焊接连接,开环设计。金属覆盖比例小,尤其是焊接处,有很好的柔顺性,对分叉病变有益。

③缠绕型:由 2 条金属线圈全程缠绕而成,可以最大限度减少金属覆盖,保持柔顺同时有很好的支撑力。

3.支架输送 支架预先安装于单轨球囊上,便于快速交换,球囊扩张直径长度决定支架大小。虽然自膨胀支架在外周血管介入治疗应用广泛,但由于较高的再狭窄率,其逐渐被取代。

4.支架应用 随着可充分选择的大量支架广泛应用,患者死亡、心肌梗死和急诊旁路移植比例逐渐降低。与 POBA 比较的亚组分析显示支架可以显著降低再狭窄率。

5.支架厚度 经随机试验证实,支架厚度是裸支架再狭窄的重要决定因素,支架越薄再狭窄率越低。

九、支架内再狭窄

支架内再狭窄为现代 PCI 的难题。

1.定义　在成功支架置入术后的部位出现再次狭窄。

2.病理生理学　包括 3 个不同的过程。①即刻效应:弹性回缩。②数周至数月后:炎症、内膜增生。③数月至数年:负性重构。

(1)冠状动脉内支架置入后弹性回缩及负性重构发生明显减少。但仍存在导致内膜增生的炎症级联反应,支架骨架间可以发生内膜增生使支架置入处血管发生再次狭窄。

(2)炎症与内皮增生

①球囊扩张与支架置入引起的血管损伤可以导致血小板活化。局部形成血栓,细胞因子和生长因子诱导中性粒细胞、单核细胞、淋巴细胞聚集。

②活化的白细胞和血小板产生的炎症因子刺激平滑肌细胞增殖,导致内膜增生,血管再狭窄。

(3)由于 PCI 过程中的损伤时间、范围不同,这一过程持续的时间和范围也因人而异。

3.流行病学

(1)球囊成形术时代再狭窄发生较常见,PCI 术后 6 个月发生率为 30%～60%,裸支架(BMS)出现后再狭窄率降至 10%～15%。

(2)支架再狭窄多发生在长病变、小血管病变、复杂病变、合并糖尿病和肾功能不全者。

(3)血管造影发现的再狭窄要高于有临床症状的再狭窄。有临床症状的再狭窄率在 10%左右。

(4)血管造影发现的再狭窄是否作为临床试验的终点还存在争议。尤其是造影随访时发现支架内再狭窄而患者并没有症状,但导致再血管化比例增加。

4.预防

(1)PCI 技术规范化,包括支架型号选择,适当地释放压力及完全覆盖病变非常重要。

(2)应用血管内超声指导支架扩张可以降低再狭窄。

(3)合理的药物治疗也可以预防支架内再狭窄。

5.治疗

(1)应用切割球囊可能影响球囊血管成形术内皮反应。

(2)冠状动脉内照射治疗曾用来替代置入药物洗脱支架(DES)。

(3)血管内超声在指导支架内再狭窄治疗时,对评估原支架扩张情况和决定新支架置入策略有重要地位。

(4)严重弥漫病变反复出现再狭窄是 CABG 的指征。

十、药物洗脱支架

1.历史　随着支架的应用消除了弹性回缩及负性重构的即刻效应,人们开始研究如何防止内皮增生引起的再狭窄。新生内皮细胞内的平滑肌细胞迅速增生与恶性肿瘤细胞的相似性使人们对抗肿瘤和免疫调节剂产生兴趣。

2.药物载体

(1)为了有目的性降低内皮增生,限制潜在的系统毒性,支架是承载药物的理想载体。

(2)一般应用生物相容性的涂层与药物混合后涂在支架表面。这种涂层还要能够使药物逐渐洗脱,确保其在内皮增生高峰相应释放。

3.抗增生介质　人们研究了多种介质,但可应用于药物洗脱支架并在临床上有效的介质只有几种。目前药物洗脱支架载药为细胞毒性药物(紫杉醇)或细胞抑制药(西罗莫司或其衍生物)可以杀死增殖细胞或抑制细胞复制。

(1)紫杉醇:从一种太平洋红杉树皮中提取,可以稳定微管系统,有潜在的细胞毒性效应。

在评估紫杉醇洗脱支架(PES)安全性、有效性方面开展了大量研究。紫杉醇洗脱支架可显著降低主要不良心血管事件(MACE),尤其是降低再狭窄率后降低了靶病变血运重建(TLR)需要。

(2)西罗莫司:又名雷帕霉素,广泛用于肾移植或其他器官移植术后抗排斥反应。后发现其有抗有丝分裂能力。

一些积累的临床试验证实其在减少主要不良心血管事件和靶病变血供重建方面有相似的安全性和有效性。

(3)西罗莫司衍生物

最新的西罗莫司衍生物佐它莫司、依维莫司成功应用于支架平台,尚在不断地积累临床证据。

4.应用指征

(1)应用于再狭窄风险高的病变。

(2)治疗再狭窄病变。

(3)美国国家临床卓越研究所(NICE)建议管腔直径<3mm 和(或)病变长度>15mm 者使用药物洗脱支架。

5.相应问题

(1)费用较高。

(2)安全性、有效性数据相对时间较短。

(3)不同药物洗脱支架联合使用效果不确定。

(4)可能出现支架血栓危害。

6.不同药物洗脱支架之间的区别　哪种支架更有优势仍存在争议,临床医师也需要评估这种优势。

大量的关于紫杉醇洗脱支架(PES)与西罗莫司洗脱支架(SES)的证据(包括随机研究及注册研究)表明两种药物支架均能减少靶病变血供重建(<10%)和主要不良心血管事件。虽然没有显著减少靶病变血供重建(<10%)和主要不良心血管事件并且真实世界有更复杂的病变,两者的效果接近。

虽然目前为止西罗莫司洗脱支架和紫杉醇洗脱支架相比临床终点无显著差异,通过冠状动脉造影或血管内超声(IVUS)评估的再狭窄方面两者还是有区别的。

另外一种评估药物洗脱支架(DES)有效性的方法是晚期管腔丢失(LLL),一般在随访造影结果后期处理测得。在与裸支架比较的研究中,LLL可以预测与临床事件相关的造影再狭窄与临床再狭窄。随机临床研究表明,一般西罗莫司洗脱支架相对紫杉醇洗脱支架的晚期管腔丢失优势尚不能反映出临床事件的差异。

十一、支架内血栓

1.定义　冠状动脉内置入支架后支架内形成血栓。

2.病理生理学　目前尚无单一明确的病理生理学机制,为多种因素共同作用。

最近关于药物涂层支架置入后极晚期血栓的发生的关注越来越多,有时即使患者长期持续双联抗血小板治疗仍然会出现支架内血栓。对此的解释是为了预防支架内再狭窄而置入药物涂层支架,此类药物也因此阻断了血管的再内皮化,而血管的再内皮化是预防支架内固有血栓的机制。

目前,正在进行的大规模药物洗脱支架的长期随访研究或许会给我们提供更多信息。

导致支架内血栓的因素主要有如下几种。

(1)间断停用双联抗血小板药物或者单独使用氯吡格雷。

(2)支架贴壁不良或者支架过小。

(3)在复杂病变(包括分叉病变)中置入药物涂层支架。

(4)急性心肌梗死的PCI治疗。

(5)糖尿病。

(6)肾功能不全。

3.流行病学

(1)支架内血栓不常发生但却是致命的。

(2)支架内血栓不只发生在药物涂层支架,金属裸支架也时有发生。

(3)支架内血栓的发病率很难估计,原因是不统一的定义以及有限的随访研究。

(4)2006年ARC组织在爱尔兰首都都柏林开会时对支架内血栓做出了统一的定义(表3-21)。

表3-21　支架内血栓ARC定义定义

定义		时间分期	
肯定的	急性冠状动脉综合征,造影证实血栓或阻塞,病理证实急性血栓形成	早期	1个月内
很可能	1个月内不能解释的死亡或靶血管心肌梗死	晚期	1个月至1年内
可能的	1个月后不能解释的死亡	极晚期	1年后

(5)新近的研究表明,当在非复杂病变中置入支架后,金属裸支架4年内血栓的发病率<1%,而药物涂层支架在同一时期的发生率接近1.2%～1.3%。

4.预防

(1)重点放在PCI技术操作上,包括正确的支架直径选择和必要的后扩张以及血管内超声的应用，以避免支架贴壁不良。

(2)双联抗血小板治疗是必须的。

(3)目前对于行择期或急诊的患者，停用抗血小板药物以使用肝素或者低分子肝素替代治疗尚无明确证据。

十二、PCI 过程

1.患者的选择与准备

(1)做好术前患者的选择与准备可以避免 PCI 过程中出现的大多数问题。

(2)术前准备包括仔细回顾病史、造影特征、是否需要特殊器械及术前药物治疗。

2.知情同意

(1)术前要评估患者 PCI 成功率及相关风险。

(2)患者应该被告知手术相关并发症及风险，具体风险如下。

①血管并发症(出血、假性动脉瘤)3%～5%。

②脑卒中 0.1%。

③急性心肌梗死(Q 波型和非 Q 波型)0.5%～1.0%。

④急诊旁路移植 0.2%。

⑤死亡 0.5%～0.8%。

(3)造影剂过敏反应及肾衰竭的发生因患者而异。

(4)风险评估要根据每位患者的个人情况，尽管目前有多个风险评估系统，但没有哪一个适合所有患者。

3.到达病变部位

(1)沿着动脉入路，选择合适的指引导管，就可以进入升主脉。

(2)受过专业训练的人都深有体会，PCI 的指引导管和造影导管使用起来不太一样，造影导管相对较细及支撑力小。

(3)PCI 时，指引导管同轴很重要。

4.病变的准备

(1)对于大多数病变来说，除了球囊预扩张之外没有什么可准备的，有时术者甚至把这步也省略而直接释放支架。

(2)病变准备的目的是确保支架球囊顺利到达靶病变而不引起并发症，当支架释放时，支架球囊会高压膨胀。病变准备对于钙化及血栓负荷较重的病变尤为重要。

(3)根据病变的性质，可以使用其他一些技术与器械，包括旋磨(切)术、切割球囊成形术、使用远端保护装置、血栓抽吸装置以及血管内超声及压力导丝辅助操作。

5.支架释放。

(1)准确的支架定位是关键：球囊导管上面的标记表示支架的两端。

(2)支架释放时压力不应该小于其命名压，应该以足够的压力释放支架使得整个支架完全膨胀。通常支架释放的瞬间术者会留下图像备用。

(3)如果支架未完全膨胀,使用半顺应性或者非顺应性球囊扩张是必要的。一般来说,单独使用支架球囊高压扩张不但很难达到预期效果,而且球囊末端可能会缠绕在支架网眼上,引起邻近正常血管及靶血管损伤。

6.最终结果

(1)最终结果应该等指引导丝撤离冠状动脉口后至少两个体位造影来判定,以防血管纡曲及"假像"。

(2)PCI成功一般以冠状动脉造影的最终管腔直径狭窄率<20%为标准。

十三、血管内超声

1.原理 血管内超声成像技术是通过超声波在血管内所反馈的信息,而形成的血管管腔与管壁的图像。血管内超声导管使电子通过压电晶体产生高频(40MHz)的超声波。血管内超声(IVUS)的空间分辨率:轴向80~100μm,侧向200~250μm。成像与组织结构的密度相关。

(1)低密度表现为黑色。

(2)高密度表现为白色或灰色。

(3)极高密度则表现为亮白色,有时伴有黑色声影。

2.设备

(1)血管内超声的导管与球囊导管类似,有一个短的单轨部分,它经过导丝进入动脉血管。

(2)造影前后应使用硝酸甘油,以减少血管痉挛。

(3)通过自动回撤系统成像(25mm/s),在结束后存储在硬盘上。

(4)通过电脑辅助测量评价血管和管腔面积、病变的长度和血管直径。

3.适用指征

(1)解剖学上很难判定血管狭窄程度,若平均管腔面积<$4mm^2$(左主干除外),则认为心外膜血管狭窄,可致局部缺血。

(2)可以辅助评估不明确的解剖结构:如动脉瘤,充盈缺损,分叉病变,重度钙化的血管,以及一些模糊的病变。

(3)可精确评估支架内再狭窄。

(4)它可以测量血管情况(管腔直径,病变范围)。

(5)应用于复杂PCI治疗,如左主干、分叉病变,以及支架内狭窄。

4.伪影

(1)血液光斑,超声由缓慢流动的血液反射,可能导致血液光斑的形成,冲洗导管可能能改善。

(2)导丝伪影:金属导丝导致声影。

(3)运动伪影:由于传感器旋转与血管扭曲,以及导管在冠状动脉内随心动周期轴向运动。

5.并发症

(1)血管痉挛:发生率<3%;冠状动脉内注入硝酸甘油常可缓解。

(2)主要并发症:很少见(<0.3%),包括夹层、血管内血栓形成和支架骨架嵌顿导管。

6.应用

(1)血管内超声图像较单纯冠状动脉造影能提供更多的病变信息,血管内超声指导的 PCI 被证实能够改善预后。

(2)操作时间延长、经费及操作培训限制其应用。

(3)推荐应用:解剖关系不明了,支架内狭窄和 LM 病变。

7.影像学发展

(1)随着血管内超声技术发展,分辨率增高,不仅根据组织之间的密度差异成像,现在更可以通过不同的颜色进行区分。

(2)光学层析成像技术(OCT)利用近红外线代替超声,这样可以提高空间分辨率,但为得到精确的血管成像需要无血液环境(盐水灌注血管)。

(3)弹力图和搏动图成像,通过超声和接触评价血管壁的弹性及机械特性。

十四、压力导丝

1.原理

(1)血流储备分数(FFR)是通过测量冠状动脉狭窄最大血流量时的压力计算出的。

(2)FFR 是在狭窄病变的最大血流与无病变部位的最大血流之比。

(3)FFR 可提供有关狭窄的重要生理学信息,排除观察者的偏倚和血管造影的不确定性。

2.设备

(1)压力导丝是一种远端尖端带有压力传感器的冠状动脉导丝。

(2)随着管径变化,导丝头端与导管口部压力随之变化。

(3)FFR 是当经静脉注射或冠状动脉内弹丸注射腺苷后在最大血流量下测得的远端与近端压力比值。

(4)当血管有多处病变时,导丝应缓慢拉出,而且测量需要个体化。

3.指征

(1)对临界病变与模糊不确定病变进行生理学评估,当 FFR<0.75 时,提示这种病变血流受限。

(2)对单支血管的多处狭窄进行评估。

(3)评价多支血管病变中相对哪处病变更重要。

4.并发症

(1)腺苷可引起面部潮红,胸部紧缩感。哮喘或服用双嘧达莫的患者禁用。

(2)压力导丝自身很少会引起冠状动脉夹层。

5.临床应用

(1)FFR 测量可以指导 PCI 与延迟 PCI,当 FFR>0.75,延迟 PCI 会有更好的临床结果。

(2)确定多支病变的靶病变,仅对 FFR<0.75 的狭窄进行 PCI,已经被证实可以减少冠状动脉旁路移植术(CABG)的需要,而不会影响患者的预后。

十五、抗血小板与抗凝血治疗

PCI是一个血栓产生的过程，主要因为以下几种原因：①球囊扩张使内膜撕裂，暴露出趋化血栓形成的斑块脂质核，暴露出组织因子，释放出血管假性血友病因子（vWF）等，均可使血小板活化。②血管成形术器械在动脉循环操作中可能导致血栓附着。③如果抗凝不充分，支架在冠状动脉内释放后可能因血栓形成而堵塞。④可能需要针对血栓形成及凝血的不同级联反应联合应用不同的药物。

1.阿司匹林

(1)阿司匹林从第一次血管球囊成形术后就被广泛运用，用以减少术后心肌梗死（MI）的发生率。

(2)药理学：环加氧酶抑制药。

(3)剂量：负荷量300mg，而后75mg，l/d；现在没有明确的证据支持更大剂量有效。

2.氯吡格雷

(1)不论是否进行PCI治疗，氯吡格雷会改善急性冠状动脉综合征的预后。其与阿司匹林的联合使用的双重抗血小板治疗，在PCI术后的治疗中是安全可行的。

(2)药理学：血小板ADβ受体拮抗药。

(3)剂量：75mg/d，PCI术前72h应给予负荷量300mg，如果时间不足可以给予600mg负荷量。

(4)氯吡格雷治疗的持续时间仍有争议，尤其是考虑到支架内血栓形成问题。氯吡格雷置入在裸支架（BMS）后最少使用4周，在置入药物洗脱支架后至少使用12个月。目前许多中心推荐12个月或更长时间，尤其是复杂PCI术后患者。

3.肝素

(1)肝素是早期球囊血管成形术围术期标准抗凝血药，目前趋向使用低剂量来减少出血并发症，同时保障充分抗凝作用。

(2)机制：灭活凝血酶，抗Xa因子，抗凝血酶Ⅲ活性。

(3)剂量：根据术者要求不同。通常70～100U/kg于动脉给药。

(4)术者通常将凝血活化时间（ACT）控制＞250～300s。

(5)近期研究证明，低分子肝素和Xa因子拮抗药（磺达肝葵钠）可以减少出血并发症。

4.糖蛋白Ⅱb/Ⅲa受体拮抗药

(1)通过抑制血小板糖蛋白Ⅱb/Ⅲa受体阻止血小板凝集并且可能会减少血小板聚集。

(2)在非ST段抬高心肌梗死治疗，急性冠状动脉综合征患者PCI手术中，尤其是有血栓形成与合并胰岛素治疗的糖尿病治疗中，糖蛋白Ⅱb/Ⅲa受体拮抗药（GPI）已成为治疗基础。

(3)糖蛋白Ⅱb/Ⅲa受体拮抗药与肝素联合应用。

(4)阿昔单抗：一种单克隆抗体片段，引起非竞争性不可逆血小板阻断。根据体重给予负荷量，随后12h维持用药。

(5)替罗非班，依替巴肽：一种小分子GPI，在其半衰期内可以竞争性可逆的阻止血小板聚集。

(6)出血是常见并发症，尤其是用阿昔单抗时可能需要输注血小板。

(7)研究发现口服 GPI 的效果不令人满意。

5.比伐卢定

(1)最新数据表明比伐卢定与肝素合用 GPI 相比有相似的抗凝效果，在择期或急诊 PCI 中能够减少缺血事件，同时减少出血并发症。

(2)机制：直接的凝血酶抑制药，阻止血栓形成及血小板活化。

(3)剂量：在操作过程根据千克体重给予负荷量(0.75mg/kg)，随后术中维持用药[1.75mg/(kg·h)]。

(4)比伐卢定作为抗凝药通常是单一使用，但推荐与 GPI 合用。

6.普拉格雷

(1)普拉格雷是一种新的噻吩吡啶类药物，已在行冠状动脉疾病和 PCI 治疗的患者中研究。

(2)剂量：可以经口服 60mg 负荷量后，10mg/d 口服。

(3)初步研究表明与氯吡格雷相比，它能够减少更多的缺血事件同时减少出血风险。

十六、复杂 PCI 的特殊技术

在一般的 PCI 治疗中无论病变类型或分类，一些病变会带来一些特殊问题。

1.导致 PCI 术复杂化的情况

(1)手术成功但可能影响临床结果。

(2)并发症风险高。

(3)针对性治疗或需要特殊技术。

(4)长期无事件生存率预期可能较低。

2.复杂 PCI 还可能受病变因素或患者因素影响

(1)病变因素

①不同的解剖结构，包括冠状动脉异常。

②美国心脏病学院/美国心脏协会(ACC/AHA)分型 C 型病变，或心血管造影与介入治疗协会(SCAI)分型Ⅲ/Ⅳ型病变。

③血管钙化。

④血栓病变。

⑤分叉病变。

(2)患者因素

①患病情况，如急诊手术或择期手术。

②血流动力学不稳定或休克。

③合并糖尿病。

④左心室功能不全。

⑤肾功能不全。

⑥血管入路困难或合并外周血管疾病。

⑦其他明显的并发症。

十七、急性心肌梗死的PCI治疗

1.机制　当一例患者发生急性心肌梗死,我们的首要目的就是恢复梗死相关冠状动脉(IRA)前向血流,从而减少供血心肌总体缺血的时间。

(1)减少局部缺血的时间,意味着更少的心肌坏死,也就意味着减少心肌永久性的损伤和左心室功能异常。

(2)不论再灌注方式,开通IRA都意味着减少50%的死亡率。

2.背景

(1)大多数的伴有ST段抬高的心肌梗死,多是由于斑块破裂,局部形成血栓引起的冠状动脉闭塞。

(2)溶栓治疗方案,已被证实可减少主要不良心血管事件,提高生存率,但这种治疗在ST抬高心肌梗死早期有明显获益,但随时间延迟,获益会明显下降。

(3)然而对于12h后,溶栓的出血危险会大于获益。

(4)早期的研究证明经皮冠状动脉腔内成形术(PTCA)能有效地开通梗死相关冠状动脉(IRA),此后的关于支架治疗的试验也证实PCI治疗是一种有效的方式。

3.PCI治疗时机

(1)溶栓后心电图可能出现正常变化,但是梗死相关冠状动脉血流真正恢复的患者仅占50%。

(2)这就要考虑是否进行急诊PCI,通过基于导管技术的机械性开通血管。急诊PCI与早期(3h内)溶栓获益相当。

(3)关于为改善IRA血流,使用溶栓药物或使用抗血小板、抗凝治疗患者,可以考虑易化PCI。

(4)当经心电图证实溶栓失败后需要考虑是否行补救PCI治疗。

(一)急诊PCI

1.背景　许多大规模试验和Meta分析已经证实,与溶栓相比,机械再灌注(急诊PCI)可降低急性ST段抬高型心肌梗死的病死率。这种获益取决于“90法则”。患者应在心肌梗死发生后90min内接受PCI治疗。介入中心的梗死相关冠状动脉的开通率应在90%以上。这严格限制了急诊PCI的中心,其应达到网络将患者直接分流到指定心脏中心,该中心可每天24h,每周7d进行急诊PCI,并具有有经验的介入中心团队。如果延误时机,则考虑溶栓治疗。当有溶栓禁忌时,也应考虑行急诊PCI。此时出血风险,特别是卒中风险很高。

2.急诊PCI的技术方面

(1)二次转移(转院)

①尽量避免(延误再灌注的时间)。

②患者应直接转移至PCI中心,避免进一步延迟再灌注时间(最好是直接到达导管室)。

(2)知情同意

①如果患者死亡或接受阿片类镇痛药可能会出问题。

②任何行为都应使患者利益最大化和(或)取得代理人的同意。

(3)抗凝/抗血小板治疗

①每一例患者都应尽早实施。

②应包括阿司匹林 300mg,氯吡格雷 300～600mg,并通常给予肝素静脉推注和血小板糖蛋白受体拮抗药。

(4)单支和多支血管急诊 PCI

①手术应只处理罪犯血管。

②非靶血管 PCI 应择期处理,若有心源性休克则应立即处理。

(5)预防心源性休克

①所有可能的靶血管应给予再血管化处理,以改善心肌的灌注和功能。

②应用主动脉内球囊反搏术以维持血流动力学稳定。

(6)防止血栓

①尽管予足够的抗血小板/抗凝血治疗,血栓仍可常见。

②血栓末梢栓塞的风险。

③无复流现象的风险。

④应用末梢保护或血栓切除术装置并无随机试验的证据显示可改善预后。

(二)易化 PCI

1.早期药物治疗及后续急诊 PCI 的治疗策略是急性心肌梗死患者的最佳选择。

2.然而,单独或联合应用溶栓剂及糖蛋白受体拮抗药的试验未证实明显获益,并且一些试验证实其可增加主要不良心血管事件发生率。易化 PCI 成为一种常规手段之前尚需更多临床实验数据。

(三)补救 PCI

对于溶栓治疗失败的患者应接受补救 PCI。REACT 研究证实心电图变化提示溶栓失败的患者行补救 PCI 有明显获益。

满足下述条件的患者应行补救 PCI。

1.溶栓后 90min 相应导联 ST 段回落＜50%。

2.适合行 PCI。

3.可快速转运至心导管室。

十八、多支血管 PCI

1.背景　尽管 Gruentzig 最初认为 PCI 应仅被用于处理单支血管病变,但影像学、设备、操作技术的进步提高了治疗的安全性,使多部位多支血管病变在一次或分次手术中完成成为可能。

2.完全再血管化治疗

(1)受累区域的完全再血管化治疗可以改善生存率,因此,传统意义上认为旁路移植手术是多支血管病变再血管化治疗的金标准。

(2)真实世界注册(认为是一项随机试验)资料显示,仅有30%~70%的患者接受PCI这种解剖完全再血管化治疗。

(3)用压力导丝测量血流储备分数,指导PCI行功能再血管化治疗显示有益,但仍需随机试验数据的支持。

3.PCI与旁路移植手术比较

(1)早期球囊血管成形术对比旁路移植手术(BARI,EAST)证实了在死亡和心肌梗死的发生率方面具有类似结果,但接受多次介入治疗的患者不良事件发生率会有所增加。

(2)支架时代的研究显示,多次PCI组不良事件发生率下降(SoS,ARTS);和历史数据相比,药物洗脱支架与旁路移植手术无差异(ARTS-Ⅱ)。

(3)正在进行的随机试验(SYNTAX,FREEDOM)将解决多支血管药物洗脱支架和旁路移植手术的优劣问题。

4.多支血管PCI技术

(1)如果适合行旁路移植术,应向患者建议并知情同意。

(2)术者不应一次处理所有病变,特别是一支或多支慢性闭塞性病变或分叉病变等。建议行择期手术。

(3)术者可决定处理病变血管:许多术者选择首先处理最有挑战性的病变,若不成功则选择旁路移植手术,而非对患者行部分再血管化治疗。

5.并发症

(1)同一般PCI术并发症。

(2)多支血管狭窄的患者术中靶血管闭塞则会增加低血压或血流动力学障碍的风险。

(3)增加支架数目或应用长支架可能增加支架内再狭窄和支架血栓的风险。

6.糖尿病患者的PCI术

(1)糖尿病患者的再血管化治疗是一项特殊的挑战。他们发生弥漫多支小血管病变、左心室功能下降、脑血管疾病和肾损害的风险都高。

(2)回顾性研究多选择旁路移植手术行再血管化治疗,因为旁路移植手术显示可降低糖尿病患者的病死率。

下述条件应考虑优先行旁路移植手术:

①术前有较好的血糖控制(糖化血红蛋白≤7%)。

②前期给予他汀类药物降低胆固醇以减少围术期心肌坏死。

③对于已有肾功能损害的患者给予术前水化和N-乙酰半胱氨酸,减少造影剂用量。

④对于用胰岛素治疗的糖尿病患者应给予糖蛋白受体拮抗药。

⑤对于糖尿病支架内再狭窄高危风险的患者应使用药物洗脱支架。

十九、分叉病变

1.背景

(1)PCI手术的靶血管有15%属于分叉病变。

(2)分叉病变的PCI治疗,由于其高的围术期风险,使其成为有挑战性的一项操作。在不同的病例中可能使用不同策略。

2.分叉病变的分类　根据主支血管和分支血管病变的位置分类(Medina分类)。

3.分支血管的保护

(1)保护分叉病变的分支血管(球囊预扩张或单纯导丝)的策略选择取决于分支血管的直径、病变范围和口部受累程度。

(2)分支血管直径<2.0mm一般不考虑处理。

(3)处理前口部狭窄<50%很少发生分支血管闭塞。

4.分叉病变的治疗方法　治疗分叉病变的几种方法,很少有证据表明任何一个方法优于相对简单的必要时T支架置入术,主支血管置入支架同时球囊扩张分支血管,当血管受累时才置入其他支架。

(1)对吻挤压技术:最终同时对吻挤压,不论分支是否病变置入支架,同时在主支血管和分支血管行球囊扩张,确保支架扩张良好和分叉隆突形成。这项技术已被证实可以改善预后。

目前使用的大多数6F导管可容纳对吻挤压时两个球囊导管。

(2)分叉病变PCI技术:分叉病变技术有很多种。

(3)必要时T支架术:这种术式指的是主支预扩及支架置入,分支开口不干预或仅球囊扩张,当分支持续受压时才考虑置入支架。

(4)Crush术式:当管腔直径较大的分支严重受压时考虑使用Crush及改良的Crush术式。

①两个支架分别到位,就像要做对吻扩张一样贴近,分支支架释放,分支导丝撤出。

②之后主支支架释放,挤压分支支架的尾端。

③分支重新进入导丝后进行对吻扩张。

④改良术式:反向Crush和“微小挤压(miniCrush)”。

(5)V支架术

①两个支架不重叠,分别伸入主支远端及分支近端。

②改良术式:对吻支架术(支架重叠处)。

(6)裤裙式支架术

①主支先置入支架,分支进入导丝后,另一支架经导丝置入主支并伸入分支近端。

②重新进入导丝后进行充分对吻扩张,以防支架贴壁不良,因为在主支近端有双层支架。

5.药物支架在分叉病变的应用

(1)由于大量金属裸支架置入分叉病变,那么再狭窄发生率如此高就不足为奇。

(2)这种情况下置入药物洗脱支架可以减少再狭窄率,但当置入两个及两个以上药物洗脱支架会增加 5%以上的支架内血栓风险。

(3)新近的资料提示,置入西罗莫司洗脱支架后只要分支血流还算可以,通常没必要干预。

二十、左主干 PCI 相关技术

1.背景

(1)明显的累及左主干的病变一般是外科旁路移植的适应证。

(2)因为左主干血管管腔较大、血管走形相对较直,左主干病变逐渐成为 PCI 的适应证。

(3)关于金属裸支架的注册研究数据表明其置入左主干后围术期并发症较低,中期血管开通率相对较高(随访 3 年)。

(4)最近关于药物洗脱支架的研究数据提示其具有相对较高的无主要不良心血管事件生存率,但目前临床随访有限。

2.适应证

(1)紧急情况。

(2)PCI 过程中左主干夹层或其他并发症。

(3)ST 段抬高型心肌梗死急诊 PCI。

(4)择期:左主干择期 PCI 仍然有争议。

(5)有保护的左主干病变。

(6)拒绝行冠状动脉旁路移植的患者。

(7)旁路移植手术的高风险人群。

(8)临床试验以确定最佳治疗方案。

3.技术要点

(1)PCI 前应该使用血管内超声测量参考管腔直径、评估病变长度,PCI 后还可以使用其以确保支架扩张良好。

(2)对于左心室功能受损的患者可以考虑置入主动脉内球囊反搏,左心室功能正常的患者一般可以很好耐受左主干体部球囊扩张。

(3)急诊数据提示,左主干支架置入应该将支架近端贴近左主干开口,否则可能出现支架内再狭窄。

(4)处理左主干末端分叉病变可能用到分叉病变相关支架置入技术。

(5)左主干再狭窄是致命的,因此有必要 PCI 术后 3～6 个月复查造影。

4.并发症

(1)支架贴壁不良:因为低估了参考管腔直径,所选支架型号偏小导致支架内再狭窄及支架内血栓。血管内超声可协助解决上述情况。

(2)主要分支受压:依支架术不同而策略有所差异,前降支、回旋支开口可能受压。额外的支架置入可能会提高造影效果,但同样会增加再狭窄及血栓风险。

(3)血流动力学不稳定:短时间球囊扩张和置入 IABP 是明智的。

二十一、慢性完全闭塞性病变的PCI

1.背景

(1)慢性完全闭塞性病变(CTO)定义为冠状动脉完全闭塞超过3个月,目前慢性完全闭塞性病变的介入治疗仍然是介入心脏病学“最后的堡垒”。

(2)冠状动脉解剖及闭塞时间长短制约PCI手术的成功率:一般来说,闭塞时间较短、闭塞长度较短、闭塞段相对于周边分支较远的病变成功率较高。另外,侧支循环较好的病变手术成功率较高。

2.CTO病变的PCI技术。

(1)指引导管良好的支撑力是非常必要的。

(2)运用特殊设计的更加坚硬的非亲水涂层导丝,防止导丝顶端偏离其原有方向和便于更加容易穿透慢性完全闭塞性病变的顶端。一部分导丝被亲水高分子聚合物包裹,但此类导丝容易导致血管穿孔,造成心脏压塞。

(3)运用OTW球囊可增加远端支撑力,防止导丝顶部的方向偏离。

(4)如果导丝走行前方未见血流,可以通过OTW球囊注射造影剂明确导丝是否位于真腔。

(5)在某些情况下,双侧造影可使靶血管显影。

3.并发症

(1)指引导丝进入假腔:导丝在心动周期中的异常摆动或出现室性期前收缩常常提示指引导丝进入假腔。

(2)血管穿孔:造影剂从血管内流出造成心包腔的积液量增多。心脏压塞是常见并发症,快速的心包穿刺,抽出心包积液,在穿孔处延长球扩时间都将使患者生命体征趋于稳定。停用肝素和应用鱼精蛋白,及时的置入覆膜支架也是必要的。

(3)再狭窄或再闭塞;即使PCI术成功有效,再狭窄及再闭塞率仍很高。药物洗脱支架置入可减少再狭窄率。

4.慢性完全闭塞性病变PCI术的进展

(1)逆向法:可使导丝反向穿过冠状动脉到达慢性完全闭塞性病变。例如:右冠状动脉近端慢性完全闭塞性病变可通过左前降支间隔支到达。

(2)利用超声波及激光技术的指引导丝:通过超声波或激光产生的能量通过特制的指引导丝可通过长的慢性闭塞部位。

(3)钝性剥离:特制导管装置可钝性剥离闭塞部位,帮助导丝顺利通过。

二十二、静脉桥血管的PCI

1.背景 大隐静脉移植早期被应用于冠状动脉旁路移植术是不成功的,50%~60%患者在外科术后10年内发生闭塞,并且大多数患者的冠状动脉残端闭塞率仍很高。

由于血管尺寸及自然属性,大隐静脉移植术受到严重挑战。

一种替代的治疗方式是对原发病变进行 PCI 治疗，其中既包括慢性完全闭塞性病变，又包括有保护的左主干病变。

2.大隐静脉移植术(SVG)PCI 技术

(1)一般来讲，JR4 或 LCB、RCB 指引导管应用于大隐静脉移植术 PCI 术。

(2)根据大隐静脉精确的解剖位置及开口(一般来说因人而异)，选用 JR、Amplatz 或多功能导管较好。

(3)移植的大隐静脉较冠状动脉血管脆性大，并且具有高度的血栓栓塞风险。因此，远端血栓保护装置的使用是必要的。

(4)随机对照实验显示使用远端保护装置明显获益，因此这些装置应尽可能使用。

(5)尽管血栓形成易致无复流及其他并发症的发生，但在大隐静脉移植术 PCI 中应用糖蛋白Ⅱb/Ⅲa 受体拮抗药还未被证实明显获益。

3.并发症

(1)并发症发生率较高，报道证实住院死亡率超过 5%，围术期心肌梗死发生率 2%～5%，并且大多数情况下 PCI 术的风险低于重新冠状动脉旁路移植术。

(2)无复流现象。

(3)远端血栓：通过远端保护装置预防。血栓切除装置没有显示出明显保护作用。

(4)再狭窄：尽管置入支架直径较大(至少 3.5mm，通常 4mm 或更大)，再狭窄仍是个重要的问题。近期文献报道证实药物洗脱支架再狭窄率较低并且 TVR 率较低。

4.远端保护装置

(1)远端保护装置保护远端冠状动脉循环避免血栓栓塞，可以减少“无复流”现象的发生，从而降低大隐静脉移植术 PCI 无复流及不良事件的发生。

(2)远端闭塞球囊：通过指引导丝至病变的远端扩张。

(3)滤过装置：多种多样的滤过装置，由筛孔或金属篮固定于靶血管远端以滤过血栓，装置于 PCI 术成功后通过鞘回收。

二十三、“无复流”现象

1.背景　尽管对患者靶血管进行成功的 PCI 治疗，但开放血管未必会使下游心肌得到正常灌注。“无复流”发生于心肌灌注不充分，但血管无机械阻塞，即血流可通过靶病变处但不能灌注心肌。导致此现象的原因有如下几种。

(1)微血管功能障碍导致局部缺血及再灌注损伤。

(2)血栓或动脉粥样硬化的栓子造成末端栓塞。

无复流可发生于球囊预扩后，但通常发生在支架释放或后扩张后。无复流会增加短期与长期死亡率。

2.诊断与临床表现

(1)PCI 术后造影显示靶血管内血流缓慢，或无前向血流(TI-MI 0 或 1 级)。

(2)靶血管供应的局部心肌区域缺少心肌组织染色证据。

(3)症状上伴有胸痛和 ST 段的抬高,某些情况下可有低血压。

3.预防

(1)要考虑到无复流可能与大块血栓堵塞血管有关,特别是在大隐静脉移植术或急诊直接PCI 的血管内。

(2)发现血栓后进行血栓抽吸。

(3)在大隐静脉移植术血管损伤处并可见血栓形成,打开远端保护装置。

(4)术前给予糖蛋白Ⅱb/Ⅲa 受体拮抗药可减少血栓栓塞风险。

(5)术前给予血管扩张药可减少血管痉挛导致的微血管损伤。

(6)预扩或后扩时间要短。

4.处置

(1)一旦确诊“无复流”,治疗十分困难。因此,保护具有潜在风险的靶血管至关重要。给予上述药物对预防可能有效。

(2)避免重复向靶血管注射造影剂,这可导致进一步的心肌缺血。通常血流改善要有一定的时间和血管扩张药物的使用。

(3)一旦出现低血压,主动脉内球囊反搏可使冠状动脉灌注压达到最大化。

5.“无复流”中血管扩张药的应用

血管扩张药作为预防用药,一旦确定为“无复流”,前向血流消失,立即经指引导管注入血管扩张药。血管扩张药通过 OTW 球囊或多功能造影导管,尽可能到达闭塞血管的远端。常用药物包括如下几种。

(1)维拉帕米:100~500μg 缓慢冠状动脉内注入(可重复给药)。禁忌:右冠状动脉及哮喘或服用双嘧达莫禁用。

(2)腺苷:30~50μg 冠状动脉内注射(可重复给药)。

(3)硝普钠:50~100μg 冠状动脉内给药(可重复给药)。

硝酸甘油和其他硝酸类药物对于“无复流”无效。

二十四、旋磨(切)术

1.背景

(1)动脉粥样硬化斑块切除术(切除粥样斑块)是一项先于血管成形或支架置入前使狭窄的冠状动脉血管容积得到改善。

(2)早期直接冠状动脉粥样斑块切除术,着重于在平面装置剪除冠状动脉血管内的纤维变性碎片。

(3)旋磨(切)术较先前直接斑块切除是一项变革。着重在于放支架前用旋磨钻头高速切割严重钙化病变或者其他扩张不开的病变。

2.适应证

(1)钙化或无法通过球囊扩张的病变处。

(2)弥漫性病变。

3.禁忌证

(1)血管纡曲(血管相对笔直,装置可直达靶病变处)。

(2)冠状动脉夹层(可能由医源性原因造成)。

4.旋磨(切)技术

(1)粥样硬化切除用旋磨小钻高速反复穿过靶病变处,注意避免将小钻嵌顿入狭窄处(避免过热造成的制动效应或甚至撕裂冠状动脉)。

(2)通常情况下,弹性组织一般不会穿破,除非偏离了小圆锯的路径。

(3)相对于介入处理而言,冠状动脉解剖十分复杂,并且随着钙化病变逐渐增长的老年人的增多,此项技术的运用是十分必要并且其用途将会进一步扩大。

(4)斑块旋磨(切)术后冠状动脉内置入支架后,运用糖蛋白Ⅱb/Ⅲa受体拮抗药逐渐增多。

5.并发症

(1)冠状动脉穿孔。

(2)无复流。

(3)心脏传导阻滞。

(刘　芳)

第十一节　心悸

一、心悸

心悸包括惊悸和怔忡,由气血亏虚、阴阳失调或痰饮瘀血阻滞,心失所养而致患者自觉心中动悸、惊惕不安,不能自主的一种病证。临床一般多呈阵发性,每因情志波动或劳累过度而发作。且常与失眠、健忘、眩晕、耳鸣等症同时并见。根据本病的临床表现,西医学中各种原因引起的心律失常、心功能不全、神经官能症等可按本病辨证论治。

【病因病机】

心悸的形成,常与心虚胆怯、心血不足、心阳衰弱、水饮内停、瘀血阻络等因素有关,体质虚弱者易发心悸。心悸的病位在心,但与脾、肾关系密切。病机重点在心失所主,心神不宁。病理性质有虚实之异。虚者乃气血阴阳亏虚,心失所养;实者多属痰火上扰瘀血阻络等,以致心神不宁。至于饮邪上犯,为本虚标实之证。若正虚日久,心悸严重,可进一步形成阳虚水泛,或心阳欲脱之重危证。

【诊断与鉴别诊断】

1.诊断依据

(1)自觉心慌不安,心跳剧烈,神情紧张,不能自主,心搏或快速,或缓慢,或心跳过重,或忽跳忽止,呈阵发性或持续不止。

(2)伴有胸闷不适,易激动,心烦,少寐多汗,颤抖,乏力,头晕等。中老年人发作频繁者,可伴有心胸疼痛，甚至喘促，肢冷汗出或见头晕。

(3)发作常由情志刺激、惊恐、紧张、劳倦过度、饮酒饱食等因素而诱发。

(4)可见有脉象数、疾、促、结、代、沉、迟等变化。

(5)心电图等检查有心律失常表现有助于明确诊断。

2.鉴别要点

(1)胸痹：胸中窒闷不舒，短气，以胸痛为主要症状。

(2)奔豚气：发作时胸中躁动不安，发自少腹，上下冲逆，而心悸系心跳异常，发自于心。

【辨证论治】

1.辨证要点　惊悸与怔忡辨别：惊悸与怔忡同属于心悸，但二者有区别。

(1)惊悸：常由外因而成，偶受外来刺激，或因惊恐，或因恼怒，均可发病，发则心悸，时作时止，病来虽速，而全身情况较好，病浅而短暂，惊悸日久可发展为怔忡。

(2)怔忡：每由内因引起，并无外惊，自觉心中惕惕，稍劳即发，病来虽渐，但全身情况较差，易受外惊所扰，使病情加重。

2.治疗原则　虚则补之，实则泻之。益气养血，滋阴温阳，行气化瘀，化痰涤饮，以及养心安神，重镇安神等均为心悸的治疗大法。

3.应急措施

(1)脉率快速型心悸(心率≥120/min)

①生脉注射液20～30ml加入50%葡萄糖注射液20～40ml中静脉注射，连用3～5次，病情控制后2/d，巩固疗效。

②强心灵0.125～0.25mg或福寿草总苷0.6～0.8mg，或铃兰毒苷0.1mg或万年青苷2～4ml，加入50%葡萄糖注射液20～40ml中缓慢静脉注射，2～4/d。

③苦参注射液2ml肌内注射，2～3/d；苦参浸膏片3～5片，2～3/d。

(2)脉率过缓型心悸

①参附注射液10～20ml加入50%葡萄糖注射液20～40ml中缓慢静脉注射，2～3/d，或以大剂量静滴。

②人参注射液10～20ml加入50%葡萄糖注射液20～40ml静脉注射，2～3/d。

③附子Ⅰ号注射液2.5～5g加入5%～10%葡萄糖注射液1000～1　500ml静脉滴注，10～25μg/min，1/d。

(3)脉率不整型心悸

①常咯啉0.2g，3～4/d，病情控制好后，改为1～2/d。

②寿草片1片，病情顽固者2片，2～3/d。病情控制后每次1/3～1/2片。

4.分证论治

(1)心虚胆怯

主证：心悸，善惊易怒，坐卧不安，少寐多梦；舌苔薄白或如常，脉象动数或虚弦。

治法：镇惊定志，养心安神。

方药：安神定志丸加减。药用茯神15g，茯苓15g，炙远志10g，人参10g，石菖蒲6g，龙齿30g，磁石30g，琥珀3g，朱砂1.5g(冲服)。

(2)心血不足

主证:心悸气短;头晕目眩,面色不华,神疲乏力,纳呆食少或腹胀便溏,健忘,少寐多梦;舌淡红,脉细弱。

治法:补血养心,益气安神。

方药:归脾汤加减。药用炙黄芪 15g,人参 10g,白术 10g,生甘草 6g,当归 10g,龙眼肉 10g,酸枣仁 15g,茯神 15g,炙远志 10g,木香 6g。

(3)心阴亏虚

主证:心悸不宁,心烦少寐,头晕目眩,手足心热,耳鸣腰酸;舌质红,少苔或无苔,脉细数。

治法:滋阴清火,养心安神。

方药:天王补心丹加减。药用生地黄 10g,玄参 10,麦冬 15g,天冬 10g,丹参 15g,当归 10g,人参 10g,酸枣仁 15g,柏子仁 10g,五味子 9g,炙远志 10g,桔梗 6g。

(4)心阳不振

主证:心悸不安,胸闷气短,动则尤甚,面色苍白,形寒肢冷;舌淡苔白,脉虚弱或沉细无力。

治法:温补心阳,安神定悸。

方药:桂枝甘草龙骨牡蛎汤合参附汤加减。药用桂枝 10g,煅龙骨 30g,煅牡蛎 30g,炙甘草 15g,党参 10g,炮附子 10g,黄芪 15g,玉竹 10g,麦冬 10g。

(5)水饮凌心

主证:心悸眩晕,胸闷痞满,形寒肢冷,渴不欲饮,小便短少,或下肢水肿,恶心吐涎;舌苔白滑,脉象弦滑。

治法:温阳化饮,宁心安神。

方药:苓桂术甘汤合真武汤加减。药用炮附子 10g,桂枝 10g,茯苓 15g,白术 10g.猪苓 10g,泽泻 6g,五加皮 10g,葶苈子 10g,防己 10g,甘草 6g。

(6)心脉瘀阻

主证:心悸不安,胸闷不舒,心痛时作,或见唇甲青紫;舌质紫黯或有瘀斑,脉涩或结代。

治法:活血化瘀,理气通络。

方药:血府逐瘀汤加减。药用桃仁 10g,红花 10g,川芎 10g,赤芍 10g,川牛膝 10g,当归 10g,生地黄 10g,柴胡 9g,枳壳 10g,炙甘草 6g。

5.单验方

(1)苦参:20～30g/d,水煎服,10 日为 1 个疗程。对房性及室性期前收缩疗效较好,对窦性心动过速,房颤有一定疗效。

(2)延胡索粉:每次口服 3～10g,3/d,7～10 日为 1 个疗程,运用于房性结性期前收缩及阵发性房颤。

6.针灸疗法　主穴内关、神门、心俞、巨阙;气虚者加气海、膻中穴,血虚者加膈俞、足三里穴,痰火者加丰隆、尺泽穴,瘀血者加血海、膈俞穴;气虚、血虚者针用补法,痰火、瘀血者针泻法,1/d,10 次为 1 个疗程。

【预防】

坚持劳逸结合,情志调畅,起居有时,饮食有节,还应积极防治可能

(张雪芹)

第十二节　胸痹心痛

胸痹心痛是由于正气亏虚，痰浊、瘀血、气滞、寒凝而致心脉痹阻不畅，临床上以膻中或左胸部发作憋闷、疼痛为主要表现的一种病证。轻者仅感胸闷如窒，呼吸欠畅，重者则有胸痛，严重者心痛彻背，背痛彻心。西医的冠状动脉粥样硬化性心脏病可按本病辨证论治。

【病因病机】

本病的发生多与寒邪内侵、饮食不当、情志失调、年老体虚等因素有关。胸痹发病的病理基础是胸阳不振。病理性质为本虚标实，实为寒凝、气滞、血瘀、痰阻，痹阻心阳，阻滞心脉；虚为心脾肝肾亏虚，心脉失养。

【诊断与鉴别诊断】

1.诊断依据

(1)左侧胸膺或膻中处突发憋闷而痛，疼痛性质为隐痛、胀痛、刺痛、绞痛、灼痛。疼痛常可窜及肩背、胃脘等部。可兼心悸。

(2)突然发病，时作时止，反复发作，持续时间短暂，一般几秒至数十秒，经休息或服药后可迅速缓解。

(3)多见于中老年人，常因情志波动，气候变化，多饮暴食，劳累过度等而诱发。

(4)心电图应列为必备的常规检查，必要时可做动态心电图，检测心电图和心功能测定、运动试验心电图及血清心肌坏死标志物检查有助于诊断。

2.鉴别要点

(1)胃脘痛：胸痹之不典型者，其疼痛可在胃脘部，而易与胃脘痛相混淆，但胃脘痛多伴有嗳气，呃逆，泛吐酸水或清涎等脾胃证候，局限有压痛，以胀痛为主，持续时间长，可予以鉴别。

(2)真心痛：乃胸痹心痛的进一步发展，证见心痛剧烈，甚则持续不解，伴有汗出肢冷、面白、唇紫，手足青至节，脉微细或结代等的一种危重证候。

【辨证论治】

1.辨证要点

(1)辨疼痛发生的部位：局限于胸膺部位，多为气滞或血瘀；放射至肩背、咽喉、脘腹、甚至手臂、手指者，为虚损已显，邪阻已著；胸痛彻背，背痛彻心，多为寒凝心脉或阳气暴脱。

(2)辨病性：年壮初痛者多实证，应辨别属痰浊、阴寒、瘀血；久病年老者多虚证，应辨别属气虚、阴虚、阳虚。

2.治疗原则　本病为本虚标实，虚实夹杂，急则治其标，缓则治其本，或标本兼顾。

3.应急措施　急性发作时可选择以下药物：心痛舒喷雾剂，对准舌下，每次喷雾 1～2 下；速效救心丸 10～15 粒，舌下含服；麝香保心丸 3～5 粒，舌下含服；川芎嗪注射液 120～160mg 加入 5%葡萄糖注射液 250～500ml 静脉滴注；复方丹参注射液 12～20ml 加入 5%葡萄糖注射液 250ml 静脉滴注；参麦注射液 40ml 加入 5%葡萄糖注射液 250～500ml 静脉滴注。

4.分证论治

(1)心血瘀阻

主证:胸部刺痛,固定不移,入夜更甚,时或心悸不宁;舌质紫黯,脉象沉涩。

治法:活血化瘀,通络止痛。

方药:地奥心血康胶囊,每次 200mg,3/d,连服 2 周后改为每次 100mg,3/d;或复方丹参滴丸,每次 3 片,3/d。

方用血府逐瘀汤加减。当归 12g,生地黄 10g,赤芍 12g,川芎 12g,牛膝 12g,桃仁 10g,红花 10g,柴胡 10g,枳壳 10g,甘草 6g,桔梗 6g。

(2)阴寒凝结

主证:胸痛彻背,喘不得卧,遇寒加剧,得暖痛减,面色苍白,四末欠温;舌淡,苔薄白,脉弦紧。

治法:辛温通阳,开痹散寒。

方药:麝香保心丸,每次 1～2 粒,3/d。

方用枳实薤白桂枝汤加减。药用薤白 10g,枳实 10g,桂枝 10g,炮附子 10g,细辛 3g,干姜 6g。

(3)痰浊壅塞

主证:胸闷重而心痛轻微,肥胖体沉,痰多气短,遇阴寒天而易发作或加重,伴有倦怠乏力,纳呆便溏,口黏,恶心,咳吐痰涎;苔白腻或白滑,脉滑。

治法:通阳泻浊,豁痰开结。

方药:瓜蒌薤白半夏汤加味。药用瓜蒌 15g,半夏 10g,薤白 10g,石菖蒲 10g,枳实 10g,厚朴 10g。

(4)气阴两虚

主证:胸闷隐痛,时作时止,心悸气短,倦怠懒言,面色少华,头晕目眩,遇劳则甚;舌偏红或齿痕,脉细弱无力或结代。

治法:益气养阴,活血通络。

方药:补心气口服液,每次 1 支(10ml),3/d,4 周为 1 个疗程;或滋心阴口服液,每次 1 支(10ml),3/d,4 周为 1 个疗程。

方用生脉散合人参养荣汤加减。药用人参 10g,麦冬 10g,五味子 10g,黄芪 15g,白术 10g,茯苓 15g,甘草 6g,当归 10g,白芍 15g,桂枝 6g。

(5)心肾阴虚

主证:胸闷且痛,心悸盗汗,心烦不寐,腰酸膝软,耳鸣,头晕;舌红,无苔或有剥裂,脉细数或结代。

治法:滋阴益肾,养心安神。

方药:左归饮加减。药用熟地黄 10g,山茱萸 10g,枸杞子 10g,淮山药 15g,茯苓 15g,甘草 6g。

(6)阳气虚衰

主证:胸闷气短,甚则胸痛彻背,心悸,汗出,畏寒,肢冷,腰酸,面色苍白,唇甲淡白或青紫,舌淡白或紫黯,脉沉细或沉微欲绝。

治法：益气温阳，活血通络。

方药：参附汤合右归饮加减。药用人参10g，附子10g，肉桂6g，熟地黄12g，山茱萸12g，山药15g，枸杞子12g，当归10g，杜仲10g。

若出现心阳欲脱之危候，急用参附注射液回阳救逆，每次10～20ml，加入5%葡萄糖注射液250～500ml静脉滴注。

5.针灸疗法　主穴心俞、厥阴俞。每次取主穴一对或一侧，不留针，1/d，12～15日为1个疗程，疗程间休息3～5d。虚寒者配内关、通里穴，针后加灸，寒重时加灸肺俞、风门穴，肢冷重时加灸气海或关元穴；痰浊者配巨阙、膻中、郄门、太渊、丰隆穴，针用泻法；瘀血者配膻中、巨阙、膈俞、阴郄穴，针用泻法。

【预防】

注意避免寒冷刺激；注意养性怡情，避免精神刺激；饮食起居有节，不可劳累或暴饮暴食及过食肥甘厚味，禁烟酒等刺激性食物；久病年迈应加强体育锻炼。

（张雪芹）

第十三节　眩晕

眩晕是由于风、火、痰、虚、瘀引起清窍失养，临床上以头晕、眼花为主证的一类病证。眩即眼花，晕即头晕，两者常同时并见，故统称为“眩晕”。西医学中的高血压、低血压、低血糖、贫血、梅尼埃综合征、神经衰弱等病，临床表现眩晕为主要症状者，可参照本病进行辨证论治。

【病因病机】

本病多因情志失调、饮食偏嗜、劳欲过度、久病体虚而致肝脾肾功能失调，风阳、痰火上扰清空，或痰湿中阻，清阳被蒙，或气血阴阳不足，脑失所养而发病。眩晕属于本虚标实，发病以虚证居多，如阴虚则易肝风内动，血少则脑失所养，精亏则髓海不足，均易导致眩晕，实为痰浊壅遏，或化火上蒙或瘀血内阻。因此病机概括为风、火、痰、虚瘀。风为风阳，火属肝火，痰为痰饮、痰湿、痰浊、痰热，虚分为阴虚、阳虚，瘀为脑脉瘀阻。

【诊断与鉴别诊断】

1.诊断依据

(1)头晕目眩，视物旋转，轻者闭目即止，重者如坐车船，甚则仆倒。

(2)可伴有恶心呕吐，眼球震颤，耳鸣耳聋，汗出，面色苍白等。

(3)慢性起病，逐渐加重，或反复发作。查血红蛋白、红细胞计数、测血压、做心电图、电测听、脑干诱发电位、脑电图、颈椎X线摄片、经颅多普勒等项检查，有助于明确诊断。有条件者可做CT、MRI检查。

(4)应注意排除颅内肿瘤、血液病等。

2.鉴别要点

(1)中风：以卒然昏仆，不省人事，口舌口㖞斜，语言謇涩，半身不遂为主证。眩晕无昏迷及半身不遂等症。

(2)头痛:与眩晕可同时互见,但以头痛为主证。

(3)痉证:以突然昏仆,不省人事,或伴有四肢厥冷为主证,但眩晕欲仆或晕旋仆倒后始终神志清醒。

【辨证论治】

1.辨证要点

(1)辨病位:眩晕病位在脑,但以肝、脾、肾三脏失常最为常见。肝阴不足,或肝郁化火,肝阳上亢,有头胀痛,面潮红等兼证。脾失健运,痰湿中阻,可有眩晕头重,食欲缺乏,呕恶,耳鸣等症;气虚血少,则有面色无华,纳差,肢体乏力等症。肾精不足,多兼有腰酸腿软,耳鸣如蝉等症状。

(2)辨病性:眩晕以本虚标实为主,气血不足,肝肾阴虚为病之本,风、火、痰、瘀为病之标。

2.分证论治　治疗大法为补虚泻实,调整阴阳气血。本病的发生以阴虚阳亢者居多,应注意滋阴潜阳。

(1)风邪上扰

主证:眩晕,可伴有头痛,恶寒发热,鼻塞流涕,舌苔薄白,脉浮;或伴咽喉红肿疼痛,口干口渴,苔薄黄,脉浮数;或兼见咽干口燥,于咳少痰,脉浮细;或肢体困倦,头重如裹,胸脘闷满,苔薄腻,脉濡。

治法:风寒表证治宜疏风散寒,辛温解表;风热表证治宜疏风清热,辛凉解表;风燥表证治宜轻宣解表,凉润清热;风湿表证治宜疏风散湿。

方药:风寒表证用川芎茶调散加减。药用荆芥10g,防风10g,薄荷10g,羌活10g,北细辛3g,白芷10g,川芎10g,生甘草6g。

风热表证者用银翘散加减。药用金银花15g,连翘15g,豆豉10g,牛蒡子10g,荆芥10g,薄荷10g,竹叶10g,钩藤10g,白蒺藜10g,生甘草6g。

风燥表证用桑杏汤加减。药用桑叶10g,豆豉10g,杏仁10g,贝母10g,栀子10g,麦冬12g,沙参15g,玄参10g。

风湿表证用羌活胜湿汤加减。药用羌活10g,独活10g,川芎10g,藁本10g,防风10g,蔓荆子10g,车前子10g,甘草6g。

(2)肝阳上亢

主证:眩晕耳鸣,头痛且胀,每因烦劳或恼怒而头晕加剧,面时潮红,急躁易怒,少寐多梦;口干口苦;舌质红,苔黄,脉弦。

治法:平肝潜阳,滋养肝肾。

方药:天麻钩藤饮加减。药用天麻10g,钩藤12g,生决明20g,桑寄生10g,牛膝12g,益母草10g,杜仲10g,栀子10g,黄芩10g,茯神15g,夜交藤10g。

(3)痰浊中阻

主证:眩晕,头重如蒙,胸闷恶心,呕吐痰涎,食少多寐;苔白腻,脉弦滑。

治法:燥湿祛痰,健脾和胃。

方药:半夏白术天麻汤加减。药用半夏10g,白术10g,天麻10g,茯苓15g,陈皮6g,甘草6g,生姜6g,大枣10g。

(4)瘀血阻窍

主证:眩晕时作,反复不愈,头痛,唇甲紫黯,舌边及舌背有瘀点、瘀斑或瘀丝,伴有善忘,夜寐不安,心悸,精神不振,肌肤甲错,脉弦涩或细涩。

治法:祛瘀生新,活血通络。

方药:血府逐瘀汤加减。药用当归 10g,川芎 10g,桃仁 10g,红花 6g,赤芍 10g,川牛膝 10g,柴胡 10g,桔梗 6g,枳壳 10g,生地黄 15g,甘草 6g。

(5)气血亏虚

主证:眩晕,动则加剧,劳累即发,面色苍白,唇甲不华,发色不泽,心悸少寐,神疲乏力,饮食减少;舌质淡,脉细弱。

治法:补益气血,健运脾胃。

方药:归脾汤加减。药用人参,黄芪 15g,白术 10g,当归 10g,茯神 15g,远志 6g,炒酸枣仁 10g,木香 6g,龙眼肉 10g,生姜 6g,大枣 10g。

(6)肾精不足

主证:头晕而空,精神萎靡,少寐多梦,健忘耳鸣,腰酸遗精,齿摇发脱。偏于阴虚者,颧红咽干,烦躁形瘦;舌嫩红,苔少或光剥,脉细数。偏于阳虚者,四肢不温,形寒发冷;舌淡,脉沉细无力。

治法:补肾养精,充养脑髓。

方药:偏于阴虚者,左归丸加减。药用熟地黄 10g,山药 15g,山茱萸 10g,菟丝子 10g,枸杞子 10g,川牛膝 10g,鹿角胶 10g,龟甲胶 10g,知母 6g,黄柏 6g。

偏于阳虚者,右归丸加减。药用熟地黄 10g,山药 15g,山茱萸 10g,菟丝子 10g,枸杞子 10g,鹿角胶 6g,附子 10g,肉桂 6g,杜仲 10g,巴戟天 10g,肉苁蓉 10g。

3.针灸疗法　眩晕肝阳上亢证取百会、风池、肝俞、肾俞、三阴交、太溪、行间等穴,痰浊中阻证,取脾俞、中脘、章门、内关、丰隆、解溪等穴,用毫针,行泻法;气血亏虚证取膈俞、脾俞、中脘、气海、内关、足三里、三阴交等穴,肾精不足证取命门、肾俞、志室、气海、关元、足三里等穴,用毫针,行补法,并配合灸法。

【预防】

坚持适度的体育锻炼;注意劳逸结合,避免体力和脑力劳动过度;节制房事,养精护肾;饮食定时定量,避免饥饿劳作,忌暴饮暴食及过食肥甘辛辣之品,病后或产后宜加强调理,防止气血亏虚。

(张雪芹)

第四章　乳腺疾病

第一节　乳腺炎症与外伤

一、急性乳腺炎

急性乳腺炎是乳腺的急性化脓性感染，最常见于哺乳期妇女，尤其是初产妇。哺乳期的任何时间均可发生，而哺乳的开始最为常见。

(一)病因

1.乳汁的淤积　乳汁淤积有利于入侵细菌的生长繁殖。乳汁淤积的原因有：①乳头过小或内陷妨碍哺乳，孕妇产前未能及时矫正乳头内陷，婴儿吸乳时困难，甚至不能哺乳；②乳汁过多，排空不完全，产妇不了解乳汁的分泌情况，多余乳汁不能及时排出而保留在乳房内；③乳管不通，造成乳管不通的原因很多，常见的有乳管本身的炎症、肿瘤及外在压迫，这些均影响了正常哺乳。

2.细菌的侵入　乳头内陷时婴儿吸乳困难，易造成乳头周围的破损，这是细菌沿淋巴管入侵造成感染的主要途径。另外，没有良好的哺乳习惯，婴儿经常含乳头而睡，也可使婴儿口腔的炎症直接侵入蔓延至乳管，继而扩散至乳腺间质引起化脓性感染。其致病菌以金黄色葡萄球菌为常见。

(二)临床表现

1.急性单纯性乳腺炎　初期主要是乳房的胀痛、皮温高、压痛、乳房某一部位出现边界不清的硬结。

2.急性化脓性乳腺炎　局部皮肤红、肿、热、痛，出现较明显的硬结，触痛明显加重，同时患者出现寒战、高热、头痛、无力、脉快等全身症状。另外腋下可出现肿大、有触痛的淋巴结。化验室检查发现白细胞计数明显升高。感染严重者可并发败血症。

3.脓肿形成　由于治疗措施不得力和病情的进一步加重，局部组织发生坏死、液化，大小不等的感染灶相互融合形成脓肿。脓肿可为单房性也可为多房性，浅表的脓肿易被发现，而较深的脓肿波动感不明显，不易发现。如果乳腺炎患者全身症状明显，局部及全身药物治疗效果不明显时，要注意进行疼痛部位的穿刺，待抽出脓液或涂片发现脓细胞来明确脓肿的诊断。

（三）诊断和鉴别诊断

急性乳腺炎根据病史和查体均能作出正确的诊断，凡在哺乳的年轻妇女出现乳房局部的胀痛，甚至出现寒战、高热、白细胞计数增多的情况时，急性乳腺炎的诊断应是较容易的。但在以上症状不典型时，要特别注意与炎性乳腺癌相鉴别，炎性乳腺癌临床虽不多见，但也多发生在年轻妇女，尤其在妊娠或哺乳期。这种乳腺癌发展迅速，可在短期内侵及整个乳房，患乳淋巴管内充满癌细胞，皮肤充血、发红，犹如急性炎症，整个乳房变大变硬，而无明显的局限性肿块，但炎性乳腺癌无发热、白细胞计数增多的情况，疼痛不明显。

（四）治疗

1.非手术治疗

（1）炎症的初期婴儿可以继续哺乳，但喂奶前后应清洗乳头、婴儿的口腔及乳头周围，这样可起到疏通乳管、防止乳汁淤积的作用。如有乳头皲裂或破坏时可暂时停止患乳哺乳，应用吸乳器排空乳汁，创面经清洗后涂用消炎膏类药物以促进愈合。

（2）局部冷、热敷：炎症初级阶段，可用25%硫酸镁冷敷以减轻水肿，乳内有炎性肿块时改为热敷，每次20～30分钟，每日3～4次。另外也可用中药外敷以促进炎症的吸收，有条件时可进行理疗。

（3）抗生素治疗：首选青霉素治疗，用量可根据症状而定，每次80万U肌内注射，每日2～3次。也可用800万U静脉滴入。中医中药治疗乳腺炎也有良好疗效。

（4）局部用含有青霉素100万U的等渗盐水20ml封闭治疗。

2.手术治疗　脓肿形成后任何良好的抗生素都不能代替切开引流，引流的方法有多种，但目的都是将脓液排出，使炎症早日消散。

（1）激光打孔：根据单房性、多房性脓肿在波动感最明显的部位打孔并吸出脓液，然后将抗生素推入脓腔。此方法创伤小，患者容易接受，同时也免受每日换药之痛苦。

（2）脓肿切开引流：乳腺脓肿需切开引流时，原则上应停止哺乳。患者可口服回奶的中、西药物以避免发生奶瘘而使伤口长期不愈合。切开引流的注意事项：①时间掌握准确，浅表的脓肿有波动感，较深的脓肿波动感不明显，要在压痛最明显的部位穿刺涂片，发现脓细胞时就应切开引流。②切口选择要正确，乳房上方的脓肿应在乳晕以外做放射状切口，而乳晕下方脓肿因较浅表可以做弧形切口。③引流要通畅，脓肿切开后患者的症状、体征均应明显减轻，如切开后体温仍较高、疼痛无明显缓解者应考虑引流不通畅的问题。脓肿切开时应以手指探入脓腔，轻轻将腔内坏死物清除，同时分开多房脓肿之间的纤维隔，以防残留死腔。如脓腔很大或脓腔呈哑铃状，一个切口引流不畅时可行对口引流。④换药要及时，脓肿切开引流后要及时换药，每次换药可用氯霉素、庆大霉素或1‰苯扎溴铵等药物冲洗，以抑制细菌的生长。

（五）预防

除增加孕妇的抵抗力外，主要是防止乳汁淤积，同时要预防和治疗婴儿口腔炎症，防止乳头破损。要养成良好的喂奶习惯，不让婴儿含乳头睡觉，注意哺乳前后清洗乳头，并积极治疗已发生的皲裂。

二、积乳囊肿

积乳囊肿又称为乳汁淤积症，是哺乳期因一个腺叶的乳汁排出不畅，致使乳汁在乳内积存而成。因临床上发现主要是乳内肿物，常被误诊为乳腺肿瘤，故应引起重视。

（一）病因、病理

引起积乳囊肿的原因很多，但临床上较常见的是由乳腺结构不良、炎症、肿瘤的压迫所造成的。乳腺腺叶或小叶导管上皮脱落或其他物质阻塞导管以后，乳汁排出不畅而淤滞在导管内，致使导管扩张形成囊肿，囊肿可继发感染导致急性乳腺炎或乳腺脓肿，如不继发感染可长期存在，囊内容物变稠，随时间的延长可使囊内水分被吸收而使囊肿变硬。囊肿壁由薄层纤维组织构成，内面附以很薄的上皮细胞层，有些地方甚至脱落，囊内为淡红色无定型结构物质及吞噬乳汁的泡沫样细胞，囊肿周围间质内可见多量的单核细胞、类上皮细胞、多核巨细胞、淋巴细胞浸润，还可见小导管扩张及哺乳期腺小叶组织。

（二）临床表现

乳腺肿物为最初症状，单侧多见，肿物多位于乳晕区以外的乳腺周边部位。呈圆形或椭圆形、边界清楚、表面光滑、稍活动、触之囊性感、有轻度触痛，直径常在 2～3cm。腋下淋巴结一般不大。

（三）诊断

年轻妇女在哺乳期或之后发现乳房边界较清的肿物，并主诉在哺乳期中曾经患过乳腺炎，检查在乳晕区以外的较边缘部位触到边界清楚、活动、表面光滑的肿物，应想到积乳囊肿的可能。

进行细胞学检查就能进一步明确诊断，另外还可以借助 B 超来协助诊断。

（四）鉴别诊断

1.乳腺囊肿病　乳腺囊肿病常为多囊性，囊内容物为淡黄色液体或棕褐色血性液体。未切开囊肿顶部多呈蓝色。

2.乳腺纤维腺瘤　两者的临床表现相似，但乳腺纤维腺瘤多发生在卵巢功能旺盛时期（18～25 岁），而积乳囊肿多为哺乳期及以后；乳腺纤维腺瘤开始即为实性感，而积乳囊肿早期囊性感，后期质地较硬，穿刺细胞学检查可以协助诊断。

3.乳腺癌　乳腺癌患者发病年龄偏大，肿块和周围组织边界不清，而积乳囊肿早期囊性感，多见于哺乳期，且边界清楚。如不继发感染，积乳囊肿患者腋下淋巴结不大，虽然到后期积乳囊肿质地硬，但在细胞学检查过程中还是可以鉴别的。

（五）治疗

本病属于乳腺的良性疾病，如发现应考虑手术切除。手术只需肿物单纯切除，如在哺乳期，同时有继发感染时，应先控制感染并回奶，然后行肿物切除并送病理。

三、乳腺结核

由于预防保健工作的开展和生活水平的提高，乳腺结核已很少见，此病是一种慢性特异性感染，结核杆菌多从肺或肠系膜淋巴结而来，由腋窝、锁骨上下淋巴结或附近结核病灶（肋骨、胸壁、胸膜）直接蔓延或经淋巴道而来的少见。

（一）病理改变

1.大体所见　初期乳内硬结表面光滑、边界不清，可推动。随着病变的进展，硬结相互融合成更大的肿块，此时切开肿块可见中心发生坏死（干酪样坏死）。有的液化形成脓腔，数个脓腔相互沟通，形成多发性脓肿。如果穿透皮肤便形成经久不愈的窦道，流出结核性脓液，乳腺组织发生广泛性破坏。中年后期的女性乳腺结核，多半易发展成为硬化性病变，肿物切面可见纤维组织增生，但中心坏死区不大。

2.镜下特点　乳腺组织中有典型的结核性浸润，可见典型的结核结节。结核结节的中心为干酪样坏死区，最外层由淋巴细胞及单核细胞所包绕，中间为上皮样细胞区，在上皮样细胞区存在着少数多核巨细胞（朗格汉斯巨细胞），有时在结核性病变中找不到典型的结核结节，仅在炎性浸润中有较多的上皮细胞及为数不等的干酪样坏死。

（二）临床表现

最常见的发病年龄在20～40岁的妇女，多数已婚并生育。病程进展缓慢，开始为一个或数个结节，触痛不明显，与周围组织分界不清，逐渐与皮肤发生粘连。治疗不及时可出现肿块软化而成寒性脓肿，脓肿破溃而排出混有豆渣样碎屑的脓液，创面经较长时间的换药才能愈合。同侧腋下淋巴结大，少数病例特别是中年后期女性患者，以增生性乳腺结核居多，乳内病变硬化，即硬化型乳腺结核，常使乳腺严重变形，乳头内陷，有的乳腺皮肤出现橘皮样改变，易误诊为乳腺癌。

（三）诊断

早期的乳腺结核的肿块不易与乳腺癌鉴别，可行细胞学检查并做抗酸染色查结核杆菌，在检查过程中注意病灶中是否有明显的干酪样坏死区，另外要注意其他部位的组织器官有无结核病灶及结核菌素试验是否阳性等情况。

（四）鉴别诊断

此病主要应注意与乳腺癌相鉴别。其鉴别点为：①乳腺癌患者发生年龄较乳腺结核大10～20岁；②除乳腺肿块以外，乳腺结核患者常可见其他结核灶，最常见的是肋骨结核、胸膜结核和肺门淋巴结结核，此外，颈部及腋窝的淋巴结结核也属常见，身体其他部位的结核如肺、骨、肾亦非罕见；③乳腺结核除肿块以外，即使其表面皮肤已经粘连并形成溃疡，也很少有水肿，特别是橘皮样变；④乳腺结核发展较慢而病程长，除局部皮肤常有粘连、坏死和溃疡以外，还常有窦道深入到肿块中心；⑤乳腺结核即使已经破溃并有多量渗液，也不像乳腺癌那样恶臭。

（五）治疗

除营养、休息、应用抗结核药物等全身治疗外，对局限在一处的乳腺结核可将患处切除。若病变范围较大，则最好行乳房切除，肿大的淋巴结亦应切除。

四、浆细胞性乳腺炎

浆细胞性乳腺炎(PCM)又称为乳腺导管扩张症(MDE),是一种好发于非哺乳期、以导管扩张和浆细胞浸润病变为基础的慢性、非细菌性乳腺炎症。据国内外报道,其发病率约占乳腺良性疾病的1.14%~5.36%。其病因不明,临床表现复杂多变,极易与乳腺癌相混淆,因此误诊率可高达56.9%~73.1%。随着先进医疗器械在临床诊断中的应用和对该病广泛深入的研究,人们已有了新的认识,现就浆细胞性乳腺炎的命名与定义、病因与病理、临床表现与分期、诊断与辅助诊断及其治疗问题分别进行介绍。

(一)命名与定义

该病的命名由于不同时期认识不同而产生了各种名称。1925年,Ewing首先提出,该病是一种以非周期性乳房疼痛、乳头溢液、乳头凹陷、乳晕区肿块、非哺乳期乳房脓肿、乳晕部瘘管为主要表现的良性疾病,称为管周性乳腺炎;1933年Adair发现,在该病的晚期阶段,扩张导管中的刺激性物质可溢出管外引起以浆细胞浸润为主的炎症反应,称为浆细胞性乳腺炎、闭塞性乳腺炎等;1951年,Haagensen根据其病理特点命名为乳腺导管扩张症;1959年芦于原首次在国内报道浆细胞性乳腺炎。近年有人认为,管周性乳腺炎是该病最初的基本特征,乳管扩张症是必有的病理阶段,而浆细胞性乳腺炎是该病的后期表现。因此,我们认为浆细胞性乳腺炎可以涵盖上述命名,其定义应为一种由于乳管阻塞、扩张,导管壁炎症、纤维化,管壁周围脂肪组织内浆细胞浸润而引起的非细菌性炎症,可以导致乳房肿块,亦可出现皮肤粘连、乳头回缩、局部水肿以及腋淋巴结肿大等征象。

(二)病因与病理

截至目前,浆细胞性乳腺炎的病因不明。大多数患者发病并无明显诱因,故认为是一种自身免疫性疾病,推测原因有:哺乳障碍、乳房外伤、炎症、内分泌失调及乳房退行性变是引起乳腺导管引流不畅、阻塞、分泌物淤滞等症的重要原因,由此可以导致管腔内中性脂肪刺激管壁,纤维组织增生,进而破坏管壁进A间质引起剧烈的炎症反应;异常激素刺激可使导管上皮产生异常分泌、导管明显扩张,是该病发生的主要因素。单纯的阻塞不会引起导管扩张,但导管排泄不畅可以使本病由溢液期发展到肿块期。有学者从乳头溢液、乳晕部肿块穿刺或乳晕部瘘管中均分离和培养出厌氧菌,认为该病是厌氧菌在乳管内滋生引起的化脓性炎症。综合文献我们认为,乳腺导管阻塞和激素的异常刺激是该病发生的病理基础,而早已存留于导管内的细菌滋生是继发感染、加重病情发展的重要因素。

浆细胞性乳腺炎的病变早期病理表现为导管上皮不规则增生,导管扩张,管腔扩大,管腔内有大量含脂质的分泌物聚集,导管周围组织纤维化,并有淋巴细胞浸润。后期病变可见导管壁增厚,纤维化,导管周围出现小灶性脂肪坏死,周围可见大量组织细胞、中性粒细胞、淋巴细胞和浆细胞浸润,尤以浆细胞显著,故称为浆细胞性乳腺炎。

(三)临床表现与分期

浆细胞性乳腺炎多发生于30~40岁左右的非哺乳期妇女,常以乳房肿块、乳头溢液为首次就诊症状,且多数为唯一体征。肿块多位于乳晕深部,急性期较大,亚急性期及慢性期缩小成硬结。乳头溢液多为淡黄色浆液性或混浊的黄色粘液，血性溢液少见。可有同侧腋窝淋巴结肿大，但质软、压痛明显；其炎症反应也可以导致乳头回缩和乳晕区皮肤橘皮样变。也可以出现肿块软化而成脓肿，破溃后久治不愈者形成通向乳管的瘘管或形成窦道。

根据病程，浆细胞性乳腺炎可分为三期：①急性期：约两周，乳房肿块伴有疼痛、肿胀、皮肤发红等急性乳腺炎的表现，但全身反应轻，无明显发热；②亚急性期：约3周，炎样症状消失，出现乳房肿块，并与皮肤粘连；③慢性期：经过反复发作后，乳房肿块可缩小成硬结状，出现1个或数个边界不清的硬结，初期可能只有1cm大小，数月或数年后可达3～5cm以上。此肿块多数位于乳晕范围内，质地坚实，与周围组织有一定固着性，并与乳腺局部的皮肤粘连，呈橘皮样改变。也可见乳头回缩或乳头朝向发生改变，重者可使乳房变形。有的可触及腋下肿大淋巴结。以上表现临床上易和乳腺癌相混淆。少数患者乳晕处或附近皮下起小脓肿，切开或破溃后不易愈合，可形成瘘管和窦道，长达数年。

（四）诊断和辅助诊断

浆细胞性乳腺炎临床表现多样，与急性乳腺炎、乳房结核、乳管内乳头状瘤、特别是乳腺癌鉴别困难，极易误诊。因此，具有以下临床特点要考虑为浆细胞性乳腺炎：30～40岁经产、非哺乳期妇女；乳晕深部肿块、生长缓慢、反复发作。

急性期易出现局部皮肤红肿热痛、腋窝淋巴结肿大、疼痛，抗生素治疗效果不佳；乳头溢液以多孔、透明或混浊黄色浆液性为主，少见血性，有时伴有乳头凹陷、畸形。有的患者乳晕区皮肤可见瘘口或窦道。

辅助检查有助于本病的诊断：①X线钼靶摄片显示，病变大多位于乳晕及中央区，其肿块密度增高影内夹杂条索状透亮影，严重者可呈蜂窝状、囊状透亮影，边缘光滑，考虑为扩张的导管腔内含有脂肪物质所致，有时可见根部和尖部一样粗的周围假“毛刺征”，以及粗颗粒圆形钙化。有别于癌性肿块周围的毛刺征和沙粒样钙化；②B超检查，病灶位于乳晕后或乳晕周围，肿块内部呈不均匀低回声、无包膜、无恶性特征，导管呈囊状、尤其是串珠样扩张；③多层螺旋CT，早期炎性肿块表现为乳晕区皮肤增厚、主乳管区软组织影增宽，后期病变周围有类圆形小结节且结节间有桥样连接，为浆细胞性乳腺炎特有征象；④纤维乳管内镜检查显示为导管扩张、管腔内炎性渗液及絮状沉淀物；⑤病理学诊断，针吸细胞学检查可见坏死物和较多的浆细胞、淋巴细胞及细胞残骸。术中快速冰冻切片病理检查是诊断该病、鉴别乳腺癌的可靠依据。

（五）治疗

浆细胞性乳腺炎很少能够愈合，缺乏特效药物可以治疗。目前，还是以外科手术为主，手术切除病灶是目前治疗该病最有效、彻底的方法。急性炎症肿块，有时可以合并细菌性感染，宜先行抗感染治疗及局部理疗，有利于急性炎症的控制，但不能痊愈，待肿块缩小或皮肤肿胀消退后行手术治疗。如果疾病早期，乳腺内还没有形成肿块，仅表现乳晕下导管扩张、管壁增厚，临床上乳头后能触及条索状增粗的乳管，有时合并乳头溢液，只需把病变导管由乳头根部切断，连同部分乳腺组织作锥形切除。乳腺内有肿块形成，经病理检查确诊后，将肿块连同周围部分乳腺组织局部切除。当乳晕周围出现浅表的小脓肿时，切开（或自行溃破）后不易闭合或不断有新的小脓肿形成，可形成窦道或瘘管，应行窦道和病变组织全部切除。当乳腺内肿物较大，并与皮肤粘连或有多处窦道形成，经久不愈，可行乳腺单纯切除术。

（马晓东）

第二节 乳房肥大性疾病

一、早熟性乳房肥大

(一)概述

第二性征较正常青春期提早出现的现象称之为性早熟。多见于女孩。一般认为在8岁以前,第二性征发育完善或部分器官发育完善,如有明显的乳房发育,外阴发育良好,阴毛、腋毛出现,身体迅速增长,体重不断增加,或者10岁前月经来潮称为性早熟。把性早熟引起的女性乳房提早发育的现象称之为性早熟性乳房肥大或性早熟性女性乳房发育症。

(二)发病年龄及发病率

早在1917年Dearar和McFarland收集19例性早熟症患儿,其发病年龄为1~5岁。Novak1944年收集的9例中有1例出生后6个月时乳房开始发育,第15个月即开始月经来潮,患儿生长迅速,比同龄女孩身材高大,同时第二性征出现。国内宁远胜等报道,对4~13岁18200名学龄前女孩及女学生进行检查中,4岁时有乳房发育的占1.88%。9岁时占同龄组的1/3。在8196人有乳房发育的女孩中,双侧乳房发育者7861人,占95.4%,单侧的335人,占4.1%。在335人单侧乳房发育中,左侧176例,占52.5%,右侧159例,占47.5%。张愈清统计93例脑外伤的患儿,其中11名女孩中有6例出现性早熟,占54.5%,受伤时年龄为2.1~8.3岁(平均5.4岁),性早熟最早出现于伤后2~17个月,当时最小的年龄为3.7岁,最大的8.7岁(平均6.4岁),性早熟与无性早熟女孩的昏迷时间无明显差别,性早熟患儿第3脑室扩张显著。

(三)病因及分类

1.*真性性早熟性女性乳房发育症* 所谓真性性早熟,是指患者在青春期之前,建立了“下丘脑—垂体—卵巢轴”的正常功能,具有排卵的月经周期,有生育能力,性成熟过程按正常青春期顺序进行,只是开始时间提早,发育速度快。此时伴随的乳房发育,称为真性性早熟性女性乳房发育症。其病因可有如下几种:

(1)体质性因素:经过详尽的检查,未发现造成性发育提前的原因,此类患者临床上称为“体质性性早熟”亦叫原发性性早熟。1943年Nathanson与Aub研究此类患儿的性激素分泌,认为性激素较同龄者明显增多,如雌激素、雄激素17-酮类固醇等均已达到成年人水平。而且患儿以后可正常发育和正常分娩而无其他异常表现。Novok认为原发性早熟性乳腺肥大症比继发性的性早熟症多见是可能的。此类患者可能因某种原因(有人认为遗传学上的因素),促使下丘脑-垂体提前释放大量促性腺激素,致使卵巢活性上升。1981年,Rayner检查大量性早熟少女,发现80%属于体质性性早熟,也证明这种说法。

(2)病理性因素:绝大多数患者是由于具有内分泌功能的器官,发生肿瘤或肥大,而引起内分泌功能失调,使之3岁以后的小女孩就出现乳腺肥大、阴毛生长、阴唇发育、有月经来潮等性早熟的临床表现,所以亦称之为继发性性早熟,常见有以下几种病因:

1)伴中枢神经系统器质性损害的性早熟,中眍神经系统疾患可以直接刺激或破坏儿童期抑制促性腺中枢的神经结构,致使下丘脑-垂体功能提前出现,致性早熟。①炎症:脑炎、结核性脑膜炎、粟粒性结核等治疗后;②头部损伤:瘢痕隔断下丘脑与垂体间通道,下丘脑失去对垂体的控制,垂体功能活跃;③先天性畸形:脑发育不全、小头畸形、脑积水等,由于下丘脑失去更高中枢的控制而活性增加,或病变累及下丘脑部位,使之无法控制垂体的功能;④肿瘤:位于下丘脑、第3脑室部位的脑室错构瘤、神经胶质瘤、颅咽管瘤、畸胎瘤等,松果体肿瘤以及其他大脑肿瘤。由于这些肿瘤破坏下丘脑,致使垂体分泌促性腺激素增多,可出现性早熟。特别是错构瘤,因并非真正的肿瘤,而是由于正常神经组织组成,只是占据了颅内的一个位置,同时由于它有时可以很小,且经多年也不长大,临床上难以发现很小的错构瘤,往往把这些患者误诊为体质性性早熟。1980年,Grant发现11例拟诊为体质性性早熟的患者中,竟有4例为丘脑下部错构瘤;⑤全身疾病:如结节性硬化症、垂体嗜酸性细胞增生或肿瘤等。

2)伴脑功能异常的特殊型性早熟:畸形综合征——多发性骨质纤维性发育异常(Me-Cune-Albright综合征)、不对称身材-矮小-性发育异常综合征(Silier-Russel综合征)、Leprechaunism病,这些疾病可出现脑功能异常,伴性早熟。

3)产生促性腺激素的肿瘤:如绒毛膜上皮癌、肝母细胞癌、松果体瘤等。

4)原发性甲状腺功能减退:系原发性甲状腺功能不全,而非垂体促甲状腺素分泌减少。甲状腺功能减退时,垂体受到负反馈调节,使促甲状腺素分泌增加,同时促性腺激素和催乳素也重叠性分泌增加而引起性早熟。

2.假性性早熟性女性乳房发育症　是指女性青春期提前不是建立在“下丘脑-垂体-卵巢轴”功能成熟提前的基础上,而是由于内源性或外源性性激素过早、过多刺激靶器官,造成第二性征和性器官发育,这类患者虽有阴道出血,但性腺并未发育,也无排卵,所以没有生育功能。因此,临床上称这些患者为“假性性早熟”。出现乳房发育现象,称之为“假性性早熟性女性乳房发育症”。病因大致如下:

(1)功能性卵巢肿瘤:约占10%比例,以颗粒细胞-卵泡膜细胞瘤多见,卵巢畸胎瘤次之,均可引起性早熟。因这些肿瘤能够分泌多量的雌激素,而使乳房发育及出现阴道出血。

(2)肾上腺皮质肿瘤:大多数以分泌大量雄激素为主,造成女性异性性早熟。少数病例可有女性激素的分泌,使少女出现同性性早熟,乳房发育。

(3)外源性性激素和其他因素的影响:女孩误服含雌激素的避孕药,可出现第二性征、阴道流血。服食使用过激素制剂的家畜的肉类、乳品,或接触含雌激素的化妆品等,也可引起性早熟。

误服雄激素,促性腺激素后,女孩也可出现性早熟。让孩子服用人参蜂王浆、花粉蜂皇浆、蜂皇太子精、双宝素、鸡肧、蚕蛹等品,可出现假性性早熟,值得家长注意。

3.单纯性乳房发育　此种女孩只是乳腺增大,无阴毛、腋毛生长和外阴的改变,血尿中的雌激素含量在正常水平。双侧乳腺发育较早者多见,单侧乳腺发育较早者少见。一些学者认为是雌二醇一过性升高和(或)乳腺组织对之过于敏感所致。

(四)病理改变

1.大体所见　乳腺明显肥大,质地柔软,表皮无改变,有的于乳头下可见一盘状、质地柔软的硬结。

2.镜下所见　主要成分为脂肪和增生的纤维组织和少量腺体。

(五)临床表现

女性性早熟第二性征的出现包括：乳房发育、外阴发育、阴毛腋毛出现、月经来潮等，乳房发育可分5期。临床上常见乳头、乳晕着色，乳晕下可触及圆盘状的结节性乳腺组织，质中等、边界清楚、表面光滑、活动，与皮肤无粘连，乳晕下肿块有压痛。随乳房发育、增大，乳晕下肿块逐渐缩小、消失，乳房可至成人大小。

不同病因分类的女性性早熟性乳房发育症的伴随体征不尽相同，分述如下：

1.真性性早熟性女性乳房发育

(1)体质性性早熟女性乳房发育特征与正常青春期乳房发育最为相似，只是开始年龄很小(2岁，甚至更小)，身高增长迅速，伴明显的乳房发育，月经来潮，有排卵性月经周期。通常不影响成年期的正常发育，绝经年龄也无明显提前。患者血尿促性腺激素含量与年龄不符，但与性发育阶段一致。尿17-酮类固醇增高，但与骨龄相符。

(2)中枢神经系统疾病造成的性早熟，当病变范围小时，性早熟常是唯一的症状，容易误诊为体质性性早熟，需仔细检查，动态随访。追问病史可有脑部疾病史，如脑积水、脑膜炎、智力障碍等。某些脑肿瘤，经过一段时间后，可出现下丘脑功能紊乱，如尿崩症、肥胖或其他精神症状，当颅内压增高时，压迫视神经，还可出现视力障碍，视野缺损。

(3)多发性骨质纤维性发育异常患者，多无家族性倾向，其具有3大特征：①一侧骨组织发生纤维性骨炎；②非隆起性褐色素皮肤沉着，多发生于患侧；③内分泌紊乱。性发育早期即出现阴道出血。血中LH与FSH值增高，对垂体激素释放激素(LH-RH)呈真性性早熟反应，部分患者血清LH和FSH不高，对LH-RH不起反应。X线检查可发现四肢长骨骨质有疏松区域，形成假性囊肿，可发生病理性骨折。颅底也常见密度增厚区域。

(4)原发性甲状腺功能减退者，大多表现为第二性征发育延迟，少数可出现性早熟、乳房发育、泌乳、阴道出血、血LH和FSH增高，但对LH-RH反应迟钝，血清雌激素为成人数倍。头颅X线摄片或CT检查可见垂体增生现象，补充甲状腺素后性早熟症状可消失。

2.假性性早熟性女性乳房发育　患者虽有某些性早熟表现，但性腺未发育，下丘脑-垂体功能测定与年龄相符。

(1)功能性卵巢等肿瘤患者，一般除有乳房发育等某些第二性征和(或)月经来潮外，可全无症状；或自觉腹胀、腹痛、在腹部或盆腔可触到包块，这类患者一般在第二性征发育之前即出现阴道出血，成为其临床特征之一。

(2)外源性激素引起者，多有误服雌激素药物或经常服用中药滋补品史，血中E2含量很高，可达340pg/ml以上，有乳房增大，乳头、乳晕着色、白带增多或阴道出血。但停药后自然消退，恢复正常。

(3)单纯性乳房发育可能先出现一侧，易引起家长重视，切忌活检，否则将损伤乳房大部分胚芽，甚至完全阻止该侧乳房发育。

(六)诊断与鉴别诊断

1.诊断　凡女性，8岁前出现第二性征，或10岁前月经来潮，均为性早熟。伴随有乳房发育。即可确诊为性早熟性女性乳房发育症。因其有真、假、单纯早熟性乳房发育之分，诊断上应注意以下几点：

(1)详细询问病史：包括出生过程，有无产伤及窒息，幼年有无发热、抽搐、癫痫史，发病前后有无重大疾患，性征及发育过程，有无误服内分泌药物或接触含激素类用品，有无经常服用滋补品史，有无手术及外伤史，有无视力障碍、视野缺损、颅内压增高、头痛、智力障碍等现象。

(2)全面仔细体检：

1)物理检查：包括身高、体重、指尖距、坐高、营养状态、健康状况、第二性征发育情况、准确的盆腔检查(除外卵巢肿瘤)、神经系统检查及眼底、视野检查、智能检测等。

2)激素测定：①卵巢功能检查：包括测量基础体温、阴道脱落上皮细胞涂片、血雌激素、雄激素的检测和连续观察，以了解患者有无排卵和激素水平高低。如患儿体内激素水平很高，而无排卵，提示有卵巢功能性肿瘤；②甲状腺及肾上腺皮质功能检查：常规进行 T_3、T_4、PBI、TSH 测定和肾上腺皮质功能测定(血浆 T、尿 17 羟、17 酮类固醇含量，必要时进行地塞米松抑制试验)，排除甲状腺功能减退或肾上腺皮质功能异常等引起的性早熟；③垂体功能测定：血 FSH、LH 含量的检测，可以明确垂体分泌有无同期性变化，判断下丘脑-垂体功能是否提前出现。进一步可作 LH-RH 垂体兴奋试验。若 LH-RH 试验发现垂体反应具有青春早期或青春中期特征，则是下丘脑-垂体功能提前的明确证据。

3)X 线摄片检查：①蝶鞍正侧位片(注意蝶鞍形态、大小、鞍结节角、鞍底，以除外垂体肿瘤)；②颅骨正侧位片，颅骨骨质有无改变，颅底有无钙化或硬化区；③手、腕等处骨龄检查(体质性或颅脑损伤性性早熟骨龄常大大提前，卵巢肿瘤引起者常不明显)；④长骨 X 线片，从确定是否有 MeCune-Albright 综合征；⑤腹膜后充气造影，观察双侧肾上腺轮廓，有无增大及占位性病变。

4)必要时行 B 超、CT、腹腔镜检查，对除外颅内肿瘤，卵巢肿瘤，肾上腺肿瘤等不失为一种必要手段。

2.鉴别诊断　鉴别诊断主要在于引起原因之间的鉴别，诊断明确。才能对症治疗。

(七)治疗与预后

1.治疗　对性早熟性女性乳房发育症治疗目的在于抑制月经及第二性征的发育。

(1)体质性性早熟的治疗：

药物治疗：

1)甲羟孕酮(安宫黄体酮)：为一高效孕激素，能抑制垂体促性腺激素分泌，可口服和肌内注射。每 10～17 天肌内注射长效甲羟孕酮 150～200mg，造成闭经，乳腺显著萎缩，阴道涂片显示卵巢功能下降。甲羟孕酮片每日 10～30mg，口服，根据病情轻重及能否控制症状而增减。经治疗后可使女性化停止，乳房缩小，月经停止。

2)甲地孕酮，每日 6～8mg，分 2 次口服至第二性征消退，实验室检查明显好转后，逐步减至 4mg/d，分 2 次口服。

3)促性腺激素释放激素类似物(LH-RH-A)应用：此类药物通过受体的反向调节作用，从而最终抑制垂体，促性腺激素的释放，因此对真性性早熟有治疗作用。常用 Buserelin 每日 2～3 次，每次 100mg，鼻吸剂给药。持续应用半年至 2 年。

(2)病因治疗:针对不同病因,采用不同的手段,肿瘤引起者,宜手术切除,加化放疗,药物引起者宜停药观察,原发性甲状腺功能降低者宜补充甲状腺素等。

(3)乳腺单纯性发育:定期随访,不宜手术,禁忌盲目活检。

2.预后　原发性性早熟性女性乳腺肥大及单纯性乳腺肥大,预后良好。继发性性早熟性乳腺肥大症,视原发病性质而定,如为良性病变手术切除后预后良好,恶性肿瘤则预后不良。

二、男性乳房肥大症

(一)概述

男性乳房肥大是指男性在不同时期、不同年龄阶段因不同原因出现单侧或双侧乳房肥大,可有乳房胀痛,乳晕下可触及盘形结节,个别可见乳头回缩、乳头溢液,有的外形与青春期少女的乳腺相似,所以临床上又有以青春期乳房肥大、老年期乳房肥大、特发性男性乳房发育、药物性乳房发育、原发性男性乳房肥大、继发性男性乳房肥大、男子女性型乳房等而冠名。

(二)发病率

男性乳房肥大是一种常见病。国外文献报道,在正常人群中可以摸到的无症状的乳房肥大发病率在32%~38%不等,有文献报道,青春期的发生率可高达67%,50岁以上男性的发生率也有高达57%之报道,国内尚缺乏大宗调查病例,没有权威性发病率报道。发病年龄几乎见于任何年龄,7~85岁均可发生,左、右侧乳房发生率无显著差别,一侧乳房肥大多见,双侧乳房肥大者较少。

(三)病因与病理

目前大多数学者认为本病与内分泌激素紊乱有关。主要是体内雌激素、睾酮、孕酮、催乳素等激素的分泌、代谢以及它们之间的平衡失调。乳腺组织对雌激素的反应过度敏感也是成因之一。当乳腺组织受到过多雌激素强而持久的刺激所致的男性乳房肥大,称为真性男性乳房肥大。血液中雄性激素不足雌激素相对过多,或雄激素受体缺陷(在睾丸女性化中可见)及其有关的综合征等使雄激素丧失,从而导致乳房肥大;催乳素可能偶尔对生殖腺或肾上腺功能有间接作用,使血液中雌激素含量比例增加,促成男性乳房肥大的发生。

男性的乳房肥大可分为两型:①原发性生理性乳房肥大,是由内分泌的生理性失调所致,多见于青春发育期,所以又称为特发性男性乳腺发育;②继发性病理性乳房肥大,是因继发某种疾病之后引起的内分泌功能紊乱,导致乳房肥大,一般多见于成年以后患者。

总之,本病与雌激素的增加,雄激素减少,有效雌激素/睾酮(E_2/T)的比值增大有关。一般说来,<50岁男性乳腺肥大者,以E_2升高为主,而>50岁发生乳腺肥大者以睾酮下降为主。这样相对的雌二醇增加,E_2/T的比值增大导致男性乳腺肥大,而临床上单侧乳腺肥大多见,说明乳腺组织对雌激素刺激敏感程度在乳腺肥大症发生中也起着一定的作用。近年国内外研究证明,本病与乳腺组织内的芳香化酶水平及雌激素受体(ER)程度有关,实验表明ER阳性与乳腺肥大者关系密切,>50岁的患者比<50岁的患者ER阳性率高,这就不难解释男性乳腺肥大多见于老年人。

1.原发性生理性男性乳房肥大可能因青春期性激素水平变化迅速,产生一过性的雄/雌激素比例失调,或乳腺组织对雌激素的敏感性增高而引起男性乳腺增大。

2.继发性病理性男性乳房肥大

(1)内分泌疾病:

1)睾丸疾病:

A.伴有性腺发育异常:本类多属遗传性疾病,一般具有促性腺激素多而睾丸功能减退,雄激素分泌很低,使血中睾酮与雌激素比例发生改变。

a.先天性睾丸发育不全(Klinefelter 综合征),染色体 47,XXY。口腔粘膜染色质阳性,小睾丸,有时几乎消失,可有智力低下,青春期出现乳房发痛(可能与第 2X 染色体有关,这个原因也是造成 Klinefelter 综合征的乳腺癌发病率增多的重要原因)。血睾酮低,促性腺激素增高,精液中精子显著减少,甚至无精子,精子形态及活动力也不正常。

b.Kallmann 综合征,视丘下及部分垂体功能减低,促性腺激素减低,伴嗅觉减退,睾丸发育差,青春期乳腺发育。

c.Reifenstein 综合征,胎儿期发育睾丸间质细胞功能不全,出生后可出现乳房发育伴尿道下裂等畸形。

d.完全性睾丸女性化,由于雄激素受体量和质的异常,睾酮不能发挥作用,染色体为 46XY,外阴女性化,睾丸在大阴唇内或腹股沟疝内或腹腔内,无子宫,阴道为盲端,血中睾酮正常或增高.雌二醇正常高限,促性腺激素增高,尿 17-酮类固醇正常,青春期乳房发育。不完全性睾丸女性化外阴可呈男性,或小阴茎,或呈假两性畸形,阴毛正常,亦可有青春期乳房发育,家族史阳性。

B.睾丸炎、外伤性睾丸萎缩及睾丸肿瘤:睾丸炎及外伤性睾丸萎缩,雄性激素分泌过低,反馈性促性腺激素过多,30%睾丸间质细胞瘤,10%～20%睾丸绒毛膜瘤,4%睾丸畸胎瘤及 1%睾丸精原细胞瘤,可产生促性腺绒毛膜素均可引起男性乳腺肥大。

2)肾上腺病变:肾上腺皮质增生,良、恶性肿瘤及功能减退,这类肿瘤可直接分泌雌激素或产生过量的雌激素前体(雄甾烷二酮)在组织中转化为有效的雌激素。可见尿 17-酮固醇升高,血雌二醇升高刺激,引起乳腺肥大。

3)下丘脑-垂体疾病:下丘脑和腺垂体肿瘤、垂体嫌色细胞瘤及肢端肥大症等,可使垂体性腺轴受刺激,内分泌紊乱,可引起乳房发育。

4)甲状腺病:甲状腺功能亢进,使血浆中性激素-结合球蛋白的浓度增高,结合的雄激素过多,游离的雌二醇(未结合的雌二醇)升高,雌激素/睾酮的比值升高,即激素的平衡失调,刺激乳腺组织增生,导致男性乳腺肥大;甲状腺功能亢进患者中,仍有 10%～40%并发男性乳房肥大;甲状腺功能减退时,促性腺激素释放因子可使泌乳素增多引起乳腺发育及泌乳,但比较少见。

5)性发育分化异常,各种男性假两性畸形,可伴发乳房肥大。

6)糖尿病患者,少数可伴男性乳房发育。

(2)非内分泌疾病:

1)肝脏疾病:肝炎、肝硬化、肝癌等,伴有肝功能减退时,尤其是乙醇性肝硬化,体内雌激素相对过多,更易引起乳腺肥大,其原因:①乙醇可能作用于下丘脑-垂体-睾丸系统,降低了血中睾酮水平；②在肝硬化时可使循环中的雄甾烷二酮和睾酮前体转化，产生大量的雌激素；③肝硬化时，血中的结合性甾体类球蛋白升高，使血中游离睾酮进一步减少；④肝功能减退，肝脏破坏雌激素使其成为无功能复合物（对雌激素的灭活）的能力减弱，雌激素在体内含量相对增多；⑤当机体内复合性维生素B缺乏时，肝脏对雌激素的灭活能力随之减弱，于是雌激素在体内相对增多，过多过强地刺激乳腺组织，导致了乳房肥大。

2）营养不良的恢复期：研究发现，当营养不良被纠正后，随着体重增加，促性腺激素分泌和性腺功能恢复正常时，产生了一种类似第二青春期现象，出现乳房肥大，称之为“进食增加性乳腺肥大”。

3）肺部疾病：支气管肿瘤，尤其是燕麦细胞癌，肺源性肥大性骨关节痛、肺结核、脓胸等，可分泌异位激素而致乳腺肥大。

4）慢性肾衰竭：尿毒症经血液透析后，检测发现血中雌激素相对升高，催乳素浓度升高，促使了乳腺发育。

5）神经系统疾病：如高位脊髓病变引起的截瘫，脊髓空洞症、遗传性运动失调，可伴发乳腺肥大。

6）淋巴系统疾病：淋巴瘤、恶性组织细胞瘤、骨髓瘤及其他网状内皮系统疾病等，也少见男性乳房发育。

7）家族性男性乳房发育症：可能是一种最轻型的男性假两性畸形。

8）睾丸素和雌激素的服用：睾丸素与雌激素是两种对抗性的性激素，但它们各自的注射都能引起乳房肥大，如前列腺增生或前列腺癌长期服用己烯雌酚后，常可引起男乳肥大。睾酮则可在体内转化为雌二醇而引起乳房肥大。

9）药物性乳房肥大：据国内外文献报道，促性腺激素、氯丙嗪、西咪替丁（甲氰咪胍）、甲基多巴、甲氧氯普胺（胃复安、灭吐灵）、甲硝唑（灭滴灵）、异烟肼、异烟腙、利血平、螺内酯（安体舒通）、甲丙氨酯、灰黄霉素、白消安（马利兰）、美沙酮、al，2-乙氨基苯、丙酮、苯妥英钠、卡马西平、胺碘酮、钙通道阻滞剂、抗心律失常药、三环类抗抑郁剂、洋地黄类、苯丙胺类、酚噻嗪类、长春新碱、甲状腺提出物等可致男性乳腺发育，可能由于引起机体的内分泌功能紊乱或与雌激素受体结合之故。停药后增大的乳房多可恢复。

10）其他疾病可伴发男乳肥大：包括心血管疾病（如心脏病、高血压病）、严重皮肤病（如麻风、剥脱性皮炎、皮肤成纤维细胞瘤等）、自身免疫系统性疾病（如风湿性关节炎、类风湿关节炎）、钩端螺旋体病、溃疡性结肠炎等有时也可伴男乳发育。

（四）病理改变

1.大体所见　大体所见可分为两个类型：④分散性男性乳腺肥大患者，患侧乳腺内往往可扪及边缘整齐，界限清楚的肿块，肿物不与皮肤粘连，活动度好，质较硬；②弥漫性男性乳腺肥大，乳腺边缘不清，弥漫性增生的乳腺组织与周围乳腺组织融合在一起，不形成明显肿块。

2.镜下特点　①病程在4个月以内的称为旺炽型乳腺发育。其主要改变为乳腺导管分支数量增多，但没有真正的腺泡，腺管上皮增生突向间质，但不超出基底膜的限制。管内可见有脱落的上皮细胞及粉染的蛋白性无结构物。间质内细胞成分增多，成纤维细胞数量明显增多，其间混杂有脂肪组织。管周为粘液水肿样的疏松组织，同时可见有小血管增生和淋巴细胞、浆细胞等炎性细胞浸润。②病程在5～11个月之间的称作中间型男性乳腺发育。其形态上表现为上皮细胞和间质内的成纤维细胞增生，程度较为轻微，可见乳腺间质内出现纤维化倾向。③病程在1年以上者叫硬化型男性乳腺发育。病变区域主要由胶原纤维构成，内有数量不等的扩张的乳腺导管，同时伴有导管上皮细胞中度增生，管周水肿消失，混杂其间的脂肪减少或消失。

（五）临床表现

1.*肿块*　乳内肿块多数仅有纽扣大小，直径2～3cm，多位于乳头乳晕下，边界清楚，质地坚韧，有一定的移动性，与皮肤无粘连。双侧者两侧乳腺呈对称性增大，如肿块不在中央区，边界不清，与皮肤粘连，增长快，活动度差，应考虑男性乳腺癌发生。亦有双侧乳腺发育肥大，如成年妇女则无其他症状。

2.*疼痛*　常可有胀痛感，间或有刺痛、跳痛，如肿块明显常有压痛和触痛。

3.*乳头溢液*　此类患者的乳房外观常如成人女性，挤压乳头有白色乳汁样分泌物。

4.*临床分型*

(1)弥漫型：乳腺呈弥漫性增生肥大，无明显的孤立性结节，或伴有轻微的压痛为其特点。

(2)腺瘤型：肿块呈孤立性结节，活动良好无粘连，界限清楚轻压痛，此型应与男性乳腺癌鉴别。

(3)女性型：双侧乳腺呈对称性肥大，无增生结节，挤按乳头可有白色乳汁样分泌物，外观颇似青春发育期少女乳腺。

（六）诊断

本症成因复杂，全面仔细问诊检查十分重要，必要的特殊检查是确诊不可缺少之法。往往经过综合检查，可以明白病因，进一步确诊。

1.病史探因　因本症形成原因颇多，按系统疾病症状体征进行详尽的病史调查，仔细进行全身全面体检，了解家族史、传染病接触史、服药史等，分门别类寻找引起男性乳腺发育的原因。

2.根据乳腺肥大的特点和体征。

3.特殊检查

(1)化验检查：血 T_3、T_4、TSH、E_2、T、PRL、GNH、LH、PSH、ACTH、血糖、血胰岛素浓度、乙肝五项指标、肝功能、肾功能、口腔粘膜性染色质及染色体、核型等，尿17-酮类固醇、17-羟孕酮、精液常规，依病情进行必要项目检查，以明确病因。

(2)X线、CT、B超检查：胸片、头颅片、蝶鞍片、肾周围空气造影、头颅CT、肾上腺部CT、腹腔脏器及睾丸B超、甲状腺B超。

(3)病理活检：对各种检查尚不能确诊原发病变原因者可取活检，进行病理学确诊。

（七）鉴别诊断

1.*假性男性乳房发育症*　肥胖的男性乳房常因脂肪堆积而增大，形似男子乳房发育症，故称之为“假性男性乳房发育症”，其与真性乳房发育症的最大区别在于，乳房扪诊时，用手指压按乳头，可有一种摁入孔中的空虚感，该病患者常伴有髋部脂肪沉积。乳腺摄影可以确诊。

2 *男性乳腺癌.*　凡乳晕下有质硬无痛性肿块，并迅速增大；肿块与皮肤及周围组织粘连固定；乳头回缩或破溃，个别可有乳头血性溢液，可有腋下淋巴结肿大，通过乳腺摄影，肿块细针穿刺细胞学检查，必要时手术活检可以确诊。

3.乳房脂肪瘤　一般位于乳房皮下，多为单发，形状不一，质地柔软，边界清楚，表面常呈分叶状，生长缓慢，与经期变化无关，一般3～5cm大小，比较少见。

4.乳腺血管瘤　少见，主要见于乳房皮肤或皮下，可单发亦可多发，质地柔软，口似海绵状，略有弹性，可被压平，可抽出血性液体，可确诊。

5.乳房淋巴管瘤　是淋巴管和结缔组织组成的先天性良性肿瘤，很少见。肿块大小不等，外观可呈分叶状，质地柔软有囊性、波动感，边界不清，作者遇见一3岁男孩，右乳肥大，手术及病理证实为右侧乳房淋巴管瘤，本病透光试验阳性，穿刺可见淡黄淋巴液，不难鉴别。

6.根据男性乳房发育症成因不同，可参照进行鉴别诊断。

（八）治疗

1.没有正确的诊断，就没有正确的治疗，本病病因复杂，首先应查找病因，尽量做出科学的正确诊断，按病因治疗事半功倍，青春期的原发性男性乳房发育患者，多有自愈倾向，一般在6个月内可恢复正常，而成人及老年人原发性患者多不易年自愈，继发性男乳房发育，原则上明确诊断后针对病因进行治疗，待原发病治愈后，肥大的乳房大多能好转。

2.药物治疗

(1)双氢睾酮庚烷盐，可不受芳香化酶作用（不被转化为雌激素），直接作用于靶器官。用法：200mg，肌内注射，每2～4周1次，共用16周。

(2)他莫昔芬：为抗雌激素药。用法：10mg，每日2次，疗程2～4个月。也可先服用溴隐亭每日2.5～5mg，分2次服，使泌乳素正常后再用他莫昔芬。

(3)达那唑(Danazol)为抗绒毛膜促性腺激素药。可使乳房缩小，大剂量每日400mg，分2次服，或小剂量每日100mg为优，治疗时间3～9个月。

(4)福美坦（兰特隆）：为特异性的芳香化酶抑制剂，为芳香化酶底物类似物，它比芳香化酶的底物（雄烯二酮）与芳香化酶的结合力更强，因而抢夺了底物雄烯二酮与芳香化酶的结合点。福美坦与芳香化酶活性部位的高亲和力结合确保雄激素不能与芳香化酶接触，从而阻断雌激素的合成，使雌激素含量降低，而达到对抗雌激素的作用，用法：每2周250mg，肌内注射，可试用，唯价格昂贵。

3.手术治疗

(1)适应证：①男性乳房直径大于4cm长期不消退者；②乳房发育肥大明显影响美观和社交活动者；③应用药物正规治疗无效者；④患者心理恐惧或疑有恶性变者。

(2)手术治疗：①保留乳头乳晕皮下乳腺切除术，适合青年患者；②单纯乳腺切除术（不保留乳头乳晕）多适于老年患者。

（马晓东）

第三节 乳腺增生性疾病

乳腺增生性疾病包括乳腺单纯性增生症，又称乳痛症和乳腺囊性增生两种。前者属于生理变化的范围，而后者则属于病理性变化，并有癌前病变之嫌。

一、乳腺单纯性增生症

乳腺单纯性增生症属于乳腺结构不良的早期病变。1922 年 Bloodgood 首先描述，1928 年 Semb 注意到此病表现为乳房疼痛并有肿块，称为单纯性纤维瘤病。1931 年 Beatle 称之为乳腺单纯性、脱皮性上皮增生症；1948 年 Gescnickter 称之为乳痛症，一直沿用至今。

（一）发病情况

乳痛症为育龄妇女常见病，可发生于青年期后至绝经期的任何年龄组，尤其以未婚女性或已婚未育或已育未哺乳的性功能旺盛的女性为多见，该病的发病高峰年龄为 30～40 岁。在临床上 50％女性有乳腺增生症的表现；在组织学上则有 90％女性可见乳腺结构不良的表现。

（二）病因

该病的发生、发展与卵巢内分泌状态密切相关。大量资料表明，当卵巢内分泌失调、雌激素分泌过多，而孕酮相对减少时，不仅刺激乳腺实质增生，而且使末梢导管上皮呈不规则增生，引起导管扩张和囊肿形成，也因失去孕酮对雌激素的抑制影响而导致间质结缔组织过度增生与胶原化及淋巴细胞浸润。

（三）临床表现

临床表现为双侧乳房胀痛和乳房肿块，并且有自限性。

1.乳房胀痛 因个体差异及病变的轻重程度不一样，所以乳腺胀痛程度亦不尽相同。但患者的共有特点为疼痛的周期性，即疼痛始于月经前期、经期及经后一段时间明显减轻，甚至毫无症状。疼痛呈弥漫性钝痛或为局限性刺痛，触动和颠簸加重，并向双上肢放射，重者可致双上肢上举受限。

2.乳房肿块 常常双侧乳房对称性发生，可分散于整个乳腺内，亦可局限于乳腺的一部分，尤以双乳外上象限多见。触诊呈结节状、大小不一、变硬，经后缩小、变软。部分患者伴有乳头溢液。

3.疾病的自限性和重复性 该病可不治自愈。尤其结婚后妊娠及哺乳时症状自行消失，但时有反复；绝经后能自愈。

（四）辅助检查

1.针吸细胞学检查 针吸肿块内少许组织做涂片检查，可见细胞稀疏；除有少许淋巴细胞外，尚可见分化良好的腺上皮细胞及纤维细胞。

2.钼靶 X 射线 可见弥漫散在的直径＞1cm、数目不定、边界不清的肿块影；如果密度均匀增高，失去正常结构、不见锐利边缘说明病变广泛。

3.红外线透照　双侧乳腺出现虫蚀样或雾状的灰色影,浅静脉模糊。

(五)诊断

1.育龄期女性与月经相关的一侧或双侧乳房周期性疼痛及肿块。

2.查体可触及颗粒状小肿物,质地不硬。

3.疾病发展过程中具自限性特点。

(六)鉴别诊断

1.乳腺癌　有些乳腺癌可有类似增生症的表现,但乳腺癌的肿块多为单侧,肿块固定不变,且有生长趋势,在月经周期变化中表现增大,而无缩小趋势。针吸即可明确诊断。

2.乳腺脂肪坏死　该病好发于外伤后、体质较肥胖的妇女,其肿块较表浅,未深入乳腺实质,肿块不随月经周期变化。针吸细胞学检查和组织活检可明确诊断。

(七)治疗

本病有自限性,属于生理性变化的范畴,可以在结婚、生育、哺乳后症状明显改善或消失;因此,只要做好患者的思想工作,消除恐癌症,可不治自愈。对于临床症状重者,可采用中、西药治疗:

1.中医治疗　青年女性患者,一侧或两侧乳房出现肿块和疼痛,并随月经周期变化,同时伴经前心烦易怒、胸闷、嗳气、两肋胀痛者,可用逍遥散合四物汤加减:柴胡9g,香附9g,八月扎12g,青皮、陈皮各6g,当归12g,白芍12g,川芎9g,桔叶络各4.5g,益母草30g,生甘草3g。

中年已婚妇女,以乳房肿块为主症,疼痛稍轻,并且随月经周期变化小;伴随月经不调、耳鸣目眩、神疲乏力,可用二仙汤合四物汤加减:仙蒂9g,仙灵脾9g,软柴胡9g,当归12g,熟地12g,锁阳12g,鹿角9g,巴戟9g,香附9g,青皮6g。

2.激素治疗

(1)己烯雌酚:第1个月经期间,每周口服2次,每次1mg,连服3周;第2个月经期间,每周给药一次,每次1mg;第三个月经期间仅给药一次,1mg。

(2)黄体酮:月经前两周,每周2次,每次5mg,总量20～40mg。

(3)睾酮:月经后10天开始用药,每日5～15mg,月经来潮时停药,每个月经周期不超过100mg。

(4)溴隐亭:是多巴胺受体激活剂,作用于垂体催乳细胞上的多巴胺受体,抑制催乳素的合成与释放。每天5mg,疗程3个月。

(5)丹那唑:是雌激素衍生物,通过抑制某些酶来阻碍卵巢产生甾体类物质,从而调整激素平衡达到治疗作用。每天200～400mg,连用2～6个月。

(6)他莫昔芬:雌激素拮抗剂,月经干净后第5天口服,每天2次,每次10mg,连用15天停药;保持月经来潮后重复。该药物治疗效果好,副作用小,是目前治疗乳痛症的一个好办法。

二、乳腺囊性增生症

乳腺囊性增生症(DBCH)是以乳腺小叶、小导管及末梢导管高度扩张而形成的以囊肿为主要特征,同时伴有一些其他结构不良病变的疾病。它与单纯性增生病的区别在于该病增生、不典型增生共存，存在恶变的危险，应视为癌前病变。囊性增生病完全为病理性，组织学改变不可逆。

（一）发病情况

乳腺囊性增生症的发病年龄一般开始于30～34岁之间，40～49岁为发病高峰，主要为中年妇女，青年女性少见，绝经后发病率也迅速下降。其发病率在成年妇女约为5%。

（二）病因

本病的发生与卵巢内分泌的刺激有关。Goorma-ghtigi和Amerlinck在1930年已证明切除卵巢的家鼠注射雌激素后能产生乳腺囊性病。在人类，雌激素不仅能刺激乳腺上皮增生，也能导致腺管扩张，形成囊肿。

（三）病理

1.肉眼所见　乳腺内可见大小不等的囊肿，有大有小，成孤立或数个小囊，囊内含有淡黄色或棕褐色液体。未切开前，囊肿顶部呈蓝色，故又称蓝顶囊肿。通常囊肿比较薄，内面光滑；有的囊肿比较厚，失去光泽，可有颗粒状物或乳头状物向囊腔内突出。

2.镜下所见　可见囊肿、乳管上皮增生、乳头状瘤病、腺管型腺病和大汗腺样化生5种病变。

(1)囊肿：主要有末梢导管高度扩张而成，若仅有囊性扩大而上皮无增生者称为单纯性囊肿，囊肿大时因囊内压力大而使上皮变扁平。囊肿壁由纤维肉芽组织构成，小囊肿上皮为立方状或柱状，增生不明显；若囊肿上皮呈乳头状生长时称为乳头状囊肿。

(2)上皮瘤样增生：扩张的导管及囊肿内衬上皮可有不同程度的扩张，轻者仅细胞层次增加或上皮增生呈乳头状突起。当若干扩张的导管和囊肿内均有乳头状增生时则称为乳头状瘤病；当复杂分枝状乳头顶部互相吻合成大小不等的网状结构时，称为网状增生；网状增生进一步增生拥挤于管腔内而看不见囊肿时成为腺瘤样增生；当增生的上皮呈片状，其中散在多数小圆孔时，称为筛状增生。增生上皮还可以呈实性。

(3)乳头状瘤病：末梢导管上皮异常增殖可形成导管扩张，增生的上皮可呈复层，也可以从管壁多处呈乳头状突向腔内，形成乳头状瘤病。

(4)腺管型腺病：以乳腺小叶小管、末梢导管及结缔组织均有不同的增生为特点。

(5)大汗腺样化生：囊肿内衬上皮呈高柱状、胞体大、核小而圆，位于细胞基底部，细胞质呈强酸性、颗粒样，游离缘可见小球形隆起物，这种上皮的出现常为良性病变的标志。

3.病理诊断标准　乳腺囊性增生症具以上五种病变，它们并不同时存在；乳头状瘤、腺病和囊肿是囊性增生症的主要病变，各种病变的出现率与取材多少有关，如切片中找到5种病变中的3种或3种主要病变的两种即可诊断本病。

（四）临床特点

1.多种多样的乳房肿块　患者常常以乳腺肿块为主诉而就诊。肿块可发生于单侧或双侧，可见三种情况：

(1)单一结节：肿块呈球形，边界可能清楚，也可能不清楚；可自由推动，囊性感。如果囊内容过多，张力大，也可以误诊为实性。

(2)多个结节：多个囊性结节累及双乳，此种多数性囊肿活动往往受限。

(3)区段性结节感：乳腺部分或全乳呈不规则的颗粒状或结节状，边界不清；结节按乳腺腺管系统分布，近似一个乳头为顶角的三角形或不规则团块。

2.周期性的疼痛规律　疼痛与月经有一定关系，经前加重，且囊增大；经后减轻，囊亦缩小。

3.偶见乳头溢液　乳头溢液为单侧或双侧，多为浆液性或浆液血性，纯血者较少。如果溢液为浆液血性或纯血性时，往往标志着乳管内乳头状瘤。

(五)辅助检查

1.乳腺X线钼靶摄片　X线表现为大小不等的圆形、椭圆形或分叶状阴影，边缘光滑、锐利、密度均匀；X线所见肿块大小与临床触诊相仿。根据其影像学表现，钼靶片分成弥漫型、肿块型、钙化型和导管表现型4型。

2.B型超声　B型超声显示，乳腺边缘光滑、完整，内皮质地稍紊乱，回声分布不均匀，呈粗大光点及光斑以及无回声的囊肿。

3.近红外线检查　在浅灰色背景下可见近圆形深灰色、灰度均匀的阴影，周围无特殊血管变化；因囊肿所含液体不同，影像表现也不一样。含清液的囊肿为孤立的中心透光区，形态较规则。含浊液呈均匀深灰色阴影，边界清楚。

4.磁共振成像检查(MRI)　典型的MRI表现为乳腺导管扩张，形态不规则，边界不清楚，扩张导管的信号强度在T_1加权像上低于正常腺体组织；病变局限于某一区，也可弥漫分布于整个区域或在整个乳腺。本病的MRI像特点通常为对称性改变。

5.针吸细胞学检查　多方位、多点细针穿刺细胞学检查对该病诊断有较大价值，吸出物涂片检查镜下无特殊发现。

(六)诊断

由于本病的临床特点容易与乳腺癌及其他乳腺良性疾病混淆，因此，该病的最后诊断依靠病理诊断结果。

(七)治疗

乳腺囊性增生症是一种以上组织增生和囊肿形成为主的一种非炎、非瘤病变，它的恶变率达3%～4%。有人认为该病可以发生癌变，属于癌前期病变，所以临床处置应谨慎。

1.手术　乳腺囊性增生症应以外科治疗为主。

(1)手术目的：明确诊断，避免癌的漏诊和延误诊断。

(2)手术原则：针吸细胞学检查为首选检查方法之一。对检查结果阴性、不能排除恶性者，须做手术检查。有条件者，应在做好根治术准备的情况下行快速冰冻病理检查，如果为恶性，则行根治术；如果不具备冰冻条件，也可先取病理，如果病变为恶性，应在术后2周内行根治术，这样对预后影响不大。

(3)手术方案的选择：肿块类或属于癌高发家族成员，肿块直径在3cm以内，可行包括部分正常组织在内的肿块切除；根据病理结果，如有上皮细胞高度增生、间变者，年龄在40岁以上，行乳房大区段切除。有高度上皮增生，且家族中有同类病史，尤其是一级亲属有乳腺癌者，年龄在45岁以上应行单纯乳房切除术。35岁以下的不同类型的中等硬度的孤立肿块，长期治疗时好时坏，应行肿块多点穿刺细胞学检查，如果阳性则行根治术；即使阴性也不可长期药物治疗，应行肿块切除送病理，根据病理结果追加手术范围。当然，也不可盲目行乳房单纯切除术。

2.内分泌治疗　对随月经周期而出现的乳房一侧或双侧疼痛性肿块类，若长期药物治疗无效，可在肿块明显部位作切除组织病理检查，如无不典型增生者，行药物治疗观察。因乳腺囊性增生的发病机制与乳腺癌的发生有其同源性，故应用抗雌激素药物进行治疗。研究显示，他莫西芬对乳腺囊性增生治疗的有效率为80%～96%。但是由于他莫昔芬对子宫内膜的影响，很多医生和患者存在有顾虑。因此，鉴于托瑞米芬的安全性高于他莫昔芬，而抗雌激素的机制与其相同，因此可以用托瑞米芬治疗乳腺囊性增生一年左右，效果颇佳。

3.其他药物治疗　同乳腺单纯性增生。

三、乳腺囊性增生症的癌变问题

乳腺囊性增生症和乳腺癌的关系一直为人们所关注。有人认为该病可发生癌变，属于癌前期病变，公认的事实是，其患乳腺癌的机会为一般妇女的3～5倍，而且病理证实，有20%～61%的乳腺癌并发囊性增生病。

（一）乳腺囊性增生症癌变的基础研究

1.乳腺囊性增生癌变的病理诊断标准在乳腺囊性增生病的基础上，腺管和腺泡上皮可增生成复层，细胞形态有明显的异型性，核分裂常见，其细胞排列极向紊乱，形成灶性原位癌或伴有少量浸润癌。

2.乳腺囊性增生症细胞超微结构变化姜军等根据Page的分级标准略加修改，将乳腺导管和囊泡上皮细胞增生程度分为三级，其中Ⅰ级为一般性增生，Ⅱ、Ⅲ级为不典型增生；并用透射电镜观察其超微结构。

(1)乳腺囊性增生症上皮增生Ⅰ级细胞超微结构与正常乳腺上皮细胞相似，无明显发育不良及异常结构。

(2)Ⅱ级增生表现为：微绒毛紊乱，缝隙连接及镶嵌连接减少桥粒减少，发育不良；部分增生细胞间出现原始腺腔样结构。线粒体、高尔基复合体、内质网及游离核糖等比正常细胞增多，细胞核增大、形态及大小不规则，异染色质增多，部分细胞核仁突出，核/浆比例增大。

(3)Ⅲ级增生：核形态不规则，异染色质明显增高，呈斑块状，核仁增大，核/浆比例进一步增大；未见胞质内腔及微丝，细胞器已无明显结构异常变化。

综合超微结构分析结果，从细胞形态学角度提示：乳腺囊性增生症渐进发生癌变是乳腺癌发生的重要原因之一，其癌变过程是一个逐渐演变的过程；不典型增生细胞是从良性向恶性过渡的中间细胞。不典型增生程度愈重，细胞超微结构愈接近癌细胞。从超微结构来看，Ⅲ级不典型增生病例细胞的某些形态特征已具潜在的恶性趋势。

3.乳腺囊性增生病癌变的基因表达　耿翠芝等用流式细胞术和免疫荧光染色技术对乳腺囊性增生病及其癌变的组织细胞进行DNA倍体和癌基因c-erbB-2、抑癌基因P53蛋白的表达测定，结果显示：

(1)从正常乳腺组织、乳腺囊性增生病到乳腺囊性增生病癌变的发展过程中，细胞核DNA

含量，S期细胞比率(SPF)呈渐次增高趋势，异倍体率明显增加，在统计学上均有显著性差异。

(2)乳腺囊性增生病具较高的增殖活性，癌基因。c-erbB-2在该病的表达率为17.39%，P53表达率为8.69%；在定量分析中乳腺囊性增生病与正常乳腺相比亦有明显差异。从而可以说明该病具有较高的癌变倾向。

(二)临床表现及诊断

乳腺囊性增生病癌变的临床表现无特征性。Haagenson认为必须临床、组织学和长期随访三者相结合才能明确有无癌变。然而，可以肯定地认为，乳腺囊性增生病与乳腺癌之间存在着比较密切的关系，乳腺囊性增生病上皮增生发展为间变，最终癌变。

(三)处理原则

研究表明，乳腺囊性增生病的癌变率约1%～6.5%，如果伴有Ⅲ级不典型增生，其癌变率约为33%。由于乳腺囊性增生病及乳腺囊性增生病癌变无特异的临床表现，因而给临床诊断及治疗带来困难。综合国内外资料，作者认为该病的治疗应遵循以下原则：

1.年龄＞40岁，不伴随月经周期的乳房疼痛，且单侧发病，呈结节状，应行区段切除术。

切除标本送病理。如果术后病理证实为乳腺囊性增生癌变，可追加腋淋巴结清扫及全程放疗。

2.年龄30～40岁，临床症状明显，日渐加重，可先行保守治疗3个月左右，若无效可行肿物切除送病理。如果病理证实为癌变，则扩大切除范围，并追加腋淋巴结清扫及全程放疗。

3.年龄＜30岁，特别是未婚、未育患者，可在严密观察下进行药物治疗半年，如果治疗无效，尤其伴随疼痛不明显的一侧结节状肿块，应提高警惕，反复针吸细胞学检查或行肿物切除送病理。

总的原则是：病理证实为乳腺囊性增生症、组织增生Ⅰ～Ⅱ级，可行区段切除术；如果组织增生Ⅲ级及灶性癌变或乳腺囊性增生病伴有癌基因、抑癌基因的异常，应按早期癌处理，即行乳房单切术或改良根治术；有良好设备和治疗条件的医院可行病变部位的区段切除＋腋淋巴结清扫术＋全乳全程放疗。

(马晓东)

第四节　乳腺良性肿瘤

乳腺良性肿瘤是青、壮年女性常见的乳腺肿瘤。几乎所有可以发生在腺上皮、间叶组织及皮肤上的肿瘤均可在乳腺上发生。其中最常见者为乳腺纤维腺瘤，临床上多以无痛性肿块就诊，而导管内乳头状瘤则常以乳头溢液就诊。

一、乳腺纤维腺瘤

乳腺纤维腺瘤常见于青年妇女。早在19世纪中叶，国外学者即对本病进行了阐述及命名。在对本病的认识过程中，曾被称为乳腺纤维腺瘤、腺纤维瘤、腺瘤等。实际上这仅仅是由构成肿瘤的纤维成分和腺上皮增生程度的不同所致，当肿瘤构成以腺管上皮增生为主，而纤维成分较少时则称为纤维腺瘤；如果纤维组织在肿瘤中占多数，腺管成分较少时，则称为腺纤维瘤；肿瘤组织由大量腺管成分组成时，则称为腺瘤。但上述3种情况只是具有病理形态学方面的差异，而3种肿瘤的临床表现、治疗及预后并无差别，所以准确分类并无必要。

（一）发病率

乳腺纤维腺瘤的发病率在乳腺良性肿瘤中居首位。好发年龄18～25岁，月经初潮前及绝经后妇女少见。Demetrekopopulos 报道，本病在成年妇女中的发病率为9.3％。

乳腺纤维腺瘤是良性肿瘤，但文献报道少数可以恶变。肿瘤的上皮成分恶变可形成小叶癌或导管癌，多数为原位癌，亦可为浸润性癌，其癌变率为0.038％～0.12％。肿瘤间质成分也可以发生恶性变，即恶变为叶状囊肉瘤，此种恶变形式较为常见，为叶状囊肉瘤的发生途径之一。如果肿瘤的上皮成分及间质成分均发生恶变即形成癌肉瘤，此种癌变形式少见。纤维腺瘤恶变多见于40岁以上患者，尤以绝经期和绝经后妇女恶变危险性较高，临床上应予注意。

（二）病因

乳腺纤维腺瘤虽好发于青年女性，但详细发病机制不详，一般认为与以下因素有关：

1.性激素水平失衡　如雌激素水平相对或绝对升高，雌激素的过度刺激可导致乳腺导管上皮和间质成分异常增生，形成肿瘤。

2.乳腺局部组织对雌激素过度敏感。

3.饮食因素　如高脂、高糖饮食。

4.遗传倾向。

（三）临床表现

乳腺纤维腺瘤可发生于任何年龄的妇女，多见于20岁左右。多为无意中发现，往往是在洗澡时自己触及乳房内有无痛性肿块，亦可为多发性肿块，或在双侧乳腺内同时或先后生长，但以单发者多见。肿瘤一般生长缓慢，怀孕期及哺乳期生长较快。

查体：本病好发于乳腺外上象限，一般乳腺上方较下方多见，外侧较内侧多见。肿瘤多为单侧乳房单发性肿物，但单乳或双乳多发肿物并不少见，有时，乳腺内布满大小不等的肿瘤，临床上称之为乳腺纤维腺瘤病。肿瘤直径一般在1～3cm，亦可超过10cm，甚或占据全乳，临床上称之为巨纤维腺瘤，青春期女性多见。肿瘤外形多为圆形或椭圆形、质地韧实、边界清楚、表面光滑、活动，触诊有滑动感，无触压痛，肿瘤表面皮肤无改变，腋窝淋巴结不大。对该肿瘤的详细触诊，是对该病诊断的重要手段，仔细触诊，虽肿瘤光滑，但部分肿瘤有角状突起或分叶状。

有学者将本病临床上分为三型：

1.普通型：最常见，肿瘤直径在3cm以内，生长缓慢。

2.青春型：少见，月经初潮前发生，肿瘤生长速度较快，瘤体较大，可致皮肤紧张变薄，皮肤静脉怒张。

3.巨纤维腺瘤：亦称分叶型纤维腺瘤。多发生于15～18岁青春期及40岁以上绝经前妇女，瘤体常超过5cm，甚至可达20cm。扪查肿瘤呈分叶状改变。

以上临床分型对本病的治疗及预后无指导意义。

（四）病理

1.大体形态　肿瘤一般呈圆球形或椭圆形，直径多在3cm以内，表面光滑、结节状、质韧、有弹性、边界清楚，可有完整包膜。肿瘤表面可有微突的分叶。切面质地均匀，灰白色或淡粉色，瘤实体略外翻。若上皮成分较多则呈浅棕色。管内型及分叶型纤维腺瘤的切面可见粘液样光泽，并有大小不等的裂隙。管周型纤维腺瘤的切面不甚光滑，呈颗粒状。囊性增生型纤维腺瘤的切面常见小囊肿。病程长的纤维腺瘤间质常呈编织状且致密，有时还可见钙化区或骨化区。

2.镜下观察　根据肿瘤中纤维组织和腺管结构的相互关系可分为5型：

（1）管内型纤维腺瘤：主要为腺管上皮下结缔组织增生形成的肿瘤，上皮下平滑肌组织也参与肿瘤形成，但无弹力纤维成分。病变可累及一个或数个乳管系统.呈弥漫性增生，早期，上皮下结缔组织呈灶性增生，细胞呈星形或梭形，有程度不等的粘液变性。增生的纤维组织从管壁单点或多点突向腔面，继而逐渐充填挤压管腔，形成不规则的裂隙状，衬覆腺管和被覆突入纤维组织的腺上皮因受挤压而呈两排密贴。在断面上，因未切到从管壁突入部分，纤维组织状如生长在管内，故又称之为管内型纤维腺瘤，纤维组织可变致密，并发生透明变性，偶可见片状钙化。上皮及纤维细胞无异形。

（2）管周型纤维腺瘤：病变主要为腺管周围弹力纤维层外的管周结缔组织增生，弹力纤维也参与肿瘤形成，但无平滑肌，也不呈粘液变性。乳腺小叶结构部分或全部消失，腺管弥漫散布。增生的纤维组织围绕并挤压腺管，使之呈腺管状。纤维组织致密，常呈胶原变性或玻璃变，甚至钙化、软骨样变或骨化。腺上皮细胞正常或轻度增生，有时呈乳头状增生。上皮及纤维细胞均无异型。

（3）混合型纤维腺瘤：一个肿瘤中以上两种病变同时存在。

（4）囊性增生型纤维腺瘤：为乳腺内单发肿块，与周围乳腺组织分界清楚，可有包膜。肿瘤由腺管上皮和上皮下或弹力纤维外结缔组织增生而成。上皮病变包括囊肿、导管上皮不同程度的增生、乳头状瘤病、腺管型腺病及大汗腺样化生等。上皮细胞和纤维细胞无异型。本病与囊性增生病的区别在于后者病变范围广泛，与周围组织界限不清，且常累及双侧乳腺，镜下仍可见小叶结构。

（5）分叶型纤维腺瘤（巨纤维腺瘤）：本瘤多见于青春期和40岁以上女性，瘤体较大，基本结构类似向管型纤维腺瘤。由于上皮下结缔组织从多点突入高度扩张的管腔，又未完全充满后者，故在标本肉眼观察和显微镜检查时皆呈明显分叶状。一般纤维细胞和腺上皮细胞增生较活跃，但无异型。本型与向管型的区别在于，分叶型瘤体大、有明显分叶。与叶状囊肉瘤的区别在于，后者常无完整包膜、间质细胞有异型，可见核分裂。

以上几种分型与临床无明显关系。

（五）诊断

乳腺纤维腺瘤的诊断一般较为容易，根据年轻女性、肿瘤生长缓慢及触诊特点，如肿瘤表面光滑、质韧实、边界清楚、活动等，常可明确诊断。

对于诊断较困难的病例，可借助乳腺的特殊检查仪器、针吸细胞学检查甚至切除活检等手段，以明确诊断。

1.乳腺钼靶片 乳腺纤维腺瘤表现为圆形、椭圆形、分叶状，密度略高于周围乳腺组织且均匀的块影，肿瘤边界光滑整齐，有时在肿瘤周围可见一薄层透亮晕，病程长者可有片状或弧形钙化，但无沙粒样钙化。瘤体大小与临床触诊大小相似。乳腺钼靶拍片不宜用于青年女性，因为此阶段乳腺组织致密，影响病变的分辨，且腺体组织对放射线敏感，过量接受放射线会造成癌变。

2.B超 B超是适合年轻女性的无创性检查，且可以重复操作。肿瘤为圆形或卵圆形，实质性，边界清楚，内部为均质的弱光点，后壁线完整，有侧方声影，后方回声增强。B超可以发现乳腺内多发肿瘤。

3.液晶热图 肿瘤为低温图像或正常热图像，皮肤血管无异常。

4.红外线透照 肿瘤与周围正常乳腺组织透光度基本一致，瘤体较大者边界清晰，周围没有血管改变的暗影。

5.针吸细胞学检查 乳腺纤维腺瘤针吸细胞学检查的特点是可以发现裸核细胞或有粘液，诊断符合率可达90%以上。

6.切除活检 切除活检既是一种诊断手段，又是一种治疗手段。但对于有以下情况者不宜盲目行切除活检，宜收入病房，并在快速冰冻病理监测下行肿瘤切除活检。①患者年龄较大，或同侧腋下有肿大淋巴结；②乳腺特殊检查疑有恶性可能者；③有乳腺癌家族史者；④针吸细胞学有异形细胞或有可疑癌细胞者。

（六）治疗

乳腺纤维腺瘤的治疗原则是手术切除。

1.关于手术时机

(1)对于诊断明确且年龄＜25岁的患者，可行延期手术治疗。因为该病一般生长缓慢、极少癌变。

(2)对于已婚，但尚未受孕者，宜在计划怀孕前手术切除。妊娠后发现肿瘤者，宜在妊娠3～6个月间行手术切除，因妊娠和哺乳可使肿瘤生长加速，甚至发生恶变。

(3)对于年龄超过35岁者，均应及时手术治疗。

(4)如肿瘤短期内突然生长加快，应立即行手术治疗。

2.手术注意事项 因本病患者多为年轻女性，手术应注意美观性。放射状切口对乳腺管损伤较小，对以后需哺乳者较为适宜；环状切口瘢痕较小，更美观。乳晕附近的肿瘤可采取沿乳晕边缘的弧形切口；乳腺下部近边缘的肿瘤，可沿乳房下缘作弧形切口，瘢痕更隐蔽。临床触摸不到的纤维腺瘤可以B超定位下手术治疗。

近年来，出于美学的要求，开展了麦默通微创手术治疗乳腺纤维腺瘤。麦默通微创旋切装置需在B超或钼靶X线引导下进行，切口一般选择在乳腺边缘，约0.3～0.5cm，术后基本不留瘢痕，且一个切口可以对多个肿瘤进行切除。但肿瘤最大直径应小于2.5～3.0cm，术后加压包扎。该方法价格较为昂贵。

手术切除的肿瘤标本一定要送病理组织学检查，以明确诊断。

（七）预后

乳腺纤维腺瘤手术时，应将肿瘤及周围部分正常乳腺组织一并切除，单纯肿物摘除，增加术后复发的机会。乳腺纤维腺瘤如能完整切除，则很少复发。但同侧或对侧乳腺内仍发生异时性乳腺纤维腺瘤，仍应手术切除。

二、乳腺导管内（或囊内）乳头状瘤

导管内乳头状瘤又称大导管乳头状瘤、囊内乳头状瘤等，是发生于乳头及乳晕区大导管的良性乳头状瘤。肿瘤由多个细小分支的乳头状新生物构成，常为孤立、单发，少数亦可累及几个大导管。

本病多见于经产妇女，以40～45岁居多。其确切发病率很难统计，但发病率较低，从临床上看，导管内乳头状瘤较乳腺纤维腺瘤，甚至较乳腺癌亦明显少见。本病病程长，少数可以发生癌变。

乳腺导管内乳头状瘤与乳腺纤维腺瘤、乳腺囊性增生的发病原因相同，多数学者认为主要与雌激素水平增高或相对增高有关。

（一）病理

1.大体观察　大导管内乳头状瘤是发生在乳管开口部至壶腹部以下1.5cm左右的一段乳管内的肿瘤。病变大导管明显扩张，内含淡黄色或棕褐色或血性液体，管腔内壁有乳头状物突向腔内，乳头状物的数目及大小不等，一般直径0.5～1.0cm，亦有直径达2.5cm者，乳头的蒂粗细、长短不一，也可为广基无蒂。一般短粗的乳头内纤维成分较多，呈灰白色，质地较坚实，不易折断；而细长顶端呈颗粒状鲜红的乳头质脆，特别是呈树枝状尖而细的乳头更易折断出血。有时乳头状瘤所在的导管两端闭塞，形成囊肿样，即称为囊内乳头状瘤。

2.镜下所见　乳腺导管内乳头状瘤的基本特点是导管上皮和间质增生形成有纤维脉管束的乳头状结构。该瘤境界清楚，但无纤维包膜。乳头及腔壁表面被覆双层细胞，表层为柱状上皮，其下是圆形或多边形细胞层，该层外是基底膜，上皮与基底膜之间可见肌纤维细胞。瘤细胞无异型，排列极性整齐。纤维脉管束可纤细疏松，亦可粗厚致密。多数肿瘤可见灶性上皮增生、大汗腺化生及实性上皮细胞巢。1988年乳腺疾病专题讨论会上有学者认为，乳腺导管内乳头状瘤上皮有Ⅲ级以上增生者恶变率较高。

发生于乳腺中小导管的多发性乳头状瘤称为乳头状瘤病，该病常伴有乳腺囊性增生。乳头状瘤病在中小乳管内呈白色半透明状小颗粒，附于管壁，无蒂，上皮生长旺盛，属癌前病变，癌变率5%～10%。

（二）临床表现

1.症状　导管内乳头状瘤多以乳头溢液就诊，多数是在内衣上发现血迹或黄褐色污迹。无疼痛及其他不适，挤压乳腺时乳头溢液。少数以乳房肿块就诊，而以肿块就诊者，病变多在中小乳管。发生于大导管的乳头状瘤溢液发生率70%～85%，Stout报道的乳头状瘤，溢液发生率仅为10%～25%。乳头溢液的性质一半左右为血性，其次为浆液性溢液，约占30%。作者统计300例血性乳头溢液患者，45岁以上癌变率约为23%。

2.查体　本病的特点是挤压肿瘤所在区域，乳头出现血性或其他性质的溢液。大导管内乳头状瘤能在乳晕区触及肿块者占1/3左右，肿块呈圆形、质韧、表面光滑、边界清楚。如继发感染，则肿瘤有压痛，也可与皮肤粘连。

发生于中小乳管的乳头状瘤，肿瘤多在周边区，瘤体较大，可能由于乳管被阻塞、液体潴留所致。肿瘤亦可与皮肤粘连。

（三）诊断

对于有乳头溢液，特别是血性溢液的患者，如能在乳晕附近扪及1cm以下的圆形肿物，则95%的患者可诊断为乳腺导管内乳头状瘤。对于只有溢液而不能触及肿块的患者，则应采取一些辅助检查，以明确诊断。

1.选择性乳导管造影　对乳头溢液而言，选择溢液乳导管进行造影，是一项既能明确诊断又安全可靠的方法。

（1）方法：常规患侧乳头及周围皮肤消毒，找准溢液乳导管开口，用钝头细针轻轻插入病变乳导管，避免用力插入，以免刺破乳导管，一般进针1～2cm后，注入碘油或76%复方泛影葡胺，然后拍钼靶片。注意注药时不要推入空气。

（2）正常乳导管造影表现：乳导管自乳头向内逐渐分支、变细，呈树枝状。自乳管开口处可分为：

1）一级乳管：宽0.5～2.3mm，长1～3cm。

2）二级乳管：宽0.5～2.0mm。

3）三级乳管：宽0.2～1.0mm。

正常乳腺导管壁光滑、均匀、分支走向自然。如注射压力过高，造影剂进入腺泡内，形成斑点状阴影。哺乳期乳管略粗。

（3）乳腺导管内乳头状瘤的表现：肿瘤多位于主导管及二级分支导管，表现为单发或多发的圆形或椭圆形充盈缺损。可有远端乳导管扩张，或出现导管梗阻，梗阻处呈弧形杯口状，管壁光滑、完整，无浸润现象，中小乳管内乳头状瘤主要表现为乳管梗阻现象。较大的乳腺导管内乳头状瘤可见病变导管扩张，呈囊状，管壁光滑完整，其间可见分叶状充盈缺损。

2.脱落细胞学或针吸细胞学检查　将乳头溢液涂片进行细胞学检查，如能找到瘤细胞，则可明确诊断，但阳性率较低。对于可触及肿物的病例，采用针吸细胞学检查，可与乳腺癌进行鉴别诊断。

3.乳导管镜检查　乳管镜是近几年发展起来的一种特殊检查，通过此方法可以明确诊断。找到溢液乳导管，先注入表面麻醉剂，用扩张器扩张乳导管，放入乳导管镜对一、二、三级导管进行检查。导管内乳头状瘤呈粉红色或鲜红色突出于导管壁或堵塞乳导管。

4.乳腺钼靶片对鉴别诊断有一定参考价值。

（四）鉴别诊断

因乳管内乳头状瘤的主要症状为乳头溢液，故凡可引起乳头溢液的乳腺疾病均应进行鉴别诊断。

1.乳腺癌　乳腺导管内乳头状癌、导管癌等可引起乳头溢液。

（1）乳管造影表现：

1）乳管本身受到癌浸润、梗阻，破坏引起的征象包括：患病乳导管不规则浸润、僵硬、狭窄及中断，截断面呈“鼠尾状”。

2)因癌侵犯、收缩、压迫等引起的征象有:树枝状结构受压或受牵引移位,导管分支减少或结构紊乱,有时因肿瘤浸润而致多个相邻分支突然中断。

(2)乳管镜检查发现乳导管僵硬、结节状改变。

(3)脱落细胞学或针吸细胞学可发现异型细胞,可疑癌细胞甚或癌细胞。

(4)钼靶拍片有时可见砂粒状钙化。

2.乳腺囊性增生　本病溢液多为浆液性或黄绿色,且多为双乳头多乳导管溢液,临床上本病呈周期性疼痛,月经前疼痛明显,乳腺可扪及结节状肿物,质韧且压痛。

乳导管造影无充盈缺损之表现。硬化型腺病表现为乳管及其分支变细,呈细线状;囊肿型表现为与导管相连的较大囊性扩张;小导管及腺泡囊性增生型表现为终末导管、腺泡呈较均匀的小囊状或串珠状扩张。

3.乳导管扩张　临床上有乳头溢液,但多为淡黄色液体,偶有溢血。乳管造影示:乳晕下大导管显著扩张、迂曲,严重者呈囊性,无充盈缺损。

4.乳管炎　溢液为混浊、脓性,乳管镜发现乳导管充血、水肿、有分泌物。

(五)治疗

乳腺导管内乳头状瘤能明确诊断者均应手术治疗。40 岁以下者以区段切除为主,年龄超过 40 岁或多个乳管溢液者,可行保留乳头的乳腺单纯切除术(皮下乳房切除术)。术后标本均应送病理检查,如有癌变,可追加放疗或化疗。

手术注意事项:术前两天不要挤压乳房,以免积液排净,术中找不到溢液乳管;术中用钝针插入溢液导管作为引导或注入亚甲蓝,将整个蓝染的乳腺小叶及相关乳导管一并切除。如疑有恶变,术中应行冰冻病理检查。

对于乳头溢液的治疗,当除外生理性、内科疾病及药物等因素所致者外,原则上亦应手术治疗,特别是年龄在 40 岁以上者,更应行手术治疗。

(孟庆国)

第五节　乳痈

乳痈是由热毒侵入乳房所引起的一种急性化脓性疾病。常发生于产后未满月的哺乳期妇女,尤以初产妇多见,也可在怀孕期,或非哺乳期及非怀孕期发生。其特点是乳房局部结块,红、肿、热,伴有全身发热,且容易传囊。根据本病发病时期的不同,将在哺乳期发生的称外吹乳痈,在怀孕期发生的称内吹乳痈,老年妇女和非哺乳期妇女发生的乳痈称非哺乳期乳痈。本病相当于西医的急性乳腺炎。

一、临床诊疗思维

(一)病因病机分析

1.肝郁气滞　乳头属足厥阴肝经,肝主疏泄,能调节乳汁的分泌。若情志内伤,肝气不疏,厥阴之气失于疏泄，使乳汁发生壅滞而结块；郁久化热，热胜肉腐则成脓。

2.胃热壅滞　乳房属足阳明胃经，乳汁为气血所生化，产后恣食肥甘厚味而致阳明积热，胃热壅盛，导致气血凝滞，乳络阻塞而发生痈肿。

3.乳汁瘀滞　乳头破损或凹陷，影响哺乳，致乳汁排出不畅，或乳汁多而婴儿不能吸空，造成余乳积存，致使乳络闭阻，乳汁瘀滞，日久败乳蓄积，化热而成痈肿。

（二）诊断思维

1.辨病思维

①症状

郁滞期：初起常有乳头皲裂，哺乳时感觉乳头刺痛，伴有乳汁郁积不畅，继而乳房局部肿胀疼痛，皮色微红或不红，皮肤不热或微热。全身症状不明显或伴有全身感觉不适、恶寒发热、头痛胸闷、心烦易怒、食纳不佳、大便干结等症状。

成脓期：皮肤红肿焮热，局部疼痛明显加重，如鸡啄样或搏动性疼痛，伴高热不退、头痛骨楚、口苦咽干、恶心厌食、溲赤便秘。

溃后期：若溃后脓出通畅，局部肿消痛减，寒热渐退，疮口逐渐愈合。若脓腔部位较深或有多个脓腔，溃后脓出不畅，肿势不消，疼痛不减，身热不退，而形成袋脓或传囊乳痈。若久治不愈，乳汁夹杂有清稀脓液自疮口溢出，则成乳漏，收口缓慢。

②体征：初起时可见一二个乳管阻塞不通，排乳不畅，结块或有或无，伴压痛。病情进一步发展则肿块不消或逐渐增大，皮肤灼热，患处拒按，肿块中央渐软，按之有波动应指感，局部穿刺抽吸有脓，同侧腋淋巴结肿大压痛。急性脓肿成熟时，可自行破溃出脓，或手术切开排脓。

③辅助检查：血常规检查初期白细胞计数一般正常，成脓期白细胞总数及中性粒细胞数增加。若并发脓毒败血症时，白细胞总数常在 $16\times10^{9}/L$ 以上，中性粒细胞常达 85%以上。

局部诊断性穿刺：对于判断急性乳腺炎是否已形成脓肿，尤其是深部脓肿，可行穿刺脓术，有助于确诊并判断脓肿位置。

乳腺高频钼靶 X 线摄片：表现为边界模糊的片状密度增高阴影，乳腺小梁结构模糊不清，皮肤增厚，皮下脂肪组织模糊，血管影增多增粗。各种变化在使用抗生素治疗后得到显著改善。

B 型超声检查：炎症区乳房组织增厚，内部回声较正常低，分布欠均匀。脓肿形成时可见数目不一、大小形态不等的无回声区，边缘欠清晰。如脓液较稠厚时，则可见分布不均低回声区，较大脓肿的深部回声较浅部稍高而密，两者之间可见液平面，内部有不均匀的光点或光团。

脓液细菌培养及药敏试验：有助于确定致病菌种类，可针对性地选择抗生素。

(2)鉴别诊断：本病需与炎性乳癌相鉴别。

2.辨证思维

(1)初期（郁滞期）：乳房局部肿胀疼痛，乳汁不通是最早期的临床表现，同时可伴寒发热，周身酸痛等全身症状。

本期重点掌握的症状为：局部胀痛，乳汁不通，恶寒发热。

局部体征为：胀痛而触痛明显，边界不清，质较韧。

(2)成脓（酿脓期）：乳房局部肿胀调痛，浅表脓肿者，红肿以病变为中心明显；深部脓肿者红肿不明显。伴发热持续不退等全身症状。

成脓期的重点症状为胀而跳痛，发热持续不退；局部体征为浅表脓肿表皮光而薄发亮，触之有波动感，深部脓肿上述体征不明显，只能以局部有明显触痛及辅助检查协助诊断(B超及定位穿刺)。血分析也能反映这一时期炎症的轻与重。

(3)溃破期(溃脓期)：自溃或切开排脓后均为本时期，大多患者脓出转向愈合(顺证)。但由于乳腺的解剖上生理上的特殊性，尤其要注意防止传囊乳痈及乳漏的出现(变证)。

顺证的表现：溃后脓出顺畅，热退，痛减。

变证的表现：初起——僵肿，迁延难愈；成脓——传囊乳痈；溃后——袋脓——传囊乳痈——乳漏。

(三)治则思维

1.内治 ①按疏、清、补分期辨证施治。按初期——消法，中期——托法，后期——由于乳痈的特殊表现慎补。②理气通络贯穿始终。③及早治疗、以消为贵。

2.外治 掌握好成脓即行切开的原则及保证引流通畅是预防发生传囊乳痈的关键。

(四)辨证论治

1.肝郁气滞

【证候】 乳房部肿胀疼痛，肿块或有或无，皮色不变或微红，乳汁排泄不畅；伴恶寒发热，头痛骨楚，口渴，便秘；舌淡红或红，苔薄黄，脉浮数或弦数。

【辨证】 情志内伤，肝气郁结，郁久化热，加之产后恣食厚味，胃内积热，以致肝胃蕴热，气血凝滞，乳络阻塞，不通则痛，故乳房肿胀疼痛有块；毒热内蕴，故患侧乳房皮肤微红；邪热内盛，正邪相争，营卫失和，故恶寒发热，头痛骨楚；胃经热盛，故口渴、便秘、舌红苔薄黄；弦脉属肝，数脉主热。

【治则】 疏肝清胃，通乳消肿。

【主方】 瓜蒌牛蒡汤加减。

【处方举例】 熟牛蒡 10g，生栀子 10g，金银花 10g，连翘 12g，全瓜蒌(打碎)12g，蒲公英 30g，橘叶 5g，青皮 5g，柴胡 10g，黄芩 10g，紫花地丁 12g，漏芦 10g，穿山甲(代)10g，王不留行 15g，甘草 5g。水煎服，每日 1～2 剂。

2.胃热壅盛

【证候】 肿块逐渐增大，皮肤焮红，灼热，疼痛如鸡啄，肿块中央渐软，有应指感；可伴壮热，口渴饮冷，面红目赤，烦躁不宁，大便秘结，小便短赤；舌红，苔黄干，脉数或滑数。

【辨证】 肝胃蕴热，热毒炽盛，乳络阻塞，气血凝滞，故乳房肿块逐渐增大，局部焮红、疼痛、灼热；热盛则肉腐成脓，故肿块中央变软，按之有应指感；火热炎上，故面红目赤；热扰心神，则烦躁不宁；火热伤阴，津液被耗，故小便短赤；津伤则引水自救，故渴喜饮冷；肠热津亏，故大便干燥；舌红、苔黄、脉数均为热象。

【治则】 清热解毒，托毒透脓。

【主方】 瓜蒌牛蒡汤合透脓散加减。

全瓜蒌(打碎)12g，穿山甲(代)10g，皂角刺 10g，赤芍 10g，当归 10g，黄芪 15g，牛蒡子 10g，连翘 10g，蒲公英 10g，丝瓜络 10g，柴胡 10g，甘草 5g。水煎服，每日 1～2 剂。

3.正虚邪恋

【证候】 溃破后乳房肿痛减轻，但疮口脓水不断，脓汁清稀，愈合缓慢，或乳汁从疮口溢出形成乳漏；面色少华，全身乏力，头晕目眩，或低热不退，食欲缺乏。舌淡，苔薄，脉弱无力。

【辨证】 脓成破溃后，脓毒尽泄，肿痛消减；但若素体本虚，溃后脓毒虽泄，气血俱虚，故收口缓慢；气血虚弱可见面色少华、全身乏力、头晕目眩；舌淡、苔薄、脉弱无力为气血不足之象。

【治则】 益气养血，和营托毒。

【主方】 托里消毒散加减。

【处方】 黄芪 15g，党参 10g，白术 10g，茯苓 10g，当归 10g，川芎 10g，穿山甲(代)10g，皂角刺 10g，蒲公英 10g，白芷 10g，甘草 5g。

（五）病程观察

1.肝郁气滞型乳痈中，乳汁壅滞太甚者，加王不留行 10g，路路通 10g，漏芦 10g；产妇断乳后乳汁壅滞者，加炒麦芽 250g，回乳；产后恶露未尽者，加归尾 10g，川芎 10g，益母草 15g；乳房肿块明显者，加当归 10g，赤芍 10g，桃仁 10g；大便秘结者，加生大黄 5g，火麻仁 10g。

2.胃热壅盛型乳痈中，热甚者，加生石膏、知母、金银花、蒲公英清热解毒。

（六）预后转归

一般来说，乳痈的预后较好。关键在于早期发现，早期治疗，“以消为贵”。消散痊愈的时间及病程长短，与求治是否及时成正比。乳痈治疗后如得排乳通畅，肿痛减轻，发热渐退，就有消散希望；否则便易化脓，易引起乳漏，迁延时日，徒增痛苦。若溃后邪祛正复，其愈不难，即使形成乳漏，只要治疗恰当，也可获得痊愈。

（七）预防与调护

1.妊娠后期(尤其是初产妇)，经常用温热水或 75％乙醇擦洗乳头；孕妇有乳头内陷者，应经常挤捏提拉矫正，可用小酒杯叩吸。

2.应指导产妇合理哺乳，养成定时哺乳的习惯，保持乳汁排出通畅；乳汁过多时，可用吸乳器将乳汁吸尽排空，以防淤乳。

3.保持乳头清洁，如有乳头皲裂、擦伤应及时治疗。

4.注意婴儿口腔清洁，不可让婴儿口含乳头睡觉。

5.乳母应保持精神舒畅，避免情绪过度激动，断乳时应逐渐减少哺乳次数，然后再行断乳。

6.忌食辛辣之品，不过食膏粱厚味。

（八）疗效评定

1.治愈 全身症状消失，肿块消散，疮口愈合。

2，好转 全身症状消失，局部肿痛减轻，或疮口尚未愈合。

3.未愈 反复“传囊”或形成乳漏。

（张三强）

第六节　乳发

乳发是发生在乳房且容易腐烂坏死的急性化脓性疾病。相当于西医的乳房部蜂窝织炎或乳房坏疽，多发生于哺乳期妇女。其特点是病变范围较乳痈大，局部掀红漫肿疼痛，迅速出现皮肉腐烂，病情较重，甚至可发生热毒内攻。

一、临床诊疗思维

（一）病因病机分析

本病的发生多因火毒外侵以及肝胃两经湿热蕴结乳房而成。乳痈火毒炽盛者亦可并发本病。

1.肝胃湿火　产后体弱，百脉空虚，湿热火毒乘虚侵犯皮肉，阻于肝胃二经，壅结于乳房而成。湿毒壅积，故乳房漫肿，溃后脓腐连片。火性猛烈，故病势凶猛，蚀皮腐肉。湿火相兼，则肿胀溃烂严重而迅速。

2.时疫侵袭　外感时疫之气，蕴阻经络，结聚于乳房而发病。疫毒之气较六淫外邪更为凶险。

3.火毒炽盛　亦可由乳痈火毒炽盛而并发。

（二）诊断思维

1.辨病思维

(1)诊断依据

①症状：本病发病迅速，乳房部皮肤焮红漫肿，疼痛较重，毛孔深陷，恶寒发热，舌苔黄，脉数。2～3 天后皮肤湿烂，继而发黑溃腐，疼痛加重，壮热口渴，舌苔黄腻，脉象弦数。若溃后腐肉渐脱，身热渐退，则疮疡逐渐愈合。若正虚邪盛，毒邪内攻，可见高热神昏等症。

②体征：初起乳房部皮肤焮红漫肿，毛孔深陷；继而皮肤湿烂，发黑溃腐；溃后腐肉渐脱则愈，正虚邪盛则邪毒内攻，出现变证。

③实验室及其他辅助检查：血常规检查血白细胞总数及中性粒细胞比例明显增加。

脓液细菌培养及药敏试验有助于确定致病菌种类，可针对性地选择抗生素。

(2)鉴别诊断：本病需与乳汁潴留性囊肿相鉴别。

2.辨证思维

(1)初起：乳房部皮肤焮红漫肿，毛孔深陷，疼痛剧烈，伴有恶寒发热，骨节酸痛，不思饮食，大便干结，小便短赤等全身症状。

本期要重点掌握的症状为乳房部皮肤焮红漫肿，疼痛剧烈，恶寒发热；局部体征为乳房部皮肤红肿灼热，压痛明显，毛孔深陷。

(2)成脓：乳房部皮肤湿烂，迅速发黑溃腐，疼痛加重，壮热口渴。

本期重点掌握的症状为乳房部皮肤湿烂，迅速发黑溃腐；局部体征为皮肤湿烂，迅速发黑溃腐。

(3)溃后:顺证的表现:溃后脓出顺畅,腐肉渐脱,热退,痛减。

变证的表现:腐肉渐脱,脓水稀薄,肉色灰白,日久不敛,伴有神疲乏力,面色无华。

(三)治则思维

本病基本病机是湿热火毒乘虚阻于肝胃二经,治疗宜清热泻火、利湿解毒,成脓时兼凉血托毒,溃后宜调补气血、生肌收口。

(四)辨证论治

1.肝胃湿火

【证候】 乳房部皮肤焮红漫肿,毛孔深陷,疼痛剧烈;伴恶寒发热,骨节酸痛,不思饮食,大便干结,小便短赤;舌质红,苔黄,脉数。

【辨证】 湿热火毒阻于肝胃二经,壅结于乳房,则乳房部皮肤掀红漫肿,毛孔深陷,疼痛剧烈;邪正相争,则恶寒发热,骨节酸痛;热伤津液,则不思饮食,大便于结,小便短赤;舌质红,苔黄,脉数,是里热之象。

【治则】 清热泻火,利湿解毒。

【主方】 龙胆泻肝汤加减。

【处方】 龙胆草 15g,栀子 10g,黄芩 10g,柴胡 5g,当归 10g,生地黄 15g,蒲公英 30g,金银花 15g,夏枯草 15g,泽泻 10g。

2.火毒炽盛

【证候】 乳房部皮肤湿烂,迅速发黑溃腐,疼痛加重;伴壮热口渴;舌质红,苔黄腻,脉弦数。

【辨证】 湿毒壅结,火性猛烈,湿火相兼,蚀皮腐肉,则肿胀溃烂严重而迅速,疼痛加重;舌质红,苔黄腻,脉弦数,是湿热火毒炽盛之象。

【治则】 清热泻火,凉血托毒。

【主方】 龙胆泻肝汤加穿山甲、皂角刺。

【处方】 龙胆草 10g,栀子 10g,黄芩 10g,柴胡 10g,当归 10g,生地黄 10g,赤芍 15g,牡丹皮 10g,黄连 10g,黄柏 10g,蒲公英 30g,夏枯草 15g,泽泻 10g,穿山甲(代)10g,皂角刺 10g。

3.正虚邪衰

【证候】 疮面腐肉渐脱,脓水稀薄,肉色灰白,日久不敛;伴神疲乏力,面色无华;舌质淡红,苔薄白,脉细。

【辨证】 产后体虚,复因大片脓腐脱落,气血更虚,托毒生肌乏力,则脓水稀薄,肉色灰白,日久不敛;神疲乏力,面色无华,舌质淡红,苔薄白,脉细,皆为气血亏虚之征。

【治则】 调补气血,生肌收口。

【主方】 八珍汤加减。

【处方】 生黄芪 30g,当归 10g,白芍 10g,白术 10g,熟地黄 15g,茯苓 10g,川芎 10g,香附 10g,枸杞子 10g,金银花 10g,甘草 10g,肉桂 10g。

(五)病程观察

火毒炽盛证乳发,若火毒内攻,治宜凉血解毒开窍,选用犀角地黄汤合黄连解毒汤。

(六)预后转归

本病发病迅速,乳房部皮肤焮红漫肿;2～3 天后皮肤湿烂,继而发黑溃腐;若溃后腐肉渐脱,身热渐退,则疮疡逐渐愈合;若正虚邪盛,毒邪内攻,可见高热神昏等症。

(七)预防与调护

同乳痈。

(八)疗效评定

1.治愈　全身症状消失,肿块消散,疮口愈合。

2.好转　全身症状消失,局部肿痛减轻,或疮口尚未愈合。

3.未愈　反复"传囊"或形成乳漏。

(张三强)

第七节　乳疽

乳疽是指乳房深部的急性化脓性疾病。本病可发生于中青年妇女。其临床特点为局部红热不显,化脓较缓,脓成后不易测出波动感,脓毒容易内窜生变,出现"传囊""袋脓",甚至热毒内攻之证。相当于乳房深部脓肿。

一、临床诊疗思维

(一)病因病机分析

1.肝郁胃热　肝气郁结,胃热壅蒸,以致气血凝滞而成。

2.热毒炽盛　热毒壅滞乳络,久病入里,腐肉成脓,或由乳痈脓毒深窜入里而成。

3.正虚毒盛　久病正虚,毒邪内攻脏腑或毒入营血而成。

(二)诊断思维

1.辨病思维

(1)诊断依据

①症状

初期:初起乳房结块,皮色不变,轻微疼痛,即有恶寒发热、骨节酸痛等。以后肿块逐渐增大,疼痛加重。

成脓期:1 个月左右,疼痛剧烈,皮色微红,按之应指。

溃后期:溃破后脓出黄稠,溃孔较深,容易袋脓或传囊,或形成乳漏,则愈合缓慢。酿脓时高热口渴,舌红,苔黄腻,脉滑数,严重者可出现毒攻脏腑之变证。溃后一般诸证随之渐消。若持续低热不退,或反复恶寒发热,常有传囊之虑。

②体征:初起乳房结块,皮色不变;随着疾病的进展,肿块渐大,疼痛加剧,皮色微红,按之应指;溃破后脓出黄稠,愈合缓慢。

③辅助检查

血常规检查:血白细胞总数及中性粒细胞比例明显增加。

B型超声检查:炎症区乳房组织增厚,内部回声较正常低,分布欠均匀。脓肿形成时可见数目不一、大小形态不等的无回声区,边缘欠清晰。如脓液较稠厚时,则可见分布不均低回声区。

局部诊断性穿刺:对于乳腺的急性炎症,如怀疑已经成脓肿,特别是深部脓肿,可行穿刺引脓术或借助于B超确定脓肿数目和位置。

(2)鉴别诊断:本病需与乳腺结核相鉴别。

2.辨证思维

(1)初期(肝郁胃热):初起时乳房结块,质硬微痛,皮色不变,伴有恶寒发热,头痛骨楚;舌质红,苔薄腻,脉滑数。

本期重点症状为乳房结块,质硬微痛,皮色不变,恶寒发热;局部体征为乳房结块,质硬,皮色不变,按之疼痛。

(2)成脓期(热毒炽盛):乳房结块增大,疼痛剧烈,可有跳痛感,皮色微红,伴有高热烦渴,便秘溲赤;舌质红,苔黄腻,脉弦数。

本期重点症状为结块红肿,疼痛剧烈,发热不退;局部体征为乳房肿块红、肿、热、痛,脓后中央处按之应指。

(3)溃破期(气血两虚):脓肿溃后,脓水转稀,收口缓慢,伴有面色少华,神疲倦怠,食欲缺乏,或低热持续不退;舌质淡红,苔薄或薄黄腻,脉细或细数。

大部分病人逐渐愈合,部分病人或有袋脓、传囊或形成乳漏。

(三)治则思维

与乳痈相似,但初起要加强行气和营散结之力,成脓时多用托毒透脓之品。若现毒攻脏腑之证,参照内陷治疗。

(四)辨证论治

1.肝郁胃热

【证候】 初起乳房结块,质硬微痛,皮色不变;伴恶寒发热,头痛骨楚;舌质红,苔薄腻,脉滑数。

【辨证】 肝郁胃热,阻塞经络,因病位深在,故初起乳房结块,质硬微痛,皮色不变;邪正相争,则恶寒发热,头痛骨楚;舌质红,苔薄腻,脉滑数,是郁热在里之象。

【治则】 疏肝理气,和营清热。

【主方】 瓜蒌牛蒡汤合逍遥散加减。

【处方】 瓜蒌 10g,牛蒡子 10g,金银花 10g,连翘 10g,柴胡 10g,青皮 10g,陈皮 10g,川芎 10g,天花粉 10g,乳香 10g,没药 10g,赤芍 10g,白芍 10g,甘草 10g。

2.热毒炽盛

【证候】 乳房结块增大,疼痛剧烈,皮色微红;伴高热烦渴,便秘溲赤;舌质红,苔黄腻,脉弦数。

【辨证】 初起未能消散,热毒炽盛,则乳房结块增大,疼痛剧烈;因病位深在,故皮色微红;热盛伤津则高热烦渴,便秘溲赤;舌质红,苔黄腻,脉弦数,均为热毒壅里之证。

【治则】 清热解毒,透脓托毒。

【主方】 仙方活命饮合透脓散加减。

【处方】 金银花 15g,黄芩 10g,蒲公英 30g,紫花地丁 10g,川芎 10g,天花粉 15g,橘叶 10g,当归 10g,乳香 10g,没药 10g,赤芍 10g,白芍 10g,生黄芪 10g,炒穿山甲(代)10g,皂角刺 10g。

3.气血两虚

【证候】 脓肿溃后,脓水转稀,收口缓慢,或有袋脓、传囊或形成乳漏;伴面色少华,神疲倦怠,食欲缺乏,或低热持续不退;舌质淡红,苔薄或薄黄腻,脉细或细数。

【辨证】 脓为气血所化,脓出正亦虚,气血亏虚则脓水清稀,无力生肌收口,则愈合缓慢或形成乳漏;气血亏虚而无力托毒,则余毒旁窜,形成袋脓、传囊;面色少华,神疲乏力,或低热不退,饮食量少,舌质淡,苔薄,脉弱无力,均因气血亏虚、失却濡养所致。

【治则】 调补气血。

【主方】 八珍汤加减。

【处方】 生黄芪 30g,党参 15g,白术 10g,茯苓 10g,熟地黄 10g,白芍 10g,川芎 10g,蒲公英 15g,制香附 10g,陈皮 10g,生甘草 10g,肉桂 10g。

(五)病程观察

1.肝郁胃热型乳疽,乳房肿块明显者,加当归 10g,赤芍 10g,桃仁 10g;大便秘结者,加生大黄 10g,芒硝 10g;热甚者,加生石膏 30g,知母 10g,蒲公英 30g 清热解毒。

2.由哺乳期乳痈脓毒深窜而成乳疽,乳汁壅滞太甚者,加王不留行 10g,路路通 10g,漏芦 10g。

(张三强)

第八节 乳癖

乳癖是 25-45 岁中青年妇女的常见病、多发病,其发病率占乳房疾病的 75%,居全部乳房疾病之首位。其特点是单侧或双侧乳房疼痛并出现肿块,乳痛和肿块与月经周期及情志变化密切相关。乳房肿块大小不等,形态不一,边界不清,质地不硬,推之活动。相当于西医的乳腺增生病,是乳腺组织的既非炎症也非肿瘤的良性增生性疾病。

一、临床诊疗思维

(一)病因病机分析

1.肝气郁结 因情志不遂,久郁伤肝或受到精神刺激,急躁恼怒,导致肝气结,气机阻滞于乳房,经脉阻塞不通,不通则痛,引起乳房疼痛;肝气郁久化热,热灼液为痰,气滞、痰凝、血瘀,即可形成乳房肿块。

2.冲任失调 因肝肾不足,冲任失调,致使气血淤滞。

3.脾肾阳虚　脾肾阳虚，痰湿内结，经脉阻塞而致乳房结块、疼痛，常伴月经不调。

（二）诊断思维

1.辨病思维

（1）诊断依据

①症状：临床表现主要是乳房疼痛、肿块、乳头溢液。多数患者有乳房或乳头疼痛，少数患者无明显症状。严重者乳房部不可触碰，行走或活动时亦感疼痛。疼痛部位较弥散，常牵连到腋部和肩背部，甚至影响上肢活动。

②体征：乳房肿块可发生于单侧或双侧，大多位于乳房的外上象限，也可见于其他象限。肿块的质地中等或质硬不坚，表面光滑或颗粒状，推之活动，大多伴有压痛。肿块的大小不一，一般直径在1～2cm，大者可超过3cm。根据肿块的形态和分布常可分为以下数种类型。

片块型：肿块呈厚薄不等的片块状，圆盘状或长圆形，数目不一，质地中等或有韧性，边界清楚，推之活动。

结节型：肿块呈扁平或串珠状结节，形态不规则，边界欠清，质地中等或偏硬，推之活动。亦可见肿块呈米粒或沙粒样结节。

混合型：有结节、条索、片块样等多种形态肿块混合存在者。

弥漫型：肿块分布超过乳房3个象限以上者。

乳房肿块可于经前期增大变硬，经后稍见缩小变软。个别患者挤压乳头可有多孔溢出浆液样或乳汁样或清水样的液体。

③辅助检查：乳房钼靶X线摄片、超声波检查及红外线热图像有助于诊断和鉴别诊断。对于肿块较硬或较大者，可考虑做组织病理学检查。

（2）鉴别诊断：本病需与乳腺癌相鉴别。

2.辨证思维　本病的基本病机是气滞、血瘀、痰凝互结于乳房。临床根据患者年龄、病程，结合全身及局部症状常分为肝郁痰凝证、冲任失调证。

（1）肝郁痰凝证：常见乳房胀痛和肿块随喜怒消长，伴有胸闷胁胀，善郁易怒，失眠多梦，心烦口苦等全身症状，舌质淡红，苔薄白或薄黄，脉弦滑。

（2）冲任失调证：常见乳房疼痛和肿块在月经前加重，经后缓减，伴有腰酸乏力，神疲倦怠，耳鸣目糊，月经先后失调，量少色淡或闭经等全身症状，舌质淡胖，苔白，脉弦细或沉细。

（三）治则思维

1.止痛与消块是本病治疗的主要目的，辨证论治有助于提高疗效。肝郁痰凝证治宜疏肝解郁，化痰散结；冲任失调证治宜调摄冲任、疏肝活血。

2.对于长期服药肿块不消反而增大且质地较硬、疑有恶变者，应手术切除。

（四）辨证论治

1.肝郁痰凝

【证候】　多见于未婚妇女或病程较短者，乳房胀痛和肿块随喜怒消长；伴有胸闷胁胀，善郁易怒，失眠多梦，心烦曰苦；舌质淡红，苔薄白或薄黄，脉弦滑。

【辨证】　若情志内伤，肝气郁结不疏，或思虑伤脾，或肝病犯脾，脾失健运，痰湿内蕴，气滞痰凝阻于乳络，则乳房胀痛和肿块，并随喜怒消长；肝气郁结，失于疏泄，则胸闷胁胀、善郁易怒、失眠多梦、心烦口苦；舌质淡红，苔薄白或薄黄，脉弦滑，为肝郁痰凝之证。

【治则】 疏肝解郁，化痰散结。

【主方】 逍遥瓜蒌散加减。

【处方】 柴胡10g，白术10g，白芍10g，茯苓10g，制半夏10g，陈皮10g，贝母10g，全瓜蒌10g，山慈菇10g，全蝎5g。

2.冲任失调

【证候】 多见于中年妇女，乳房疼痛和肿块在月经前加重，经后缓减；伴有腰酸乏力，神疲倦怠，耳鸣目糊，月经先后失调，量少色淡，或闭经；舌质淡胖，苔白，脉弦细或沉细。

【辨证】 素体肝肾不足，或产育数伤于血，冲任失调，以致气血瘀滞，或阳虚痰湿内结，经脉阻塞，则见乳痛、结块在月经前加重，经后缓减，或伴月经紊乱等；肝肾不足，失去濡养，则腰酸乏力、神疲倦怠、耳鸣目糊；舌质淡胖，苔白，脉弦细或沉细，是冲任失调之证。

【治则】 调摄冲任，疏肝活血。

【主方】 二仙汤合四物汤加减。

【处方】 仙茅10g，淫羊藿10g，肉苁蓉10g，当归10g，白芍10g，制香附10g，海藻10g，昆布10g，牡蛎10g，莪术10g，鹿角胶（烊化）10g，制香附10g，八月札10g。

（五）病程观察

1.肝郁痰凝型乳癖若肝郁化火，则加栀子10g，牡丹皮10g，夏枯草15g。

2.冲任失调型乳癖若肝肾不足，则加墨旱莲15g，女贞子15g。

（六）预后转归

1.大部分患者较长时间内均属良性增生性病变，预后好。

2.少部分患者或少部分病变要警惕有恶变的可能。

3.部分年轻病人有可能在增生病变基础上形成纤维腺瘤。

（七）预防与调护

1.应保持心情舒畅，情绪稳定。

2.应适当控制脂肪类食物的摄入。

3.及时治疗月经失调等妇科疾病和其他内分泌疾病。

4.对发病高危人群要重视定期检查。

（八）疗效评定

1.治愈　乳房肿块及疼痛消失。

2.好转　乳房肿块缩小，疼痛减轻或消失。

3.未愈　乳房肿块及疼痛无变化。

（张雪芹）

第九节 乳疬

乳疬是指男女儿童或中老年男性在乳晕部出现疼痛性结块。其特点是乳晕中央有扁圆形肿块，质地中等，有轻度压痛。好发于青春发育期前女性(10岁以前)、青春发育期男性(13-17岁)，中老年男性(50-70岁)也可发生。相当于西医的乳房异常发育症。

一、临床诊疗思维

(一)病因病机分析

1.冲任失调　多见于青春发育期发病者。先天禀赋不足，肾气不充，精血不能资助冲任二脉，冲任失调则女子月经不正常，男子睾丸发育不良；精少不足，肝失所养，则肝气郁结，气血运行失常，乳络失和，而成乳疬。

2.肝郁化火　多见于中老年男性患者。情志不遂，或暴怒伤肝，肝气不疏，郁久化火，火灼肝肾之精，炼液成痰，则乳络受阻，结成乳疬。

3.阴虚火旺　多见于中老年男性患者。年事渐高，体衰肾亏；或因房劳伤肾，肾阴不足，虚火自炎；或水不涵木，气郁化火，皆能炼液成痰，则痰火互结，阻于乳络，而成乳疬。

(二)诊断思维

1.辨病思维

(1)诊断依据

①症状：好发于青春发育期前女性(10岁以前)、青春发育期男性(13-17岁)，中老年男性(50-70岁)，一侧或两侧乳晕部发生一个扁圆形结块，形如围棋子，轻微疼痛；或男子乳房变大增厚，状如妇乳。

一侧或两侧乳晕部发生一个扁圆形结块，形如围棋子，质地中等或韧硬，边界清楚，推之可动，有轻触痛。有些男子乳房变大增厚，状如妇乳，或伴有乳头溢液，多为乳汁样。若有先天性睾丸发育不全，则患者具有女性化征象，如声音变尖、面部无须、臀部宽阔等；有时伴有生殖器畸形。性早熟性女性可伴有第二性征提早出现、月经来潮等表现。

②体征：一侧或两侧乳晕部肿块，大小约围棋子，质地中等或韧硬，边界清楚，推之可动，有轻触痛。男性可有先天性睾丸发育不全或生殖器畸形；女性可伴性早熟。

③辅助检查：进行肝功能、性激素等检测，卵巢、睾丸、前列腺等B超检查，骨龄判别等。

(2)鉴别诊断：本病需与乳腺癌相鉴别。

2.辨证思维　本病主要由肝郁肾亏、痰瘀凝结而成。临床根据患者年龄、性别及乳房胀痛程度，结合全身症状常分为冲任失调证、肝郁化火证、阴虚火旺证。

(1)冲任失调：常见乳房结块，疼痛不甚，伴有腰酸神疲，体弱矮小等全身症状；舌质淡胖，苔薄，脉细无力。

(2)肝郁化火：常见乳房结块，胀痛明显，伴烦躁易怒，胸胁胀痛，日苦咽于等全身症状；舌质尖红，苔白或薄黄，脉弦或弦数。(3)阴虚火旺：常见乳房结块，隐隐作痛，伴乳头、乳晕部皮色较深，伴头晕耳鸣，五心烦热，口干津少等全身症状；舌质红，苔少，脉细数。

(三)治则思维

治疗本病抓住补肾疏肝，兼以化痰散结。临床结合冲任失调证、肝郁化火证、阴虚火旺证的不同，或侧重于温肾化痰，或侧重于清肝化痰，或侧重于滋阴化痰，疏通乳络不离其中。

(四)辨证论治

1.冲任失调

【证候】 乳房结块，疼痛不甚；伴腰酸神疲，体弱矮小；舌质淡胖，苔薄，脉细无力。

【辨证】 先天禀赋不足，肾气不充，精血不能资助冲任二脉，经气不疏，气血运行失常，乳络失和，则乳房结块，疼痛不甚；肾虚骨骼失养，生长发育不良，则腰酸神疲，体弱矮小；舌质淡胖，苔薄，脉细无力，为肾气不充之证。

【治则】 调摄冲任，化痰散结。

【主方】 二仙汤加减。

【处方】 仙茅 15g，淫羊藿 15g，肉苁蓉 20g，当归 10g，制香附 10g，海藻 10g，昆布 10g，牡蛎 10g，莪术 10g。

2.肝郁化火

【证候】 乳房结块，胀痛明显；伴烦躁易怒，胸胁胀痛，口苦咽干；舌质尖红，苔白或薄黄，脉弦或弦数。

【辨证】 情志不遂，或暴怒伤肝，肝气不疏，郁久化火，火灼肝肾之精，炼液成痰，气郁痰火阻滞乳络，则乳房结块，胀痛明显；气郁化火，则烦躁易怒，胸胁胀痛，口苦咽干；舌质尖红，苔白或薄黄，脉弦或弦数，皆为肝气郁结或兼郁火之象。

【治则】 疏肝理气，清热化痰。

【主方】 丹栀逍遥散加减。

【处方】 牡丹皮 10g，栀子 10g，夏枯草 10g，柴胡 10g，郁金 10g，当归 10g，制半夏 10g，牡蛎 30g。

3.阴虚火旺

【证候】 乳房结块，隐隐作痛，伴乳头、乳晕部皮色较深；伴头晕耳鸣，五心烦热，口于津少；舌质红，苔少，脉细数。

【辨证】 年事渐高，体衰肾亏；或因房劳伤肾，肾阴不足，虚火自炎；或水不涵木，气郁化火，皆能灼津炼液成痰，导致痰火互结，阻于乳络，则乳房结块，隐隐作痛，伴乳头、乳晕部皮色较深；阴虚火旺，津亏液少，不能润养，则头晕耳鸣，五心烦热，口干津少；舌质红，苔少，脉细数，是阴虚火旺之象。

【治则】 滋阴泻火，化痰软坚。

【主方】 知柏地黄汤加减。

【处方】 知母 10g，黄柏 10g，生地黄 10g，山茱萸 10g，玄参 10g，牡丹皮 10g，泽泻 10g，夏枯草 10g，炙龟甲 10g，浙贝母 10g，牡蛎 30g。

(五)病程观察

肾气亏虚者，偏于肾阳虚者方用右归丸加小金丹；偏于肾阴虚者方用左归丸加小金丹。

（六）预后转归

中医中药辨证论治对单纯性乳房发育、体质性性早熟乳房发育、原发性青春期男性乳房发育及由内分泌激素紊乱或由肝脏功能减退等引起的乳房异常发育疗效较好。对于肿瘤等疾病引起者宜积极手术治疗。

（七）预防与调护

1.要保持乐观开朗，心情，愉快，避免恼怒忧思。

2.节制房事，平时应忌烟酒及辛辣刺激食物。

3.避免服用对肝脏有损害的药物。有肝病者适当进行保肝治疗有助于本病的康复。

（八）疗效评定

1.治愈　乳房肿块消失。

2.好转　肿块缩小。

3.未愈　肿块无变化或增大。

（张雪芹）

第十节　乳漏

乳漏是指发生于乳房部或乳晕部的慢性炎性管道。以疮口有脓液或乳汁流出，久漏不收口为临床特点。往往继发于乳房或乳晕部的疾病如乳痈、乳发、乳疽、及粉刺性乳痈。相当于西医的乳房部窦道及瘘管。

一、临床诊疗思维

（一）病因病机分析

1.乳房部漏管　多因乳痈、乳发失治，脓出不畅；或切开不当，损伤乳络，乳汁从疮口溢出，以致长期流脓、溢乳而形成；或因乳痨溃后，身体虚弱，日久不愈所致。

2.乳晕部漏管　多因乳头内缩凹陷，感染毒邪，或脂瘤染毒，局部结块化脓溃破后疮口久不愈合而成。

（二）诊断思维

1.辨病思维

（1）诊断依据

①症状

乳房部漏：有乳痈、乳发溃脓或切开现病史，疮口经久不愈，常流乳汁或脓水，周围皮肤潮湿浸润。若因乳痨溃破成漏，疮口多呈凹陷，周围皮肤紫暗，脓水清稀或夹有败絮样物质，或伴有潮热、盗汗、舌质红、脉细数等症。

乳晕部漏：多发于非哺乳或非妊娠期的妇女。常伴有乳头内缩，并在乳晕部有结块，红肿疼痛，全身症状较轻。成脓溃破后脓液中兼有灰白色脂质样物，往往久不收口。若用球头银丝从疮孔中探查，银丝球头多可从乳窍中穿出。亦有愈合后在乳窍中仍有粉质外溢，带有臭气，或愈后疮口反复红肿疼痛而化脓者。

若有局部手术或外伤史者，有时疮口中可有丝线等异物排出。

②体征：乳房或乳晕部一个或数个瘘管，伴乳汁或脓液流出。

③辅助检查：乳腺导管镜检查直观了解管道的管壁及分支情况。

X线造影有助于明确管道的走向、深度及支管情况。

细胞学检查：脓液涂片或细菌培养及药敏试验有助于判定乳漏的性质并指导用药。

（2）鉴别诊断：本病需与乳腺癌相鉴别。

2.辨证思维　本病的基本病机是正虚余邪未清。临床根据其形成乳漏的原发病不同，邪正虚实的不同，及伴有的全身症状分为气血两虚证、正虚毒恋证、阴虚痰热证。

（1）气血两虚：常见乳房部漏，流脓漏乳不止，肉色不鲜，伴面色无华，神疲乏力，食欲缺乏等全身症状；舌质淡胖，苔薄，脉细。

（2）正虚毒恋：常见乳房或乳晕部红肿疼痛，伴恶寒发热，便秘溲赤等全身症状；舌质淡红，苔薄黄，脉滑数。

（3）阴虚痰热：常见乳房部漏，疮口凹陷，脓水清稀夹有败絮样物质，伴潮热颧红，夜寐盗汗，身体消瘦等全身症状；舌质红，少苔，脉细数。

（三）治则思维

治疗的关键是要辨别形成漏管的原因，并明确管道的走向及分支情况。以外治为主，内治为辅，内治以扶正祛邪为大法。乳痨所致的乳漏应配合抗结核药物治疗。

（四）辨证论治

1.气血两虚

【证候】　乳房部漏，流脓漏乳不止，肉色不鲜；伴面色无华，神疲乏力，食欲缺乏；舌质淡胖，苔薄，脉细。

【辨证】　溃脓后气血亦虚，无力摄乳、生肌收口，则流脓漏乳不止，肉色不鲜；面色无华，神疲乏力，食欲缺乏，舌质淡胖，苔薄，脉细，皆为气血两虚之证。

【治则】　调补气血，托毒生肌。

【主方】　八珍汤加减。

【处方】　生黄芪30g，蒲公英15g，熟地黄10g，当归10g，川芎10g，白芍10g，党参15g，白术10g，茯苓10g，炙甘草10g，肉桂10g。

2.正虚毒恋

【证候】　乳房或乳晕部红肿疼痛；伴恶寒发热，便秘溲赤；舌质淡红，苔薄黄，脉滑数。

【辨证】　久病体虚，流脓漏乳使气血更伤，无力祛邪，导致邪毒留滞为患，则乳房或乳晕部红肿疼痛；邪正相争，则恶寒发热；热毒滞里，则便秘溲赤；舌质淡红，苔薄黄，脉滑数，为余毒未清之象。

【治则】　扶正托毒。

【主方】　金银花甘草汤加减。

【处方】　金银花15g，甘草10g，蒲公英15g，鹿衔草15g，生黄芪20g，白芷10g，皂角刺 10g。

3.阴虚痰热

【证候】 乳房部漏，疮口凹陷，脓水清稀夹有败絮样物质；伴潮热颧红，夜寐盗汗，身体消瘦；舌质红，少苔，脉细数。

【辨证】 本患乳痨，阴虚内热之体失于调治，不能生肌收口，则脓出成瘘，疮口凹陷，脓水清稀夹有败絮样物质；潮热颧红，夜寐盗汗，身体消瘦；舌质红，少苔，脉细数，皆为阴虚内有痰热之证。

【治则】 养阴清热。

【主方】 六味地黄汤合清骨散加减。

【处方】 生地黄 10g，熟地黄 10g，茯苓 10g，牡丹皮 10g，山茱萸 15g，山药 15g，泽泻 10g，银柴胡 10g，鳖甲 10g，青蒿 10g，地骨皮 10g，知母 10g，夏枯草 10g，猫爪草 10g。

（五）病程观察

正虚毒恋乳漏者，若为气血两虚，可用十全大补汤加减。

（六）预后转归

久病失治或误治，则病程迁延，经久难愈；若积极治疗及时得当，则可愈合。

（七）预防与调护

1.及时恰当治疗乳痈、乳发等病，以防脓毒内蓄，损伤乳络而形成乳漏。

2.正确掌握乳痈切开的部位、切口的方向和大小，以免误伤乳络成漏。

3.注意精神调摄和饮食营养，增强体质，以利疾病康复。

（八）疗效评定

1.治愈　全身症状消失，窦道或瘘管愈合。

2.好转　全身症状消失，窦道及瘘管局部肿痛减轻，疮口缩小。

3.未愈　窦道及瘘口未愈甚则加重。

（张雪芹）

第五章　胸部疾病

第一节　急性上呼吸道感染

急性上呼吸道感染是鼻腔、咽或喉部的急性炎症的总称。常见病因为病毒，少数为细菌。发病无年龄、性别、职业、地区差异。通常病情较轻、病程较短、预后较好，但有一定的传染性，有时可引起严重并发症。全年皆可发病，冬春季节易发。本病属中医“感冒”范畴。

【病因与发病机制】

1.病因　引起急性上呼吸道感染的病因中，70%～80%为病毒，细菌感染直接间接继发于病毒感染之后，主要致病菌为溶血性链球菌，其次为流感嗜血杆菌、肺炎链球菌、葡萄球菌等。

2.发病机制　在受凉、淋雨、过度疲乏等诱因作用下，全身或呼吸道局部防御功能降低，导致寄生于呼吸道或从外界侵入的病毒或细菌迅速繁殖，引起急性上呼吸道感染，尤其是老、幼、体弱者或患有慢性呼吸道疾病患者。

【病理】

鼻腔及咽部黏膜充血、水肿、上皮细胞破坏，少量单核细胞浸润，浆液性或黏液性炎性渗出；继发感染者有中性粒细胞浸润，可有脓性分泌物。

【临床表现】

根据病因不同，临床表现可有不同的表现类型。

1.普通感冒　又称急性鼻炎或急性上呼吸道卡他，俗称“伤风”。起病较急，初期为咽干、咽痒或灼烧感，兼可有喷嚏、鼻塞、流清涕及2～3d后逐渐转为稠涕，可伴有咽痛、流泪、呼吸不畅、轻咳、低热、轻度畏寒头痛等。检查可见鼻腔黏膜充血、水肿、可有分泌物，咽部轻度充血。若无并发症，多经5～7d痊愈。

2.病毒性咽炎和喉炎

(1)病毒性咽炎：常表现为咽部痒感和灼烧感，局部疼痛不明显。若吞咽时疼痛，提示有链球菌感染。检查可见咽部充血、水肿，颌下淋巴结肿大并触痛。

(2)病毒性喉炎：表现为声嘶、说话困难、咳嗽时疼痛，常有发热、咳嗽、咽痛等。体检可见喉部充血、水肿，局部淋巴结轻度肿大并触痛，可闻及喘息声。

3.疱疹性咽峡炎　表现为明显咽痛、发热，病程1周左右。体检见咽部充血，软腭、腭垂、咽、扁桃体表面有灰白色疱疹及浅表溃疡，周围有红晕。多发生在夏季，儿童多见。

4.咽结膜热 临床表现为发热、咽痛、畏光、流泪，咽及结膜明显充血。多发生夏季，通过游泳传播，儿童多见。

5.细菌性咽-扁桃体炎 多由溶血性链球菌引起，其次为流感嗜血杆菌、肺炎链球菌、葡萄球菌等引起。起病急，明显畏寒、发热，测体温可达39℃以上。体检可见咽部明显充血，扁桃体充血、肿大，表面有黄色点片状渗出物，颌下淋巴结肿大并触痛，肺部无异常体征。

【并发症】

可并发急性鼻窦炎、中耳炎、气管炎、支气管炎，部分患者可继发风湿热、肾小球肾炎、心肌炎等。

【实验室检查】

1.血象 病毒性感染时白细胞计数正常或偏低，淋巴细胞比例升高，细菌性感染则白细胞计数及中性粒细胞升高，甚至有核左移现象。

2.病原学检查 可用免疫荧光法、酶联免疫吸附检测法、血清学诊断、病毒分离鉴定等，以确定病毒的类型。细菌培养可确定感染细菌类型及做药物敏感试验指导临床用药。

【诊断与鉴别诊断】

1.诊断 根据病史、流行情况、鼻咽部炎症表现，结合周围血象和胸部X线检查可作出临床诊断。进行细菌培养和病毒分离或病毒血清学检查等可确定病因诊断。

2.鉴别诊断 本病须与以下疾病鉴别。

(1)过敏性鼻炎：临床特点是起病急骤、鼻腔发痒、频频喷嚏、清涕，发作与环境或气温突变有关。检查见鼻黏膜苍白、水肿，鼻腔分泌物涂片可见嗜酸性粒细胞增多。

(2)流行性感冒：临床特点是有明显的流行性，起病急，全身症状重，高热、全身酸痛、眼结膜炎症状明显。取患者鼻腔黏膜上皮细胞涂片标本采用荧光免疫法可作出早期诊断。病毒分离或血清学检查可供鉴别。

(3)急性传染病前驱症状：如麻疹、伤寒、脑炎等在患病初期常有上呼吸道感染症状，注意相关疾病流行季节和流行地区，出现相应症状应密切观察，必要时做相应的实验室检查以资鉴别。

【治疗】

呼吸道病毒感染目前尚无特殊治疗，以对症治疗及中医治疗为常用手段。细菌感染则采用抗感染治疗。

1.一般治疗 休息、戒烟、多饮水、保持室内空气流通。

2.对症治疗 可选用解热镇痛药如阿司匹林等处理发热、头痛等症状，减少鼻咽部充血、分泌的药物如肤麻滴鼻剂减轻鼻塞、流清涕等症状。

3.抗菌药物的运用 如有细菌感染，通常为经验用药，常选青霉素、第一代头孢菌素、喹诺酮类等，用药前做细菌培养兼做药物敏感试验检查，待经验用药无效的情况下选用敏感的抗菌药物。

4.抗病毒药物的治疗 早期运用抗病毒药物有一定疗效。利巴韦林对多种病毒有较强的抑制作用，可选用。

5.中医辨证论治 参照中医"感冒"辨证论治疗。

【预防】

坚持规律的适合个人的体育锻炼；劳逸结合，生活规律；避免受凉、淋雨等诱因；注意上呼吸道感染患者的隔离，防止交叉感染。

(孟宪龙)

第二节　支气管炎

一、急性气管-支气管炎

急性气管-支气管炎由感染或非感染性因素所引起的气管、支气管黏膜的急性炎症，临床主要症状有咳嗽、咳痰或伴有喘息，多见于寒冷季节及气候变化时，各年龄段人群均可患病。本病属中医“咳嗽”、“喘证”范畴。

【病因与发病机制】

1.病因　常见致病病毒为鼻病毒、腺病毒、流感病毒、呼吸道合胞病毒等，致病细菌有流感嗜血杆菌、肺炎球菌、链球菌、葡萄球菌等。此外冷空气、粉尘、某些刺激性气体；花粉，真菌孢子等空气传播的过敏原；钩虫、蛔虫等幼虫肺内移行；微生物的蛋白质或代谢产物等也可诱发支气管急性炎症。

2.发病机制　受凉、疲劳等可致呼吸道生理防御功能削弱，病原微生物可直接侵入气管、支气管引起感染，也可由急性上呼吸道感染的病毒或细菌向下蔓延而发病。常先为病毒感染，病毒感染可减弱纤毛细胞的功能并抑制肺泡巨噬细胞的吞噬能力，继发细菌感染。

【病理】

气管、支气管黏膜充血、水肿，纤毛上皮细胞损伤脱落，黏膜下层淋巴细胞及中性粒细胞浸润，黏液腺肥大，分泌物增加。细菌感染者常为脓性黏液。随炎症消退，病理变化一般能恢复正常。

【临床表现】

1.症状　起病较急，常有急性上呼吸道感染症状，如鼻塞、流涕、咽痛或咽部不适、干咳等。2～3d后咳嗽加重，痰量增多，痰由黏液性转为黏液脓性，晨起或入睡、吸入冷空气时咳嗽阵发加重，有时终日咳嗽，咳剧可伴恶心、呕吐及胸腹疼痛，偶有痰中带血。当伴有支气管痉挛，可发生胸闷或喘息。全身症状一般较轻，可有发热、乏力等，多在3～5d恢复正常，而咳嗽、咳痰恢复较慢，在2～3周才逐渐消失。

2.体征　可有发热，38℃左右，肺部听诊可闻及呼吸音粗糙，可有散在于、湿啰音，咳嗽、咳痰后可减少或消失，偶闻哮鸣音。

【实验室检查和其他检查】

1.实验室检查　白细胞计数及中性粒细胞多正常，细菌感染时升高。痰培养可发现致病菌。

2.X线检查　常无异常或仅有肺纹理增粗。

【诊断与鉴别诊断】

1.诊断依据

(1)病史：起病急，常于上呼吸道感染后发生。

(2)症状：病初为刺激性干咳，咳嗽逐渐加重，痰量增加，由黏液痰转为黏液脓痰。全身症状轻，可有发热、乏力，多在3～5d恢复正常，而咳嗽、咳痰恢复较慢，在2～3周才逐渐消失。

(3)肺部体征：听诊可闻及呼吸音粗糙，可有散在干、湿啰音，偶闻哮鸣音。

(4)外周血象：白细胞计数多正常，细菌感染时增高。

(5)X线检查：常无异常或仅见肺纹理增粗。

2.鉴别诊断

(1)急性上呼吸道感染：鼻咽部症状为主，一般无咳嗽、咳痰，肺部听诊无干、湿性啰音。

(2)流行性感冒：急骤起病，全身症状显著，发热并常为高热、头痛及全身酸痛。白细胞计数减少。有流行趋势。

(3)其他疾病如支气管肺炎、支原体肺炎、肺脓肿、肺结核、肺癌、麻疹、百日咳等病可有急性支气管炎的症状，应详细检查，注意鉴别。

【治疗】

1.西医治疗

(1)一般治疗：适当休息，多饮水，避免粉尘及刺激性气体吸入，注意保暖。

(2)抗生素治疗：细菌感染时，可根据病原体检查，选用有效抗生素。口服药物有复方磺胺甲噁唑(复方新诺明)、阿莫西林、氨苄西林、罗红霉素、阿奇霉素等；注射药品有青霉素类、头孢菌素类、喹诺酮类、氨基糖苷类等。

(3)对症治疗：干咳为主者可用喷托维林25mg，或苯丙哌林20～40mg，3/d。痰稠不易咳出者可选复方氯化铵合剂10ml，3/d，溴己新16mg，溴化钾环己胺醇30mg，3/d。雾化吸入可助排痰。

2.中医辨证论治　本病多参照中医“咳嗽”中暴咳治疗。

【预防】

体育锻炼，增强耐寒能力；防止受凉，预防感冒；做好劳动保护，避免刺激性气体及粉尘吸入。

二、慢性支气管炎

慢性支气管炎(简称慢支)是指由于感染或非感染导致的气管、支气管黏膜及其周围组织的慢性非特异性炎症。临床以慢性反复发作的咳嗽、咳痰、伴有或不伴有喘息为主要表现，病情进展易并发慢性阻塞性肺气种，慢性肺源性心脏病。本病属中医“咳嗽”、“喘证”、“痰饮”范畴。

【病因及发病机制】

病因复杂，多为各种内外因相互作用，综合致病。

1.外因

(1)感染：主要为病毒与细菌感染。常见病毒为流感病毒、鼻病毒、腺病毒、呼吸道合胞病毒；常见细菌为流感嗜血杆菌、肺炎球菌、甲型链球茵、奈瑟球菌、克雷伯杆菌等。

(2)寒冷受凉：寒冷常为慢支发作的重要原因和诱因。冷空气可使呼吸道局部小血管痉挛、缺血、纤毛上皮细胞活力下降、吞噬细胞功能减弱，削弱了呼吸道防御功能，为病毒、细菌的继发感染创造条件。

(3)吸烟:吸烟与慢支关系密切,吸烟时间越长,量越大,患病率也越高,而戒烟可使病情缓解。

(4)大气污染:有害气体如二氧化硫、二氧化氮、氯气、烟雾、粉尘等对呼吸道均有损害,为慢支的诱发病因之一。

(5)过敏因素:病原微生物、花粉、真菌、寄生虫、尘埃等的抗原致敏是引起慢支变态反应的原因之一,特别是喘息型慢支,有过敏史者较多。

2.内因

(1)气道局部防御及机体免疫功能低下:全身及局部免疫功能减弱时,呼吸道净化作用、吞噬功能、分泌型 IgA 及咳嗽反射等功能均下降,为慢支发病最重要的内在条件。呼吸道分泌中有抗菌和抗毒作用的免疫球蛋白是 IgA。

(2)自主神经功能紊乱:主要表现为副交感神经功能亢进,气道反应性较正常人增高。微弱的外来刺激可引起支气管平滑肌痉挛、分泌增多、纤毛运动减弱、痰液积滞,易继发感染。

【病理】

支气管的腺体增生肥大是慢性支气管炎最主要的病理改变。黏膜上皮变性、坏死脱落、化生;纤毛倒伏卷曲、脱落;黏膜下层黏液腺增生肥大、分泌物增多是慢支早期最为突出的病理变化。继而支气管壁炎性性胞浸润,平滑肌、弹力纤维及软骨环可有不同程度的变性、萎缩、破坏等,造成支气管狭窄和阻塞。

【临床表现】

本病起病大多隐匿,病程发展缓慢,主要表现为慢性咳嗽、咳痰伴或不伴喘息。常因受凉、感冒而反复急性发作。

1.症状

(1)咳嗽:长期、反复、逐渐加重的咳嗽是慢支的突出表现,咳嗽程度视病情而定。多在寒冷季节,气温骤变时发生,早、晚咳嗽频繁,白昼减轻。

(2)咳痰:多为白色黏液痰或白色泡沫痰,早晚痰多。合并感染时痰量增多,且为黏液脓痰。偶有咯血或痰中带血。

(3)喘息:部分患者可出现支气管痉挛,引起喘息,多发生于急性发作期。

2.体征　早期可无异常体征或仅有呼吸音粗糙,随病情发展肺部可闻及干、湿啰啰,急性发作期干、湿啰啰明显增多,咳嗽、咳痰后啰啰可减少。喘息型慢支可闻及哮鸣音。

3.并发症

(1)慢性阻塞性肺气肿及慢性肺源性心脏病:慢性阻塞性支气管炎可发展为肺源性心脏病,单纯性慢性支气管炎即使经常感染,也未必发展为肺源性心脏病。慢性阻塞性肺气肿是慢支反复发作,病情进展的最常见的并发症,肺气肿发展到晚期,由于肺循环阻力增加和肺通气功能与换气功能障碍,形成慢性肺源性心脏病。

(2)支气管肺炎:在抵抗力和肺功能较差的患者,慢支容易蔓延至支气管周围及肺组织,造成支气管肺炎。此时患者有寒战、发热、咳嗽加剧、痰量增多且为脓痰。肺部有湿性啰音增多,血象白细胞计数及中性粒细胞增多。X 线检查两下肺显示有斑点状或小片阴影。

【实验室检查和其他检查】

1.实验室检查

(1)血液检查:急性发作期或并发细菌感染时,可见白细胞计数及中性粒细胞增多。喘息型者嗜酸性粒细胞可增多。

(2)痰液检查:痰涂片或培养可见致病菌,涂片可见大量中性粒细胞,脱落上皮细胞,喘息型者可见嗜酸性粒细胞。

2.X线检查 早期无异常发现,反复发作患者,可见肺纹理增多、增粗、紊乱、模糊或呈条索状或网状。继发感染时,可有不规则斑点阴影,以下肺野较明显。

3.呼吸功能检查 早期可无异常,典型的呼吸功能改变是通气功能障碍,表现第1秒用力呼气量(FEV_1)下降,最大通气量(MVV)下降,最大流量-容量曲线明显减低。

【分型与分期】

1.分型 慢支分为单纯型和喘息型,前者主要表现为咳嗽、咳痰,后者除咳嗽、咳痰外还有喘息,可闻哮鸣音。

2.分期

(1)急性发作期:1周之内咳、痰、喘任何一项症状加重或伴有发热、脓痰等炎症表现者。

(2)慢性迁延期:指咳嗽、咳痰、伴有或不伴喘息等症状迁延1个月以上者。

(3)临床缓解期:经治疗或自然缓解,症状基本消失或偶有咳嗽,少量咳痰,保持2个月以上者。

【诊断与鉴别诊断】

1.诊断依据 主要依靠病史和症状进行诊断。慢性反复咳嗽、咳痰或伴喘息每年发作持续3个月,并连续2年或以上,并能排除其他心、肺疾病(如肺结核、支气管扩张、支气管肺癌、支气管哮喘、心脏病、心功能不全等)即可诊断。如每年发病不足3个月,而有明确的客观依据(如X线表现,呼吸功能异常等)亦可诊断。

2.鉴别诊断

(1)支气管哮喘:多为青少年发病,可有家族史和过敏史,而无慢性咳嗽、咳痰史。以发作性喘息为主,发作时两肺满布哮鸣音,缓解后症状消失。外周血嗜酸性粒细胞可增多,支气管扩张药多可控制哮喘发作。哮喘合并慢支或肺气肿鉴别则较难。

(2)肺结核:常有低热、乏力、盗汗、消瘦等结核中毒症状,慢性咳嗽、咳痰不如慢支严重,而咯血较多见,痰结核菌及X线检查常可明确诊断。

(3)支气管扩张:多发生于儿童或青年期,具有慢性咳嗽,大量脓痰,反复咯血等特点,肺部可闻及固定湿啰音。X线检查可见肺纹理粗乱呈蜂窝状、卷发样,支气管造影可明确诊断。

(4)肺癌:多发生于40岁以上,特别是有多年的吸烟史。表现为刺激性咳嗽或持续血痰,进行性消瘦等应引起高度重视,进一步做X线检查,如X线检查有块状阴影或结节状影,经抗菌治疗不能完全消散,应考虑肺癌。痰脱落细胞、纤维支气管镜活检、胸部CT检查,一般可明确诊断。

【治疗】

目前尚无特效的根治方法,强调预防为主,积极综合治疗。急性发作期以控制感染为主,辅以祛痰、止咳、解痉、平喘治疗，多以西医药物配合中药治疗。缓解期以提高机体抗病能力、预防急性发作为主，多以中药配合西医药物进行治疗。

1.急性发作期治疗

(1)控制感染：及时、有效、足量地使用抗生素是控制急性发作的关键。最好依据痰培养及药敏试验选药。轻症可口服，如复方磺胺甲噁唑、阿莫西林、罗红霉素、氨苄西林、头孢氨苄等。较重者用肌内注射或静脉滴注抗菌药物，常用药物有青霉素类、头孢类、氨基糖苷类、大环内酯类、喹诺酮类或其他抗生素，可联合用药。感染控制后，一般应再用药 3～7d，以维持疗效。注意防止二重感染。

(2)祛痰止咳：常用祛痰药有复方氯化铵合剂、溴己新、溴环己胺醇等。多饮水及雾化吸入有助排痰。咳嗽较重时，可适当应用镇咳药，但应与祛痰药联用，否则可致痰液浓稠，淤塞气道，加重病情。

(3)解痉平喘：常用药物有氨茶碱、沙丁胺醇、特布他林等口服或吸入剂，重者可用皮质激素吸入剂，如必可酮。

(4)气雾疗法：气雾湿化吸入或加复方安息香酊，可稀释气管内的分泌物，有利于排痰。如痰液不易咳出可用超声雾化吸入，可加入抗生素或祛痰剂等，1～2/d，有利于痰液稀释及排出。

2.缓解期治疗　加强锻炼，增强体质，提高免疫功能，可从全身锻炼、呼吸肌锻炼、防寒锻炼三方面进行。避免各种诱发因素的接触和吸入，特别是防治感冒等尤为重要。应用气管炎疫苗、卡介苗、转移因子等，有一定的增强免疫功能，可预防感冒和减少慢支急性发作。

3.中医辨证论治　参照中医“咳嗽”、“喘证”、“痰饮”治疗。

【预防】

戒烟对预防慢支的发生、发展至关重要；锻炼身体，增强耐寒能力，防止受凉；劳逸结合，不酗酒，避免有害气体、粉尘及过敏原的吸入均是成功预防慢支的重要环节。此外及时有效地控制急性发作亦是防范慢支进一步加重，防止肺气肿等并发症的重要手段。

（孟宪龙）

第三节　感冒

感冒是感触风邪或时行病毒，引起肺卫功能失调，出现鼻塞、流涕、头痛、咳嗽、恶寒、发热、全身不适等主要临床表现的一种外感病。西医学中的上呼吸道感染、流行性感冒可参照本病辨证施治。

【病因病机】

感冒的发生，为外邪乘人体御邪能力不足之时，侵袭肺卫所致。外感六淫，以风邪为主，风邪虽为六淫之首，但在不同季节，往往夹时气而伤人，如春季之温，夏季之暑，秋季之燥，冬季之寒，梅雨季节之湿，一般以风寒、风热两者居多。非时之气夹时行病毒伤人，则更易引起发病。风邪或时邪病毒，乘人体口鼻、皮毛而入，肺卫首当其冲，卫表失和，肺气失宣，导致感冒诸症。总之，病因为风邪或时邪病毒，病位在肺卫，主要病机是外邪袭表，伤及肺系，肺卫功能失调。

【诊断与鉴别诊断】

1.诊断依据

(1)常以鼻塞流涕,喷嚏,咽痒,咳嗽,恶寒,发热,无汗或少汗,头痛,身体酸楚等为主症。

(2)一年四季均可发生,尤以冬春多见。起病急,病程为3～7d。

(3)白细胞总数多正常或偏低,中性粒细胞减少,淋巴细胞相对增多。

2.鉴别要点

(1)鼻渊:有鼻塞流涕,多腥臭而浊,一般无恶寒发热,病程长,反复发作,不易治愈。

(2)热痹:有发热、恶寒、肢体关节疼痛,但关节局部红肿焮痛,病程较长,病势较重。

(3)乳蛾:有发热、恶寒、咽痛等症,见咽部两侧红肿胀大,常有黄、白色脓样分泌物。

(4)麻疹:麻疹初起有发热恶寒、鼻塞流涕、咳嗽、咳痰等,与感冒相似,但麻疹伴有目赤畏光、眼周水肿、多泪、口腔黏膜出疹等。

【辨证论治】

1.辨证要点

(1)辨伤风与时行感冒

①伤风:冬春气候多变时发病率高,一般呈散发性,病情多轻,多不传变。

②时行感冒:季节不限,有传染性,易广泛流行,病情多重,全身症状显著,可发生传变。

(2)辨时令:感冒风邪,除风寒、风热外,还有与四时之气杂感为病者,如暑邪为患者,以身热有汗、心烦口渴、小便短赤、舌苔黄为表现;湿邪为患者,以恶寒、身热不扬、头重如裹、骨节重痛、胸闷脘痞、舌苔白腻为特征。

(3)辨寒热:注意恶寒发热孰轻孰重,口渴、咽痛之有无,以及舌苔、脉象的辨析。

①风寒感冒:恶寒重,发热轻,头痛,颈背强痛,骨节疼痛;苔薄白,脉浮紧。

②风热感冒:发热重,恶寒轻或不恶寒,头痛口渴,咽喉红肿疼痛;舌尖红,苔薄黄,脉浮数。

(4)辨虚实:发热无汗、恶寒身痛者,属表实;发热汗出、恶风者,属表虚。另外,有素体虚弱、感受外邪者,为体虚感冒,此属虚实夹杂之证。

2.分证论治 本病的治疗总则为祛除表邪,宣通肺气,照顾兼证。

(1)风寒感冒

主证:恶寒重,发热轻,无汗,头痛,肢节酸痛,鼻塞声重,时流清涕,喉痒,咳嗽,痰稀薄色白,口不渴或渴喜热饮;舌苔薄白而润,脉浮或浮紧。

治法:辛温解表,宣肺散寒。

方药:方用荆防败毒散加减。药用荆芥10g,防风10g,羌活6g,独活10g,柴胡10g,前胡6g,川芎6g,枳壳6g,茯苓10g,桔梗6g,甘草3g,薄荷6g。

(2)风热感冒

主证:身热较著,微恶风,汗泄不畅,头胀痛,咳嗽、痰黏或黄,咽燥,或咽喉乳蛾红肿疼痛,鼻塞,流黄浊涕,口渴欲饮;舌苔薄白或微黄、舌边尖红,脉象浮数。

治法:辛凉解表,宣肺清热。

方药:银翘散加减。药用金银花15g,连翘15g,豆豉10g,牛蒡子10g,薄荷6g,荆芥穗10g,桔梗6g,甘草6g,竹叶10g,鲜芦根30g。

(3)暑湿感冒

主证：身热，微恶寒，汗少，肢体酸重或疼痛，头昏重胀痛，咳嗽痰黏，鼻流浊涕，心烦，或口中黏腻，渴不多饮，胸闷，泛恶，小便短赤；舌苔薄黄而腻，脉濡数。

治法：清暑祛湿解表。

方药：新加香薷饮加减。香薷10g，鲜扁豆花10g，厚朴6g，金银花15g，连翘15g。

(4)气虚感冒

主证：恶寒较甚，发热，无汗，肢体倦怠乏力，咳嗽，咳痰无力；舌淡苔白，脉浮而无力。

治法：益气解表。

方药：参苏饮加减。药用党参10g，紫苏叶10g，葛根15g，前胡6g，法半夏12g，茯苓10g，陈皮6g，桔梗6g，木香6g，甘草6g，生姜6g，大枣10g。

(5)阴虚感冒

主证：身热，手足心热，鼻塞流涕，微恶风寒，少汗，头昏，心烦，口干，干咳痰少；舌红少苔，脉细数。

治法：滋阴解表。

方药：加减葳蕤汤。药用玉竹10g，白薇10g，生葱白3茎，桔梗6g，豆豉10g，薄荷6g，炙甘草6g。

3.针灸疗法　主穴风池、大椎、盐池。风寒者加列缺、迎香、风门穴；风热者鱼际、内庭、外关、尺泽穴；阳虚加足三里、膏肓俞穴；阴虚、血虚加三阴交、肺俞、血海、复溜穴。风寒、风热、暑湿者均用泻法，风寒、阳虚、气虚者并可加灸，阴虚、血虚者针用补法，1/d，每次5～6穴，留针20～30min。

【预防】

注意防寒保暖，随时增减衣服，避免受凉、淋雨及过度疲劳。感冒流行季节，应避免到公共场所活动，防止交叉感染。选择药物预防，冬春风寒当令，可用贯众、紫苏、荆芥各10g，甘草3g，水煎，顿服，连服3d；夏月暑湿当令，可用藿香、佩兰各5g，薄荷2g，煎汤以代茶饮；时行感冒流行期间，可用贯众15g，板蓝根30g，煎服；或贯众9～15g，泡水代茶饮，连用2～3d。

（张三强）

第四节　咳嗽

咳嗽是肺系疾病的主要证候之一。咳嗽是由六淫外邪袭肺或脏腑功能失调，肺气不清，失于宣降所成，临床以咳嗽、咳痰为主要表现。有声无痰谓之咳，有痰无声谓之嗽，临床上一般痰声并见，故合称咳嗽。西医学中的上呼吸道感染、支气管炎、支气管扩张、肺炎等表现以咳嗽为主症者，可参照本病辨证论治。

【病因病机】

咳嗽的病因有外感、内伤两大类。外感咳嗽为六淫外邪，风邪常夹寒、夹热、夹燥为病，侵袭肺系；内伤咳嗽为脏腑功能失调，肺脏自病，气阴亏虚，则肺失所主；他脏有病及肺，如七情内伤，肝气郁结，气逆犯肺；饮食不节，脾胃内伤，痰浊内生，上干于肺等，发为咳嗽。无论外感或内伤咳嗽，均属肺系受病，肺气上逆所致。但两者互为因果，外感咳嗽久病失治，从实转虚，逐渐转为内伤咳嗽，而肺脏有病，卫外不强，易受外邪引发或加重。

【诊断与鉴别诊断】

1.诊断依据

(1)咳逆有声，或伴有咽痒咳痰。

(2)外感咳嗽，起病急，可伴有恶寒发热等外感表证。内伤咳嗽，多反复发作，病程较长，伴有其他脏腑功能失调症状。

(3)两肺听诊可闻及呼吸音增粗，或伴有干湿啰音。

(4)急性期查白细胞总数和中性粒细胞可增高。

(5)肺部X线摄片检查，肺纹理正常或增多增粗。

2.鉴别要点

(1)肺痨：咳嗽，常同时出现咯血、胸痛、潮热、消瘦等症，结合血沉、结核菌素试验、痰菌涂片、细菌培养以及X线检查，可作出鉴别。

(2)肺胀：气喘，胸中胀闷之症状突出，有桶状胸，唇指发绀等症，病程长，是久咳等多种肺系疾患反复发作迁延不愈所致。

(3)哮病：以发作性哮鸣、气喘为特征，一般先哮、喘而后咳嗽，缓解后可无症状，常有过敏史或家族史。

(4)喘病：以气短喘促，呼吸困难，甚至张口抬肩，鼻翼扇动，不能平卧，口唇发绀为特征，久咳及其他慢性肺系病证均可发展为喘病，每遇外感及劳累而发。

(5)肺痈：以发热、咳嗽、胸痛、咳吐腥臭浊痰，甚则脓血相兼为主要特征，发病多急，X线摄片，支气管碘油造影及纤维支气管镜检查等，可作出鉴别。

【辨证论治】

1.辨证要点

(1)辨别外感与内伤

①外感咳嗽：多是新病，起病急，病程短，病情较轻，常伴有肺卫表证，属于邪实。

②内伤咳嗽：多为久病，起病缓，常反复发作，病程长，病情较重，多伴见其他脏腑病证，属于邪实正虚。

(2)辨咳嗽的特征

①发作时间：咳嗽发于白昼，鼻塞声重者，多为外感咳嗽；晨起咳嗽，阵发加剧，咳声重浊，多为痰浊咳嗽；夜卧较剧，持续难已，短气乏力者，多为气虚或阳虚咳嗽；午后或黄昏咳嗽加重，多属肺燥阴虚。

②性质：干性咳嗽见于风燥、气火、阴虚等咳嗽；湿性咳嗽见于痰湿等咳嗽。

③声音：咳嗽声低气怯属虚，洪亮有力属实。

(3)辨痰的性状

①辨色：痰色白属风、寒、湿；色黄属热；色灰为痰浊；血性痰(脓痰、铁锈色痰)为肺脏风热或痰热；粉红色泡沫痰属心肺气虚，气不主血。

②辨质:痰液稀薄属风寒、虚寒;痰稠属热、燥、阴虚;痰稠厚属湿热。

③辨量:痰量偏少属干性咳嗽,痰量偏多属湿性咳嗽。

④辨味:热腥为痰热,腥臭为肺痈之候;味甜者属痰湿;味成为肾虚。

2.分证论治　外感咳嗽治宜祛邪利肺;内伤咳嗽治当祛邪止咳,扶正补虚,标本兼顾,分清虚实处理。

(1)外感咳嗽

①风寒咳嗽

主证:咳嗽声重,气急,咽痒,咳痰稀薄色白,常伴有鼻塞,流清涕,恶寒,发热,无汗等表证;舌苔薄白,脉浮或浮紧。

治法:疏风散寒,宣肺止咳。

方药:三拗汤合止嗽散加减。药用麻黄 6g,杏仁 10g,甘草 6g,荆芥 10g,桔梗 6g,白前 10g,陈皮 6g,百部 10g,紫菀 10g。

②风热咳嗽

主证:咳嗽频剧,气粗或咳声嘎哑,喉燥咽痛,咳痰不爽,痰黏稠或稠厚,咳时汗出,常伴鼻流黄涕,口渴,头痛,肢楚,恶风,身热等表证;舌苔薄黄,脉浮数或浮滑。

治法:疏风清热,宣肺化痰。

方药:桑菊饮加减。药用桑叶 10g,菊花 12g,连翘 15g,薄荷 6g,杏仁 10g,甘草 6g,桔梗 6g,芦根 15g。

③风燥咳嗽

主证:喉痒,干咳,连声作呛,咽喉干痛,唇鼻干燥,无痰或痰少而黏成丝,不易咳出,或痰中带血丝,口干,初起或伴鼻塞、头痛、微寒、身热等表证;舌于红少津,舌苔薄白或薄黄,脉浮数或小数。

治法:疏风清肺,润燥止咳。

方药:桑杏汤加减。药用桑叶 10g,杏仁 10g,沙参 15g,浙贝母 10g,豆豉 10g,山栀子 10g,梨皮 20g。

(2)内伤咳嗽

①痰湿蕴肺

主证:咳嗽反复发作,咳声重浊,痰多,因痰而嗽,痰出嗽平,痰黏腻或稠厚成块,色白或带灰色,每于早晨或食后则咳甚痰多,进甘甜油腻食物加重,胸闷,胸痞,呕恶,食少,体倦,大便时溏;舌苔白腻,脉象濡滑。

治法:健脾燥湿,化痰止咳。

方药:二陈汤合三子汤养亲汤加减。药用半夏 10g,陈皮 6g,茯苓 12g,甘草 6g,苏子 10g,白芥子 10g,莱菔子 10go 病情平稳后可服六君子丸以调理。

②痰热郁肺

主证:咳嗽气息粗促,或喉中有痰声,痰多、质黏厚或稠黄,咳吐不爽,或有热腥味,或吐血痰,胸胁胀满,咳时引痛,面赤,或有身热,口干欲饮;舌苔薄黄腻,质红,脉滑数。

治法:清热肃肺,化痰止咳。

方药:清金化痰汤加减。药用黄芩 10g,山栀子 10g,桔梗 10g,麦冬 15g,桑白皮 10g,贝母 10g,知母 10g,瓜蒌仁 10g,橘红 6g,茯苓 15g,甘草 6g。

③肝火犯肺

主证:上气咳逆阵作,咳时面赤,咽干,常感痰滞咽喉,咳之难出,量少质黏,或痰如絮状,胸胁胀痛,咳时引痛,口干苦。症状可随情绪波动增减。舌苔薄黄少津,脉象弦数。

治法:清肺平肝,顺气降火。

方药:泻白散合黛蛤散加减。药用青黛 6g,海蛤壳 6g,桑白皮 10g,地骨皮 10g,粳米 10g,甘草 6g,青皮 6g,陈皮 6g,五味子 6g,沙参 15g,白茯苓 10g。

④肺阴虚证

主证:干咳,咳声短促,痰少黏白,或痰中挟血,或声音逐渐嘶哑,口于咽燥,或午后潮热颧红,手足心热,夜寐盗汗,起病缓慢,日渐消瘦,神疲;舌质红、少苔、脉细数。

治法:滋阴润肺,止咳化痰。

方药:沙参麦冬汤加减。药用沙参 15g,麦冬 10g,玉竹 10g,桑叶 10g,甘草 6g,天花粉 20g,生扁豆 10g。

3.针灸疗法 主穴天突、肺俞、合谷、膻中、定喘、膏肓俞。风寒者加列缺、外关、风池、风门穴,风热者加尺泽、曲池、大椎穴,痰湿阻肺者加丰隆、足三里、脾俞穴,肝火犯肺者加肝俞、太冲、行间、照海穴,脾肾阳虚者加脾俞、肾俞、关元、足三里穴;外感咳嗽及内伤咳嗽实证用泻法,虚者用补法,风寒、阳虚及痰浊阻肺者加灸,风热者可刺络放血或点刺放血,1/d,每次留针 15～20min。

【预防】

注意气候变化,防寒保暖,避免受凉。饮食不宜甘肥、辛辣及过咸,戒烟酒。适当参加体育锻炼,以增强体质,提高抗病能力。

(张三强)

第五节 喘证

喘证是由于感受外邪,痰浊内蕴,情志失调而致肺气上逆,失于宣降,或久病气虚,肾失摄纳而致以呼吸困难,甚至张口抬肩,鼻翼扇动,不能平卧为特征的一类病证。严重者每致喘脱。西医学的喘息型支气管炎、肺部感染、肺炎、肺气肿、心源性哮喘、肺结核、肺尘埃沉着病以及癔症等疾病可按本病辨证施治。

【病因病机】

喘证的成因虽多,但概括不外乎外感与内伤两端。外感为六淫侵袭,内伤可由饮食、情志,或劳欲、久病所致。外感风寒、风热之邪,或表寒里热,壅遏肺气,肺失宣降。饮食失节,过食生冷、肥甘厚味,或嗜酒伤中,脾失健运,痰浊内生,上干于肺。七情所伤,忧思气结,或郁怒伤肝,气郁闭肺。久病则肺之气阴不足,气失所主;劳欲伤肾,气失摄纳。病位主要在肺、肾,与肝脾有关。病理性质有虚实两个方面,有邪者为实,因邪壅于肺,宣降失司;无邪者属虚,因肺不主气，肾失摄纳。主要病机为气机升降出纳失常所致。

【诊断与鉴别诊断】

1.诊断依据

(1)以喘促气短、呼吸困难，甚则张口抬肩，鼻翼扇动，不能平卧，口唇发绀为特征。

(2)多有慢性咳嗽、哮病、肺痨、心悸等病史，每遇外感及劳累而诱发。

(3)两肺可闻及干、湿性啰音或哮鸣音。

(4)查血白细胞总数及中性粒细胞，或X线胸片、心电图有助于诊断。

2.鉴别要点　喘病须与气短的鉴别，喘证是以呼吸困难，张口抬肩，甚至不能平卧为特征；气短即少气，为呼吸微弱而浅促，或短气不足以息，似喘而无声，亦不抬肩，但卧为快。

【辨证论治】

1.辨证要点　喘病辨证首应分清虚实。呼吸深长有余，呼出为快，气粗声高，伴有痰鸣咳嗽，脉数有力者为实喘，实喘病位以肺为主。呼吸短促难续，深吸为快，气怯声低，少有痰鸣咳嗽，脉象微弱或浮大中空，病势徐缓，时轻时重，遇劳则甚者为虚喘，虚喘病位多在肺、肾。

2.分证论治　实喘其治主要在肺，治予祛邪利气；虚喘治在肺、肾，而尤以肾为主，治予培补摄纳。

(1)实喘

①风寒袭肺

主证：喘咳气急，胸部胀闷，痰多稀薄色白，兼有头痛，恶寒，或有发热，口不渴，无汗；苔薄白而滑，脉浮紧。

治法：宣肺散寒。

方药：麻黄汤加减。药用麻黄9g，桂枝9g，杏仁10g，甘草3g。

②表寒里热

主证：喘逆上气，胸胀或痛，息粗，鼻翼扇动.咳嗽不爽，痰吐稠黏，伴有形寒，身热，烦闷，有汗或无汗，面红，咽干，口渴；苔薄白或黄，脉浮数(滑)。

治法：宣肺泄热。

方药：麻杏石甘汤加味。药用麻黄6g，杏仁10g，石膏20～30g，甘草6g。

③痰热郁肺

主证：喘咳气涌，胸部胀痛，痰多黏稠色黄，或夹血色，伴有胸中烦热，身热，有汗，渴喜冷饮，面红，咽干，尿赤，大便干结或秘；苔黄或腻，脉滑数。

治法：清泄痰热。

方药：桑白皮汤加减。药用桑白皮12g，半夏10g，苏子10g，杏仁10g，贝母9g，黄芩10g，黄连6g，山栀子9g。

④痰浊阻肺

主证：喘而胸满闷窒，甚则胸盈仰息，咳嗽痰多黏腻色白，咳吐不利，兼有呕恶，纳呆，口黏不渴；苔白厚腻，脉滑。

治法：化痰降气。

方药：二陈汤合三子养亲汤加减。药用半夏10g，陈皮6g，茯苓12g，甘草6g，苏子10g，白芥子 10g,莱菔子 10g。病情平稳后可服六君子丸以调理。

⑤肺气郁痹

主证:发作时突然呼吸短促,息粗气憋,胸闷胸痛,咽中如窒或伴失眠,心悸;舌苔薄,脉弦。

治法:开郁降肺。

方药:五磨饮子加减。药用沉香 6g,木香 6g,槟榔 10g,乌药 10g,枳实 10g。

(2)虚喘

①肺虚

主证:喘促短气,气怯声低,喉有鼾声,咳声低弱,痰吐稀薄,自汗畏风,或咳呛痰少黏,烦热口干,咽喉不利,面潮红;舌质淡红或舌红苔剥,脉软弱或细数。

治法:补肺益气养阴。

方药:肺气虚者方用补肺汤合玉屏风散加减。药用人参 10g,黄芪 15g,熟地黄 10g,五味子 9g,紫菀 10g,桑白皮 10g,防风 6g。

肺阴虚者用补肺汤合生脉散加减。药用人参 10g,麦冬 10g,五味子 9g 黄芪 15g,熟地黄 10g,紫菀 10g。

②肾虚

主证:喘促日久,动则喘甚,呼多吸少,气不得续,形瘦神惫,跗肿,汗出肢冷,面青唇紫;舌淡苔白或黑润,脉微细或沉弱。或喘咳,面红烦躁,足冷,汗出如油;舌红少苔,脉细数。

治法:补肾纳气。

方药:肾阳虚用金匮肾气丸合参蛤散加减。药用炮附子 10g,肉桂 5g,熟地黄 10g,山药 10g,山茱萸 10g,五味子 9g,蛤蚧 1.5g(研末),核桃仁 10g,补骨脂 10g。

肾阴虚取七味都气丸合生脉散加减。药用五味子 9g,熟地黄 10g,山茱萸 10g,山药 10g,麦冬 12g,西洋参 10g,龟甲 15g。

若肾虚于下,痰浊壅盛于上(下虚上实),在本证基础上兼有标实,痰浊壅肺,证见喘咳痰多,气急胸闷;苔腻,脉细滑。治宜化痰降逆,温肾纳气。方用苏子降气汤,药用苏子 10g,橘皮 6g,半夏 10g,当归 10g,前胡 6g,厚朴 10g,肉桂 6g,甘草 6g,生姜 6g。

3.针灸疗法 取穴定喘、天突、膻中、肺俞、膏肓俞、中府。风寒袭肺者加列缺、外关、风池、风门穴,肺热者加尺泽、曲池、大椎穴,痰湿阻肺者加丰隆、足三里、脾俞穴,肺气郁痹者加肝俞、太冲、行间、照海穴,脾虚加脾俞、中脘穴。肾虚加肾俞、关元穴。实证用泻法,虚者用补法,每次选 3～5 个腧穴,留针 15～20min,每日或间日 1 次。可酌情在胸背部灼灸,或拔罐法。

【预防】

起居有时,劳逸结合,注意防寒保暖,避免受凉、淋雨及过度疲劳。进行适宜的体育锻炼,提高机体抗病能力。

(张三强)

第六节　哮证

哮证是由于宿痰伏肺，遇诱因或感邪引触，以致痰阻气道，肺失肃降，气道痉挛所致的一种发作性和痰鸣气喘疾患。发时喉中哮鸣有声，呼吸气粗困难，甚则喘息不能平卧位。西医学中的支气管哮喘、喘息性支气管炎或其他急性肺部过敏性疾患所致的哮病可按本病辨证施治。

【病因病机】

哮证的发生，为宿痰内伏于肺，复加外感、饮食、情志、劳倦等因素，以致痰阻气道，肺气上逆所致。病机为宿痰内伏，诱因触发，发时痰阻气升，气因痰阻，痰气搏结，壅塞气道，通气不利，肺气失于宣降。病理因素以痰为主，外邪侵袭，风寒或风热之邪壅阻于肺，或吸入花粉异物等，壅阻肺气，气不布津，聚液生痰；饮食不当，脾胃内伤，痰浊内生；病后体虚，气阴亏虚，肺失所主，或素体不强，肾虚感邪及肺，因此病位主要在肺，涉及脾、肾，甚至可累及于心。

【诊断与鉴别诊断】

1.诊断依据

(1)发作时喉中哮鸣有声，呼吸困难，甚则张口抬肩，不能平卧，或口唇指甲发绀。

(2)呈反复发作性。常因气候突变、饮食不当、情志失调及劳累等因素诱发。发作前多有鼻痒、喷嚏、咳嗽、胸闷等先兆。

(3)多有过敏性鼻炎、湿疹等变态性疾病史或家族史。

(4)肺可闻及哮鸣音，或伴有湿啰音。

(5)血嗜酸性粒细胞可增高，痰液涂片可见嗜酸性粒细胞。

(6)胸部X线检查一般无特殊改变，久病可见肺气肿体征。

2.鉴别要点　哮病与喘病的鉴别，“哮以声响名”，哮为喉中有哮鸣音，是一种反复发作的疾病；“喘指气息言”，喘为呼吸急促困难，是多种急、慢性疾病的一个症状。一般而言，哮必兼喘，而喘未必兼哮。

【辨证论治】

1.辨证要点

(1)辨虚实：病属邪实正虚，发作期以邪实为主，缓解期以正虚为主，并可从病程新久及全身症状辨别虚实。

①实证：多为新病，喘哮气粗声高，呼吸深长，呼出为快，脉象有力，体质不虚。

②虚证：多为久病，喘哮气怯声低，呼吸短促难续，吸气不利，脉沉细或细数，体质虚弱。

(2)辨寒热：在分清虚实的基础上，实证需辨寒痰、热痰以及有无表证的不同。

①寒痰证：内外皆寒，谓之冷哮。除有实证的表现外，多伴胸膈满闷，咳痰稀白，面色晦滞，或有恶寒、发热、身痛等表证；苔白滑，脉浮紧。

②热痰证：痰火壅盛，谓之热哮。除有实证的表现外，常伴有胸膈烦闷，呛咳阵作，痰黄黏稠，面红，或伴发热、心烦、口渴；舌质红，苔黄腻，脉滑数。

(3)辨脏腑：虚证有肺虚、脾虚、肾虚之异。肺气虚者，证见自汗畏风，少气乏力；脾气虚者，证见食少便溏，痰多；肾气虚者，证见腰酸耳鸣，动则喘之。此外，还应审其阴阳气血之偏虚，详细辨别，分清主次。

2.分证论治　治疗当根据“发时治标，平时治本”原则，发作期以豁痰利气祛邪为主，缓解期以扶正固本为主，正虚邪实者，当标本兼顾。

(1)发作期

①冷哮

主证：呼吸急促，喉中哮鸣有声，胸膈满闷如塞，咳不甚，痰少咳吐不爽，面色晦滞带青，口不渴，或渴喜热饮，天冷或受寒易发，形寒怕冷；舌苔白滑，脉弦紧或浮紧。

治法：温肺散寒，化痰平喘。

方药：射干麻黄汤加减。药用射干 10g，麻黄 9g，细辛 3g，紫菀 10g，款冬花 10g，半夏 10g，五味子 6g，生姜 6g，大枣 6g。

②热哮

主证：气粗息涌，喉中痰鸣如吼，胸高胁胀，咳呛阵作，咳痰色黄或白，黏浊稠厚，排吐不利，烦闷不安，汗出，面赤，口苦，口渴喜饮，不恶寒；舌质红舌苔黄腻，脉滑数或弦滑。

治法：清热宣肺，化痰定喘。

方药：定喘汤加减。药用白果 10g，麻黄 9g，桑白皮 15g，款冬花 10g，半夏 10g，杏仁 10g，苏子 10g.黄芩 10g，甘草 6g。

(2)缓解期

①肺虚证

主证：自汗，怕风，常易感冒，每因气候变化而诱发，发前打喷嚏，鼻塞流涕，气短声低，或喉中常有轻度哮鸣音，咳痰清稀色白，面色无华；舌质淡，舌苔薄白，脉细弱或虚大。

治法：补肺固卫。

方药：玉屏风散加减。药用黄芪 15g，防风 6g，白术 10g，党参 10g，茯苓 10g，甘草 6g。

②脾虚证

主证：平素食少脘痞，痰多，大便不实，或食油腻易于腹泻，往往因饮食失当而诱发，肢懒倦怠，气短不足以息，语言无力；舌苔薄腻或白滑，舌质淡，脉细数。

治法：健脾化痰。

方药：六君子汤加减。药用党参 10g，白术 10g，茯苓 15g，甘草 6g，陈皮 6g，半夏 10g。

③肾虚证

主证：平素短气息促，动则尤甚，吸气不利，心慌，头晕耳鸣，腰酸腿软，劳累后喘哮易发。或畏寒，肢冷，自汗，面色苍白；舌苔淡白，质胖嫩，脉沉细。或颧红，烦热，汗出黏手；舌红少苔，脉细数。

治法：补肾摄纳。

方药：偏于肾阳虚者用金匮肾气丸加减。药用桂枝 6g，附子 6g，熟地黄 15g，山茱萸 10g，山药 15g，茯苓 10g，牡丹皮 10g，泽泻 6g。

偏于肾阴虚者用七味都气丸加减。药用地黄 15g，山茱萸 10g，山药 15g，牡丹皮 10g，泽泻 6g，五味子 10g。

3.针灸疗法

(1)发作期:取穴定喘、天突、内关、膻中、鱼际。冷哮加列缺、风门穴,热哮加丰隆、大椎、合谷、孔最穴。咳痰多加孔最、丰隆穴。每次选 2～3 个腧穴,重刺激,留针 30min,每隔 5～10min 捻针 1 次,每日或间日 1 次。

(2)缓解期:取穴大椎,肺俞、足三里。肾虚加肾俞、关元穴;脾虚加脾俞、中脘穴。每次选 2～3 个穴,用轻刺激,可加灸,间日治疗 1 次。在发作前的季节施针。

(3)耳针:发作期取定喘、内分泌、皮质下穴,缓解期可加脾、肾穴等,均用王不留行籽外贴耳压。

4.敷贴法

(1)白芥子敷贴法:白芥子 21g,细辛 21g,延胡索 12g,甘遂 12g,人工麝香 10～15g,均研细末,用姜汁调和,做成小薄圆饼状外贴。夏三伏季节中,分 3 次敷贴肺俞、膏肓、大柱等穴,1～2h 去之,每 10 日敷 1 次。

(2)三健膏:天雄、川乌、附子、桂心、官桂、桂枝、细辛、川椒、干姜各等份,麻油调熬,加黄丹收膏,摊贴肝俞,每 3 日 1 换。

【预防】

加强锻炼,增强体质。避免接触诱因;预防感冒,注意气候变化,做好防寒保暖工作。

（张三强）

第七节　痰饮

痰饮是指体内水液输布运化失常,停积于人体某些部位的一类病证。痰,古作淡,淡与澹通,形容水的淡荡流动;饮,水也,故称为“淡饮”、“流饮”。痰饮依据其停留部位不同,分为痰饮、悬饮、溢饮、支饮。饮停胃肠为痰饮;饮流胁下为悬饮;溢于肢体为溢饮;支撑胸肺为支饮。西医学的慢性支气管炎、支气管哮喘、渗出性胸膜炎、慢性胃炎、胃下垂、胃扩张、胃肠功能紊乱、幽门梗阻、肾炎水肿等疾病可按本病辨证论治。

【病因病机】

痰饮的成因为感受寒湿,饮食不当,或劳欲所伤,以致肺、脾、肾三脏的气化功能失调,水谷不得化为精微输布周身,津液停积,变生痰饮。外感寒湿:凡气候湿冷,或冒雨涉水,坐卧湿地,水湿之气侵袭卫表,肺失通调;饮食不当:暴饮过量茶水,或夏暑及酒后,恣饮冷水,或进食生冷之物,中阳暴遏,脾失健运;劳欲所伤:劳倦、纵欲过度,或久病体虚,伤及脾肾之阳,水液失于输化,亦能停而成饮。总之,病位在肺、脾、肾三脏,病理属性为阳虚阴盛,输化失调,因虚致实,水液停积为患。

【诊断与鉴别诊断】

1.诊断依据

(1)痰饮:以胃中有振水音,消瘦,呕吐清水痰涎,苔白滑为辨证要点。

(2)悬饮:以咳唾引痛,咳逆气喘息促不能平卧,脉弦或沉弦滑为辨证要点。

(3)溢饮:身体疼痛而沉重,甚则肢体水肿,恶寒,无汗,苔白,脉弦紧为诊断要点。

(4)支饮:以咳逆喘满不得卧,痰吐白沫量多,天冷受寒加重,甚至引起面水肿为诊断要点。

2.鉴别要点 痰、饮、水、湿同出一源,俱为津液不归正化,停积而成。分别言之,源虽同而流则异,各有不同特点。从形质而言,饮为稀涎,痰多厚浊,水属清液,湿性黏滞;从病症而言,饮之为病,多停留于体内局部,痰、湿为病,无处不到,变化多端,水之为病,可泛滥体表、全身;从病理属性而言,饮主要为阴寒积聚而成,痰多因热煎熬而成,水属阴类,但有阳水、阴水之分,湿为阴邪,但无定体,可随五气从化相兼为病。合而言之,因四者源出一体,在一定条件下可相互转化。

在病证关系方面,溢饮属水气病之类,但溢饮水泛肌表成肿者,具有无汗,身体重疼之症,风水水肿可见汗出恶风之表虚证,二者同中有异。支饮和伏饮还与肺胀、喘、哮等病症有一定联系。肺胀在急性发病阶段,可以表现支饮证候,喘证的肺寒、痰浊两类,又常具有支饮特点,哮证的发作期与伏饮基本类同。予以对照互参,同中求异,了解支饮、伏饮是从病理角度命名,而肺胀、喘、哮则据病证特点为名。支饮、伏饮是肺胀、喘、哮的一个证候或出现于病的某一阶段;肺胀病是肺系多种慢性疾患日久积渐而成;喘是多种急慢性疾病的重要主证,哮是呈反复发作的一个病种。

【辨证论治】

1.辨证要点

(1)辨脏腑:痰饮病的病变脏腑主要在肺、脾、肾三脏,涉及心、肝、三焦,关键在脾,而在不同的证类中病位各有侧重。

(2)辨病性:痰饮病的病变性质总属阳虚阴盛,运化转输失调,因虚致实,为本虚标实之候。

(3)辨病位

①痰饮:其人素盛今瘦,水走肠间,漉漉有声。饮留胃肠。

②悬饮:咳逆胸满,痰多白沫,面浮跗肿,苔白滑。水流胁下。

③溢饮:身体疼痛或沉重,甚则体表水肿,无汗,喘。饮溢肢体。

④支饮:咳逆倚息,短气不能平卧,其形如肿。支撑胸肺。

2.治疗原则 治疗当以温化为原则,由于饮为阴邪,遇寒则聚,得温则行。

3.分证论治

(1)痰饮

①脾阳虚弱

主证:胸胁支满,心下痞闷,胃中有振水音,脘腹喜温畏冷,背寒,呕吐清水痰涎,水入易吐,口渴不欲饮,心悸,气短,头昏目眩,食少,大便或溏,形体逐渐消瘦;舌苔白滑,脉弦细而滑。

治法:温脾化饮。

方药:苓桂术甘汤合小半夏加茯苓汤加减。桂枝 10g,甘草 6g,白术 12g,茯苓 15g,半夏 10g,生姜 6g。

②饮留胃肠

主证:心下痞满或痛,自利,利后反快,虽利心下续痞满;或水走肠间,沥沥有声,腹满,便秘;口舌干燥,舌苔腻,色白或黄,脉沉弦或伏。

治法:攻下逐饮。

方药:甘遂半夏汤或已椒苈黄丸加减。水饮在胃者药用甘遂1g,半夏10g,白芍12g,蜂蜜20～30g。水饮在肠者药用大黄10g,葶苈10g,防己10g,椒目6g。

(2)悬饮

①邪犯胸肺

主证:寒热往来,身热起伏,汗少,或发热不恶寒,有汗而热不解,咳嗽,少痰,气急,胸胁刺痛,呼吸、转侧时疼痛加重,心下痞硬,干呕,口苦,咽干;舌苔薄白或黄,脉弦数。

治法:和解宣利。

方药:柴枳半夏汤加减。柴胡10g,黄芩10g,半夏10g,瓜蒌仁10g,枳壳10g,桔梗6g,杏仁10g,青皮6g,甘草3g。

②饮停胸胁

主证:咳唾引痛,但胸胁痛势较初期减轻,而呼吸困难加重,咳逆气促,喘息不能平卧,病侧肋间胀满,甚则可见偏侧胸廓隆起;舌苔薄白腻,脉沉弦或弦滑。

治法:逐水祛饮。

方药:椒目瓜蒌汤加减。川椒目6g,瓜蒌15g,葶苈子10g,桑白皮10g,半夏10g,茯苓10g,橘红6g,苏子10g,车前子15g,白芥子10g,泽泻10g。

若体实证实,积饮量多者,可服十枣汤。药用甘遂、大戟、芫花各等份,共研细末,每次服0.3～3.0g,用大枣10枚煎汤,空腹送服,根据病情需要和体质情况,1～4d服1次,可连服5～6次。

③络气不和

主证:胸胁疼痛,胸闷不舒,胸痛如灼,或感刺痛,呼吸不畅,或有闷咳,甚则迁延经久不已,天阴时更为明显;舌苔薄,舌质黯,脉弦。

治法:理气和络。

方药:香附旋覆花汤加减。药用旋覆花10g,苏子10g,杏仁10g,半夏10g,薏苡仁15g,茯苓15g,香附6g,陈皮6g。

④阴虚内热

主证:咳呛时作,咳吐少量黏痰,口干咽燥,或午后潮热,颧红,心烦,手足心热,盗汗,或伴胸胁闷痛,病久不复,形体消瘦;舌质偏红,少苔,脉细数。

治法:滋阴清热。

方药:沙参麦冬汤合泻白散加减。药用沙参10g,麦冬10g,玉竹10g,天花粉10g,桑白皮10g,地骨皮10g,甘草6g,鳖甲15g,功劳叶15g。

(3)溢饮

主证:四肢沉重或关节疼痛,甚则肢体微肿,无汗恶寒,口不渴,或兼见咳喘;苔白,脉弦。

治法:解表化饮。

方药:小青龙汤加减。药用麻黄6～9g,桂枝10g,白芍10g,甘草6g,细辛3g,半夏10g,五味子6g。

(4)支饮

主证:咳喘胸满,咳逆倚息,气短不能平卧,呼吸困难,痰自如沫量多,久咳则面目水肿;苔白腻，脉弦紧。

治法：温肺化饮，下气平喘。

方药：小青龙汤加减。药用麻黄6～9g，桂枝10g，细辛3g，半夏10g，于姜10g，五味子6g。

（5）饮退正虚

主证：喘促动则为甚，气短，痰多，食少，胸闷，形寒肢冷，神疲，或吐涎沫而头目昏眩；舌苔白润或灰腻，舌质胖大，脉沉细兼滑。

治法：温补脾肾，兼化水饮。

方药：金匮肾气丸合苓桂术甘汤加减。药用桂枝6g，附子10g，熟地黄15g，山药15g，茯苓15g，山茱萸10g，牡丹皮10g，泽泻10g，白术10g，甘草6g。

4.针灸疗法

（1）痰饮病：主穴水分、三阴交、阴陵泉、丰隆穴。配穴气海、肺俞、脾俞、肾俞治水肿。若腹胀，肠鸣，腹泻配中脘、天枢、上巨虚、阴陵泉穴。

（2）痰饮犯肺：主穴定喘、风门、肺俞、合谷、中脘、丰隆等穴。针用泻法。

（3）痰饮凌心：主穴内关、间使、少府、中脘、足三里。针用补法。

（4）痰浊中阻：主穴中脘、内关、足三里、丰隆、隐白、三阴交、脾俞、胃俞。针用平补平泻。

【预防】

应注意保暖，避免感受风、寒、湿、冷、饮食宜清淡，忌甘肥、生冷，戒烟酒，不宜过多饮水，并保持劳逸适度，以防诱发或加重病情。

（张三强）

第八节　肺胀

肺胀是多种慢性肺系疾患反复发作，迁延不愈，导致肺气胀满，不能敛降的一种病证。临床表现为胸部膨满，憋闷如塞，喘息上气，咳嗽痰多，烦躁，心悸，面色晦暗，或唇甲发绀，脘腹胀满，肢体浮肿等。其病程缠绵，时轻时重，经久难愈，严重者可出现神昏、痉厥、出血、喘脱等危重证候。本病相当于西医学中的慢性阻塞性肺部疾病，主要见于慢性支气管炎、支气管哮喘、支气管扩张、矽肺、重度陈旧性肺结核等合并肺气肿、肺心病等，当这些疾病出现肺胀的临床表现时，可参考本节进行辨证论治。

一、临床诊疗思维

（一）病因病机分析

1.病因

（1）久病肺虚：如内伤久咳、支饮、喘哮、肺痨等肺系慢性疾患，迁延失治，痰浊潴留，壅阻肺气，气之出纳失常，还于肺间，日久导致肺虚，成为发病的基础。

（2）感受外邪：肺虚久病，卫外不固，六淫外邪每易乘袭，诱使本病发作，病情日益加重。

2.病机

(1)病位:首先在肺,继则累及脾、肾,后期及心。因肺主气,开窍于鼻,外合皮毛,职司卫外,为人身之藩篱,故外邪从口鼻、皮毛入侵,每多首先犯肺,以致肺之宣降功能不利,气逆于上而为咳,升降失常则为喘。久则肺虚,肺之主气功能失常,影响呼吸出入,肺气壅滞,还于肺间,导致肺气胀满,张缩无力,不能敛降。若肺病及脾,子盗母气,脾失健运,则可导致肺脾两虚。肺为气之主,肾为气之根,若久病肺虚及肾,金不生水,致肾气衰惫,肺不主气,肾不纳气,则气喘日益加重,呼吸短促难续,吸气尤为困难,动则更甚。心脉上通于肺,肺气辅佐心脏治理、调节心血的运行;心阳根于命门真火,故肺虚治节失职,或肾虚命门火衰,均可病及于心,使心气、心阳衰竭,甚则可以出现喘脱等危候。

(2)病理因素:以痰浊、水饮、血瘀为主,三者可相互影响兼病。

痰的产生,病初由肺气郁滞,脾失健运,津液不归正化而成,渐因肺虚不能化津,脾虚不能转输,肾虚不能蒸化,痰浊愈益潴留,喘咳持续难已。久延阳虚阴盛,气不化津,痰从阴化为饮为水,饮留上焦,迫肺则咳逆上气,凌心则心悸气短;痰湿困于中焦,则纳减呕恶,脘腹胀满,便溏;饮溢肌肤则为水肿尿少;饮停胸胁、腹部而为悬饮、水膨之类。痰浊潴肺,病久势深,肺虚不能治理调节心血的运行,"心主"营运过劳,心气、心阳虚衰,无力推动血脉,则血行涩滞,可见心动悸,脉结代,唇、舌、甲床发绀,颈脉动甚。肺脾气虚,气不摄血,可致咳血、吐血、便血等。心主血而肝藏血,肝主疏泄,为调血之脏,心脉不利,肝脏疏调失职,血郁于肝,瘀结胁下,则致症积。

痰浊、水饮、血瘀三者之间又互有影响和转化,如痰从寒化则成饮;饮溢肌表则为水;痰浊久留,肺气郁滞,心脉失畅则血郁为瘀;瘀阻血脉,"血不利则为水"。但一般早期以痰浊为主,渐而痰瘀并见,终至痰浊、血瘀、水饮错杂为患。

病程中由于肺虚卫外不固,尤易感受外邪而使病情诱发或加重。若复感风寒,则可成为外寒内饮之证。感受风热或痰郁化热,可表现为痰热证。如痰浊壅盛,或痰热内扰,闭阻气道,蒙蔽神窍,则可发生烦躁、嗜睡、昏迷等变证。若痰热内郁,热动肝风,可见肉瞤、震颤,甚则抽搐;或因动血而致出血。

(3)病理性质:多属本虚标实(上实下虚),但有偏实偏虚的不同。

①正虚

外邪从口鼻皮毛而入犯肺——►肺气宣降不利,上逆而为咳,升降失常而为喘-久则肺虚

肺病及脾——►子耗母气,脾失健运——►肺脾两虚

肺虚及肾——►肾阳衰惫

肺虚治节失职——►血郁气滞——►病及于心——►心悸,面唇发绀,舌暗

肾阳不振——►心肾阳衰——►喘脱

②邪实

总之,本病多属本虚标实,感邪则偏于邪实,平时偏于本虚。早期多属气虚、气阴两虚,由肺及脾、肾;晚期气虚及阳,以肺、肾、心为主,或阴阳两虚,纯属阴虚者罕见。正虚与邪实每多互为因果,如阳气亏虚,易感外邪,痰饮难蠲;阴虚内热者外邪、痰浊易从热化,故虚实证候常夹杂出现,每致愈发愈频,甚则持续不已。

（二）诊断思维

1.辨病思维

（1）诊断要点

①具有胸部膨满，胀闷如塞，喘咳上气，痰多及烦躁、心悸等典型临床表现。

②病程缠绵，时轻时重，日久可见面色晦暗，唇甲发绀，脘腹胀满，肢体浮肿，甚或喘脱等危候。病重可并发神昏、动风或出血等症。③有长期慢性咳喘病史，及反复发作史，一般经10～20年形成；发病年龄多为老中青年少见。

④常因外感而诱发，其中以寒邪为主，其次过劳、暴怒、炎热也可诱发本病。

⑤体检可见桶状胸，闻及肺部哮鸣音或痰鸣音及湿性啰音，且心音遥远，胸部叩

勾过清音。

⑥X线胸片检查、心电图及血气分析有助于本病诊断。

（2）鉴别诊断：肺胀应与哮证、喘证鉴别。

联系：三者均以咳而上气、喘满为主症，肺胀可以隶属于喘证的范畴，哮证、喘证日久不愈可发展成肺胀。

区别：肺胀是多种慢性肺系疾病日久积渐而成；哮证是反复发作性的一个独立病种，喘息之时，喉中哮鸣有声；喘证是多种急慢性疾病的一个症状。

2.辨证思维

（1）辨标本虚实：辨证总属标实本虚，但有偏实、偏虚的不同，因此辨证应分清其标本虚实的主次。一般感邪时偏于邪实，平时偏于本虚。偏实者须分清痰浊、水饮、血瘀的偏盛，以痰浊为主者症见咳嗽痰黏，不易咳出；以水饮为主者，心下悸动，气逆作喘，面浮，目如脱状；以血瘀为主者，面色晦暗，唇甲青紫。早期以痰浊为主，渐而痰瘀并重，并可兼见气滞、水饮错杂为患。偏虚者当区别气（阳）虚、阴虚的性质，肺、心、肾、脾病变的主次。气虚者以气短，少气懒言，倦怠，纳差，便溏，腰膝酸软为主，若伴口干咽燥，五心烦热，舌红苔少或少津，脉细数等，则为气阴两虚，病位在肺脾肾；若气虚及阳，则可见怯寒肢冷，心悸，小便清长或尿少，舌淡胖，脉沉迟等，甚则可见阴阳两虚，或阴竭阳亡之证，以肺肾心为主。

（三）治则思维

1.抓住治标治本两个方面，有侧重地分别选用扶正与祛邪的不同治则。

2.标实者祛邪宣肺（辛温或辛凉）、降气化痰（清化或温化）、温阳利水（通阳、淡渗）甚或开窍、息风、止血等法。

3.本虚者补益肺脾、补养心肺、益肾健脾或气阴兼调，或阴阳两顾，正气欲脱时，则扶正固脱，救阴回阳。

（四）辨证论治

1.痰浊壅肺

【主症】　咳喘痰多，色白黏或呈泡沫状，短气喘息稍劳即著，时易汗出，形寒怕风，脘痞纳少，倦怠乏力。舌质淡，苔薄腻，脉小滑。

【病机】　肺虚脾弱，痰浊内生，上逆干肺，肺失宣降。

【治法】　化痰降气，健脾益肺。

【主方】 三子养亲汤合六君子汤加减。

【处方举例】 紫苏子15g，白芥子10g，莱菔子12g，党参15g，白术12g，茯苓12g，法半夏12g，陈皮6g，北杏仁12g，紫菀12g，炙甘草6g。

2.痰热郁肺

【主症】 咳逆喘息气粗，痰黄，黏白难咳，烦躁，胸满，或身热微恶寒，有汗或无汗，尿黄，便干，口渴。舌红，苔黄或黄腻，脉滑数。

【病机】 痰浊内蕴，郁而化热，痰热壅肺，清肃失司。

【治法】 清肺化痰，降气平喘。

【主方】 桑白皮汤加减。

【处方举例】 桑白皮18g，瓜蒌仁12g，黄芩12g，栀子10g，石膏30g，金银花15g，川贝母10g，甘草6g。

3.痰蒙神窍

【主症】 咳逆喘促，神志恍惚，谵语、烦躁不安，撮空理线，表情淡漠，嗜睡，昏迷，或肢体𥆧动，抽搐，咳痰不爽。舌质暗红或淡紫，苔白腻或淡黄腻，脉细滑数。

【病机】 痰蒙神窍，引动肝风。

【治法】 涤痰、开窍、息风。

【主方】 涤痰汤。另服安宫牛黄丸或至宝丹加减。

【处方举例】 法半夏15g，茯苓12g，橘红6g，胆南星12g，竹茹10g，枳实10g，郁金12g，石菖蒲9g，川贝母9g，甘草6g。

另可配服至宝丹或安宫牛黄丸以清心开窍。

4.阳虚水泛

【证候】 心悸，喘咳，咯痰清稀，面浮，下肢浮肿，甚则一身悉肿，腹部胀满有水，脘痞，纳差，尿少，怕冷，面唇青紫。苔白滑，舌胖质黯，脉沉细。

【病机】 心肾阳虚，水饮内停。

【治法】 温肾健脾，化饮利水。

【主方】 真武汤合五苓散加减。

【处方举例】 附子9g，桂枝10g，茯苓15g，白术12g，猪苓15g，泽泻15g，生姜9g，赤芍10g。5.肺肾气虚

【主症】 呼吸浅短难续，动则喘促更甚，喘甚则张口抬肩，倚息不得平卧，声低气怯：咳嗽，痰自如沫，咳吐不利，胸闷，心慌，形寒汗出。舌淡或紫暗，脉沉细数无力，或有结代。

【病机】 肺肾两虚，气失摄纳。

【治法】 补肺纳肾，降气平喘。

【主方】 平喘固本汤、补肺汤加减。

【处方举例】 人参10g，黄芪15g，炙甘草6g，冬虫夏草5g，熟地黄12g，胡桃肉10g，坎脐10g，五味子10g，灵磁石30g，沉香6g，紫菀10g，款冬花10g，紫苏子10g，法半夏12g，橘红10g。

(五)病程观察

1.在痰浊壅肺证型中,痰多胸满不能平卧加葶苈子 10g;痰从寒化为饮,外感风寒诱发,加麻黄 10g,桂枝 10g,细辛 3g,干姜 9g;饮欲化热,烦躁而喘,脉浮,用小青龙加石膏汤。

2.在痰热郁肺证型中,痰热内盛,痰黏不易咯吐,加鱼腥草 30g,海蛤粉 10g;痰鸣喘息,不得平卧加射干 10g,葶苈子 10g;痰热伤津,口于舌燥,加天花粉 10g,知母 10g,芦根 30g,以生津润燥;阴伤而痰量已少者,酌减苦寒之味,加沙参 15g,麦冬 3.在痰蒙神窍证型中,痰热内盛,身热,烦躁,谵语,神昏,舌红苔黄者,加葶苈子 10g,天竺黄 10g,竹沥 10g;肝风内动,抽搐,加钩藤 30g,全蝎 5g,另服羚羊角粉 0.3g.血瘀明显,唇甲发绀加丹参 15g,红花 10g,桃仁 10g。皮肤出血、咯血、便血色鲜,加水牛角 30g,生地黄 12g,牡丹皮 12g。

4.在阳虚水泛证型中,若水肿势剧,上凌心肺,心悸喘满,倚息不得卧者,加沉香 6g,牵牛子 10g,川椒目 6g,葶苈子 10g,行气逐水;血瘀甚,发绀明显,加泽兰 10g,红花 10g,丹参 15g,北五加皮 10g,化瘀行水。

5.在肺肾气虚证型中,肺虚有寒,怕冷,舌质淡,加肉桂 10g,干姜 9g;低热,舌红苔少加麦冬 15g,玉竹 10g,知母 10g;若见喘脱危象,急加参附汤送服蛤蚧粉或黑锡丹。

(六)预后转归

肺胀的多种证候之间,存在着一定的联系,各证常可互相兼夹转化。其预后受患者的体质、年龄、病程及治疗等因素影响。一般说来,素体较壮、年轻、病程短、病情轻,治疗及时有力者,可使病情基本控制,带病延年,反之则迁延恶化。如出现气不摄血,咳吐泡沫血痰,或吐血、便血;或痰蒙神窍,肝风内动,谵妄昏迷,震颤、抽搐;或见喘脱,神昧,汗出肢冷,脉微欲绝,内闭外脱等危象时,如不及时救治则预后不良。

(七)预防与调护

1.重视原发病的治疗。防止经常感冒、内伤咳嗽迁延发展成为慢性咳喘是预防本病形成的关键。

2.应注意保暖,秋冬季节,气候变化之际尤需避免感受外邪。

3.平时常服扶正固本方药增强正气,提高抗病能力。

4.禁忌烟酒及恣食辛辣、生冷、咸、甜之品。

5.水肿者应进低盐或无盐饮食。

(八)疗效评定

1.显效治疗 3~7 天,痰量明显减少,由稠变稀,咳嗽、气促明显好转,不影响正常生活和工作,肺部湿啰音明显减少或消失。

2.有效治疗 7~10 天,痰量明显减少,由稠变稀,咳嗽、气促明显好转,肺部湿湿啰啰明显减少或消失。

3.无效不符合上述标准,咳嗽、咳痰症状无好转或加重。

(马　军)

第九节　肺痈

肺痈是肺叶生疮，形成脓疡而出现以咳嗽、胸痛、发热、咳吐腥臭浊痰，甚则咳吐脓血为特征的病证，属于内痈之一。西医学中由多种原因引起的肺组织化脓症如肺脓肿、化脓性肺炎、肺坏疽，以及支气管扩张继发感染、空洞性肺结核继发化脓性感染、肺囊肿、肺大疱继发化脓性感染，均可参照本节辨证论治。

一、临床诊疗思维

（一）病因病机分析

1.病因

(1)感受风热：风热病邪，自口鼻或皮毛侵犯于肺，或风寒袭肺，蕴结不解，郁而化热，肺受邪热熏灼所致。西医学所称吸入性肺脓肿多属此类因素。

(2)痰热素盛：因饮食不节或宿痰而致痰热蕴结，蒸灼于肺，形成痈疡。西医学所称继发性、血源性肺脓肿多属此类因素。

①饮食不节：平素嗜酒太过或恣食辛辣煎炸炙煿厚味，酿湿蒸痰化热，熏灼于肺。

②原有宿痰：肺脏宿有痰热，或他脏痰浊瘀热蕴结日久，上干于肺。

(3)内外因的相互关系：内外合邪，如宿有痰热蕴肺，复加外邪侵袭，内外合邪，则更易引发本病。正虚邪乘：如疲劳过度，肺卫薄弱，卫外不固，则外邪乘虚内侵；或内伏之痰热郁蒸致病，成痈化脓。

西医学认为，有23%～29.3%的肺脓肿患者无明显的诱因，可能在受寒、极度疲劳等因素影响下，由于全身免疫状态与呼吸道防御功能低落，在深睡时吸入口中的污染分泌物所致。

2.病机

(1)病位在肺，病理性质主要属实、属热（痰热、瘀血郁结，血败肉腐，或痈化为脓）。本病病位在肺，总属邪热郁肺，蒸液成痰，邪阻肺络，血滞为瘀，而致痰热与瘀血郁结，蕴酿成痈，血败肉腐化脓，肺损络伤，脓疡溃破外泄。其病理主要表现为邪盛的湿热证候，脓疡溃后，方见阴伤气耗之象。

成痈化脓的病理基础，主要在于血瘀。血瘀则生热，血败肉腐而成脓。

(2)病理演变过程有初期、成痈期、溃脓期及恢复期等不同阶段。

①初期（表证期）：风热（寒）之邪侵袭卫表，内郁于肺，或内外合邪，肺卫同病，蓄热内蒸，热伤肺气，肺失清肃，出现恶寒、发热、咳嗽等肺卫不和之候。与西医学所指炎症期，病灶部位发生炎性浸润、充血肿胀的病理变化相一致。

即《金匮要略》所说："风伤皮毛，热伤血脉，风舍于肺，……热之所过，血为之凝滞，蓄结痈脓。"

②成痈期：邪热壅肺，蒸液成痰，气分热毒侵淫及血，热伤血脉，血为之凝滞，热壅血瘀，蕴

酿成脓，表现高热、振寒、咳嗽、气急、胸痛等痰瘀热毒蕴肺的证候，进入肺组织坏死形成脓肿阶段。

肺经痰热素盛 $\xrightarrow[\text{复感外邪(风热)}]{\text{日久热毒及血}}$ 蒸熏于肺 ⟶ 痰热血瘀壅肺（成痈期）

③溃脓期：痰热与瘀血壅阻肺络，肉腐血败化脓，继则肺损络伤，脓疡内溃外泄，排出大量腥臭脓痰或脓血痰。此期坏死组织液化，脓腔破溃，脓液通过气道排出。

痰热血瘀壅阻于肺 $\xrightarrow{\text{日久}}$ 肉腐血败 ⟶ 肺络损伤（溃脓期）

④恢复期：脓疡溃后，邪毒渐尽，病情趋于好转，但因肺体损伤，故可见邪去正虚，阴伤气耗的病理过程，随着正气的逐渐恢复，病灶趋向愈合。此期坏死组织逐渐排净，脓腔消失，健全肺组织膨胀填补缺损。

(3)溃后迁延，可见邪恋正虚之候——脓毒不净，阴伤气耗：溃后如脓毒不净，邪恋正虚，阴伤气耗，每致迁延反复，日久不愈，病势时轻时重，而转为慢性。此时脓疡部位仍然有炎症存在，脓腔周围纤维组织增生，腔壁增厚，难于愈合。

（二）诊断思维

1.辨病思维

(1)诊断要点：依据病史、症状、体征及胸部 X 线检查可以确诊。

①病史：多有感受外邪的病史，起病急骤。

②症状：寒战、高热，壮热不退，午后热甚，咳嗽，咳吐大量腥臭脓痰，或痰中带血，胸闷胸痛，口渴欲饮。

③体征：患侧肺部听诊可闻及湿啰音或呼吸音减低。

④胸部 X 线检查：胸片呈片状实变影，溃脓期可见有液平的透光区。末梢血象白细胞计数明显增高。

(2)鉴别诊断

①辨肺痈与咳嗽：内伤咳嗽中的痰热犯肺型，有咳嗽吐黄色稠痰或带血痰，也有胸痛、身热等症，但痰量不多，气味也不同，而且有长期咳嗽病史。若经治疗，上述症状加重，吐黄绿色稠痰等，可按肺痈来进行辨证施治。

②辨肺痈与风温：肺痈初期与风温极为类似，临床上应注意鉴别。风温起病多急，以发热、咳嗽、烦渴或伴气急胸痛为特征，与肺痈初期颇难鉴别，但肺痈之振寒，咳吐浊痰明显，喉中有腥味，特别是风温经正确及时治疗后，多在气分而解，如经一周身热不退，或退而复升，应进一步考虑肺痈之可能。

③辨肺痈与肺痿：肺痿、肺痈同属肺病，临床表现亦有相似之处，故在《金匮要略》中同列一篇加以讨论，但二者一虚一实显然不同，兹比较区别如下表。

另一方面，若肺痈久延不愈，误治失治，痰热壅结上焦，熏灼肺阴，也可转成肺痿，说明病情已由浅入深，由实转虚。

④辨肺痈与痰饮：肺痈与痰饮咳嗽俱有咳嗽、咳痰量多的特点，两者应当互相鉴别。痰饮咳嗽起病多缓，痰量多但以白色泡沫痰为主，发热者热势不甚；与肺痈的起病急、热势高、咳吐黄脓腥臭痰不难鉴别。

2.辨证思维

(1)辨病程阶段:肺痈的病程分为四个阶段,每个阶段具有各自不同的证候,须明辨之。初期邪束卫表,病在肺卫,表现为发热、恶寒、咳嗽;成痈期,热毒壅肺,热伤血脉,气分热炽,浸淫营血,表现为壮热寒战,汗出,咽痛,咳痰腥臭;溃脓期,热毒炽盛,热壅血脉而致血瘀,肉腐成脓,表现为发热咳吐大量腥臭脓痰,胸炽闷痛,烦渴引饮;恢复期,随着邪退正复的程度可有不同之表现。

(2)辨脓已成未成:肺痈初期咳嗽无痰,是脓未成。有痰后要辨咳出物是痰是脓,可将咳出物静置水中数小时,若明显分为三层,说明脓成已溃;若咳出物浮在水面,说明咳出物是痰。

(3)辨证候顺逆:溃脓期是病情顺和逆的转折点。顺证,溃后声音清朗,脓血稀释而渐少、臭味亦减,饮食知味,胸胁稍痛,身体不热,坐卧如常,脉缓滑。逆证,溃后音哑无力,脓血如败卤,腥臭异常,气喘鼻煽,胸痛,坐卧不安,饮食少进,身热不退,颧红,爪甲青紫带弯,脉短涩或弦急,为肺叶腐败之恶候。

(三)治则思维

肺痈的治疗以祛邪为原则。采用清热解毒、化瘀排脓的治法。早期治疗,及时治疗是肺痈治疗成功的前提。脓未成应着重清肺消痈,脓已成需排脓解毒。具体方法可根据先后病机演变过程的各个病期,分别施治,有时还当有主次的相互结合,初期治以清肺散邪;成痈期治以清热解毒,化瘀消痈;溃脓期应清肺排脓解毒;恢复期阴分气耗者益气养阴清肺为宜,久病邪恋正虚者,当扶正祛邪。在肺痈的全部治疗中,应始终贯穿一个“清”字,未成脓前使用重剂消痈之品以力求消散,已成脓后排脓解毒为要,脓毒消溃后,再予以清补。恢复期虽属邪衰正虚,阴气内伤,但需防其余毒未尽,尤其是邪恋正虚,脓毒未尽,虚实错杂,更需防其复燃而渐转慢性,故须加用清热解毒排脓之品于补益剂中,即清补结合。在整个治疗过程中还应注意保持大便通畅,因肺与大肠相表里,大便通可不致腑热上攻,以利肺气宣降,热毒之邪得从便解。

(四)辨证论治

1.初期

【证候】 恶寒发热,咳嗽胸痛,呼吸不利,发病急骤,热势转高,口干鼻燥,痰黏白,痰量渐增。舌苔薄黄,脉浮而数。

【病机】 风热袭表,内犯于肺,肺失宣肃。

【治法】 疏散风热,清肺解表。

【主方】 银翘散加减。

【处方举例】 金银花 10g,连翘 10g,桔梗 6g,生甘草 6g,牛蒡子 10g,黄芩(后下)10g,浙贝母 10g,荆芥 10g,薄荷 6g,豆豉 10g,杏仁 10g。

2.成痈期

【证候】 壮热寒战,胸满作痛,咳吐浊痰,呈黄绿色,喉间有腥味,咳嗽气急,口干咽燥,烦躁不安,汗出身热不解。舌苔黄腻,脉滑数。

【病机】 热毒壅肺,血瘀成痈。

【治法】 清热解毒,化瘀消痈。

【主方】 千金苇茎汤加减。

【处方举例】 鲜芦根30g,生薏苡仁30g,冬瓜子10g,桃仁10g,桔梗6g,生甘草6g,大血藤30g,鱼腥草15g,金银花10g。

3.溃脓期

【证候】 咳吐大量脓血痰,或如米粥,腥味异常,胸中烦满而痛,身热面赤,烦满喜饮,或气喘难以平卧。苔黄腻,脉滑数。

【病机】 血败肉腐,痈脓溃破。

【治法】 排脓,清热解毒。

【主方】 加味桔梗汤加减。

【处方举例】 桔梗10g,生甘草6g,生薏苡仁30g,浙贝母10g,化橘红10g,金银花15g,白及粉(冲)3g,连翘15g,漏芦15g,鱼腥草30g。

4.恢复期

【主症】 身热渐退,咳嗽减轻,脓痰日渐减少。

(1)兼症:或诸症逐渐好转,痰液转为清稀,精神疲乏,胃纳欠佳,胁肋隐痛不得久卧。质略红,苔薄,脉细。

【病机】 阴伤气耗,正虚邪恋。

【治法】 益气养阴补肺。

【主方】 沙参清肺汤加减。

【处方举例】 北沙参15g,麦冬10g,太子参15g,生黄芪6g,桔梗10g,生甘草6g,生薏苡仁15g,冬瓜子15g,合欢皮15g。

(2)兼症:或咳吐脓痰量少,久延不净,或痰液一度清稀复转臭浊,病情时轻时重,迁延不愈,潮热心烦,口燥咽干,盗汗低热,形疲或自汗气短精神萎靡。舌质红苔薄,脉虚而数。或舌淡红苔薄,脉细无力。

【病机】 阴伤气耗,邪毒渐去。

【治法】 益气养阴,兼清脓毒。

【主方】 桔梗杏仁煎加减。

【处方举例】 桔梗10g,生甘草6g,杏仁10g,浙贝母10g,夏枯草12g,枳壳10g,金银花15g,大血藤15g,百合15g,麦冬12g,阿胶珠10g。

(五)病程观察

1.在肺痈初期,若内热甚,加生石膏20g,鱼腥草15g,以清肺;若咳重痰多加前胡10g,桑白皮10g,以止咳化痰;若胸痛甚加瓜蒌皮15g,郁金10g,桃仁10g,以润肺化痰。

2.在成痈期,脉实有力热盛者,可加黄芩10g,黄连6g,栀子10g,知母10g,生石膏30g,以清火泻肺;咳而喘满,痰浊量多,不能平卧者,加葶苈子10g,泻肺泄浊。

3.在溃脓期,热盛者加败酱草15g,黄芩10g,以清热解毒;若烦渴加天花粉10g,知母12g,以养阴清热;津伤口干舌红,可加沙参15g,麦冬15g,百合10g,以养阴生津;若气虚自汗频频,不能排脓,可酌加黄芪30g,以补气排脓。

4.在恢复期,若低热可加功劳叶10g,青蒿30g,白薇15g,地骨皮12g,养阴清热;纳呆便溏者加白术12g,茯苓15g,山药10g,以健脾补中。若咳吐脓血久延不净可配白蔹10g,以清热解毒治痈；若咯吐脓痰腥臭，反复迁延不愈，可加鱼腥 30g，败酱草 15g，以解毒排脓。

（六）预后转归

1.本病预后与热毒的轻重、病人体质、诊治是否及时有效等因素有关。凡能早期确诊，及时治疗，在初期即可阻断病情发展不致成痈；或在成痈期得到部分消散，则病情较轻，疗程较短。老年人、儿童、体弱和饮酒成癖者患之，因正气虚弱或肺有郁热，须防其病情迁延不愈或发生变证。多数患者经初期、成痈期而进入溃脓期，此期为病情顺逆的转折点，其关键在于能否通畅排出。凡脓得畅泄，症状减轻者顺，脓臭异常，经久不净，症状加重者逆；若络损血溢、脓溃入胸等又可发生他变。

（1）顺证：溃后声音清朗，脓血稀释而渐少，臭味转淡，饮食知味，胸胁少痛，身体不热，坐卧如常，脉象缓增。

（2）逆证：溃后音嘎无力，脓血如败卤，恶臭异常，气喘，鼻煽，胸痛，坐卧不安，饮食少进，身热不退，颧红，爪甲青紫带弯，脉短涩或弦急为肺叶腐败之恶候，指示转归慢性肺痈，或肺坏疽。

（3）险证

①溃后大量咯血，可出现血块阻塞气道，或气随血脱，汗出肢冷，脉微细数的危象。

②脓溃后流入胸腔，形成“脓胸”恶候，高热持续，咳嗽困难，气促胸痛，面色㿠白，脉细而数者，预后较差。

2.肺痈到了恢复期主要有三种转归

（1）邪毒去，正气复，疾病痊愈。

（2）邪去正虚，患者经治疗后虽然脓毒已去，但留有气虚或阴虚或阴阳两虚，当依证予以清补。

（3）邪恋正虚，脓毒不尽而迁延日久不愈，病情转为慢性，这时一定要掌握好扶正与祛邪的关系，谨慎用药，使得邪气去，正气复，疾病向愈。

（七）预防与调护

1.预防　凡属肺虚或原有其他慢性疾患，肺卫不固，易感外邪者，当注意寒温适度，起居有时，以防受邪致病；并禁烟酒及辛辣炙煿食物，以免燥热伤肺。一旦发病，则当及早治疗，力求在未成脓前得到消散，或减轻病情。

2.调护　肺痈病人，病情一般较重，故应卧床休息。室内空气宜新鲜，温度适宜，注意保暖，以防复感。尚需注意以下几点。

（1）加强观察

①每天观察记录体温、脉象、呼吸、血压变化、高热重病患者每 4 小时测体温 1 次。

②注意痰的色、质、量、味，对了解判断病情极为重要。

（2）体位引流：溃脓期应根据脓疡位置，帮助病人采取适当体位，多做侧身动作，并可轻拍背部以利脓液排出。

（3）警惕变证：咳痰浓黏量多，可予川贝粉 1.5～3g 用竹沥水 10～20ml 调服，注意采取适当体位，警惕痰阻气道，一旦发生立即予以吸痰。

大量咯血，可予三七、白及粉各 1.5g，按“咯血”护理。应防其血阻气道及气随血脱的变化。

（4）饮食宜忌

①宜食清淡蔬菜，不宜过咸，忌油腻厚味，发热者，可予半流质。

②多吃水果，如橘子、梨、枇杷、莱菔、西瓜等。

③可以薏苡仁煨粥食之，并取鲜芦根煎汤代茶，可以鱼腥草凉拌生吃。

④禁一切辛辣刺激食品，如大椒、葱、韭菜，忌海腥发物，如黄鱼、虾子、螃蟹等。戒除烟酒。

（八）疗效评定傳

1.治愈症状及体征消失，实验室检查恢复正常。

2.好转症状及体征明显减轻，肺部病灶部分吸收，或脓腔范围缩小。

3.未愈症状及体征未见改善。

（马　军）

第十节　肺痨

肺痨是具有传染性的慢性消耗性疾患，主要以咳嗽、咳血、潮热、盗汗及身体逐渐消瘦等为其临床特征。多因体质虚弱、气血不足、痨虫侵肺所致。肺痨病包括西医的肺结核病，肺外结核与本病表现相同者，亦可参照本病论治。

（一）病因病机分析

肺痨的致病因素，不外内外两端。外因系指痨虫传染，内因系指正气虚弱，两者往往互为因果。痨虫蚀肺，耗损肺阴，进而演变发展，可至阴虚火旺，或导致气阴两虚，甚则阴损及阳。

1.病因

（1）感染“痨虫”：与病人直接接触，致痨虫侵入人体为害。本病有致病的特殊因子，在病原学说上，明确了痨虫感染是形成本病的致病因子。

（2）正气虚弱

①禀赋不足：由于先天素质不强，小儿发育未充，“痨虫”入侵致病。

②酒色过度：嗜酒房劳，重伤脾肾，耗损精血，正虚受感。

③忧思劳倦：忧思伤脾，脾虚肺弱，痨虫入侵。

④病后失调：如大病或久病后失于调治（如麻疹、哮喘等病），外感咳咳嗽，经久不愈，胎产之后失于调养（如产后劳）等，正虚受病。

⑤营养不良：生活贫困，营养不充，体虚不能抗邪。

2.病机

（1）病位主要在肺：从“瘵虫”侵犯的病变部位而言，则主要在肺，由于肺主呼吸，受气于天，吸清呼浊，若肺脏本体虚弱，卫外功能不强，或因其他脏器病变耗伤肺气，导致肺虚，则“瘵虫”极易犯肺，侵蚀肺体，而致发病。在临床表现上，多见干咳、咽燥、痰中带血，以及喉疮声嘶等肺系症状。故瘵疾中以肺痨为最常见。

（2）病变可以影响整体，传及脾、肾，甚则影响及心：肺肾相生，肾为肺之子，肺虚肾失滋生之源，或肾虚相火灼金，上耗母气，可致“肺肾两虚”。在肺阴亏损的基础上，伴见骨蒸、潮热、男子遗精、女子月经不调等肾虚症状。

若肺虚不能制肝，肾虚不能养肝，肝火偏旺，上逆侮肺，可见性急善怒，胸肋掣痛等症，如肺虚心火乘客，肾虚水不济火，还可伴见虚烦不寐、盗汗等症。

脾为肺之母。《素问·经脉别论》云："脾气散精，上归于肺。"肺虚子盗母气则脾亦虚，脾虚不能化水谷精微，上输以养肺，则肺亦虚，终致肺脾同病，土不生金，肺阴虚与脾气虚两候同时出现，伴见疲乏、食少、便溏等脾虚症状。

肺痨久延而病重者，因精血亏损可以发展到肺、脾、肾三脏交亏，或因肺病及肾，肾不能助肺纳气，或因脾病及肾，脾不能化精以资肾，由后天而损及先天。甚则肺虚不能佐心治节血脉之运行，而致气虚血瘀，出现气短、喘息、心慌、唇紫、浮肿、肢冷等重症。

(3)病理性质主要为阴虚火旺，并可导致气阴两虚，甚则阴损及阳：肺喜润而恶燥，痨虫犯肺，侵蚀肺叶，肺体受病，阴分先伤，故见阴虚肺燥之候。故《丹溪心法·痨瘵》云："痨瘵主乎阴虚"。由于病情有轻重之分，病变发展阶段不同，病理也随之演变转化。一般而言，初起肺体受损，肺阴耗伤，肺失滋润，故见肺阴亏损之候；继则阴虚生内热，而致阴虚火旺；或因阴伤气耗，阴虚不能化气，导致气阴两虚，甚则阴损及阳，而见阴阳两虚之候。

(二)诊断思维

1.辨病思维

(1)诊断要点：该病诊断可据如下几项。

①有与肺痨患者长期密切接触病史。

②以咳嗽、咳血、潮热、盗汗为主症伴见倦怠乏力、身体逐渐消瘦为特征的临床表现。

③结合放射等理化检查。

具备②，参考①、③项可以确定肺痨的诊断。

(2)鉴别诊断

①与虚劳相鉴别：肺痨为一个独立的病名，且具有传染性，而虚劳是多种慢性疾病虚损证候的综合征，不具有传染性；肺痨病位在肺，以阴虚为主，而虚劳以五脏并重，以肾为主，阴阳俱虚。

②与肺痿相鉴别：肺痿是指肺叶痿弱不用，以咳吐浊唾涎沫、张口短气为主症的慢性虚损性疾病，虽然肺痨的晚期可转归形成肺痿，但有从轻到重的因果关系，而且临床主症表现不同，是其鉴别诊断的要点。

2.辨证思维　抓住主诉：咳嗽、咳血、潮热、盗汗、胸痛，身体逐渐消瘦。

(三)治则思维

1.肺痨总为正气亏损、痨虫入侵、肺阴耗伤所致，故治疗可遵循《医学正传·劳极》提出"一则杀其虫，绝其根本；一则补其虚，以复其真元"两大原则，杀虫是针对病因的治疗，补其虚复其真元，以提高抗病能力。

2.调补脏器重点在肺，并应注意脏腑整体关系，同时补益脾肾。

3.治疗大法应根据"主乎阴虚"的病理特点，以滋阴为主，兼火旺的兼以降火，加合并气虚、阳虚见症者，则当同时兼顾。

(四)辨证论治

1.肺阴亏损

【证候】　干咳，咳声短促，痰中有时带血，如丝如点，色鲜红，午后手足心热，皮肤干灼，或有少量盗汗，口干咽燥，胸部隐痛。舌边尖红，脉细或细数。

【病机】 阴虚肺燥，肺失滋润，肺伤络损。

【治法】 滋阴润肺。

【主方】 月华丸加减。

【处方举例】 北沙参 15g，麦冬 15g，天冬 15g，玉竹 15g，百合 20g，白及 15g，百部 10g。

2.阴虚火旺

【证候】 咳呛气急，痰少质黏，或吐稠黄痰，量多，时时咯血且量多色鲜红，午后潮热，骨蒸，五心烦热，颧红，盗汗量多，口渴，男子遗精，女子月经不调，形体日瘦。舌质红绛而干，苔薄黄或剥，脉细数。

【病机】 肺肾阴伤，水亏火旺，燥热内灼，血热妄行。

【治法】 滋阴降火。

【主方】 百合固金丸合秦艽鳖甲散加减。

【处方举例】 南、北沙参各 15g，麦冬 15g，玉竹 15g，百合 20g，百部 12g，白及 15g，生地黄 15g，五味子 6g，玄参 15g，阿胶 10g，龟甲（先煎）30g，冬虫夏草 9g。

3.气阴耗伤

【证候】 咳嗽无力，气短声低，痰中偶或夹血，血色淡红，午后潮热，热势一般不剧，面色㿠白，颧红。舌质嫩红，边有齿印，苔薄，脉细弱而数。

【病机】 阴伤气耗，肺脾两虚，肺失清肃，脾不健运。

【治法】 益气养阴。

【主方】 保真汤加减。

【处方举例】 党参 18g，黄芪 15g，白术 12g，甘草 6g，山药 15g，沙参 15g，百合 20g，麦冬 15g，地黄 15g，阿胶 10g，五味子 6g，冬虫夏草 9g，白及 10g，紫菀 10g，款冬花 10g，紫苏子 10g。

4.阴阳两虚

【证候】 咳逆喘息少气，痰中或见夹血，血色暗淡，潮热，形寒，自汗，盗汗，声嘶失音，面浮肢肿，心慌，唇紫，肢冷，五更腹泻，口舌生糜，大肉尽脱，男子滑精、阳痿，女子经少，经闭。舌光质红少津，或舌淡体胖边有齿痕，脉微细而数或虚大无力。

【病机】 肺痨病久，阴伤及阳，肺、脾、肾三脏俱损。

【治法】 滋阴补阳。

【主方】 补天大造丸加减。

【处方举例】 人参 10g，黄芪 15g，白术 12g，山药 15g，麦冬 15g，生地黄 15g，五味子 6g，阿胶 10g，当归 10g，枸杞子 15g，山茱萸 10g，龟甲（先煎）30g，鹿角胶 5g，紫河车 12g。

（五）病程观察

1.在肺阴亏损证型中，咳嗽甚者加杏仁 10g，瓜蒌 15g；胸痛明显者加郁金 10g；咯血者加仙鹤草 15g，白茅根 15g；骨蒸潮热者，加银柴胡 12g，功劳叶 15g，白薇 15g。

2.在阴虚火旺证型中，咳痰黄量多者，加瓜蒌 15g，鱼腥草 15g，桑白皮 15g；咳血不止加牡丹皮10g,栀子10g,紫珠草15g,仙鹤草15g;伴胸痛可加三七15g,血余炭15g,花蕊石15g,广郁金10g;盗汗甚者可加乌梅6g,煅龙骨15g,煅牡蛎15g,麻黄根15g,浮小麦15g。

3.在气阴耗伤证型中,咳嗽痰稀,可加紫菀10g,款冬花10g,紫苏子10g温润止嗽;挟有湿痰症状者,可配半夏10g,陈皮6g,茯苓15g;咳血可酌加阿胶10g,仙鹤草15g,三七10g;骨蒸、盗汗者可加鳖甲30g,牡蛎15g,乌梅6g,银柴胡12g;脾虚甚者加白扁豆12g,薏苡仁15g,莲子肉15g。

4.在阴阳两虚证型中,肾虚气逆喘息加冬虫夏草9g,诃子5g,钟乳石30g;心慌加紫石英30g,丹参15g镇心宁神;五更肾泻者加煨肉豆蔻10g,补骨脂10g以补火暖土;身体大肉尽脱者,加阿胶10g,鹿角胶5g,猪脊髓250g。

(六)预后转归

本病的转归决定于正气强弱及治疗情况,若正气比较旺盛,或得以及时正确的治疗,病情向痊愈方向转归。若邪盛正虚,病情可进行性加重,由肺虚渐损及脾肾心肝,由阴及气及阳,最后形成慢性迁延,向五脏虚损,阴阳俱虚转归,甚至趋向恶化。

本病的预后也决定于体质强弱,病情轻重及治疗的早迟等。一般而言,早期发现,早期治疗,预后一般良好;若治疗不及时,迁延日久,身体羸弱者,预后较差。如《明医杂著·劳瘵》说:"此病治之于早则易,若到肌肉消铄,沉困着床,脉沉伏细数,则难为矣。"

(七)预防与调护

1.树立防重于治的思想,对肺痨患者做好隔离预防。平时注意保养元气,爱惜精血,痨不可得而传,增强正气是防止感染的重要措施。

2.注意适当休息,动静结合。

3.饮食应增加富有营养的食物,如牛羊乳、甲鱼、豆浆、水果等。宜食补肺润燥生津之品,忌辛辣动火燥液之品。

4.注意思想和精神调养,禁恼怒,息妄想,乐观宁静。

(八)疗效评定

1.治愈　症状消失,肺部病灶吸收钙化,痰菌检查转阴。

2.好转　症状改善,肺部病灶部分吸收。

3.未愈　症状及病灶无变化。

（马　军）

第十一节　肺痿

肺痿指咳喘日久,他病误治而致肺气虚损,阴亏津枯,肺叶萎弱不用,临床表现以气短喘息,咳吐浊唾涎沫,反复发作为特点的慢性肺脏虚弱性疾病。本病所指范围较广,西医慢性支气管炎、支气管扩张、慢性肺脓疡后期、肺纤维化、肺不张、肺硬变、矽肺等,症见咳唾黏痰或涎沫,或咯血,气短喘息,反复发作者,均可参照本病辨证论治。

一、临床诊疗思维

（一）病因病机分析

1.病因

（1）久病损肺

痰热久嗽
肺痨病久
肺痈余毒未清
消渴津液耗伤
热病之后

}热壅上焦，消灼肺津

大病久病
内伤久咳
冷哮不愈
肺虚久喘

}肺虚有寒，气不化津

（2）误治津伤：误治或滥用汗、吐、下等治法——重亡津液——肺津大亏——肺失濡养。

2.病机

（1）发病机制总属肺脏虚损，津气严重耗伤，以致肺叶枯萎：以上诸因，致肺脏虚损。津耗伤，津伤则燥，燥盛则干，肺叶弱而不用则萎。

（2）病理性质有虚热、虚寒之分

热在上焦，津枯则肺燥，清肃之令不行

脾阴胃液耗伤，不能上输于肺，肺失濡养肺虚津伤虚热肺痿

肺气虚冷，不能温化，固摄津液肺失濡养——虚寒肺痿

阴伤及阳，气不化津

（3）病位在肺，但与脾、胃、肾等脏密切相关：总由肺虚，津气大伤，失于濡养，以致肺叶枯萎，故其病位在肺。他如脾虚气弱，无以生化、布散津液，或胃阴耗伤，胃津不能上输养肺；肾气不足，气不化津，或肾阴亏耗，均可致肺失濡养，发为肺痿。

（二）诊断思维

1.辨病思维

（1）诊断要点

1）诊断依据

①有肺系内伤咳喘病史，如痰热久嗽、肺痨肺痈日久、哮证久延等。

②有咳吐浊唾涎沫或干咳、气短喘息胸闷等症状及杵状指、发绀、肺部干湿啰音或有Velcro啰音等体征。

③有症状体征渐进性加重、活动后气短喘憋加重等特点。

具备上述②、③项，参考①项，即可确定肺痿的诊断。

2）参考项目

①肺功能检查：表现为残气量增加、阻塞或限制性通气功能障碍。

②血气分析：表现为低氧血症，严重时可见Ⅱ型呼吸衰竭。

③X线胸片检查：两肺纹理增粗、紊乱，或呈点片状阴影，或为结节状、网格状、毛玻璃状影。

(2)鉴别诊断

另外肺痈失治误治，可转成肺痿。

②肺痨与肺痿的鉴别：肺痨是因痨虫入侵所致的具有传染性的慢性虚弱性疾病，以咳嗽、咳血、潮热、盗汗及身体逐渐消瘦为主症，肺痨后期可以转为肺痿重证，肺痿以咳吐涎沫为主症，肺痨早期无此症。

2.辨证思维

(1)抓主症：咳吐浊唾涎沫或干咳、气短喘息、反复发作是本病的特征。

(2)分寒热：虚热肺痿是阴津不足，虚热内生，其涎沫黏稠不易咳出，或痰中带有血丝；虚寒肺痿是阳气耗伤，肺中虚冷，咳吐涎沫清稀量多，口不渴，气短遗尿。若虚热肺痿日久，阴损及阳，可出现寒热夹杂症，又当辨其阴虚内热为主，或是气阳虚冷为主。

(3)辨兼症：肺痿病位主要在肺，肺阴不足可累及于肾，致肾阴不足，症见潮热盗汗手足心热，腰膝酸软等；肺气不足，又可损及于脾，致脾气虚损，症见身倦乏力，纳少腹胀，便溏肢重等；本病以气虚津伤为本，但易产生痰饮瘀血等标实，一般咳吐痰涎量多，胸膈满闷，喘憋心悸者为痰饮阻肺；面色晦暗，咳痰带血，唇甲发绀，杵状指，舌质紫暗者为瘀血阻络。

(三)治则思维

1.补肺生津为原则　根据辨证，肺痿的治则总以补肺生津为主，又有养阴、益气、温阳之别，扶正宜与清热、化痰、活血等祛邪相兼顾；如寒热夹杂者又可寒热平调，用药宜刚柔相济，切记过用辛散燥热及苦寒滋腻之品，本病为肺系重病，治宜缓图，勿用峻剂，以免伤正。

2.重视调补脾胃　脾胃为后天之本，肺金之母，培土有助于生金。阴虚者宜补胃津以润燥，使胃津能上输以养肺；气虚者宜补脾气以温养肺体，使脾能转输精气以上承。肾为气之根，司摄纳，补肾可以助肺纳气。

3.不可妄投燥热，亦忌苦寒滋腻　肺痿病属津枯，故应时刻注意保护其津，无论寒热，皆不宜妄用温燥之药，消灼肺津，即使虚寒肺痿，亦必须掌握辛甘合用的原则。

4.慎用驱痰峻剂　肺痿属虚，故一般忌用峻剂攻逐痰涎，犯虚虚实实之戒，宜缓图取效。

(四)辨证论治治疗方案

1.虚热

【证候】　咳吐浊唾涎沫或干咳无痰，痰质黏稠，或咳痰带血，气急喘息，咳声不扬，甚则音哑，形体消瘦，皮毛干枯，午后潮热，口渴咽燥。舌红而干，脉象虚弱。

【病机】　肺阴亏耗，虚火内炽，肺失肃降。

【治法】　滋阴清热，润肺生津。

【主方】　麦门冬汤或清燥救肺汤加减。

【处方举例】　党参15g，麦冬12g，法半夏10g，山药18g，玉竹15g，石斛12g，甘草6g。

2.虚寒

【证候】　咳吐涎沫，其质清稀量多，气短不足以息，头晕目眩，食少形寒，口不渴，小便数或遗尿。舌质淡，脉虚弱。

【病机】 肺气虚寒，气不化津，津反为涎。

【治法】 温肺益气，健脾祛寒。

【主方】 甘草干姜汤或生姜甘草汤加减。

【处方举例】 炙甘草 9g，干姜 12g，党参 15g，白术 12g，茯苓 12g，黄芪 12g，大枣 5 枚。

（五）病程观察

1.在虚热证型中，如咳吐黏痰，口干欲饮，可加天花粉 10g，知母 10g，川贝母 10g；兼肾阴不足，症见潮热盗汗，腰膝酸软，遗精尿频者，治宜滋阴降火，方用百合固金汤、麦味地黄丸加减；兼气阴两虚，痰热伤络，气喘潮热，咳唾脓血者，治宜益气养阴，化痰活络，方用《张氏医通》紫菀散。

2.在虚寒证型中，兼阴虚血少气弱者，可用炙甘草汤；脾虚明显，便溏神疲，纳呆腹胀，头晕肢重，治宜补脾升清，方用补中益气汤、保元汤或六君子汤加减以培土生金；肾虚不摄，尿频，涎沫多者可加益智仁 10g，乌药 10g，诃子 5g；短气喘息者，可加山茱萸 15g，五味子 6g，钟乳石 30g，另吞蛤蚧粉 2g；痰涎多者，加半夏 10g，橘红 10g，浙贝母 10g，以化痰通窍。

（六）预后转归

本病主要为多种肺系疾病久延而成，为难治之疾，治疗过程中往往肺体虽得滋润，但涎沫一时难止，肺中津液难复，故只宜缓图取效，若张口短气、喉哑声嘶，咯血、脉沉涩而急或细数无力者预后多不良。正如《张氏医通》所说："肺痿属热，如喉哑声嘶咯血，此属阴虚，多不可治。肺痿六脉沉涩而急，或细数无神，脉口皮肤枯干，而气高息粗者死。"

（七）预防与调护

1.积极预防咳嗽的反复发作，对预防肺痿有积极的意义。

2.加强身体锻炼，提高机体的抗病能力。

3.戒烟以减少对呼吸道的刺激。

4.改善环境卫生，减轻空气污染。

（八）疗效评定

1.显效　咳、痰、喘症状基本消失，肺部啰音与发绀轻度者。或症状明显好转（卌～＋），体征明显减轻。

2.有效　上述症状好转（卌～＋，或卄～＋），体征减轻。

3.无效　上述症状及体征无改变或加重者。

（马　军）

第六章　腹部疾病

第一节　胃炎

一、急性胃炎

急性胃炎是由多种病因引起的胃黏膜急性炎症。临床可分为急性单纯性、急性糜烂出血性、急性腐蚀性、急性化脓性胃炎。以单纯性胃炎最为常见。又可分为急性外因性与内因性两类。凡致病因子经口进入胃内引起的胃炎为外因性胃炎，包括细菌性、中毒性、腐蚀性、药物性胃炎等。凡有害因子通过血液循环到达胃黏膜而引起的胃炎为内因性胃炎，包括急性传染病合并胃炎，全身性疾病合并胃炎，化脓性、过敏性胃炎和应激性病变。近年来由于内镜的广泛应用，发现应激性病变很常见，是急性上消化道出血的常见病因之一。本病属中医“胃痛”、“呕吐”等病证范畴，有上消化道出血者属“血证”范畴。

【病因与发病机制】

1.理化因素　过冷、过热、粗糙食物、刺激性调味品、饮料、浓茶、咖啡、烈酒、药物[如水杨酸类药物、肾上腺皮质激素、利舍平(利血平)、氯化钾、甲硝唑等某些抗生素]均会损伤胃黏膜，引起炎症性改变。胃内异物或胃石、胃区放射治疗均可作为外源性刺激导致急性单纯性胃炎。误服或有意吞服腐蚀性化学物质如强酸、强碱等可引起急性腐蚀性胃炎。

2.生物因素　细菌及毒素，致病菌以沙门菌属及副溶血弧菌为最常见，毒素以金黄色葡萄球菌毒素最多见，病毒感染也可引起。进食被细菌或其毒素污染的食物引起的急性胃炎，同时常伴有肠炎，临床上称为急性胃肠炎，也称为食物中毒。

3.急性应激　在严重的器官疾病时，机体处于急性应激状态，常可引起急性糜烂出血性胃炎，如颅脑损伤、脑血管意外、大面积烧伤、大手术、休克等。

【临床表现】

1.症状　轻重不一，主要表现为恶心、呕吐、食欲减退、上腹部不适饱胀或疼痛，还可出现剧烈腹绞痛，伴腹泻水样便，重者可出现发热、脱水、酸中毒、休克等症状。

2.体征　中上腹部及脐周有轻度压痛，肠鸣音亢进。

【诊断与鉴别诊断】

根据病史、临床表现诊断不难。急性单纯性胃炎应注意与早期急性阑尾炎、急性胆囊炎、急性胰腺炎等相鉴别；急性腐蚀性胃炎，由于各种腐蚀剂中毒的处理不同，鉴别诊断十分重要，要问清病史、检查唇与口腔黏膜痂的色泽，呕吐物的色、味及酸碱反应，收集剩下的腐剂做化学分析，对鉴定其性质非常可靠，为避免食管、胃穿孔，急性期内禁忌X线钡餐及胃镜检查。急性糜烂性胃炎确诊须靠急诊内镜检查，超过48h病变可能不复存在。

【治疗】

1.去除病因、调理饮食　进食清淡易消化流质，可少吃多餐，疼痛重者可暂禁食1～2d。禁食对胃有刺激的食物、药物。

2.保护胃黏膜　口服硫糖铝，每次1g，餐前0.5～1h及睡前服用。急性糜烂性胃炎可服制酸剂和（或）H_2受体拮抗药如西咪替丁、雷尼替丁等。急性腐蚀性胃炎是一种严重的急性中毒，必须积极抢救，吞服强酸强碱严禁洗胃，可服牛奶、蛋清或植物油，为避免产生二氧化碳导致腹胀和胃穿孔，不宜用碳酸氢钠中和强酸。有休克时首先抢救休克，剧烈腹痛时可用吗啡、哌替啶（度冷丁）止痛。

3.对症处理　腹痛可局部热敷或口服解痉止痛药，10%颠茄合剂，或阿托品、山莨菪碱；吐泻可用多潘立酮（吗丁啉）或甲氧氯普胺（胃复安）；轻度脱水可口服补液；中、重度脱水静脉补液，根据病情补液1500～3000ml/d，需适量补充钾盐；有酸中毒时应酌情补充5%碳酸氢钠；发热者物理降温。细菌性食物中毒一般不用抗生素，但病情严重伴高热者，可针对病原菌短期选用喹诺酮类、氨基糖苷类部分合成青霉素等。

4.中医辨证论治　可参照中医“胃痛”、“呕吐”等病证治疗，有上消化道出血者参照“血证”治疗。

【预防】

合理饮食，忌吃过热、过冷、过硬及不洁食物，不暴饮暴食，戒烟戒酒。慎用对胃黏膜有刺激的药物，饭后服药可减少对胃黏膜的刺激。有应激情况时，如遇脑血管意外、颅脑外伤、严重创伤、大手术、休克或严重的脏器疾病时，可预服制酸药和（或）H_2受体拮抗药，以预防急性糜烂性胃炎的发生。

二、慢性胃炎

慢性胃炎是胃黏膜上皮受到各种致病因素的长期侵袭而发生的持续性、慢性炎症性改变。发病率在各种胃病中居首位，分为慢性浅表性胃炎、慢性萎缩性胃炎和慢性肥厚性胃炎三类，萎缩性胃炎又可分为A型（慢性胃炎）、B型（慢性胃窦胃炎）。本病属中医“胃痛”、“呕吐”、“痞满”等病证范畴。

【病因与发病机制】

1.感染因素　主要由幽门螺杆菌（Hp）感染所引起，Hp通过产氨作用分泌空泡毒素A等物质引起细胞损害等。此外，鼻咽喉、口腔等部位慢性感染病灶的细菌和毒素经常吞入胃内，刺激胃黏膜也可致病。

2.免疫因素　目前认为A型胃炎与自身免疫有关，自身抗体攻击壁细胞总数减少或丧失；抗内因子抗体的存在影响机体维生素B_{12}的吸收，可导致恶性贫血。

3.化学因素　长期服用对胃有刺激性的药物，如：阿司匹林、布洛芬、铁剂、氯化钾等；长期吸烟，烟叶中的尼古丁不仅可影响胃黏膜血液循环，还可导致幽门括约肌功能紊乱，造成胆汁反流，均可破坏黏膜屏障。

4.急性胃炎的继续　急性胃炎病因持续存在或反复发生，胃炎持续不愈而演变成慢性胃炎。

5.物理因素　长期饮浓茶、咖啡、过热、过冷、过于粗糙的食物及长期酗酒，可导致胃黏膜损伤。

【临床表现】

1.症状　病程迁延，主要表现为上腹饱胀不适或无规律性上腹部隐痛、嗳气、反酸、食欲缺乏、恶心、呕吐等。慢性胃窦炎上腹胀痛等消化道症状明显，慢性胃体胃炎消化道症状不明显，可出现明显厌食、贫血、反甲及体重下降。

2.体征　上腹部或中上腹可有轻压痛，少数萎缩性患者可出现舌炎、贫血、反甲等。

【实验室检查及其他检查】

1.胃酸分泌功能测定　测定基础胃酸分泌量(BAO)和最大胃酸分泌量(MAO)，慢性胃窦胃炎分泌正常，促若G细胞受损，但促胃液素减少则胃酸偏低；慢性胃体胃炎，胃酸分泌减少，严重者胃酸缺乏。

2.血清促胃液素测定　B型胃炎含量一般正常，A型胃炎常升高，尤其恶性贫血者上升更加明显。

3.血清壁细胞抗体测定　有助于萎缩性胃炎的诊断。怀疑为A型胃炎可检测血清中抗壁细胞抗体等。

4.纤维胃镜及胃黏膜活组织检查　胃镜是诊断胃炎的重要手段，配合活体组织检查可确定胃炎性质和程度。

5.Hp检查　活组织病理检查时可同时检测Hp，检查方法有快速尿素酶法，胃黏膜特殊染色、切片染色、Hp培养抗体检测等。目前敏感性及特异性较高的方法是用^{13}C或^{14}C-尿素呼气试验。

【诊断与鉴别诊断】

根据症状、体征及辅助检查，可作出慢性胃炎诊断，确诊必须依靠胃镜检查及胃黏膜活检，Hp检测有助于病因诊断。慢性胃炎须与早期胃癌，消化性溃疡、慢性胆囊炎、胆石症等疾病及胃神经官能症相鉴别。

【治疗】

慢性胃炎尚无特效疗法，无症状者不需要治疗。

1.病因治疗　对Hp感染引起的相关性胃炎，采取根除幽门螺菌的治疗(见消化性溃疡)；彻底治疗急性胃炎，避免服用对胃有刺激的药物，少吃过酸过甜食物及浓茶、咖啡等刺激性饮料，戒烟忌酒等。对胆汁反流性胃炎患者，可服用胃动力药物及吸附胆汁的药物，如多潘立酮、甲氧氯普胺等；服用考来烯胺(消胆胺)每次2g，4/d，可吸附胆汁，氢氧化铝凝胶也有吸附胆汁、减轻胆盐对胃黏膜损害作用，10～20ml/d，3～4/d，饭后1h服。

2.对症处理　高胃酸者，可服用制酸药物；缺酸消化不良者，可用10%稀盐酸0.5～2ml，

3/d,餐前服;胃蛋白酶合剂 20～30ml,3/d,餐前服,也可同时服用健胃消食片、山楂丸等。有胆汁反流者,可给予硫糖铝或消胆胺及胃肠动力药,防止反流;腹痛者,可服用抗胆碱能药物和抗酸药;有缺铁性贫血者补充铁剂,有恶性贫血者补充维生素 B_{12} 及叶酸。

3.手术治疗　萎缩性胃炎伴重度不典型增生或重度肠腺化生,尤其是不完全性大肠化生者,可手术治疗。

4.中医辨证论治　可参照中医"胃脘痛"、"呕吐"治疗。

【预防】

积极治疗急性胃炎;调理饮食,保持心情愉悦,避免过冷、过热、过硬、过粗、过酸辛辣的刺激性食物,规律进食,勿暴饮暴食,避免长时间紧张焦虑;戒烟酒并忌服对胃有损害的药物。

（周利霞）

第二节　消化性溃疡

消化性溃疡是指发生于胃和十二指肠的慢性溃疡,溃疡的形成有多种因素,其中酸性胃液对胃黏膜的消化作用是溃疡形成的基本因素,酸性胃液接触的任何部位,如食管下段、胃肠吻合术后吻合口、空肠等处均可发生溃疡,绝大多数的溃疡发生于胃和十二指肠,故又称胃溃疡(GU)和十二指肠溃疡(DU)。GU 多见于中老年,DU 多见于青壮年,临床上 DU 比 GU 为多见,男性患病多于女性。本病属中医"胃痛"等病证范畴。

【病因与发病机制】

本病的病因及发病机制尚未完全阐明,研究认为引起消化性溃疡的主要环节是幽门螺杆菌(Hp)感染,胃酸分泌过多和胃黏膜保护作用减弱等因素,还有药物因素、胃排空延缓和胆汁反流、遗传因素、环境因素、精神因素等都与消化性溃疡的发生有关。

【临床表现】

1.症状　典型者上腹痛部疼痛呈慢性病程,节律性和周期性发作。

(1)疼痛的部位和性质:多位于上腹正中,胃溃疡可能偏左,十二指肠溃疡常偏右。疼痛多为钝痛或灼痛、饥饿痛,也可呈刺痛、钝痛或剧痛。

(2)疼痛的节律性:节律性疼痛是溃疡病活动期的特征,疼痛时间一般持续 1～2h 或更长。疼痛有典型的节律性,DU 表现为疼痛在两餐之间发生(饥饿痛),持续不减至下餐进食或服用制酸药后缓解,呈现"进食-缓解-疼痛"节律;GU 表现为餐后 0.5～2h 疼痛,至下一餐前疼痛消失,下次进餐后再复出现上述节律,呈现"进食-疼痛-缓解"的节律。

(3)疼痛的周期性:多每年春秋季节时发病。

(4)其他胃肠道症状:还可出现如上腹饱胀、嗳气、反酸、恶心呕吐等,食欲多正常,GU 患者偶可因进食疼痛而畏食,至体重减轻,全身症状可有失眠、多汗等。

2.体征　无特异性,发作期上腹部可有局限性轻压痛,缓解期无明显体征。

【并发症】

1.出血　是消化性溃疡最常见的并发症,在上消化道出血的各种病因中溃疡病出血居首位，占50%左右，可参见上消化道出血。

2.穿孔　临床上可分为急性、亚急性和慢性三种类型。以急性最常见，急性穿孔应尽快作出诊断，并在穿孔后8h内及时手术。慢性穿孔，临床表现为腹痛节律性消失，出现持续性疼痛，程度也较以往加重，内科治疗往往无效。亚急性穿孔临床表现与急性穿孔相似，但程度较轻，可出现肠粘连或肠梗阻征象，并于短期内即可见好转。

3.幽门梗阻　可分为暂时的功能性梗阻和永久的器质性梗阻。前者内科治疗有效，后者需手术治疗。

4.癌变　慢性GU患者，45岁以上，溃疡顽固不愈应警惕癌变，须进一步检查，定期随访以发现早期胃癌。DU不引起癌变。

【实验室及其他检查】

1.胃镜检查及胃黏膜活组织检查　是确诊消化性溃疡的首选方法，胃镜检查可取黏膜活检，不仅可确定溃疡性质、鉴别良性恶性溃疡(胃的良恶性溃疡必须由活体组织检查来确定)，还能检测Hp及有无伴随溃疡的胃炎和十二指肠炎。消化性溃疡经胃镜检查仍有5%～10%被漏诊，而X线钡餐检查和胃镜检查配合应用，诊断准确率可达96%～99%，因此该两种方法应相互补充。

2.Hp检查　现已列为常规检查，检测方法分为侵入性和非侵入性两大类，侵人性须通过胃镜检查取胃黏膜活组织进行检测，包括快速尿素酶试验、组织学检查和Hp培养，非侵入性主要有^{13}C或^{14}C尿素呼气试验，粪便抗原检测及血清学检查。

3.X线钡餐检查　X线钡餐检查是常用的诊断溃疡病方法。直接征象为龛影，可确诊溃疡存在。间接征象有十二指肠壶腹部激惹和变形、溃疡局部有压痛、黏膜集中、溃疡对侧有痉挛性切迹等，间接征象对本病的诊断有参考价值，但不能依此确诊本病。活动性消化道出血患者禁做钡餐检查。

4.大便隐血试验　阳性提示溃疡有活动性，胃溃疡如果大便隐血持续阳性，提示有癌变可能。

5.胃液分析　GU患者胃酸分泌正常或稍低于正常，DU则多增高。

【诊断与鉴别诊断】

1.诊断依据　根据慢性病程，周期性、节律性反复发作的慢性上腹疼痛，进食或服用碱性药物可获得缓解，可初步诊断为消化性溃疡，确诊有赖于X线钡餐检查和(或)胃镜检查。

2.鉴别诊断

(1)胃癌：早期酷似胃溃疡易造成误诊，晚期出现上腹部包块、消瘦、贫血、大便隐血持续阳性不难鉴别，胃镜检查可以帮助诊断。

(2)慢性胃炎：慢性胃炎上腹疼痛无规律性，可通过X线和胃镜检查进行鉴别。

(3)慢性胆囊炎和胆石症：疼痛无节律性，伴放射痛，反复发作多与进类食物有关，应用碱性药物不能缓解，墨非征阳性，B超检查可明确诊断。

【治疗】

治疗原则主要采取内科治疗，治疗的目的是缓解症状，促进合，避免并发症发生、防止复发。对症治疗措施中最重要的是制止胃酸刺面。可采取综合性措施，对不同患者应予针对性的适当处理。

1.根除幽门螺杆菌的治疗　对 Hp 感染引起的 GU、DU，根除 Hp 不进溃疡愈合，而且可预防溃疡病复发，从而彻底治愈溃疡。目前推荐以 P 体铋为基础加上两种抗生素的三联治疗方案（表 6-1）。

表 6-1 根除幽门螺杆菌的三联治疗方案

质子泵抑制药或胶体铋	抗菌药物
PPI 常规剂量的倍量	克拉霉素 500～1000mg/d
（如奥美拉唑 40mg/d）	阿莫西林 2000mg/d
枸橼酸铋钾（胶体次枸橼酸铋）480mg/d	甲硝唑 800mg/d
（任选一种）	（选择两种）
上述剂量分 2 次服，疗程 7d	

在根除幽门螺杆菌治疗结束后的抗溃疡治疗，是继续给予该根除方案中所含抗溃疡药物常规剂量完成 1 个疗程，如 DU 患者总疗程为 PPI 2～4 周，胶体铋 4～6 周；GU 患者总疗程为 PPI 4～6 周，胶体铋 6～8 周。

判断幽门螺杆菌是否根除必须在停药后 3 周进行，难治性溃疡或有并发症的 DU，应明确幽门螺杆菌是否根除。

2.药物治疗

（1）对症治疗：如腹胀可用促动力药如多潘立酮；腹痛可以用抗胆碱能药如颠茄、山莨菪碱等药物。

（2）降低胃酸的药物：中和胃酸的药物如氢氧化铝、氧化镁、复方胃舒平、乐得胃等。抑制胃酸的药物主要有：①H_2 受体拮抗药：西咪替丁 800mg 每晚 1 次；雷尼替丁 150mg，3/d。②质子泵抑制药：常用奥美拉唑 20mg，1/d；兰索拉唑 30mg，l/d。

（3）保护胃黏膜药物：硫糖铝 1g，3～4/d；枸橼酸铋钾 120mg，4/d。也可选择米索前列醇。

3.手术治疗　无并发症的消化性溃疡绝大多数不需要手术。手术治疗适应证为：大量出血经内科紧急处理无效者、急性穿孔、器质性幽门梗阻、胃溃疡疑有癌变、内科治疗无疗效的顽固性溃疡。

4.并发症治疗　最能提示消化性溃疡已经发生了并发症的临床表现是疼痛的节律性发生了改变。溃疡并发出血的内科治疗，而一但出现板样腹、压痛、反跳痛则提示有溃疡穿孔的可能。溃疡穿孔，若系小穿孔，且发生在空腹时，就诊时间早、症状轻而无腹膜炎者，可在严密观察下采用禁食、留置胃管减压、输液、应用抗生素防止或控制感染等非手术治疗；幽门梗阻如属于功能性者，可采用输液，维持水、电解质平衡，持续胃管减压及晚餐后行胃灌洗，口服或注射西咪替丁（甲氰咪胍）等制酸剂；良性溃疡恶变，一经确诊，应按恶性肿瘤处理，手术切除是目前唯一比较有效的治疗方法。

5.中医治疗　可参照“胃脘痛”血证治疗。

【预防】

保持规律生活，注意饮食卫生，饮食宜少吃多餐，忌烟酒及辛辣过咸食物及浓茶咖啡等饮料，保持乐观情绪，工作劳逸结合，避免高度紧张。慎用对胃有刺激的药物。有症状及时服药治疗。

（周利霞）

第三节　胃癌

胃癌是最常见的恶性肿瘤之一，我国每年约有16万人死于胃癌，是消化道肿瘤死亡的主要原因。男性发病高于女性，男女之比为2～3∶1，任何年龄均可发病，但多见于中老年人，40～60岁者占2/3。根据本病的临床表现，可归属于中医“胃痛”，“反胃”，“噎嗝”等病证的范畴。

【病因与发病机制】

目前胃癌的病因未明，胃癌的发病可能与多种因素共同参与使机体失控有关。多年来的研究显示幽门螺杆菌（Hp）感染与胃癌的发生关系密切。地域环境对胃癌发病有影响，高纬度地区，或生活在煤矿、石棉矿区及泥炭土壤也带的居民，胃癌发病率较高。胃癌的发病与饮食因素关系较为密切，如发霉食物、咸菜、油煎食物、烟熏及腌制鱼肉等食物含高浓度硝酸盐。并与遗传因素有关。

癌前期变化是指癌前病变和癌前状态，胃癌的癌前病变包括：①慢性萎缩性胃炎；②胃息肉，尤其息肉＞2cm者；③残胃炎，多在胃切除术后15年以上癌变；④恶性贫血，胃体有显著萎缩者；⑤少数胃溃疡患者，胃癌的癌前状态则是指伴有肠化与不典型增生。癌前病变并发不典型增生者临床要注意观察，谨防癌变。

【病理】

1.胃癌发生的部位　国内胃腺癌的好发部位依次为胃窦、贲门、胃体、全胃或大部分胃。

2.胃癌分期　根据胃癌的发展进程可分为早期胃癌和进展期胃癌。早期胃癌是指病灶局限且深度不超过黏膜下层的胃癌，无论有无局部淋巴结转移。进展期胃癌深度超过黏膜下层，已侵入肌层者称为中期，侵入浆膜或浆膜外者称为晚期胃癌。

3.组织病理学　根据组织结构可分为4型。①腺癌：从其分化程度可分为高分化、中分化、低分化3种；②未分化癌；③黏液癌；④特殊类型癌：包括腺鳞癌、鳞状细胞癌、类癌等。按肿瘤起源分为肠型胃癌和弥散型胃癌。按肿瘤生长方式分成膨胀型胃癌和浸润型胃癌。

4.转移扩散　①直接蔓延扩散至相邻器官；②淋巴结转移：先侵及局部继而远处淋巴结，占胃癌的70%；③血行播散：最常见转移肝脏，其次是肺、腹膜、肾上腺等。④种植转移：癌细胞侵出浆膜层脱落入腹腔，种植于肠腔和盆腔。

【临床表现】

1.症状　早期胃癌症状似溃疡或慢性胃炎。进展期胃癌最早出现的症状是上腹痛，开始为上腹饱胀不适，餐后更甚，继之有隐痛不适，偶呈节律性溃疡样疼痛，常伴有纳差，厌食，体重减轻。发生并发症或转移时会出现相应的症状，贲门癌可有吞咽困难，胃窦癌可引起幽门梗阻时有恶心呕吐。

2.体征 早期胃癌体检常无特殊发现。进展期胃癌的体征以上腹压痛最为常见，部分患者可扪及肿块，坚实而不规则，有压痛。出现腹块多已是晚期。肿块多位于上腹偏右相当于胃窦处。出现远处转移时，可扪及左锁骨上淋巴结、直肠前窝肿物。如肿瘤转移至肝脏可使之肿大及出现黄疸，甚至出现腹水，叩诊有移动性浊音等体征。

3.并发症 胃癌可发生出血、穿孔、梗阻、胃肠瘘管、胃周围粘连及脓肿形成等并发症。

【实验室检查】

提高胃癌早期发现率的关键手段有3种：纤维胃镜检查、X线钡餐检查、胃液细胞学检查。

1.胃镜检查 不仅可直接观察到病变，并可直视下取活组织进行病理检查。对病变仅局限于黏膜或黏膜下层的早期胃癌，有时诊断困难，须仔细观察识别，并做多点活检。

2.X线钡餐检查 中晚期肿块表现为突向腔内的不规则充盈缺损；溃疡型表现为位于胃轮廓内的龛影，边缘不整齐，有时呈半月型，周围黏膜皱襞有中断现象；浸润型表现为胃壁僵硬、蠕动消失、胃腔狭窄，黏膜皱襞消失，如整个胃受累则呈“革状胃”。

3.其他检查 怀疑有肝或后腹转移时，可进行B超和(或)CT检查。

【诊断与鉴别诊断】

1.诊断依据 主要是依赖内镜检查加活检以及X线钡餐和胃液细胞学检查。对下列情况应及早和定期做胃镜检查：①40岁以上，特别是男性，近期出现消化不良、呕血或黑便者；②慢性萎缩性胃炎伴胃酸缺乏，有肠化生或不典型增生者；③良性溃疡但胃酸缺乏者；④胃溃疡经正规治疗2个月无效，X线钡餐提示溃疡增大者；⑤X线发现有胃息肉＞2cm，应进一步做胃镜检查；⑥胃切除术后10年以上者。

2.鉴别诊断 胃癌须与胃溃疡、胃息肉、良性肿瘤、肉瘤、慢性胃炎等相鉴别，鉴别主要依靠胃镜及活组织检查。

【治疗】

1.手术治疗 手术仍是目前治疗胃癌的主要方法。如患者全身情况许可，又无明确的远处转移时，应争取手术切除。手术分为根除性切除手和姑息性手术两大类。当胃癌已转移就不宜手术治疗，胃癌转移的最早最常见的途径是淋巴转移，所以，左锁骨上淋巴结有转移是禁止手术治疗的指征。

2.内镜下治疗 对早期胃癌可在内镜下行高频电凝切除术，适合于黏膜隆起型，直径＜2cm，边界清楚者；内镜下微波凝固疗法可用于早期胃癌以及进展期胃癌发生梗阻者；内镜下激光、光动力治疗也可用于早期胃癌。

3.化学治疗 是胃癌综合性治疗的重要组成部分，主要作为手术的辅助治疗及晚期、复发患者的姑息治疗。目前多采用联合化疗。

(1)术后化学治疗的一般原则：①I期胃癌作根治性胃切除后，一般不再给予化学治疗；②其他各期胃癌根治性或非根治性胃切除术后，一般给予联合化疗；③化学治疗一般在术后2～4周开始，视患者一般情况及饮食恢复情况而定；④用药剂量以不引起明显不良反应为原则。

(2)常用化疗药物：氟尿嘧啶、替加氟(呋喃氟尿嘧啶)、优福定、丝裂霉素、多柔比星(阿霉素)、司莫司汀(甲环亚硝脲)、顺铂、阿糖胞苷、依托泊苷等。

(3)联合化学治疗:联合化学治疗方案种类繁多,一般以氟尿嘧啶和丝裂霉素为基础药物,常用的方案如下:

①MF方案。丝裂霉素8～10mg,静脉注射,第1天;氟尿嘧啶500～750mg,静脉滴注,第1～5天。第4周重复为1周期,4～5周期为1个疗程,2年内施行3个疗程。②FAM方案。氟尿嘧啶500～750mg,静脉滴注,每周1次;丝裂霉素8～10mg,静脉滴注,第1天;每6～8周为1周期,3个周期为1个疗程。③FAMec方案。FAM方案中的丝裂霉素改为司莫司汀150mg,顿服,每8周为1周期,3个周期为1个疗程。④EAP方案。依托泊苷120mg/m^2,静脉滴注,第4、5、6天;多柔比星20mg/m^2,静脉滴注,第1、7天;顺铂40mg/m^2,静脉滴注,第2、8天。每4周为1周期,3个周期为1个疗程。

(4)其他途径化学治疗:除全身化学治疗上尚可进行腹腔化学治疗、内镜下肿瘤局部注射化学治疗和动脉插管化学治疗。

4.其他治疗　放射治疗和免疫治疗可作为胃癌的综合治疗措施。

5.中医辨证论治　主要参照中医"胃痛"治疗,应分清标本虚实之主次,治疗中时时顾护胃气,可降低化疗的不良反应。另外,现代研究表明:红豆杉中的紫杉醇,莪术的挥发油和姜黄素等纯天然植物具有一定的抗癌作用。

(周利霞)

第四节　胃痛

胃痛又称为胃脘痛。临床以胃脘部近心窝处经常发生疼痛为主症,常伴有纳差、恶心呕吐、嗳气呃逆、大便不调等症状的一种常见疾病。急性胃痛多发于夏秋季节。现代医学中功能性消化不良、急慢性胃炎、胃痉挛、胃黏膜脱垂、胃下垂、消化性溃疡、上消化道出血等疾病以胃脘部经常性发生疼痛为主症者,均可参照本病辨证施治。

【病因病机】

胃痛的常见病因有寒邪客胃,饮食伤胃,肝气犯胃,脾胃虚弱等几个方面,多以暴饮暴食、恼怒及劳累过度、感受外邪等为常见病因,以胃气郁滞,胃失和降为基本病机。寒邪客胃,肝气犯胃,饮食停滞,湿热中阻,气滞血瘀所致胃痛者属实证;脾胃虚寒,胃阴不足而致胃痛者属虚证。病位主要在胃,但与肝脾关系密切。

【诊断与鉴别诊断】

1.诊断依据

(1)上腹胃脘部经常性发生疼痛。

(2)可伴有纳差,胃脘痞闷,嗳气呃逆,恶心呕吐,吞酸嘈杂,大便不调等局部症状和神疲乏力,倦怠等全身性症状,病情严重者可见呕血、黑便等出血症状。

(3)多与情志失调、饮食不节、劳累过度和感受外邪等因素有关。

(4)好发季节为冬春。

(5)发病年龄多发于中青年。

(6)慢性胃痛多有反复发作病史。

(7)胃镜检查常见胃,十二指肠黏膜充血、水肿甚至糜烂,或见出血点、溃疡。上消化道钡餐造影可见胃黏膜有龛影。

凡具备主症,并参考其他各项即可确诊。

2.鉴别要点

(1)真心痛:部分真心痛患者表现心下胃脘部疼痛,并迅速转向左侧胸膺部,痛彻肩背或向左臂内侧放射,疼痛剧烈,如刺如绞,胸闷气憋,冷汗淋漓,甚则心悸气短,面色苍白,四肢厥冷,唇甲青紫,舌紫黯有瘀点或瘀斑、脉微欲绝或结代。心电图检查可见 ST 段和 T 波改变,血清心肌坏死标志物浓度升高和动态变化。病情危重者可见心律失常、心力衰竭、休克等并发症。一般病情较重,预后较差。

(2)腹痛:腹痛指胃脘以下耻骨毛际以上的整个腹部发生疼痛,其范围较广,可见于多种疾病,除原发症状外,多伴有腹部痞硬,胀满疼痛。从疼痛的部位、伴有的证候上看,胃痛与腹痛不难区别,但胃居腹中,与肠相连,故胃痛可牵连及腹,腹痛可影响及胃,临床应注意鉴别。

(3)胁痛:胁痛以一侧或两侧胁部疼痛为主症。不典型的肝胆疾病患者也可出现上腹部疼痛,但以右侧为主,并以右上腹压痛和叩击痛为重要体征。胆囊或胰胆管造影、肝胆部 B 超、CT 可见异常。临床多伴有往来寒热,心烦口苦,胸闷纳呆,身黄目黄等症状。

(4)肠痛:肠痛初期多表现为突发性胃痛,但随病情发展而转入右下腹疼痛(肚脐与髂前上嵴连线的中、外三分之一交界点)为主,痛处拒按,腹皮拘紧,右腿屈曲不伸,转侧、牵引则疼痛加剧,常伴有恶寒发热等症状。

【辨证论治】

1.辨证要点

(1)辨急缓:胃痛有急缓之分。急性胃痛往往发病急骤,疼痛剧烈,变化迅速,病程较短;慢性胃痛则起病缓慢,疼痛隐隐或反复发作,病势较缓,病程较长。

(2)辨虚实:实证胃痛表现疼痛剧烈,部位固定,拒按,大便不通,脉实,多见于体质壮实者。虚证胃痛则痛势缓慢,痛处不定,喜按喜揉,脉虚,多见于久病体虚者。

(3)辨寒热:寒证胃痛则遇寒痛甚,得温痛减,苔白脉紧;热证胃痛则遇热痛增,得寒痛减,苔黄脉数。

(4)辨气血:胃痛一般初病在气分,久病在血分。在气者,有气滞、气虚之分;在血者,有血瘀、血虚之别。气滞胃痛,多与情志因素有关,见胃脘胀痛,攻窜两胁,嗳气频繁,恶心呕吐,吞酸嘈杂;气虚胃痛,多由中焦脾胃之气不足所致,故常伴见纳差,腹胀,便溏,面色无华,神疲乏力,舌淡脉弱等症。血瘀胃痛,其疼痛部位固定不移,痛如针刺,舌质紫黯有瘀点或瘀斑,脉涩,甚者可见呕血、黑便等症;血虚胃痛,常伴见面色萎黄,唇甲舌淡,头晕目眩,心悸怔忡,神倦脉细等症。

(5)辨兼夹:胃痛一证往往常见寒凝、气滞、血瘀、饮食停滞、湿热、阴虚、气虚等证,且多相互转化和兼夹,临床应综合辨证。

2.治疗原则　以理气和胃为主,重在疏理气机,使通则不痛。实证以祛邪为急,并视兼夹寒凝、气滞、血瘀、湿热等不同,分别采用散寒止痛,疏肝理气,化瘀通络,清热化湿等治法;虚证以扶正为先，并根据虚寒和阴虚的不同，分别采用温中健脾，滋养胃阴等治法；若虚实夹杂，则应扶正祛邪兼顾。

3.应急措施　对于急性胃痛患者，可先采用以下方法处理。

（1）中成药疗法：寒邪犯胃者，用温胃舒冲剂，温开水冲服，每次2包，痛时服；饮食伤胃者，用枳实导滞丸，温开水冲服，每次2丸，3/d；肝气犯胃者，用气滞胃痛冲剂，温开水冲服，每次2包，痛时服；湿热中阻者，用三九胃泰冲剂，温开水冲服，每次2包，3/d；瘀阻胃络者，用元胡止痛片，凉开水送服，每次5片，3/d。

（2）针灸疗法：取中脘、足三里穴，用泻法，体弱者，采用补法或平补平泻；属寒邪犯胃者，灸胃俞、足三里、中脘等穴15min。

（3）手术疗法：剧烈胃痛合并大量胃出血或穿孔，血压下降，病情危重者，应立即转外科手术治疗。

4.分证论治

（1）寒邪犯胃

主证：突发胃脘剧烈冷痛，遇寒痛增，温熨可减，口不渴，泛吐清水，大便溏薄；苔白，脉弦紧。

治法：温中散寒，理气和胃止痛。

方药：以良附丸为主方加味。高良姜12g，制香附9g，吴茱萸3g，陈皮9g，苏梗9g，枳壳9g，生姜6g。

（2）肝气犯胃

主证：胃脘胀痛，或攻窜胁背，恼怒则加重，嗳气频作，善太息，吞酸嘈杂；舌边红，苔薄白，脉弦。

治法：疏肝理气，和胃止痛。

方药：柴胡疏肝散为主方。柴胡9g，枳壳9g，醋炒白芍9g，香附9g，川芎6g，延胡索9g，郁金9g，木香6g，甘草6g。

（3）饮食伤胃

主证：胃脘饱胀疼痛，拒按，厌食，嗳腐吞酸或呕吐宿食，吐后痛减，大便腐臭；苔享腻，脉滑或实。

治法：消食导滞，和胃止痛。

方药：保和丸为主方。山楂15g，神曲15g，莱菔子15g，陈皮12g，茯苓15g，制半夏9g，枳实12g，厚朴9g，连翘9g。

（4）湿热阻胃

主证：胃脘灼痛，或痞满疼痛，嘈杂吐酸，心烦口苦或口黏，头重身困，肢体倦怠，纳差，大便不调，小便不爽；舌红，苔黄腻，脉滑数。

治法：清热化湿，和胃止痛。

方药：三仁汤合左金丸化裁。杏仁15g，白豆蔻6g，薏苡仁18g，法半夏12g，厚朴9g，滑石18g，竹叶6g，黄连6g，吴茱萸9g，通草6g。也可用连朴饮合六一散加减。

（5）瘀血停胃

主证：胃痛剧烈，如刺如锥，痛处固定，拒按，呕血或黑便；舌质紫黯或有瘀点，瘀斑，脉涩。

治法：活血化瘀，理气止痛。

方药：丹参饮合失笑散加味。丹参 15g，檀香 6g，砂仁 3g(后下)，蒲黄 9g，五灵脂 9g，酒制大黄 6g，延胡索 9g。

(6)胃阴亏虚

主证：胃脘隐痛灼热，口燥咽干，五心烦热，纳差食少，嘈杂似饥，大便干燥；舌红少津或少苔，脉细数。

治法：滋阴养胃。

方药：益胃汤化裁。北沙参 15g，麦冬 15g，鲜生地黄 20g，白芍 12g，玉竹 12g，法半夏 6g，天冬 15g，甘草 6g。

(7)脾胃虚寒

主证：胃痛绵绵，空腹尤甚，进食痛缓，遇冷痛甚，喜温喜按，倦怠乏力，手足不温，纳差，便溏；舌质淡，脉沉细。

治法：温中健脾，益气止痛。

方药：黄芪建中汤化裁。黄芪 15g，桂枝 9g，白芍 18g，吴茱萸 3g，煅瓦楞子 30g(先煎)，生甘草 6g，大枣 5 枚，饴糖 30g(烊化)。

5.针灸疗法　以中脘、足三里为主穴，配脾俞、胃俞、合谷、太冲、三阴交等穴。急性胃痛及实证患者，采用泻法，虚证患者采用补法。凡怀孕 12 周以上或有流产史者，不宜用针灸疗法，尤其忌用泻法。

6.外治法

(1)青黛 30g，雄黄 15g，密陀僧 30g，共研细末，以鸭蛋清 2 个调匀，敷痛处，治疗胃热疼痛。

(2)仙人掌捣碎，包痛处，治疗热性胃痛。

(3)盐炒麸皮，装入布袋，熨痛处，治疗胃痉挛疼痛。

7.中成药　香砂养胃丸，每次 6g，3/d，温开水送服，治疗脾胃气滞之胃痛；气滞胃痛冲剂，每次 10g，3/d，温开水送服，治疗肝郁气滞之胃痛；阴虚胃痛冲剂，每次 10g，3/d，温开水送服，治疗胃阴亏虚之胃痛；虚寒胃痛冲剂，每次 10g，3/d，温开水送服，治疗脾胃虚寒之胃痛；藿香正气软胶囊，每次 2～4 粒，2/d，温开水送服，治疗外感风寒，内伤湿滞之胃痛吐泻。

【预防】

调养情志，要保持心情舒畅，避免情志刺激。饮食调节，注意饮食规律，宜定时定量，以清淡易消化为宜。切忌暴饮暴食，偏嗜生冷、油腻及辛辣、炙煿等刺激性食物。注意起居，避免风、寒、暑、湿等外邪犯胃。

（李金刚）

第五节　呕吐

呕吐是因胃失和降、胃气上逆导致胃内容物从口中吐出的病证。多以外邪犯胃、饮食不节、情志失调和脾胃虚弱为常见病因，以胃失和降、胃气上逆为基本病机，以呕吐为临床主证。西医的急慢性胃炎、功能性消化不良、急性胆囊炎、阑尾炎、胰腺炎以及早孕反应等以呕吐为主要临床表现者，均可参照本病辨证施治。

【病因病机】

外感六淫，内伤七情，以及饮食不节，劳倦过度，引起胃气上逆，都可发生呕吐。本病病变主要责之于胃，但与肝、脾关系密切。主要病机为胃失和降，气机上逆。临床上有虚实之证，由于外邪、痰饮、肝气者，属实证；由脾胃阳虚，胃阴不足，胃失润降而致者，属虚证。

【诊断与鉴别诊断】

1.诊断依据

(1)呕吐食物、痰涎或黄绿色液体，持续或反复发作。

(2)可伴有恶心、饮食减少。

(3)胃肠X线、消化道内镜、腹部B超、CT以及实验室相关检查均有助于诊断。

2.鉴别要点

(1)反胃：以朝食暮吐、暮食朝吐、宿食不化为特征。

(2)噎膈：指饮食吞咽受阻，梗噎不顺，甚至汤水不进，食入即吐，病情呈进行性加剧趋势，预后较差。伴面色萎黄，形体消瘦，大便秘结如羊屎等症，病位在食管、贲门。X线钡餐造影、内镜检查有助于确诊。

(3)霍乱：霍乱表现为频繁腹泻、呕吐，大便呈米泔样，迅即出现津液亏耗，肌肉疼痛性痉挛，多无腹痛、里急后重，有与本病患者接触或进食污染饮食史，其发病急，病情凶险，具有传染性。便培养霍乱或副霍乱弧菌阳性，血清凝集试验显示：病后6d血清效价达1∶100以上(注射过菌苗者须达到1∶200)，或2次以上检查效价递升。

【辨证论治】

1.辨证要点

(1)辨病位

①病在胃：脘腹胀满疼痛，嗳气厌食，呕吐酸腐，大便秽臭，纳差，口干咽燥，胃脘嘈杂；苔黄腻，脉滑。

②病在脾：呕吐痰涎，脘腹痞满，食欲缺乏，大便溏薄；舌淡苔白腻，脉滑或细弱。

③病在肝：呕吐吞酸，嗳气频作，胸胁攻窜胀痛，口苦；脉弦或弦细。多由情志失调触发。

(2)辨虚实

①实证：发病急，病程短，呕声宏亮，吐物量多，体壮脉盛。

②虚证：发病缓，病程长，呕声微弱，吐物量少，体虚脉弱。

2.治疗原则　以和胃降逆为基本治疗原则。偏于邪实者，针对病邪分别采用解表、清暑、利湿、化痰、消食、导滞、攻下、理气或催吐等祛邪之法。偏于正虚者，可采用健脾益气、温中散寒、养阴和胃等法以扶正。虚实夹杂者，宜标本兼顾。

3.应急措施　在暴吐确诊后，应视病情及时采取止吐或催吐等应急措施，切忌在不明病因情况下滥用止吐方法治疗。

(1)止吐法：用制半夏15g，生姜3g，水煎服以止呕吐。

(2)催吐法：对暴饮暴食或误食毒物、药品等引起呕吐者，应采用催吐法，以因势利导。可用鹅毛、压舌板或手指刺激咽部以引起反射性呕吐，也可用瓜蒌0.5g，藜芦0.5g研细末吞服。

(3)攻下法：对大便不通者，还应攻下，以排除余毒或积滞。用生大黄粉3～6g吞服，也可用大承气汤水煎服。

(4)液体疗法：对剧烈呕吐，耗伤阴液严重者，应采取液体疗法，以纠正水、电解质及酸碱平衡紊乱。

4.分证论治

(1)食滞胃脘

主证：呕吐酸腐，吐后反快，胃脘胀满，嗳气厌食，便秘或便溏，矢臭不爽；苔厚腻，脉滑实。

治法：消食化滞，和胃降逆。

方药：保和丸加减。山楂18g，神曲9g，炒莱菔子15g，谷麦芽12g，茯苓15g，陈皮12g，姜半夏9g，生姜6g，枳实12g，连翘9g。

(2)肝气犯胃

主证：呕吐泛酸，嗳气频作，口苦，嘈杂，脘胁胀痛，每因情志过激而触发或加剧；舌边红，苔薄腻，脉弦。

治法：疏肝理气，和胃降逆。

方药：大柴胡汤加减。醋柴胡12g，黄芩9g，芍药9g，姜半夏9g，枳实9g，大黄6g，生姜15g，大枣4枚。或以半夏厚朴汤合四逆散化裁。

(3)寒邪犯胃

主证：突然呕吐，脘腹胀满，恶心，伴恶寒发热，头痛，全身酸痛；苔薄白，脉浮紧。治法：散寒解表，和胃降逆。

方药：藿香正气散加减。藿香叶15g，紫苏叶9g，白芷9g，茯苓12g，大腹皮9g，姜半夏9g，白术12g，陈皮12g，厚朴12g，桔梗12g，甘草6g。

(4)痰饮停胃

主证：呕吐清水痰涎，胸脘痞满，纳差食少，口干不欲饮水，或水入即吐，胃中水声漉漉，头眩心悸；苔白腻，脉滑。

治法：温化痰饮，和胃降逆。

方药：二陈汤加味。姜半夏15g，橘红15g，茯苓9g，炙甘草4.5g，生姜7片，乌梅1个(后二药煎加)。或以小半夏汤合苓桂术甘汤化裁。

(5)脾胃虚寒

主证：每因饮食不慎而呕吐反复，迁延不愈，伴面色㿠白，神疲乏力，纳差食少，胸脘痞闷或痛，喜温喜按，四肢不温，大便溏薄；舌淡苔薄白，脉细弱。

治法:健脾温中,和胃降逆。

方药:附子理中丸合香砂六君子汤加减。党参 15g,炒白术 12g,茯苓 12g,陈皮 12g,姜半夏 9g,干姜 9g,炮附子 9g,木香 12g,砂仁 6g(后下),甘草 6g。

(6)胃阴不足

主证:呕吐反复发作,多为干呕,或吐少量食物、黏液,口咽干燥,饥不欲食,大便秘结;舌红少津,苔少,脉细数。

治法:滋养胃阴,降逆止呕。

方药:麦门冬汤加减。麦门冬 70g,太子参 9g,北沙参 9g,姜半夏 10g,甘草 6g,粳米 15g,大枣 4 枚。

5.*针灸疗法*　特别是针刺法,对呕吐有显著疗效。主方穴位可取中脘、内关、足三里、公孙。食滞胃脘者,配下脘、璇玑、天枢穴;肝气犯胃者,配上脘、太冲、阳陵泉穴;外邪犯胃者,配外关、合谷、大椎穴;痰饮停胃者,配膻中、丰隆、三阴交穴;脾胃虚弱者,配脾俞、胃俞、章门穴;胃阴不足者,配三阴交、内庭。

6.*推拿疗法*　有助于呕吐的治疗与康复。常用穴位:大椎、曲池、合谷、内关、外关、脾俞、胃俞、肝俞、膀胱俞、三焦俞等,应辨证取穴。

7.*中成药*　饮食停积,可选保和丸或枳实导滞丸;肝气犯胃,可选左金丸或香砂养胃丸;寒邪犯胃,可选藿香正气水或藿香正气软胶囊;脾胃虚寒,可选附子理中丸;胃阴不足,选阴虚胃痛冲剂。

8.*单验方*　取生姜适量嚼服,可治疗干呕不止或胃寒呕吐;取鲜芦根 250g 熬水代茶饮,治胃热呕吐;取饭锅巴如掌大一块,焙焦研细末,用生姜汤送服,治疗食滞呕吐;灶心土 50g(包),水煎 15min,取汤加生姜汁 1 匙,1 次服下,治虚寒呕吐。

【预防】

加强锻炼,增强身体素质;注意冷暖,避免感冒;保持心情舒畅,避免精神刺激;注意饮食卫生,不食腥秽之物,不暴饮暴食,少食生冷、寒凉及辛辣、香燥之晶。

（李金刚）

第六节　泄泻

泄泻是以大便次数增多,粪质稀薄,甚至泻出如水样为主要表现的消化内科常见疾病之一。现代医学中的感染性腹泻、Crohn 病、慢性腹泻、溃疡性结肠炎、过敏性结肠炎、肠结核等以泄泻为主要表现者,均可参照本病辨证施治。

【病因病机】

泄泻是以感受外邪,饮食所伤,情志失调,脏腑虚弱为病因,脾失健运,大肠传导失司为主要病因。感受六淫之邪,以湿邪为主,又有湿热和寒湿之分。饮食不节或不洁,也是引起泄泻的常见病因。情志失调,肝气郁结,横逆乘脾,或脾胃虚弱,肾阳虚衰,常发为慢性腹泻。泄泻之病主脏在脾,并涉及到胃、大小肠、肝、肾,病机关键是湿盛脾病。

【诊断与鉴别诊断】

1.诊断依据

(1)大便稀薄或如水样,次数增多。

(2)腹胀、腹痛,急性暴泻可伴有恶寒、发热等外感症状。

(3)急性暴泻起病突然,病程较短;慢性久泄起病缓慢,病程较长,反复发作,时轻时重。

(4)本病多好发于夏秋季节。

(5)饮食不当、外受寒凉或情绪变化均可诱发本病。

(6)大便常规检查可见少许红、白细胞,大便培养致病菌阳性或阴性。必要时可做纤维肠镜或X线钡剂灌肠检查。

2.鉴别要点

(1)痢疾:以大便中夹杂有赤白黏液或脓血为主症,大便培养痢疾杆菌阳性,粪便检查可发现阿米巴滋养体或包囊。

(2)霍乱:以剧烈频繁呕吐、泄泻并见为特征,起病急骤,变化迅速,病情凶险。有饮食不洁或患者接触史,呈地区流行。剧烈吐泻后,可迅速出现皮肤松弛,目眶凹陷,下肢痉挛转筋,腹中挛痛等。吐泻物标本涂片可找到革兰阴性霍乱弧菌,快速培养和血清凝集试验阳性。泄泻一般无此凶险症状。

【辨证论治】

1.辨证要点

(1)辨急缓

①急性泄泻(暴泻):起病突然,泄泻如倾,泻下多水,次频量多,可伴肠鸣腹痛等症,病程少于2个月。

②慢性泄泻(久泻):起病缓慢,泄泻间歇发作,大便不成形,可伴纳差腹胀,神疲乏力等症,反复发作,每因情志、饮食,劳倦而复发,病程超过2个月。

(2)辨性质:泻下腹痛,痛势急迫拒按,泻后痛减,病程较短者,多为实证;泻下腹痛,痛势较缓,喜暖喜按,病程较长者,多为虚证;大便清稀甚至如水样,完谷不化,腹痛畏寒,喜温熨者,多为寒证;大便清稀,黄褐而秽臭,泻下急迫,肛门灼热,小便短赤,渴喜冷饮者,多为热证。

(3)辨泻下物:大便清稀,甚至如水样,腥秽者,多为寒湿;大便溏薄,黄褐而秽臭,肛门灼热者,多为湿热;大便溏垢,夹不消化食物残渣,臭如败卵者,多为食滞。

(4)辨证候特点:外感泄泻,多兼有恶寒、发热等表证。其中,泻如鹜溏,苔白腻,脉濡缓者,为寒湿。泻如酱黄色,苔黄腻,脉濡数者,为湿热;伤食泄泻,表现腹痛肠鸣,粪便臭如败卵;肝气乘脾者,泄泻而胸胁胀满,嗳气食少,病情随情绪变化而波动;脾胃虚弱者,大便溏泻,完谷不化,稍进油腻则便次增多,纳差,腹胀,神疲肢倦;肾阳虚衰者,黎明前腹痛肠鸣泄泻,泻后则安,形寒肢冷,腰背酸冷,脘腹冷痛。

2.治疗原则 以健脾祛湿为基本原则。

3.应急措施

(1)对津伤气脱患者,可用生脉注射液静脉点滴;也可同时灸天突、气海、关元、神厥等穴。

(2)明显脱水及电解质紊乱者,用5%葡萄糖盐水1000ml加入15%氯化钾10ml静脉滴注，每日不少于 3000ml。

(3)亡阳厥脱者，先静脉注射参附注射液和生脉注射液，待血压回升稳定后改为静脉滴注。

4.分证论治

(1)寒湿困脾

主证：大便清稀或如水样，肠鸣腹痛，脘闷纳差，畏寒，或兼恶寒、发热、头痛等表证；苔白腻，脉濡缓。

治法：散寒化湿，和中止泻。

方药：外感表证明显者，藿香正气散为主方。藿香 12g，紫苏 12g，白芷 6g，制半夏 9g，炒白术 9g，茯苓 15g，陈皮 9g，厚朴 15g，大腹皮 15g，桔梗 6g，生甘草 6g；水泻并无明显表证者，用胃苓汤加减，苍术 12g，厚朴 15g，陈皮 12g，茯苓 15g，猪苓 12g，泽泻 15g，桂枝 6g，木香 9g，干姜 4.5g。

(2)肠道湿热

主证：腹痛即泻，泻下急迫，粪便黄褐而秽臭，肛门灼热，泻下不爽，伴发热口渴，小便短赤，苔黄腻，脉濡数或滑数。

治法：清热(暑)化湿。

方药：葛根芩连汤化裁。葛根 12g，黄芩 9g，黄连 6g，炒金银花 9g，茯苓 15g，木通 6g，车前子 15g(包煎)，马齿苋 30g，生甘草 6g。

(3)食滞肠胃

主证：脘腹胀满疼痛，肠鸣泄泻，泻下粪便夹不消化食物，臭如败卵，泻后痛嗳腐吞酸，纳呆，苔垢腻，脉滑。

治法：消食导滞。

方药：保和丸加味。焦山楂 15g，神曲 12g，麦芽 12g，莱菔子 15g，鸡内金 9g，制半夏 9g，茯苓 15g，陈皮 9g，连翘 12g，枳实 6g。也可用枳实导滞丸加减治疗。

(4)肝气郁滞

主证：每因情志不遂而发腹痛，肠鸣，泄泻，泻后痛减，伴胸胁胀满，嗳气，善太息，饮食减少，妇女可见乳房胀痛，月经不调；舌红苔薄白，脉弦。

治法：抑肝扶脾(抑木扶土)。

方药：痛泻要方加味。白芍 15g，白术 9g，陈皮 9g，防风 9g，柴胡 9g，制香附 9g，茯苓 15g，木瓜 9g，乌梅 9g，石榴皮 9g，炙甘草 6g。

(5)脾气亏虚

主证：大便时溏时泻，夹不消化食物，稍进油腻则便次增多，迁延日久，反复发作，纳食减少，脘腹胀满，神疲乏力；舌淡苔白，脉细。

治法：健脾益气。

方药：参苓白术散加减。党参 15g，茯苓 15g，白术 12g，山药 15g，薏苡仁 12g 莲子肉 15g，砂仁 6g(后下)，扁豆 12g，陈皮 9g，桔梗 3g，甘草 6g。

(6)肾阳亏虚

主证：晨间腹痛，肠鸣即泻，夹不消化食物，泻后痛减，肢冷畏寒，脐腹冷痛；舌质淡胖，舌边有齿痕，苔白，脉沉细。

治法：温肾健脾，涩肠止泻。

方药：四神丸加味。补骨脂 12g，肉豆蔻 12g，五味子 6g，吴茱萸 3g，党参 12g，白术 9g，茯苓 15g，附子 6g(先煎)，炮姜 6g，炙甘草 6g。久泄滑脱不禁者，可用真人养脏汤与桃花汤合方化裁。

5.针灸疗法 ①主穴：取天枢、足三里、中脘。寒湿者，加神厥穴，配合艾灸；湿热者，加内庭、曲池穴；伤食者，加泻胃俞、大肠俞穴，补脾俞穴；肝郁者，加泻肝俞、阳陵泉；脾虚者，加补脾俞穴；肾虚者，加补关元、肾俞穴。②特效穴：以艾条灸两侧外踝高点下赤白肉际处，各 15～20min，1～2/d。

6.推拿疗法 可根据辨证，酌取脾俞、肝俞、肾俞、气海、关元、足三里、天枢、神厥、中脘等穴，施以推、按、揉、擦、搽等法。

7.处治法

(1)大蒜、胡椒、艾叶各适量，捣碎，加烧酒适量，敷脐，每日 1 贴，治疗寒湿泻。

(2)五倍子 30g，焙焦，研末备用。取适量，以醋调敷脐部，2～3/d，治疗久泻不止者。

【预防】

注意饮食卫生，不食生冷、变质食物；避免饮食偏嗜，少吃肥甘厚味、辛辣炙煿食物；不可贪凉露宿，严防腹部受凉；注意情志变化，防止精神刺激。

（李金刚）

第七节 呃逆

呃逆是以气逆上冲，喉间呃呃连声，声短而频，不能自制为主症的一种病证。现代医学中膈肌痉挛、胃扩张、功能性消化不良、胃炎以及其他疾病过程中出现呃逆为主要表现者，均可参照本病辨证施治。

【病因病机】

呃逆是以饮食、情志、受凉、正虚以及痰饮、瘀血等为病因，以胃失和降，胃气上逆，膈间之气不利为病机。病位主要在膈，但与肺失宣降，肝、脾、肾功能失调有关。病理性质有虚实之分。凡寒气蓄胃，燥热内盛，气郁痰阻等邪气犯胃，而致胃气上逆动膈发为呃逆者为实证；由脾肾阳虚，胃阴耗损、正虚气闻、逆而致呃逆者为虚证。亦可虚实并见。

【诊断与鉴别诊断】

1.诊断依据

(1)气逆上冲，喉间呃呃连声，声短而频，不能自制。

(2)胸脘膈间不适，嘈杂灼热，腹胀嗳气，口中有异样感觉等胃肠道症状和头晕、乏力等全身症状。

(3)起病突然，多有饮食、情志、受凉等诱发因素。

(4)胃肠 X 线钡餐检查、腹部 B 超、CT 检查有助于确诊。

2.鉴别要点

(1)干呕:有呕恶声而无物吐出或呕吐少许黏液者,称为干呕,与呃逆一证不难鉴别。

(2)嗳气:嗳气多因饱食或情志因素,致胃中浊气上逆,由口中排出的一种病证。其声较长,嗳气后,胃中有舒适感,病势较为缓慢。

【辨证论治】

1.辨证要点

(1)辨轻重:在快速吞咽干燥食物、被动吸入大量冷空气或受精神刺激等情况下,可发生短暂性呃逆,一般病情较轻,无须治疗,通过饮热水或分散注意力的方法,可自行消失。若呃逆呈持续性或反复性发作,并伴有其他症状者,则病情较重。某些重病患者后期出现呃逆不止,饮食不进,脉微欲绝,此乃元气衰败,胃气将绝之危候,应高度重视。

(2)辨虚实寒热:呃逆初期,呃声响亮有力,持续发作,脉弦滑者,属实;呃声断续、低长,气怯乏力,脉弱者,属虚;呃声沉缓有力,胃脘不适,遇寒呃重,得热呃轻,苔白滑者,属寒;呃声高亢有力,胃脘灼热,口臭烦渴,便秘溲赤,苔黄者,属热。

2.分证论治　呃逆一证总以理气和胃,降逆止呃为治疗原则。

(1)实证

①胃中寒冷

主证:呃声沉缓有力,遇寒呃增,得热呃减,胸膈、胃脘不适,口淡不渴或渴喜热饮,食少纳差,苔白,脉迟缓。

治法:温中祛寒,降逆止呃。

方药:以丁香散为主方加减化裁。丁香 6g,柿蒂 10g,高良姜 6g,炙甘草 6g,吴茱萸 3g,肉桂 3g,陈皮 6g,厚朴 6g。

②胃火上逆

主证:呃声洪亮有力,冲逆而出,口臭,烦渴饮冷,腹满便秘,小便短赤;苔黄燥,脉滑数。

治法:清胃泻火,降逆止呃。

方药:竹叶石膏汤为主方。竹叶 12g,生石膏 30g(先煎),柿蒂 10g,竹茹 6g,法半夏 9g,沙参 12g,麦冬 12g,生甘草 6g。腹满便秘者,可加生大黄 6g 或与小承气汤合方。

③饮食停滞

主证:呃声壮实有力,嗳气腐臭,吞酸嘈杂,脘腹胀满或痛,大便或秘或溏;苔腻,脉滑。

治法:消导和胃,降逆止呃。

方药:枳实导滞丸加减。神曲 15g,枳实 12g,大黄 9g,茯苓 15g,黄芩 6g,黄连 3g,焦山楂 15g,莱菔子 15g,白术 9g,泽泻 6g。

④气机郁滞

主证:呃逆连声,持续发作,每因情志不遂而复发或加重,胸胁满闷,脘腹胀痛,妇女月经不调,乳房胀痛,肠鸣矢气,大便不调,苔薄,脉弦。

治法:疏肝解郁,降逆止呃。

方药:五磨饮子为主方。代赭石 30g(先煎),旋覆花 9g(包煎),乌药 6g,沉香 3g,木香 9g,槟榔 12g,枳壳 9g,郁金 12g,川楝子 9g。

⑤痰饮内阻

主证：呃逆连声，持续发作，常因饮冷而发或加重，脘闷不舒，痰多，恶心，呕吐痰涎，头晕目眩；苔白滑，脉滑。

治法：和胃化痰，降逆止呃。

方药：旋覆代赭汤合苓桂术甘汤化裁。旋覆花 9g(包煎)，代赭石 30g(先煎法半夏 9g，茯苓 15g，桂枝 9g，白术 9g，生姜 10g，大枣 4 枚，炙甘草 6g。

⑥瘀血阻滞

主证：呃逆日久，胸腹疼痛如刺，口渴不欲饮水；舌紫黯有瘀点或瘀斑，脉弦或弦涩。

治法：活血化瘀，降逆止呃。

方药：以血府逐瘀汤为主方。桃仁 12g，红花 9g，川芎 6g，赤芍 6g，生地黄 12g，当归 9g，柴胡 5g，枳壳 9g，桔梗 6g，牛膝 12g，甘草 3g。

(2)虚证

①脾胃虚寒

主证：呃声低弱无力，气不得续，泛吐清水，脘腹不舒，喜温喜按，面色苍白，手足不温，纳食减少，神疲乏力，大便溏薄；舌质淡，苔薄白，脉细弱无力。

治法：温补脾胃，降逆止呃。

方药：附子理中汤加减化裁。炮姜 9g，党参 12g，白术 12g，刀豆子 9g，丁香 6g，炙甘草 6g，吴茱萸 6g，柿蒂 9g。呃逆不止者，可加旋覆花 9g(包煎)，代赭石 30g(先煎)；兼肾阳虚者，加附子 15g(先煎)，肉桂 9g。

②胃阴不足

主证：呃声急促而不得续，烦躁不安，咽干口燥，食欲缺乏，或食后饱胀，大便秘结；舌红少苔，脉细数。

治法：养阴生津，降逆止呃。

方药：益胃汤化裁。北沙参 12g，麦冬 15g，生地黄 15g，石斛 12g，玉竹 6g，柿蒂 9g，竹茹 6g，枇杷叶 9g，冰糖 3g，生甘草 6g。

3.针灸疗法　①实证取穴：以膈俞、内关为主穴。寒证隔姜灸中脘穴；热证泻内庭穴；痰证泻行间、丰隆穴；瘀证泻期门穴。②虚证取穴：取胃俞、足三里(用补法)，膻中(艾卷雀啄灸)、内关(平补平泻)为主穴。阴虚者，加三阴交穴(补法)；虚寒者，加关元穴(隔姜灸)。

4.拔罐疗法　主穴：取膈俞、脾俞、肝俞、胆俞、中脘、膻中等穴。先在背部俞穴拔罐 4～6 个，然后再在腹部腧穴拔罐，留罐 15～20min。

5.外治法　①胃寒证：取吴茱萸、丁香、沉香各 20g，研末，加蜂蜜、姜汁各 20ml，调匀后备用。取药膏适量，敷神阙穴，1/d。②胃热证：以朱砂、芒硝适量研末，用醋或清水调成糊状，敷神阙穴，1/d。③虚寒证：取艾叶、硫黄、乳香各等份研末，加白酒适量，煮沸，吸热气，并以生姜擦胸；久病呃逆，取蜂蜜、姜汁适量和匀，擦背。

6.中成药　①胃寒证：选藿香正气软胶囊，每次 2～4 粒，2/d，温开水送服；②胃热证：选用三黄片，每次 4～6 片，2/d，凉开水送服；③食滞证：可酌选保和丸或枳实导滞丸，每次 6～9g，2/d，温开水送服；④虚寒证：选附子理中丸，每次 1 丸，2/d，用姜汤或温开水送服；阴虚证，用阴虚胃痛冲剂，每次 1 袋，2/d，温开水冲服。

7.单验方　①柿蒂 9g，水煎代茶饮。②枇杷叶 30g，去毛，加水适量，煎服。

【预防】

注意调节情志，避免精神刺激，保持心情舒畅。注意饮食规律，避免进食过快、过饱，饮食不可太冷或太热，忌刺激性过强的食品。

（李金刚）

第八节　痢疾

痢疾多以外感寒湿、湿热或疫毒，内伤饮食、七情，久痢损伤脾胃，素体脾肾虚弱等为病因，以邪滞肠道，气血壅阻，脂膜血络受损为病机，因进食不洁食物、被污染的饮水或感受疫毒之邪而诱发，临床以腹痛，里急后重，便次增多，便质赤白黏冻或脓血等为主要临床表现的一种常见传染性疾病。现代医学中细菌性痢疾，阿米巴痢疾，溃疡性结肠炎，肠易激综合征，慢性肠炎等，具备痢疾主要临床表现者，均可参照本病辨证施治。

【病因病机】

本病多由外感湿热、疫毒之气，内伤饮食生冷，损伤脾胃及肠腑而形成，其发病多与季节有关。痢疾多由感受湿热、疫毒之气而引起，饮食内伤主要为饮食不节或不洁，内外交感而发病。病位在肠，与胃有关。病机为湿热、疫毒、寒湿之邪壅滞肠道，气血壅阻，脂膜血络受损。

【诊断与鉴别诊断】

1.诊断依据

(1)腹痛，里急后重，便次增多，便质赤白黏冻或纯下脓血。

(2)急性起病者，多伴有寒热等表证；慢性起病者，反复发作，迁延难愈。

(3)好发夏秋季节。

(4)发病前多有饮食不洁或与痢疾患者接触史。

(5)急性菌痢，外周血白细胞总数及中性粒细胞可增高。大便常规可见白细胞、红细胞、巨噬细胞。大便培养有痢疾杆菌生长。阿米巴痢疾患者大便镜检可见阿米巴滋养体或包囊。X线钡餐造影、直肠镜、结肠镜检查有助于鉴别诊断。

2.鉴别要点　主要与泄泻相鉴别，泄泻大便清稀甚至如水样，或夹有不消化食物，但无赤白黏冻或脓血，此乃鉴别要点之关键；便次增多且每次排便量较痢疾为多；腹痛多与肠鸣并见，偶见里急后重，泻后痛减；泄泻无传染性。

【辨证论治】

1.辨证要点

(1)辨性质：急性暴痢，体质壮实者，多为实证；慢性久痢，年老体弱者，多属虚证。痢下色白清稀或如胶冻，为寒湿；痢下赤白脓血，肛门灼热者，为湿热。其中，白多赤少或纯下白冻者，多为湿重于热；赤多白少或纯下脓血者，属热重于湿；痢下色白而滑脱不禁者，属虚寒；痢下鲜紫脓血或纯血鲜红者为热毒炽盛；痢下黄褐而秽臭者属热，黄而不臭者为寒。

(2)辨腹痛:腹满胀痛,拒按,痛势急迫,便后痛减者,属实证;腹痛隐隐,喜温喜按者,多为虚证;腹痛下痢,痢下急迫,伴肛门灼热者,属热;少腹冷痛,肠鸣下痢,肢冷畏寒者,属寒;腹胀满疼痛,痢后痛减,嗳气腐臭者,多为饮食停滞。

(3)辨里急后重:便前腹痛,时时欲便,便泻不爽或有不尽感,谓之里急后重,凡便后里急后重缓解者,多属实证。若伴有腹痛窘迫,肛门灼热者,属热证;腹冷痛拘急,喜按喜温者.属寒证。便后里急后重不减或反而加重者,属虚证。若里急而频频排便,便泻不爽者,多为气虚;后重因便后转甚者,多为气陷;时时欲便而大便不下者,谓之虚坐努责,多见于阴血不足患者。

2.治疗原则　肠中有滞,气血壅阻是痢疾一证的病机关键,故以导滞、调气、行血为基本治疗原则。

3.应急措施

(1)急性暴痢,高热者,用清开灵注射液 40ml,加入 5%葡萄糖注射液 500ml,静脉点滴,2/d。若神志昏迷者,加服至宝丹 1 粒,口禁不开者,采用鼻饲法。

(2)腹痛便脓血频繁者,以双黄连粉针 3~6g,加入 5%葡萄糖注射液 500ml,静脉点滴,2/d。

(3)面色苍白,手足厥冷,呼吸微弱,脉微欲绝者,急用参附注射液 40ml,加入 25%葡萄糖注射液 40ml 中,静脉推注,直至病情稳定后,改为 40ml 参附注射液加入 5%葡萄糖注射液 400ml 中,静脉滴注,生脉注射液 40ml,加入 5%葡萄糖注射液 250ml 中静脉滴注,2/d。

(4)痢下不止者,取白头翁汤煎液浓汁 100ml 或用生理盐水 250ml,加庆大霉素 16 万 U,保留灌肠。

4.分证论治

(1)湿热痢

主证:腹痛,里急后重,痢下赤白黏液样脓血,肛门灼热,发热口渴,渴不多饮,小便短赤,舌红,苔黄腻,脉滑数。

治法:清热燥湿,调气行血。

方药:芍药汤加减。芍药 20g,当归 12g,黄连 6g,黄芩 15g,木香 9g,槟榔 9g,制大黄 9g,生甘草 6g。

(2)寒湿痢

主证:腹痛拘挛,里急后重,痢下色白清稀或纯为白色黏冻,伴头重身困,胸脘痞闷,纳差食少,口中黏腻;舌质淡,苔白腻,脉濡缓。

治法:温化寒湿,调气行血。

方药:胃苓汤为主方。苍术 15g,白术 12g,厚朴 12g,茯苓 15g,陈皮 12g,猪苓 12g,泽泻 12g,桂枝 9g,生姜 6g,甘草 6g。

(3)疫毒痢

主证:发病急骤,腹痛剧烈,里急后重,痢下鲜紫脓血。可伴见呕恶腹满,壮热烦渴,躁扰不安,甚则神昏惊厥;舌红绛,苔黄燥,脉滑数。

治法:清热解毒,凉血止痢。

方药:白头翁汤化裁。白头翁 30g,秦皮 15g,黄柏 12g,黄连 6g,黄芩 12g,赤芍 15g,牡丹皮12g，金银花30g，地榆15g。

(4)虚寒痢

主证：久痢迁延，缠绵难愈，腹冷痛绵绵，喜揉喜按喜温熨，下痢稀薄，带有白冻，甚至滑脱不禁，食少神疲，肢冷畏寒；舌淡苔白滑，脉迟弱或微细。

治法：脾阳虚者，温阳健脾为主；脾肾阳虚，滑脱不禁者，当温补脾肾，涩肠固脱。

方药：脾阳虚，以附子理中汤化裁。炮附子15g(先煎)，干姜6g，党参15g，白术12g，茯苓15g，肉豆蔻6g，炙甘草6g；脾肾阳虚者，用桃花汤合真人养脏汤加减。赤石脂25g，干姜6g，粳米30g，肉豆蔻9g，罂粟壳12g，诃子4.5g，党参15g，白术12g，当归12g，白芍15g，木香6g，炙甘草6g。

(5)阴虚痢

主证：下痢赤白黏液脓血，或纯下鲜血黏稠，时作时止，日久不愈，腹部灼痛，虚坐努责，烦热口干；舌绛少苔，脉细数。

治法：养阴泄热，清肠止痢。

方药：驻车丸合黄连阿胶汤加减。黄连6g，阿胶15g(烊化)，黄芩12g，芍药15g，干姜3g，当归12g，沙参15g，石斛12g，鸡子黄1枚。

(6)休息痢

主证：下痢时作时止，迁延不愈，腹痛，里急后重，下痢赤白黏冻，伴食少神疲，腹胀；舌淡苔腻，脉濡细。

治法：益气健脾，调气导滞。方药：参苓白术散加减。党参15g，茯苓15g，白术12g，怀山药15g，薏苡仁30g，木香12g，地榆12g，扁豆12g，桔梗9g，陈皮12g，砂仁6g(后下)，莲子肉15g，黄连6g，炙甘草6g。

5.针灸疗法　主穴：天枢、合谷、足三里、上巨虚、关元、神厥等。湿热痢加内庭、曲池穴；寒湿痢加中脘、阴陵泉穴，并灸气海穴；疫毒痢配十宣、太冲、阳陵泉穴；虚寒痢配脾俞、肾俞穴；休息痢配脾俞、胃俞穴。实证用泻法，虚证用补法。

6.推拿疗法　以提拿和点按相结合为主要手法，湿热痢取神厥、关元、阴陵泉等穴；寒湿痢取神厥、气海、中脘穴；疫毒痢取脾俞、大肠俞、上巨虚、下巨虚穴；虚寒痢取神厥、脾俞、天枢、气海等穴；阴虚痢取神厥、大肠俞、三阴交、丰隆等穴；休息痢取脾俞、胃俞、肾俞等穴。

7.外治法

(1)苦参研末，以水调敷脐部，1/d，治疗湿热痢。

(2)大蒜捣泥，敷涌泉、神厥穴至灼痛时取掉，治疗寒湿痢。

8.单验方

(1)独头蒜捣碎取汁100ml保留灌肠，1/d，7日为1个疗程，治疗各种痢疾。

(2)鸦胆子仁15粒，饭后服用，3/d，治疗阿米巴痢疾。

【预防】

抓好爱国卫生工作，加强饮水、食物的管理，讲究个人卫生，饭前便后洗手，不吃生冷蔬菜瓜果及腐败变质食物，从源头上切断传播途径。对带菌者及初期患者，应实行隔离治疗，以防其进一步传播。在流行地区和好发季节，可常服生大蒜、马齿苋，有一定预防作用。

(李金刚)

第九节 胁痛

凡以肝胆受损,气血不调所引起的一侧或两侧胁肋部位疼痛为主要表现的病证,为胁痛。临床上多兼见有胃脘胀痛、胁下痞块、瘕瘕。现代医学的肝胆疾病,如病性甲、乙型肝炎,肝硬化,胆道感染,胆囊炎,胆结石,干性或渗出性胸膜炎,肋间神痛,肋软骨膜炎等,上述疾病如出现以胁痛为主要症状的,即可参考本病辨证论治。

临床诊疗思维

(一)病因病机分析

1.病因

(1)情志不遂——肝郁气滞——络脉失和

(2)跌仆损伤——瘀血停留——阻塞胁络

(3)饮食所伤——积湿生热——肝胆失疏

(4)外感湿热——邪郁少阳——经气失疏

(5)劳欲久病——阴血不足——肝络失养

2.病机

(1)基本病机为肝络失和,病理变化有“不通则痛”与“不荣则痛”之分。

(2)病理因素以气滞、湿热、血瘀为主,三者常以气滞为先,各种病理因素常相互兼夹,想为因果。

(3)病位以肝胆为主,可涉及脾胃、肾。

(4)病理性质有虚实之别,然以实证属多。

(二)诊断思维

1.辨病思维

(1)诊断要点

①以一侧或两侧胁肋疼痛为主要临床表现。

②可兼胸闷、腹胀、嗳气、急躁、易怒、口苦纳呆等症。

③常有情志失调、跌仆损伤、饮食不节、外感湿热或劳欲久病等病史。

④结合实验室检查、血常规、肝功能、胆囊造影、B超等有助于诊断。

(2)鉴别诊断。

2.辨证思维

(1)辨表里:即内伤外感,外感胁痛起病较急,大多属湿热病邪侵犯肝胆,临床多有表证,发热恶寒,并伴有呕吐,黄疸等,脉浮数或弦数,舌红苔腻或黄或白;内伤胁痛,起病较缓,无寒热出现。胁痛一病,里证多而表证少。

(2)辨寒热:胁痛体虚形寒,口淡无味。舌淡苔白,喜着厚衣,痛处得热则减,天寒易加重,脉弦迟沉涩者，属寒证，体壮面红、口苦、舌红、苔黄、或黄腻，灼热喜凉爽，痛处得热则剧，喜着薄衣，或喜袒襟露怀，天热易加重，脉弦数洪促者属热证。

(3)辨气血：新病多气，久病则入血，疼痛游走不定忽左忽右，倏聚倏散，痛无定处。胀痛为主属气滞。痛有定处，午后或夜间加重，唇舌有瘀斑为血瘀，痛多胀少或只痛不胀，刺痛不移或有外伤史也为血瘀。

(4)辨虚实：新病痛剧体壮，脉弦大有力，痛处拒按为实；久病体虚，绵绵隐痛，脉虚细沉弱无力，痛处喜按为虚。但临床上往往虚实互见，既有湿热又有血虚或兼有瘀血内停。

因此须注意其标本先后，孰轻孰重；以决定相应治则或统筹兼顾。

(三)治则思维

胁痛的治疗应着眼于肝胆，但在治疗原则上应根据“通则不痛，痛则不通”的理论。结合肝胆的生理特点，灵活运用。实证胁痛宜用理气、活血；虚证胁痛宜用滋阴、柔肝。按照《内经·脏气法时论》所说“肝欲散，急食辛以散之”“肝苦急，急食甘以缓之”，还有“肝欲酸”等特点。灵活应用疏肝、泻肝、柔肝之法以使肝气疏泄条达，肝络和畅无痰，肝经湿热泻除，肝阴不亏，肝络得养，则胁痛自然会消除。

(四)辨证论治

1.肝气郁结

【证候】 胁肋胀痛，走窜不定，甚则引及胸背肩臂，疼痛每因情志变化而增减，胸闷腹胀，嗳气，纳减，口苦。舌苔薄白，脉弦。

【病机】 肝失条达，气机郁滞，络脉失和。

【治法】 疏肝理气。

【主方】 柴胡疏肝散加减。

【处方举例】 柴胡 12g，枳壳、香附、川芎各 10g，白芍 15g，佛手 12g，郁金 12g，甘草 6g。

2.肝胆湿热

【证候】 胁痛胀痛或灼热疼痛，口苦口黏，胸闷纳呆，恶心呕吐，小便黄赤，或身目发黄，身热恶寒。舌红，苔黄腻，脉弦滑数。

【病机】 湿热蕴结，肝胆失疏，络脉失和。

【治法】 清热利湿。

【主方】 龙胆泻肝汤加减。

【处方举例】 龙胆草、黄芩、柴胡各 12g，栀子 10g，车前子 12g，绵茵陈 20g，川楝子 10g，广木香(后下)6g，甘草 6g。

3.瘀血阻络

【证候】 胁肋刺痛，痛有定处，痛处拒按，入夜痛甚，胁下或见症块。舌质紫暗，脉沉涩。

【病机】 瘀血停著，肝络痹阻。

【治法】 祛瘀通络。

【主方】 血府逐瘀汤或复元活血汤加减。

【处方举例】 当归 10g，川芎 10g，桃仁 10g，红花 10g，柴胡 10g，枳壳 10g，五灵脂 10g，延胡索 15g，三七末(分冲)3g。

4.肝络失养

【证候】 胁肋隐痛，悠悠不休，遇劳加重，口干咽燥，心中烦热，头晕目眩。舌红少苔，脉细弦数。

【病机】 肝肾阴亏，精血耗伤。

【治法】 养阴柔肝。

【主方】 一贯煎加减。

【处方举例】 生地黄 15g，枸杞子 15g，沙参 15g，麦冬 15g，白芍 15g，女贞子 15g，墨旱莲 15g，当归 10g，川楝子 10g，佛手 10g，甘草 6g。

（五）病程观察

1.在肝气郁结证型中，胁痛甚，可加青皮 10g，延胡索 10g，增强理气止痛之力。气郁化火，加栀子 10g，牡丹皮 10g，黄芩 10g，夏枯草 10g。郁火伤阴，酌配枸杞子 15g，菊花 10g，牡丹皮 10g，栀子 10g；胃失和降，加半夏 12g，陈皮 6g，旋覆花 9g。

2.在肝胆湿热证型中，若砂石阻滞胆道者，可加金钱草 30g，郁金 12g。呕吐蛔虫，乌梅丸安蛔，再予驱虫。

3.在瘀血阻络证型中，跌打损伤积瘀肿痛，加炮山甲（先煎）10g，酒大黄 5g，瓜蒌根 10g，破瘀散结止痛；胁下积块，酌加三棱 10g，莪术 10g，土鳖虫 10g，破瘀散结消积，或配用鳖甲煎丸。

4.在肝络失养证型中，心烦不寐，加酸枣仁 10g，炒栀子 10g；头昏目眩，加菊花 10g，熟地黄 10g；阴虚火旺，加知母 10g，地骨皮 10g。

（六）预后转归

内伤胁痛各个证型之间可以相互转化。肝郁胁痛若久延误治，或治疗不当，日久气滞血瘀，可以转化为瘀血胁痛。久病致虚，或久郁成劳，又可出现肝血不足，虚实互见。外感胁痛多属湿热蕴于肝胆致病，病久不去，则可见肝胆疏泄失职，气滞血瘀；又可因邪毒久羁而耗动肝血肝阴，而为虚实错杂之证。

无论外感或内伤胁痛，只要治疗将养得法，一般预后良好。但也有部分病人迁延不愈，成为慢性。若治疗不当，演变为癥瘕痞块、肝痈等证，则预后不佳。

（七）预防与调护

1.保持精神乐观，戒烦躁，禁忧郁。

2.饮食有节，少食辛辣、海腥、油腻厚味之品，不饮酒。

3.起居有时，积极配合治疗。

4.注意个人卫生，防止外邪入侵。

（李金刚）

第十节 黄疸

黄疸是以目黄、身黄、小便黄为主症的病证。其中目黄为确诊本病的重要依据。本病所述黄疸与西医所述黄疸意义相同。病毒性肝炎、肝硬化、胆石症、胆囊炎、钩端螺旋体病、某些消化系统肿瘤以及出现黄疸的败血症等，若以黄疸为主要表现者，均可参照本节辨证论治。

临床诊疗思维

（一）病因病机分析

1.病因

（1）外感湿热、疫毒

（2）内伤饮食、劳倦

（3）病后续发

2.病机

（1）病理因素有湿邪、热邪、寒邪、疫毒、气滞、瘀血六种，但其中以湿为主。

（2）主要病机为湿邪（湿热为主）困遏脾胃，壅塞肝胆，疏泄失常，胆汁泛溢。

（3）病位重要在脾、胃、肝、胆，亦可充斥三焦，内蒙心窍。

（4）病理表现有湿热和寒湿两端。

因湿热所伤
过食肥甘酒热
素体胃热偏盛 } 湿从热化，湿热交蒸——阳黄 { 热重于湿
湿重于热

湿热蕴积化毒，疫毒炽盛，充斥三焦，深入营血，内陷心肝——急黄

因寒湿伤人
素体脾胃虚寒
久病脾阳受伤 } 湿从寒化，寒湿瘀滞，中阳不振，胆液为湿邪所阻——阴黄症

（5）病理转化：阳黄、急黄、阴黄在一定的条件下可以转化。

阳黄 ⇄ 阴黄（→ 失治误治，脾阳受伤，湿从寒化；← 复感外邪，湿郁化热）

阳黄 ⇄ 急黄（→ 热毒炽盛，侵犯营血；← 热毒出营，湿热留恋）

（二）诊断思维

1.辨病思维

（1）诊断要点

①目黄、身黄、尿黄，以目睛发黄为主。因为目白睛发黄是出现最早、消退最晚而最易发现的指征之一。

②常伴食欲减退，恶心呕吐，胁痛腹胀等症状。

③常有外感湿热疫毒，内伤酒食不节，或有胁痛、癥积等病史。

④实验室检查，血清总胆红素、尿胆红素、尿胆原、直接胆红素测定，血清谷丙转氨酶、谷草转氨酶以及B超、CT、胆囊造影等，有助于诊断与鉴别诊断。

（三）治则思维

黄疸的治疗大法，主要为化湿邪，利小便。化湿可以退黄，湿热当清热化湿，必要时还应通利腑气；寒湿应健脾温化。利小便，主要通过淡渗利湿，达到退黄的目的。《金匮要略》说："诸病黄家，但利其小便。"急黄热毒炽盛，邪入心营者，又当以清热解毒.痛营开窍为主；阴黄脾湿

滞者，治以健脾养血，利湿退黄。

（四）辨证论治

1.阳黄

（1）热重于湿

【证候】 身目俱黄，黄色鲜明，发热口渴，小便短赤，腹胀便秘，心中懊憹，口干口苦，恶心欲吐，舌苔黄腻，脉象弦数。

【病机】 湿热熏蒸，胆汁外溢。

【治法】 清热利湿，佐以泻下。

【主方】 茵陈蒿汤加减。

【处方举例】 茵陈30g，栀子10g，生大黄6g，板蓝根15g，秦艽10g，猪苓15g，泽泻15g，生甘草6g，蒲公英15g，陈皮10g，半夏10g，郁金10g。

（2）湿重于热

【证候】 身目俱黄，其色不如热重者鲜明，头身困重，脘腹痞满，纳呆，恶心呕吐，腹胀便溏，舌苔厚腻微黄，脉弦滑或濡缓。

【病机】 湿遏热扰，胆汁外溢。

【治法】 利湿化浊，佐以清热。

【主方】 茵陈五苓散加减。

【处方举例】 茵陈30g，猪苓15g，茯苓15g，白术10g，泽泻10g，陈皮6g，竹茹10g，白蔻仁10g，藿香10g，大腹皮10g。

（3）胆腑郁热

【证候】 身目发黄鲜明，右胁剧痛放射至肩背，壮热或寒热往来，呕逆，尿黄便秘，舌红苔黄而干，脉弦滑数。

【病机】 湿热阻滞，胆腑郁热。

【治法】 泄热化湿，利胆退黄。

【主方】 大柴胡汤加减。

【处方举例】 柴胡10g，黄芩10g，清半夏10g，枳实10g，白芍10g，大黄（后下）10g，川厚朴9g，茵陈30g，郁金10g。

（4）疫毒炽盛（急黄）

【证候】 发病迅速，身目俱黄，其色如金，高热烦渴，胁痛胀满，神昏谵语，衄血，便血，舌质红绛，苔黄燥，脉弦数或细数。

【病机】 湿热毒盛，内扰心神，迫血妄行。

【治法】 清热解毒，凉血开窍。

【主方】 犀角散加减。

【处方举例】 水牛角粉（冲）10g，黄连6g，栀子10g，茵陈45g，大青叶15g，金银花10g，连翘15g，生地黄10g，牡丹皮10g，玄参15g。

2.阴黄

（1）寒湿阻滞

【证候】 身目俱黄，黄色晦暗，或如烟熏，腹胀大便不实，口淡不渴，神疲畏寒，舌质淡，苔白腻,脉濡缓或沉迟。

【病机】 寒湿阻滞,脾阳不振。

【治法】 健脾和胃,温化寒湿。

【主方】 茵陈术附汤加减。

【处方举例】 茵陈 30g,白术 10g,干姜 10g,制附片(先煎)6g,半夏 10g,陈皮 10g,茯苓 15g,川厚朴 10g,木香 10g,白蔻 6g,苍术 10g。

(2)脾虚湿滞

【证候】 身目发黄,黄色较淡而不鲜明,食欲不振,肢体倦怠乏力,心悸,气短,食少腹胀,大便溏薄,舌淡苔薄,脉濡细。

【病机】 气血两亏,脾虚湿阻。

【治法】 补养气血,健脾退黄。

【主方】 小建中汤加减。

【处方举例】 桂枝 9g,生姜 6g,大枣 10g,白芍 10g,炙甘草 10g,饴糖 10g,茯苓 10g,泽泻 10g,黄芪 15g,当归 10g。

3.*黄疸消退后的调治* 黄疸消退,仍须根据病情继续调治。

(1)湿热留恋

【证候】 脘痞腹胀,胁肋隐痛,饮食减少,口中干苦,小便黄赤,苔腻,脉濡数。

【病机】 湿热留恋,余邪未清。

【治法】 清热利湿。

【主方】 茵陈四苓散加减。

【处方举例】 茵陈 30g,黄芩 10g,黄柏 10g,茯苓 15g,泽泻 10g,车前草 10g,苍术 10g,紫苏梗 10g,陈皮 6g。

(2)肝脾不调

【证候】 脘腹痞闷,肢倦乏力,胁肋隐痛不适,饮食欠香,大便不调,舌苔薄白,脉来细弦。

【病机】 肝脾不调,疏运失职。

【治法】 调和肝脾,理气助运。

【主方】 柴胡疏肝散或归芍六君子汤加减。

【处方举例】 当归 12g,白芍 12g,柴胡 10g,枳壳 10g,香附 10g,郁金 10g,党参 15g,白术 12g,茯苓 15g,山药 15g,陈皮 6g,山楂 15g,麦芽 15g。

(3)气滞血瘀

【证候】 胁下结块,隐痛、刺痛不适,胸胁胀闷,面颈部见有赤丝红纹,舌有紫斑或紫点,脉涩。

【病机】 气滞血瘀,积块留着。

【治法】 疏肝理气,活血化瘀。

【主方】 逍遥散合鳖甲煎丸加减。

【处方举例】 柴胡 10g,枳壳 10g,香附 10g,当归 12g,赤芍 12g,丹参 15g,桃仁 10g,莪术 10g。并服鳖甲煎丸,以软坚消积。

（五）病程观察

1.阳黄

(1)在热重于湿证型中，如胁痛较甚，可加柴胡10g，郁金10g，川楝子10g，延胡索10g，疏肝理气止痛；如热毒内盛，心烦懊恼，可加黄连6g，龙胆草10g，以增强清热解毒作用；如恶心呕吐，可加橘皮10g，竹茹10g，和胃止呕。

(2)在湿重于热证型中，如湿阻气机，胸腹痞胀，呕恶纳差等症较著，加苍术10g，厚朴10g，半夏12g，以健脾燥湿，行气和胃；如邪郁肌表，寒热头痛，宜先用麻黄连翘赤小豆汤。

(3)在胆腑郁热证型中，若砂石阻滞，可加金钱草30g，海金沙10g，玄明粉10g，利胆化石；恶心呕逆明显，加厚朴10g，竹茹10g，陈皮6g，和胃降逆。

(4)在疫毒炽盛（急黄）证型中，如神昏谵语，加服安宫牛黄丸以凉开透窍；如动风抽搐者，加用钩藤30g，石决明15g，另服羚羊角粉0.3g，或紫雪丹，以息风止痉；如衄血、便血、肌肤瘀斑重者，可加黑地榆15g，侧柏叶15g，紫草10g，茜根炭15g，凉血止血；如腹大有水，小便短少不利，可加马鞭草15g，白茅根15g，车前草15g。

2.阴黄

(1)在寒湿阻滞证型中，胁痛加延胡索10g，郁金10g，赤芍10g；便溏加茯苓15g，泽泻10g，车前子10g。

(2)在脾虚湿滞证型中，如气虚乏力明显者，应重用黄芪，并加党参20g，以增强补气作用；畏寒，肢冷，舌淡者，宜加附子10g，温阳祛寒；心悸不宁，脉细而弱者，加熟地黄12g，何首乌15g，酸枣仁15g，补血养心。

（六）预后转归

本病的转归与黄疸的性质、体质强弱、治疗护理等因素有关。阳黄、阴黄、急黄虽性质不同，轻重有别，但在一定条件下可互相转化。阳黄若患者体质差，病邪重，黄疸日益加深，迅速出现热毒炽盛症状可转为急黄；阳黄也可因损伤脾阳，湿从寒化，转为阴黄；阴黄重感湿热之邪，又可发为阳黄；急黄若热毒炽盛，内陷心包，或大量出血，可出现肝肾阳气衰竭之候；阴黄久治不愈，可转为积聚、臌胀。

一般来说，阳黄预后良好，惟急黄邪入心营，耗血动血，预后多不良。至于阴黄，若阳气渐复，黄疸渐退，则预后较好；若阴黄久治不愈，化热伤阴动血，黄疸加深，转变为鼓胀重症则预后不良；急黄病死率高，若出现肝肾阳气衰竭之候，预后极差。

（七）预防与调护

1.精神调摄，保持心情舒畅，提高抗病能力。

2.饮食有节，勿嗜酒，勿进食不洁之品。

3.起居有常，勿妄作劳，避触秽浊之气。

4.注意观察患者神志、脉象之变化。

（八）疗效评定

1.治愈　黄疸消退，其他症状消失，实验室指标正常。

2.好转　黄疸及其他症状减轻，胆红素正常或降低，其他实验室指标好转。

3.未愈　黄疸不退或加深，其他症状及实验室指标无改善。

（李金刚）

第十一节 积聚

积聚是腹内结块，或痛或胀的病证。积属有形，结块固定不移，痛有定处，病在血分，是为脏病；聚属无形，包块聚散无常，痛无定处，病在气分，是为腑病。现代医学中，凡多种原因引起的肝脾肿大，腹腔及盆腔肿瘤等，多属"积"之范畴，胃肠功能紊乱、痉挛，幽门梗阻等，则与"聚"关系较为密切。

临床诊疗思维

（一）病因病机分析

情志不遂，气滞血瘀

忧思恼怒→肝伤气滞→气血凝滞→积聚

情志不遂→脾伤失运→滋生痰浊→血脉受阻→痰瘀互结→积聚

饮食不节，滋生痰浊

饮酒太过
过嗜食肥厚、煎煿辛辣之物
饮食无制、饥饱不调 } 脾伤失运→滋生痰湿→气血失和→气、血、痰互结→积聚

邪气所客，留着不去

寒邪、湿热外犯→客于腹中→聚成积聚

它病转归，日久成积

黄疸不退
久疟不愈
感染血吸虫 } 阻滞气血→腹内结块

1.病因

(1)情志失调

郁怒——伤肝
忧思——伤脾 } 肝脾失调，气滞血瘀

(2)饮食所伤

酒食不节
饥饿失宜
恣食肥厚生冷 } 脾运失健—— { 食滞、痰气、虫积——聚证
痰浊气血搏结——积证

(3)感受寒湿

寒湿侵袭——脾阳不运——湿痰内聚，气血瘀滞

(4)病后所致

黄疸病后——湿邪留恋,气血阻滞
久疟不愈——湿痰凝滞,脉络痹阻
感染血吸虫——肝脾不和,气血凝滞
久泻、久痢之后——脾气虚弱,营血运行涩滞

2.病机

(1)病机关键是气滞血瘀:本病病因有寒邪、湿热、痰浊、食滞、虫积等,其间又往交错夹杂,相互并见,而终致气滞血瘀,聚证以气滞为主,积证以血瘀为主。

(2)病位在肝、脾。

(3)病理性质初起多实,日久则虚实错杂。

本病初起——邪气壅实,正气未虚——多属实。

积聚日久——病势较深,正气耗伤——虚实夹杂。

病至后期——气血衰少,体质羸弱——正虚为主。

(4)病理演变:一般预后良好。少数聚证日久不愈,可以由气入血转化成积证。积聚的病理演变,与血证、黄疸、臌胀等病证有较密切的联系。

(二)诊断思维

1.辨病思维

(1)诊断要点

1)积证

①以腹部可触及包块,伴有胀痛或刺痛为特征。

②起病缓慢,多有逐渐加重过程。

③初期积块出现相应部位常伴疼痛,或兼恶心、呕吐、腹胀,以及倦怠乏力、纳呆、逐渐消瘦等症状,后期正虚症状较为明显。

2)聚证

①以腹中气聚、攻窜胀痛、时作时止为特征。

②发作时,病变部位可有气聚胀满表现,但触不到包块,缓解时则气聚胀满消失。

③反复发作,发作时多以实证表现为主,日久伴倦怠乏力、纳呆、便溏等脾胃虚弱证候。

B超、CT、胃肠钡剂、X线检查及纤维内镜检查等有助于诊断。

(三)治则思维

1.聚轻而积重,聚证病在气分,治重调气;积证病在血分,治重活血。聚证之时当抓紧治疗,尚易取效,由聚成积,终属难治。

2.积证治疗宜分初、中,末三个阶段。积证初期属邪实,应予消散;中期邪实正虚,予消补兼施;后期以正虚为主,应予养正除积。

3.治疗上始终要注意顾护正气,攻伐药物不可过用。积聚日久,损伤气血,在治疗上要注意保护正气,攻伐之药,用之不宜太过,以免伤正。

（四）辨证论治

1.聚证

（1）肝气郁滞

【证候】 腹中气聚，攻窜胀痛，随情绪而波动，脘胁之间时或不适。苔薄脉弦。

【病机】 肝失疏泄，腹中气结成块。

【治法】 疏肝解郁，行气消聚。

【主方】 木香顺气丸。

【处方举例】 柴胡10g，当归12g，白芍12g，甘草6g，生姜10g，薄荷10g，香附10g，青皮10g，枳壳10g，郁金10g，乌药10g。

（2）食浊阻滞

【证候】 腹胀或痛，时有条索状物聚在腹部，重按则痛甚，便秘，纳呆。苔腻，脉弦滑。

【治法】 理气化浊，导滞通腑。

【病机】 虫积、食滞、痰浊交阻，气聚不散，结而成块。

【主方】 六磨汤加减。

【处方举例】 大黄5g，槟榔10g，枳实10g，沉香6g，木香6g，乌药10g。

2.积证

（1）气滞血阻

【证候】 腹部积块，固定不移，胀痛不适，质软不坚，胸胁胀满。舌苔薄，脉弦，舌有紫斑或紫点。

【病机】 气滞血阻，脉络不和，积而成块。

【治法】 理气消积，活血散瘀。

【主方】 金铃子散合失笑散加减。

【处方举例】 柴胡10g，青皮10g，川楝子10g，丹参15g，延胡索10g，蒲黄10g，五灵脂10g。

（2）瘀血内结

【证候】 腹部积块明显，质地较硬，固定不移，隐痛或刺痛，形体消瘦，纳谷减少，面色晦暗黧黑，面颈胸臂或有血痣赤缕，女子可见月事不下。舌质紫或有瘀斑瘀点，脉细涩。

【病机】 瘀结成块，正气渐损，脾运不健。

【治法】 祛瘀软坚，兼调脾胃。

【主方】 膈下逐瘀汤加减，酌情配用鳖甲煎丸或六君子汤。

【处方举例】 当归12g，川芎10g，桃仁10g，三棱10g，莪术10g，石见穿10g，香附10g，乌药10g，陈皮6g，人参10g，白术12g，黄精15g，甘草6g。

（3）正虚瘀结

【证候】 久病体弱，积块坚硬，隐痛或剧痛，饮食减少，肌肉瘦削，面色萎黄或黧黑，甚则面肢浮肿。舌质淡紫，或光剥无苔，脉细数或弦细。

【病机】 癥积日久，中虚失运，气血衰少。

【治法】 补益气血，活血化瘀。

【主方】 八珍汤合化积丸加减。

【处方举例】 人参10g，白术12g，茯苓15g，甘草6g，当归10g，白芍12g，生地黄12g，川芎10g，三棱10g，莪术10g，阿魏10g，瓦楞子15g，五灵脂10g，香附10g，槟榔10g。

（五）病程观察

1.聚证

（1）在肝气郁滞证型中，寒甚，腹痛剧，得温减，肢冷者加高良姜10g，肉桂10g；兼有热象，口苦，舌质红者，去乌药加吴茱萸3g，黄连10g，泄肝清热；老年体虚，或兼神疲，乏力，便溏加党参15g，白术12g。

（2）在食浊阻滞证型中，如胀痛甚者，加川楝子10g，延胡索10g，木香6g，理气止痛。如兼瘀象者，加玄胡10g，莪术10g，活血化瘀。如寒湿中阻，腹胀、舌苔白腻者，可加苍术10g，厚朴10g，陈皮6g，砂仁6g，桂心10g，温化寒湿。

2.积证

（1）在气滞血阻证型中，若兼烦热口干，舌红，脉细弦者，加牡丹皮10g，栀子10g，赤芍10g，黄芩10g，凉血清热；如腹中冷痛，畏寒喜温，舌苔白、脉缓，可加肉桂10g，吴茱萸10g，温经祛寒散结。

（2）在瘀血内结证型中，如积块疼痛，加五灵脂10g，延胡索10g，佛手片10g，活血行气止痛；如痰瘀互结，舌苔白腻者，可加白芥子10g，半夏10g，苍术10g，化痰散结药物；如积块疼痛，加五灵脂10g，延胡索10g，佛手片10g，活血行气止痛。

（3）在正虚瘀结证型中，若阴伤较甚，头晕目眩，舌光无苔，脉象细数者，可加北沙参10g，枸杞子10g，石斛10g；如牙龈出血、鼻衄，酌加栀子10g，白茅根15g，茜草10g，凉血化瘀止血；若畏寒肢肿，舌淡白，脉沉细者，加黄芪15g，附子10g，肉桂10g，以温阳益气，利水消肿。

（六）预后转归

1.聚证一般预后较好。一般情况下，若治疗得当，解除了病因，可达治愈。亦有部分反复发作，或因气聚，日久则血瘀成积者。

2.积证预后一般较差。若积极治疗，可使患者症状有所减轻，生存时间延长，部分患者甚至可望治愈。积证后期，水液内聚而成为臌胀，火热灼伤脉络，或气虚不能摄血，或脉络瘀阻，血液外溢，而致吐血、便血、衄血等，均为病情危象，预后不良，当积极救治。

（七）预防与调护

1.本病多起于情志失和，故应解除忧虑、紧张，避免情志内伤，遇事要豁达。

2.饮食有节，起居有时，注意冷暖，调畅情志，保持正气充沛，气血流畅。

3.劳逸适度，避免过劳。

4.如有胃痛、胁痛、泄泻、便血、黄疸之病证，应及早检查治疗。

（李金刚）

第十二节　臌胀

臌胀是指腹部胀大，绷急如鼓，皮色苍黄，脉络显露的病证。“臌”指腹大皮急，其状如鼓；“胀”指腹部胀满不适。臌胀两字，简要地概括了该病的主要临床表现。根据本病的临床表现，类似西医学所指的肝硬化腹水，包括血吸虫病，胆汁性、营养不良性等多种原因导致的吁硬化腹水形成期。至于其他疾病出现腹水，如结核性腹膜炎腹水、丝虫病乳糜腹水、腹腔内晚期恶性肿瘤、心肾疾病等，表现臌胀特征者，亦当按本节内容辨证施治，同时结合辨病处理。

临床诊疗思维

（一）病因病机分析

1.病因

(1)酒食不节：如嗜酒过度，或恣食甘肥厚腻，酿湿生热，湿浊内聚，遂成臌胀。

(2)情志刺激：忧思郁怒，伤及肝脾，水湿内停，气、血、水壅结而成臌胀。

(3)虫毒感染：虫(血吸虫)毒感染，阻塞经隧，气滞血瘀，清浊相混，水液停聚。

(4)病后续发：如黄疸日久，湿邪(湿热或寒湿)蕴阻，肝脾受损，气滞血瘀；症积不愈，气滞血结，脉络壅塞，正气耗伤，痰瘀留着，水湿不化；久泻久痢，气阴耗伤，肝脾受损，生化乏源，气血滞涩，水湿停留

2.病机

(1)病位主要在于肝脾，久则及肾。

(2)病理变化为气血水互结。由于肝、脾、肾三脏助能失调，气滞、血瘀、水湿内停，而致形成臌胀。故喻嘉言曾概括地说：“胀病亦不外水裹、气结、血瘀。”气、血、水三者既各有侧重，又常相互为因，错杂为病。

(3)病理性质总属本虚标实，初期以实为多，后期以虚为主。本虚指肝、脾、肾三脏的损伤；邪实指气血水的壅结。一般初起，多为肝脾功能失调，此时正气损伤不著，病势较轻，以标实为多。后期肝脾损伤日渐明显，进而肾气亦虚。肾阳衰微，则蒸化无力，开合不利，肾阴不足，阳无以化，则水津失布，故以本虚为主。然本虚标实往往解杂互见。

(4)本病预后一般较差，治疗颇为棘手。

病在早期——适当调治，尚可收效。

延至晚期——邪实正虚，若复感外邪，病情可致恶化——见神昏谵语、痉厥等严征象。

（二）诊断思维

1.辨病思维

(1)诊断要点

①主症特点：初起脘腹作胀，食后尤甚。继而腹部胀满如鼓，重者腹壁青筋显露，脐孔突起。

②兼症舌脉：常伴乏力、纳差、尿少及齿衄、鼻衄、皮肤紫斑等出血现象，可见面色萎黄、黄疸、手掌殷红、面颈胸部红丝赤缕、血痣及蟹爪纹。

③病史：本病常有酒食不节、情志内伤、虫毒感染或黄疸、胁痛、癥积等病史。

④腹部B超、X线食管钡剂造影、CT检查和腹水检查：血浆白蛋白降低，增高，白球蛋白比值降低或倒置，丙种球蛋白升高，白细胞及血小板降低，凝血间可延长，均有助于诊断。

(2)鉴别诊断

(三)治则思维

1.分辨虚实标本主次　标实者当辨气、血、水的偏盛，分别予以行气、活血，利水或攻逐等法；本虚者当辨阳虚与阴虚之不同，用温补脾肾或滋养肝肾等法；本虚标实错杂并见者，宜攻补兼施。

2.关于逐水法的应用

(1)适应证：适用于水热蕴结和水湿困脾证。

(2)用法：牵牛子粉：每次吞服1.5～3g，每天1～2次。或舟车丸、控涎丹、十枣汤等选用一种。舟车丸每服3～6g，每日1次，清晨空腹温开水送下。控涎丹3～5g，清晨空腹顿服。十枣汤可改为药末：芫花、甘遂、大戟等份，装胶囊，每服1.5～3g，用大枣煎汤调服，每日1次，清晨空腹服。以上攻逐药物，一般以2～3天为1个疗程，必要时停3～5天后再用。

(3)使用注意事项：①中病即止：在使用过程中，药物剂量不可过大，攻逐时间不可过久，遵循“衰其大半而止”的原则，以免损伤脾胃，引起昏迷、出血之变。②严密观察：服药时必须严密观察病情，注意药后反应，加强调护。一旦发现有严重呕吐、腹痛、腹泻者，即应停药，并做相应处理。③明确禁忌证：臌胀日久，正虚体弱；或发热，黄疸日渐加深；或有消化道溃疡，曾并发消化道出血，或见出血倾向者，均不宜使用。

3.注意祛邪与扶正药物的配合　根据病情采用先攻后补，或先补后攻，或攻补兼施等方法，扶助正气，调理脾胃，减少副作用，增强疗效。

4.臌胀“阳虚易治，阴虚难调”　水为阴邪，得阳则化，故阳虚患者使用温阳利水药物，腹水较易消退。若是阴虚型臌胀，温阳易伤阴，滋阴又助湿，治疗颇为棘手。临证可选用甘寒淡渗之品，以达到滋阴生津而不黏腻助湿的效果。此外，在滋阴药中少佐温化之品，既有助予通阳化气，又可防止滋腻太过。

5.腹水消退后仍须调治　经过治疗，腹水可能消退，但肝脾肾正气未复，气滞血络不畅，腹水仍然可能再起，此时必须抓紧时机，疏肝健脾，活血利水，培补正气，进行善后调理，以巩固疗效。

6.臌胀危重症宜中西医结合即时处理　肝硬化后期腹水明显，伴有上消化道大出血、重度黄疸或感染，甚则肝昏迷者，病势重笃，应审察病情，配合有关西医抢救方法及时处理。

(四)辨证论治

1.气滞湿阻

【证候】　腹胀按之不坚，胁下胀满或疼痛，饮食减少，食后胀甚，得嗳气、矢气稍减，小便短少。舌苔薄白腻，脉弦。

【病机】　肝郁气滞，脾运不健，湿浊中阻。

【治法】　疏肝理气，运脾利湿。

【主方】　柴胡疏肝饮或胃苓汤加减。

【处方举例】　柴胡10g，香附10g，郁金10g，青皮10g，川芎10g，白芍12g，苍术10g，厚朴10g，陈皮6g，茯苓15g，猪苓10g。

2.水湿困脾

【证候】　腹大胀满，按之如囊裹水，颜面微浮，下肢浮肿，脘腹痞胀，得热则舒，精神困倦，怯寒懒动，小便少，大便溏。舌苔白腻，脉缓。

【病机】　湿邪困遏，脾阳不振，寒水内停。

【治法】　温中健脾，行气利水。

【主方】　实脾饮加减。

【处方举例】　白术12g，苍术10g，附子9g，干姜9g，厚朴10g，木香6g，草果10g，陈皮6g，连皮茯苓10g，泽泻10g。

3.水热蕴结

【证候】　腹大坚满，脘腹胀急，烦热口苦，渴不欲饮，或有面目皮肤发黄，小便赤涩，大便秘结或溏垢。舌边尖红、苔黄腻或兼灰黑，脉象弦数。

【病机】　湿热壅盛，蕴结中焦，浊水内停。

【治法】　清热利湿，攻下逐水。

【主方】　中满分消丸合茵陈蒿汤加减。

【处方举例】　茵陈30g，金钱草15g，山栀10g，黄柏10g，苍术10g，厚朴10g，砂仁6g，大黄5g，猪苓10g，泽泻10g，车前子10g，滑石10g。

4.瘀结水留

【证候】　脘腹坚满，青筋显露，胁下结痛如针刺，面色晦暗黧黑，或见赤丝血缕，面颈胸臂出现血痣，口干不欲饮水，或见大便色黑。舌质紫黯，或有紫斑，脉细涩或芤。

【病机】　肝脾瘀结，络脉滞涩，水气停留。

【治法】　活血化瘀，行气利水。

【方药】　调营饮加减。

【处方举例】　当归12g.赤芍10g，桃仁10g，三棱10g，莪术10g，鳖甲(先煎)10g，大腹皮10g，马鞭草15g，益母草15g，泽兰10g，泽泻10g，赤茯苓10g。

5.阳虚水盛

【证候】　腹大胀满，形似蛙腹，朝宽暮急，面色苍黄，或呈㿠白，脘闷纳呆，神倦怯寒，肢冷浮肿，小便短少不利。舌体胖、质紫、苔淡白，脉沉细无力。

【病机】　脾肾阳虚，不能温运，水湿内聚。

【治法】　温补脾肾，化气利水。

【主方】　附子理中汤或济生肾气丸加减。

【处方举例】　附子10g，干姜9g，人参10g，白术12g，鹿角胶5g，胡芦巴10g，茯苓10g，泽泻10g，车前子10g。

6.阴虚水停

【证候】 腹大胀满，或见青筋暴露，面色晦滞、唇紫，口干而燥，心烦失眠，时或鼻衄，牙龈出血，小便短少。舌质红绛少津、苔少或光剥，脉弦细数。

【病机】 肝肾阴虚，津液失布，水湿内停。

【治法】 滋肾柔肝，养阴利水。

【方药】 六味地黄丸合一贯煎加减。

【处方举例】 沙参15g，麦冬15g，生地黄12g，山茱萸10g，枸杞子15g，楮实子10g，猪苓10g，茯苓15g，泽泻10g，玉米须10g。

变证

1.臌胀出血

【证候】 轻者齿鼻出血，重者病势突变，大量吐血或便血。症见腹部胀满，胃脘不适，吐血鲜红或大便油黑。舌红苔黄，脉弦数。

【治法】 清胃泻火，化瘀止血。

【主方】 泻心汤合十灰散加减。

【处方举例】 大黄5g，黄连6g，大蓟15g，小蓟15g，侧柏叶15g，荷叶15g，茜草根15g，栀子10g，白茅根15g，牡丹皮10g，棕榈皮15g。

2.臌胀神昏

【主症】 神志昏迷为臌胀晚期恶候。症见高热烦躁，怒目狂叫，口臭便秘，溲赤尿少。舌红苔黄，脉弦数。

【治法】 清心开窍。

【主方】 安宫牛黄丸、紫雪丹、至宝丹或用醒脑静注射液静脉滴注。

热陷心包，神昏谵语选安宫牛黄丸；热闭昏厥选至宝丹；热陷神昏而为痉厥者用紫雪丹；可用醒脑静注射液40～60ml兑入5%～10%葡萄糖溶液中静脉滴注，每日1～2次，连续1～2周。

（五）病程观察

1.在气滞湿阻证型中，胸脘痞闷，腹胀，嗳气为快，气滞偏甚者，可酌加佛手10g，沉香6g，木香6g，畅气机；如尿少、腹胀、苔腻者，加砂仁6g，大腹皮10g，泽泻10g，车前子10g，以加强运脾利湿作用；若神倦，便溏，舌质淡者，宜酌加党参15g，附片9g，干姜9g，以温阳益气，健脾化湿；如兼胁下刺痛，舌紫，脉涩者，可加延胡索10g，莪术10g，丹参10g，活血化瘀。

2.在水湿困脾证型中，浮肿较甚，小便短少，可加肉桂10g，猪苓10g，车前子10g，温阳化气，利水消肿；如兼胸闷咳喘，可加葶苈子10g，紫苏子10g，半夏10g，泻肺行水、止咳平喘；如胁腹痛胀，可加郁金10g，香附10g，青皮10g，砂仁6g，理气和络。

3.在水热蕴结证型中，如腹部胀急殊甚，大便干结，可用舟车丸行气逐水，但其作用峻烈，不可过用。

4.在瘀结水留证型中，胁下癥积肿大明显，可选加穿山甲（先煎）10g，土鳖虫10g，牡蛎15g，或配合鳖甲煎丸内服，以化瘀消癥；如病久体虚，气血不足，或攻逐之后，正气受损，宜用八珍汤或人参养营丸等补养气血；如大便色黑，可加参三七6g，茜草10g，侧柏叶15g，化瘀止血。

5.在阳虚水盛证型中，偏于脾阳虚弱，神疲乏力，少气懒言、纳少，便溏者，可加黄芪15g，山药15g,薏苡仁15g,扁豆10g,益气健脾;偏于肾阳虚衰,面色苍白,怯寒肢冷,腰膝酸冷疼痛者,酌加肉桂10g,仙茅10g,淫羊藿10g,以温补肾阳。

6.在阴虚水停证型中,津伤口干明显,可酌加石斛10g,玄参10g,芦根15g,养阴生津;如青筋显露,唇舌紫暗,小便短少,可加丹参15g,益母草15g,泽兰10g,马鞭草15g,化瘀利水;齿鼻衄血,加鲜茅根15g,藕节15g,仙鹤草15g,以凉血止血;如阴虚阳浮,症见耳鸣,面赤、颧红,宜加龟甲(先煎)15g,鳖甲(先煎)15g,煅牡蛎30g,滋阴潜阳。

7.在臌胀出血中,若气随血脱,汗出肢冷可急用独参汤以扶正救脱。

8.在臌胀神昏中,若症见神情淡漠呆滞,矇咙嗜睡,口中秽气,舌淡苔浊腻,脉弦细,当治以化浊开窍,选用苏合香丸、玉枢丹等。若病情进一步恶化,症见昏睡不醒、汗出肢冷、双手撮空、不时抖动、脉微欲绝,此乃气阴耗竭、元气将绝的脱证,可应用生脉注射液静滴及参附牡蛎汤急煎,敛阴固脱。

(六)预后转归

本病在临床上往往虚实互见或实中夹虚,或虚中夹实。如攻伐太过,实胀可转为虚胀;如复感外邪,或过用滋补壅塞之剂,虚胀亦可出现实胀的症状。气滞湿阻证及时予疏肝理气、除湿消满之剂,可使病情得到控制;若失治、误治,水湿可从寒化或热化,或气滞日久,瘀血内积,病情进一步加重。寒湿困脾证用温阳散寒、化湿利水之剂,使寒去阳复,水湿得泄,可取得疗效;若水湿较重,迁延日久伤及脾肾之阳,可转化为脾肾阳虚之证。

湿郁日久,或过用温热之品,亦可化热,转变成湿热蕴结之证。湿热蕴结证用清热化湿利水之剂,如热清邪退胀消,气畅滞化水泄,可望获得好转;若久治不愈,邪深入络,可成肝脾血瘀之证。若湿热久羁,耗伤阴液,伤及肝肾可转化为肝肾阴虚之证。总之,气、水、血鼓与臌胀各证候间可以互相转化。本病初期,虽腹胀大,正气渐虚,合理治疗,尚可带病延年;若病至晚期,腹大如瓮,青筋暴露,脐心突起,便溏,四肢消瘦,或见脾肾阳虚证,或见肝肾阴虚证,则预后不良;若见出血、神昏、痉厥则为危象。

(七)预防与调护

1.宜进食清淡、富有营养而且易于消化之食物。因生冷辛辣油腻易损伤脾胃,蕴生湿热;粗硬食物易损络动血,故应禁止食用。

2.食盐有凝涩水湿之弊,一般臌胀患者宜进低盐饮食;肿胀显著,小便量少时,则应忌盐。

3.怡性适怀,安心休养,避免过劳。

4.加强护理,注意冷暖,防止正虚邪袭。如感受外邪,应及时治疗。

(八)疗效评定

1.治愈　腹水及全身症状缓解或消失,肝功能基本恢复正常。

2.好转　腹水及其他症状明显好转,实验室检查有改善。

3.未愈　腹水未见减轻,其他症状及肝功能无改善或恶化。

(李金刚)

第十三节 胃石症

一、概述

胃石症是指进食的某些食物、药品或异物既不能被消化，又不能及时通过幽门，在胃内滞留并聚积而成的团块，或胃黏液凝结成硬块的一种疾病。也称胃内结块或胃结石。胃石一般分植物性、药物性、矿物性及混合性，其中以植物胃石最常见。不论男女老少均可发病。临床表现主要依胃石的性质、大小、对胃功能的影响程度及可能引起的并发症而定。根据曾有进食大量柿子、山楂、大枣等病史，进食后出间断上腹胀痛及胃梗阻症状，结合 X 线钡餐造影、纤维胃镜检查有助确诊。一般可采用药物溶解或中药消石，或在胃镜直视下活检钳破石的治疗方法。若胃石太大，并发症严重者宜手术治疗。

胃石症的临床表现与中医学“积聚”中的食积、面积、肉积、菜积等论述相似。《卫生宝鉴》云：“凡人脾胃虚弱、或饮食过常、或生冷过度，不能消化，致成积聚结块，心腹胀满，噫气吞酸，面青肌瘦……”《严氏济生续方》又云：“夫积者，伤滞也，伤滞日久，停留不化，则成积矣。”由此可见，胃石症应属于中医学中的“证”范畴。根据其病变部位在上腹胃脘部，表现有疼痛、呕吐、满等，又应属“胃脘痛”、“反胃”、“胃胀”等范畴。本病的发生由饮食不节，寒温失调，脾胃受损，积滞内停，胃失和降所致。滞日久，伤及正气，脏腑失和，气血不调，以致虚实夹杂，痛胀作，治宜消食导滞，破积攻坚为主，兼以行气、和血、补虚。

二、辨证论治

1.外邪犯胃，积滞内停

主症：起病急骤，上腹部胀闷疼痛，食后加重，嗳腐吞酸，恶心欲吐。舌苔厚腻或浊腻；脉滑或弦滑。

治法：消积导滞，和胃降逆。

例方：保和丸。

用药：山楂 15g，神曲 12g，莱服子 20g，陈皮 9g，茯苓 10g。

加减：胃脘灼热疼痛，得热加重，口臭口苦，大便秘结，苔黄腻者，为食滞化热，湿热内阻，加大黄、连翘、黄连泄热通下；上腹疼痛较剧，得热痛减，口淡不渴，苔白腻者，为食积内结，中阳被遏，加高良姜、花椒、延胡索散寒止痛；胀甚者加砂仁、槟榔。若见胃脘隐隐作痛，喜温喜按，为脾胃虚寒，胃失温养，加党参、附子、干姜、桂枝等温中散寒；若上腹部胀满，呕吐痰涎，食少纳呆，头晕目眩，苔白滑者，为痰湿中阻，胃失和降，上方加苍术、厚朴、生姜，以燥湿和胃；若见朝食暮吐，暮食朝吐，吐出宿食不化，挟有痰液者，加桂枝、干姜、白术、旋覆花、代赭石，以温中和胃降逆。

2.气滞血府，虚实夹杂

主症：上腹部隆起，饭后与平卧明显，胃脘胀痛或刺痛，呕不能食，形体消瘦，面色无华，神疲乏力。舌质紫暗或有瘀点，脉弦或涩。

治法：行气活血，消积破滞，兼扶正气。

例方：大七气汤。

用药：青皮10g，香附10g，柴胡9g，桂枝9g，当归10g，赤芍12g，桃仁10g，大黄9g，三棱10g，莪术10g，鸡内金20g，焦神曲10g，焦山楂10g，炒麦芽10g，党参10g。

加减：呕不能食，胃气虚弱者，去大黄，加半夏、麦芽、生姜和胃止呕；口干，舌红少苔，为胃阴已伤，去柴胡、香附、桂枝、大黄，加白芍、石斛、麦冬滋养胃阴。

三、单验方

1.干沙田柚皮10g。将沙田柚皮晒干，煮水饮用。

2.茶叶2g，陈皮2g。茶叶和陈皮用沸水冲泡，每日饭后饮1杯。

3.鸡内金15g，桃仁4g，橘皮10g，粳米50g。将前3味药煎汤去渣，加入粳米，煮熟，每日2次，Sd1个疗程。

4.漆姑草15g，草果25g，鲜山楂300g，粳米50g，白糖适量。将前3味药煎汤去渣，加粳米煮熟。每日食2次，5d为1个疗程。

5.高良姜20g，黄药子6g，焦槟榔10g，桃仁10g，昆布15g。将前4味药煎汤去渣，加入昆布煮熟。用法：每日2次，7d1个疗程。

6.黑附片20g，鸡内金20g，赤芍20g，大黄10g，牡蛎100g。水煎服，每日1剂，7d为1个疗程。

7.消散胃石汤　枳实12g，鸡内金12g，大黄6g，陈皮10g，厚朴12g，焦三仙各15g，苍术、白术各12g。消积散结，理气和胃。水煎服，每日1剂。主治胃柿石症。

8.消石承气汤　生大黄（后下）、厚朴各15g，苍术、白术各10g，鸡内金20g，枳实12g。上药每日2剂，浓煎取汁350ml，连续服药4～7d。通腑泻下，化石消坚。用于胃内结石症。

9.消石化瘀汤　海金沙、金钱草、车前子、鸡内金、蔗蓄各20g，石韦25g，威灵仙、川牛膝、瞿麦各15g，三七10g，郁金40g，大黄5g。每日1剂，浓煎取汁200ml。饭前两次服用，10d为1个疗程。

四、中成药

1.枳实导滞丸

组成：枳实（炒）100g，大黄200g，黄连（姜汁炒）60g，黄芩60g，六神曲（炒）100g，白术（炒）100g，茯苓60g，泽泻40g。

主治：适合于腹胀大便不通者。

用法：以上八味，粉碎成细粉，过筛，混匀。用水泛丸，干燥，即得。每次6g，日3次。

规格:水丸剂。

2.保和丸

组成:山楂(焦)、六神曲(炒)、半夏(制)、茯苓、陈皮、连翘、莱菔子(炒)、麦芽(炒)。

主治:用于食积停滞,脘腹胀满,嗳腐吞酸,不欲饮食。

用法:每次 6～9g,日 3 次。

规格:水丸,每包 6g;蜜丸,每丸 9g。

3.香砂养胃丸

组成:木香、砂仁、白术、陈皮、茯苓、半夏(制)、香附(醋制)、枳实(炒)、豆蔻(去壳)、厚朴(姜制)、广藿香、甘草。

主治:适合于脾虚消化不良者。

用法:每次 6g,日 3 次。

规格:水丸,每包 6g。

4.大山楂丸

组成:山楂,六神曲(麸炒),麦芽(炒)。

主治:适于早期胃石症。

用法:每次 9g,日 3 次。

规格:蜜丸,每丸 9g。

五、西医治疗

1.预防　饮食讲究是预防胃石症的关键,不能一次大量贪吃像柿子、山枣之类的水果,注意去皮去核。胃术后病人应该吃些少纤维,易消化的食物,少食多餐,可配合助消化、增加胃动力之类的药物或消食导滞的中药。异嗜癖病人应及时诊治。

2.纤维胃镜下治疗　用胃镜活检钳将结石捣碎或用胃内激光引爆粉碎结石,然后洗胃或予泻药将其排出。

3.胃内灌注　用碱性溶液反复灌注冲洗,腹部外加压,使结石变碎。亦可用番木瓜蛋白酶 500mg,加 5%碳酸氢钠溶液,胃内滴入。

4.口服番木瓜蛋白酶、纤维素酶、乙酰半胱氨酸　可使胃石结块溶解变小,以利自然排出。

5.碱性药物　口服碳酸氢钠 2g,每天 3 次。可软化结石,便于排出,嘱患者多饮水。

6.外科治疗　如胃石结块较大,症状严重,上述方法无效时可手术治疗。

(李金刚)

第十四节 胆石症

一、概述

由于胆道内存在结石引起的症状称为胆石症。临床上患者常感右上腹隐痛，犹如针刺样疼痛或胀痛，尤以晚餐后更明显，或放射到右肩背部。伴胸闷嗳气、厌油腻、恶心呕吐、口苦、咽干易烦躁或伴低热，右上腹部或胆囊区有轻压痛，由于饮食不节可引起急性绞痛发作。胆囊结石主要是胆固醇结石，还有极少数是以胆固醇为主的混合结石。结石形成的原因较复杂，但以物质代谢异常引起的胆汁成分及理化特性的改变为其主要原因。其次还有黏多糖、黏蛋白作用，脱落的上皮细胞等形成的核心作用，以及胆汁淤滞等因素，促使结石的形成。

本病属中医“胁痛”、“黄疸”、“胆胀”等范畴。中医学认为，胆为六腑之一，以通降下行为顺，与肝相表里，内藏胆汁。胆汁为肝之余气所积而成，能助胃消食。若情志不舒，或饮食不节，或蛔虫上扰等，均可伤及肝胆。肝郁则疏泄失常，胆失通降，胆液排泄不畅，蕴生痰浊，煎熬凝成胆石。内有胆石，必形诸外，临床有全身症状可循，本病确诊后，采用中医辨证分型施治，可收到利胆、溶石、排石、止痛之效。

二、辨证论治

1.肝胆气滞

主症：右胁胀痛，窜至肩背，腹胀纳呆，嗳气频频，情绪忧郁则症状加剧，舌质淡红、苔薄白，脉沉弦。

治法：舒肝利胆排石。

例方：疏利排石汤。

用药：枳实10g，白芍15g，柴胡10g，甘草6g，金钱草20g，郁金10g，鸡内金10g，茵陈15g，威灵仙15g，木香10g。

加减：胁痛较甚者加川楝子10g、延胡索15g、白芷15g、五灵脂10g。

2.肝胆湿热

主症：发冷发热，右胁疼痛，口苦尿黄、便干，或见黄疸，舌质偏红、苔黄燥或黄厚腻，脉弦滑而数。

治法：清热利湿，通腑降逆。

例方：清利排石汤。

用药：大黄10g，枳实10g，黄芩10g，赤芍15g，金钱草20g，郁金10g，鸡内金10g，茵陈15g，虎杖15g，芒硝6g，金银花20g，蒲公英30g，川楝子10g，甘草6g。

加减：见黄疸者，重用茵陈，加栀子。

3.肝肾阴虚

主症：右胁隐痛，纳呆，腰酸口干，五心烦热，舌红少苔，脉细弦。

治法：滋阴柔肝，通降排石。

例方：滋阴排石汤。

用药：生地黄10g，北沙参15g，当归10g，枸杞子30g，麦冬15g，川楝子10g，金钱草15g，郁金10g，白芍10g，女贞子15g，枳实10g，大黄10g，决明子10g，石斛10g。

加减：胸胁痛甚加鳖甲、牡蛎。

4.气滞血瘀

主症：右胁刺痛，固定不移，面色灰暗，舌质青紫，或有瘀点瘀斑，脉沉弦或沉涩。

治法：活血通瘀排石。

例方：通瘀排石汤加减。

用药：金钱草20g，莪术10g，青皮10g，五灵脂10g，枳实10g，丹参15g，桃仁10g，赤芍15g，延胡索15g，郁金10g，王不留行15g，鸡内金10g，山楂10g。

加减：疼痛明显加延胡索30g、枳壳10g、香附10g。

三、单验方

1.金钱草50g，柴胡15g，大黄10g，芒硝10g(冲)，延胡索10g。共煎成汤剂，每日早晚各服1次。

2.茵陈、车前草、玉米须各30g，水煎服，日2次。用于胆石症引起的黄疸。

3.茵陈40g，姜黄、郁金各20g，水煎服，日2次。

4.金钱草250g，水煎服，日1剂。

5.龙胆90g，苦参90g，猪胆4只，制成片剂，每日3次，每次4片。

6.消石散：郁金粉0.6g，白矾末0.45g，火硝粉1g，滑石粉1.8g，甘草梢0.3g。以上为1日量，分2次吞服。适用于气郁型病人。

7.玉米须50g，茵陈25g，蒲公英25g，金钱草30g。水煎服，日1剂。

8.海浮石60g，生甘草60g，共为细末。每服3g(饭前服)，日3次。

9.金银花、连翘、金钱草、郁金、茵陈各30g，木香18g，黄芩、枳实各12g，大黄20g，芒硝6g。水煎服，日1剂。

四、中成药

1.利胆丸

组成：茵陈12g，龙胆、郁金、木香、枳壳各9g。

主治：胆石症。

用法：共研细末，加猪胆汁和羊胆汁500g(先将胆汁熬浓到250克)，拌入药面中，加适量蜂蜜成丸，每丸重9g，早晚各服1丸。

规格：丸剂，每丸 9g。

2.金钱草膏

组成：四川大叶金钱草 30g，茵陈、芦根、蒲公英、乌梅各 15g，柴胡、白芍、牡丹皮、郁金、木香、香附、陈皮各 5g。

主治：胆石症。

用法：以上诸药水煎去渣，浓缩，每 5kg 药熬成 1.5kg，加蜂蜜适量。每日 2～3 次，每次 20ml，口服。

规格：膏剂。

3.消石颗粒

组成：虎杖根 30g，金钱草、茵陈、川牛膝、海金沙各 30g，大黄 15g，鸡内金 15g，柴胡、郁金各 9g。

主治：胆囊及胆管结石。

用法：上药煎成浸膏，加白糖精、砂糖适量拌匀焙干，制成颗粒状冲剂。每次 20g，日 3 次，饭后开水冲服，2 周为 1 个疗程。

规格：颗粒剂。

五、西医治疗

1.手术治疗　急性发病时如胆囊结石合并急性化脓性胆囊炎、坏疽性胆囊炎、胆囊颈部结石嵌顿致胆囊肿大或积液甚至穿孔、胆管结石梗阻，出现黄疸、腹痛、高热寒战症状的急性胆管炎等，往往需要急诊手术。未发病时一些虽无明显症状，但结石大于 1cm 或结石较多者，或胆囊结石合并慢性胆囊炎，胆囊功能不良者，或经常出现症状，影响日常工作生活饮食者也应采取择期手术治疗。

2.非手术治疗方法（包括中西医结合治疗）　它主要有以下几种方法。

(1)溶石疗法：主要适用于胆囊结石（胆固醇类结石），常用药物为熊去氧胆酸、鹅去氧胆酸等，但其使用时间需半年到 2 年，溶石率仅在 1/3 左右，服药期间还需定期检查肝功能，如不正常则需停药，即使经过服药结石溶解，停药后几个月就会复发新的结石，因此这类药物在临床的应用并不十分广泛。

(2)排石治疗：适用于胆囊结石小于 1cm 者（胆囊收缩功能良好）、部分胆管结石（主要为肝外胆管结石）。药物以中药为主，如胆道排石汤等，临床还有一些利胆排石的中成药，这类中药的作用首先通过疏肝利胆，祛除胆囊、胆管的炎症，缓解临床症状；其次可以使一些较小的结石经胆道排入肠道，从而达到排石的效应。临床还有一种胆石总攻疗法，特点是在短时间内集中中西医药物和针灸等方法，快速达到排石，主要应用于胆总管结石者（但前提是胆管下端无狭窄），以避免造成结石梗阻而引起胆管的炎症。

(3)此外还有体外碎石、仪器经络排石等方法，但因疗效问题，属于临床没有形成常规性的治疗方法。

（李金刚）

第七章 肛门、直肠疾病

第一节 痔

痔是直肠末端黏膜下和肛管皮下的静脉丛发生扩大出口曲张所形成的柔软静脉团。是临床常见病、多发病，故民间有“十人九痔”之说。本病好发于20岁以上的成年人，以20～40岁的较为多见，儿童很少发生。根据发病部位的不同，分为内痔、外痔和混合痔。

一、内痔

内痔是指肛门齿线以上，直肠末端黏膜下的痔内静脉丛扩大曲张和充血所形成的柔软静脉团。是肛门直肠病中最常见的疾病。好发于截石位的3、7、11点钟处，又称为母痔区，其余部位发生的内痔均称子痔，内痔初起时，一般无明显的症状，只有在体格检查时才能发现，随着病情的逐渐加重，症状才显露出来，其特点是便血，痔核脱出，肛门不适感。

（一）病因病机分析

1.先天不足　脏腑素虚，先天性静脉壁薄弱，以致气血下堕，结聚肛门所成。

2.饮食不节　过食辛辣醇酒厚味，损伤脾胃，致燥热内生，下迫大肠所致。

3.气血不畅　久坐久蹲、负重远行、便秘努责、妇女生育过多、腹腔癥瘕，致血行不畅，血液瘀积，热与血相搏，气血纵横，筋脉交错，结滞不散而成。

（二）诊断思维

1.辨病思维

(1)诊断要点

①症状：便血是内痔最常见的早期症状。初起多为无痛性便血，血色鲜红，不与粪便相混。表现为手纸带血、滴血、喷射状出血，便后出血停止。出血呈间歇性，饮酒、疲劳、过食辛辣食物、便秘等诱因常使症状加重。出血严重者可出现继发性贫血。

脱出：随着痔核增大，排便时可脱出肛门外。若不及时回纳，可致内痔嵌顿。

肛周潮湿、瘙痒：痔核反复脱出，肛门括约肌松弛，常有分泌物溢于肛门外，故感肛门潮湿；分泌物长期刺激肛周皮肤，易发湿疹、瘙痒不适。

疼痛：脱出的痔核发生嵌顿，引起水肿、血栓形成，糜烂坏死，可有剧烈疼痛。

便秘：患者常因出血而人为地控制排便，造成习惯性便秘，干燥粪便又极易擦伤痔核表面黏膜而出血，形成恶性循环。

②体征：肛门外观无异常表现，肛门指检可以触到较为晚期的痔核，表现为柔软、表面光滑、无压痛的黏膜结节。肛门镜下可见齿线上黏膜有结节突起，呈暗紫色或深红色，小者如蚕豆大小，大者可充满整个肠腔，有时可以见到黏膜表面糜烂、溃疡或渗血、出血点。

③辅助检查：血常规检查，晚期可因出血过多致血色素减少。

(2)鉴别诊断：本病需与直肠息肉、肛乳头肥大、脱肛、直肠癌、肛裂相鉴别见表7-1。

表7-1　内痔与直肠息肉、肛乳头肥大、脱肛、直肠癌、肛裂鉴别表

	内痔	直肠息肉	肛乳头肥大	脱肛	直肠癌	肛裂
好发人群	20岁以上的成年人	儿童	—	—	中老年人	—
出血	手纸带血、滴血、喷射状出血，便后出血停止	有，但多无射血、滴血现象	无便血	不出血	粪便中混有脓血、黏液、腐臭的分泌物	便鲜血，量少
数量	多为3个母痔	多为单个	单个或多个	直肠黏膜呈环形脱出	多单发，易转移	多发于6、12点钟处
形态	黏膜有结节突起，呈暗紫色或深红色	头圆而有长蒂，表面光滑，稍硬	灰白色，常有疼痛或肛门坠胀，便后可脱出肛门外	有皱襞，表面光滑，脱出后后有黏液分泌	指检可触及菜花样肿物或凸凹不平的溃疡、质硬、活动性差，活动性差，易出血	伴有便秘
全身症状	无或较轻	无或较轻	无或较轻	无或较轻	后期可见食欲差，消瘦、贫血	无或较轻
预后	好	易发生恶变	好	好	差	好

另外，内痔还需与下消化道出血相鉴别溃疡性结肠炎、克罗恩病、直肠血管瘤、憩室病、家族性息肉病等常有不同程度的便血，需做乙状结肠镜、纤维结肠镜检查或X线钡剂灌肠造影才能鉴别。

2.辨证思维　大便带血、滴血或喷射状出血，血色鲜红，肛内肿物外脱，可自己行回纳或不能自行回纳。初起多为实证，病久多转为虚证。

重点掌握的症状为大便带血，肛内肿物外脱。

局部体征为肛门镜下可见齿线上黏膜呈暗紫色或深红色，有时可以见到黏膜表面糜烂、溃疡或渗血、出血点。重者肛门外观可见痔核脱出，水肿，甚至于紫暗坏死，糜烂渗液。病程久者黏膜表面纤维化。

（三）治则思维

1.内治　①按证型分型辨证施治：风热肠燥用清热凉血祛风法；湿热下注用清热利湿止血；气滞血瘀用清热利湿、行气活血；脾虚气陷用补中益气，升阳举陷。②及早治疗、消除症状为贵。

2.外治　包括熏洗法、外敷法、塞药法、枯痔法及手术疗法等，通常内外配合治疗可取得良好的效果。

（四）辨证论治

1.风热肠燥

【证候】 大便带血、滴血或喷射状出血，血色鲜红，大便秘结或有肛门瘙痒；舌质红，苔薄黄，脉数。

【辨证】 《症治要诀》说："血清而色鲜者，为肠风……"说明风邪可引起下血，而风多夹热，引至肠燥而血不循经而下溢，风又善行而数变，故风邪引起的便血，其色泽较鲜红，下血暴急呈喷射状。风性善行而数变，故可见肛门瘙痒，风为阳邪，故可见舌质红，苔薄黄，脉数。

【治则】 清热凉血祛风。

【主方】 凉血地黄汤加减。

【处方】 生地黄 10g，当归 10g，地榆 10g，槐角 10g，黄连 5g，开花粉 20g，升麻 5g，赤芍 10g，枳壳 10g，黄芩 10g，荆芥 10g，生甘草 5g

2.湿热下注

【证候】 便血色鲜红，量较多，肛内肿物外脱，可自己行回纳。肛门灼热，重坠不适；舌质红，苔黄腻，脉弦数。

【辨证】 湿分内外，外湿多因坐卧湿地，久居雾露潮湿之处而发；内湿多在饮食不节，恣食生冷、肥甘，损伤脾胃而生。湿与与结，臻肛门部气血纵横，经络交错而生内痔。热盛则迫血妄行，血不循经，则血下溢而成便血；热积肠道，灼伤肠络，则肛门灼热；湿热下注大肠，肠道气机不利，经络阻滞，故肛门内肿物外脱。舌红，苔黄腻，脉弦数为湿热下注之证。

【治则】 清热利湿止血。

【主方】 脏连丸加减。

【处方】 黄连 240g（研净末），公猪大肠（肥者一段，长 1.2 尺）将黄连末装入大肠内，两头以线扎紧，放沙锅内，下酒 1250ml，慢炎熬之，以酒干为度。将药肠取起，共捣如泥。如嫌湿，再晒 1 小时许，复捣为丸，如梧桐子大。每服 3～4g，空心温开水送下。

3.气滞血瘀

【证候】 肛内肿物脱出，甚或嵌顿，肛管紧缩，坠胀疼痛，甚则内有血栓形成，肛缘水肿，触痛明显；舌质红，苔白，脉弦细涩。

【辨证】 气为血之帅，气行则血行，气滞则血瘀。热结肠燥，气机阻滞运行不畅，气滞则血瘀阻于肛门，导致肛门内肿物脱出，甚或嵌顿，肛管紧缩，坠胀疼痛。气机失畅，无力统摄，则血失统摄而不行其道，出现便血，血栓形成。瘀血为有形之邪，故可见舌质红，苔白，气机郁滞，故可见脉弦细涩。

【治则】 清热利湿，行气活血。

【主方】 止痛如神汤加减。

【处方】 秦艽 9g，桃仁 9g，皂角 9g，熟大黄 9g，炒苍术 5g，防风 5g，黄柏 5g，当归 5g，泽泻 3g，槟榔 3g。

4.脾虚气陷

【证候】 肛门松弛，内痔脱出不能自行回纳，需用手还纳。便血色鲜或淡；伴头晕、气短、面色少华、神疲自汗、纳少、便溏等；舌淡，苔薄白，脉细弱。

【辨证】 脾胃功能失常、妇人生育过多，小儿久泻匀痢、老人气血衰退、某些慢性疾病等，皆能导致中气不足，脾虚气陷，无力摄纳而致内痔脱出不能还纳。同时，气血是相互依存的关系，气之于血，有温煦、化生、推动统摄的作用。故气虚无以生化，血必因之而虚少，气虚无力摄血，故可见便血色鲜或淡，或伴头晕、气短、面色少华、神疲自汗、纳少、便溏等，舌淡，苔薄白，脉细弱均为脾虚气陷，气血两虚之证。

【治则】 补中益气，升阳举陷。

【主方】 补中益气汤加减。

【处方】 黄芪 15g，党参 12g，白术 12g，当归 9g，陈皮 6g，升麻 6g，柴胡 6g，炙甘草 6g。

（五）病程观察

1.风热肠燥型内痔中，大便秘结者，加当归 10g，生地黄 10g，麻仁 20g，桃仁 10g。

2.湿热下注型内痔中，出血多者加地榆炭、仙鹤草以止血。

3.脾虚气陷型内痔中，血虚者加当归 10g，熟地黄 10g，川芎 10g，白芍 10g。

（六）预后转归

一般来说，内痔的预后较好。关键在于早期发现，早期治疗，若出现便血等症状，可首先考虑中药内服或熏洗坐浴治疗，早期内痔多数能缓解症状，若病程日久，便血不止或脱出明显，便需手术治疗，也可获得痊愈。

（七）预防与调护

1.养成每天定时排便的良好习惯，防止便秘，蹲厕时间不宜过长，以免肛门部瘀血。

2.注意饮食调和，多喝开水，多食蔬菜，少食辛辣食物。

3.避免久坐久立，进行适当的活动或定时做肛门括约肌运动。

4.发生内痔应及时治疗，防止进一步发展。

（八）疗效评定

1.治愈　症状消失，痔核消失或全部萎缩。

2.好转　症状改善，痔核缩小或萎缩不全。

3.未愈　症状和体征均无变化。

二、外痔

外痔发生于齿状线以下，是由痔外静脉丛扩大曲张或痔外静脉丛破裂或反复发炎纤维增生而成的疾病。其表面被皮肤覆盖，不易出血，其形状大小不规则。其特点是自觉肛门坠胀、疼痛、有异物感。由于临床症状和病理特点及其过程的不同，可分为静脉曲张性外痔、血栓性外痔和结缔组织外痔等。

(一)病因病机分析

1.肛门裂伤、内痔反复脱垂或产育努责，导致邪毒外侵，湿热下注，使局部气血运行不畅，筋脉阻滞，瘀结不散，日久结为皮赘。

2.腹压增加，多因Ⅱ、Ⅲ期内痔反复脱出，或经产、负重努力，腹压增加致筋脉横解，瘀结不散而成。

3.努挣负重，由于排便努挣或用力负重致肛缘痔外静脉破裂，离经之血瘀积皮下而成。

(二)诊断思维

1.辨病思维

(1)诊断要点

①症状：肛门异物感因肛门边缘处赘生皮瓣，逐渐增大，质地柔软，一般无疼痛，不出血，仅觉肛门有异物感，常因染毒而肿胀，自觉疼痛，肿胀消失后，赘皮依然存在。

肛门坠胀不适：肛缘形成的柔软团块。以肛门坠胀不适为主要症状。

疼痛：外痔发炎时易出现肛门部疼痛，或肛缘血管破裂时肛缘皮下出现触痛性肿物，排便、坐下、行走甚至咳嗽等动作均可使疼痛加剧。

便秘：患者常因肛门疼痛而人为地控制排便，造成习惯性便秘，干燥粪便又极易加重肛门疼痛，形成恶性循环。

②体征：检查时可见肛门边缘处赘生皮瓣或柔软团块，质地柔软，或在肛缘皮肤表面有一暗紫色圆形硬结节，界限清楚，触按痛剧。

③分类

结缔组织外痔：肛门边缘处赘生皮瓣，逐渐增大，质地柔软，一般无疼痛，不出血，仅觉肛门有异物感，常因染毒而肿胀，自觉疼痛，肿胀消失后，赘皮依然存在。若发生于截石位6、12点钟处的外痔，常由肛裂引起，又称哨兵痔或裂痔；若发于3、7、11点钟处的外痔，多伴有内痔；赘皮呈环形或形如花冠状的，多见于经产妇。

静脉曲张性外痔：发生在肛管或肛缘皮下，局部有椭圆形或长形肿物，触之柔软。便时或下蹲等致腹压增加时，肿物增大，并呈暗紫色，按之较硬，便后或按摩后肿物缩小变软。一般不疼痛，仅觉肛门部坠胀不适。若便后肿物不缩小，可致周围组织水肿而引起疼痛。有静脉曲张外痔的患者，多伴有内痔。

血栓性外痔：肛门部突然剧烈疼痛，肛缘皮下有一触痛性肿物，排便、坐下、行走甚至咳嗽等动作均可使疼痛加剧。有时可使疼痛加剧。检查时在肛缘皮肤表面有一暗紫色圆形硬结节，界限清楚，触按痛剧。有时经3～5天血块自行吸收，疼痛缓解而自愈。

(2)鉴别诊断：本病需与内痔嵌顿、肛裂相鉴别见表7-2。

表 7-2 外痔与内痔嵌顿、肛裂鉴别表

	外痔	内痔嵌顿	肛裂
疼痛	外痔发炎或血栓性外痔时持续疼痛	持续疼痛	肛门疼痛呈周期性
便血	无便血	无便血	便鲜血
形态	肛缘皮下有触痛性肿物	齿线上内痔脱出、嵌顿，皮瓣水肿	局部检查可见 6 点或 12 点处有纵行裂口
消退时间	经 3～5 天血块自行吸收，疼痛缓解而自愈。	消退缓慢，痔核表面糜烂伴有感染时有分泌物和臭味	新鲜肛裂 1～2 天可自愈，陈旧性肛裂不能自愈

2.辨证思维 便后肛缘肿物隆起不缩小，坠胀明显，甚则灼热疼痛，伴口渴便秘。本病多为实证。

重点掌握的症状为肛门异物感，肛门坠胀不适。

局部体征为检查时可见肛门边缘处赘生皮瓣或柔软团块，质地柔软或在肛缘皮肤表面有一暗紫色圆形硬结节，界限清楚，触按痛剧。

（三）治则思维

1.内治 ①按证型分型辨证施治：湿热下注清热利湿止血；血热瘀结清热利湿、行气活血；②及早治疗、消除症状为贵。

2.外治 包括熏洗法、外敷法、塞药法、枯痔法及手术疗法等，通常内外配合治疗可取得良好的效果。

（四）辨证论治

1.湿热下注

【证候】 便后肛缘肿物隆起不缩小，坠胀明显，甚则灼热疼痛；便秘溲赤；舌红，苔黄腻，脉滑数。

【辨证】 饮食不节，恣食生冷、肥甘，过食辛辣，损伤脾胃，均可致湿热内生，湿与热结，致肛门部气血纵横，经络阻滞，浊气瘀血凝滞而生肛缘肿物。热结肠道、肛门则肛门坠胀明显，甚则灼热疼痛。湿热相搏，则见舌红，苔黄腻，脉滑数。

【治则】 清热利湿，活血散瘀。

【主方】 萆薢化毒汤合活血散瘀汤加减。

【处方】 萆薢化毒汤：萆薢 10g，当归尾 10g，牡丹皮 10g，牛膝 10g，防己 5g，木瓜 10g，薏苡仁 15g，秦艽 10g。活血散瘀汤：川芎 6g，当归 6g，防风 6g，赤芍 6g，苏木 6g，红花 6g，黄芩 6g，皂角刺 6g，连翘 9g，天花粉 9g，大黄 9g。

2.血热瘀结

【证候】 肛缘肿物突起，其色暗紫，疼痛剧烈难忍，肛门坠胀；伴口渴便秘；舌紫，苔薄黄，脉弦涩。

【辨证】 饮食不节，过食辛辣，热结肠燥，湿热积聚，壅塞而血凝，气机阻滞运行不畅，故可见肛缘肿物突起，血液瘀阻于肛门，可见肿物色暗紫，疼痛剧烈难忍，热盛伤津，则口渴便秘，气滞则脉弦涩，血瘀则舌紫，苔薄黄。

【治则】 清热凉血，散瘀消肿。

【主方】 凉血地黄汤合活血散瘀汤加减。

【处方】 凉血地黄汤：生地黄 10g，当归 10g，地榆 10g，槐角 10g，黄连 5g，天花粉 20g，升麻 5g，赤芍 10g，枳壳 10g，黄芩 10g，荆芥 10g，生甘草 5g。活血散瘀汤：川芎 6g，当归 6g，防风 6g，赤芍 6g，苏木 6g，红花 6g，黄芩 6g，皂角刺 6g，连翘 9g，天花粉 9g，大黄 9g。

(五)病程观察

1.湿热下注型外痔中，大便秘结者，加麻仁 20g，桃仁 10g。

2.血热瘀结型外痔中，疼痛剧烈者可加延胡索 10g。

(六)预后转归

一般来说，外痔的预后较好。若外痔无发炎或肿痛者，一般可不予以用药治疗，注意保持肛门清洁即可。若出现肿物疼痛者，则应及早治疗，以消为贵。内服药物配合外洗或外敷，则很快即可痊愈。

(七)预防与调护

1.养成每天定时排便的良好习惯，防止便秘，蹲厕时间不宜过长，以免肛门部瘀血。

2.注意饮食调和，多喝开水，多食蔬菜，少食辛辣食物。

3.避免久坐久立，进行适当的活动或定时做肛门括约肌运动。

(八)疗效评定

1.治愈　症状消失，痔消失。

2.好转　症状改善，痔缩小。

3.未愈　症状及体征均无变化。

三、混合痔

混合痔是指同一方位的内外痔静脉丛曲张，相互沟通吻合，使内痔部分和外痔部分形成一整体者。内痔、外痔由于失治、误治或疾病自然发展，其中很大一部分病人以混合痔就医，多发于截石位 3、7、11 点钟处最为多见。兼有内痔、外痔的双重症状。

(一)病因病机分析

1.先天不足脏腑素虚，先天性静脉壁薄弱，以致气血下堕，结聚肛门所成。

2.饮食不节　过食辛辣醇酒厚味，损伤脾胃，致燥热内生，下迫大肠所致。

3.气血不畅病程日久，反复脱出、便秘努责、妇女生育过多、腹腔癥瘕，致筋脉横解，瘀结不散而成。

(二)诊断思维

1.辨病思维

(1)诊断要点

①症状：混合痔是齿线上、下均有痔核存在的痔疮，因此症状有：

便血或脱出均为内痔的主要症状，Ⅰ期、Ⅱ期内痔以便血为主，Ⅱ期、Ⅲ期内痔以脱出为主。

肿痛为血栓外痔和静脉曲张型外痔的主要症状，单纯内痔无疼痛表现。

肛周潮湿、瘙痒为内痔、外痔均存在的症状。内痔痔核反复脱出，肛门括约肌松弛，常有分泌物溢于肛门外，刺激肛门皮肤出现湿疹、瘙痒不适。外痔使局部不易清洁，出现瘙痒，甚至感染而出现肛门疼痛。

贫血，内痔出血过多引起。

②体征：肛门边缘处赘生皮瓣，或柔软团块，或肛缘皮肤表面有一暗紫色圆形硬结节，界限清楚，触按痛剧。肛门指检可以触到较为晚期的痔核，表现为柔软、表面光滑、无压痛的黏膜结节。肛门镜下可见齿线上黏膜有结节突起，呈暗紫色或深红、色，小者如蚕豆大小，大者可充满整个肠腔，有时可以见到黏膜表面糜烂，溃疡或渗血、出血点。

③辅助检查：血常规检查，晚期可因出血过多致血红蛋白减少。

2.辨证思维　便血及肛门部肿物，可有肛门坠胀、异物感或疼痛。可伴有局部分泌物或瘙痒。肛管内齿线上下同一方位出现肿物（齿线下亦可为赘皮）。初起多为实证，病久多转为虚证。

重点掌握的症状为肛管内齿线上下同一方位出现肿物。

局部体征为肛门边缘处赘生皮瓣，或柔软团块，或肛缘皮肤表面有一暗紫色圆形硬结节，界限清楚，触按痛剧。肛门指检可以触到较为晚期的痔核，表现为柔软、表面光滑、无压痛的黏膜结节。肛门镜下可见齿线上黏膜有结节突起，呈暗紫色或深红色，小者如蚕豆大小，大者可充满整个肠腔，有时可以见到黏膜表面糜烂、溃疡或渗血、出血点。

（三）治则思维

1.内治　参见内痔。

2.外治　参见静脉曲张外痔。

（四）辨证论治

参见内痔。

（五）病程观察

参见内痔。

（六）预后转归

一般来说，混合痔的预后较好。关键在于早期发现，早期治疗，若出现便血等症状，可首先考虑中药内服或熏洗坐浴治疗，早期混合痔多数能缓解症状，若病程日久，便血不止或脱出明显，或肛门肿物肿痛明显，便需手术治疗，也可获得痊愈。

（七）预防与调护

1.养成每天定时排便的良好习惯，防止便秘，蹲厕时间不宜过长，以免肛门部瘀血。

2.注意饮食调和，多喝开水，多食蔬菜，少食辛辣食物。

3.避免久坐久立，进行适当的活动或定时做肛门括约肌运动。

4.发生内痔应及时治疗，防止进一步发展。

（八）疗效评定

1.治愈　症状消失，痔消失。

2.好转　症状改善，痔缩小。

3.未愈　症状、体征均无变化。

（何新立）

第二节　肛隐窝炎

肛隐窝炎是肛隐窝、肛门瓣发生的急、慢性炎症性疾病，又称肛窦炎，常并发肛乳头炎、肛乳头肥大。其特点是肛门部不适和肛门潮湿有分泌物。肛隐窝炎是肛周化脓性疾病的重要诱因，据统计，约85%的肛门直肠疾病（如肛周脓肿、肛瘘、肛裂等）是由肛窦感染所引起的，因此对本病的早期诊断、治疗有积极的意义。可发生于任何年龄，以青壮年为主，女性大于男性。

临床诊疗思维

（一）病因病机分析

1.饮食不节　过食辛辣厚味，温燥之品，致肛门气血失和，气血瘀阻，壅聚于肛门面成。

2.虫积骚扰　湿热下注肛门大肠，络脉瘀阻而生炎症。

3.感染邪毒　肠燥便秘，肛门破溃感受湿热毒邪，络脉瘀阻，湿热毒邪聚于肛门而生。

（二）诊断思维

1.辨病思维

（1）诊断要点

①症状：疼痛一般为撕裂痛或烧灼样痛，排便时症状加重。

排便不尽感：排便后多有排便不尽感，肛内异物感和下坠感，严重者有里急后重感。

瘙痒：常与疼痛、排便不尽感等表现混杂出现，瘙痒伴胀痛感，无法抓挠感。可向会阴前后放射。皮肤呈潮红色。

会阴部不适：出现反射性疼痛后向会阴部放射引起会阴部不适。

②体征：肛门指检可见肛门口紧缩感，肛隐窝发生炎症处有明显压痛、硬结或凹陷，或可触及肿大、压痛的肛乳头。无明显全身症状。

③辅助检查：血常规检查，一般无异常，严重感染时可有白细胞增高。

肛镜检查：可见肛隐窝和肛乳头红肿，并有脓性分泌物，或有红色肉芽肿胀。

探针检查：探查肛隐窝时，肛隐窝变深，并有脓液排出。

全身检查：肛隐窝炎的病变在局部，但不可忽视全身检查，如糖尿病病人抵抗力低下，可并发肛窦炎，应在治疗糖尿病的基础上治疗局部病变。

（2）鉴别诊断：本病需与肛裂、直肠息肉相鉴别见表7-3。

表 7-3　肛隐窝炎与肛裂、直肠息肉鉴别表

	肛隐窝炎	肛裂	直肠息肉
位置	肛窦	多位于截石位 6、12 点钟处	直肠齿线黏膜上
疼痛	疼痛明显	疼痛的时间长，有特殊的疼痛周期和疼痛间歇期	多无疼痛
出血	多无出血	排便时有鲜血	有便血及黏液
形态	肛隐窝和肛乳头红肿，并有脓性分泌物，或有红色肉芽肿胀	肛管有纵行裂口	色鲜红或紫红
预后	好	好	易恶变

2.辨证思维　多为实证，常见症状为肛门坠胀不适，或可出现灼热刺痛，便时加剧，粪便夹有黏液，肛门湿痒；伴口干、便秘；苔黄腻，脉滑数。

重点掌握的症状为肛门坠胀不适，或可出现灼热刺痛，便时加剧。

局部体征为探针检查，探查肛隐窝时，肛隐窝变深，并有脓液排出。肛镜检查可见肛隐窝和肛乳头红肿，并有脓性分泌物，或有红色肉芽肿胀。

（三）治则思维

1.内治　以清热利湿为主。

2.外治　保守治疗，无效或有合并症时，即采用手术治疗。

（四）辨证论治

湿热下注

【证候】 常见肛门坠胀不适，或可出现灼热刺痛，便时加剧，粪便夹有黏液，肛门湿痒；伴口干、便秘；苔黄腻，脉滑数。

【辨证】 饮食不节，过食辛辣厚味后气血瘀滞，络脉瘀阻，内化为湿热毒邪聚于肛门。气血运行不畅，故可见肛门坠胀不适；重则气血不通，不通则痛，故可出现灼热刺痛，便时加剧；湿热下注，故粪便夹有黏液，肛门湿痒；热伤津液，故可见口干、便秘；苔黄腻，脉滑数亦是湿热之象。

【治则】 清热利湿。

【主方】 止痛如神汤或凉血地黄汤加减。

【处方】 止痛如神汤：秦艽 9g，桃仁 9g，皂角刺 9g，熟大黄 9g，炒苍术 5g，防风 5g，酒炒黄柏 5g，当归尾 5g，泽泻 3g，槟榔 3g。凉血地黄汤：生地黄 10g，当归 10g，地榆 10g，槐角 10g，黄连 10g，天花粉 20g，升麻 10g，赤芍 10g，枳壳 10g，黄芩 10g，荆芥 10g，甘草 5g。

（五）病程观察

湿热下注型肛隐窝炎中，便于太甚者，加火麻仁 30g；瘀血重者，加川芎 10g，红花 10g；气滞者加木香 10g，枳壳 10g。

（六）预后转归

一般来说，肛隐窝炎的预后较好。关键在于早期发现，早期治疗，宜早不宜晚。肛隐窝炎

是引起肛门直肠外科疾病的原发病灶，若病程日久，极易引起肛痈、肛瘘、肛裂、肛乳头瘤等其他疾病，故肛隐窝炎的早期诊断治疗，是预防肛周疾病的关键，只要治疗恰当，也可获得痊愈。

（七）预防与调护

1.保持排便通畅及肛门清洁，及时治疗慢性肠道炎症、便秘及腹泻等。

2.肛门有痔、漏病变时应及时就医。

3.忌食辛辣之品，不过食膏粱厚味。

（八）疗效评定

1.治愈　症状及体征均消失，无肛门疼痛及不适感。

2.好转　症状改善，疼痛或肛门不适感减轻。

3.未愈　症状和体征均无变化。

（何新立）

第三节　肛裂

一、概述

肛裂是指肛管皮肤发生纵行裂口，并且是皮肤全层裂开，深达肌肉，引起排便性周期性肛门剧烈疼痛者，它是一种常见病，约占肛肠疾病的15%，本病病因与肛管局部解剖特点、感染因素、先天性肛门狭窄、便秘等有着密切关系。青壮年多见。好发于肛管的前正中与后正中，可有一至多个裂口。其中男性多发于后方，女性多发于前方。中医又谓之脉痔、钩肠痔、裂肛痔等。

便秘、疼痛和出血是本病的三大典型临床表现。祖国医将其归属于“痔”的范畴，如《外科大成》中的钩肠痔“肛门内外痔，折缝破裂，便如羊粪，粪后生血，秽臭大痛”。其病因为嗜辛辣厚味致燥火结于肠内，灼伤津液，粪便坚硬干燥，难以排出，强努致裂伤肛门而成肛裂。其病机关键为风热肠燥、湿热蕴结、血虚肠燥。

二、辨证论治

1.湿热下注

主症：大便不爽，干或不干，肛门坠胀而疼痛，疼痛持久，便中带血或滴血，肛门潮湿。身倦神怠，口苦，口干欲饮，小便黄赤。舌红，苔黄腻，脉濡数。

治法：清热利湿。

例方：止痛如神汤加减。

用药：秦艽、桃仁（去皮、尖，研）、皂角子（烧存性，研）各3g，苍术（米泔水浸，炒）、防风各2g，黄柏（酒炒）1.5g，当归尾（酒洗）、泽泻各0.9g，槟榔0.3g，熟大黄3g。

加减:便血甚者加槐角 30g,地榆 30g;红肿剧痛者加栀子 15g,黄柏 15g,乳香 10g,没药 10g,延胡索 12g。

2.热结肠道

主症:大便干结,排出困难,肛门疼痛如刺如割,便血鲜红,或多或少,肛门灼热。口干喜饮,小便黄赤。舌红,苔黄,脉滑或数。

治法:泻热通便,养阴凉血。

例方:凉血地黄汤合麻仁丸加减。

用药:生地黄 30g,水牛角 30g,赤芍 15g,牡丹皮 10g,火麻仁 20g,苦杏仁 10g,枳实(炒)20g、厚朴(姜制)10g。

加减:痛甚可加延胡索 15g。

3.阴虚肠燥

主症:大便干燥,排出困难,便时疼痛,干痛或涩痛,出血不多。口干咽燥,饮而不多,小便黄少。舌红,少苔,脉细数。

治法:养阴增液,润肠通便。

例方:增液汤。

用药:玄参 30g,生地黄 30g,麦冬 30g。

加减:酌加槐花、白茅根、延胡索等。

4.血虚肠燥

主症:大便或可干燥,肛门疼痛,痛而不甚,持续时间不长;便血量少;可见面色无华,唇甲苍白,头晕心悸;或便后乏力。舌淡,苔白,脉细弱。

治法:养血补血,润肠通便。

例方:润肠丸加减。

用药:火麻仁 30g,苦杏仁(去皮炒)10g,大黄 10g,木香 6g,陈皮 6g,白芍 15g。

加减:便血甚者加槐角 30g,地榆 30g;红肿剧痛者加栀子 15g,黄柏 15g,乳香 10g,没药 10g。

三、单验方

1.消肿止痛汤坐浴　苦参 30g,龙胆 15g,延胡索 15g,滑石 50g,连翘 15g,白矾 15g,五倍子 15g,冰片 10g,芒硝 50g。将药液加热置盆中,趁热先熏后洗。

2.愈裂活血汤　乳香、没药、桃仁、红花、丝瓜络、艾叶、臭椿皮各 15g,将上药稍加粉碎后纱布包煎,加水 2000ml,煎煮 30min,过滤去渣,放置温热,坐浴 30min,每日 2 次。

3.五味解毒汤　苦参 30g,花椒 9g,白矾 6g,黄柏 30g,龙胆 20g。加水 2000ml,煎煮 30min,过滤去渣,先熏后洗,每日 2 次。

4.苦参汤　苦参 15g,蛇床子 15g,白芷 10g,金银花 15g,野菊花 15g,黄柏 10g,地肤子 10g,石菖蒲 12g。每日 1 剂,早晚煎汤先熏后洗或坐浴。

四、中成药

1.麻仁丸

组成：火麻仁、白芍、枳实(炒)、大黄、厚朴、苦杏仁。

主治：润肠通便。据研究，本方主要有致泻，缓解平滑肌痉挛，降压等作用。

用法：每次服1丸，每日2次，空腹温开水送服。

规格：丸剂，每丸重9g。

2.槐角丸

组成：槐角、当归、地榆、防风、黄芩、炒枳壳。

主治：清肠止血，驱湿毒。

用法：将上药研为末，炼蜜为丸，每次9g，每日1～2次，口服。

规格：蜜丸，每丸9g。

3.九华膏

组成：滑石500g，硼砂90g，龙骨120g，川贝母18g，冰片18g，朱砂18g。

主治：消炎止痛，生肌润肤。本方冰片、硼砂、朱砂清热解毒，冰片、硼砂并能去腐涤垢；贝母解毒散结止痛；滑石，龙骨收湿敛疮。

用法：加凡士林制膏，适量，每日1次，涂于裂口处。

规格：膏剂。

4.马应龙麝香痔疮膏

组成：麝香等。

主治：清热解毒、消肿止痛、止血生肌。实验研究表明：马应龙麝香痔疮膏能显著降低二甲苯所致小鼠耳郭肿胀度；能提高小鼠对疼痛刺激的耐受性，具有明显的镇痛作用；将剪断的鼠尾置于本品中，与空白基质作对照比较，其动物出血时间明显缩短，说明本药有明显的止血作用。

用法：适量，每日1次，涂于患处。

规格：膏剂。

（何新立）

第四节　肛瘘

一、概述

肛管或直肠腔内有异常小管道与肛门周围皮肤相通，称为肛门直肠瘘，简称为肛瘘。本病多是肛门直肠周围脓肿的后遗症。一般由内口、瘘道和外口三部分组成，但也有只有内或外口者，其内口多在齿状线的肛窦处，外口多在肛周脓肿破溃处或切开处，内、外口借瘘道相通。肛瘘的病因主要为感染。常见的细菌有大肠杆菌、结核杆菌和变形杆菌。本病为一种常见病，任何年龄均可发生。但以青壮年多见，男女比例约为5∶1。

本病以流脓、疼痛、瘙痒及肛缘条索状肿物为主要临床特点，中医称为肛漏。认为其形成是肛痈破溃后，余毒未尽，蕴结不散，血行不畅而导致。病机关键为湿热下注、正虚邪恋、阴液亏虚。

二、辨证论治

1.湿热下注

主症：瘘口溢脓质黏稠，色黄或白，局部红、肿、热、痛较明显，纳呆少食，或有呕恶，渴不欲饮，大便不爽，小便短赤，形体困重，舌红苔黄腻，脉滑数或弦数。

治法：清热解毒，除湿消肿。

例方：萆薢渗湿汤合五味消毒饮加减。

用药：萆薢30g，薏苡仁30g，黄柏10g，赤芍12g，牡丹皮6g，泽泻10g，滑石12g，通草12g，金银花30g，野菊花12g，蒲公英30g，紫花地丁10g，紫背天葵子10g。

加减：肛门红肿剧痛者加栀子15g，黄柏15g，乳香10g，没药10g。

2.热毒蕴结

主症：外口闭合，伴有发热，烦渴欲饮，头昏痛，局部红肿灼热疼痛，大便秘结，小便短赤，舌红苔黄，脉弦数。

治法：清热解毒，透脓托毒。

例方：仙方活命饮加减。

用药：白芷、贝母、防风、赤芍、当归尾、甘草、皂角刺、穿山甲（代）、天花粉、乳香、没药各10g，金银花30g，陈皮12g。

加减：烦渴加黄连10g，生地黄30g；便秘加大黄10g，枳实10g。

3.阴虚夹湿

主症：外口凹陷，周围皮肤颜色晦暗，脓水清稀如米泔样，形体消瘦，潮热盗汗，心烦不寐，口渴，食欲缺乏，舌红少津，少苔或无苔，脉细数。

治法：养阴托毒，清热利湿。

例方：青蒿鳖甲汤加减。

用药：青蒿6g，鳖甲15g，细生地黄12g，知母6g，牡丹皮9g。

加减：湿重加薏苡仁30g，陈皮10g，白蔻仁12g；便秘者加火麻仁30g；便血甚者加槐角30g，地榆30g。

4.气血两虚

主症：肛瘘经久不愈，反复发作，溃口肉芽不鲜，脓水不多。形体消瘦，面色无华，气短懒言，唇甲苍白，纳呆。舌淡苔白，脉细弱无力。

治法：补益气血，托里生肌。

例方：十全大补汤加减。

用药：党参、炙黄芪、炒白术、酒白芍、茯苓各10g，肉桂3g，熟地黄、当归各15g，炒川芎、炙甘草各6g。

加减：可酌加槐角、地榆、五味子等。

三、单验方

1.复方瓦松消瘘汤 瓦松15g，马齿苋15g，甘草15g，蛤壳9g，苍术9g，花椒9g，防风9g，枳壳9g，侧柏叶9g，葱白9g，芒硝30g，加水3000ml，煎煮30min，过滤去渣，先熏后洗，每日2次。

2.大黄苦参汤 生大黄20g，苦参30g，蛇床子20g，百部60g。加水2000～3000ml，煎煮30min，过滤去渣，先熏后洗，每日2次。

3.苦参汤 苦参15g，蛇床子15g，白芷10g，金银花15g，野菊花15g，黄柏10g，地肤子10g，石菖蒲12g。每日1剂，早晚煎汤先熏后洗或坐浴。

四、中成药

1.十全大补丸

组成：人参、肉桂、川芎、地黄、茯苓、白术、甘草、黄芪、当归、白芍各等份。

主治：补益气血，托里生肌。

用量与用法：1丸，每日3次，口服。

规格：丸剂。每丸重9g。

2.红升丹

组成：朱砂15g，雄黄15g，水银30g，火硝120g，白矾18g。

主治：拔毒去腐，生肌长口，引流。

用法：将红升丹药条从外瘘口插入瘘道，外贴太乙膏，每日1次。

规格：丹剂。

五、西医治疗

1.手术治疗为主

(1)切开扩创术(适用于低位肛瘘)。

(2)切开挂线疗法(中西医结合新术式，适用于高位肛瘘)。

2.非手术治疗

(1)急性发作，抗感染治疗。甲硝唑0.4g，每日3次，口服；诺氟沙星0.2g，每日3次，口服。

(2)慢性炎症，用1∶5000高锰酸钾溶液2500ml，每日1～2次，坐浴。

(何新立)

第五节　肛门直肠周围脓肿

一、概述

肛门直肠周围脓肿，又称肛管直肠周围脓肿，是指肛门直肠周围间隙软组织因发生急性或慢性化脓性感染而形成的脓肿。本病多见于40岁左右青壮年，男多于女，常为急性发病。主要致病菌有：大肠杆菌、金黄色葡萄球菌、链球菌，其次是变形杆菌、厌氧菌和结核杆菌。其病因主要为肛门腺感染化脓所致，也有因肛裂、肛旁毛囊、皮脂腺囊肿感染、结核、溃疡性直肠炎、异物、外伤等引起的。

本病以初起局部红肿热痛，继则波动感，伴或不伴发热恶寒，局部穿刺可抽出脓液为临床特点。本病中医称为“肛痈”，病因为外感风、湿、燥、火之邪气或饮食辛辣醇酒厚味而致。病机关键为火毒蕴结、热毒炽盛或阴虚毒恋。

二、辨证论治

1.热毒蕴结

主症：局部红肿热痛，坐卧不安，受压或咳嗽时疼痛加重，溃后脓液黄浊、稠厚而带粪臭味。常伴有恶寒发热、口渴喜冷饮，便秘尿赤，舌质红，苔黄，脉弦数等症。

治法：清热解毒，凉血祛瘀，软坚散结。

例方：仙方活命饮。

用药：白芷、贝母、防风、赤芍、当归、甘草、炒皂角刺、炙穿山甲（代）、天花粉、乳香、没药各10g，金银花30g，陈皮10g。

加减：脓已成者，用透脓散或内托黄芪散加减。

2.湿热下注

主症：局部红肿较重，肛门坠胀疼痛，身软倦怠，食欲缺乏渴不多饮，大便燥结或稀溏，舌质红，苔黄腻，脉濡数。

治法：清热解毒利湿。

例方：清热利湿汤加减。

用药：黄芩10g，制大黄、牛膝各10g，桃仁6g，皂角刺10，当归尾10g，泽泻10g，川芎10g，赤芍6g，甘草10g。

加减：湿热重加黄柏、苍术；热毒壅盛加蒲公英、大黄；局部肿胀、发热，脓未成者加穿山甲（代）、皂角刺；合并肛周湿疹加苦参、蛇床子。

3.阴寒凝滞

主症：畏寒肢冷，神疲倦怠，局部肿势散漫，肿块不红不热，坚硬而不痛或隐隐痛，苔白滑，脉迟缓。

治法:温经散寒和阳散结。

例方:阳和汤加减。

用药:熟地黄 30g,鹿角胶 15g,白芥子 15g,肉桂 5g,麻黄 10g,炮姜 5g,甘草 10g。

加减:神疲乏力加黄芪 30g,白术 10g;肿痛加三棱 10g,莪术 10g。

4.阴虚湿热

主症:肛门结肿平塌,皮色暗红或不红,按之不热,疼痛轻微或刺痛如锥,成脓较慢,溃后脓液淡白,稀薄不臭。溃口内陷、呈空壳状。一般不发热或略有虚热,或寒热往来,夜间尤甚,脉数、虚、细或濡。

治法:滋阴清热,除湿软坚。

例方:滋阴除湿汤加减。

用药:生地黄 30g,玄参 10g,丹参 15g,当归 10g,茯苓 10g,泽泻 10g,地肤子 10g,蛇床子 10g。

加减:肛门结肿刺痛加红花 10g,槐角 30g;虚热加牡丹皮 10g,知母 10g。

5.气血两虚

主症:平素体虚,少气懒言,面色苍白,肛门坠胀明显,溃后久不收口,脓水清稀,苔薄黄少津,脉细数而弱。

治法:补益气血,清热解毒。

例方:八珍汤合黄连解毒汤加减。

用药:人参 10g,白术 10g,茯苓 12g,当归 12g,川芎 10g,白芍 15g,熟地黄 30g,炙甘草 6g,黄连 10g,黄芩 10g,黄柏 10g,栀子 15g。

加减:乏力明显加黄芪 30g;肛门下坠加升麻 6g,橘皮 10g。

三、单验方

1.马齿苋 60g,朴硝 30g,花椒、乳香、没药、枳壳、生甘草各 10g,白矾、槐花各 12g,生地榆、赤芍、当归各 15g。上药加水 2L,煮沸后再煎 10min,坐浴熏洗 20min,治疗 2～8d。

2.当归 15g,金银花 20g,连翘 15g,穿山甲 12g(代),黄连 9g,皂角刺 12g,枳壳 10g,天花粉 15g,大黄 10g,赤芍 15g,白芷 6g,红花 12g,生甘草 10g。上药水煎 30min,每日服 2 次,并以 3 煎及药渣倒入盆中坐浴 20min。

3.黄芪、党参 12g,白术、牡丹皮、赤芍、升麻、柴胡、炮穿山甲(代)、皂角刺、川牛膝、当归、川芎、黄芩、枳壳、金银花、甘草各 9g。每日 1 剂,水煎服。

4.朴硝 25g,硼砂 15g,白矾 10g。水煎外洗,每日 1 剂。

四、中成药

1.脏连丸

组成:黄连 60g,猪大肠 0.6m。

功用：清热解毒、凉血止血。

用法：黄连炒研末，入大肠内，2 头扎紧酒煮烂，捣为丸。次 5g，每日 2 次，口服。

规格：丸剂。每丸 5g。

2.二妙散

组成：黄柏(炒)15g，苍术(米泔浸，炒)5g。

功用：清热燥湿。

用法：研末，沸汤入姜汁调服。每次 5g，每日 2 次，口服。

规格：散剂。

3.玉露散(膏)

组成：芙蓉叶。

功用：凉血，清热，退肿。用于疮疡阳证。

用法：适量药散，麻油或金银花露调敷。膏剂摊敷料上贴患处。

规格：膏剂。

4.金黄散(膏)

组成：大黄、黄柏、姜黄、白芷、天南星、陈皮、苍术、厚朴、甘草、天花粉等。

功用：清热除湿，散瘀化痰，止痛消肿。药理研究表明，本方具有抑菌、抗炎、解毒镇痛、抗溃疡等作用，对溶血性链球菌、金黄色葡萄球菌、铜绿假单胞菌和大肠杆菌有抑制作用，兼有提高机体免疫功能、抑制血小板聚集等作用。

用法：适量，每日 1 次，散剂以酒或蜜醋调敷，膏剂摊敷料上贴患处。

规格：膏剂，散剂。

（何新立）

第六节　直肠脱垂

一、概述

直肠脱垂是指肛管、直肠黏膜、直肠全层和部分乙状结肠向下移位脱出肛门外的一种疾病。其原因与以下因素相关：①解剖因素。小儿骶尾弯曲度较正常浅，直肠呈垂直状；②盆底组织软弱。如年老体弱、多次分娩等；③长期腹内压力增加。如长期便秘、慢性腹泻、慢性咳嗽、前列腺增生引起的排尿困难等。关于直肠脱垂的发病机制有多种学说，如直肠黏膜下移学说、炎症学说、盆底松弛无力学说等，但目前，医学界多倾向于以下两种学说，即滑动性疝学说及肠套叠学说。本病任何年龄均可发生，儿童与老人多见，男性多于女性。不同年龄段有不同的发病特点，一般儿童发病多为直肠黏膜脱垂，青壮年多为直肠全层脱垂，50 岁以上女性多为直肠与部分乙状结肠脱垂。

本病以直肠脱出、出血、潮湿及坠胀不适感为主要临床特点。中医称为“脱肛”，又名“重叠痔”、“盘肠痔”。病因多为小儿气血未旺；老年人气血衰退或久病体弱、久泻下痢、长期便秘、慢性咳嗽等致气血不足，中气下陷，不能固摄而成。病机关键脾虚气陷、肾气不固或湿热下注。

目前临床上对直肠脱垂的治疗方法分为保守治疗、手术治疗和注射治疗三种。手术治疗多数医院已很少使用，主要是并发症多；注射治疗经过多年临床实践，逐渐成熟并得到了公认。

二、辨证论治

1.气虚下陷

主症：常见于久病体虚、老年、产妇，肿物脱出不能自行回纳，不耐劳累，面唇淡白，气短倦怠，舌淡，脉细。

治法：补中益气，升提固脱。

例方：补中益气汤加减。

用药：黄芪 30g，人参 30g，白术 10g，甘草 6g，当归 12g，陈皮 10g，升麻 6g，柴胡 10g，生姜 3 片，大枣 5 枚。

加减：血虚加地黄、白芍。中气虚寒加炮姜、五味子。

2.大肠湿热

主症：热泄或便秘，肛门坠胀，红肿疼痛，口渴喜饮或渴不欲饮，舌红，苔黄腻，脉弦数。

治法：清热除湿，升提举脱。

例方：葛根芩连汤加减。

用药：葛根 20g，黄芩 10g，黄连 10g，甘草 10g。

加减：坠胀明显加金樱子、五倍子、诃子。

三、单验方

1.坐浴法　五倍子汤加石榴皮、白矾煎汤或用硝矾洗剂熏洗脱出组织，每日 1～2 次。

2.补中益气汤加减　黄芪 30g，党参 15g，升麻 15g，柴胡 15g，陈皮 9g，白术 15g，当归 9g，诃子 15g，山药 15g，煅牡蛎 15g，炙甘草 6g。每日 1 剂，水煎服。

3.三味固涩汤　石榴皮 15g，五倍子 15g，白矾 9g。加水 2000ml，煎煮 30min，过滤去渣，先熏后洗，每日 2 次。

4.收敛固脱汤　白矾 15g，乌梅 15g，五倍子 9g，石榴皮 30g，红花 15g，防风 15g，生甘草 15g。加水 2000ml，煎煮 30min，过滤去渣，先熏后洗，每日 2 次。

四、中成药

1.补中益气丸

组成：炙黄芪、炙甘草、人参、白术、当归、陈皮、升麻、柴胡。

功用：补中益气，升阳举陷。本方以黄芪益气为君；人参、白术、炙甘草健脾益气为臣，共收补中益气之功。配陈皮理气，当归补血，均为佐药。升麻、柴胡升举下陷清阳，为补气方中的使药。全方配伍，一可补气健脾以治气虚之本；二能升提下陷阳气，以求浊降清升，于是脾胃和调。中气不虚，则升举有力，下脱之肠管便可自复其位。

用法：炼蜜为丸，每服12g，每日3次，温开水或姜汤送服。

规格：丸剂，每丸9g。

2.十全大补丸

组成：人参、肉桂、川芎、地黄、茯苓、白术、甘草、黄芪、川当归、白芍各等份。

功用：补益气血。

用法：每服1丸，每日3次，口服。

规格：丸剂，每丸9g。

（何新立）

第八章　泌尿及男性疾病

第八章　泌尿及男性疾病

第一节　原发性肾小球疾病

一、急性肾小球肾炎

急性肾小球肾炎即急性肾炎，是临床常见的肾脏疾病。以链球菌感染后肾炎最常见。通常急性起病，可出现血尿、蛋白尿、水肿、高血压。该病常见于小儿和青少年，也偶见于老年人，男性发病率高于女性，为(2～3)∶1。随着对急性链球菌感染早期诊断和治疗认识的提高，本病的患病率已经显著下降。

【病因】

1.β-溶血性链球菌　其A组1、4、12、29型等“致肾炎菌类”所致的上呼吸道感染(扁桃体炎)或皮肤感染(脓疱疮)。

2.其他细菌　①肺炎球菌。②脑膜炎球菌。③淋球菌。④伤寒杆菌等。

3.病毒　①水痘病毒。②腮腺炎病毒。③EB病毒等。

4.其他　支原体、原虫及寄生虫等感染后亦可发生本病。

【发病机制】

细菌抗原进入机体激发抗体产生，结果是循环中或在原位形成的抗原-抗体复合物沉积于肾小球毛细血管壁上，激活补体，引起肾损害。临床上，其他感染引起的急性肾炎很难与链球菌感染后肾小球肾炎相区别。

【病理】

毛细血管内增生性肾炎(又称弥漫增生性肾炎或弥漫性内皮系膜性肾炎)。

1.光镜　呈弥漫病变，肾小球中以内皮及系膜细胞增生为主要表现，早期可见中性粒细胞及单核细胞浸润。

2.电镜　可见上皮下有驼峰状大块电子致密物。

3.免疫荧光　可见IgG及C_3呈粗颗粒状沉积于系膜区及毛细血管壁。

【诊断】

(一)临床表现

本病在感染1～3周后起病，可轻可重，轻者呈亚临床型(仅尿常规及血清C_3异常)，重者呈现急性肾衰竭。本病呈自限性过程，常在数月内可自愈。

1.少尿、血尿　大部分病人起病时尿量减少，少数为少尿(<400ml/d)。多在1～2周后尿量渐多，几乎所有患者有肉眼血尿或镜下血尿。

2.高血压　约80%病人在病初水钠潴留时，出现轻、中度高血压，利尿后血压逐渐恢复正常。少数患者出现严重高血压、高血压脑病、急性左心衰。

3.水肿　约90%病人出现水肿，典型者为晨起眼睑水肿，一般不重。水肿严重者可表现为全身凹陷性水肿。

4.急性肾损伤　多为一过性肾功能异常，出现血肌酐和尿素氮轻度增高，尿量增多数日之后可恢复正常，极少数出现急性肾衰竭。

5.心力衰竭　多出现在成年人及老年人，由于循环血容量急骤增加，尤其原有心脏病者，可出现心力衰竭。可有左、右心衰的典型表现。

6.脑病　儿童患者较多见。可有剧烈头痛、恶心、呕吐、嗜睡、神志不清、黑矇，严重者可出现阵发性惊厥及昏迷。

(二)实验室检查

1.尿液检查　肾小球源性红细胞尿。蛋白尿一般不严重，但有大约不到20%的病例可出现大量蛋白尿(>3.5g/d)。尿沉渣可见白细胞，亦可见各种管型(颗粒状管型、红细胞管型及白细胞管型)。

2.血生化检查

(1)血清补体C_3及总补体在起病时下降，8周内逐渐恢复至正常。

(2)血清抗链球菌溶血素O抗体升高。

(3)循环免疫复合物及血清冷球蛋白可呈阳性。

(三)诊断标准

1.起病前1～3周有链球菌(或其他细菌)感染的证据。

2.有血尿、蛋白尿、水肿、高血压，甚至少尿及氮质血症。

3.血清C_3下降并于8周内恢复正常。

4.急性病毒感染后肾炎可有全身多系统受累症状，但无低补体血症。

(四)鉴别诊断

非典型病例，少尿1周以上，肾功能呈进行性下降者，或病情于1～2个月不见好转者，应及时行肾活检以除外下列疾病。

1.新月体肾炎

(1)有急性肾炎的临床表现。

(2)短期内(数周至数月)进入尿毒症。

2.系膜毛细血管性肾炎

(1)有急性肾炎的临床表现。

(2)病情持续进展无自愈倾向。

(3)血清 C_3 持续降低,在 8 周内不能恢复正常。

3.系膜增生性肾炎 包括 IgA 肾病及非 IgA 肾病。

(1)具有急性肾炎表现。

(2)血清 C_3 正常。

(3)IgA 肾病者潜伏期短(多于感染后数小时至 3d 内出现肉眼血尿),部分病例血清 IgA 升高。

4.系统性红斑狼疮肾炎

(1)可以有前驱感染,潜伏期不定。

(2)病情持续进展,病变累及全身多系统。

(3)抗核抗体,抗双链 DNA 抗体和抗 Sm 抗体阳性。

5.过敏性紫癜肾炎

(1)可有前驱感染,潜伏期不定。

(2)反复发作,可有自限性。

(3)病变可累及皮肤、胃肠、关节。

(4)无低补体血症。

【治疗】

本病是自限性疾病,因此常以对症处理为主。

(一)休息

必须卧床休息,直至肉眼血尿及水肿消失,血压恢复正常。血肌酐恢复正常后可逐步增加活动。

(二)饮食

富含维生素的低盐饮食,肾功能正常者蛋白质摄入量应保持正常,约 1.0g/(kg·d)。有肾功能不全者应限制蛋白质摄入,并给予优质蛋白(富含必需氨基酸的动物蛋白)。水肿重且尿少者,应控制入水量。

(三)对症治疗

1.感染病灶的治疗 当病灶细菌培养阳性时,应使用青霉素(对青霉素过敏者用大环内酯类抗生素)10~14 天。扁桃体病灶明显者,可考虑扁桃体切除。手术时机为肾炎病情稳定(尿蛋白<+,尿沉渣红细胞<10 个/HP),且扁桃体无急性炎症为宜。手术前、后应用青霉素 2 周。

2.利尿 通常使用噻嗪类利尿剂如双氢克尿噻(DHCT)25mg,3 次/天,必要时用袢利尿剂如呋塞米 20~60mg/d。

3.降压 利尿后血压控制仍不理想者,可选用降压药。

4.纠正心力衰竭 在利尿、降压治疗效果欠佳时可考虑。

(1)硝酸甘油 5mg+5%葡萄糖 100~150ml 缓慢静脉滴注。

(2)硝普钠 25mg+5%葡萄糖液中静脉滴注,初起剂量 0.5μg/(kg·min),最大剂量 8μg/(kg·min),治疗不应超过 3 天。

(3)酚妥拉明 10mg+5%葡萄糖 100~150ml 静脉滴注,以减轻心脏前后负荷,控制心力衰竭。

上述药物均需依病人的血压调整滴速。

(4)必要时可用洋地黄制剂。

5.透析 急性肾衰竭有透析指征时,应及时给予透析。

【预后】

大多数病人在 1~2 周内消肿,血压恢复正常,尿常规随之好转。血清 C_3 在 4~8 周内恢复正常。镜下血尿及微量蛋白尿有时可迁延半年至 1 年。有不到 1%的病人可因急性肾衰竭不能控制而死亡,且多为老年患者。6%~18%的病例遗留尿异常和(或)高血压而转成慢性肾炎。一般认为,老年患者、有持续高血压、大量蛋白尿或肾功能损害者预后较差。

二、急进性肾小球肾炎

【概述】

急进性肾小球肾炎(RPGN)是一组以急性肾炎综合征为临床表现,肾功能急剧恶化,常伴有少尿或无尿的临床综合征。该病预后差,特征性的病理改变为肾小球毛细血管破坏,炎性递质和白细胞进入肾小囊中导致细胞增生,纤维蛋白沉积,毛细血管断裂并形成广泛的新月体(>50%肾小球有新月体形成),故又称为新月体性肾小球肾炎。

引起 RPGN 的疾病主要分为 3 类:①继发于全身疾病的 RPCN,如系统性红斑狼疮、过敏性紫癜、IgA 肾病、冷球蛋白血症等。②继发于某些原发性肾小球疾病(如系膜毛细血管性肾小球肾炎、膜性肾病或感染后性肾小球肾炎)的 RPCN,即在其他原发性肾小球疾病改变的基础上,广泛的新月体形成。③原发性(特发性)RPGN。

原发性 RPGN 的病因不十分明确。50%以上的 RPGN 患者有上呼吸道感染的病史,一般认为与流感 A_2 病毒相关;还有研究者发现某些化学毒物(如碳氢化合物)可诱发此病;某些药物,如丙硫氧嘧啶(PTU)、肼苯哒嗪可引起Ⅲ型 RPGN;此外,还有研究者证实,此病的发生尚有遗传易患性的参与,HLA-DRB_1 存在于大部分的Ⅰ型 RPGN 患者。

【临床表现】

(一)一般表现及实验室检查

本病起病急,临床上通常表现为急进性过程,多数患者在发热或上呼吸道感染后出现急性肾炎综合征,起病数天内出现少尿或肾衰竭。临床上主要表现为水肿、中等量蛋白尿及大量红细胞尿,半数以上的病人在病程初期就有血压升高,少数病人有严重的贫血。腹部平片和肾脏超声检查可见肾脏体积增大,皮髓质分界不清。3 种 RPGN 的临床特点分别为:

1.Ⅰ型 血清抗肾小球基底膜(GBM)抗体阳性。肾脏的表现开始为少尿,病情严重则出现肉眼血尿和大量的红细胞管型,常合并高血压。非选择性蛋白尿很少超过 3.5g/24h,红细胞沉降率加快,血清补体正常。若肾功能进行性恶化或处理不及时,超过 80%的患者一年内进展为尿毒症。部分患者有接触有机溶剂(烃化合物、汽油、一氧化碳等)、药物(青霉胺)的病史。

2.Ⅱ型 我国90%以上的RPGN为Ⅱ型。常以肉眼血尿为首发症状，病程早期出现少尿、高血压、水肿，往往伴有神经系统、血液系统和心脏损害，尿蛋白常>3.5g/24h，血清免疫学检查，C_3 和 C_4 可明显降低。

3.Ⅲ型 好发于中老年男性，多数有上呼吸道感染样前驱症状。大部分患者为系统性血管炎的肾脏损害，肾外表现多为发热、皮疹、消化道症状、关节痛、肌肉痛、神经炎等：肺部病变表现为咳嗽、咳痰、咯血。肾脏表现为血尿(1/3为肉眼血尿)，尿蛋白一般<3.5g/24h，高血压不多见，肾功能进行性损害，若治疗及时，大部分患者肾功能可完全恢复。

(二)病理

根据免疫病理，RPCN可分为3型：①Ⅰ型又称为抗肾小球基底膜型肾小球肾炎，由于抗GBM抗体结合于GBM激活补体而致病，病理表现为免疫复合物沿GBM呈线样排列。②Ⅱ型又称免疫复合物型，由于循环免疫复合物沉积于肾小球或原位免疫复合物形成激活补体而致病，病理表现为免疫复合物沿GBM呈颗粒样沉积。③Ⅲ型为非免疫复合物沉积型，肾小球中无或仅有少量的免疫复合物沉积。研究表明50%～80%的Ⅲ型RPGN患者为系统性血管炎的肾脏表现，肾脏可为唯一受累器官或与其他器官损害并存，患者血清中抗中性粒细胞胞浆抗体(ANCA)常为阳性。

肉眼可见肾脏体积稍增大，肿胀，呈苍白色或暗灰色，可见到瘀点，切面皮质增厚，肾小球呈灰色点状。光镜下主要病理改变为肾小球上皮细胞增殖，广泛性上皮细胞新月体形成(累及50%以上的肾小球)，充满肾小球囊腔(占肾小球囊腔50%以上)，致使囊腔闭塞。肾小球周围有中性粒细胞、单核细胞、淋巴细胞浸润。肾小球系膜细胞及内皮细胞也可明显增生。病变早期为细胞性新月体，后期逐渐转变为纤维性新月体，最后发生肾小球硬化。Ⅱ型常伴有肾小球内皮细胞和系膜细胞的增生，Ⅲ型常可见肾小球节段性纤维素样坏死。免疫病理的表现为Ⅰ型RPGN免疫沉积物呈线条状分布于肾小球毛细血管壁，其中主要含IgG和 C_3；Ⅱ型RPGN免疫复合物IgG和 C_3 呈颗粒状沉积于系膜区和毛细血管壁；Ⅲ型无或仅有微量免疫复合物沉积。电镜下观察，Ⅰ型和Ⅲ型无电子致密物，Ⅱ型电子致密物在系膜区和内皮下沉积。

【诊断要点】

急性肾炎综合征伴肾功能急骤恶化，无论是否已达到少尿性肾衰竭均应疑及本病，并尽早做肾活检，若50%以上肾小球有新月体形成，除外系统性疾病，诊断即可确立。

原发性RPGN应与以下疾病鉴别：

1.非肾小球疾病所致的急性肾衰竭

(1)急性肾小管坏死：有明确的病因，如中毒(药物、生物毒)、休克、溶血及横纹肌溶解。病变主要累积肾小管，尿比重降低，肾小管重吸收障碍，低血钠高尿钠，尿中可发现大量管型。

(2)急性间质性肾炎：有药物过敏史，有发热、皮疹，血及尿中嗜酸粒细胞升高。

(3)肾血管疾病：如急性肾静脉血栓形成、肾动脉栓塞、肾动脉粥样斑块栓塞。有相应原发病，影像学(血管造影、B超及CT)检查可以协助诊断。

(4)梗阻性肾病：常见于泌尿系结石、肿瘤或腹膜后肿瘤压迫，表现为骤然出现的无尿，不伴肾炎综合征。尿路造影、B超、膀胱镜检查可以协助诊断。

(5)肾皮质及肾髓质坏死：肾皮质坏死见于高龄孕妇合并胎盘早剥或严重脱水患者，上述患者已发生肾皮质外2/3小动脉反射性收缩，导致皮质缺血坏死，病史及肾活检有助于鉴别。肾髓质坏死常见于糖尿病或长期服用止痛药患者发生的泌尿系感染，患者常有高热、腰痛、脓尿等肾盂肾炎表现，然后出现少尿、无尿及肾衰竭。

2.继发性RPGN

(1)狼疮性肾炎：常伴有多系统损害临床表现，实验室检查抗核抗体等多种抗体阳性，血清IgG升高，补体C_3下降，病理检查可以鉴别。

(2)紫癜性肾炎：过敏性紫癜有皮肤、关节、胃肠道、肾脏受累的表现，血清中IgA可以升高，新月体形成往往为局灶节段性，很少为弥漫性。免疫病理可见IgA及C_3沉着。

(3)IgA肾病：常在呼吸道感染数小时或数天内出现肉眼血尿，血清中IgA可以升高，免疫病理可见IgA及C_3沉着。

(4)其他：如膜性肾炎、系膜毛细血管性肾炎、冷球蛋白血症、Alport综合征等也可有肾小球内新月体形成表现，根据临床表现、特异性的实验室检查及病理表现，不难鉴别。

3.急性肾小球肾炎　少数严重的急性肾小球肾炎病例亦可出现进行性肾功能损害，但一般具有急性肾炎典型的临床及生化改变，必要时可行病理学检查明确诊断。

【治疗方案及原则】

本病发展迅速，早期诊断、及时的强化治疗对提高存活率、改善预后有着关键的作用。本病的治疗包括强化治疗(早期迅速控制免疫炎症反应)和对症治疗(针对急性肾功能损害所导致的水钠潴留、电解质酸碱失衡、高血压、尿毒症及感染等)。

1.肾上腺皮质激素联合细胞毒药物　糖皮质激素冲击治疗适用于肾活检细胞增生明显的患者，冲击治疗越早，疗效越好。甲泼尼龙(MP)冲击治疗可以用于3种类型的RPGN，其疗效以Ⅲ型最好，Ⅱ型次之，Ⅰ型最差。细胞毒药物的联用可以提高缓解率，早期使用环磷酰胺(CTX)可以减少不可逆的瘢痕产生，特别是对于Ⅲ型的患者。用法：MP：10～30mg/(kg・d)，缓慢静脉滴注，1次/d(或隔日1次)，3～4次为1个疗程，间隔3—5天以后，可以重复1个疗程，一般不超过3个疗程，之后改为泼尼松口服[起始剂量1～2mg/(kg・d)，逐渐减量]和环磷酰胺静脉滴注(0.2～0.4g/次，隔日静脉注射，总量6～8g)。早期血肌酐(Scr)＜8mg/dl时疗效好，晚期则疗效差。应用MP冲击联合细胞毒药物治疗时，应注意预防感染、水钠潴留等副作用。

2.血浆置换　血浆置换主要适用于Ⅰ型RPGN患者，对于肺出血-肾炎综合征(Goodpasture综合征)和ANCA阳性系统性血管炎所致的Ⅲ型RPGN也显示出较好的疗效。在早期，Scr＜6mg/dl时应用对多数病人有效。血浆置换可以去除血浆中的抗原、抗体、免疫复合物及炎性递质，还可以促进单核吞噬细胞系统吞噬功能的改善，维持机体内环境的稳定。一般每日或隔日1次，每次置换血浆2～4L，持续治疗10～14天，直至ANCA或抗GBM抗体转阴为止。治疗过程中需联合应用MP冲击及CTX治疗，避免大量清除免疫球蛋白后有害抗体的大量产生(即“反跳现象”)。

3.四联疗法　澳大利亚Kincaid-Smith等证实采用激素(多为泼尼松)、细胞毒药物(如CTX)、抗凝(肝素)和抑制血小板聚集(如潘生丁)的四联疗法对RPGN有一定疗效，但由于缺乏大规模的随机对照研究，尚不能推广。

4.肾脏替代治疗 对急性肾衰竭(Scr>6mg/dl),进行强化治疗的同时应及时给予透析治疗。对强化治疗无效或肾功能无法逆转的患者,则有赖于长期维持透析。肾移植应在病情静止半年以上,血清中 ANCA、抗 GBM 抗体转阴后进行。

5.其他

(1)霉酚酸酯(MMF)的应用:MMF 可通过抑制细胞鸟嘌呤核苷酸的生物合成而阻断核酸的合成,并选择性地抑制 T、B 淋巴细胞的增殖,阻断细胞因子的释放和抗体的生成,同时诱导活化的淋巴细胞凋亡,从多种途径抑制免疫反应。特别是 MMF 对血管内皮细胞的增殖、黏附、转分化及炎性因子的释放有广泛的影响,可通过抑制转化生长因子-β(TGF-β)的产生来减少肌成纤维细胞的浸润和胶原沉积,因而,学者看好 MMF 治疗Ⅲ型 RPGN 的前景,特别是对某些肾功能已有损害,病程出现慢性化改变,但仍有疾病活动征象的患者,MMF 是较好的选择,一般用于缓解期的治疗。

(2)他克莫司(FK506)的应用:FK506 对异常的体液免疫有较强的抑制作用,适用于经 MP 和 CTX 冲击治疗未获得完全缓解的患者。有研究者通过临床观察证实 FK506 联合中小量的泼尼松,对疾病的完全缓解有一定的作用,但缺乏长时间的随机对照研究,疗效尚待进一步确定。

(3)甲氨蝶呤:适用于缓解期的治疗。有学者比较甲氨蝶呤和硫唑嘌呤在缓解期的治疗作用,结果发现在不良事件、复发率及生活质量方面无明显差异。亦有学者比较口服环磷酰胺或甲氨蝶呤,联合使用递减糖皮质激素,发现在缓解率方面二者差异无统计学意义,但甲氨蝶呤组复发率更高。

(4)其他药物:有研究证实来氟米特、肿瘤坏死因子(TNF)抗体、静脉注射丙种球蛋白抗体等在治疗 RPGN 中有一定的疗效,但均缺乏长时间的随机对照研究。

三、慢性肾炎综合征

【概述】

慢性肾炎综合征是指以蛋白尿、血尿、高血压、水肿为基本临床表现,可有不同程度的肾功能减退,起病方式各有不同,病情迁延,病变缓慢进展,最终将发展为慢性肾衰竭的一组肾小球疾病。由于本组疾病的病理类型及病期不同,主要临床表现可呈多样化,其诊断不完全依赖于病史的长短。我国以 IgA 肾病最多见。各种继发性肾脏病以及遗传性肾病也可表现为慢性肾炎综合征。慢性肾炎综合征持续数年,甚至数十年后,肾功能逐渐恶化并出现相应的临床表现(如血压增高、贫血等),最终发展至慢性肾衰竭。慢性肾炎综合征主要原因是慢性肾小球肾炎(慢性肾炎),因此,本文主要介绍慢性肾炎。

【临床表现】

(一)症状及体征

1.水肿 多为眼睑水肿和(或)下肢凹陷性水肿,一般无体腔积液。

2.高血压 多为持续中等度血压增高,尤其以舒张压增高明显。常伴有眼底视网膜动脉变细、迂曲和动、静脉交叉压迫现象,少数可见絮状渗出物和(或)出血。

3.蛋白尿　尿蛋白定量常在1～3g/24h。

4.血尿　为肾小球源性血尿，尚可出现肉眼血尿。多见于增生性或局灶硬化性为主要病理改变者。

（二）实验室检查

1.血常规　变化不明显，肾功能不全者可见正色素红细胞性贫血，白细胞计数多正常。

2.尿常规　尿蛋白可轻至中度增高，尿沉渣可见红细胞增多和管型。

3.肾功能　病变早期血尿素氮（BUN）和Scr可在正常范围，随着病情发展BUN、Scr可有不同程度的增高。

4.血清补体　C_3始终正常或持续降低8周以上不能恢复。

5.肾脏超声检查提示　早期双肾或正常或缩小，肾皮质变薄或肾内结构紊乱。

【诊断】

（一）诊断标准

1.有蛋白尿、水肿，间或有血尿、高血压和肾功能损害。

2.病程持续达1年以上。

3.除外继发性和遗传性肾炎。

（二）鉴别诊断

1.高血压病肾损害

（1）先有长期持续性高血压，然后出现肾损害。

（2）临床上肾小管功能损害（尿浓缩功能减退）较肾小球功能损害早。

（3）尿常规检查改变轻微，尿蛋白微量至少量，可见少量红细胞及管型。

（4）常伴有高血压的心、脑并发症。

2.慢性肾盂肾炎

（1）女性多见。

（2）常有反复尿路感染的病史。

（3）肾功能损害以肾小管损害为主，氮质血症进展缓慢。

（4）影像学检查可见双肾非对称性损害。

3.遗传性肾炎（Alport综合征）

（1）有肾（血尿、轻至中度蛋白尿及进行性肾功能损害）、眼（球形晶体等）、耳（神经性耳聋）异常。

（2）家族遗传史。

4.其他：尚需要与狼疮性肾炎、过敏性紫癜性肾炎、痛风肾、糖尿病肾小球硬化症、多发性骨髓瘤肾损害、肾淀粉样变等疾病鉴别。

【治疗方案及原则】

慢性肾炎的治疗是以延缓肾功能的恶化、改善或缓解临床症状、防治严重并发症为主要宗旨。具体措施如下述。

（一）控制蛋白摄入

1.肾功能不全者　应该根据肾功能减退的程度控制蛋白摄入量，一般限制在0.6g/（kg·

d)，且应为优质蛋白（如瘦肉、蛋和牛奶等）。

2.肾功能代偿者　可略放宽蛋白摄入量，但不宜＞1.0g/(kg·d)，以免加重肾小球的高滤过及肾小球硬化。

在低蛋白饮食时，可适当增加碳水化合物，同时适当辅以α-酮酸或肾必需氨基酸，以补充体内必需氨基酸的不足，满足机体基本能量的需要，防止负氮平衡。

（二）积极控制高血压

慢性肾炎时，剩余的和有病变的肾单位处于代偿性高血流动力学状态，全身性高血压无疑会加重这种病变，导致肾小球进行性损害，故应积极控制高血压。常用降压药物：

1.血管紧张素转换酶抑制剂(ACEI)　在降低全身性高血压的同时，可降低肾小球内压，减少蛋白尿，抑制系膜细胞增生和细胞外基质的堆积，以减轻肾小球硬化，延缓肾功能进展。

应用中应注意防止高钾血症，有肾功能不全者如 Scr＞2.4mg/dl(188～376mmol/L)应慎用此类药物，在使用过程中，应密切监测血钾及肾功能变化，

2.钙离子拮抗剂　具有与 ACEI 十分类似的延缓肾衰竭的作用，但无直接减少蛋白尿的作用。此外，钙离子拮抗剂能减少氧消耗，抗血小板聚集，通过细胞膜效应减少钙离子在间质沉积和细胞膜过度氧化，以达到减轻肾脏损伤及稳定肾功能的作用。

3.β-受体阻滞剂　对肾素依赖性高血压有较好的疗效，可降低肾素作用，虽然该类药物能降低心输出量，但不影响肾血流量和肾小球滤过率。应该注意，某些β-受体阻滞剂，如阿替洛尔(氨酰心安)和纳多洛尔(萘羟心安)，脂溶性低，自肾脏排泄，故肾功能不全时应调整剂量和延长用药时间。

4.α-受体阻滞剂　对小动脉和小静脉均有扩张作用。其主要不良反应为直立性低血压，故应小剂量开始逐步增至治疗剂量。

5.利尿剂　对有明显水钠潴留或使用 ACEI 者可加用利尿剂，以加强降压效果，但应注意电解质紊乱、高凝状态的出现和加重高脂血症。

根据患者具体情况，上述各类降压药可单用，亦可 2 种以上联合应用。

（三）抗凝和血小板解聚药物

抗凝和血小板解聚药物对某些类型的肾炎（如 IgA 肾病）有良好的稳定肾功能和减轻肾脏病理损伤的作用。对有明确高凝状态和易发生高凝状态的病理类型如膜性肾病、系膜毛细血管增生性肾炎可长时间应用。

（四）其他

1.避免感染、劳累等加重病情的因素。

2.慎用或禁用肾毒性和诱发肾损伤的药物，如氨基糖苷类抗生素、磺胺药及非类固醇类消炎药等。

3.对伴有高脂血症、高血糖、高尿酸血症等应予以相应处理。

4.对本病使用激素和细胞毒药物的问题，目前尚无一致的看法，一般不主张应用。

四、肾病综合征

肾病综合征是指由不同病因、多种病理变化所致的具有类似临床表现的一组肾小球疾病。本病的基本特征是大量蛋白尿(≥3.5g/d)、低白蛋白血症(≤30g/L)、水肿、高脂血症。该综合征可见于各种年龄,儿童多发于2～8岁,年轻人中男性多见,中老年患者男女分布比较平均。

【病因】

(一)原发性

由原发性肾小球疾病所致。

(二)继发性

1.小儿患者

(1)遗传性疾病。

(2)感染性疾病。

(3)过敏性紫癜。

2.中青年患者

(1)结缔组织病。

(2)感染。

(3)药物所致。

3.老年患者

(1)代谢性疾病(如糖尿病肾病、肾淀粉样变等)。

(2)肿瘤有关的肾病综合征(如多发性骨髓瘤等)。

【病理】

原发性肾病综合征的主要病理类型为微小病变、系膜增生性肾炎、系膜毛细血管性肾炎、膜肾病及局灶性节段性肾小球硬化。

【诊断】

(一)临床表现

1.微小病变

(1)好发于儿童,尤以2～6岁幼儿多见,成人发病率较低,但老年人有增高趋势。

(2)男性多于女性。

(3)除蛋白尿外,镜下血尿15%～20%,无肉眼血尿。

(4)一般无持续性高血压及肾功能减退。

(5)成人患者镜下血尿、一过性高血压及肾功能下降的发生率比儿童病例高。

2.系膜增生性肾炎

(1)好发生于青少年,男多于女。

(2)约50%有前驱感染。

(3)发病较急,甚至呈急性肾炎综合征,否则常隐匿起病。

(4)非IgA肾病肾病综合征的发生率高于IgA肾病。

(5)IgA 肾病血尿发生率及肉眼血尿发生率高于非 IgA 肾病。

(6)肾功能不全及高血压的发生率随肾脏病变轻重而异。

3.系膜毛细血管性肾炎(又称膜增生性肾炎)

(1)好发生于青壮年,男多于女。

(2)60%~70%有前驱感染。

(3)发病较急,可呈急性肾炎综合征(占 20%~30%),否则常隐匿起病。

(4)本病常呈肾病综合征(约占 60%)。

(5)常伴明显的血尿(几乎 100%有血尿,肉眼血尿常见)。

(6)病情常持续进展,肾功能损害、高血压及贫血出现早。

(7)50%~70%病例血清 C_3 持续降低。

4.膜性肾病

(1)好发于中老年,男多于女。

(2)隐匿起病。

(3)约 40%的病例有镜下血尿,但无肉眼血尿。

(4)易发生血栓栓塞并发症(肾静脉血栓发生率约占 50%)。

5.局灶性节段性肾小球硬化(FSGS)

(1)好发于青少年,男多于女。

(2)隐匿起病。

(3)75%发生血尿,20%呈现肉眼血尿。

(4)常有肾功能减退和高血压,还常出现近曲小管功能障碍,表现为肾性糖尿、氨基酸尿及磷酸盐尿。

(5)在病因上尽可能寻找继发性因素。

(6)在临床上应尽可能明确家族史,排除遗传性 FSGS。

(二)实验室检查

1.血常规 可见小细胞性(缺铁性)贫血,血小板计数可增多。

2.尿液检查 24h 尿蛋白定量≥3.5g,尿沉渣常含各种管型,也可出现红细胞和红细胞管型,有时可见脂尿。

3.血生化检查

(1)血脂:总胆固醇、三酰甘油、游离胆固醇、酯化胆固醇及磷脂均增高。

(2)血清白蛋白:常≤30g/L。

(3)血清蛋白电泳:可见 α_2 和 β_2 球蛋白增高。

(4)其他:血浆铜蓝蛋白、转铁蛋白、补体均减少;甲状腺激素水平降低;纤维蛋白原增加等。

(三)诊断标准

1.大量蛋白尿,24h 尿蛋白定量≥3.5g/d。

2.低白蛋白血症(≤30g/L)。

3.水肿。

4.高脂血症。

其中第1、2条为诊断的必备条件。

(四)诊断思维程序

肾病综合征的诊断并不困难,但要确定其病因和病理类型有时有一定难度。因此,首先需根据临床特征确定是否是肾病综合征,然后要区分是原发性或继发性肾病综合征,最后还要判断有无并发症。

在继发性肾病综合征的病因中,一般而言:

1.少年患者　过敏性紫癜肾炎。

(1)有典型的皮肤紫癜。

(2)可有关节痛。

(3)腹痛和便血。

2.中青年女性　系统性红斑狼疮肾炎。

(1)常有发热、皮疹(蝶形红斑、盘状红斑、光过敏)、关节痛、口腔黏膜溃疡、多发性浆膜炎。

(2)心、肾、血液和神经等器官和系统的损害。

(3)血常规检查常有红细胞、白细胞及血小板计数减少。

(4)活动期血清 C_3 降低,免疫学检查异常。

3.中老年患者

(1)糖尿病肾小球硬化症:①多在糖尿病5年后出现肾损害;②开始为微量白蛋白尿;③以后为持续性蛋白尿并可发展为大量蛋白尿;④大约在糖尿病10年后出现肾病综合征,并很快进展至慢性肾衰竭。

(2)骨髓瘤性肾病:①男性多于女性;②多有骨痛;③尿凝溶蛋白阳性;④血清单株球蛋白增高,蛋白电泳出现M带;⑤扁骨X线检查可见穿凿空洞;⑥骨髓穿刺可见大量骨髓瘤细胞。

(3)肾淀粉样变性:①原发性和(或)继发性;②主要侵犯心、肾、消化道、皮肤、神经及肝脾;③本病确诊常需组织活检,部位多为牙龈、舌、直肠、肾和肝脏。

此外,必须强调的是对未治和治疗效果欠佳的患者应积极提倡肾活检,对明确病理类型、调整治疗方案和判断预后至关重要。

【治疗】

(一)一般治疗

1.休息　严重水肿及体腔积液时应卧床休息。

2.饮食　适量[1.0g/(kg·d)]优质蛋白(动物蛋白),富含多不饱和脂肪酸和可溶性纤维的饮食:保证热量不少于126～147kJ/(kg·d),即30～35kcal/(kg·d);水肿时应低盐(3～5g/d)。

(二)病因治疗

肾病综合征的治疗要针对基本病因,并根据病理类型定出方案。

1.微小病变和轻度系膜增生性肾小球肾炎　有的可自发性缓解;药物治疗有效,特别是儿童会迅速恢复。儿童:泼尼松40mg/d或1～2mg/(kg·d),口服4周,约半数的患者显效,但75%易复发。成人:泼尼松1.0～1.5mg/(kg·d),不超过4～6周,有反应者约75%复发。成人随着年龄的增长和高血压的发生,易发生医源性并发症。对治疗有反应的患者再经过2周继续用药后，之后每2～4周减少原使用量的10%，15mg/d以下时减量应更加缓慢，以减少复发。对皮质类固醇无反应的或经常复发者，在泼尼松使用的基础上使用细胞毒药物，常用环磷酰胺1～2mg/(kg·d)，共8周，可能会带来长期的缓解。环磷酰胺有抑制性腺的作用(对青春前期少年尤其严重)和发生出血性膀胱炎的危险。如环磷酰胺治疗无效，可依次试用环孢素、他克莫司(FK506)、霉酚酸酯(MMF)和硫唑嘌呤。要定期查血常规和肝功能以排除骨髓抑制和药物性肝损害。

2.局灶性节段性肾小球硬化　激素和细胞毒药物治疗后大多疗效不佳，治疗效果不好时或可试用利妥昔单抗或血浆置换。仅少数(约占1/4)轻症病例(受累肾小球较少)，尤其继发于微小病变者有可能经治疗而缓解。

3.膜性肾病　膜性肾病的自然病程差异较大，部分患者自然缓解，部分患者则进展至终末期肾病(ESRD)。血肌酐正常，尿蛋白持续小于4g/d为低危患者；血肌酐正常或接近基本正常、尿蛋白为4～8g/d为中危患者；血肌酐不正常或持续恶化、尿蛋白>8g/d者为高危患者。对于中、低危患者，可考虑仅用非免疫抑制剂治疗。对于高危患者，需要积极的免疫抑制治疗。

4.系膜毛细血管性肾炎及重度系膜增生性肾炎　至今无较好的治疗措施，常较快地发生肾功能不全，预后差。一般而言，已发生肾功能不全者，不再用激素及细胞毒药物，而按肾功能不全处理。若肾功能仍正常，可用激素、细胞毒药物、抗凝药、血小板解聚药及降脂药联合治疗。疗程结束后不管疗效如何，均应及时减量、撤药，但应长期服用维持量激素及血小板解聚药(双嘧达莫)，以延缓肾功能衰退。

(三)其他治疗

1.白蛋白应用　由于静脉输入的白蛋白在1～2天内可随尿液丢失，并延迟病情的缓解，增加复发率，故应严格掌握适应证，如下：

(1)高度水肿且用静脉注射呋塞米不能达到利尿效果者(见下述扩容后利尿疗法)。

(2)有血浆容量不足之表现者。

(3)因肾间质水肿导致急性肾衰竭者。

2.水肿处理

(1)低盐饮食：应注意长期低盐引起的细胞内缺钠情况。

(2)利尿剂：常采用排钾利尿剂与潴钾利尿剂合用。呋塞米长期注射(7～10天)后，利尿作用减弱，有时需增加剂量，最好改为间歇用药，即停药3天后再用。

(3)扩容后利尿：当用上述治疗不佳时，可改为扩容后利尿疗法，即在静脉输注白蛋白或血浆扩容后，再静脉注射呋塞米常可获得良好的利尿效果。但应注意利尿不宜过猛，以免血容量锐减，形成血栓。

3.减少尿蛋白　对有肾小球内高压存在的大量蛋白尿者应用血管紧张素转换酶抑制剂，有可能通过降低肾小球内高压而减少尿蛋白。

4.抗凝治疗　肾病综合征患者血液常呈高凝状态，尤其在血浆白蛋白<20～25g/L时，易合并静脉血栓形成。目前常用的抗凝、溶栓药物有：

(1)低分子肝素:5kU,皮下注射,1 次/天。

(2)华法林:多继肝素后使用,常用剂量为 2.5～30mg/d,口服。常需维持半年以上,需监测国际标准化比值(INR)。

(3)双嘧达莫和阿司匹林:均为血小板解聚药,前者剂量为 300～400mg/d,分 3～4 次服,后者剂量为 40～80mg/d,顿服。

(4)尿激酶:有血栓或栓塞形成者应给予尿激酶溶栓,给药越及时越好,6 小时内给药效果最佳,但 3～6 天内仍有效。①静脉溶栓,尿激酶 2 万～10 万 U,2 次/d 静脉注射,持续 4 周;②放射介入溶栓,经介入方法在肾动脉端一次性注入尿激酶 30 万 U 溶解肾静脉血栓,继以尿激酶静脉注射持续 1 个月。

5.高脂血症治疗

(1)饮食治疗。

(2)降低血脂:多推荐羟甲基戊二酸单酰辅酶 A(HMG-CoA)还原酶抑制剂。①洛伐他汀始服剂量 20mg,最大剂量 40mg,2 次/d;②辛伐他汀始服剂量 5～10mg,最大剂量 20mg,2 次/d。

6.急性肾衰竭治疗　肾病综合征合并急性肾衰竭应及时给予正确处理,可采取如下措施:

(1)血液透析:在补充血浆制品后适当脱水,以减轻肾间质水肿。

(2)加强利尿:加大剂量静脉注射袢利尿剂;或多巴胺(20mg)、酚妥拉明(10mg)加入 5%葡萄糖 250ml 静脉滴注后,静脉注射呋塞米,最大可达 200mg。

(3)碳酸氢钠:碱化尿液,以减少管型形成。

(4)积极治疗基础肾病:尤其微小病变型肾病积极治疗后有可能缓解。常用甲泼尼松冲击治疗。

7.对易复发及难治性肾病综合征　可选用免疫抑制剂环磷酰胺、FK506、MMF、硫唑嘌呤等治疗。

【预后】

决定肾病综合征预后的因素包括:①病理类型,一般而言,微小病变及轻度系膜增生性肾炎预后较好,膜性肾病次之,病变进展缓慢,发生肾衰竭较晚;系膜毛细血管性肾炎、局灶性节段性肾小球硬化及重度系膜增生性肾炎预后差,治疗常无效,病变进展较快,易进入慢性肾衰竭,其中系膜毛细血管性肾炎预后最差。②有显著的高脂血症、肾小球高滤过状态和肾小球内高压者预后较差。③并发症(如反复感染、肾静脉血栓等)亦影响预后。

(程孝雨)

第二节 继发性肾小球疾病

一、狼疮性肾炎

【概述】

系统性红斑狼疮(SLE)好发于青年女性,男女之比为 1∶9,人群患病率为 1/2000～1/1000,常累及多系统、多器官,病人中 1/4～2/3 有肾脏损害的临床表现,故称狼疮性肾炎(LN),是常见的继发性肾脏疾病之一。病因目前不甚明了,可能与环境(药物、毒物、饮食、感染)、遗传、性激素等因素有关。

由于外来抗原(如逆病毒)和内源性抗原(如 DNA、免疫球蛋白)作用于有遗传性免疫缺陷的易患人群,使自身细胞的抗原,特别是内源性 DNA 抗原发生变异,这些变异的自身抗原刺激 B 淋巴细胞产生大量抗自身组织的抗体,主要是抗 DNA 抗体,形成抗原-抗体复合物,沉积于肾小球;或者循环中的 dsDNA 等抗原先与肾小球基底膜结合,再与循环中相应抗体结合,形成原位免疫复合物,两者均能激活补体并产生多种细胞因子,引起肾脏病变。

【临床表现】

关节炎和面部红斑常先于肾炎,约 1/4 的病人以肾脏病变为首发表现,其中 5%在肾脏受累持续数年后才有多系统受累的表现。

(一)肾脏受累表现

1.症状

(1)夜尿增多是早期症状之一。

(2)水肿是常见的临床体征。

(3)尿检异常,蛋白尿(100%)及镜下血尿(80%)多见,常伴有管型尿(约 70%)。

(4)肾功能不全,约 1/6 的患者确诊时即有肾功能受损。

(5)高血压(25%～45%),且常与肾衰竭程度一致。

2.临床分型

(1)轻型(30%～50%),无临床症状,仅有轻、中度蛋白尿(1g/d),镜下血尿及红细胞管型,但肾功能正常。

(2)肾病综合征型(40%～60%),呈大量蛋白尿、低蛋白血症及水肿,间或有血胆固醇升高,疾病后期有高血压,肾功能损害,大部分患者发展至肾衰竭。

(3)慢性肾炎型(35%～50%),有高血压,不同程度的蛋白尿,尿沉渣中有大量红细胞及管型,多伴肾功能损害。

(4)急性肾衰竭型,在短时期内出现少尿性急性肾衰竭,或为轻型或由肾病综合征型转化而来。

(5)肾小管损害型,临床表现为肾小管酸中毒,夜尿增多,高血压,尿中 β_2-微球蛋白(β_2-

MG)增多,半数病人肾功能减退。

(6)抗磷脂抗体型,抗磷脂抗体阳性,有大、小动静脉血栓形成及栓塞,血小板减少及流产倾向,常于产后出现急性肾衰竭。

(7)临床"寂静"型,无肾脏受累表现,尿常规阴性,但病理学检查常有不同程度的病变。

(二)全身性表现

1.发热(87%)。

2.关节炎(90%)。

3.皮肤黏膜损害(80%)。

4.伴有肝脏受累(10%~40%)。

5.伴有心脏受累(约10%)。

6.伴有中枢神经系统受累(13%~20%)。

7.伴有造血器官受累。

8.多发性浆膜炎(30%)。

(三)实验室检查

1.血常规

(1)白细胞计数降低($<4\times10^9/L$);

(2)正细胞正色素性贫血,偶呈溶血性贫血;

(3)血小板计数减少($<100\times10^9/L$)。

2.尿常规 不同程度(轻度至肾病范围)的蛋白尿,镜下血尿或肉眼血尿、管型尿。

3.血液学检查 可有不同程度的血清白蛋白减低;α_2 和 γ 球蛋白增高;红细胞沉降率(ESR)增快;Coombs试验阳性。

4.免疫学检查

(1)抗核抗体(ANA):未经治疗的活动性SLE病人,其阳性率达96%,是一种良好的筛选指标。但其特异性低,不能作为SLE与其他结缔组织疾病鉴别的依据。

(2)抗双链DNA抗体(抗dsDNA):是诊断SLE的标记性抗体之一,敏感度达72%,其滴度变化与狼疮活动密切相关。

(3)抗Sm抗体:为诊断SLE的标记性抗体之一,对诊断SLE特异度极高,但敏感度仅25%。

(4)抗RNP抗体、抗SSA(Ro)、抗SSB(La)抗体特异度和敏感度均较差。

(5)抗组蛋白抗体:其特异度较好。

(6)抗磷脂抗体:可为阳性。

(7)补体测定:C_3、C_4、CH50均可降低,尤其C_3下降是判折狼疮活动性的一个敏感而可靠的指标。

【诊断要点】

(一)诊断标准

符合以下11条中4条或4条以上者即可诊断为SLE:

1.颧部红斑。

2.盘状红斑。

3.光敏感。

4.口腔溃疡。

5.非侵蚀性关节炎。

6.多发性浆膜炎。

7.肾脏病变,蛋白尿＞0.5g/d 或＞＋＋＋,管型尿。

8.神经系统异常。

9.血液学异常,溶血性贫血伴网织红细胞增多,或至少 2 次白细胞计数减少＜4.0×10^9/L,或至少 2 次淋巴细胞减少＜1.5×10^9/L,或血小板计数减少＜100×10^9/L(除外药物影响)。

10.狼疮细胞阳性或抗 ds-DNA 或抗 Sm 抗体阳性或持续梅毒血清反应假阳性。

11.ANA 阳性。

除上述标准外,临床上还需具备持续性蛋白尿、血尿、管型尿或肾功能减退等条件,方能诊断 LN。必要时可行肾活检,以明确肾脏病变的类型及性质。

(二)SLE 活动性评价

SLE 活动性评价指标较多,国内多采用 SLE 疾病活动性指数(SLE-DAI)来判断,SLE-DAI＞10 分提示 SLE 活动。

(三)肾脏病理

1.光镜

(1)病变的多样化和非典型性;

(2)毛细血管壁的白金耳样改变;

(3)肾小球内微血栓形成,苏木素小体形成;

(4)常伴有肾间质炎、肾血管炎和坏死。

其中活动性病变为:①增殖性病变;②纤维素样坏死/核破裂;③细胞性新月体;④白细胞浸润;⑤透明血栓,白金耳样改变;⑥间质炎症改变。

慢性病变为:①肾小球硬化;②纤维性新月体;③间质纤维化;④肾小管萎缩。

2.电镜　见大量高密度电子致密物沉积于肾小球、肾小管基底膜和间质小血管基底膜,电镜下所见苏木素小体,电子致密物中的指纹状结构、管泡状小体及圆形或卵圆形颗粒对确诊有一定价值。

3.免疫荧光　在系膜区、上皮下、内皮下及基底膜上有大量免疫复合物沉积,以 IgG 为主,常伴 IgM、IgA、补体 C_3、C_4、C19 也多呈强阳性,约 25%以上呈现"满堂亮"改变。

4.病理分型　狼疮性肾炎的病理分型主要根据肾小球光镜、免疫荧光或电镜改变的特征,过去多沿用 1982 年世界卫生组织(WHO)修订的分类法:

(1)正常肾小球型(Ⅰ型)。

(2)系膜增生型(Ⅱ型)。

(3)局灶节段型(Ⅲ型)。

(4)弥漫增生型(Ⅳ型)。

(5)膜型(Ⅴ型)。

(6)硬化型(Ⅵ型)。

2003 年国际肾脏病学会/肾脏病理学会(ISN/RPS)再次对 LN 分型提出了修改。具体分型如下:

Ⅰ型(系膜轻微病变型狼疮性肾炎):光镜下肾小球形态正常,但免疫荧光可见系膜区免疫复合物沉积。

Ⅱ型(系膜增生型狼疮性肾炎):光镜下见不同程度系膜细胞增生或系膜基质增多,伴系膜区免疫复合物沉积。电镜或免疫荧光检查除系膜区沉积物外,可存在很少量、孤立的上皮侧或内皮下沉积物。

Ⅲ型(局灶性狼疮性肾炎):累及<50%的肾小球(局灶)。病变可表现为活动或非活动性、节段性或球性、毛细血管内或毛细血管外增生。通常伴有节段内皮下沉积物,伴或不伴系膜增生性病变。

Ⅲ(A):活动性病变——局灶增殖性狼疮性肾炎;

Ⅲ(A/C):活动和慢性化病变并存——局灶增殖伴硬化性狼疮性肾炎:

Ⅲ(C):慢性非活动性病变伴肾小球瘢痕形成——局灶硬化性狼疮性肾炎。

Ⅳ型(弥漫性狼疮性肾炎):受累肾小球≥50%。病变可表现为活动或非活动性、节段性或球性、毛细血管内或毛细血管外增殖。通常伴弥漫内皮下沉积物,伴或不伴系膜增殖性病变。肾小球的病变又分为节段性(S)-病变范围不超过单个肾小球的 50%,或球性(G)-病变范围超过单个肾小球的 50%。当 50%以上受累的肾小球为节段性病变时,称弥漫节段狼疮性肾炎(Ⅳ-S),当 50%以上受累肾小球表现为球性病变时,称弥漫性球性肾小球肾炎(Ⅳ-G)。此型还包括弥漫性“白金耳”但不伴明显肾小球增生性病变者。

Ⅳ-S(A):活动性病变——弥漫节段增殖性狼疮性肾炎:

Ⅳ-G(A):活动性病变——弥漫球性增殖性狼疮性肾炎:

Ⅳ-S(A/C):活动和慢性病变并存——弥漫节段增殖伴硬化性狼疮性肾炎:

Ⅳ-G(A/C):活动和慢性病变并存——弥漫球性增殖伴硬化性狼疮性肾炎:

Ⅳ-S(c):慢性非活动性病变伴瘢痕形成——弥漫节段硬化性狼疮性肾炎:

Ⅳ-G(C):慢性非活动性病变伴瘢痕形成——弥漫球性硬化性狼疮性肾炎。

Ⅴ型(膜性狼疮性肾炎):光镜、免疫荧光或电镜检查见大部分肾小球存在弥漫或节段上皮侧免疫复合物沉积,伴或不伴系膜病变。Ⅴ型狼疮性肾炎合并Ⅲ型或Ⅳ型病变,需同时诊断Ⅴ+Ⅲ型或Ⅴ+Ⅳ型。Ⅴ型可存在节段或球性肾小球硬化(但非肾小球毛细血管袢坏死或新月体导致的肾小球瘢痕)。

Ⅵ型(终末期硬化性狼疮性肾炎):90%以上的肾小球球性硬化,无活动性病变。

5.肾脏病理指数 增殖性 LN 的病理改变有活动性和慢性之分,在区分 LN 病理类型的同时,还要评价肾组织活动指数(AI)和慢性指数(CI),以指导治疗和判断预后。AI 越高,表明肾脏活动性越明显,是给予积极免疫抑制治疗的指征。CI 高低则决定病变的可逆程度与远期肾功能。目前多参照美国国立卫生研究院(NIH)的半定量评分方法。

(四)鉴别诊断

1.原发性肾小球疾病 这类疾病多无关节炎,无皮损,无多器官受累表现,血中抗

dsDNA、抗 Sm 抗体、ANA、狼疮细胞阴性。

2.慢性活动性肝炎　本病也可出现多发性关节炎、浆膜炎、ANA(＋)、狼疮细胞阳性、全血细胞下降,也可有肾炎样尿改变,但一般肝大明显,有蜘蛛痣、肝病面容及肝掌等肝病表现。

此外,也应注意与痛风、感染性心内膜炎、结核、特发性血小板减少性紫癜等鉴别。

【治疗方案及原则】

不同病理类型 LN,免疫损伤性质不同,治疗方法不一,应根据肾活检病变性质选择治疗方案。一般讲,Ⅰ型及轻症Ⅱ型 LN 患者无需给予针对 LN 的特殊治疗,一般给予中、小剂量糖Ⅰ皮质激素治疗;当有严重肾外表现时,则按肾外情况给予相应治疗。对于较重的Ⅱ型和轻症Ⅲ型 LN,可给予单纯糖皮质激素治疗,如泼尼松 0.5～1.0mg/(kg·d),待病情控制后逐渐减量并维持。如单纯激素治疗反应不佳或激素治疗禁忌时,可给予免疫抑制剂治疗。免疫抑制剂的使用取决于肾活检的结果,治疗目标是使肾损害达完全缓解(尿蛋白＜0.5g/d,肾功能正常或接近正常);重症Ⅲ型及Ⅳ、Ⅴ型(包括Ⅴ＋Ⅳ、Ⅴ＋Ⅲ),治疗一般包括诱导阶段及维持阶段。诱导阶段主要是针对急性严重的活动性病变,迅速控制免疫性炎症及临床症状。免疫抑制药物作用较强,剂量较大,诱导时间一般 6～9 个月;维持阶段重在稳定病情,防止复发,减轻组织损伤及随后的慢性纤维化病变。

对于初始治疗得到改善的患者,继续用霉酚酸酯或硫唑嘌呤免疫抑制治疗至少 3 年,以霉酚酸酯作为初始治疗者应继续用霉酚酸酯,而对于霉酚酸酯或环磷酰胺治疗失败者,换为其他药物或利妥昔单抗。对于想妊娠的患者,应改为其他合适的药物,但治疗强度不变。

(一)一般治疗

急性活动期应卧床休息,避免使用诱发或加重病情的药物,如肼苯达嗪、普鲁卡因酰胺等。

(二)药物治疗

1.糖皮质激素　是治疗的主要药物,能明显改善患者的临床症状和预后,但具体用药应根据是否有 SLE 活动及病理类型遵循分级治疗/个体化原则。

(1)泼尼松:成人为 0.8～1.0mg/(kg·d),共 8～12 周,病情稳定后进入减量治疗阶段,至维持量(隔日 0.4mg/kg),总疗程 1～2 年。

(2)甲泼尼龙冲击疗法:适用于 SLE 活动及 LN 病理改变严重的病例,如Ⅳ型 LN 合并新月体形成,常用方案:甲泼尼龙 0.5～1.0g/次静脉滴注,每日或隔日 1 次,3 次为 1 个疗程,必要时于 3-7d 后重复 1 个疗程。要注意感染及水钠潴留等并发症的发生。

2.细胞毒药物　对于弥漫增殖型 LN 或激素疗效不佳者应加用细胞毒药物。

(1)环磷酰胺(CTX):常规方法是口服 CTX 2～4mg/(kg·d),但目前认为 CTX 冲击疗法效果优于常规方法,即用 CTX 0.5～1.0/m^2 体表面积,加入 0.9%氯化钠注射液 250ml 内静脉滴注,不少于 1h,每月冲击 1 次,共 6 次,然后每 3 个月冲击 1 次直至活动静止后 1 年停止冲击,总量＜12g。治疗时要注意充分水化,碱化尿液,监测血象变化。不良反应有:可逆性骨髓抑制,感染,恶心、呕吐,脱发,性腺抑制,出血性膀胱炎,致癌,致畸。

(2)硫唑嘌呤:在使用维持剂量糖皮质激素的情况下,必要时加用硫唑嘌呤进行维持治疗,用量 1-2mg/(kg·d)。

(3)霉酚酸酯(MMF):能选择性地抑制 T 淋巴细胞和 B 淋巴细胞增生。适用于难治性

LN 的治疗，其疗效产生较慢，多与激素素联用，起始量为 1.0～2.0g/d，达到临床缓解后减至 1.0g/d，持续半年后减至 0.75g/d，维持量不低于 0.5g/d，总疗程 1.5～2.0 年。副作用为胃肠道反应、感染及骨髓抑制。

(4)雷公藤多苷：60mg/d，分次口服，它与激素合用对 LN 有一定的疗效，对轻症或激素、免疫抑制剂撤减后的维持治疗更适宜、主要不良反应为骨髓抑制、肝毒性、月经异常及胃肠道症状。

(5)环孢霉素 A：初始剂量为 4～5mg/(kg・d)，服用 3 个月后，每月减 1mg/kg，减至 2.5mg/kg 进行维持治疗。但此药肝、肾毒性较大。

(6)他克莫司(FK506)：可抑制 T 细胞活性及炎性细胞子反应，初始量 0.10～0.15mg/(kg・d)，分 2 次口服，血药浓度为 5～15ng/ml。应根据血药浓度及 Scr 调整剂量，病情解后可减为 0.07mg/(kg・d)，持续半年。

3.羟氯喹　建议无论何种类型的 LN 都应使用羟氯喹(日最大剂量为 6.0～6.5mg/kg 理想体重)，除非病人对该药有禁忌。用羟氯喹可以减少肾性复发并限制肾脏和心血管害的累积，从而改善预后。

(三)其他治疗

1.血浆置换　其疗效仍有争议，可用于弥漫增殖型 LN 的活动期，肾功能急剧恶化，体内循环免疫复合物(CIC)显著增高者，且应与糖皮质激素及 CTX 合用。

2.透析　适用于合并急、慢性肾衰竭的患者。透析过程中应注意其并发症，早期主要是感染，晚期则与心脏情况有关。

3.肾移植　适用于无活动病变、肾功能损害不可逆者。必须在病情无活动时进行，移植肾者 5 年存活率为 60.4%。有些患者移植后病变又再活动，但用药控制后极少有移植肾受累现象。

4.正在研究中的治疗方法

(1)全身淋巴结 X 线照射，20Gy 疗程 4～6 周。

(2)体外免疫吸附治疗，一般 3～7 次。

(3)免疫球蛋白输注：0.4g/(kg・d)，5 天为 1 个疗程，1 个月后可重复。

(4)抗 CD_4 单克隆抗体治疗，按 0.3mg/kg 静脉给予。

(5)来氟米特：能抑制嘧啶的从头合成，并抑制核因子 KB(NF-KB)的活性，需注意药物的副作用。

(6)免疫重建疗法：采用大剂量 CTX 配合造血干细胞移植，消除骨髓中的致病源性免疫细胞。

【预后】

5～10 年的存活率为 74.6%～81.8%。合并有大量蛋白尿、高血压、Scr 明显升高者或病理呈弥漫增生性肾炎者预后差。

二、过敏性紫癜性肾炎

【概述】

过敏性紫癜(HSP)是一种以坏死性小血管炎为基本病变的免疫性疾病，临床上以皮肤紫癜、出血性胃肠炎、关节炎及肾脏损害为特征。其肾脏损害称为紫癜性肾炎(HSPN)，可发生于任何年龄，但以10岁以下儿童常见，男女之比为(1.5～3)∶1，成人则相等。HSPN患者可因致敏原性质不同、个体反应性差异及血管炎累及的器官和病变程度不同，在临床和肾脏病理上呈现不同的改变，对治疗的反应和预后也有较大差异。部分儿童患者可自愈。肾脏受累率各家报道差异很大，20%～100%；通常发病年龄越大，肾损害发生率越高，肾脏病变程度也越重。

约1/3的患者有细菌、病毒等先驱感染史，1/4的患者与鱼、虾类过敏或预防注射、药物有关，考虑其致敏原可能是细菌、病毒、药物、含异体蛋白质的食物及昆虫叮咬等。发病机制是由于血循环中有可溶性免疫复合物在肾脏内沉积所致，属免疫复合物肾炎。

【临床表现】

(一)全身表现

HSP通常累及皮肤、胃肠道、关节和肾脏，但临床上并不是患者均有上述全部器官受累的表现。全身症状包括发热、乏力和虚弱。

(1)皮肤紫癜：几乎见于所有的患者，约半数病例发病前1～3周有上呼吸道感染史，多数以皮肤紫癜为首发症状，皮疹多发生在四肢远端伸侧，并可累及臀部及下腹部，皮损大小不等，微凸出皮肤，压之不退色，为出血性斑点，可有痒感，多呈对称性分布，常分批出现，1～2周后逐渐消退。

(2)胃肠系统：2/3的患者以腹部不定部位绞痛为多见，其次为黑便或血便，严重病例可表现为急腹症。

(3)关节症状：1/2的患者以大关节、多关节的游走性肿痛为特征，不遗留后遗症。

(二)肾脏表现

(1)潜伏期：肾脏症状可出现于疾病的任何时期，但以紫癜发生后1个月内多见。

(2)症状：最常见的临床表现为镜下血尿或间断性肉眼血尿，可伴不同程度的蛋白尿，多＜2g/d。病情较重则可出现急性肾炎综合征或肾病综合征，甚至急骤进展，表现为急进性肾炎。若病变持续不退，可转变为慢性肾小球肾炎；个别患者尿常规无异常，只表现为肾功能减退；高血压及肾功能减退见于病情较重病例。

【诊断和鉴别诊断】

(一)诊断标准

HSPN的诊断必须符合下述3个条件：第一，有HSP的皮呋紫癜等肾外表现；第二，有肾损害的临床表现，如血尿、蛋白尿、高血压、肾功能不全等；第三，肾活检表现为系膜增殖、IgA在系膜区沉积。

(二)病理

本病肾脏病理改变以系膜病变为主。受累皮肤病理检查可见白细胞破裂性血管炎。

1.光镜

(1)肾小球病变

1)常呈局灶性和节段性或弥漫性系膜增生伴不同程度的新月体形成。

2)局灶性、节段性肾小球坏死,毛细血管腔内小血栓形成伴纤维素沉着。

(2)肾间质病变:肾小球病变严重者常伴肾小管萎缩,间质纤维化,间质血管炎性坏死以及肉芽肿形成。

2.电镜　见系膜细胞增生,基质增加,系膜区及内皮下有广泛的不规则电子致密物,常有系膜插入毛细血管壁,偶见上皮细胞下电子致密物沉积。肾小球基底膜可有不规则的增厚、断裂,出现上皮细胞足突融合。

3.免疫荧光　见IgA呈颗粒样弥漫性沉积于肾小球,也可见IgG、IgM、备解素和纤维蛋白相关抗原沉积于系膜及内皮细胞下。

HSPN按国际儿童肾病研究(ISKDC)标准分为六级。Ⅰ级:轻微病变;Ⅱ级:单纯性系膜增生;Ⅲ级:系膜增生伴50%以下肾小球新月体形成和(或)节段损害;Ⅳ级:系膜增生伴50%～75%肾小球有新月体形成和(或)节段损伤;Ⅴ级:系膜增生伴75%以上肾小球有新月体和(或)节段损伤;Ⅵ级:"假性"膜增生性肾炎。

(三)实验室检查

1.尿常规　以血尿为最常见,相差显微镜显示多呈大小不等、严重畸形红细胞;可有蛋白尿,常呈非选择性。

2.尿纤维蛋白降解产物(FDP)　升高,多见于肾损害严重者。

3.血常规　病程初期有轻度贫血,白细胞计数正常或增高。

4.血生化检查

(1)红细胞沉降率(ESR)增快。

(2)白蛋白下降或球蛋白增高。

5.免疫学检查

(1)血清IgA,在急性期有50%升高。

(2)血冷球蛋白,常阳性。

(3)血循环免疫复合物阳性,其中含有IgA。

(4)血清补体正常。

(四)鉴别诊断

1.IgA肾病

(1)本病易发生于青年男性。

(2)潜伏期短,于上呼吸道感染后数小时至72h即可出现血尿。

(3)无皮肤紫癜、腹痛、关节疼痛等症状。

2.原发性小血管炎肾炎

(1)多见于50～70岁中老年人。

(2)全身症状(乏力、低热、纳差、体重下降等)明显。

(3)血抗中性粒细胞质抗体(ANCA)阳性。

(4)可有肺部浸润灶及间质性炎症。

3.狼疮性肾炎

(1)本病好发于青年女性。

(2)皮损为面颊部蝶形红斑。

(3)常有口腔溃疡。

(4)血清抗核抗体(ANA)、抗双链 DNA 抗体(抗 dsDNA)、抗 Sm 抗体及狼疮细胞阳性。

【治疗】

本病有一定的自限性,特别是儿童病例。对一过性尿检异常者不需特殊治疗,但应注意观察尿常规变化。

(一)一般治疗

积极寻找、去除细菌、病毒及寄生虫的感染,以及食物和药物等过敏因素。

(二)药物治疗

1.糖皮质激素　适于关节肿痛、腹痛及胃肠道症状明显,以及临床表现为肾炎综合征、肾病综合征、伴或不伴肾功能损害,病理上呈弥漫增生性改变者。

(1)泼尼松:成人 0.6～1.0mg/(kg·d),分次或顿服。服用 8 周后逐渐减量,每 2～4 周减 10%,逐渐减量至隔日顿服,维持量为隔日 5～10mg,总疗程 6～12 个月甚至以上。

(2)冲击治疗:适于经上述治疗无效或临床表现为急进性肾炎,病理呈弥漫增殖伴有大量新月体者。对于有细胞或细胞纤维新月体形成、毛细血管袢坏死的患者,首选甲泼尼龙冲击治疗,剂量 0.5～1.0g/d,静脉滴注 3d,根据病情需要可追加 1 个疗程,间歇期及疗程结束后,改为泼尼松口服 0.6～1.0mg/(kg·d),减量方案同上。

2.免疫抑制剂　对于明显新月体形成、单用激素效果不佳的患者,可联合使用其他免疫抑制剂,如 CTX、MMF、环孢素 A、来氟米特、咪唑立宾、雷公藤多苷等。

(1)CrIX 静脉或口服用药:静脉用药 CTX 的剂量为 0.75/m^2 体表面积,1 次/月,连用 6 个月后改为每 3 个月静脉滴注 1 次,总剂量<12g。肾功能不全者 CTX[X 剂量减半;CTX 冲击后如出现血白细胞计数减少,下次剂量减半或停药。应用 CTX 时要注意性腺抑制、出血性膀胱炎、骨髓抑制等副作用。用药时应充分水化、定时排尿、处理胃肠道症状,如果发生感染则暂缓用药。

(2)MMF:成人起始治疗剂量为 1.0～1.5g/dx6 个月,然后逐渐减量,总疗程 9～12 个月以上。MMF 剂量调整方案如下:①治疗初期有严重消化道症状者剂量可减半,待症状减轻后逐渐加至治疗剂量;②治疗过程中如出现血白细胞计数减少,剂量减半或停药;③如果并发感染,MMF 减至 0.5g/d 或暂停,激素同时减量,待感染完全控制后加至原剂量。

3.肾素-血管紧张素系统(RAS)阻断剂　可采用 ACEI 或 ARB,如苯那普利或氯沙坦等。这两类药物除降压作用外,还具有减少蛋白尿、减轻肾脏炎症和纤维化的作用。用药期间注意防止出现低血压、咳嗽、高血钾等副作用。

4.抗凝治疗　有新月体形成、明显纤维蛋白沉积或肾病综合征型患者,可给予肝素、双嘧达莫、硫酸氯吡格雷等抗凝、抗血小板治疗。

5.雷公藤多苷片　20mg,3 次/d,它与糖皮质激素合用对本病有一定疗效。

6.对症治疗　如防治感染、降压、抗凝等。

7.血浆置换　由于本病属于免疫复合物性疾病,所以血浆置换可能会有一定疗效,但尚不确定。

8.透析及肾移植　有透析指征者,应给予透析,在病变静止 1 年后再做肾移植。

【预后】

多数患者及儿童病例预后较好。成人出现肾衰竭的危险性较高,尤其在老年患者,或以急性肾炎综合征起病或为持续性肾病综合征者预后较差。

三、系统性血管炎肾损害

【概述】

系统性血管炎是指以血管壁的炎症和纤维素样坏死为病理特征的一组系统性疾病。根据受累血管的大小分为大血管炎、中等血管炎和小血管炎。在原发性小血管炎中,部分疾病与抗中性粒细胞胞质抗体(ANCA)密切相关,因而称之为 ANCA 相关性小血管炎(AASV),它包括韦格纳肉芽肿病(WG)、显微镜下型多血管炎(MPA)和变应性肉芽肿性血管炎(CSS),是本文论述的重点内容。临床上可累及多个脏器,肾脏受累多表现为免疫沉积性坏死性新月体性肾炎。临床上肺肾可同时或先后受累,多进展迅速,严重者可危及生命,但早期诊断、及时合理治疗可逆转病情,挽救患者生命。

AASV 是西方国家最常见的自身免疫性疾病之一,尤其以中老年人多见。在欧洲,肾脏血管炎每年的发病率和患病率分别为(10～20)/百万人口和(150～200)/百万人口。我国对于 AASV 的认识始于 20 世纪末,目前尚无确切的流行病学资料。随着 ANCA 在我国的推广应用,人们对该类疾病的认识得以大幅提高。

本病的病因尚不十分清楚,多发生在有遗传易患性或免疫异常的患者。环境中的病原微生物具有超抗原特性,可通过促发 T、B 淋巴细胞的活性而致病。中性粒细胞、巨噬细胞、内皮细胞、淋巴细胞及其各自分泌的细胞因子都参与了血管炎的发病过程。

【临床表现】

AAV 可以发生于各个年龄段,但以中老年人为主。50～60 岁为发病高峰期,男性多见。国内报道显示患者的男女比例基本一致,多数患者有上呼吸道感染或药物过敏样的前驱症状,好发于冬季。常有发热、疲乏、关节肌肉疼痛和体重下降等全身非特异性症状;可以累及全身多系统,肾脏和肺脏是最常受累的器官,肾脏受累常表现为肾衰竭,肺脏受累可以发生大量肺出血而危及生命,病情常常进展迅速、预后凶险。

1.肾外表现

(1)发热(39%)。

(2)肌肉痛(26%)。

(3)关节痛(44%)。

(4)皮肤表现(20%～40%):皮肤受累多表现为各类皮疹、溃疡和坏疽。

(5)肺部表现(50%):肾外表现中最值得注意的是肺部病变,临床上主要表现为咳嗽、呼吸困难和咯血，重症因肺泡广泛出血发生呼吸衰竭而危及生命。肺出血占原发性小血管炎的30%～50%。WG患者中弥漫性肺泡出血不常见，临床上咯血与结节性病变及局部浸润有关。MPA主要表现为肺部浸润影、肺间质纤维化和肺出血，后者可以是痰中带血，也可以弥漫性肺泡出血引起Ⅰ型呼吸衰竭而危及患者生命。CSS临床表现为过敏如哮喘、血嗜酸粒细胞增多和肉芽肿性血管炎。肺受累主要表现为肺部浸润影，有时为一过性肺部阴影。影像学检查最常见的表现是肺脏的结节影和浸润影，通常累及双侧中下肺野。WG患者的结节影通常大小不等，可以有空洞形成。弥漫性肺泡出血者可以表现为双侧肺门蝶形阴影，与急性肺水肿Ⅰ的征象类似。此外，MPA患者还可以肺间质纤维化为首发表现。

(6)耳鼻喉病变(35%)：约1/4的患者发生咽鼓管炎或中耳炎，表现为耳鸣、听力下降和外耳道溢液。鼻受累则多表现为鼻塞、流涕、鼻出血和鼻痂形成。喉部受累可表现为声音嘶哑，严重的WG可发生声门下狭窄。

(7)神经系统病变(57%)。

(8)胃肠道病变(33%～50%)：近半数患者可有消化道受累，可发生反流性食管炎、胃炎、胃十二指肠溃疡和肠出血；表现为纳差、恶心、呕吐、腹痛和便血。

(9)心血管病变。

(10)眼部病变：约20%的患者眼受累，可发生葡萄膜炎、结膜炎和巩膜炎等。临床上多表现为"红眼病"、畏光流泪和视力下降。严重的WG患者可发生球后视神经炎等，表现为眼痛或眼眶痛，甚至眼球突出，造成复视。

2.肾脏表现　78%的患者有肾受累，表现为血尿、蛋白尿、管型尿，重者出现肾功能衰竭，半数以上表现为急进性肾小球肾炎(RPGN)，少数患者可以有少尿和高血压。

【诊断】

对不明原因发热或肾功能损害的中老年患者应尽早检查ANCA及肾组织活检，以便早期诊断。

1.多系统受累　有非特异性症状如发热、乏力和体重下降，肺、肾等多系统受累时应高度怀疑本病。

2.组织活检　典型的寡免疫沉积性小血管炎病变有助于确诊，如以小血管为中心的肉芽肿形成，小血管局灶节段性纤维素样坏死。肾活检典型的免疫病理表现为肾小球无或微量免疫球蛋白和补体沉积；光镜下可见肾小球毛细血管袢纤维素样坏死和(或)新月体形成，其特点为肾小球病变轻重不等。肾间质小动脉的纤维素样坏死较为少见。免疫荧光及电镜下一般无或仅有微量免疫复合物或电子致密物沉积。

3.分类诊断标准　目前应用较为广泛的两个诊断标准分别是美国风湿病学学院(ACR)1990年制定的分类诊断标准和1994年美国ChapelHill会议制定的分类诊断标准。

4.辅助检查

(1)ANCA：血清ANCA是诊断AASV、监测病情活动和预测复发的重要的检测指标，特异度、敏感度均较好。ANCA的检测方法包括间接免疫荧光(IIF)和酶联免疫吸附法(ELISA)。应用乙醇固定的正常人中性粒细胞可产生两种荧光形态：在胞质内呈粗大颗粒状、不均匀分布者称为胞质型ANCA(cANCA)；荧光沿细胞核周围呈线条状分布者称为核周型

ANCA(pANCA)。cANCA 的主要靶抗原是 PR_3,pANCA 的主要靶抗原是 MPO。cANCA/抗 PR_3 抗体与 WG 密切相关,pANCA/抗 MPO 抗体与 MPA 密切相关。ANCA 目前已经成为国际上通用的原发性小血管炎的特异性血清学诊断工具。cANCA 合并抗 PR_3 抗体阳性和 pANCA 合并抗 MPO 抗体阳性用于诊断 AASV 的特异度可达 99%。近年研究发现,在诱导缓解期 ANCA 滴度的上升还可以用于预测患者血管炎的病情复发。

(2)血常规:常有正细胞、正色素性贫血,白细胞总数和中性粒细胞计数增高,血小板计数增多。部分患者,特别是过敏性肉芽肿血管炎患者嗜酸粒细胞计数可增高。

(3)尿常规:血尿,蛋白尿,管型尿。

(4)血生化:大多有 BUN、Scr 升高。

(5)其他指标:AASV 患者在急性期常有 ESR 快(多≥100mm/h),C 反应蛋白阳性,甚至强阳性。ESR 和 C 反应蛋白与病情活动相关,对诊断而言,虽不如 ANCA 特异、敏感,但仍对判断病情活动、预测复发有较为重要的价值。

5.鉴别诊断 ①应注意除外由 SLE、过敏性紫癜、类风湿关节炎等引起的继发性血管炎。②Coodpastuie 病:也可表现为急进性肾炎和肺出血,但无其他多器官血管炎的表现,其血抗肾小球基底膜(CBM)抗体阳性,肾脏免疫荧光显示 IgC 呈线条状沿基底膜沉积,而 ANCA 为阴性。

【治疗】

AASV 的治疗方案分为诱导治疗、维持缓解治疗以及复发的治疗。诱导期的治疗主要是应用糖皮质激素联合细胞毒药物,对于重症患者应采取必要的抢救措施,包括大剂量甲泼尼龙(MP)冲击治疗和血浆置换;维持缓解期主要是长期应用免疫抑制药物伴或不伴小剂量糖皮质激素治疗。

(一)诱导期的治疗

糖皮质激素联合细胞毒药物,特别是 CTX 可明显提高患者生存率。MPA 的 1 年生存率可达 80%~100%、5 年生存率达 70%~80%;WG 的 1 年生存率可达 80%~95%。

1.糖皮质激素

(1)常规治疗:泼尼松,初始剂量为 1mg/(kg·d)顿服或分次口服,4~8 周病情控制后可逐步减量,治疗 6 个月可减至 10~20mg/d。糖皮质激素治疗的时间一般为 1.5~2.0 年。

(2)冲击治疗:对肺出血和(或)急进性肾炎的重症患者可应用甲泼尼龙冲击治疗,一般为 0.5~1.0g/次,1 次/d,3 次为 1 个疗程,根据病情可应用 1~3 个疗程,继之口服泼尼松。

2.CTX 口服 CTX 1~3mg/(kg·d),持续 12 周;或静脉冲击治疗,初始每次 15mg/kg 或 1.0g/次,1 次月,连续 6 个月,以后每 2~3 个月 1 次,总量 6~9g。

3.血浆置换 适用于肾功能急剧恶化或肺出血的重症患者,可改善症状。每次置换血浆 2~4L,1 次/天,连续 7d,其后可隔日或数日 1 次,直至肺出血或其他明显活动指标如高滴度 ANCA 等得到控制。

4.其他 如静脉注射大剂量免疫球蛋白,抗淋巴细胞抗体,特异性免疫吸附等。

5.透析与肾移植 经积极治疗病情无好转,肾功能持续恶化有透析指征者应行透析治疗,终末期肾衰竭可考虑行肾移植。

(二)维持缓解期的治疗

常用的维持缓解治疗是小剂量糖皮质激素联合免疫抑制剂。AASV 患者完全停药后易于复发,因此目前倾向于维持缓解治疗的时间可延长到 1～4 年。

1.CTX　在完成诱导缓解的基础上,每次静脉滴注 CTX 0.6～1.0g,2～3 个月 1 次,总疗程 1.5～2.0 年。

2.硫唑嘌呤　在维持缓解治疗阶段,硫唑嘌呤是替代 CTX 证据最强的药物。常用剂量为 2mg/(kg · d)。

3.MMF 作为一种新型的免疫抑制剂,已有应用其成功治疗难治性小血管炎的报道。但其长期应用的疗效和安全性还有待于进一步的研究证实。

4.来氟米特　已有人应用来氟米特作为维持缓解治疗的药物成功用于 WG。但关于来氟米特治疗 AASV 的疗效和长期安全性还有待进一步研究。

另外,WG 患者鼻部携带金黄色葡萄球菌较不携带菌者复发率高,成为 WC 复发的重要原因。应用磺胺类药物可以预防卡氏肺囊虫的感染,推荐方案为磺胺甲噁唑 800mg 和甲氧苄氨嘧啶 160mg,3 次/周。

(三)复发的治疗

尚缺乏循证医学证据。在病情出现小的波动时,可以适当增加糖皮质激素和免疫抑制剂的剂量;病情出现大的反复时,则需要重新开始诱导缓解治疗。

【预后】

5 年生存率为 38%～80%,主要死因为感染、肾衰竭和肺出血。

四、尿酸性肾病

【概述】

尿酸是人体嘌呤代谢的终产物,尿酸水平的异常会对很多器官功能造成影响。尿酸性肾病是指高尿酸血症和(或)高尿酸尿症可使尿酸在肾组织沉积所导致的肾损害,可分为如下 3 个类型:急性尿酸性肾病、慢性尿酸性肾病及尿酸结石。高尿酸血症是心血管疾病(CVD)和慢性肾脏病 CKD)的独立危险因素。多见于喜肉食、肥胖及酗酒者,男性占 90%以上。

原发性高尿酸血症大多原因未明,少数系嘌呤代谢过程中先天性酶缺乏或功能失调所致,如 S-磷酸核糖-1-焦磷酸合成酶的突变和次黄嘌呤-鸟嘌呤磷酸核糖转换酶突变,此为该病的两个特异性酶,为 X 染色体联遗传;另一些家族属为常染色体显性遗传。故本病常有家族史(75%)。

尿酸经肾小球滤过后,98%被近端肾小管重吸收,尿中排出的尿酸主要由肾小管分泌。当血尿酸升高,肾小球滤过增多,流经近端肾小管时,该部位负荷加重,久而久之导致近端肾小管损伤。其次,远端肾小管和集合管的低 pH、脱水状态,有助于或促进尿酸盐-尿酸结晶在局部肾组织的沉积,引起化学炎症反应。此外,尿酸盐亦可沉积于肾盂、肾盏、输尿管内,形成尿酸结石,阻塞尿路。

早期和急性期可见肾小管内有结晶物质沉积,甚至有微小结石形成,肾小管上皮细胞变性，间质水肿，尤以髓质部严重。慢性期可见针状、双折光放射形排列的尿酸盐结晶沉积于肾间质-肾小管内，此为尿酸肾病之特征性病理变化；晚期肾间质纤维化使肾萎缩，纤维组织压迫血管引起肾缺血，肾小动脉硬化及肾小球纤维化。

【临床表现】

大约 20％的原发性高尿酸血症患者都有临床症状。

1.肾外表现

(1)痛风及关节病变：一般痛风患者一生中至少会出现 1～2 次或更多的急性痛风性关节炎，然后才出现痛风石。急性痛风性关节炎发病前通常没有明显先兆。夜间发作的急性单关节或多关节疼痛通常是首发症状，体征类似于急性感染。一半人发生在足的跖趾关节，其他部位有足中部、踝部、足跟和膝盖。随着疾病的发展，腕、手指和肘部会经常出现疼痛。大趾的跖趾关节累及最常见。80％的患者有关节病变，60％以上患者关节病变在肾病变之前出现，呈急性或慢性关节炎表现。多侵犯第一跖趾关节，可反复发作。急性关节炎反复发作迁延不愈进入慢性期，可见痛风结节和痛风石。

(2)其他：常伴脂肪代谢障碍，引起高脂血症、高血压、冠心病、心肌梗死、心肌病、心力衰竭及脑血管意外。

2.慢性尿酸肾病(即痛风肾病)　常见于老年男性，起病隐匿。

(1)尿液变化：呈轻微蛋白尿(85％的患者不超过＋＋)，以小分子蛋白尿为主，为持续性或呈间隙性；在合并结石或感染的情况下可有血尿。

(2)其他：①早期有轻度腰痛、水肿和血压中度升高，夜尿增多；②结石堵塞尿路可引起肾绞痛；③继发感染时出现尿频、尿急、尿痛、发热等症状；④20％的患者发展至肾衰竭。

3.尿酸结石　90％的痛风患者发生结石，常呈灰黄色或橘红色砂石状；大者可引起肾绞痛，肉眼血尿及继发性尿路感染；巨大结石可压迫肾实质使肾功能恶化。

4.急性高尿酸血症性肾病　见于严重高尿酸血症患者使用促尿酸排泄的药物后，亦见于肿瘤及骨髓增殖性疾病进行放疗或化疗后，起病急骤，大量尿酸结晶沉积于肾小管中，产生肾内梗阻，导致少尿型急性肾衰竭，急重者可致死。

【诊断】

(一)诊断要点

1.中年以上男性患者。

2.有典型痛风性关节炎。

3.肾脏受损(蛋白尿或血尿，血压高或水肿，尿浓缩功能受损)的证据。

4.血尿酸升高(＞390μmo/L)，尿尿酸增多(＞4.17mmol/d)。

5.肾活检于肾间质及肾小管找到双折光的针状尿酸盐结晶。

(二)实验室检查

1.血常规　急性期可有白细胞升高，常为(10～20)$\times 10^9$/L，可有轻、中度贫血。

2.尿常规　可有蛋白尿、血尿、脓尿，偶见管型尿，尿 pH＜6.0。

3.血生化检查

(1)血尿酸：绝大多数升高(男性＞416μmo/L，女性＞357μmol/L)。

(2)尿尿酸：排出量>4.17mmol/d。

(3)红细胞沉降率(ESR)：增快，但常<60mm/h。

(4)肾功能：晚期可下降。

(三)辅助检查

1.X线检查

(1)腹部平片：泌尿系可显示混合性结石阴影。

(2)静脉肾盂造影(IVP)：有助于单纯性尿酸结石的诊断。

2.B超检查　肾内见强光团，其后可见彗星尾征；输尿管结石和肾盂积水。

3.痛风结节　查到特异性尿酸盐。

4.关节滑液　关节腔穿刺液检查见有尿酸盐结晶。

5.肾活检　于肾间质及肾小管中找到双折光的针状尿酸盐结晶可确诊。

(四)鉴别诊断

若肾病变表现突出而关节病变轻微或关节病变发牛在肾病变之后，又无肾结石表现者，应与以下疾病鉴别。

1.慢性肾小球肾炎

(1)有肾炎病史。

(2)肾小球功能障碍在先。

(3)很少发生痛风性关节炎及肾结石。

(4)血尿酸增高但尿尿酸不高或降低。

2,慢性肾盂肾炎

(1)部分病人可有结石。

(2)但无血尿酸升高。

(3)尿石分析为非尿酸盐。

【治疗方案及原则】

(一)一般治疗

1.饮食　富含维生素、低糖、低脂饮食。避免吃嘌呤含量高的食物，禁食动物内脏及海产品，忌酒。

2.饮水　嘱患者多饮水，2000～3000ml/d。

3.碱化尿液　碳酸氢钠：1.0g/次，3次/天，使尿pH维持在6.5～6.8，可促使尿酸结石溶解。

(二)药物治疗高尿酸癌症

1.促进尿酸排泄的药物

(1)丙磺舒：能抑制肾小管对尿酸的重吸收。初始剂量0.5g，1次/天，如无反应，逐渐加至1～3g/d，分4次日服，当血尿酸降至360μmol/L时改为0.5g/d维持。

(2)痛风利仙：初始剂量25mg/d，以后50mg/d，不超过150mg/d，维持量隔日50mg。

(3)磺酰吡唑酮：初始剂量为100mg/d,、每7～10天增加100～400mg/d，但应小于

800mg/d。

上述药物副作用较轻，主要是食欲减退、腹胀、恶心等不适。但对肾功能不全或已有尿石症的患者不宜使用，以免诱发急性尿酸性肾病。

2.尿酸合成抑制剂　别嘌呤醇：初始剂量 200～400mg/d，分 2 次日服，必要时加至 600mg/d，待血尿酸降至 300μmo/L 时改维持量 100～200mg/d。该药的副作用主要为肝功能异常、上消化道出血、粒细胞减少及皮疹等。

对于尿酸排出量超出 900mg/d 或已有明显尿石症的病例宜选用此类药。

（三）关节炎的防治

1.秋水仙碱　急性期初始剂量 0.5mg，1 次/小时，或 1mg，2 次/天，总量达 4～8mg 时可减量至 0.5mg/d，若症状缓解或发生胃肠道不良反应或虽用至最大剂量（6mg）病情无缓解，应停药。

2.非甾体抗炎药　吲哚美辛（消炎痛）及保泰松等均可选用。消炎痛首剂 75mg 口服，以后 50mg 每 6 小时 1 次至症状缓解 24h 后改每 8 小时 1 次用药 1 天，再改 25mg 每 8 小时 1 次，共给 3 次。还可以选择环氧合酶-2 抑制剂如塞来昔布（西乐葆）等来镇痛。

3.泼尼松　只有在秋水仙碱和非甾体抗炎药治疗禁忌和无效时，才可应用泼尼松。一般给予中等剂量口服或静脉注射。

（四）其他治疗

1.尿路感染

2.肾功能不全

3.慢性肾衰竭

禁用抑制尿酸排泄的噻嗪类利尿剂。

【预后】

如能早期诊断，积极预防、治疗，则预后较好。若延误诊断或治疗不当，可发展成尿毒症。

五、肝硬化相关性肾小球疾病

【概述】

各种慢性肝病及肝硬化患者常出现轻度的尿异常，免疫病理学表现为以 IgA 沉积为主的肾小球疾病，称为肝性肾小球硬化，发生率为 2.8%～25.0%。

肝硬化肾小球病变并非静止不变的，一般而言，肝硬化继发 IgA 肾病患者肾功能恶化较为缓慢。

发病机制：肝硬化患者由于体内免疫、生理和代谢等方面的紊乱，使 IgA 免疫复合物或多聚 IgA 生成增多和（或）肝脏清除 IgA、多聚 IgA 的能力下降，加上单核巨噬系统吞噬功能受抑，最后可导致肝硬化患者产生以 IgA 肾病为主的肾小球疾病。

【临床表现】

（一）症状和体征

1.肝病表现　有肝炎病史、长期酗酒史、血吸虫感染病史或慢性胆道疾病所致的肝硬化及相应的症状、体征。

2.肾病表现　部分患者有轻度的蛋白尿、肉眼血尿或镜下血尿，晚期可有高血压或出现大量蛋白尿，甚或发生肾病综合征。

（二）实验室检查

1.尿常规　可见蛋白尿、血尿。

2.血生化检查

(1)血清白蛋白降低。

(2)γ球蛋白升高。

(3)丙氨酸氨基转移酶(ALT)可升高。

3.免疫学检查

(1)可表现为多种免疫球蛋白的升高，血IgA升高尤为突出。

(2)20%～60%的患者血C_3下降；可有C_4下降，但各研究报道不一。

(3)循环免疫复合物升高或阳性；可有低滴度抗核抗体、类风湿因子阳性。

(4)50%～70%的患者有冷球蛋白血症。

（三）肾脏病理表现

1.光镜　肾小球系膜细胞增生，系膜基质增多，系膜区增宽，毛细血管基底膜不规则增厚。

2.电镜　可在增宽的系膜区和(或)毛细血管壁出现颗粒状电子致密物，毛细血管基底膜不规则增厚，并有电子密度减低区和透亮区。

3.免疫荧光　见以IgA为主的沉积，可伴有IgG、IgM、C_3沉积。

【诊断要点】

1.有肝病史及肝硬化者或各种原因所致肝硬化者，出现血尿、蛋白尿或肾功能异常，应考虑有无肝硬化性肾小球损伤的可能。

2.有蛋白尿、血尿甚或肾病综合征表现。

3.除外原发性及其他继发性肾脏疾病如冷球蛋白肾损害、肝肾综合征等原因。

4.肾脏活检符合上述病理表现。

【治疗方案及原则】

肝硬化合并肾小球病变患者，肾脏受累的临床表现多数轻微或缺如，一般无需特殊治疗。主要应保护肝脏避免有害刺激或诱因(如酗酒、乙型肝炎病毒复制等)，防止肝功能进一步损害；其次，应避免对肾脏有损害的药物，采取一切措施保护肾功能：少数肾功能急剧恶化或呈肾病综合征患者宜谨慎行肾活检，明确肾脏病理改变后再给予适当治疗。有关试用泼尼松及血浆置换疗法尚在研究中。

（程孝雨）

第三节　水肿

水肿是指体内水液潴留，泛滥肌肤，引起眼睑、头面、四肢、腹背甚至全身浮肿为特征的一类病证。严重者还可伴有胸腔积液、腹水等。水肿在西医学中，是多种疾病有一个症状，包括肾性水肿、心性水肿、肝性水肿、营养不良性水肿、功能性水肿、内分泌失调引起的水肿等，本节论及的水肿主要以肾性水肿为主，包括急、慢性肾小球肾炎、肾病综合征、继发性肾小球疾病等。

一、临床诊疗思维

（一）病因病机分析

1.病因

（1）风邪袭表——肺失通调

（2）疮毒内犯——损伤肺脾

（3）外感水湿——脾阳受困

（4）饮食不节——脾运失健

多食生冷（鱼腥发物）——脾为湿因
过食肥甘，嗜食辛辣——湿热中阻
饮食不足——脾胃虚弱
}损伤脾胃，水湿壅滞，横溢肌肤——水肿

（5）禀赋不足，久病劳倦——脾肾亏虚

劳倦过度——伤脾

2.病机

（1）基本病理变化为肺失通调，脾失转输，肾失开合，三焦气化不利

肺：通调水道风邪袭肺——肺气失宣——通调失司——风水相搏

脾：转输水湿

肾：蒸化水湿

（2）病位在肺、脾、肾，而关键在肾

风邪犯肺——肺气失于宣畅，不能通调水道，风水相搏，发为水肿

久病劳欲——肾失蒸化、开合不利，水液泛滥肌肤，则为水肿

在发病机制方面，肺、脾、肾三脏相互联系，相互影响。

（3）病理因素为风邪、水湿、疮毒、瘀血

外感风邪——邪袭肺卫

外感水湿或饮食不节，水湿内生——困遏脾阳

痈疡疮毒，火热内攻——损伤肺脾

（4）水肿的病理性质有阴水、阳水之分，并可相互转换或夹杂

风邪
水湿 }肺脾失调——阳水——实证
疮毒

饮食劳倦
体虚久病 }脾肾两虚——阴水——虚证

①阴水阳水之间可相互转化:阳水迁延不愈,反复发作,正气渐衰,脾肾阳虚;或因失治、误治,损伤脾肾,阳水可转为阴水。反之,阴水复感外邪或饮食不节,使肿势加剧,呈现阳水的证候,而成本虚标实之证。

②水肿各证之间亦互有联系:阳水的风水相搏之证,若风去湿留,可转化为水湿浸渍证。水湿浸渍证由于体质差异,湿有寒化、热化之不同。湿从寒化,寒湿伤及脾阳,则变为脾阳不振之证;甚者脾虚及肾,又可成为肾阳虚衰之证。湿从热化,可转为湿热壅盛之证;湿热伤阴,则可表现为肝肾阴虚之证。此外,肾阳虚衰,阳损及阴,还可导致阴阳两虚之证。

(5)水肿转归,阳水易消,阴水难治

1)阳水易消:①阳水病因多为风邪、疮毒、水湿,患者如属初发年少,体质尚好,脏气未损,病程短,属表、属实。②若能及时正确治疗,可向愈,若失治误治可转为阴水。

2)阴水难治:①阴水病因多为饮食劳倦,先天或后天因素所致的脏腑亏损。发病缓慢,属里、属虚或虚实夹杂,病程较长。②若水邪壅盛或阴水日久,脾肾衰微,水气上犯则可出现水邪凌心犯肺之重证。③若病变后期,肾阳衰败,气化不行,浊毒内闭,是由水肿发展为关格。若肺失通调,脾失健运,肾失开合,致膀胱气化无权,可见小便点滴或闭塞不通,则是水肿转为癃闭。若阳损及阴,造成肝肾阴虚,肝阳上亢则可转蛮为眩星。

(二)诊断思维

1.辨病思维

(1)诊断要点

①水肿可从眼睑或下肢开始,延及全身,轻者可仅见眼睑或足胫浮肿,重则全身皆肿,伴有胸腔积液、腹水。更严重者,可见关格危候。

②可有乳蛾、疮毒、紫癜、心悸以及久病体虚病史。

③血尿常规、24小时尿蛋白定量、血沉、血浆白蛋白、血肌酐、尿素氮、免疫球蛋白以及心电图、心功能测定、肾B超检查等有助明确诊断。

(2)鉴别诊断:水肿与臌胀的鉴别。

(三)治则思维

发汗、利尿、泻下逐水为治疗水肿的三条基本原则。

1.阳水以驱邪为主　阳水以发汗、利水、解毒或攻逐,同时配合清热化湿、健脾理气等法;常用方法疏风清热,宣肺行水;宣肺解毒,利湿消肿;健脾化湿,通阳利水;分利湿热。可见发汗、利尿常用,攻逐当慎用。

2.阴水当扶正祛邪　阴水以扶正为主,温肾健脾,同时配以利水、养阴、活血、祛瘀等法。脾阳虚衰,治当温运脾阳,以利水湿;肾阳衰微,治当温肾助阳,化气行水。

3.虚实夹杂者攻补兼施　虚实夹杂者须视证的性质、轻重、转变趋势而灵活应用,不可固执一法。

4.正确使用攻下逐水法

(1)适应证:全身高度浮肿,气喘、心悸、腹水、小便不利、脉沉而有力者。

(2)注意:使用该法,宜抓紧时机,以祛水为急,使水邪从大小便而去,可用十枣汤治疗,但应中病即止,待水肿衰其大半即应停药,以免过用伤正,俟水退后,即行调补脾胃,以善其后。病至后期,脾肾两亏而水肿甚者,若强攻之,水稍退可暂安一时,但攻逐之药多易伤正,究属病根未除,待水邪复来,势更凶猛,病情反重,所以逐水峻药应慎用。

5.活血化瘀利水法的应用　对于瘀血之水肿,活血化瘀利水法往往是提高疗效的重要环节。临诊选方,对湿热瘀积之水肿,可选用三妙丸合血府逐瘀汤,以清热利湿、祛瘀利水。对寒湿瘀结之水肿,可用麻黄附子细辛汤合桃红四物汤,以散寒除湿、逐瘀消肿。气虚阳微、瘀水交阻之水肿,用附桂八味丸合桃红四物汤加黄芪,以温阳益气、通瘀利水。肝肾阴虚之水肿,方用六味地黄丸合桃红四物汤加鸡血藤、桑寄生,以滋阴养血化瘀行水。现代药理研究显示:活血化瘀之中药具有扩张血管,改善微循环,增加肾血流量,抑制血小板聚集,增加纤维蛋白溶解活性,抗缺血缺氧,抑制抗体产生等作用。对于各种心脏病心衰、肝硬化、肾衰所致水肿,效果良好。

6.慎用肾毒性药物　若因治疗他病,而使用抗生素等药物时,须考虑到药物对肾脏的毒、副作用,做到合理选择品种,合理调整剂量及用药时间,避免使用氨基糖苷类抗生素等肾毒性药物。此外,近年研究发现:含有马兜铃酸的中药,如马兜铃、关木通、木防己、益母草等亦有一定肾毒性。对水肿病人应避免大剂量、长时间使用。

(四)辨证论治

1.阳水

(1)风水相搏

【证候】 眼睑颜面浮肿,继则四肢及全身皆肿,来势迅速,多有恶寒发热,肢节酸楚、小便不利等症。偏于风寒者恶寒重,咳喘,痰白,舌苔薄白,脉浮紧甚或脉沉;偏于风热者眷,咽喉红肿疼痛或有身热,舌质红,脉浮滑数甚或脉沉。

【病机】 风邪袭表,肺气闭塞,通调失职,风遏水阻。

【治法】 疏风清热,宣肺行水。

【主方】 越婢加术汤加减。

【处方举例】 麻黄10g,生石膏25g,白术10g,茯苓15g,泽泻15g,泽兰15g,车前草10g,石韦25g,桑白皮25g,白茅根25g,甘草5g。

(2)湿毒浸淫

【证候】 眼睑颜面浮肿延及全身,小便不利,身发疮痍,恶风发热。舌质红,苔薄黄,脉浮数或滑数。

【病机】 疮毒内归脾肺,三焦气化不利,水湿内停。

【治法】 宣肺行水,利湿解毒。

【主方】 麻黄连翘赤小豆汤合五味消毒饮加减。

【处方举例】 麻黄10g,连翘15g,蒲公英15g,紫花地丁15g,野菊花15g,石韦20g,土茯苓 30g,泽兰 15g,桑白皮 20g,赤小豆 30g。

(3)水湿浸渍

【证候】 全身水肿,按之没指,小便短少,起病缓慢,身体困重,胸闷纳呆,泛恶。舌苔白腻,脉象沉缓。

【病机】 水湿内侵,脾气受困,脾阳不振。

【治法】 健脾化湿,通阳利水。

【主方】 五皮饮合胃苓汤加减。

【处方举例】 苍术 12g,白术 12g,茯苓 25g,泽泻 25g,陈皮 9g,川厚朴 10g,桑白皮 25g,大腹皮 15g,生黄芪 18g,石韦 25g,猪苓 25g,甘草 6g。

(4)湿热壅盛

【证候】 遍体浮肿,皮肤绷急光亮,胸脘痞闷,烦热口渴,尿赤便干。舌红苔黄腻,脉沉数。

【病机】 湿热内盛,三焦壅滞,气滞水停。

【治法】 分利湿热。

【主方】 疏凿饮子加减。

【处方举例】 羌活 10g,秦艽 10g,茯苓 25g,泽泻 25g,椒目 9g,赤小豆 25g,大腹皮 15g,商陆 12g,槟榔 10g,桑白皮 25g,石韦 25g,土茯苓 25g。

2.阴水

(1)脾阳虚衰

【证候】 身肿,腰以下为甚,按之凹陷不易恢复,小便短少,脘腹胀闷,纳减便溏,神倦肢冷。舌淡苔白腻或水滑,脉沉缓。

【病机】 脾阳不振,运化无权,土不制水。

【治法】 温运脾阳,以利水湿。

【主方】 实脾饮加减。

【处方举例】 干姜 6g,附子 6g,白术 12g,茯苓 25g,泽泻 25g,大腹皮 15g,木香 6g,川厚朴 6g,槟榔 12g,黄芪 15g,桂枝 6g,甘草 6g。

(2)肾阳衰微

【证候】 颜面及肢体水肿,以腰以下为甚,按之陷下不起,尿量减少,面色㿠白或灰滞,心悸气促,畏寒神疲,腰部酸重。舌质淡胖苔白,脉沉细无力。

【病机】 脾肾阳虚,水寒内聚。

【治法】 温肾助阳,化气行水。

【主方】 济生肾气丸合真武汤加减。

【处方举例】 人参(另煎)9g,炮附子 9g,桂枝 9g,麦冬 12g,五味子 9g,丹参 15g,山茱萸 15g,泽泻 15g,泽兰 15g,猪苓 25g,茯苓 25g,生龙、牡各 25g。

(3)瘀水互结

【证候】 水肿延久不退,肿势轻重不一,四肢或全身浮肿,以下肢为主,皮肤瘀斑,腰部刺痛或伴血尿。舌紫暗,苔白,脉沉细涩。

【病机】 血水瘀塞经脉,三焦气化不利。

【治法】 活血祛瘀,化气行水。

【主方】 桃红四物汤合五苓散加减。

【处方举例】 当归 12g,赤芍 12g,川芎 10g,丹参 15g,益母草 30g,红花 10g,莪Ⅰ术 10g,桃仁 10g,桂枝 10g,附子 10g,茯苓 15g,泽泻 10g,车前草 10g。

3.变证

(1)浊阻阳明,和降受扰

【证候】 神昏嗜睡,泛恶呕吐,口有尿味,不思纳食,小便短少,甚或二便不通,舌浊腻、脉细数。

【病机】 由湿热壅塞及通降受阻发展而来。

【治法】 通腑泄浊、和胃降逆。

【主方】 黄连温胆汤加大黄、石菖蒲。

(2)水凌心肺,阳气衰微。

【证候】 心悸胸闷,喘促难卧,咳吐清涎,手足肿甚,舌淡胖、脉沉细而数。

【病机】 由阳虚水泛,发展而来。

【治法】 通阳泄浊、温振心阳。

【主方】 真武汤合黑锡丹加减。

(3)虚风扰动,神明不守

【证候】 头晕头痛,步履漂浮,肢体微颤等。

【病机】 由肾精内竭、肝风内动发展而来。

【治法】 息风潜阳、补元固本。

【主方】 大补元煎合羚羊钩藤汤加减。

(4)邪毒内闭,元神涣散

【证候】 神昏肢冷,面色晦滞,泛恶口臭,二便不通,肌衄,牙宣,舌红绛、苔焦黄、脉细数。

【病机】 由各型阴水迁延不愈发展而来。

【治法】 清热解毒,通窍泄浊。

【主方】 安宫牛黄丸或紫雪丹口服,大黄煎液保留灌肠。

(五)病程观察

1.阳水

(1)在风水相搏证型中,风热偏盛,可加金银花 10g,连翘 10g,板蓝根 15g,桔梗 10g,或用银翘散加减;尿血症状突出者,加大、小蓟各 15g,白茅根 15g,丹参 15g,凉血活止血;风寒偏盛者去石膏,加紫苏叶 10g,防风 10g;汗出恶风,卫阳虚者,用防已黄芪汤。

(2)在湿毒浸淫证型中,热毒盛,加金银花 10g,连翘 10g,板蓝根 15g;湿毒盛,加苦参 15g,地肤子 15g;尿血加大、小蓟各 15g,白茅根 15g,生地黄 15g。

(3)在水湿浸渍证型中,肿甚而喘者,加麻黄 10g,杏仁 10g,葶苈子 10g;恶心呕吐者,加半夏 12g,生姜 10g;脾虚甚者,也可加黄芪 20g,党参 20g,或用防己茯苓汤。

(4)在湿热壅盛证型中,腹满,大便不通者可用己椒苈黄丸;肿势严重,兼见气粗喘满,倚息不得卧,脉弦有力者,转用葶苈大枣泻肺汤合五苓散加杏仁 10g,防己 5g;体质壮实,全身高度水肿，气喘心悸，腹水，小便不利，脉证有力者，可用十枣汤攻逐水饮。

2.阴水

(1)在脾阳虚衰证型中，气虚甚者，重用黄芪，加人参10g；小便不利症状突出加桂枝10g，泽泻10g，泽兰10g，石韦10g，土茯苓15g。

(2)在肾阳衰微证型中，心悸，唇舌紫暗，脉虚或结，或代，水遏心阳，瘀血内阻者，重用附子，加炙甘草10g.丹参15g，泽兰10g；水邪凌肺，肾不纳气，见喘促，汗出，脉虚浮而数者，重用人参，加麦冬15g，五味子10g，山茱萸15g，煅龙骨30g，煅牡蛎30g。

(3)在瘀水互结证型中，若全身肿甚，气喘烦闷，小便不利，此为血瘀水盛肺气上逆。可加葶苈子10g，川椒目10g，泽兰10g，逐瘀泻肺。

(六)预后转归

一般而言，阳水易消，阴水难治，由于疮毒内侵及饮食不足所致水肿，治疗得当，水肿可望治愈。若阴水日久，导致正气大亏，肺、脾、肾三脏功能严重受损，则难向愈，且常易转变为关格、癃闭、胸痹、心悸、眩晕等证。

(七)预防与调护

1.避免风邪外袭　病人应注意保暖，参加体育锻炼，常服玉屏风散等，提高机体抗病能力。

2.防止水湿外侵　生活环境潮湿者，宜迁居干燥处，平时应避免冒雨涉水，或湿衣久穿不脱，以免湿邪外侵，造成水肿发生。

3.注意调摄饮食　水肿病人应忌盐，肿势重者应予无盐饮食，轻者予低盐饮食晦日食盐量3～4g)，肿退之后，亦应注意饮食不可过咸。若因营养障碍而致水肿者，不必过于忌盐，饮食应富含蛋白质，清淡易消化，忌食辛辣肥甘之品。

4.保持皮肤清洁，避免抓破皮肤　在洗澡时防止擦伤皮肤。对长期卧床者，皮肤外涂滑石粉，经常保持干燥，并定时翻身，以免压疮发生，加重水肿的病情。

5.每日记录水液的出入量　水肿期间，应严格记录水分的出入量，每日测量体重，以了解水肿的进退消长。若每日尿量少于500ml时，要警惕癃闭的发生。

6.坚持治疗，定期随访　水肿患者若已治愈，仍应长期随访，定期复查。若脏气已伤，未能治愈，必须长期治疗，以期延缓病情进展，保持相对健康，尽量带病延年。

7.劳逸结合，调畅情志　患者应起居有时，避免过度劳累，节制房事，调摄情志，树立战胜疾病的信心。

(八)疗效评定

1.治愈　水肿全部消退，其他症状消失，实验室检查恢复正常。

2.好转　水肿及其他症状减轻，实验室检查有改善。

3.未愈　水肿及其他症状和实验室检查无变化。

(张三强)

第四节　淋证

淋证是因肾、膀胱气化失司，水道不利而致的以小便频急、淋沥不尽、滴沥刺痛、欲出未尽、小腹拘急、痛引腰腹为主要临床表现的一类病证，主要指热淋、血淋、石淋、膏淋、气淋、劳淋六种淋证。

西医学中许多有类似淋证临床表现的疾病，均可参照淋证辨证论治。如泌尿系感染、急性肾盂肾炎、膀胱炎、尿道炎、膀胱结核、肾结核、乳糜尿、泌尿系结石、膀胱肿瘤、男性生殖系疾患、前列腺增生、前列腺炎。

一、临床诊疗思维

(一)病因病机分析

1.病因

(1)外感湿热

下阴不洁，秽浊之邪从下侵入机体，上犯膀胱
小肠邪热、心经火热、下肢丹毒等热邪传入膀胱 } 发为淋证

(2)饮食不节

多食辛热肥甘
或嗜酒太过 } 脾胃运化失常，积湿生热——下注膀胱

(3)情志失调

情志不遂，肝气郁结——膀胱气滞，气化不利

(4)禀赋不足或劳伤久病

禀赋不足，肾与膀胱先天畸形
久病，劳伤过度，房事不节
多产多育、久淋，或妊娠、产后 } 脾肾气虚，膀胱容易感受外邪，而致本病

2.病机

(1)基本病理变化为湿热蕴结下焦，肾与膀胱气化不利

(2)病位在膀胱与肾，且与肝、脾有关

(3)病理性质

{ 初起多实，病久转虚，每见虚实夹杂
初起多因湿热为患，正气尚未虚损，故多属实证
淋久湿热伤正，由肾及脾，每致脾肾两虚，而由实转虚
如邪气未尽，正气渐伤，或虚体受邪，则成虚实夹杂之证

(二)诊断思维

1.辨病思维

(1)诊断要点

①小便频急,淋沥涩痛,小腹拘急,腰部酸痛为各种淋证的主症,是诊断淋证的主要依据。根据各种淋证的不同临床特征,确定不同的淋证。

②病久或反复发作后,常伴有低热、腰痛、小腹坠胀、疲劳等症。

③多见于已婚女性,每因疲劳、情志变化、感受外邪而诱发。

④结合有关检查,如尿常规、尿细菌培养、X线腹部摄片、肾盂造影、B超、膀胱镜等,可明确诊断。

(2)鉴别诊断

①癃闭与淋证鉴别:癃闭以排尿困难,小便量少甚至点滴全无为特征,其小便量少,排尿困难与淋证相似,但两者可从以下两点互为鉴别。

2.辨证思维

(1)首辨六淋主症:辨六淋主症,除小便频涩、滴沥刺痛、小腹拘急引痛的共同症状外,各具特征。以小便灼热刺痛者为热淋;尿中夹血或夹血丝、血块者为血淋;尿中有细小沙石排出者为石淋;尿液浑浊乳白或夹凝块,或伴血液、血块者为膏淋;少腹坠胀,尿出不畅,或尿有余沥者为气淋;小便淋沥不尽,遇劳即发者为劳淋。

(2)辨淋证虚实:实证系湿热蕴结,膀胱气化不利所致,病程较短,主要表现为小便涩痛不利,苔黄舌红,脉实数;虚证系脾肾两虚,膀胱气化无权,病程长,主要表现为小便频急,痛涩不甚,苔薄舌淡,脉细软。

(3)虚实转化过程中,辨标本虚实之主次及六淋相互兼见:在淋证虚实转化过程中,每多虚实夹杂,故必须分清标本虚实的主次。如由实转虚的初期多为实多虚少,以后渐为虚多实少;虚证兼感新邪,一般多为本虚标实证,但亦可暂时出现以标实为主者。各种淋证除自身的虚实转化外,六淋往往互见。如石、膏、血淋可兼见热淋症状;热、石、膏淋可伴血淋,劳淋因复感、疲劳、情志而发作时,可见血淋、热淋、气淋(实)证候;诸淋日久皆可见劳淋、气淋特征。

(三)治则思维

1.治分虚实　实证治予清热利湿通淋;虚证宜培补脾肾。并根据六淋的不同,配用止血、排石、行气、活血、泄浊等法。

2.急则治标,缓则治本　治当先标后本或标本兼顾。虚实夹杂时,治标治本应有侧重。一般标急者,先予治标,标证缓解转予治本;若标邪不著,则标本兼顾治疗。如劳淋兼夹热淋,劳淋为本,热淋为标,正虚为本,湿热为标,考虑湿热已上升为主要矛盾,诊疗时应以热淋为急务,采用清热解毒,利尿通淋之治则。待湿热已清,转以扶正为主。另一方面,如有对本证影响不大的兼证存在时,还应抓住主要矛盾。以石淋兼夹血淋而言,石淋是病因,属本证,血淋是石淋的兼症,属标证,如若血淋不严重,不上升为主要矛盾时,治疗仍应以排石通淋为主,止血为辅。只有做到本证除,才能达到标证愈。因此临证抓住主要矛盾是治疗的关键。

3.注意忌汗、忌补的正确运用　淋证的治法,古有忌汗、忌补之说,如《金匮要略·消渴小便不利淋病篇》说:“淋家不可发汗。”《丹溪心法·淋》说:“最不可用补气之药,气得补而愈胀,血得补而愈涩，热得补而愈盛。”验之临床实际，未必都是如此。淋证往往有畏寒发热，此并非外邪袭表，而是湿热熏蒸，邪正相搏所致，发汗解表，自非所宜。因淋证多属膀胱有热，阴液常感不足，而辛散发表，用之不当，不仅不能退热，反有劫伤营阴之弊。若淋证确由外感诱发，或淋家新感外邪，症见恶寒发热、鼻塞流涕、咳嗽咽痛者，仍可适当配合运用辛凉解表之剂。因淋家膀胱有热，阴液不足，即使感受寒邪，亦容易化热，宜避免辛温之品。至于淋家忌补之说，是指实热之证而言，诸如脾虚中气下陷，肾虚下元不固，自当运用健脾益气、补肾固涩等法治之，不必有所禁忌。

4.博采兼收，扩大立法思维　在淋证治疗中，不应拘泥于本教材中的一些治法及方药。应博采古今有效之方法。对热淋，其主要病理因素是湿热，但在临床，还可见肝经火旺及心火偏盛者，治疗上以八正散为基础方外，还可配合龙胆泻肝汤或导赤散加减用药。对石淋的治疗，除使用利水通淋、排石消坚的中药外，加用行气活血、化瘀软坚中药，疗效更佳。有报道的实验研究提示：穿山甲片、王不留行、当归、桃仁等中药具有使结石变脆的药理作用；大黄、川芎、牛膝可增强输尿管蠕动，促进结石排出。因此对于石淋日久不愈者，或石淋兼有瘀象者，可在石韦散的基础上配以理气活血化瘀之品。

（四）辨证论治

1.热淋

【证候】　小便频数，灼热刺痛，溺色黄赤，少腹拘急拒按，或有寒热，口苦，呕恶，或有腰痛拒按，或有大便秘结。舌质红，苔黄腻，脉滑数。

【病机】　湿热蕴结下焦，膀胱气化失司。

【治法】　清热利湿通淋。

【主方】　八正散加减。

【处方举例】　萹蓄15g，瞿麦15g，金银花15g，连翘15g，栀子12g，滑石30g，车前草30g，珍珠草30g，土茯苓30g，大黄10g，甘草6g。

2.石淋

【证候】　尿中夹砂石，排尿涩痛，或排尿时突然中断，尿道窘迫疼痛，少腹拘急，往往突发一侧腰腹绞痛难忍，甚则牵及外阴，尿中带血。若病久砂石不去，可伴见面色少华，精神萎顿，少气乏力；或伴腰腹隐痛，手足心热。舌红，苔薄黄，脉弦或带数；或舌淡边有齿印，脉细而弱；或舌红少苔，脉细带数。

【病机】　湿热蕴结下焦，尿液煎熬成石，膀胱气化失司。

【治法】　清热利湿，排石通淋。

【主方】　石韦散加减。

【处方举例】　石韦15g，冬葵子15g，瞿麦15g，车前子15g，金钱草30g，滑石30g，海金沙12g，鸡内金12g，甘草6g。

3.血淋

【证候】　小便热涩刺痛，尿色深红，或夹有血块，腹或尿道疼痛满急加剧，或见心烦，口干。舌尖红，苔黄，脉滑数。

【病机】　湿热下注膀胱，热甚灼络，迫血妄行。

【治法】 清热通淋，凉血止血。

【主方】 小蓟饮子加减。

【处方举例】 小蓟30g，藕节30g，滑石30g，生地黄20g，白茅根20g，蒲黄12g，赤芍12g，牡丹皮12g，甘草6g。

4.气淋

【证候】 郁怒之后，小便涩滞，淋沥不宣，少腹胀满疼痛，心烦易怒。舌苔薄白，脉弦。

【病机】 气机郁结，膀胱气化不利。

【治法】 理气疏导，通淋利尿。

【主方】 沉香散加减。

【处方举例】 沉香10g，陈皮10g，当归12g，白芍12g，石韦15g，王不留行15g，冬葵子15g，甘草6g。

5.膏淋

【证候】 小便浑浊乳白或如米泔水，上有浮油，置之沉淀，或伴有絮状凝块物，或昆有血液、血块，尿道热涩疼痛，尿时阻塞不畅，口干。舌质红，苔黄腻，脉濡数。

【病机】 湿热下注，阻滞络脉，脂汁外溢。

【治法】 清热利湿，分清泄浊。

【主方】 程氏萆薢分清饮加减。

【处方举例】 萆薢30g，石韦20g，黄柏12g，车前子15g，石菖蒲10g，莲子心12g，茯苓12g，滑石30g，丹参15g，甘草6g。

6.劳淋

【证候】 小便不甚赤涩，溺痛不甚，但淋沥不已，时作时止，遇劳即发，腰膝酸软，神疲乏力，病程缠绵。舌质淡，脉细弱。

【病机】 湿热留恋，脾肾两虚，膀胱气化无权。

【治法】 补脾益肾。

【主方】 无比山药丸加减。

【处方举例】 山药15g，茯苓12g，泽泻10g，熟地黄15g，山茱萸12g，巴戟天12g，菟丝子15g，杜仲15g，牛膝12g，五味子6g，肉苁蓉15g，党参15g，北黄芪20g，炙甘草6g。

（五）病程观察

1.在热淋中，若伴寒热、口苦、呕恶者，可加黄芩10g，柴胡10g，以和解少阳；若大便秘结、腹胀者，可重用大黄，加枳实10g，以通腑泄热；若热毒弥漫三焦，用黄连解毒汤合五味消毒饮以清热泻火解毒。若气滞者，加青皮10g，乌药10g；若湿热伤阴者去大黄，加生地黄15g，知母12g，白茅根15g，以养阴清热。

2.在石淋中，若腰腹绞痛者，加白芍10g，甘草6g，以缓急止痛；伴有瘀滞，舌质紫者，加桃仁10g，红花10g，炮山甲（先煎）10g，皂角刺10g，加强破气活血、化瘀散结作用；石淋日久，症见神疲乏力，少腹坠胀者，补中益气汤加金钱草30g，海金沙15g，冬葵子15g，益气通淋；腰膝酸软，腰部隐痛加杜仲12g，续断15g，补骨脂10g，补肾益气；形寒肢冷，夜尿清长，加巴戟肉15g，肉苁蓉15g，肉桂10g，以温肾化气；舌红，口于，肾阴亏耗者，配生、熟地黄各15g，麦冬

15g，鳖甲（先煎）15g，滋养肾阴。

3.在血淋中，若有瘀血征象，加牛膝12g，桃仁10g，仙鹤草15g，以化瘀止血；若久病肾阴不足，虚火扰动阴血，宜滋阴清热，补虚止血，用知柏地黄丸加减；若久病脾虚气不摄血，用归脾汤加仙鹤草15g，泽泻10g，滑石30g，益气养血通淋。

4.在气淋中，若少腹胀满，上及于胁者，加川楝子10g，小茴香6g，广郁金10g，以疏肝理气；兼有瘀滞者，加红花10g，赤芍10g，益母草15g，活血化瘀行水。

5.在膏淋中，若小腹胀，尿涩不畅，加台乌药10g，青皮10g，疏利肝气。伴有血尿加小蓟15g，藕节15g，白茅根15g，凉血止血。病久湿热伤阴，加生地黄15g，麦冬15g，知母12g，滋养肾阴。若膏淋病久不已，反复发作，淋出如脂，证属脾肾两虚，气不固摄，用膏淋汤补脾益肾固涩。偏于脾虚中气下陷者，配用补中益气汤。偏于肾阴虚者，配用七味都气丸。偏于肾阳虚者，用金匮肾气丸加减。

6.在劳淋中，若中气下陷，可用补中益气汤加减。若肾阴虚，舌红苔少，加生、熟地黄各12g，龟甲（先煎）10g，滋养肾阴；阴虚火旺，面红烦热，尿黄赤伴有灼热不适者，可用知柏八味丸滋阴降火；低热者，加青蒿30g，鳖甲（先煎）10g，清虚热养肾阴；肾阳虚，加附子10g，肉桂10g，鹿角胶5g，巴戟天10g，温补肾阳。

（六）预后转归

1.转归

（1）虚实之间的转化

（2）虚实夹杂：湿热未尽，正气已伤，处于实证向虚证移行阶段，则表现为虚实夹杂的证候。

2.预后　淋证的预后，与其类型及病情轻重有关，一般淋证初起，多较易治愈，但少数热淋、血淋，有时湿热弥漫三焦，热毒传入营血，而出现高热、神昏、谵语等重症证候。淋证日久不愈，或反复发作，可以转为劳淋，导致脾肾两虚，甚则脾胃衰败，肾亏肝旺，肝风上扰，而见头晕倦怠、恶心呕吐、不思纳食、烦躁不安、甚则昏迷抽搐等。血淋日久，尿血缠绵不止，患者面色憔悴，形体瘦削，或见少腹有肿块扪及，此乃气滞血瘀，进而导致癥积形成。

（七）预防与调护

1.多饮水，不憋尿，注意外阴清洁　淋证患者应多饮水，不憋尿，每2～3小时排尿1次，保持尿液对泌尿道的冲洗。特别是房事后即行排尿，并注意外阴清洁，多洗淋浴，防止秽浊之邪从下阴上犯膀胱。

2.加强日常护理　淋证患者应禁房事，注意休息，保持心情舒畅。饮食宜清淡，忌肥腻辛辣、酒醇之品，避免纵欲过劳，妇女在月经期、妊娠期、产后更应注意外阴卫生，以免虚体受邪。积极治疗消渴，肺结核等肾虚疾患，也可减少淋证发生。尽量避免使用尿路器械，如导尿、膀胱镜、膀胱逆行造影，以防外邪带入膀胱。

（八）疗效评定

1.热淋

（1）治愈：症状、体征消失，尿常规正常，中段尿细菌培养3次阴性。

（2）好转：症状减轻，体征及尿常规有改善，中段尿培养或为阳性。

（3）未愈：症状及尿常规均无变化。

2.石淋

(1)治愈:砂石排出,症状消失,X线摄片结石阴影消失。

(2)好转:症状改善,X线摄片结石缩小或部位下移。

(3)未愈:症状及X线检查结石无变化。

3.乳糜尿

(1)治愈:症状消失,尿常规正常,尿乳糜试验连续3次阴性。

(2)好转:症状基本控制,实验室检查有好转。

(3)未愈:症状及实验室检查无变化。

(张三强)

第五节 癃闭

癃闭是以小便量少,排尿困难,甚则小便闭塞不通为主症的一种病证。其中又以小便不畅,点滴而短少,病势较缓者称为癃;小便闭塞,点滴不通,病势较急者称为闭。由此可见,癃与闭都是指排尿困难,二者只是在程度上有差别,因此多合称为癃闭。根据本病的临床表现,类似于西医学中各种原因引起的尿潴留及无尿症,如神经性尿闭、膀胱括约肌痉挛、尿道结石、尿路肿瘤、尿道损伤、尿道狭窄、前列腺增生症、脊髓炎等病所出现的尿潴留以及肾功能不全引起的少尿、无尿症。对上述疾病,可参照本病内容辨证论治,同时还应注意辨病求因治疗。

临床诊疗思维

(一)病因病机分析

癃闭的病因主要有:外邪侵袭,饮食不节,情志内伤,瘀浊内停,体虚久病五种。基本病理机制为膀胱气化功能失调。

1.病因

(1)外邪侵袭

(2)饮食不节

(3)情志内伤

(4)瘀浊内停

(5)体虚久病

2.病机

(1)病位在肾和膀胱,涉及肺、脾、肝、三焦。其病位主要在膀胱,但与肺、脾、肾、肝密切相关。

(2)基本病理变化为膀胱气化功能失调。

(3)其病理性质有虚实之分,其病理因素有湿热、热毒、气滞及痰瘀。属实者胱气化不利,属虚者为膀胱气化无权。

(4)后期可见水肿、喘证、关格等变证

（二）诊断思维

1.辨病思维

(1)诊断要点：小便量少，点滴而出，甚则闭塞不通。

①起病急骤或逐渐加重，主症为小便不利，点滴不畅；甚或小便闭塞，点滴全无，每日尿量明显减少。

②触叩小腹部可发现膀胱明显膨隆等水蓄膀胱证候，或膀胱内无尿液。甚或伴有水肿、头晕、喘促等肾元衰竭证候。

③多见于老年男性或产后妇女及腹部手术后患者；或患有水肿、淋证、消渴等病，迁延日久不愈之病人。

④详细询问病史，了解发病经过以及伴随症状，再结合体检和有关检查，如肛门指诊、B超、腹部X线检查、膀胱镜、肾功能检查等，以确定是肾、膀胱、尿道还是前列腺等疾病引起的癃闭。

(2)鉴别诊断

①淋证：淋证与癃闭均有排尿异常，但淋证排尿时痛，尿量正常，癃闭无尿痛，排尿总量低于正常。

2.辨证思维

(1)细审主因：本病有外感与内伤的不同。感受外邪者，多为热、湿、风邪所致。属于内伤者.有虚、瘀、滞的不同。

(2)辨虚实：癃闭有虚实的不同。实证多因湿热蕴结、浊瘀阻塞、肝郁气滞、肺热。虚证多由脾气不升、肾阳亏虚、命门火衰、气化不及所致。

（三）治则思维

1.“腑以通为用”为原则　治疗癃闭应以“腑以通为用”为原则，但通利之法，又因证候、虚实之不同而异。实证者宜清邪热、利气机、散瘀结；虚证者宜补脾肾，助气化，不可不经辨证，滥用通利小便之法。对于水蓄膀胱之急症，应配合针灸、取嚏、探吐、导尿等法急通小便。

2.急则治标，缓则治本　癃闭为临床最为急重的病证之一。水蓄膀胱，欲排不能，小腹胀痛难忍，甚是急迫；小便不能，水毒蓄于内，肿胀、喘促、心悸、关格之危重变证相继而生。因此，癃闭的治疗，必须急则治标，缓则治本。治标之法有二：其一，对水蓄膀胱之证，内服药缓不济急，可急用导尿、针灸、少腹会阴部热敷等法，急通小便。其二，对膀胱无尿之证，可用中药灌肠方[生大黄30g(后下)，生牡蛎30g(先下)，六月雪30g，丹参30g，浓煎约120ml]。高位保留灌肠，约2小时后，用300～500ml清水，清洁灌肠，每日1次，10日为1个疗程。以此可从大便排出水毒。但上法只能治其标证，一旦尿出，或水毒症情有所缓解后，立即应针对不同病因，或排石，或祛瘀，或疏肝，或温补脾肾，缓图其本，防止其旧病复发，死灰复燃。

3.下病上治，欲降先升　中医学认为小便的排泄，除了肾的气化外，尚需依赖肺的通调，脾的转输。因而本病还与肺脾有关。当急性尿潴留，小便涓滴不下时，常可在原方基础上稍加开宣肺气，升提中气之桔梗、杏仁、荆芥、升麻、柴胡等，此为下病上治，提壶揭盖，升清降浊之法。除了内服药外，此外，应用取嚏法、探吐法均是取其旨意也。

4.谨防个别中药的肾毒性　关木通、木防己、马兜铃、益母草是中医治疗肾病的常用中药，在癃闭病症的治疗中，亦经常使用。但据近年来的临床报道和现代药理研究表明：上述中药大剂量或长时期使用均可产生明显的肾毒性。可产生急、慢性肾衰竭，肾小管酸中毒，范可尼综合征等。严重者半年内发展为终末期肾衰竭。实验研究亦显示：上述药物大剂量使用，可产生蛋白尿，肾功能下降，肾小管坏死，肾间质纤维化。因此，对于上述药物应谨慎使用，如可用通草代替木通，或避免大剂量，长时间使用。建议木通剂量以5g以内，防己用量5～10g，益母草用量10～15g为妥。因上述药物的肾毒性存在个体差异性，因此即使在小剂量使用过程中，亦应密切观测肾功能，如出现不明原因的蛋白尿或肾功能下降，应立即停药。此外，对癃闭伴血钾高的患者，应慎用含钾高的中药，如牛膝、杏仁、桃仁等。

（四）辨证论治

1.膀胱湿热

【证候】 小便点滴不通，或量极少而短赤灼热，小腹胀满，口苦口黏，或口渴不欲饮，或大便不畅。舌质红，苔黄腻，脉数。

【病机】 湿热壅结下焦，膀胱气化不利。

【治法】 清利湿热，通利小便。

【主方】 八正散加减。

【处方举例】 滑石30g，车前子10g，萹蓄15g，瞿麦15g，知母12g，黄柏12g，栀子12g，大黄10g。

2.肺热壅盛

【证候】 小便不畅或点滴不通，咽干，烦渴欲饮，呼吸急促，或有咳嗽。舌红，苔薄黄，脉数。

【病机】 肺热壅盛，失于肃降，不能通调水道，无以下输膀胱。

【治法】 清泻肺热，通利水道。

【主方】 清肺饮加减。

【处方举例】 黄芩10g，桑白皮10g，栀子10g，麦冬15g，茯苓15g，北杏仁10g，车前子15g。

3.肝郁气滞

【证候】 小便不通或通而不爽，情志抑郁，或多烦善怒，胁腹胀满。舌红，苔薄黄，脉弦。

【病机】 肝气失于疏泄，三焦气机受阻。

【治法】 疏利气机，通利小便。

【主方】 沉香散加减。

【处方举例】 沉香10g，橘皮10g，柴胡10g，青皮10g，乌药10g.当归12g，王不留行15g，郁金10g，石韦15g，车前子10g，冬葵子10g，茯苓15g。

4.尿道阻塞

【证候】 小便点滴而下，或尿如细线，甚则阻塞不通，小腹胀满疼痛。舌紫暗，或瘀点，脉涩。

【病机】 瘀血败精，阻塞尿道，水道不通。

【治法】 行瘀散结，通利水道。

【主方】 代抵挡丸加减。

【处方举例】 当归尾15g，桃仁15g，红花15g，茯苓15g，车前子15g，泽泻15g，黄10g，穿山甲(先煎)20g。

5.脾气不升

【证候】 小腹坠胀，时欲小便而不得出，或量少而不畅，神疲乏力，食欲不振，气短而语声低微。舌淡，苔薄脉细。

【病机】 脾虚运化无力，升清降浊失职。

【治法】 升清降浊，化气行水。

【主方】 补中益气汤合春泽汤加减。

【处方举例】 党参30g，黄芪30g，白术12g，桂枝10g，肉桂10g，升麻10g，柴胡10g，茯苓15g，猪苓15g，泽泻15g，车前子10g。

6.肾阳衰惫

【证候】 小便不通或点滴不爽，排出无力，面色㿠白，神气怯弱，畏寒肢冷，腰膝冷而酸软无力。舌淡胖，苔薄白，脉沉细或弱。

【病机】 肾中阳气虚衰，气化不及州都。

【治法】 温补肾阳，化气利水。

【主方】 济生肾气丸加减。

【处方举例】 熟地黄15g，山药15g，泽泻15g，巴戟天15g，茯苓15g，肉桂6g，山茱萸12g，熟附子12g，车前子12g，牛膝12g，牡丹皮10g。

对于水蓄膀胱之急症，内服中药难图速效，为防水毒上泛之各种变证的出现，可用以下诸法速通小便，以解燃眉之急。

(1)取嚏或探吐法：打喷嚏或呕吐，能开肺气，举中气，而通下焦之气，是一种简单而有效的通利小便的方法。其方法是用消毒棉签，向鼻中取取或喉中探吐；也有用皂角末0.3～0.6g，吹鼻取嚏。

(2)外敷法

①独头蒜头1个，栀子3枚，盐少许，捣烂，摊纸贴脐部，良久可通。

②食盐250g，炒热，布包熨脐腹，冷后再炒热敷之。

③葱白500g，捣碎，入麝香少许拌匀，分2包，先置脐上1包，热熨约15分钟，再换1包，以冰水熨亦15分钟，交替使用，以通为度。

(3)流水诱导法：使病人听到水声，即可有尿意，而随之排出小便。此法适用于神经官能症病人所引起的尿闭。

(4)导尿法：若经上述治疗无效，而小腹胀满特甚，叩触小腹膀胱区呈浊音，当用导尿法，以缓其急。

(五)病程观察

1.在膀胱湿热证型中，若舌苔厚腻者，可加苍术10g，薏苡仁15g，以加强清化湿热；若兼心烦、口舌生疮糜烂者，可合导赤散以清心火，利湿热；若湿热久恋下焦，导致肾阴灼伤而出现口干咽燥，潮热盗汗，手足心热，舌光红，可改用滋肾通关丸加生地黄黄、车前子、牛膝等，以滋肾阴，清湿热而助气化；若因湿热蕴结三焦，气化不利，小便量极少或无尿，面色晦滞，胸闷烦躁，恶心呕吐，口中有尿臭，甚则神昏谵语，宜用黄连温胆汤加车前子、通草、制大黄等，以降浊和胃，清热利湿。

2.在肺热壅盛证型中，有鼻塞、头痛、脉浮等表证者，加薄荷 9g，桔梗 12g，宣肺解表；肺阴不足者加沙参 15g，黄精 15g，石斛 10g；大便不通者，加大黄 10g，杏仁 10g，以通腑泄热；心烦、舌尖红者，加黄连 6g，竹叶 10g，清心火；兼尿赤灼热、小腹胀满者，合八正散上下并治。

3.在肝郁气滞证型中，若肝郁气滞症状严重者，可合六磨汤以增强其疏肝理气的作用；若气郁化火，而见舌红、苔薄黄，可加牡丹皮 10g，栀子 10g，以清肝泻火。

4.在尿道阻塞证型中，若病久气血两虚，面色不华，宜益气养血行瘀，可加黄芪 15g，丹参 15g；若一时性小便不通，胀闭难忍，可加麝香 0.09～0.15g 至胶囊内吞服，以急通小便，此药芳香走窜，能通行十二脉，传遍三焦，药力较猛，切不可多用，以免伤人正气。若尿路有结石，可加金钱草 30g，海金沙 15g，冬葵子 15g，瞿麦 15g，石韦 15g，以通淋排石利尿。

5.在脾气不升证型中，若气虚及阴，脾阴不足，清气不升，气阴两虚，症见舌红苔少，可改用参苓白术散；若脾虚及肾，可合济生肾气丸以温补脾肾，化气利水。

6.在肾阳衰惫证型中，若形神萎顿，腰脊酸痛，为精血俱亏，病及督脉，多见于老人，治宜香茸丸补养精血，助阳通窍；若因肾阳衰惫，命火式微，致三焦气化无权，浊阴内蕴，小便量少，甚至无尿、呕吐、烦躁、神昏者，治宜千金温脾汤合吴茱萸汤，以温补脾肾，和胃降逆。

（六）预后转归

癃闭若能得到及时而有效的治疗，由闭转癃，尿量逐渐增加，是病情好转的标志，通过治疗可获痊愈。癃闭失治或治疗不当，由癃转闭，为病势由轻转重的标志，最后可转为关格，若不及时抢救，可以导致死亡。

（七）预防与调护

1.锻炼身体，增强抵抗力，起居生活要有规律，避免久坐少动。

2.保持心情舒畅，消除紧张情绪，切忌忧思恼怒。

3.防止外邪入侵和湿热内生的有关因素，如过食肥甘、辛辣、醇酒，或忍尿，纵欲过度等。

4.老年人尽量减少使用抗胆碱类药，如阿托品、颠茄等，以免癃闭的发生。

5.早期治疗淋证、水肿、尿路肿块、结石等疾患，对疫毒热病患者，要及时补充体液，维持体内液体的平衡。

6.尿潴留需进行导尿患者，必须严格执行规范操作，避免外邪带入膀胱内。

7.保留导尿病人，应经常保持会阴部卫生，鼓励病人多饮水，保证病人每日尿量在 2500ml 以上。切忌持续引流，宜每 4 小时开放 1 次，当病人能自动解出小便时，尽快拔除导尿管。

（八）疗效评定

1.治愈　小便通畅，症状及体征消失。

2.好转　症状及体征改善。

3.未愈　症状无变化。

附：关格

关格是由于脾肾虚衰，气化不利，浊邪壅塞三焦而致小便不通与呕吐并见为临特征的危重病症。分而言之，小便不通谓之关，呕吐时作称之格。多见于水肿、淋证、癃闭的晚期。

关格的发生多由多种疾病反复不愈迁延日久而引起。基本病理变化为脾肾衰惫，气化不利，湿浊毒邪内蕴三焦。病理性质为本虚标实，脾肾虚衰为本，湿浊毒邪为标。初起时，病在脾肾，病至后期可损及多个脏器。若肾阳衰竭，寒水上注，则凌心射肺，久则转变为心悸、胸痹；若阳损及阴，肾阴亏耗，肝阳上亢，内风自生，则可有眩、中风；若浊邪内盛，内陷心包，而成昏迷、谵妄。

关格的辨证，应首辨脾肾虚损程度；次辨浊邪之性质；再辨是否累及他脏。治疗宜攻补兼施，标本兼顾。

1.脾肾阳虚，湿浊内蕴

【证候】 小便短少，色清，甚则尿闭，面色晦滞，形寒肢冷，神疲乏力，浮肿腰以下为主，纳差，腹胀，泛恶呕吐，大便溏薄，舌淡体胖，边有齿印，苔白腻，脉沉细。

【治法】 温补脾肾，化湿降浊。

【主方】 温脾汤合吴茱萸汤。

【处方举例】 熟附子12g，肉桂6g，党参30g，白术15g，茯苓15g，巴戟天15g，淫羊藿15g，吴茱萸10g，半夏12g，陈皮9g，生姜9g。

2.肝肾阴虚，肝风内动

【证候】 小便短少，呕恶频作，头晕头痛，面部烘热，腰膝酸软，手足抽搐，舌红，苔黄腻，脉弦细。

【治法】 滋补肝肾，平肝息风。

【主方】 杞菊地黄丸合羚角钩藤汤。

【处方举例】 熟地黄12g，山药15g，山茱萸12g，枸杞子15g，羚羊角（磨汁冲服）3g，钩藤15g，石决明15g，竹茹15g，胆南星10g，败酱草15g，六月雪12g。

3.肾气衰微，邪陷心包

【证候】 无尿或少尿，全身浮肿，面白唇暗，四肢厥冷，口中尿臭，神识昏蒙，循衣摸床，舌卷缩，淡胖，苔白腻或灰黑，脉沉细欲绝。

【治法】 温阳固脱，豁痰开窍。

【主方】 急用参附汤合苏合香丸，继用涤痰汤。

【处方举例】 人参10g，附子10g。

苏合香丸开窍醒神。胆南星10g，石菖蒲10g，半夏12g，竹茹15g。

若昏迷不醒，可静脉滴注醒脑静开窍醒神；若狂燥痉厥，可服紫雪丹。若心阳欲脱，用参附龙牡汤。此外，关格病人，还可用外治灌肠法加强通腑降浊解毒作用。

（张三强）

第六节 阳痿

阳痿是指成年男子性交时，由于阴茎萎软不举，或举而不坚，或坚而不久，无法行正常性生活的病证。根据本病的临床特点，西医学中各种功能及器质性疾病造的阳痿，可参照本病辨证论治。

临床诊疗思维

(一)病因病机分析

1.病因

(1)禀赋不足,劳伤久病

先天不足
房事过度
少年手淫
早婚多育
}均可造成精气虚损,命门火衰——阳事不举

久病劳伤——损及脾胃,气血化源不足——宗筋失养——阳痿

(2)七情失调

情志不遂
思欲过度
忧思郁怒
}肝失疏泄——宗筋所聚无能

过思多虑,损伤心脾——气血不足,宗筋失养

大惊卒恐,伤于心肾——气机逆乱,血不达宗筋

}作强不能,阳事不举

(3)饮食不节

过食醇酒厚味——聚湿生热,下注肝肾——经络阻滞,气血不荣宗筋——阳痿

(4)外邪侵袭

久居湿地
或湿热外侵
}蕴结肝经——下注宗筋——发为阳痿

2.病机

(1)阳痿病变部位在宗筋,与肝、肾、心、脾(胃)关系密切。

(2)阳痿有虚实之分,且多虚实互见

(二)诊断思维

1.辨病思维

(1)诊断要点

①成年男子性交时,阴茎萎而不举,或举而不坚,或坚而不久,无法进行正常性生活者,但须除外阴茎发育不全引起的性交不能。

②常有神疲乏力,腰酸膝软,畏寒肢冷,夜寐不安,精神苦闷,胆怯多疑,或小便不畅,滴沥不尽等症。

③本病常有房劳过度,手淫频繁,久病体弱或有消渴,惊悸,郁证等病史。

(2)鉴别诊断:阳痿与早泄的鉴别。阳痿是指欲性交时阴茎不能勃起,或举而不坚,或坚而不久,不能进行正常性生活的病证,而早泄是同房时,阴茎能勃起,但因过早射精,射精后阴茎萎软的病证,两者在临床表现上有明显差别,但在病因病机上有相同之处,若早泄日久不愈,可进一步导致阳痿。故阳痿病情重于早泄。

2.辨证思维

(1)辨虚实

①实证:由七情所伤,饮食不节,外邪侵袭,以致肝气郁结,肝经湿热,痰湿阻络,肝经瘀滞者属实证,多见于中青年。

②虚证:恣情纵欲,思虑惊恐,久病不愈、年老体衰致心脾两虚,惊恐伤肾,命门火衰者则属虚证,多见中老年人。

③虚实夹杂:久病入络,肾虚痰瘀或肾虚邪恋者多为虚实夹杂。

(2)审病位:因肝气郁结,肝经湿热,病位在肝;大惊卒恐,房室劳伤,命门火衰者,则病在肾;思虑太过,心脾受损,则病在心脾;内蕴湿热者,往往先犯脾,后侮肝;痰湿血瘀阻滞者,则病在血脉与宗筋。临床上有时单一脏腑发病,亦可累及多个脏腑经络。

(3)明寒热:阳痿热证者,其热常与湿邪夹杂侵犯肝经,临床多见阴囊潮湿,舌苔黄腻,脉弦数或伴见手足心热,潮热腰酸,舌红苔腻,脉弦细数等热灼肾阴,虚热内生之候。阳痿寒证者为命门火衰之虚寒,临床可见腰膝酸冷,肢体畏寒,夜尿频作,小便清长,舌质淡,脉沉细迟。

(三)治则思维

1.虚者其治在心、脾、肾,注意祛邪 命门火衰,心脾两虚,恐惧伤肾,均宜补益,依其挟痰挟湿夹瘀之不同,佐以化痰、祛湿、活血、通络,补虚泻实。

2.实者其治在肝,当分辨肝郁、湿热、痰瘀之不同 实者其治在肝。依其肝经自病、邪客肝脉和他脏相病之不同,本郁者宜达之,湿热者宜清利,痰瘀者宜通化

3.用药不应过于温补,宜清补,平调阴阳 阳痿的治疗不少医家多从温肾壮阳论治,滥用温肾壮阳之品的现象严重,结果非但疗效不佳,因此而造成肾阴耗伤,湿热;内生的状况频频出现。殊不知,肾为水火之脏,水为肾之体,火为肾之用,所以用药应水中补火或补中有清,寓清于补,乃可使火水得其养。具体而言,在温肾药的使用上应选用温而不燥,或燥性较小的血肉有情之品,如巴戟肉、肉苁蓉、菟丝子、鹿角胶,并加用黄精、熟地黄等从阴引阳。此外,入肝肾之经,引经药的使用,如牛膝等,以及在阳痿治疗中有一定疗效的药物,如蜈蚣、细辛、灵芝的适当选用,有利于提高疗效。

(四)辨证论治

1.命门火衰

【证候】 阳事不举,或举而不坚,精薄清冷,神疲倦怠,畏寒肢冷,面色㿠白,头晕耳鸣,腰膝酸软,夜尿清长。舌淡胖,苔薄白,脉沉细。

【治法】 温肾壮阳。

【主方】 赞育丸加减。

【处方举例】 巴戟天 10g,肉桂 10g,淫羊藿 10g,韭菜子 10g,熟地黄 12g,山茱萸 15g,枸杞子 15g,当归 12g。

2.心脾亏虚

【证候】 阳痿不举,心悸,神疲乏力,面色萎黄,失眠多梦,食少纳呆,腹胀便溏。舌淡,苔薄白,脉细弱。

【治法】 补益心脾。

【主方】 归脾汤加减。

【处方举例】 党参20g,黄芪15g,白术12g,茯苓15g,当归10g,熟地黄10g,酸枣仁15g,远志10g,淫羊藿10g,补骨脂10g,九香虫10g,阳起石10g,香附10g。

3.肝郁不舒

【证候】 阳事不起,或起而不坚,心情抑郁,胸胁胀痛,脘闷不适,食少便溏。舌苔薄白,脉弦。

【治法】 疏肝解郁。

【主方】 逍遥散加减。

【处方举例】 柴胡10g,香附10g,郁金10g,川楝子10g,当归12g,白芍12g,生地黄12g,枸杞子15g,白术12g,茯苓15g,甘草6g。

4.惊恐伤肾

【证候】 阳痿不振,心悸易惊。胆怯多疑,夜多噩梦,常有惊吓史。舌苔薄白,脉弦细。

【治法】 益肾宁神。

【主方】 启阳娱心丹加减。

【处方举例】 人参10g,菟丝子10g,当归12g,白芍12g,远志10g,茯神15g,龙齿(先煎)30g,石菖蒲10g,柴胡10g,香附10g,郁金10g。

5.湿热下注

【证候】 阳痿伴阴囊潮湿,瘙痒坠胀,小便黄浊,胸胁少腹睾丸胀痛,肢体困倦,厌食泛恶口苦,脘痞腹胀。舌红苔黄腻,脉滑数。

【治法】 清利湿热。

【主方】 龙胆泻肝汤加减。

【处方举例】 龙胆草10g,牡丹皮10g,栀子10g,黄芩10g,车前子15g,泽泻15g,土茯苓15g,柴胡10g,香附10g,当归12g,生地黄12g,牛膝12g。

(五)病程观察

1.在命门火衰证型中,滑精频繁,精薄精冷,可加覆盆子10g,金樱子10g,益智仁10g,补肾固精;若火衰不甚,精血薄弱,可予左归丸治疗。

2.在心脾亏虚证型中,夜寐不酣,可加夜交藤15g,合欢皮15g,柏子仁15g,养心安神;若胸脘胀满,泛恶纳呆,属痰湿内盛者,加用半夏12g,川厚朴10g,竹茹15g,以燥湿化痰。

3.在肝郁不舒证型中,若见口于口苦,急躁易怒,目赤尿黄,此为气郁化火,可加牡丹皮10g,栀子10g,龙胆草10g,以泻肝火;若气滞日久,兼有血瘀之证,可加川芎10g,丹参15g,赤芍10g,以活血化瘀。

4.在惊恐伤肾证型中,若惊悸不安,梦中惊叫者,可加灵磁石30g,以重镇安神久病入络,经络瘀阻者,可加蜈蚣5g,露蜂房10g,丹参15g,川芎10g,通络化瘀

5.在湿热下注证型中,阴部瘙痒,潮湿重者,可加地肤子15g,苦参15g,蛇床子15g,以燥湿止痒;若湿盛,困遏脾肾阳气者,可用右归丸合平胃散;若湿热久恋,灼伤肾阴,可合用知柏地黄丸以滋阴降火。

（六）预后转归

本病之预后，视不同病机与病情轻重不同而异，大多数病人预后良好。对肝郁惊恐、湿热而致气机不畅，气机逆乱，经络阻遏者，当各种病理因素去除，症情自可向愈。但对先天不足，天癸缺失，或久病痰瘀闭阻经络者，则预后大多不良。

（七）预防与调护

1.舒情怀，节房事　情绪低落，焦虑惊恐是阳痿的重要诱因。精神抑郁是阳痿患者难以治愈的主要因素。因此调畅情志，怡悦心情，防止精神紧张是预防及调护阳痿的重要环节。切忌恣情纵欲，房事过频，手淫过度，以防精气虚损，命门火衰致阳痿。宜清心寡欲，弃除杂念，怡情养心。另外，为巩固疗效，阳痿好转时，应停止一段时间性生活，以免病情反复。

2.调饮食　饮食有节，不应过食醇酒肥甘，避免湿热内生，壅塞经络，造成阳痿。

3.积极治疗原发病　积极治疗易造成阳痿的原发病。如糖尿病、动脉硬化、甲状腺功能亢进、皮质醇增多症等。此外，某些药物可影响性功能而致阳痿，如大剂量镇静药、降压药、抗胆碱类药物等。尽量避免长期服用。

4.早期治疗　患阳痿不可忧虑惊慌，要及时诊治，切忌讳疾忌医，隐瞒病情，贻误治疗时机。

（八）疗效评定

1.治愈　症状消失，性生活恢复正常。

2.好转　阴茎能举，能进行性生活，但时好时差。

3，未愈　症状无变化。

（张三强）

第七节　遗精

遗精是指不因性生活而精液遗泄的病证。其中有梦而遗精的，名为“梦遗”；无梦遗精，甚至清醒时精液流出者，名为“滑精”。

遗精为临床多种病证的症状，西医学的神经衰弱、前列腺炎等引起的遗精，可参本节辨证论治。

临床诊疗思维

（一）病因病机分析

1.病因

(1)劳心太过

情志失调 }
劳神太过 } 心阳独亢，心阴被灼——心肾不交，水亏火旺——扰动精室 }
思虑太甚——损伤心脾——脾气下陷——气不摄精 } 遗精

(2)欲念不遂

少年气盛,精动于中
心有恋慕,所欲不遂 }心动神摇——君相火旺——扰动精室——遗精
壮夫久旷,思慕色欲

(3)饮食不节

醇酒厚味{损伤脾胃,湿热内生,扰动精室
郁于肝胆,迫精下泄}遗精

(4)恣情纵欲

青年早婚,房事过度 肾虚精脱
少年无知,频犯手淫}日久{相火扰动精室}遗精
醉而入房,纵欲无度 肾不固精

2.病机

(1)病机重点为肾失封藏,精关不固。肾为封藏之本,精藏于肾。若肾脏自病,或其他因素影响肾之封藏功能,则精关不固,精液外泄,发生遗精。

(2)病位在肾,与心、肝、脾等脏密切相关

肾:肾藏精,肾病不能藏精则遗泄,故遗精之病位在肾。

心:精的主宰在心,心为神之本,神安则精固。若劳心太过,耗伤心神,心失主宰,则精自遗。

肝:肝内寄相火,若君火妄动,相火随之而动,势必影响肾之封藏。故君相火旺或心、肝、肾阴虚火旺皆可扰动精室而遗。

脾胃:恣饮酒浆厚味,脾胃湿热内生,下注于肾,亦可迫精妄行,故遗精与脾胃也有一定联系。

(3)初起多实,日久多虚,或见虚实夹杂。君相火旺,湿热下注扰动精室而遗者,多属实。肾脏亏虚,不能藏精,精液外泄者,多属虚。初起多实,火旺为主,久则相火、湿热耗伤肾阴,乃至阴损及阳,而成虚实夹杂证。

(4)遗泄日久,导致阳痿、虚劳

(二)诊断思维

1.辨病思维

(1)诊断要点

①男子梦中遗精,每周超过 2 次以上;或清醒时,不因性生活而排泄精液者。

②常伴有头昏、精神委靡,腰腿酸软,失眠等症。

③本病常有恣情纵欲、情志内伤、久嗜醇酒厚味等病史。

④直肠指诊、前列腺 B 超、精液常规及前列腺液检查可助病因诊断。

(2)鉴别诊断

①遗精与溢精鉴别:溢精与遗精一为生理现象,一为病理表现,应首先加以鉴别。

③遗精与走阳鉴别:走阳是指性交时,精泄不止。而遗精是没有同房而精液流出,以此可区别两者。

④遗精与精浊鉴别：遗精与精浊都是尿道有白色分泌物流出，流出物均来自于精室。但精浊常在大便时或排尿终了时发生，尿道口有米泔样或糊状分泌物溢出，并伴有茎中作痒作痛，痛甚如刀刻火灼，而遗精多发生于梦中或情欲萌动时，不伴有疼痛。

2.辨证思维　本病辨证要审杳脏腑，分清虚实，辨别阴阳。

（三）治则思维

1.治分虚实　实证以清泄为主，依其君火、相火、湿热、痰火，或肝经郁火之不同，或清或泄；虚证用补涩为要，审慎阴阳脏腑不同，以滋阴壮阳、升举养心，固涩为宜；虚实夹杂者，应虚实兼顾。久病人络夹瘀者，可佐以活血通络。

2.通涩并用　遗精基本病机一是火邪或湿热扰及精室，一是脾肾亏虚，精关不固。故治疗遗精应遵循一清泄，二补涩的原则，切忌只用固肾涩精一法，应注意通涩并用。对虚实夹杂者，当虚实兼顾，补肾固涩与清泄相结合；久病人络夹瘀者，佐活血通络。即叶天士所谓“通涩互施”。

3.心肾不交，治当调摄心神　君相火动，心肾不交之遗精，临床较为多见，病由心而起，在治疗的同时亦特别注意调摄心神，排除妄念。用药不宜过于苦泄，以免伤及阴液，可在清泄中酌加养阴之剂。

4.湿热下注，不宜过早固涩　湿热下注之遗精，不宜过早固涩，以免恋邪，若精滑致虚，需视虚实、先后酌情施治，不宜专事涩摄；其次，用药勿太寒凉和滋腻。以防苦寒败胃，不利脾胃亏弱之体；且火湿互因，早施滋腻，恐碍湿的泄化。

5.脾胃虚弱者，不可轻用凉药　益气之中，多寓升提，清气上升则脾湿不生，脾精敛运则营卫流通，不致化生湿浊，陷溺于肾，影响肾的封藏。

6.固肾当求阴阳平衡，尤应重视脾之健运　肾虚不固，用补肾固涩时，但求阴阳平衡，温阳避免刚燥，需从阴中求阳，对兼有脾虚之人，补肾同时，尤应重视脾之健运，一概滋腻，易成呆滞。

7.久遗不愈者，当注意化痰去瘀　久遗不愈者，常有痰、瘀滞留精道，瘀阻精窍的病理改变。可酌情用化痰去瘀通络之变法治疗，往往可收到奇效，对于这种患者，临证辨证时不一定郁于舌紫脉涩，应抓住有忍精史，手淫过频、少腹、会阴部及睾丸坠胀疼痛，射精不畅，射精痛，精液黏稠或有硬颗粒状物夹杂其中等特点综合分析。

（四）辨证论治

1.君相火旺

【证候】　少寐多梦，梦则遗精，阳事易举，心中烦热，头晕目眩，口苦胁痛，小溲短赤。舌红，苔薄黄，脉弦数。

【病机】　君火妄动，相火随之，迫精妄泄。

【治法】　清心泄肝。

【主方】　黄连清心饮合三才封髓丹加减。

【处方举例】　黄连6g，栀子10g，灯心草3g，知母12g，黄柏12g，牡丹皮10g，生地黄12g，熟地黄12g，天冬15g，远志10g，酸枣仁15g，茯神15g。

2.湿热下注

【证候】　遗精时作，小溲黄赤，小便热涩不畅，口苦而腻。舌质红；苔黄腻，脉濡数。

【病机】 湿热蕴滞,下扰精室,开合失职。

【治法】 清热利湿。

【主方】 程氏萆薢分清饮加减。

【处方举例】 萆薢10g,黄柏12g,茯苓15g,车前子10g,莲子心10g,石菖蒲10g,丹参15g,白术12g,薏苡仁15g。

3.劳伤心脾

【证候】 劳则遗精,失眠健忘,心悸不宁,面色萎黄,神疲乏力,纳差便溏。舌淡苔薄,脉弱。

【病机】 心脾两虚,气虚神浮,气不摄精。

【治法】 调补心脾,益气摄精。

【主方】 妙香散加减。

【处方举例】 人参10g,黄芪15g,山药15g,茯神15g,远志10g,木香6g,桔梗10g,升麻10g。

4.肾气不固

【证候】 多为无梦而遗,甚则滑泄不禁,精液清稀而冷,形寒肢冷,面色㿠白,头昏目眩,腰膝酸软,阳痿早泄,夜尿清长。舌淡胖,苔白滑,脉沉细。

【病机】 肾元虚衰,封藏失职,精关不固。

【治法】 补肾固精。

【主方】 金锁固精丸加减。

【处方举例】 沙苑子10g,杜仲10g,菟丝子10g,山药15g,潼蒺藜10g,莲须10g,煅龙骨15g,煅牡蛎15g,金樱子10g,芡实10g,莲子10g,山茱萸10g。

(五)病程观察

1.在君相火旺证型中,心肾不交,火灼心阴者,可用天王补心丸加减以滋阴安神;久遗伤肾,阴虚火旺者,可用知柏地黄丸加减,或大补阴丸,滋阴泄火;梦遗日久,烦躁失眠,心神不宁或心悸易惊,可予安神定志丸加减以宁心安神。

2.在湿热下注证型中,湿热下注肝经,症见阴囊湿痒,小溲短赤,口苦胁痛,可用龙胆泻肝汤以清热利湿;兼见胸腹脘闷,口苦或淡,渴不欲饮,头晕肢困,饮食不馨,可用苍术二陈汤加黄柏、升麻、柴胡以升清化湿。

3.在劳伤心脾证型中,中气下陷明显者,可用补中益气汤加减;心脾血虚显著者,可改用归脾汤治疗;脾虚日久损及肾阳虚损者,宜脾肾双补。

4.在肾气不固证型中,肾阳虚为主者,症见滑泄久遗,阳痿早泄,阴部有冷感,可加用鹿角霜5g,肉桂10g,锁阳10g,蜈蚣5g,加强温肾之力;肾阴虚为主,症见眩晕耳鸣、五心烦热,形瘦盗汗,舌红少苔,脉细数者,酌加熟地黄12g,枸杞子15g,龟甲(先煎)10g,阿胶(烊化)10g,以滋养肾阴;阴损及阳,或阳损及阴,肾中阴阳两虚者,可合用右归丸以温润固本,阴中求阳。

(六)预后转归

遗精初起,一般以实证多见,日久不愈,可逐渐转变为虚证。在病理演变过程中,还可出现虚实并见之证。阴虚者可兼火旺,肾虚者可兼有湿热痰火。精属阴液,故开始多以伤及肾阴为主,因精与气互生,阴与阳互根,所以,病久往往表现为肾气虚弱,甚则导致肾阳衰惫。因此,遗精日久,可兼见早泄,或导致阳痿。若调摄不当,或失治,也可致使久延不愈,甚至发展成虚劳。

(七)预防与调护

1.加强性教育,消除对异性的杂念在青少年中要加强性教育,消除对异性的杂念,免犯手淫,以预防本病的发生。同时注意正面引导,不接触黄色书刊、影像,积极参加文体活动,加强锻炼,并适当参加体力劳动。

2.注意生活调摄注意生活起居,节制性欲,戒除手淫,夜晚进食不宜过饱,睡前用温水洗脚,被褥不宜过厚,过暖,衬裤不宜过紧,养成侧卧习惯。

3.节制饮食少食醇酒厚味及辛辣刺激性食品。

(八)疗效评定

1.治愈 遗精消失,或控制每月 1~2 次,伴随症状消除。

2.好转 遗精次数减少 1/2 以上,其他症状减轻。

3.未愈 遗精次数及其他症状无改变。

(张三强)

第八节 子痈

子痈是指睾丸及附睾的感染性疾病。中医称睾丸和附睾为肾子,故以名之。临证中分急性子痈与慢性子痈,两者都以睾丸或附睾肿胀疼痛为特点。相当于西医的急、慢性睾丸炎或附睾炎。

临床诊疗思维

(一)病因病机分析

1.湿热下注 外感六淫,如坐卧湿地,郁而化热;或过食辛辣炙煿,湿热内生,下注肝肾之络,结于肾子,阻隔经络,凝滞气血,郁久则热胜肉腐。或房事不洁,外染湿热秽毒,郁滞化火成脓,脓腐肉溃,经精道逆传肾子,浊毒壅结而成。或跌仆闪挫,肾子受损,络伤血瘀,瘀血阻滞,郁久化热,热胜肉腐,发为本病。

2.气滞痰凝 情志不畅,郁怒伤肝,肝失疏泄,肝郁气结,经脉不利,血瘀痰凝,发于肾子,延成硬块,则为慢性子痈。

(二)诊断思维

1.辨病思维

(1)诊断要点

①症状

急性子痈:附睾或睾丸肿痛,突然发作,疼痛程度不一,轻者仅有不适,重者痛如刀割,行动或站立时加重。疼痛可沿输精管放射至腹股沟、直肠及下腹部。伴有恶寒发热,或寒热往来,食欲缺乏,口苦,口渴欲饮,尿黄便秘等症状。

因外伤瘀血引起者可有明显的外伤史，初起肿痛较剧，但全身症状不明显，以后仅有睾丸、附睾肿硬隐痛。如因继发感染，才会出现阴囊红肿和全身发热。

慢性子痈：临床较多见。患者常有阴囊部隐痛、发胀、下坠感，疼痛可放射至下腹部及同侧大腿根部，可有急性子痈发作史。

②体征

急性子痈：附睾可触及肿块，触痛明显。化脓后阴囊红肿，可有波动感，溃破或切开引流后，脓出毒泄，症状消退迅速，疮口容易愈合。

慢性子痈：可触及附睾增大、变硬、有结节。伴轻度压痛，同侧输精管增粗。

③辅助检查

血常规检查：急性子痈血白细胞总数可高达 $20.0\times10^9/L$。

尿常规检查：急性子痈尿中可有白细胞。

(2)鉴别诊断：急性子痈需与睾丸扭转相鉴别，慢性子痈需与子痰相鉴别。

2.辨证思维　子痈的临床见证不复杂，一般不难辨证。急性者，由湿热下注所致，易于收敛；慢性者，气滞痰凝，治愈较难。

(1)急性子痈：多见于成年人，发作突然，阴囊红肿热痛，睾丸或附睾肿痛，局部压痛明显，同时可伴有恶寒发热等全身症状。

(2)慢性子痈：大部分慢性子痈可无急性子痈现病史，且全身症状不明显，主要表现为附睾结节，子系粗肿，轻微触痛或牵引少腹不适。

(三)治则思维

1.内治　①急性子痈重在清利湿热，解毒消肿；已化脓者，宜清热解毒兼托毒排脓。慢性子痈要在理气化痰散结。②急性子痈一般主张早期配合使用足量抗生素控制感染。③慢性子痈肿块日久，治疗无效，尤其是诊断不明者，可考虑手术治疗。

2.外治　掌握好成脓即行切开的原则及保证引流通畅。

(四)辨证论治

1.湿热下注

【证候】　多见于成年人。睾丸或附睾肿大疼痛，阴囊皮肤红肿，焮热疼痛，少腹抽痛，局部触痛明显，脓肿形成时按之应指；伴恶寒发热；苔黄腻，脉滑数。

【辨证】　湿热下注肾子，气血壅阻，经络不畅，故见睾丸或附睾肿大而痛，阴囊皮肤红肿，焮热疼痛；肝脉循股阴，入毛中，湿热下注，肝经气血瘀滞，故少腹抽痛；热盛肉腐，则局部形成脓肿，触痛明显，按之应指；正邪相争，营卫不和，故见恶寒发热；苔黄腻，脉滑数乃湿热之象。

【治则】　清热利湿，解毒消肿。

【主方】　枸橘汤或龙胆泻肝汤加减。

【处方】　橘核20g，川楝子15g，龙胆草10g，栀子10g，黄柏10g，泽泻15g，赤芍15g，柴胡15g，陈皮10g，茵陈15g，木通5g，车前子20g。

2.气滞痰凝

【证候】　附睾结节，子系粗肿，轻微触痛或牵引少腹不适；多无全身症状；舌淡或有瘀斑，苔薄白或腻，脉弦滑。

【辨证】 肝气郁滞，痰凝阻滞，局部经络不畅，致肾子处凝结成块，故见附睾结节，局部触痛；病变波及子系，而见子系粗肿，牵引少腹不适；舌淡或有瘀斑，苔薄白或腻，脉弦滑，为气滞痰凝之象。

【治则】 疏肝理气，化痰散结。

【主方】 橘核丸加减。

【处方】 橘核20g，川楝子10g，木香10g，桃仁10g，红花5g，延胡索10g，乌药10g，桂心5g，海藻15g，昆布15g。

（五）病程观察

急性子痈，热甚者，加连翘15g，蒲公英20g；疼痛剧烈者，加延胡索10g，金铃子15g；已成脓者，加透脓散；慢性子痈，有热象者，加忍冬藤30g，蒲公英15g；有瘀或结节明显者，加三棱10g，莪术10g；湿象重者，加滑石20g，猪苓15g。

（六）预后转归

急性子痈治疗及时、用药恰当，一般都能及时治愈，预后良好；如失治误治，易为慢性，缠绵难愈，甚至引起睾丸、附睾坏死，影响生育能力。

（七）预防与调护

1.外生殖器部位的包茎、龟头炎、尿道狭窄以及炎性疾病患者应及时治疗。

2.急性子痈患者应卧床休息，抬起阴囊。对已切开排脓者要注意引流通畅。

3.慢性期适当活动，避免劳累及外伤，以防复发或加重。

4.饮食清淡，忌烟禁酒及辛辣等刺激性食物。

5.在治疗期间，急性子痈宜戒绝房事，慢性子痈宜减少房事。

（八）疗效评定

1.治愈 肿块消散或脓肿经切开治疗后愈合，全身症状消失。

2.好转 肿痛减轻或疮口基本愈合，全身症状缓解。

3.未愈 局部及全身症状无改善。

（马 军）

第九节 囊痈

囊痈是发于睾丸以外阴囊部位的急性化脓性疾病。相当于西医的阴囊脓肿、阴囊蜂窝织炎。其特点是阴囊红肿疼痛，皮紧光亮，形如瓢状，寒热交作。《外科大成》云：“夫囊痈者，阴囊红肿热痛也。”

临床诊疗思维

（一）病因病机分析

多因久着汗湿衣裤，或坐卧湿地，外感湿毒浸渍；或囊痒搔抓，外伤染毒；或饮食不节，过食膏粱厚味，恣啖生冷，脾失健运，湿热内生，湿热毒邪下注于肝肾之络，使阴囊部气血壅滞，乃成痈肿。

（二）诊断思维

1.辨病思维

（1）诊断要点

①症状：初期阴囊部出现红肿、灼热，压痛明显，腹股沟淋巴结肿大。阴囊肿胀进展较快，甚则肿大如瓢，坠胀疼痛。全身症状可伴有发热畏寒或轻度寒战、口干、喜冷饮、小便赤热、大便干结等。治疗后若热退痛止，则肿胀能较快消退。

成脓期若治疗不及时，身热不退，阴囊肿痛不减，便欲成脓。

②辅助检查：血常规检查，白细胞总数增高，中性粒细胞增多。

（2）鉴别诊断：本病需与子痈、脱囊、水疝相鉴别。

2.辨证思维　囊痈，顾名思义就是发生于阴囊部位的痈肿，其最显著的特点就是初起阴囊部即出现红肿热痛，且阴囊肿胀发展快，甚则肿大如瓢，坠胀疼痛。同时可伴有发热畏寒，口渴喜饮，尿赤便结等全身症状。

若局部肿痛不减，身热等全身症状不退，提示囊痈已将成脓。

（三）治则思维

1.内治　初期湿热下注，蕴结阴囊，多以清热利湿，解毒消肿为主，早期宜配合抗生素治疗。若治疗及时，往往易愈。若失治误治，则邪气转盛，病情转重，甚则转为脱囊。

2.外治　掌握未成脓与已成脓囊痈不同的处理方法以及成脓时选择好切日，并保证引流通畅。

（四）辨证论治

湿热下注

【证候】　阴囊红肿焮热，坠胀疼痛，拒按，腹股沟淋巴结肿痛，酿脓时局部胀痛、跳痛，阴囊有局灶隆起，指压有波动感；可伴有发热，口干喜冷饮，小便赤热；舌红，苔黄腻或黄燥，脉弦数或紧数。

【辨证】　肝经湿热下注阴囊，蕴阻经络，气血不畅，故阴囊红肿掀热，坠胀疼痛，拒按；肝经循股阴，故腹股沟淋巴结肿痛；热盛肉腐，故局部酿脓，胀痛、跳痛，阴囊有局灶隆起，指压有波动感；热为阳邪，易伤津液，故见全身发热，口干喜冷饮；湿热扰及膀胱，气化失常，故小便赤热；舌红，苔黄腻或黄燥，脉弦数或紧数为湿热下注之象。

【治则】　清热利湿，解毒消肿。

【主方】　龙胆泻肝汤或泻热汤加减。

【处方】　龙胆草10g，栀子10g，黄芩10g，柴胡10g，车前子20g，泽泻15g，木通10g，连翘15g，金银花20g，生地黄20g，赤芍10g，甘草5g。

（五）病程观察

囊痈已成脓者，可于龙胆泻肝汤或泻热汤中加天花粉、皂角刺、穿山甲（代）。

（六）预后转归

病之初期湿热为患，正气不虚，邪气尚浅，若治疗及时，往往易愈。若失治误治则邪气转盛,热毒腐肉败血而酿脓,病情转重。如脓溃毒泄,正气恢复,则病情自愈,若治疗不当,正气益亏,则缠绵难愈,甚则转为脱囊。

(七)预防与调护

1.及时正确处理阴囊部外伤,注意保持阴囊部的清洁及干燥。

2.将阴囊用阴囊带托起,适当提高,减轻疼痛。对已切开排脓者要注畅。

3.忌食鱼腥、辛辣炙煿等食物。

(八)疗效评定

1.治愈 局部及全身症状消失,创面愈合。

2.好转 局部症状基本消失,创面基本愈合,全身症状缓解。

3.未愈 局部及全身症状无改善。

(马 军)

第十节 子痰

子痰是发于附睾部属于疮痨性质的慢性化脓性疾病。相当于西医的附睾结核。其特点是患病的附睾有慢性肿块,逐渐增大,形成脓肿,最后化脓破溃,溃破后脓液稀薄如痰,并夹有败絮样物质,易成窦道,经久不愈。中医文献称之为肾漏、穿囊漏。

临床诊疗思维

(一)病因病机分析

肝肾亏损,脉络空虚,浊痰乘虚下注,结于肾子;或阴虚内热,相火偏旺,灼津为痰,阻于经络,痰瘀互结而成。浊痰日久,郁而化热,热盛肉腐成脓。若脓水淋漓,病久不愈,阴损及阳,可出现阴阳两虚、气血两亏之候。

(二)诊断思维

1.辨病思维

(1)诊断要点

①症状与体征

硬结期:自觉阴囊坠胀,附睾尾部有不规则的局限性结节,质硬,触痛不明显,结节常与阴囊皮肤粘连。

成脓期:日久结节逐渐增大,形成脓肿。

溃脓期:溃破后脓液清稀,或夹有豆腐渣样絮状物,腥味较浓,易形成长期不愈合的阴囊部窦道。输精管增粗变硬,有多处硬结,呈串珠状。

全身症状:常有五心烦热,午后潮热,盗汗,倦怠,腰酸,食少,乏力,或肢冷畏寒,面色㿠白等。

②辅助检查

尿常规检查，可有红、白细胞及脓细胞。

血沉检查，红细胞沉降率多增高。

脓液涂片，可找到结核杆菌。

脓液培养，有结核杆菌生长。

(2)鉴别别诊断：本病需与慢性子痈、精液囊肿相鉴别。

2.辨证思维

(1)硬结期：阴囊坠胀，附睾硬结，子系呈串珠状肿硬，是硬结期最主要的临床表现，而且本病发病缓慢，初期并无明显全身症状。

本期重点掌握的局部体征为附睾硬结，触痛不明显，子系呈串珠状肿硬。

(2)成脓期：此期局部主要为附睾硬结逐渐增大，并与阴囊皮肤粘连，阴囊红肿疼痛，触之有应指感。全身则以低热，盗汗，倦怠；舌红，少苔，脉细数等阴虚内热的症状表现为主。

(3)溃脓期：此期局部以脓液稀薄，夹有败絮样物质，疮口凹陷，易成漏管，反复发作，经久不愈为主要表现。全身则以低热不退，面色无华，腰膝酸软等气血两亏的症状表现为主。

(三)治则思维

1.内治　①按初期硬结期、中期成脓期、后期溃脓期分期辨证施治。②硬结期宜温散，成脓期宜清滋，溃脓期宜补养，但均应结合化痰。③在辨证论治的同时，配合西药抗结核治疗6个月以上。

2.外治　掌握好成脓与未成脓时不同的外治方法，以及窦道形成后的外治方法。

(四)辨证论治

1.浊痰凝结

【证候】 见于初起硬结期。肾子处坠胀不适，附睾硬结，子系呈串珠状肿硬；无明显全身症状；苔薄，脉滑。

【辨证】 肝肾亏损，脉络空虚，寒湿痰浊乘虚下注，结于肾子，脉络不通，故肾子处坠胀不适，附睾硬结，子系呈串珠状肿硬；病属初起，仅在局部，故无明显全身症状；苔薄，脉滑为浊痰凝结之象。

【治则】 温经通络，化痰散结。

【主方】 阳和汤加减。

【处方】 熟地黄30g，麻黄5g，白芥子10g，鹿角胶10g，炮姜5g，橘核20g，猫爪草30g，夏枯草15g，川楝子10g。

2.阴虚内热

【证候】 见于中期成脓期。病程日久，肾子硬结逐渐增大并与阴囊皮肤粘连，阴囊红肿疼痛，触之可有应指感；伴低热，盗汗，倦怠；舌红，少苔，脉细数。

【辨证】 痰湿蕴结，病程日久，郁久化热，热盛肉腐，故肾子坏死化脓；累及阴囊，故见阴囊红肿疼痛；热为阳邪，日久灼伤阴血，肝肾阴虚，虚热内生，故可伴低热，倦怠；虚热迫津外出，故见盗汗；舌红，少苔，脉细数为阴虚内热之象。

【治则】 养阴清热，除湿化痰，佐以透脓解毒。

【主方】 滋阴除湿汤合透脓散加减。

【处方】 当归10g，白芍10g，黄芩10g，猫爪草30g，地骨皮20g，泽泻10g，金银花30g，蒲公英30g，炮穿山甲(代)10g，皂角刺15g。

3.气血两亏

【证候】 见于后期溃脓期。脓肿破溃，脓液稀薄，夹有败絮样物质，疮口凹陷，形成漏管，反复发作，经久不愈；虚热不退，面色无华，腰膝酸软；舌淡，苔白，脉沉细无力。

【辨证】 病至后期，气血亏虚，故流出脓液稀薄，并夹有败絮样物质，疮口凹陷，难以生肌收口，形成经久难愈，反复发作的慢性漏管；血虚阴亏，不能制阳，故全身虚热不退；气血两虚，故面色无华，腰膝酸软；舌淡苔白，脉沉细无力为气血两亏之象。

【治则】 益气养血，化痰消肿。

【主方】 十全大补汤加减。

【处方】 党参15g，白术10g，茯苓10g，当归10g，白芍10g，熟地黄30g，黄芪30g，肉桂5g，猫爪草30g，仙茅15g，白芥子10g。

（五）病程观察

硬结期和溃脓期，为增强化痰消肿散结的作用，均可兼服小金丹。

（六）预后转归

本病需早发现、早治疗，虽然由于原发病灶的存在而易反复发作，但多数病人还是可以治愈的，部分病人治愈后易患丈夫无子。一旦形成脓肿，子系增粗，所谓累累如串珠样改变，则治疗起来比较棘手，往往缠绵难愈。若治疗不当或调护不慎，也可引起脱囊，甚至阴毒痰浊攻心而致危证。

（七）预防与调护

1.加强体育锻炼，提高健康水平，重视结核病的预防与调理。

2.忌辛辣劫阴食物，适当增加有滋肾养阴功效的食品，如甲鱼、墨鱼以及富含蛋白质的食物，如鸡蛋、鸡肉、鲜鱼、牛奶等。

3.对已经形成慢性窦道者须经常换药，换药注意无菌操作，以防止混合感染，并注意引流的通畅。

4.活动时用阴囊托将阴囊托起，以减轻疼痛。

（八）疗效评定

1.治愈　硬块消失或疮口愈合，全身症状消失。

2.好转　硬块缩小或疮口部分愈合，全身症状明显改善。

3.未愈　局部与全身症状无改善。

（马　军）

第十一节　阴茎痰核

阴茎痰核是指阴茎海绵体白膜发生纤维化硬结的一种疾病。其特点是阴茎背侧可触及条索或斑块状结节,阴茎勃起时伴有弯曲变形或疼痛。相当于西医的阴茎硬结症。

临床诊疗思维

(一)病因病机分析

1.脾虚痰浊　阴茎为宗筋所聚,太阳、阳明之所合,多气多血之络。饮食不节,脾失健运,浊痰内生,下注宗筋而成结节。

2.阴虚痰浊　肝肾阴虚,阴虚火旺,灼津为痰,痰浊下注宗筋而成结节。

3.痰瘀搏结　玉茎损伤,脉络瘀阻,气血痰浊搏结宗筋,则成结节。

(二)诊断思维

1.辨病思维

(1)诊断要点:多见于中年人。阴茎背侧可触及硬结或条索状斑块,无压痛,大小不一,或单发或数个不等,发展缓慢,不破溃。阴茎勃起时有疼痛或弯曲变形,严重者可影响性交,甚至引起阳痿。

(2)鉴别诊断:本病需与肾癌相鉴别。

2.辨证思维　本病多见于中年人,最显著的特点是阴茎背侧可触及条索或斑块状结节,阴茎勃起时有弯曲变形或疼痛。病变以局部体征为主,全身症状不明显。且发展缓慢,既无压痛,也不破溃,但阴茎勃起时或有可能出现疼痛。

(三)治则思维

1.疗程较长,内外治结合,综合治疗。

2.温通化痰散结贯穿始终。

3.药物治疗无效,不能完成性交或重度钙化者,可手术治疗。

(四)辨证论治

1.痰浊凝结

【证候】　阴茎背侧可触及条索状结块,皮色不变,温度正常,无明显压痛,阴茎勃起时可发生弯曲或疼痛;舌淡边有齿印,苔薄白,脉滑。

【辨证】　脾失健运,痰浊内生,下注宗筋,凝聚成核,故见阴茎痰核;痰浊尚未化热,故皮色不变,温度正常,无明显压痛;舌淡边有齿印,苔薄白,脉滑为脾虚痰浊内阻之象。

【治则】　温阳通脉,化痰散结。

【主方】　阳和汤合化坚二陈丸加减。

【处方】　熟地黄30g,麻黄5g,白芥子10g,鹿角胶10g,炮姜5g,川芎5g,僵蚕10g,橘核20g,茯苓10g,陈皮10g,半夏10g,乌药15g,甘草5g。

（五）病程观察

脾虚痰多者，加党参 20g，白术 15g，石菖蒲 10g；勃起时疼痛明显者，加延胡索 15g，蜈蚣 2 条。

（六）预后转归

本病目前无理想的治疗方法，难以根治，预后一般。中药治疗有一定的疗效，多数病人能够阻止病情的进一步发展或使病情减轻，部分病人可以治愈。少数病人病情较重，可并发多种疾病，如阳痿、阴茎弯曲、阴茎勃起疼痛，从而影响性生活，给病人精神上和肉体上带来一定的痛苦。

（七）预防与调护

避免暴力性交、酒后性交，防止阴茎损伤。

（八）疗效评定

1.痊愈　阴茎硬结消失，勃起功能正常。

2.显效　阴茎硬结缩小，勃起功能正常。

3.有效　阴茎硬结缩小，勃起功能较前改善。

4.无效　阴茎硬结不缩小，阴茎勃起功能无改善。

（马　军）

第十二节　水疝

水疝是睾丸或精索鞘膜积液引起阴囊或精索部囊形肿物的一种疾病。其特点是阴囊无痛无热、皮色正常，内有囊性感的卵圆形肿物。水疝可分为先天性水疝与继发性水疝两种，前者多见于婴儿，也称偏坠；后者多见于成年人。相当于西医的睾丸鞘膜积液或精索鞘膜积液。

临床诊疗思维

（一）病因病机分析

肾主水，脾主运化水湿，先天肾气不足，或肾阳虚衰，水液不能蒸腾气化；或脾阳虚冷，运化乏力，水湿潴留，导致局部水液的正常分泌与吸收功能失调，是产生水疝的基本病因。

婴儿先天不足，或肾子下降后通道闭合不良、先天异常，水液易于下趋集注于睾丸而成先天性水疝。成年人脾肾亏虚，复感寒湿之邪，以致寒湿郁结，发为本病；或因饮食不节，酒湿内伤，脾肾受损，湿热内生，下注阴器，留恋而成；或睾丸外伤，血瘀阻塞肾络水道，也可导致继发性水疝。

（二）诊断思维

1.辨病思维

（1）诊断要点

①症状与体征：多为单侧性阴囊肿大，逐渐增大，伴阴囊下坠感。

睾丸鞘膜积液者阴囊肿大如卵圆形，表面光滑有波动感，与阴囊皮肤不粘连。睾丸及附睾不易摸到。

精索囊肿在精索上们及囊性肿块。

先天性水疝，多为交通性鞘膜积液，在卧位或推压阴囊，肿块可逐渐缩小或完全消失，站立后又可出现。以婴幼儿为多见。

继发性水疝，常有外伤、感染、血丝虫等现病史，一般发病较急，肿块不因体位变动而有所改变。

②辅助检查：透光试验阳性，如有血性液体、乳糜及反复感染时可为阴性。

穿刺可抽到液体。

(2)鉴别诊断：本病需与狐疝、睾丸肿瘤相鉴别。

2.辨证思维　水疝的辨证，主要应明确部位与特征，抓住肾虚气滞、水湿停聚之病机。

肾气亏虚之水疝，多见于婴幼儿。特点是站立、哭叫时肿块增大，平卧时则肿物缩小；湿热下注之水疝，多见于成年人，阴囊肿胀，潮湿而热，或有睾丸肿痛，并伴有舌红苔黄腻，脉数等证；肾虚寒湿之水疝，多见于病程长久者，阴囊肿胀寒冷，并伴有神疲乏力，腰酸腿软，便溏溲清，脉沉细等症。

(三)治则思维

1.内治　以辨证论治为主。肾气亏虚者，宜温肾通阳，宜化气行水；湿热下注者，宜清热利湿；肾虚寒湿者，宜温肾散寒，化气行水；瘀血阻络者，化瘀行气利水。

2.外治　在内治的同时，根据病情配合局部药物温熨、罨敷或煎水浸泡。

(四)辨证论治

1.肾气亏虚

【证候】 多见于婴幼儿。站立、哭叫时肿块增大，平卧时肿物缩小，肿物过大时阴囊光亮如水晶；苔薄白，脉细滑。

【辨证】 婴儿先天不足，或先天异常，肾气亏虚，气化不利，水湿内停，下注于睾丸，故见阴囊肿物，甚则光亮如水晶；苔薄白，脉细滑均为肾虚水湿之象。

【治则】 温肾通阳，化气行水。

【主方】 济生肾气丸加减。

【处方】 熟地黄 30g，山药 15g，山茱萸 15g，牡丹皮 10g，茯苓 15g，泽泻 10g，牛膝 20g，车前子 15g，肉桂 5g，附子 10g。

2.湿热下注

【证候】 多见于成年人。阴囊肿胀，潮湿而热，或有睾丸肿痛；小便赤热；舌红，苔黄腻，脉滑数。

【辨证】 湿热内生，下注阴器，故阴囊肿胀，潮湿丽热；湿热瘀滞气血，不通则痛，故睾丸肿痛；湿热蕴结膀胱，故小便赤热；舌红，苔黄腻，脉滑数均为湿热内蕴之象。

【治则】 清热利湿。

【主方】 大分清饮加减。

【处方】 茯苓 20g，泽泻 15g，木通 5g，猪苓 15g，栀子 10g，枳壳 10g，车前子 30g，黄芩 10g，黄柏 10g，龙胆草 5g。

3.肾虚寒湿

【证候】 多见于病程长久者。阴囊肿胀寒冷，久则皮肤增厚；可有面色少华，神疲乏力，腰酸腿软，便溏，小便清长；苔白，脉沉细。

【辨证】 脾肾亏虚，复感寒湿之邪，以致寒湿郁结，故阴囊肿胀寒冷；寒湿郁结日久，阴囊皮肤失养，故皮肤增厚；肾虚气血不能上荣，故面色少华，神疲乏力；腰为肾之府，肾虚则腰酸腿软；阳虚复寒湿内侵，脾失健运，膀胱气化失司，故便溏溲清；苔白，脉沉细均为肾虚寒湿之象。

【治则】 温肾散寒，化气行水。

【主方】 加味五苓散加减。

【处方】 肉桂10g，白术15g，泽泻15g，猪苓15g，茯苓15g，小茴香5g，吴茱萸5g，荔枝核20g，车前子15g，乌药15g。

4.瘀血阻络

【证候】 有睾丸损伤或睾丸肿瘤现病史。能触到肿块，伴疼痛，多不能透光；舌紫暗，苔薄，脉细涩。

【辨证】 睾丸外伤或睾丸肿瘤，血瘀阻塞肾络水道，故睾丸可触到肿块；瘀血阻络，不通则痛，故伴有疼痛；舌紫暗，苔薄，脉细涩均为瘀血内阻之象。

【治则】 化瘀行气利水。

【主方】 活血散瘀汤加减。

【处方】 川芎5g，当归尾10g，赤芍10g，苏木10g，牡丹皮10g，枳壳10g，瓜蒌仁(去壳)20g，桃仁(去皮、尖)10g，槟榔5g，大黄(酒炒)6g。

(五)病程观察

湿热下注型水疝，睾丸肿痛者，加川楝子15g，橘核20g，乌药10g。

(六)转归及预后

本病一般预后良好，经过适当治疗都能痊愈，对婚后生活及生育不会造成不良影响。少数患者经过系统治疗后难以奏效则须尽早行手术治疗，以免影响肾子发育。

(七)预防与调护

1.水疝的护理应从先天做起，如加强孕妇营养，提高胎儿素质。

2.平时要注意体格锻炼，增强抗病能力，避免寒湿浸渍。

3.手术治疗后宜卧床休息，并将阴囊抬高以促进术后恢复。

(八)疗效评定

1.治愈　局部肿物消失。

2.好转　局部肿块缩小。

3.未愈　局部肿物无变化。

(马　军)

第十三节 男性不育症

男性不育是指育龄夫妇同居1年以上，性生活正常，未采取避孕措施，女方有受孕能力，由于男方原因而致女方不能怀孕的一类疾病。据国外资料统计，已婚夫妇不能生育者约占10%，其中50%～60%为女方原因，20%～25%是男方原因，20%～25%为男女双方的原因所致。

临床诊疗思维

(一)病因病机分析

1.肾气虚弱　禀赋不足，肾气虚弱，命门火衰，可致阳痿不举，甚至阳气内虚，无力射出精液；病久伤阴，精血耗散，则精少精弱；元阴不足，阴虚火旺，相火偏亢，精热黏稠不化，均可导致不育。

2.肝郁气滞　情志不疏，郁怒伤肝，肝气郁结，疏泄无权，可致宗筋痿而不举，或气郁化火，肝火亢盛，灼伤肾水，肝木失养，宗筋拘急，精窍之道被阻，亦可影响生育。

3.湿热下注　素嗜肥甘滋腻、辛辣炙煿之品，损伤脾胃，脾失健运，痰湿内生，郁久化热，阻遏命门之火，可致阳痿、死精等而造成不育。

4.气血两虚　思虑过度，劳倦伤心而致心气不足，心血亏耗；大病久病之后，元气大伤，气血两虚，血虚不能化生精液而精少精弱，甚或无精，亦可引起不育。

(二)诊断思维

1.辨病思维

(1)诊断要点：目前，男性不育症还没有一个完全统一的诊断标准，但大多数认为应从以下几方面考虑。

①症状：育龄夫妇婚后同居1年以上，未用任何避孕措施，由于男方原因造成女方不孕者。

性功能障碍或射精障碍。

②体征：阴囊内可见蔓状扩张静脉。

③辅助检查：精子密度低于20×10^6/ml，1次射精少于40×10^6。

每次精液量少于1.5ml。

排精后1小时精液液化不全。

精子活动力低于60%。

精子前向运动级别低于b级。

精子畸形率超过30%。

抗精子抗体阳性。

精液中脓细胞>10个/HP或伴生殖系炎症。

凡符合①和其他项中任一项，均可诊断为男性不育症。

(2)鉴别诊断：应鉴别是生理性不育还是病理性不育，是器质性不育还是功能性不育。生理性不育多由性交过频精液过稀所致，病理性不育则是由各种疾病所致的不育；器质性不育，是由生殖器官发育异常所致不育，功能性不育，是由各种精液异常所致不育。

2.辨证思维 男性不育症临床症状不一，病因各异，但可概括为虚实两端。虚则多为肾中精气不足、阴阳亏损，气血两虚；实则多属肝郁气滞、瘀血、湿热阻滞精道，且虚实常兼而并见。

肾气不足者，多见阳事不举，精液清冷，遗精早泄，腰背酸楚，头晕耳鸣等症；肾阴不足者，多见遗精滑泄，精液量少，少精弱精，或精稠不化，手足心热，舌红少苔等症；肝郁气滞者，多见性欲低下，阳痿不举，或性交时不能射精，少精弱精，抑郁，胁胀痛，嗳气泛酸等症；湿热下注者，多见阳事不兴或勃起不坚，少精死精，小腹急满，口苦口黏，溲赤苔黄等症；气血两虚者，多见性欲减退，阳事不兴，精少精弱，神疲倦怠，面色无华等症。

（三）治则思维

1.多采用辨证论治与辨病论治相结合的治疗方法。

2.益肾补精是治疗本病的重要治则。

3.忌妄用苦寒或温热之品，以免败胃伤阳或阴精被灼。

（四）辨证论治

1.肾阳虚衰

【证候】 性欲减退，阳痿早泄，精子数少、成活率低、活动力弱，或射精无力；伴腰酸腿软，疲乏无力，小便清长。舌质淡，苔薄白，脉沉细。

【辨证】 肾阳虚衰，命门火衰，阳道不振，精关不固，故阳痿早泄；肾藏精，主生殖，肾阳虚，生精乏力，故精少、成活率低；阳气虚衰，故疲乏无力，精子活动力弱，射精无力；腰者肾之府，肾虚故腰酸腿软；肾阳虚衰，气化失司，故小便清长；舌质淡，苔薄白，脉沉细为肾阳虚衰之象。

【治则】 温补肾阳，益肾填精。

【主方】 金匮肾气丸合五子衍宗丸或羊睾丸汤加减。

【处方】 熟地黄 25g，山药 15g，山茱萸 15g，茯苓 10g，牡丹皮 10g，泽泻 10g，附子 5g，肉桂 5g，五味子 10g，菟丝子 20g，覆盆子 15g，枸杞子 15g，车前子 10g，淫羊藿 20g，羊睾丸 1 个。

2.肾阴不足

【证候】 遗精滑泄，精液量少，精子数少，精子活动力弱或精液黏稠不化，畸形精子较多；头晕耳鸣，手足心热；舌质红，少苔，脉沉细。

【辨证】 肾阴不足，虚火内扰，精关不固，故遗精滑泄；精属阴，阴精不足，故精液量少，精子数少；相火偏亢，煎熬精液，故精子活动力弱，或精液黏稠，畸形精子增多；阴精不足，难以上充清窍，故头晕耳鸣；阴虚生内热，故手足心热；舌质红，少苔，脉沉细为肾阴不足之象。

【治则】 滋补肾阴，益精养血。

【主方】 左归丸合五子衍宗丸加减。

【处方】 熟地黄 25g，山药 15g，山茱萸 15g，菟丝子 15g，枸杞子 15g，牛膝 15g，鹿角胶 10g，龟甲胶 10g，五味子 10g，覆盆子 15g，车前子 10g。

3.肝郁气滞

【证候】 性欲低下，阳痿不举或性交时不能射精，精子稀少、活力下降；精神抑郁，两胁胀痛，嗳气泛酸。舌质暗，苔薄，脉弦细。

【辨证】 情志不畅，所愿不得，或悲伤过度，郁郁寡欢，或暴怒气逆，均可致肝郁气滞，木失条达，故性欲低下，精神抑郁；肝失疏泄，气血不畅，宗筋失养，故阳痿不举或性交时不能射精；气血不畅，血不荣精，生精乏力，故精少、精弱；两胁为肝经所过，肝气郁滞，不通则痛，故两胁胀痛，横逆犯胃，故嗳气泛酸；舌质暗，苔薄，脉弦细为肝郁气滞之象。

【治则】 疏肝解郁，温肾益精。

【主方】 柴胡疏肝散合五子衍宗丸加减。

【处方】 柴胡10g，白芍15g，枳实10g，郁金10g，香附15g，川芎5g，五味子10g，菟丝子20g，覆盆子15g，枸杞子15g，车前子10g，当归10g，淫羊藿20g。

4.湿热下注

【证候】 阳事不兴或勃起不坚，精子数少或死精子较多；小腹急满，小便短赤；舌苔薄黄，脉弦滑。

【辨证】 湿热下注，宗筋弛纵，故阳事不兴或勃起不坚；湿热下注，侵淫精室，灼伤阴精，故精少或死精增多；湿热蕴结膀胱，气机不畅，故小腹胀满，小便短赤；苔薄黄，脉弦滑为湿热下注之象。

【治则】 清热利湿。

【主方】 程氏萆薢分清饮加减。

【处方】 萆薢20g，石菖蒲10g，黄柏15g，茯苓20g，车前子20g，莲子心10g，白术10g，土茯苓20g，乌药10g，滑石20g，甘草5g。

5.气血两虚

【证候】 性欲减退，阳事不兴，或精子数少、成活率低、活动力弱；神疲倦怠，面色无华；舌质淡，苔薄白，脉沉细无力。

【辨证】 气血两虚，元气不足，宗筋失养，故性欲减退，阳事不兴；不能化生精液，故精少、精弱，甚或无精；气血两虚，脏腑功能减退，故神疲倦怠；气虚不能上荣于面，故面色无华；舌质淡，苔薄白，脉沉细无力为气血两虚之象。

【治则】 补益气血。

【主方】 十全大补汤加减。

【处方】 熟地黄30g，当归10g，白芍15g，川芎5g，黄芪30g，党参20g，白术15g，茯苓15g，炙甘草5g，肉桂5g，淫羊藿15g，枸杞子20g。

(五)病程观察

若阴虚火旺者，宜滋阴降火，用知柏地黄汤加减。除辨证论治外，还可根据精液检查情况“辨精用药”，如精子成活率低、活动力差者，加淫羊藿、巴戟天、菟丝子、生黄芪；死精、畸形精子多者，加土茯苓、重楼；精液中有脓细胞者，加蒲公英、红藤、黄柏；精液不液化而呈团块状者，加泽泻、牡丹皮、麦冬、当归、生地黄等。

(六)预后转归

部分患者经积极治疗，病情逐渐痊愈，预后较佳。而另一些患者因先天禀赋不足或失治、误治，病久不愈，病情缠绵，则多较难治愈，预后欠佳。

(七)预防与调护

1.提倡进行青春期性卫生教育，对未婚和已婚青年，进行婚前教育，宣传生殖生理方面的有关知识，科学地指导青年男女正确认识两性关系，夫妻和睦，性生活和谐。

2.戒除不良生活方式，勿过量饮酒及大量吸烟，少吃芹菜，不食棉子油。

3.治疗相关疾病如腮腺炎、附睾炎、前列腺炎、精囊炎、精索静脉曲张、附睾肿物等。

4.消除有害因素的影响，对接触放射线、有毒物质或高温环境下工作而致不育者，可适当调动工作。

5.性生活适度。性交次数不要过频，也不宜相隔时间太久，否则可影响精子质量。如果能利用女方排卵的时间进行性交，往往可以提高受孕的机会。

（八）疗效评定

1.治愈　配偶成功受孕并生育。

2.好转　配偶受孕，但未成功生育。

3.未愈　配偶未能受孕。

（张雪芹）

第十四节　早泄

早泄是指性交时间极短，甚则在阴茎尚未插入阴道前即已射精，以致不能继续进行性交的一种病症。临床上早泄常与阳痿、遗精等病症并见，治疗上可同时兼治。

临床诊疗思维

（一）病因病机分析

1.肝经湿热　平素性情急躁易怒，或情志抑郁，所愿不遂，气结日久，化热伤肝；兼过食肥甘厚腻，过量饮酒，酿生湿热，蕴结于肝，下注阴器，扰动精室而致早泄。

2.阴虚火旺　素体阴虚或热病伤阴，或劳倦过度，耗损真阴，或房事不节，色欲过度，竭其阴精，阴虚火旺，相火扰动，精随热动，导致早泄。

3.肾气不固　先天禀赋不足，后天体弱多病，或劳伤肾气，或频繁手淫，过早婚事，戕伐太过，以致肾气虚衰，封藏不固，精关失守而致早泄。

4.心脾两虚　忧思过度，伤心耗血，饮食不节，伤及脾胃，心脾气虚，统摄无权，精易外泄，导致早泄。

（二）诊断思维

1.辨病思维

(1)诊断要点

①症状：早泄的诊断目前主要根据临床表现。凡具有以下两者之一即可诊断为早泄。

阴茎插入阴道前出现射精或在插入阴道后 1 分钟内射精。

射精发生在持续时间，但性交持续时间短，性功能正常的妻子至少在 1/2 的性交过程中达不到性高潮，不能得到性的满足。

临床上若见患者自觉性交时间不够长，没有达到预想中的效果，而又无任何不适者，不能诊断为早泄。

②体征：多无明显临床体征。

③辅助检查

现病史询问：经过面谈和性生活的调查，进行精神、心理学分析。

阴茎生物感觉阈值测定法：评价阴茎背神经向心性传导功能和脑神经中枢的兴奋性。

进行泌尿科常规检查和必要的实验室检查来判定泌尿生殖器官炎症。

(2)鉴别诊断：早泄需与阳痿、遗精相鉴别。

2.辨证思维

(1)分清虚实：早泄有虚实之分，实证早泄多为湿热所致，多见于体健年少者；虚证多为肾、心、脾等脏亏损所致，多见于久病体衰者。

(2)详查病情：早泄与精神心理因素及男女双方性生活协调与否有密切关系，应详细了解患者有关心理和性生活情况，必要时还要向女方详细了解，以便针对具体情况，采取相应的治疗方法。

(3)正确辨证：肝经湿热者，多伴有性欲亢进，头晕目眩，口苦咽干，心烦易怒，脉弦数等症；阴虚火旺者，多伴有阳事易举，腰膝酸软，心烦不寐，潮热盗汗等症；肾气不固者，多伴有性欲减退，阳事不兴，腰膝酸软，小便清长等症；心脾两虚者，多伴有面色不华，肢体倦怠，失眠多梦，心悸胸闷，食少便溏等。

(三)治则思维

以调理精关为要，强调辨证论治，并注重心理辅导，给予性生活指导，并适当应用性行为疗法。

(四)辨证论治

1.肝经湿热

【证候】 性欲亢进，泄精过早；伴头晕目眩，口苦咽干，心烦，小便黄赤，或淋浊，阴痒；舌质红，苔黄腻，脉弦数。

【辨证】 肝火妄动，则性欲亢进；精关受灼，约束无能，故泄精过早；肝火上炎，上扰清阳，故头晕目眩，口苦咽干；火扰心神，故心烦；湿热下注，故小便黄赤、淋浊、阴痒；舌质红，苔黄腻，脉弦数均为肝经湿热之象。

【治则】 泻肝经湿热。

【主方】 龙胆泻肝汤加减。

【处方】 龙胆草 5g，黄芩 10g，栀子 10g，柴胡 10g，木通 5g，车前子 15g，泽泻 15g，当归 10g，生地黄 20g。

2.阴虚火旺

【证候】 阳事易举，早泄遗精，伴虚烦不寐，腰膝酸软，潮热盗汗；舌红，苔少，脉细数。

【辨证】 肾精过耗，阴虚阳亢。虚热扰心故虚烦不寐，阳事易兴；肾虚则府失所，故腰膝酸软；火扰精室，封藏失固，故早泄遗精；潮热盗汗；舌红，苔少，脉细数均为虚内热之象。

【治则】 滋阴降火。

【主方】 知柏地黄丸或大补阴丸加减。

【处方】 知母10g,黄柏10g,生地黄20g,山药15g,山茱萸15g,茯苓15g,牡丹皮10g,泽泻10g,金樱子15g,龙骨30g,牡蛎30g。

3.肾气不固

【证候】 性欲减退,早泄滑精,甚至阳痿;伴腰膝酸软,小便清长,夜尿多;舌淡,苔白,脉沉弱。

【辨证】 肾气虚弱,命火不足,故性欲减退,腰膝酸软;肾阳虚衰,气化失司,故小便清长,夜尿多;肾气不固,封藏失职,故早泄滑精,甚至阳痿;舌淡,苔白,脉沉弱均为肾气不固之象。

【治则】 补肾固精。

【主方】 金锁固精丸或金匮肾气丸加减。

【处方】 沙苑子20g,莲须15g,山药20g,山茱萸15g,煅龙骨30g,煅牡蛎30g,芡实30g,金樱子20g。

4.心脾两虚

【证候】 早泄遗精;伴肢体倦怠,面色不华,形体消瘦,心悸气短,健忘多梦,食欲缺乏;舌淡,苔白,脉细弱。

【辨证】 心虚则神气浮弱,脾虚则气陷不摄,故一有交合则神虚气耗而发早泄遗精;心脾气血不足,头面肢体肌肤所养,故伴肢体倦怠,面色不华,形体消瘦;心气虚则心悸气短;脾虚运化无力,故食欲缺乏;心脾俱虚,心神失养,故健忘多梦;舌淡,苔白,脉细弱均为气血不足之象。

【治则】 补益心脾。

【主方】 归脾汤加减。

【处方】 党参20g,黄芪20g,白术15g,当归10g,茯苓15g,远志15g,酸枣仁20g,木香5g,龙眼肉15g,大枣10g,炙甘草5g。

(五)病情观察

肾气不固早泄之治疗,可在金匮肾气丸基础上酌加五味子、金樱子、桑螵蛸,以加强益肾涩精之力;心脾两虚之早泄,若兼有心阴不足者,可在归脾汤基础上,合用生脉散以益气养阴。早泄频作者,再加金樱子、沙苑子,以补肾固精。

(六)预后转归

早泄多由精神因素造成,若能及时治疗,正确辨证论治和运用心理及其他疗法,往往可使性交时间逐渐延长,性生活逐渐和谐,直至早泄现象完全消失,其预后较好。但若不能及时治疗,甚至由于精神紧张恐惧而使病情加重,导致阳痿,其预后较差。

(七)预防与调护

1.加强性知识教育,普及性知识。

2.注意选择性生活适宜的时间和环境。

3.患者应消除紧张情绪,夫妻双方相互体贴,配合治疗。

4.清心寡欲,房事有节,戒除手淫恶习。

5.饮食清淡,忌辛辣、肥甘厚味和酗酒。

6.加强体育锻炼,增加营养,增强体质。

（八）疗效评定

1.治愈　症状消失，性生活恢复正常。

2.好转　射精时间比治疗前延长，但仍未达到 2 分钟以上。

3.未愈　症状未缓解。

（张雪芹）

第十五节　精浊

精浊是尿道口常有精液溢出的生殖系炎症性疾病。相当于西医的前列腺炎。分为急性前列腺炎和慢性前列腺炎，临床也可将其分为急性细菌性前列腺炎、慢性细菌性前列腺炎、慢性非细菌性前列腺炎及无症状炎症性前列腺炎 4 类。其特点是发病缓慢，病情顽固，反复发作，缠绵难愈。主要表现是尿频、尿急、尿痛，尿道口常有精液溢出，并伴有会阴部、腰骶部、耻骨上区等部隐痛不适等。

临床诊疗思维

（一）病因病机分析

1.相火妄动，所愿不遂，或忍精不泄，肾火郁而不散，离位之精化成白浊。

2.房事不洁，精室空虚，湿热从精道内侵，湿热壅滞，气血瘀阻而成。

3.病久伤阴，肾阴暗耗，可见阴虚火旺证候；体质偏阳虚者，久则火势衰微，可见肾阳不足之象。

（二）诊断思维

1.辨病思维

（1）诊断要点

①症状：多见于青壮年。急性者发病急骤，见寒战高热，腰骶部及会阴部疼痛，常有尿频、尿痛及直肠刺激症状。形成脓肿时常发生尿潴留。

慢性者除慢性细菌性前列腺炎可能有尿路感染症状外，其余临床症状几乎没有差异。主要症状为：

排尿异常：尿频、尿急、排尿不畅或不适，尿道灼热，尿末涩痛，尿线分叉及尿末滴漓不尽等。或尿道口时有黏性分泌物，尿末或解大便时尿道口有白浊液体溢出。有的患者自觉阴囊潮湿，有难闻臭味。

疼痛：时有少腹隐痛，耻骨上不适，或者见会阴、肛周、腹股沟、阴囊、大腿内侧及睾丸、尿道内有不适感或疼痛，甚至抽搐，或有腰骶部酸胀。偶有射精疼痛。有时有急性发作。繁忙工作、重体力劳动、久坐、久骑自行车或房事后，皆可使疼痛加重。

性功能紊乱：早期可有性欲亢进，但持续一段时间后则转为性欲减退，举而不坚，坚而不久，或早泄、阳痿、遗精。可伴有精液改变，如精子活动力差、精液液化时间延长、畸形精子增加等，可导致男性不育症。

精神神经症状：患者对本病与性病的关系，尿末滴白，疼痛，性功能障碍，疾病同预后等问题十分忧虑，悲观失望，久之常见记忆力减退，思想不集中，伴有失眠、精神萎靡不振、神疲乏力等症。

②体征

急性前列腺炎直肠指检：前列腺饱满肿胀，压痛明显，局部温度增高，如有脓肿形成时则可有波动感。

慢性前列腺炎直肠指检：多数大小正常，表面可不平或不对称，可触及不规则的炎性硬结，有压痛，质地失去正常的弹性，按压前列腺可见尿道口滴出的前列腺液浑浊或带脓性、血性。多数病人前列腺分泌液增多，亦有部分患者前列腺纤维化，前列腺液较少，难以按出。

③辅助检查

分泌物镜检：急性者尿道口溢出的分泌物镜检有大量脓细胞，涂片可找到细菌。

前列腺液镜检。白细胞增多，pH>10，卵磷脂小体减少或消失。

前列腺液培养：慢性细菌性前列腺炎有较固定的致病菌生长，慢性非细菌性前列腺炎无致病菌生长。

免疫学检查：细菌性前列腺炎患者精液和前列腺液免疫球蛋白增高，多为 IgA，其次为 IgG，前列腺内免疫球蛋白比正常人增高超过 100 倍，治愈后 4～5 个月 IgG 可恢复正常，而 IgA 降低需更长时间。大肠埃希菌性前列腺炎患者血清凝集抗体滴度增高。非细菌性前列腺炎患者血清前列腺特异抗原(PSA)增高，提示与自身免疫反应有关。

B 超检查：慢性前列腺炎 B 超检查见前列腺断面轻度变形，但多不扩大，被膜凹凸不整，不连续。急性细菌性前列腺炎患者 B 超或 CT、MRI 检查可见前列腺普遍肿胀增大，腺体内不均匀，包膜不整，并有小脓灶或脓肿形成。

(2)鉴别诊断：本病需与慢性子痈、精癃、血精相鉴别。

2.*辨证思维*　精浊的辨证，首先是要细查病因，了解其发病原委，从而为辨证提供可靠依据；其次是根据本病的性质和正邪盛衰情况，进一步辨别寒热虚实，以便进行论治。

(1)湿热蕴结证：多有尿频，尿急，尿道灼热疼痛，尿末或便时白浊，苔黄腻，脉滑数等症。

辨证的着眼点为尿热尿痛，尿末或便时白浊，苔黄腻脉数。

(2)气滞血瘀证：一般病程较长，且多有少腹、会阴、睾丸、腰骶部坠胀不适、疼痛，舌暗或有瘀斑，脉沉涩不畅等症。

辨证着眼点，以少腹、会阴、睾丸、腰骶等处疼痛不适为主，并有符合气滞血瘀征象的舌脉方面的变化。

(3)阴虚火旺证：多有尿道不适，白浊，遗精或血精，腰膝酸软，五心烦热，失眠多梦，舌红少苔，脉细数等症。

辨证的着眼点，以尿道不适，滴白，腰膝酸软，五心烦热，失眠多梦，脉细数为主。

(4)肾阳虚损证：排尿淋漓，同时可伴有腰膝酸痛，阳痿早泄，形寒肢冷，脉沉细等症。

辨证的着眼点，以尿频尿不尽，腰膝酸痛，形寒肢冷，脉沉细等症为主。

(三)治则思维

1.综合治疗，并注意生活指导及饮食调理。

2.治疗重在辨证，关键是清补兼施，理气活血，抓住肾虚(本)、湿热(标)、瘀滞(变)三个基本病理环节，分清主次，权衡用药。

(四)辨证论治

1.湿热蕴结

【证候】 尿频,尿急,尿痛,尿道有灼热感,排尿终末或大便时偶有白浊,会阴、腰骶、睾丸、少腹坠胀疼痛;苔黄腻,脉滑数。

【辨证】 湿热蕴阻下焦,膀胱气化失司,故见尿频,尿急,尿痛,尿道有灼热感;湿热侵入精室,清浊相混,迫精外出,故见排尿终末或大便时有白浊溢出;湿热蕴结,气机失畅,故会阴、腰骶、睾丸、少腹坠胀疼痛;苔黄腻,脉滑数为湿热蕴结之象。

【治则】 清热利湿。

【主方】 八正散或龙胆泻肝汤加减。

【处方】 木通 10g,车前子 20g,萹蓄 20g,栀子 10g,滑石 20g,瞿麦 15g,甘草 5g,龙胆草 5g,萆薢 20g,蒲公英 20g。

2.气滞血瘀

【证候】 病程较长,少腹、会阴、睾丸、腰骶部坠胀不适、疼痛,有排尿不净之感;舌暗或有瘀斑,苔白或薄黄,脉沉涩。

【辨证】 败精瘀血阻于精室,气滞不畅,不通则痛,故见少腹、会阴、睾丸、腰骶部坠胀不适、疼痛。膀胱气化不利,故有排尿不净之感。瘀滞轻则舌暗,瘀滞重则舌有瘀斑。脉沉涩为气滞血瘀之象。

【治则】 活血祛瘀,行气镇痛。

【主方】 前列腺汤加减。

【处方】 丹参 10g,泽兰 10g,赤芍 10g,桃仁 10g,红花 10g,乳香 5g,没药 5g,王不留行 20g,青皮 10g,川楝子 10g,小茴香 5g,白芷 5g,败酱草 15g,蒲公英 15g。

3.阴虚火旺

【证候】 排尿或大便时偶有白浊,尿道不适,遗精或血精,腰膝酸软;五心烦热,失眠多梦;舌红少苔,脉细数。

【辨证】 阴虚火旺,膀胱气化失司,清浊不分,故排尿或大便时偶有白浊滴出,尿道不适;虚火扰及精室,故见遗精;热伤血络则见血精;腰为肾之府,肾虚腰失所养,故有腰膝酸软;阴虚生内热,故五心烦热;虚火扰心,心肾失交,故失眠多梦;舌红少苔,脉细数,均为阴虚火旺之象。

【治则】 滋阴降火。

【主方】 知柏地黄汤加减。

【处方】 知母 10g,黄柏 10g,熟地黄 30g,山药 15g,山茱萸 15g,牡丹皮 10g,茯苓 15g,泽泻 10g,莲子心 10g,龟甲 15g,酸枣仁 20g。

4,肾阳虚损

【证候】 多见于中年人,排尿淋漓,腰膝酸痛,阳痿早泄;形寒肢冷;舌淡胖,苔白,脉沉细。

【辨证】 肾阳不足,膀胱气化失司,故排尿淋漓;腰为肾之府,肾虚腰膝所养,阳虚失其温煦,故腰膝酸痛,形寒肢冷;肾阳虚损,命门火衰,阳事不振,精关不固,故见阳痿早泄;舌淡胖,苔白,脉沉细为肾阳虚损之象。

【治则】 补肾助阳。

【主方】 济生肾气丸加减。

【处方】 熟地黄 30g，山药 15g，山茱萸 15g，牡丹皮 10g，茯苓 15g，泽泻 10g，牛膝 20g，车前子 15g，肉桂 5g，附子 10g，黄芪 30g，乌药 10g。

（五）病程观察

1.湿热蕴结型精浊中，会阴痛者，加黄柏 10g；睾丸、少腹坠胀疼痛者，加川楝子 15g，橘核 20g，乌药 10g。

2.气滞血瘀型精浊中，少腹痛者，加乌药 15g，延胡索 15g；会阴痛者，加黄柏 10g；睾丸痛者，加橘核 15g，乌药 15g，荔枝核 15g。

3.阴虚火旺型精浊中，便时白浊者，加萆薢 20g，菟丝子 20g；遗精者，加莲须 15g，煅牡蛎 20g；血精者，加车前草 20g，白茅根 20g，小蓟炭 15g。

4.肾阳虚损型精浊中，腰膝酸痛者，加菟丝子 20g，杜仲 20g；阳痿早泄者，加淫羊藿 15g，韭菜子 15g。

（六）预后转归

慢性前列腺炎发病缓慢，症状复杂多变，病情迁延难愈，常因房室不洁或饮食起居失调而反复发作，总体预后欠佳。若经积极有效治疗，部分患者可以痊愈。

（七）预防与调护

1.急性前列腺炎禁忌前列腺按摩，以免炎症扩散。

2.急性期忌房事，慢性者应建立合理的性生活，避免频繁的性冲动，戒除手淫恶习。

3.禁酒，忌过食肥甘及辛辣炙煿食物。

4.慢性病患者应调节情志，积极有规律地治疗，保持乐观情绪，树立起战胜疾病的信心。

5.生活规律，劳逸结合，不要久坐或骑车时间过长。

6.增加营养，加强锻炼，增强体质，预防感冒。

（八）疗效评定

1.治愈　症状消失，前列腺液检查正常。

2.好转　症状体征改善，前列腺液检查好转。

3.未愈　症状及前列腺液检查无改善。

（张雪芹）

第十六节　尿石症

一、概述

尿石症系指肾、输尿管、膀胱和尿道结石，是泌尿系统最常见的外科疾病之一。由于结石的部位不同临床表现也有差异。

上尿路结石（肾、输尿管结石）主要表现为腰部疼痛和血尿，其程度与结石的部位、大小、活动与否及有无并发症等因素有关。

典型的表现为活动状态下发生的肾绞痛，往往一侧腰痛似绞，牵引小腹，甚则尿道或大腿，病人辗转反侧，大汗淋漓。高声呼叫，颇为痛苦。这种状况，多见于结石引起输尿管肾盂连接处或输尿管完全梗阻时，小的结石在输尿管内移动亦可发生，但肾盂内大结石如鹿角形结石或肾盂结石，则仅表现为腰部的胀痛或隐痛，甚至少数海绵肾结石可无症状，仅在体检时偶尔发现，即所谓“静石”。肉眼很少见血尿，多数为小便黄赤，镜下血尿，且出现在肾绞痛之后。随着第一次发作之后，血尿更为常见。在少数病人活动后，血尿或镜下血尿是上尿路结石唯一表现。

当上尿路结石并发感染时，或继发肾盂肾炎时，可出现典型尿频、尿急、尿痛症状；若并发肾积脓，还可有发热畏寒，尿呈脓状等症状。

在少数患者中有尿出砂样的物质，小者如砂粒，大者如黄豆、花生米；在 X 线片不显影的结石患者由此而获得诊断。由双侧上尿路结石引起双侧完全性梗阻或独肾上尿路结石完全梗阻时，可致无尿。

膀胱结石的典型症状为排尿中断，并引起疼痛，放射至阴茎头和远端尿道。此时患儿常用手握阴茎，蹲坐哭叫，经变换体位又可顺利排尿。多数患者有尿频、尿急、尿痛和终末血尿。结石位于膀胱憩室内时，常无上述症状，而表现为尿路感染。前列腺增生患者，因尿潴留并发膀胱结石，其排尿困难更为加重，或伴感染症状。若不注意，容易误诊为前列腺增生合并感染。

尿道结石较少见，多来自肾和膀胱。主要表现为排尿疼痛、排尿困难、排尿费力、可呈点滴状。有时出现尿流中断和急性尿潴留、疼痛可放射至阴茎头部，后尿道结石有会阴和阴囊部疼痛。

依靠典型的症状结合 X 线平片上发现结石阴影或 B 超或 CT 发现结石阴影，即可确诊。

尿石症属中医学“石淋”、“砂淋”范畴。汉·华佗《中藏经》：“砂淋者，脐腹隐痛，小便难，其痛不忍。须臾，从小便中下如砂石之类，有人如皂角子，或赤或白，色泽不定”。隋·巢元方《诸病源候论》：“石淋者，淋而出石电……其症状，小便则茎里痛，尿不能卒出，痛引少腹，膀胱里急，砂石从小便道出，甚则塞痛气闷绝”。尔后有关医籍都有论述。其主要病机是湿热蕴结日久。

二、辨证论治

由于临床经验的积累增多，目前单纯使用中医药治疗的结石，除结石细小（直径在 1cm 以内）且表面光滑的结石、无肾积水，肾功能正常者；体外震波碎石残留结石者外，即使二度肾积水，只要无严重感染和进行性加重，正确估计结石移动、排出的可能性及所需的时间，在严密监测肾功能的前提下，仍可以用中药为主的非手术方法积极治疗，促使结石移动排出，解除梗阻，恢复肾功能。

1.气血瘀滞

主症：腰腹或小腹胀痛、隐痛甚或绞痛，疼痛牵引小腹、外阴或大腿内侧，尿色红赤或仅为镜下血尿。舌质正常或暗红有瘀点，脉弦或弦数。

治法：理气活血通淋排石。

例方：金铃子散合石韦散加减。

用药：延胡索 10g，川楝子 10g，瓜蒌 10g，桃仁 15g，石韦 10g，瞿麦 10g，车前子 30g，冬葵子

10g,茯苓 15g,甘草 5g。

加减:可加川牛膝、路路通增强排石效果。

2.湿热下注

主症:腰痛、小腹痛或尿线突然中断,尿频、尿急、尿痛、小便混赤,或为血尿,口干。舌红苔黄腻,脉弦数。

治法:清热利湿,通淋排石。

例方:八正散加减。

用药:金钱草 15g,木通 5g,萹蓄 10g,大黄 10g,滑石 30g,栀子 10g,石韦 10g,地龙 10g,冬葵子 10g,海金沙 15g。

加减:加入鸡内金以增强消坚溶石的作用;腰痛甚者,合芍药甘草汤解痉缓急止痛。

3.肾虚夹实

主症:石淋日久,滞留不去,腰部胀痛.时发时止,遇劳加重,食欲缺乏。偏阴虚者:五心烦热,低热盗汗,舌红苔少,脉细数。偏阳虚者:腰软无力,夜尿多,或面部轻度浮肿,舌淡苔白,脉沉无力。

治法:补肾排石。偏阴虚者则滋阴清热,偏阳虚者则温肾壮阳。

例方:偏阴虚:六味地黄丸加金钱草、海金沙、黄芪。

偏阳虚:八味地黄丸加冬葵子、滑石。

加减:肾积水加桑寄生、牛膝;阳虚加附子、肉桂;阴虚加女贞子、墨旱莲。

三、单验方

1.黄芪、威灵仙、金钱草各 25g,地龙、牛膝各 15g,大黄、泽泻各 10g,芒硝 7g,水煎服。同时肌内注射黄体酮 20mg,5d1 个疗程。适用于尿石症。

2.制附子 10g,金钱草 30g,泽泻 10g,熟地黄 20g。适用于肾虚型尿石症并肾积水者。

3.白鲜皮、海金沙、石韦、瞿麦、车前子、萹蓄、萆薢、泽泻、猪苓、硼砂、滑石各 15g,鸡内金、白茅根、琥珀各 20g,浙贝母 30g。水煎服。适应证:肾结石。

4.鲜葫芦、蜂蜜各适量。将葫芦捣烂取汁,调以蜂蜜。每服半至 1 杯,每日 2 次。适应证:尿石症。

5.鲜鹅不食草 200g。洗净捣烂,取汁加白糖、白酒少许。顿服,连服 5～7d。适应证:膀胱结石。

6.生白矾 3g。研细末,冷开水调和。填入脐中盖纱布固定。适应证:膀胱结石。

四、中成药

1.排石冲剂

组成:连钱草、车前子、忍冬藤、石韦、徐长卿、瞿麦、滑石、冬葵子、木通。

主治:尿石症。

用法：每日 3 次，每次 6g。

规格：冲剂，每袋 6g。

2.立止痛

组成：川楝子、延胡索、三七、全蝎、枳实、大黄、王不留行、滑石、附子。

主治：尿石症疼痛明显，特别是确诊为肾绞痛患者。

用法：每次 20ml，每日 3～4 次。

规格：口服液，每毫升含原生药 1g。

3.结石通

组成：金钱草、白茅根、海金沙、石韦、车前草、玉米须、花苔、鸡骨草。

主治：利尿消炎，通淋镇痛，止血化石。

用法：每次 4～6 片，每日 3 次。

规格：片剂，每片 0.3g。

4.石淋通

组成：金钱草、石韦、海金沙、滑石粉、忍冬藤。

主治：利尿、通淋、清热。治疗尿石症。

用法：每日 3 次，每次 3 片。

规格：片剂，每片 0.3g。

五、西医治疗

（一）一般治疗

1.饮水疗法　尽量多饮温开水或磁化水，使每日尿量维持在 2～3L。这不仅是预防结石形成最有效的方法，而且配合利尿解痉药物，有利于小的结石排出，并有助于控制感染。

2.饮食调节　含钙结石患者应限制摄入含钙、草酸丰富的食物，避免高动物蛋白、高糖和高动物脂肪饮食，食用含纤维素丰富的食物。尿酸结石患者不宜食用高嘌呤食物如动物内脏。

3.控制感染　结石并发感染时，根据细菌培养及药物敏感实验选用抗菌药物。

4.调节尿 pH　口服枸橼酸合剂、碳酸氢钠等，以碱化液，对尿酸和胱氨酸结石的预防和治疗有一定意义。作预防时尿 pH 保持在 6.5，作治疗用时应保持在 7～7.5。口服氯化使尿酸化，有利于防止感染性结石的生长。

5.纯尿酸结石　碱化尿液，饮食调节及口服别嘌醇 100mg 日 3 次，85%的病人疗效满意。

6.胱氨酸结石　低蛋氨酸饮食，碱化尿液及口服抗胱氨尿药物。

7.感染性结石　控制感染、酸化尿液，口服氯化铵每次 1～3g，1 日 3 次，以及口服 AHA（乙酰异羟肟酸），有一定作用，以使结石溶解。但血肌酐超过 265μmol/L（3mg%）者禁用 AHA。

8.尿道结石　前尿道结石，用手捏住结石嵌顿处上方，向尿道外口注入消毒甘油，使下段膨胀，自上向下挤压结石，可能使结石排出。后尿道结石可用金属探条推入膀胱内，再作处理。

9.膀胱结石　直径小于3cm者，可经尿道放入碎石器夹碎结石或用液电碎石法将结石击碎，再冲洗出碎渣。

10.磁化水治疗　有资料表明磁化水治疗尿路结石，可使部分患者结石变小、下移、排出，甚至可使其密度减退或消失。方法是每天饮用磁化水1000～2500ml，早晨空腹时饮1000ml，其余分次于1d内饮完，并可预防结石复发。

11.对症治疗　肾绞痛是临床急需处理的问题，根据情况，可采取下列措施：①总攻疗法：促使结石排出，解除梗阻，绞痛即行缓解。②针灸治疗：可针刺肾俞、足三里、内关、合谷、膀胱俞、阿是穴，强刺激，间断捻转。留针15～20min。③使用止痛剂：琥珀末1.5g，三七粉1.5g温开水送服。

（二）体外碎石

这是一种安全、有效的方法，使大多数上尿路结石不通过手术而获得治愈。通过X线、B超对结石进行定位，将冲击波聚焦后作用于结石，而使之粉碎。碎石效果与结石部位、大小、性质、是否嵌顿等因素有关。

但输尿管下端结石尿路梗阻、妊娠、出血性疾病、严重心脑血管病，血肌酐大于265μmol/L，急性尿路感染、海绵肾结石等，不宜使用。过于肥胖或严重骨与关节畸形影响定位者也不适宜。

（三）手术治疗

1.上尿路结石

（1）适应证：①结石大于1cm，并存在尿路狭窄、梗阻者；②肾盂囊肿内结石症状明显；③孤立肾较大结石或输尿管结石、肾积水严重、肾功能很差者；④结石诱发癌变，并发感染，脓肾较严重者；⑤震波碎石失败或其他非手术治疗无效者。

（2）手术方式与方法：①输尿管切开取石术；②肾盂切开取石术，适用于肾盂或肾盏内单个结石；③肾窦肾盂切开取石术，适用于肾内型肾盂或结石较大经胁切开易造成肾盂撕裂者；④肾实质切开取石术，适用于肾盏结石经肾盂切开不能取出或多数肾盏结石；⑤肾部分切除术，适用于肾一极或肾盏有明显扩张且肾实质萎缩和有明显复发因素的结石；⑥肾切除术：结石引起肾脏严重破坏，丧失功能，或合并肾积脓，而对侧肾功能良好，可切除病肾。

2.膀胱结石

（1）适应证：①尿道狭窄，不能进行体外碎石等治疗者；②结石质硬，直径在2cm以上者；③伴前列腺增生需同时治疗者；④小儿患者。

（2）手术方式：耻骨上膀胱切开取石。

（四）总攻疗法

1.适应证　同非手术治疗。

2.方法与步骤　见下表（8-1）。

8-1　尿石症总攻疗法的时间和步骤

时间	步骤
7:00	饮水 500ml
7:30	氢氯噻嗪 50mg 口服
8:30	饮水 500ml
9:00	饮水 500ml
9:30	服排石中药 300ml
10:30	阿托品 0.5mg
10:40	针刺肾俞、膀胱俞(肾盂、输尿管中上段结石);肾俞、水道(输尿管下段结石);关元、三阴交(膀胱、尿道结石);初弱刺激,后强刺激,共 20min
11:00	跳跃

总攻疗法以 6～7 次为 1 个疗程,隔天 1 次,总攻治疗后结石下移或排而未净者,可继续进行下 1 个疗程,2 个疗程间隔 1～2 周。

3.注意事项

(1)行总攻疗法时应严密观察病情,如疼痛部位下移等;

(2)结石久攻下移时,体壮者,可加用破瘀散结中药,再行总攻;体弱者,总攻疗法前,宜中药调理后再行总攻治疗;

(3)连续多次使用氢氯噻嗪等利尿药进行总攻时,需服氯化钾 1g,每日 3 次,以预防低血钾。

(李金刚)

第九章　神经精神疾病

第一节　中风

中风又称卒中，临床以突然昏仆，口眼歪斜，半身不遂，不语或言语謇涩，偏身麻木为主证，并具有发病急剧、变化快，善行数变的风邪特点，好发于中老年人的一种常见病。西医的脑血管疾病，无论是出血性还是缺血性脑卒中，均可参考本病进行辨证施治。

【病因病机】

发病是在人体气血内虚的基础上，多因劳倦内伤，忧思恼怒，嗜食肥甘厚味及烟酒等诱发，以脏腑阴阳失调，气血逆乱，直冲犯脑，形成脑脉痹阻或血溢脑脉之外。中风属于本虚标实之证，以肝肾阴虚为本，风、火、痰为标。主要病机为阴阳失调，气血逆乱。

【诊断与鉴别诊断】

1.诊断依据

(1)半身不遂，神识昏蒙，言语涩謇或不语，偏身感觉异常，口舌歪斜为主症。

(2)常伴有头痛，眩晕，瞳神变化，饮水发呛，目偏不瞬，共济失调。

(3)急性起病，发病前多有诱因，常有先兆，如素有头痛、眩晕、耳鸣，突然出现一过性语言不利或肢体麻木、视物昏花，甚至昏厥。

(4)发病年龄多在40岁以上。

(5)结合颅脑CT，磁共振影像检查结果亦可确诊。

2.鉴别要点

(1)痫病：神昏多为时短暂，移时自行苏醒，醒如常人，多伴有肢体抽搐，口吐白沫，四肢僵直，两手握拳，双目上视，小便失禁，一般无半身不遂，偏身感觉异常，口舌歪斜等症。

(2)痉证：神昏时间歇短暂，常伴有四肢厥冷，一般移时苏醒，醒后一般无半身不遂，口舌歪斜等中风特有的症状。

(3)痉证：以四肢抽搐，项背强直，角弓反张为主症，发病后可出现神昏，无半身不遂，口舌歪斜等中风见症。

(4)痿病：多起病缓慢，以双下肢瘫痪或四肢瘫痪为多见，起病时无神昏。

(5)口僻：以口眼㖞斜，目不能闭，口角流涎为主症，但无肢体偏瘫，半身麻木，神昏等症状。

【辨证论治】

1.辨证要点

(1)辨病期:发病4周以内为急性期;发病4周以上至半年内为恢复期;发病半年以上为后遗症期。

(2)辨轻重:偏身麻木或一侧手足麻木,或一侧肢体力弱,口舌歪斜,言謇不利者为中络;半身不遂,口舌歪斜,舌强语謇或不语,偏身麻木,而无神志昏蒙者为中经;半身不遂,口舌歪斜,舌强语謇或不语,偏身麻木,神志恍惚或迷蒙者为中腑;神昏或昏愦,半身不遂,口舌歪斜,神志清醒后多有舌强语謇或不语为中脏。临床上多按有无神志昏蒙而分为中经络和中脏腑两大类证候,中经络者病轻,中脏腑者病重。

(3)辨闭脱:凡证见神昏或恍惚,牙关紧闭,口噤不开,两手握固,大小便闭,肢体拘紧为闭证;兼见面赤身热,气粗口臭,躁扰不宁,舌苔黄腻,舌质红降,脉弦滑数为阳闭;兼见面白唇黯,静卧不烦,四肢不温,痰涎壅盛,舌苔白腻,舌质淡黯,脉滑缓为阴闭。神志昏愦,目合口开,鼻鼾息微,手撒遗尿,脉虚弱无力或脉微欲绝属脱证。

(4)辨病性:中风的病性为本虚标实。以气阴两虚为本,以内风、痰浊、瘀血、邪热为标。急性期,多以标实证候为主,恢复期及后遗症期,多表现为气阴两虚,阳气衰微。

2.治疗原则　中风急性期标实证候突出,急则治其标,治以祛邪为主,常用平肝息风、清热化痰、化痰通腑、化痰通络、活血通络、醒神开窍等治法,恢复期多虚实夹杂,治宜扶正祛邪为主,常用育阴息风、益气活血等法。

3.应急措施　中脏腑属痰热内闭清窍者,用清开灵注射液40～80ml加入5%葡萄糖注射液250ml中静脉滴注,1～2/d。中脏腑属痰湿蒙塞清窍者,以苏合香丸1～2丸鼻饲,每6～8h1次。中脏腑属元气败脱,用参麦注射液40ml加入5%葡萄糖注射液250ml中静脉滴注。闭证可刺人中或十宣穴放血,脱证可灸关元、气海、神阙穴,20min。

4.分证论治

(1)中经络

①肝阳暴亢,风火上扰

主证:半身不遂,偏身麻木,舌强言謇或不语或口眼㖞斜,眩晕头痛,面红目赤,口苦咽于,心烦易怒,尿赤便于;舌质红或绛,苔薄黄,脉弦有力。

治法:平肝泻火,通络息风。

方药:首先用清开灵注射液40ml加入5%葡萄糖注射液250ml中静脉滴注,1～2/d,10～14天为1个疗程。

方选天麻钩藤饮加减。药用天麻10g,钩藤30g,菊花10g,夏枯草30g,赤芍10g,生石决明30g,黄芩10g,杜仲10g,桑寄生30g,栀子10g,珍珠母30g,牡丹皮15g,怀牛膝10g。

②风痰瘀血,痹阻脉络

主证:半身不遂,口舌歪钭,舌强言謇或不语,偏身麻木,头晕目眩,舌质黯淡,苔薄白或白腻,脉弦滑。

治法:活血祛瘀,化痰通络。

方药:用丹参注射液20ml加入5%葡萄糖注射液250ml中静脉滴注,每1～2/d。

方用：化痰通络饮。药用天麻10g，法半夏10g，生白术10g，茯苓15g，天竺黄10g，胆南星6g，丹参30g，香附15g，酒大黄5g。

③痰热腑实，风痰上扰

主证：半身不遂，口舌歪斜，舌强言謇或不语，偏身麻木，腹胀便干便秘，甚至几日不解，头晕目眩，咳痰或痰多；舌质黯红或黯淡，苔黄腻，脉弦滑或偏瘫侧弦滑而大。

治法：化痰通腑。

方药：首先用清开灵注射液40ml加入5%葡萄糖注射液250ml中静脉点滴，1～2/d。

方用：星蒌承气汤加减。药用生大黄10g(后下)，芒硝10g，瓜蒌30g，胆南星10g，丹参30g，天竺黄10g。

④气虚血瘀

主证：半身不遂，口舌歪斜，舌强言謇或不语，偏身麻木，面色苍白，气短乏力，口角流涎，自汗出，心悸便溏，手足肿胀；舌质黯淡，舌苔薄白或白腻，脉沉细、细缓或细弦。

治法：益气活血通络。

方药：可选用血栓心脉宁胶囊，每次4粒，3/d；复方丹参注射液10～40ml加入葡萄糖溶液250～500ml中静脉滴注，l/d，14天为1个疗程；云南灯盏花注射液6～12ml加入葡萄糖溶液250～500ml中静脉滴注，1/d；脉络宁注射液10～20ml加入葡萄糖溶液250～500ml中静脉滴注，l/d，14天为1个疗程。

方用：补阳还五汤加减。药用炙黄芪30～60g，当归10g，红花10g，川芎5g，桃仁10g，赤芍10g，地龙10g。

⑤阴虚风动

主证：半身不遂，口舌歪斜，舌强言謇或不语，偏身麻木，烦躁失眠，眩晕耳鸣，手足心热，舌质红绛或黯红，少苔或无苔，脉细弦或细弦数。

治法：育阴潜阳。

方药：镇肝熄风汤加减。药用牛膝10g，生赫石30g，生龙骨30g，生牡蛎30g，龟甲10g，白芍20g，玄参15g，天冬10g，菊花15g，天麻10g，钩藤30g，甘草6g。

(2)中脏腑

①风火上扰清窍

主证：神识恍惚迷蒙，半身不遂，平时多有眩晕，麻木之症，肢体强痉拘急，颜面潮红，便干便秘，舌质红绛，苔黄腻而干，脉弦滑大数。

治法：清热息风，开窍醒神。

方药：首先用清开灵注射液40ml加入5%葡萄糖注射液250ml中静脉滴注，1～2/d。

方用：羚羊角汤加减。药用羚羊角粉1g(分冲)，龟甲10g，生地黄30g，牡丹皮10g，白芍20g，蝉蜕6g，菊花10g，夏枯草10g，石决明30g，薄荷10g，川牛膝10g。

②痰湿蒙塞清窍

主证：神昏，半身不遂，肢体松懈瘫软不温，甚则四肢逆冷，面白唇黯，痰涎壅盛，舌质黯淡，舌苔白腻，脉沉滑或沉缓。

治法：温阳化痰醒神开窍。

方药：苏合香丸灌服或鼻饲，每次1～2丸，3～4/d。

方用：涤痰汤加减。药用石菖蒲10g，制半夏10g，陈皮6g，茯苓20g，远志10g，枳实10g，胆南星6g，竹茹10g，甘草6g。

③痰热内闭清窍

主证：神昏或昏愦，半身不遂，起病急骤，鼻鼾痰鸣，肢体强痉拘急，项强身热，躁扰不宁，甚则手足厥冷，频繁抽搐，偶见呕血；舌质红绛，舌苔褐黄而干，脉弦滑数。

治法：清热化痰，祛瘀开窍。

方药：用清开灵注射液40ml加入5%葡萄糖注射液250ml中静脉滴注，2～3/d。安宫牛黄丸1～2丸，6～8h灌服或鼻饲1次。

方用：羚羊钩藤汤加减。药用羚羊角粉1g(分冲)，钩藤10g，半夏10g，夏枯草10g，竹茹10g，天竺黄10g，石菖蒲10g，牡丹皮10g，远志10g，珍珠母0.6g(分冲)。

④元气败脱，神明散乱

主证：突然神昏或昏愦，肢体瘫软，手撒肢冷汗多，重则周身湿冷，二便自遗，舌卷囊缩，目合口开，气息低微；舌质紫黯，苔白腻，脉沉缓或沉微或脉微欲绝。

治法：益气回阳，救逆固脱。

方药：急用参麦注射液40ml加入5%葡萄糖注射液250ml中静脉注射，15min1次，直至厥脱恢复。

方以参附汤加减。药用人参10g，附子10g，生甘草10g，五味子10g。

5.针灸疗法

(1)体针取穴：常针对主症和辨证分型采取主症取穴与辨证取穴相结合的原则选穴。

①主症取穴：半身不遂，偏身麻木者，组方可分有两组，一组穴为肩髃、曲池、外关、合谷穴、环跳、阳陵泉、足三里、昆仑等，另一组穴为肩髃、肩贞、阳池、后溪、风市、手三里、白环俞、委中、解溪等；口眼喎斜者取下关、地仓、颊车、合谷；语言不利者取哑门、廉泉、通里、翳风等穴。

②辨证选穴：风痰火亢者取穴百会、风池、合谷、太冲、三阴交、四神聪(用三棱针点刺出血)，风痰瘀阻者取穴百会、风池、中脘、足三里、丰隆、血海，痰热腑实者取穴曲池、合谷、中脘、大横、支沟，气虚血瘀者取穴中脘、气海、关元、足三里、脾俞、膈俞，阴虚风动者取穴四神聪、神门、三阴交、心俞、肾俞、照海、太溪、涌泉，风火上扰者取穴劳宫、涌泉，痰湿蒙神者取穴人中、承浆、劳宫、涌泉、中脘、气海、足三里、丰隆，痰热蒙神者取穴风府、气海、足三里、丰隆、公孙。

③急症取穴：闭证取穴百会、四神聪放血，或手足十二井穴放血，及人中、合谷、太冲，脱证取穴神阙(灸)、关元(灸)、百会、素髎、内关、足三里。

(2)刺灸法：一般在初期可单刺患侧，多用泻法，恢复期、后遗症期因病期较久，故针刺当用补法，同时健侧、患侧或分组交替针刺，或双侧同刺，在取得针感后，多采用捻转补泻法，留针15～20min，每5min捻转运针1次，加强针感。急性期可1/d，恢复期、后遗症期每隔日1次为宜。12次为1个疗程。

6.推拿疗法　头面颈项部：患者仰卧位，医者坐于患者头顶端，以指按印堂，然后开天门，分阴阳起手；指按揉、大鱼际揉、小鱼际攘前额，分推前额；捏拿眉毛的攒竹、鱼际、丝竹空及上眼睑，分抹上眼睑；一指禅推或按揉眼眶7穴，再从迎香起，经巨髎、颧髎、下关、上关至耳前穴；

分推眼眶至太阳穴，再指两揉一按加指振太阳穴；从承浆、地仓、人中、迎香分别推抹至颊车及耳前3穴；指按压、扫散、五指拿项、指叩击头部五经（督脉、膀胱经和胆经）；按揉风池、捏拿颈肌，可双手交替操作，按揉大杼、肩井。

上肢部：患者仰卧位，医者站立在体侧，上肢自然下垂，掌心朝下，以掌按揉肩及上肢起手；三角肌部分用掌指关节攘或掌背攘，上肢外侧用小鱼际攘；一指禅推或指按揉上肢穴位，如肩髃、臂髃、天府、侠白、手五里、肘部6穴、手三里、孔最、支沟、间使、内关、外关、腕部6穴、合谷、内劳宫；捏拿、拉推、击拍上肢外侧、搓抖上肢；患肢上举，轻轻按揉上肢内侧；按压极泉Imin，然后放开，使上肢有一股暖流向手指端上涌；用小鱼际攘上肢，按揉上肢穴位从极泉，经少海、到大陵、内劳宫；捏拿、拉推、击拍上肢内侧、搓抖上肢；然后，患者上肢上举，弹拨手阴经、阳经，搓抖上肢；按揉阳池，然后分推至阳溪、阳谷；按揉、捻搓、摇扳牵手指，指击八邪穴，合掌击掌根；推擦抓握手指，上推至内关穴，然后突然放松，让患者有一股热流往手指端上涌。

腰背及下肢部：患者仰卧位，医者站立其旁，以掌按揉腰背部起手；攘法施于肩背及腰骶部，反复操作，力量要深透；用拇指、掌进行按揉、推挤、弹拨等手法，反复操作于肩胛骨周围，重点是肩胛冈上的肩中俞、肩外俞、曲垣、秉风、巨骨、天髎等穴；在腰背部用拇指和掌根进行按揉、推挤、弹拨、捏拿等手法；在整个腰背部进行击拍、推擦等方法；改患者为健侧卧位，患肢屈髋屈膝位，在患膝下垫一软枕，在臀部及下肢大腿外侧、前侧、后侧，下肢小腿外侧进行掌背攘法，反复操作；在下肢用按揉、推挤、弹拨、捏拿、击拍、摇扳等手法，反复操作；在腰部进行后伸摇扳或侧卧位进行斜扳法结束。

7.外治法

(1)九藤饮加减：鸡血藤15g，络石10g，海风藤10g，石南藤10g，三棱10g，莪术10g，防己10g，透骨草15g，桑枝30g，草红花10g。煎汤外洗患肢，1～2/d。

(2)元通络液：川乌10g，当归10g，川芎10g，桑枝30g。用水浸30min，煎煮40min，将患肢浸泡溶液中外洗，1～2/d。

(3)手足挛缩外洗方：槐枝、柳枝、楮枝、茄枝、白艾各50g，水煎，浸泡手足至腕踝以上，每次10～20min，10/d。并应避风寒。

【预防与康复】

1.预防　首先是调养情志；其次是坚持锻炼和运动，以增强体质；三是控制饮食，避免长期膏粱厚味过重，低盐低脂饮食，控制食量，忌烟酒。四是劳逸结合，劳逸适度，起居有常。最后是顺应四时规律，季节气候因素，慎避风寒，调畅情志。对有中风先兆患者应及时辨证加以防治，避免发生中风。

2.康复

(1)肢体训练：急性期即应把患者的肢体置于功能位，并定期翻身，做被动运动。

(2)语言训练：鼓励患者讲话，按照语言发育的顺序依次练习。

(3)唇角流涎者：坚持鼓腮、示齿等动作，并自我或由他人按摩患侧面颊。

（李金刚）

第二节 头痛

头痛是临床常见的一种自觉症状,可由多种疾病引起。凡外感六淫,内伤杂病,引起以头痛为主的病证,均称为头痛。头痛剧烈,反复发作,经久不愈者称为"头风"。病由风寒湿热之邪外袭,或痰浊瘀血阻滞,致使经气上逆,或肝阳郁火上扰清空,或气虚清阳不升,或血虚脑髓失荣等所致。西医学中的周期性偏头痛、紧张性头痛、丛集性头痛、原发性高血压、鼻窦炎、神经官能症头痛、外伤后神经综合征等病出现以头痛为主症者,均可参照本病辨证论治。

【病因病机】

头痛的病因不外乎外感和内伤两大类。外感六淫多因起居不慎,坐卧当风,感受风、寒、湿、热等外邪,而以风邪为主。外邪侵袭经络,上犯巅顶,清阳受阻,气血不畅,阻遏络道而头痛。内伤头痛与肝、脾、肾三脏关系密切。情志伤肝,郁而化火,或肝阴不足,肝阳上亢,上扰清空。饮食劳倦,脾胃虚弱,气血亏虚,气虚则清阳不升,血虚则脑髓失养;或脾失健运,痰湿内生,上蒙清空,阻遏清阳。禀赋不足,肾精久亏,脑髓空虚;亦可阴损及阳,肾阳衰微,清阳不展而为头痛。

【诊断与鉴别诊断】

1.诊断依据

(1)以头痛为主症。一侧或双侧或全头部疼痛,呈跳痛、灼痛、胀痛、重痛、针刺痛等。痛甚者伴恶心呕吐,难以忍受。

(2)外感头痛多急性发作,且伴外感表证;内伤头痛多反复发作,且病史多在一年以上。遇七情变化、劳累、月经期等诱发或加重。

(3)结合脑电图、头颅CT扫描检查,以明确诊断。

2.鉴别要点

(1)雷头风:起病急骤,头痛如雷鸣,头面部起核块,红肿热痛,常伴恶寒发热、大便燥结等,多为湿热或痰火上冲所致。

(2)鼻渊:其头痛部位多在前额,呈持续性。

【辨证论治】

1.辨证要点

(1)辨外感头痛与内伤头痛:外感头痛,一般发病轻急,病势较剧,多表现掣痛、跳痛、灼痛、胀痛、重痛,痛无休止,多属实证;内伤头痛,一般起病缓慢,病势较缓,多表现为隐痛、空痛、昏痛,病势悠悠,遇劳则剧,时作时止,多属虚证。

(2)辨头痛的部位:大抵太阳经头痛,多在头后部,下连于项;阳明经头痛,多在前额及眉棱等处;少阳经头痛,多在头之两侧,并连及耳部;厥阴经头痛,则在巅顶部位,或连于目系。

(3)辨头痛的性质:因于痰湿多重坠胀痛,因子肝火多灼痛、跳痛,因于寒邪多掣痛,阳亢多胀痛。若瘀血头痛,痛处固定不移,痛如锥刺。

2.治疗原则 调神利窍,缓急止痛为基本治则,初病多实,治宜祛邪,以祛风散邪为主,久病多虚，治宜固元气，以补虚为主，虚中挟实者，当权衡主次，随证治之。

3.分证论治

(1)外感头痛

①风寒头痛

主证：头痛时作，痛连项背，恶风畏寒，遇风尤剧，口不渴，苔薄白，脉浮。

治法：疏风散寒。

方药：川芎茶调散加减。川芎 10g，荆芥 10g，防风 10g，羌活 6g，白芷 10g，细辛 3g，薄荷 6g，甘草 6g。

②风热头痛

主证：头痛而胀，甚则头痛如裂，发热或恶风，面红目击赤，口渴欲饮，便秘溲黄，舌红，苔黄，脉浮数。

治法：疏风散热。

方药：芎芷石膏汤加减。川芎 10g，白芷 10g，菊花 12g，石膏 20g，羌活 6 藁本 10g，黄芩 10g，连翘 10g，牛蒡子 10g。

③风湿头痛

主证：头痛如裹，肢体困重，纳呆有闷，小便不利，大便或溏；苔白腻，脉濡

治法：祛风胜湿。

方药：羌活胜湿汤加减。羌活 10g，独活 10g，川芎 10g，防风 10g，蔓荆子 10g，藁本 10g，甘草 6g，藿香 10g。

(2)内伤头痛

①肝阳头痛

主证：头胀痛而眩，心烦易怒，夜寐不宁，或兼胁痛，面红口苦，苔薄黄，脉弦有力。

治法：平肝潜阳。

方药：天麻钩藤饮加减。天麻 10g，钩藤 10g，石决明 30g，桑寄生 10g，川午膝 10g，杜仲 10g，益母草 10g，夜交藤 15g，黄芩 10g，栀子 10g。

②肾虚头痛

主证：头痛且空，每兼眩晕，腰痛酸软，神疲乏力，遗精，带下，耳鸣，少寐，畏寒，肢冷，舌红少苔，脉细无力。

治法：温肾填精。

方药：右归饮加减。熟地黄 15g，附子 10g，肉桂 6g，鹿角 10g，人参 10g，当归 10g，山药 15g，山茱萸 10g，枸杞子 10g。

③气血虚头痛

主证：头痛而晕，心悸不宁，遇劳则重，神疲乏力，自汗气短，畏风，面色无华；舌质淡，苔薄白，脉细弱。

治法：补养气血。

方药：补中益气汤合四物汤加减，炙黄芪 20～30g，熟地黄 15g，白术 10g，党参 20g，当归 10g，白芍 12g，陈皮 6g，川芎 6g，白芷 6g，升麻 6g，柴胡 6g。

④痰湿头痛

主证:头痛昏蒙,胸脘满闷,呕恶痰涎;苔白腻,脉滑或弦滑。每遇阴天发作或加剧。

治法:化痰祛湿降逆。

方药:半夏白术天麻汤加减。半夏 10g,白术 10g,天麻 10g,茯苓 15g,生薏苡仁 30g,陈皮 6g,白芷 6g,白蔻仁 6g。

⑤瘀血头痛

主证:头痛经久不愈,痛处固定不移,痛如锥刺,或有头部外伤史,或妇人经期发作并伴痛经,舌质紫,或有瘀斑,脉弦或细涩。

治法:活血化瘀,通络止痛。

方药:通窍活血汤加减。桃仁 10g,红花 10g,赤芍 15g,川芎 10g,当归 10g,人工麝香 0.2g(冲服),川牛膝 10g,枳壳 10g,柴胡 10g。

4.单验方 治顽固性头痛、偏头痛方可选用:

(1)全蝎、蜈蚣各等份,共为细末,每服 2g,3/d。

(2)制川、草乌各 6g,白芷、僵蚕各 6g,生甘草 9g,研细末,分成 6 包。每日 1 包,分 3 次用绿茶送服。用治顽固性风寒头痛效佳。

(3)川芎、白芷各 15g,大头鱼鱼头 1 个,文火炖 40min,饮汤。对偏头痛疗效尤佳。

5.针灸疗法

(1)外感头痛:巅顶部痛者取百会、通天、阿是穴、行间等穴;前头部痛者,取上星、头维、阿是穴、合谷穴;后头部痛者,取后顶、天柱、阿是穴、昆仑穴。

(2)肝阳头痛:取风池、肝俞、肾俞、行间、侠溪穴刺之。

(3)痰湿头痛:取中脘、内关、丰隆、解溪穴刺之。

(4)气血亏虚头痛:取脾俞、肾俞、关元、足三里穴刺之。

6.推拿疗法 推三点,首先推神庭穴,用双拇指交替,从头发尖过神庭穴,入发际 2 寸,用力推 10 次;然后推太阳,双拇指分别用力按住太阳穴,用力推至耳尖为止;最后推头维穴,方法同上。用此法治疗头痛,绝大部分立即缓解或疼痛暂消失,方法简便可靠。

【预防】

起居有常,饮食有节,劳逸结合,情志调畅,避免不良精神刺激。

(李金刚)

第三节 失眠

失眠(又称不寐)是因情志、饮食、禀赋体虚而致心胆脾肾阴阳失调,气血失和,以经常不能获得正常睡眠为特征的一种病证。西医学中的神经官能症、更年期综合征等患者出现不寐时,可参照本病辨证论治。

【病因病机】

不寐的病因很多,思虑劳倦,内伤心脾,阳不交阴,心肾不交,阴虚火旺,肝阳扰动,心胆气虚以及胃中不和等因素，均可影响心神而导致不寐。不寐发病总是与心、脾、肝、肾及阴血不足有关，其病理变化总属于阳盛阴虚，阴阳失交。

【诊断与鉴别诊断】

1.诊断依据

(1)常见于脑力劳动或长期思虑恼怒者。

(2)轻者人寐困难或寐而易醒，醒后不寐，睡眠不深，早醒，重者彻夜难眠。

(3)常伴有头痛、头晕、心悸、健忘、多梦等症。

(4)各系统和实验室检查未发现异常。

2.鉴别要点

(1)神劳：除失眠外，健忘、头晕痛、神疲等症状明显，神情紧张。

(2)喘不得卧：是因病出现夜间阵发性呼吸困难，不能平卧。

【辨证论治】

1.辨证要点

(1)辨析本病特征：本病主要特征为入寐艰难，或寐而不酣，或时寐时醒，或醒后不能再寐，或整夜不能入寐。

(2)辨别虚实：一般病程较短，舌苔腻，脉弦、滑、数者多以实为主；而病程较长，反复发作，舌苔较薄，脉细、沉、弱或数而无力者多以虚为主。

2.分证论治　治疗当以补虚泻实，调整阴阳为原则，在此基础上均宜加入安神定志之品。

(1)实证

①肝郁化火

主证：心烦不寐，性情急躁易怒，不思饮食，口渴喜饮，目赤口苦，小便黄赤，大便秘结，舌红，苔黄，脉弦而数。

治法：清肝泻热，佐以安神。

方药：龙胆泻肝汤加减。药用龙胆草 10g，黄芩 10g，栀子 10g，泽泻 10g，木通 6g，车前子 10g，当归 10g，生地黄 10g，柴胡 10g，茯神 15g，龙骨 30g，牡蛎 30g，甘草 6g。

②痰热内扰

主证：心烦不寐，多梦易醒，痰多胸闷，恶食嗳气，吞酸恶心，头晕目眩；舌苔黄腻，脉滑而数。

治法：化痰清热，宁心安神。

方药：黄连温胆汤加减。药用黄连 6g，栀子 10g，陈皮 9g，半夏 10g，茯苓 15g，竹茹 10g，枳实 6g，琥珀 1.5g，丹参 15g，远志 10g，甘草 6g，大枣 6g。

(2)虚证

①心脾两虚

主证：不易入睡，或多梦易醒，心悸健忘，头晕目眩，肢倦神疲，饮食无味，面色少华；舌淡苔白，脉细弱。

治法：补益心脾，养血安神。

方药：归脾汤加减。药用党参 15g，白术 10，炙黄芪 15g，当归 10g，茯神 15g，酸枣仁 15g，龙眼肉 10g，木香 6g，炙甘草 6g，远志 6g。

②心胆气虚

主证：虚烦不寐，胆怯易惊，惕惕不可终日，心悸，善太息，或面色不华，气短乏力；舌淡，脉弦细。

治法：益气镇惊，安神定志。

方药：安神定志丸加减。药用人参 10g，茯苓 15g，茯神 15g，远志 10g，石菖蒲 10g，酸枣仁 15g，五味子 10g，生龙齿 30g，生牡蛎 30g。

③心肾不交

主证：心烦不寐，心悸不安，头晕目眩，耳鸣，腰膝酸软，潮热盗汗，五心烦热，口舌生疮，或梦遗滑精，月经不调；舌红少苔，脉细数。

治法：滋阴清热，交通心肾。

方药：天王补心丹合黄连阿胶汤加减。药用生地黄 15g，黄连 6g，阿胶 10g，天冬 10g，麦冬 15g，玄参 10g，丹参 15g，当归 10g，茯神 15g，五味子 10g，远志 10g，柏子仁 10g，酸枣仁 15g。

3.*针灸疗法* 主穴神门、内关、三阴交、足三里、安眠、心俞。心脾两虚加脾俞、百会穴，阴虚火旺者加太溪、劳官，胃腑不和者加中脘、内庭穴，肝火上扰者加行间、侠溪穴。实证用泻法，虚证用补法。1/d，10 次为 1 个疗程。

耳针取心、神门、脑、交感、肾、皮质下、脾、内分泌等穴，轻刺激，每次 2～3 穴，留针 20～30min，每日或隔日 1 次，10 次为 1 个疗程。亦可用王不留行籽外贴耳压。

4.*推拿疗法* 患者仰卧位，医者坐在患者头顶端，以按压印堂，然后开天门，分阴阳，指振太阳穴起手；指或大鱼际进行额前按揉，然后分推前额，再两揉一按太阳穴；捏拿眉毛的攒竹、鱼际、丝空穴；按揉眼眶 7 穴，采取两揉一按；轻快柔和地轮刮、分推眼眶，力量宜轻；指按、扫散、指叩击头部五经(督脉、膀胱经和胆经)；配合按揉神门、内关、三阴交等穴结束。

每晚临睡前可温水泡脚 30min，揉双侧涌泉穴各 36 次。

5.单验方

(1)酸枣仁 15g，炒香，捣为末，每晚临睡前服，温开水或竹叶煎汤调服。

(2)炒酸枣仁 10g，麦冬 6g，远志 3g，水煎后，晚上临睡前顿服。

(3)酸枣树根(连皮)30g，丹参 12g，水煎 1～2h，分 2 次，在午睡前和晚睡前各服 1 次，每日 1 剂。

【预防】

保持乐观态度，调节情绪，注意安排合理的作息时间，进行适当的体育锻炼，劳逸结合，养成良好的生活习惯。

（李金刚）

第四节 癫狂

癫狂是指精神错乱，神志失常的疾病。但具体的说癫和狂为两个不同的疾病。癫证表现为精神抑郁，表情淡漠，沉默痴呆，语无伦次，静而多喜，故俗称为“文痴”。狂证表现为精神亢奋，狂躁不安，喧扰不宁，骂詈毁物，动而多怒，故俗称为“武痴”。两者在症状表现上虽有差别。但又不能截然分开，其病理变化又互有联系，故常癫狂并称。西医学中的精神分裂症，躁狂抑郁症，其临床表现、特征、舌脉等与本病证类似者，可参考本节辨证论治。由于感染、高热和中毒等出现的谵妄、狂乱、精神错乱等症状，不在本节讨论范围。

临床诊疗思维

（一）病因病机分析

癫狂的发生与七情内伤、饮食失节、禀赋不足相关，损及心、脾、肝、胆、肾，导致脏腑功能失调和阴阳失于平秘，进而产生气滞、痰结、郁火、瘀血等，蒙蔽心窍或心神被扰，神明逆乱，而引起精神失常。

1.病因

（1）七情内伤：多因恼怒郁愤不解，则肝失疏泄，胆气不平，心胆失调，气机失司，心神扰乱而发病；或肝郁不解，水渎失职，痰湿内生，气郁痰结，格塞心窍而发病；或暴（恚）怒不止，引动肝胆木火，郁火上升，冲心犯脑，神明无主而发病；或肝气郁悖，气失畅达，血行凝滞，致气滞血瘀，或痰瘀互结，气血不能上荣脑髓，神机失养，神明混乱而发病。

（2）饮食失节：嗜食肥甘膏粱，一方面化生痰浊，内伏于心，伤及心神；另一方面损伤脾胃，运化失司，聚湿成痰，痰浊内盛，或与气滞相结，阻蔽神明，或与郁火相夹，扰乱心神，或与瘀血相伍，痹阻心窍，均致神志失常而发病。

（3）禀赋不足：即胎儿在母腹中有所大惊，或出生受阻，胎气被扰，气机失凋，阴阳失平，以致先天禀赋不足，心神虚损，生后一有所触，则气机逆乱，神机失常而发病。

【按语】

情志刺激之所以能引起癫狂，主要取决于两方面的因素：其一，取决于先天禀赋和体质的强弱。也可以说是内在的因素。如果禀赋及体质强，虽受情志刺激亦只能有短暂的情志失畅，而不至于导致癫狂。反之，如先天禀赋不足，后天失调，脏器脆弱，不能正确对待外界事物和所受的情志刺激，如遇有惊骇悲恐，意欲不遂，积忧久虑，导致阴阳失调而发病。而禀赋不足往往是家族性的（遗传），故癫狂证患者家族往往亦有类似的病史。早在《内经》就有“此得之在母腹中”的说法，就说明了这个问题。其二，则取决于外来的刺激的强弱，如刺激比较强烈且较持久，反复刺激，超越其耐受克制的限度，导致脏腑功能失调而发病。这两种因素是相辅相成，互有联系的。

2.病机

（1）病理因素以气、痰、火、瘀为主，重点在痰；癫证为痰气，狂证为痰火。

由于精神上受到不良刺激，情志不畅，久之则可导致脏腑功能的失调，而产生气、痰、火等致病因素。

如因意欲不遂，积忧久虑等，以致肝气郁结，疏泄失常，则可生痰；或因忧愁思虑损伤心脾，使心脾气结，脾失健运，聚湿生痰；痰邪又成为致病的病理因素。痰气郁结，上逆扰心，神志被蒙，而成癫证，癫证主要由于心肝脾三脏气机郁结，痰气蒙心而致，故其发病较缓，症状表现多静。

如肝气郁结，气郁化火；或忿郁恼怒，郁怒伤肝，使肝阳辨证暴张，肝胆气逆，化火灼津而成，痰火蓄结于阳明，使阳明热盛，火炽痰壅，上扰心神，神明逆乱而发为狂证。狂证主要是因火炽痰壅而致，火属阳，阳主动，故其发病较急，症状表现躁狂。

若癫狂病久，痰浊留恋不祛，势必影响气血的运行，气血运行不畅即有导致痰血的可能，故清代著名医家王清任在《医林改错》中曾提出本病为“气血凝滞脑气”所致，有其独到见解。

癫狂病久，痰浊留恋不祛——气血运行不畅——气血凝滞脑气

(2)病变脏器主要在心、肝；与脾有密切关系。心主神明，情志思维活动之中心，若痰气郁结，上扰清窍，蒙蔽心神；或痰火互结，上扰心神、神不守舍，神志逆乱；均能使心主神明的功能失常，而致精神错乱，神志失常的癫狂发生。

肝为刚脏，主疏泄，喜条达而恶抑郁，故情志的刺激尤易引起肝的疏泄功能失常。肝气郁结或肝阳暴张，生痰或化火，产生了导致癫狂的病理因素。

此外，脾主运化，若思虑伤脾，则脾虚气结；或肝旺克脾，脾气不伸，运化无权，亦能生痰。

总之，由于肝、脾气机郁结，导致脏腑功能失调，生痰化火，从而产生了气、痰、火等病理因素，以致上逆扰心，蒙蔽心神，发为癫狂，故本证的病变脏器主要在心、肝，与脾有密切关系。

(3)病理性质初起属实，病久多虚或虚实夹杂。

癫与狂均由痰气郁结或痰火互结，蒙蔽心窍，扰乱神明而致，因初起患者体质(正气)尚盛，邪气亦实，故病属实。

癫证日久心脾耗伤，心虚则神耗，脾虚则气血生化不足，导致气血双亏的心脾两虚证；或因癫证日久不已，耗气伤精，致脾肾阳虚，故久病多虚。

因狂证以痰火炽盛为主，如久而不愈，火盛势必伤阴，真阴，阴虚则水不制火，虚火与痰邪互结，上扰心神，表现为既有阴虚，又兼有痰火的火盛伤阴证，故为虚实夹杂证。

(4)癫与狂之间可互相转化。

癫证为痰气郁结及心脾两虚为主，表现为抑郁多静，性质属阴，狂证以痰火上扰及火盛伤阴为患，表现为动而多躁，性质属阳。故前人概括为“重阳者狂，重阴者癫”二者在病理变化上相互联系，又可互相转化。若癫证日久，痰气郁而化火，可以转化为狂证。狂证日久，郁火渐泄而痰气留结，亦可转化为癫证。

(二)诊断思维

1.辨病思维

(1)诊断要点

①有癫狂的家族史，或脑外伤史。素日性格内向，近期有情志不遂或突遭变故惊恐而心绪不宁者。

②神情抑郁，表情淡漠，静而少动，沉默痴呆，或喃喃自语，语无伦次；或突然狂奔，喧扰不

宁，呼号打骂，不避亲疏。

③排除药物、中毒、热病原因所致。

④头颅 CT、AMI 及其他辅助检查无阳性发现。

(2)鉴别诊断

①郁证：癫病、郁证均属精神情志相关的疾病。两者临床表现有相似之处，均与五志过极、情志内伤有关。

②痴呆：癫病与痴呆临床表现有相似之处，但癫病以精神失常为主，而痴呆则以智能障碍为特征。

2.辨证思维

(1)区分癫病与狂病之不同：凡癫证静而多喜，情感淡漠，沉默痴呆，喃喃自语，语无伦次：或哭笑无常，奇幻多疑，不知秽洁，甚则形如木僵等，属痰气郁结所致。

狂证则喧扰不宁，动而多怒，歌笑不休，妄言声高，毁物打骂，不避亲疏，逾垣上屋，力大倍常；甚则不食不眠等，系阳盛痰火上扰之证。

(2)辨病性虚实：癫证以痰气为主，表现为抑郁多静、性质属阴。狂证以痰火为主，表现为动而多躁，性质属阳。故前人概括为“重阳者狂，重阴者癫”。

癫与狂初起属实；病久多虚；或虚实夹杂。

(三)治则思维

本病特点为本虚标实、虚实夹杂。初期多以邪实为主。治当理气解郁，畅达神机，降(世)火豁痰，化瘀通窍；后期以正虚为主。治当补益心脾，育阴养血，调整阴阳。同时，移情易性，加强护理，不但是防病治病的需要，也是防止反复与发生意外不可忽视的措施。

癫证：初起为痰气郁结——理气解郁，化痰开窍。

病久心脾两虚者——补养心脾、安神。

狂证：初起因痰火上扰——涤痰清火、镇心。

病久火盛伤阴——滋阴降火、宁神。

(四)辨证论治

1.癫证

(1)痰气郁结

【证候】 精神抑郁，表情淡漠，沉默痴呆，时时太息，言语无序，或喃喃自语，多疑多虑，喜怒无常，秽洁不分，不思饮食。舌红苔腻而白，脉弦滑。

【病机】 思虑太过，肝气被郁，脾失健运，而生痰浊，痰郁气结，扰蒙神窍。

【治法】 理气解郁，化痰醒神。

【主方】 逍遥散合顺气导痰汤加减。

【处方举例】 柴胡 10g，白芍 12g，当归 10g，茯苓 15g，白术 12g，甘草 6g，枳实 10g，木香 6g，香附 10g，半夏 10g，陈皮 6g，胆南星 10g，郁金 10g，菖蒲 10g。

(2)心脾两虚

【证候】 神思恍惚，魂梦颠倒，善悲欲哭，心悸易惊，肢体困乏，饮食锐减，言语无序。舌淡苔薄白，脉沉细无力。

【病机】 癫狂习久，脾失健运，生化乏源，气血俱衰，心神失养。

【治法】 健脾益气，养心安神。

【主方】 养心汤送服越鞠丸加减。

【处方举例】 人参10g，黄芪15g，甘草6g，香附10g，神曲10g，苍术10，茯苓15g，当归10g，川芎10g，远志10g，柏子仁10g，酸枣仁15g，五味子10g。

2.狂证

(1)痰火扰神

【证候】 突发狂乱无知，骂詈号叫，不避亲疏，逾垣上屋，或毁物伤人，气力愈常，不食不眠，素有性情急躁，头痛失眠，两目怒视，面红目赤，舌质红绛，苔多黄腻腻或黄燥而垢，脉弦大滑数。

【病机】 五志化火，痰随火升，痰热上扰清窍，神明昏乱。

【治法】 清心泻火，涤痰醒神。

【主方】 生铁落饮加减。

【处方举例】 龙胆草12g，黄连10g，连翘10g，胆南星10g，川贝母10g，橘红10g，竹茹12g，菖蒲10g，远志10g，茯神15g，生铁落30g，朱砂0.9g，玄参10g，麦冬15g，丹参10g。

(2)痰结血瘀

【证候】 癫狂自久不愈，面色晦滞而秽，情绪躁扰不安，多言不序，恼怒不休；甚至登高而歌，弃衣而走，妄见妄闻，妄思离奇，头痛，心悸而烦。舌质紫暗，有瘀斑，少苔或薄黄苔干，脉弦细或细涩。

【病机】 气郁日久，痰结日深，血气凝滞，痰瘀互阻，神窍被窒。

【治法】 豁痰化瘀，调畅气血。

【主方】 癫狂梦醒汤加减。

【处方举例】 陈皮6g，半夏10g，胆南星10g，柴胡10g，香附10g，青皮10g，桃仁10g，赤芍10g，丹参15g。

(3)心肾失调

【证候】 癫狂久延，时作时止，势已较瘥，妄言妄为，呼之已能自制，但有疲惫之象，寝不安寐，烦惋焦躁，形瘦面红而秽，口干便难。舌尖红无苔有剥裂，脉细数。

【病机】 心肝郁火，或阳明腑热久羁，耗津伤液，火失水济，元阳升腾莫制，神明受扰。

【治法】 育阴潜阳，交通心肾。

【主方】 二阴煎合琥珀养心丹。

【处方举例】 川黄连10g，黄芩10g，生地黄10g，阿胶10g，当归10g，白芍12g，人参10g，茯神15g，酸枣仁15g，柏子仁15g，远志10g，石菖蒲10g，生龙齿30g，琥珀粉(冲服)2g，朱砂(水飞)0.5g。

(五)病程观察

1.癫证

(1)在痰气郁结证型中，若饮伏甚者以控涎丹，临卧姜汤送下，该方虽无芫花逐水，但有甘遂、大戟之峻功，白芥子善逐皮里膜外之痰涎，故搜剔痰结伏饮功效甚佳，尤其制成丸剂，小量服用，去痰饮而不伤正；若痰浊壅盛，胸膈瞀闷，口多痰涎，脉滑大有力。形体状实者，可先用三圣散取吐，劫夺痰涎，方中瓜蒂、防风、藜芦三味，以藜芦药性最为猛悍，但劫夺其痰浊效速。然应自当慎用。倘吐后形神俱乏，宜及时饮食调养；若神思迷惘，表情呆钝，言语错乱，目瞪不瞬，舌苔白腻，为痰迷心窍，宜理气豁痰，散结宣窃，先以苏合香丸，芳香开窍，继以四七汤加胆星、郁金、菖蒲之类，以行气化痰；若不寐易惊，烦躁不安，舌红苔黄，脉滑数者，为痰郁化热，痰热交蒸，干扰心神所致，宜清热化痰，可用温胆汤加黄连合白金丸，取黄连清心火，白金丸手少阴药，白矾酸咸能软顽痰，郁金苦辛，能去恶血，痰血去则心窍开而病已。若神昏志乱，动手毁物，为火盛欲狂之征，当以狂病论治。

(2)在心脾两虚证型中，若悲伤不乐欲哭者；或哭笑无常者，可加入"甘麦大枣汤"合用；若神思恍惚，心悸易惊较甚者，加龙齿30g，磁石30g，重镇安神。此外，若病久而致蜱肾阳虚者，表现为迟钝(呆滞)、懒动、面色苍白、音低语减、四肢欠温、舌淡苔薄白、脉细。治疗应以健脾温肾壮阳为主，可在本方的基础上加入附子9g，肉桂10g，巴戟天10g，仙茅10g，淫羊藿10g，熟地黄10g。

2.狂证

(1)痰火扰神证型中，若痰火壅盛而舌苔黄腻垢者，同时用礞石滚痰丸逐痰泻火，再用安宫牛黄丸(水牛角3倍易犀角)清心开窍；若阳明腑热，大便燥结，舌苔黄燥，脉实大者，可暂用加减承气汤，以荡涤秽浊，清泄胃肠实火；若神志较清，痰热未尽，心烦不寐者，可用温胆汤合朱砂安神丸主之，以化痰安神；若火势渐衰而痰浊留恋，神志不清，其状如癫者，即可按癫证论治。

狂证为痰火上扰而致，初起体实，可考虑用攻逐法，荡涤痰浊，劫夺痰火，如"控涎丹"(大戟、甘遂、白芥子)、"龙虎丸"(牛黄、巴豆霜、辰砂、白矾、米粉)，或大黄、芒硝、芫花之类。用时一定要注意只可暂用，不可长期服用，以免伤正，因药性较峻猛，易伤胃气，用后形神俱乏，宜以饮食调养；正气虚弱者勿用。另外，亦可用辛凉开窍法，如"至宝丹""牛黄清心丸"等。

(2)痰结血瘀证型中，若蕴热者，加黄连10g，黄芩10g，以清之；若兼寒者，加干姜9g，肉桂10g，以助阳温经；若有蓄血内结者送服大黄䗪虫丸，每服6g，日服3次，以祛瘀生新，攻逐蓄血；若不饥不食者，加白金丸，以软顽痰，祛恶血。

(3)在心肾失调证型中，痰火未平，舌苔黄腻，质红，加胆南星10g，天竺黄10g；若心火亢盛者，加朱砂安神丸，睡不安稳者，加孔圣枕中丹；若真阴耗伤，躁动不安者，加龟甲10g，阿胶10g，以滋阴。此外，癫狂一证常有因瘀血内阻所发者，除神志症状外，还可见面色晦滞、舌质紫暗，舌下脉络瘀阻，脉沉涩等症。治疗予活血化瘀、安神定志为大法，如血府逐瘀汤、癫狂梦醒汤。

(六)预后转归

癫病早期诊断正确，药物治疗及精神调摄得当，可望痊愈，但若屡遇七情内伤，则易反复。若失治、治之不当，不但转成慢性，且可加重转为狂病，预后亦差。

狂病宜及早诊断，合理用药，加强护理，可以治愈。但易反复，尤其治之不当，或久治不愈，可由兴奋转静，多喜少动而成癫病，病癫后遇强烈、持久的精神刺激触动还可转狂，至此多预后不良。

(七)预防与调护

1.重视精神疗法　移情易性等精神疗法是预防和治疗癫狂的有效方法，如防止环境的恶性刺激，这对保持患者智力，活跃情绪，增加社会接触和消除被隔离感有益。包括墙涂艳色，摆装饰物，保持光线明亮，勤更衣着，鼓励拜会亲友、谈心、读报、听收音机或看轻松娱乐性电视。病房布置家庭化，以免医院的一切白色标志引起患者负性情绪。组织患者参加娱乐活动。对患者治疗和恢复十分有益。

2.加强护理　癫狂之病多由内伤七情而引起，注意精神护理。包括情志和谐，起居、食饮、劳逸调摄、规律。病人不宜从事高空作业及驾驶，操纵机械与危险性大的工作。正确对待病人的各种病态表现，不应叽笑、讽刺，扰乱病人情志，要关心、体贴、照顾，对其不合理要求应耐心解释，对其合理要求应尽量满足。对重证病人的打人、骂人、自伤、毁物等症状，要采取防护措施，注意安全，防止意外，必要时专人照顾。对拒食病人应寻找原因，根据其特点进行劝导、督促、喂食或鼻饲，以保持营养。

3.加强妇幼保健工作　首先加强母孕期间的卫生，避免受到惊恐等精神刺激，对有阳性家族史者应当劝阻其不宜再生子女。同时注意幼儿的发育成长，一旦发现有精神异常表现，应尽早找专科医生诊治，早期治疗，预后较好。

（八）疗效评定

癫证

1.治愈　语言、举止正常，神情安定，能正常处理日常事务。

2.好转　神情安定，言语、举止基本正常，或有改善。

3.未愈　精神、语言、举止异常不能控制。

狂证

1.治愈　语言、举止、神情均恢复正常，能正常处理日常事务。

2.好转　神情安定，语言、举止基本正常，或有改善。

3.未愈　语言、举止、神情均无改善。

（李金刚）

第五节　痫病

痫病是一种反复发作性神志异常的病证。临床以突然意识丧失，发则仆倒，不省人事，强直抽搐，口吐涎沫，两目上视或口中怪叫为特征。移时苏醒，一如常人。发作前可伴眩晕、胸闷等先兆，发作后常有疲乏无力等症状。根据本病的临床表现，西医的癫痫，无论原发性或继发性，均可参照本病辨证治治。

临床诊疗思维

（一）病因病机分析

1.病因

(1)七情失调，主要责之于惊恐：突受大惊大恐——气机逆乱，肝肾受损，阴不敛阳而生热生风；脾胃受损，精微不布，痰浊内聚，一遇诱因，痰随气逆，或随火上炎，或随风动，蒙闭心神清窍，是以痫证作矣。

(2)先天因素：母体突受惊恐——气机逆乱，精伤肾亏，胎儿发育异常，出生后，遂易发生痫病。

(3)脑部外伤：脑窍受损——瘀血阻络，经脉不畅，脑神失养，神志逆乱，遂发痫病

(4)其他：六淫之邪，或因饮食失调，食宿积痰；或因患他病后，脏腑受损——积痰内伏，遇劳则气机逆乱，触动积痰，生热动风，壅塞经络，闭塞心窍，上扰脑神，发为痫病。

2.病机

(1)痫病之为病，概由痰、火、瘀为内风触动，导致脏腑功能失调，痰浊内阻，气血逆乱，风痰内动，清窍蒙蔽而发病。本病以心脑神机失养为本，脏腑功能失调为标，而先天遗传与后天所伤为两大致病因素。其中痰浊内阻，脏气不平，阴阳偏胜，神机受累，元神失控是病机的关键所在。而痫病之痰，具有随风气而聚散和胶固难化两大特点，因而痫病之所以久发难愈，缠绵不止，正是由于胶固之心胸的“顽痰”所致。

(2)痫病与五脏均有关联，但主要责之于心，顽痰闭阻心阳是痫病的主要病机特点。心为阳居之地，痰乃阴凝之邪，痰邪交结于胸膈之间，则郁阻心阳，壅遏气机，扰乱清窍，致发痫病。

(3)痫病的病机转化决定于正气的盛衰及痰邪深浅，发病初期，痰瘀阻滞，肝郁化火生风，多以风痰闭阻，或痰火炽盛，正气尚足，痰浊尚浅，以实证为主，易于康复；若日久不愈，损伤正气，首伤心脾，继损肝肾，导致心脾两虚，或肝肾阴虚，加以痰凝沉固，表现虚实夹杂，则治愈较难。

(二)诊断思维

1.辨病思维

(1)诊断要点

①发病特点：起病急，呈发作性，多有复发。

②主症：卒然仆倒，不省人事，四肢抽搐，项背强直，牙关紧闭，口吐涎沫，两目上视，移时苏醒，醒后如常人。

③病发前常有先兆症状，发病多有诱因。

④脑电图多表现异常，常有痫性发作波。

⑤痫病常继发于某些病证，尤头部疾患。CT、磁共振、PET、DSA 等有助于发现颅内病灶。

具备主症，同时有 1 项，结合③、④项，即可诊断本病。

(2)鉴别诊断：痫病须与中风、厥证、痉证等鉴别。

①中风：痫病与中风病位均在脑部，中风常兼半身不遂，言语謇涩，痫病则以肢体抽搐为主，移时苏醒，醒后如常为特点，应加以鉴别。

②厥证：痫病与厥证均有神识障碍之病证，且均发病急。

2.辨证思维

(1)确定病性：来势急聚，神昏卒倒，不省人事，口噤牙紧，颈项强直，四肢抽搐者，病性属风；发作时口吐涎沫，气粗痰鸣，发作后或有情志错乱、幻听、错觉，或有梦游者，病情属痰；发作时呆木无知，呼之不应，扎之不知痛，平素或发作后有神疲胸闷，纳呆身重者，病性属湿；卒倒啼叫，面赤身热，口流血沫，平素或发作后有大便秘经，口臭苔黄者，病性属热；发作时面色潮红、紫红，继则青紫，口唇发绀，或有颅脑外伤、产伤等病史者，病性属瘀。

(2)辨病情轻重：判断本病之轻重决定于两个方面，一是病发持续时间之长短，一般持续时间长则病重，短则病轻；二是发作间隔时间之久暂，即间隔时间短暂则病重，间隔时间长久则病轻。其临床表现的轻重与痰浊之浅深和正气之盛衰密切相关。

(3)辨阴痫阳痫

①阳痫：症见卒然仆倒，不省人事，四肢强痉拘急，口中有声，口吐涎沫，烦躁不安。气息高粗，痰鸣辘辘，口臭便干，舌质红或暗红，苔黄腻，脉弦滑。

②阴痫：症见卒然仆倒，不省人事，口吐涎沫，四肢抽搐无力，或手足蠕动，四肢不温，二便自遗，舌质淡，少苔，脉细弱。

(三)治则思维

1.分标本虚实　频繁发作，以治标为主，着重清泻肝火，豁痰息风，开窍定痫；平时病缓则补虚以治其本，宜益气养血，健脾化痰，滋补肝肾，宁心安神。

2.治分新久　痫病新发，多为阳痫，治以息风涤痰泻火为主；痫病日久，则多本虚。

3.治痫当重行痰，行痰须重行气

4.遵循"间者并行，甚者独行"原则　临床实践证明，本病大多是在发作后进行治疗的，治疗目的，旨在控制其再发作，应急则治其标，采用豁痰顺气，顽痰胶固需辛温开导，痰热胶着须清化降火。其治疗着重在风、痰、火、虚四个字上。当控制本病发作的方药取效后，一般不应随意更改(改治其本)，否则往往可导致其大发作。在痫病发作缓解后，应坚持标本并治，守法守方，恒心，服用3～5年后再逐步减量，方能避免或减少发作。

5.辛热开破法在痫病的应用　辛热开破法是针对痫痰难化这一特点而制定的治法。痰浊闭阻，气机逆乱是本病核心病机，故治疗多以涤痰、行痰、豁痰为大法。然而痫病之痰，异于一般痰邪，具有深遏潜伏，胶固难化，随风气而聚散之特征，非一般祛痰与化痰药物所能涤除，辛温开破法则采用大辛大热的川乌、半夏、南星、白附子等具有振奋阳气，推动气化作用的药物，以开气机之闭塞，破痰邪之积聚，捣沉痼之胶结，从而促进顽痰消散，痫病缓解。

(四)辨证论治

1.风痰闭窍

【证候】　发病前常有眩晕、头昏、胸闷、乏力痰多，心情不悦，痫病发作呈多样性，或见突然跌倒，神志不清，抽搐吐涎，或伴尖叫与二便失禁，或短暂神志不清，双目发呆，茫然所失，谈话中断，持物落地，或精神恍惚而无抽搐。舌质红，苔白腻，脉多弦滑有力。

【病机】　痰浊素盛，肝阳化风，痰随风动，风痰闭阻，上闭清窍。

【治法】　涤痰息风，开窍定痫。

【主方】　定痫丸加减。

【处方举例】　茯苓20g，石菖蒲10g，远志9g，全蝎6g，僵蚕12g，琥珀末(冲服)3g，天竺黄10g，天麻10g，胆南星10g，法半夏12g，地龙12g，陈皮6g。

2.痰火扰神

【证候】　发作时昏仆抽搐，吐涎或有吼叫，平时急躁易怒，心烦失眠，病发后，症情加重，彻夜难眠，咳痰不爽，口苦咽干，便秘溲黄，目赤。舌红，苔黄腻、脉弦滑而数。

【病机】 七情所伤，气郁化火，痰浊蕴结，痰火相伍，火动痰升，阻扰脑神。

【治法】 清热泻火，化痰开窍。

【主方】 当归龙荟丸合涤痰汤加减。

【处方举例】 龙胆草12g，青黛10g，芦荟10g，大黄5g，黄芩10g，栀子10g，姜半夏10g，胆南星10g，木香5g，枳实10g，茯苓15g，橘红10g，人参10g，菖蒲10g，麝香0.3g，当归10g。

3.瘀阻脑络

【证候】 平素头晕头痛，痛有定处，常伴单侧肢体抽搐，或一侧面部抽动，颜面口唇青紫。多继发于颅脑外伤、产伤、颅内感染性疾患后遗症等，或先天脑发育不全。舌质暗红或有瘀斑，舌苔薄白，脉涩，或弦。

【病机】 瘀血阻窍、脑络闭塞，脑神失养而风动。

【治法】 活血化瘀，息风通络。

【主方】 通窍活血汤加减。

【处方举例】 赤芍10g，川芎10g，桃仁10g，红花10g，麝香0.3g，地龙10g，僵蚕10g，全蝎6g。

4.心脾两虚

【证候】 反复发痫，神疲乏力，心悸气短，失眠多梦，面色苍白，体瘦纳呆，大便溏薄。舌质淡，苔白腻，脉沉细而弱。

【病机】 痫发日久，耗伤气血，血虚心神不守，气虚脾运失健，导致心脾两虚。

【治法】 补益气血，健脾宁心。

【主方】 六君子汤合天王补心丹加减。

【处方举例】 人参10g，茯苓15g，白术12g，炙甘草6g，陈皮6g，姜半夏10g，当归10g，丹参15g，生地黄10g，天冬15g，麦冬15g，酸枣仁15g，柏子仁15g，远志10g，五味子10g。

5.肝肾阴虚

【证候】 痫病频发，神思恍惚，头晕目眩，两目干涩，面色晦暗，耳轮焦枯不泽，健忘失眠，腰膝酸软，大便干燥。舌脉：舌质红，脉沉细而数。

【病机】 痫病日久，肝肾精血亏虚，髓海不足，脑失所养。

【治法】 滋补肝肾，潜阳安神。

【主方】 左归丸加减。

【处方举例】 熟地黄12g，山药15g，山茱萸10g，菟丝子10g，枸杞子10g，鹿角胶（烊化）10g，龟甲胶（烊化）10g，川牛膝10g，生牡蛎30g，鳖甲15g。

（五）病程观察

1.在风痰闭窍证型中，眩晕、目斜视者，加生龙骨30g，生牡蛎30g，磁石30g，珍珠母30g，重镇安神。

2.在痰火扰神证型中，若肝火动风之势者，加天麻10g，石决明15g，钩藤15g，地龙10g，全蝎6g，以平肝息风。

3.在瘀阻脑络证型中，痰涎偏盛者，加半夏10g，胆南星10g，竹茹12g。

4.心脾两虚证型中，若伴痰浊盛而恶心呕吐痰涎者，加胆南星10g，姜竹茹12g，瓜蒌15g，菖蒲12g，旋覆花10g，化痰降浊；便溏者，加焦薏苡仁15g，炒白扁豆15g，炮姜6g，健脾止泻；

夜游者，加生龙骨 30g，生牡蛎 30g，生铁落 30g 等镇心安神。

5.肝肾阴虚证型中，若神思恍惚，持续时间长者，加阿胶、龙眼肉补益心血；心中烦热者，加焦栀子 10g，莲子心 3g，清心除烦；大便干燥者，加玄参 15g，天花粉 15g，肉苁蓉 15g，当归 10g，火麻仁 10g，以养阴润肠通便。

（六）预后转归

痫病的转归与预后取决于患者的体质强弱、正气盛衰与感邪轻重。本病证有反复发作的特点，病程一般较长，少则一二年，多数患者终生难愈。体质强、正气尚足的患者，如治疗恰当，痫发后再予以调理，可控制发作，但难以根治；体质较弱，正气不足，痰浊沉痼，或痰瘀互结者，往往迁延日久，缠绵难愈，预后较差。若反复频繁发作，少数年幼患者智力发育受到影响，出现智力减退，甚至成为痴呆。或因发作期痰涎壅盛、痰阻气道，易造成痰阻窒息等危证，必须及时进行抢救。

痫病初发或病程在半年以内者，尤应重视休止期的治疗和精神、饮食的调理。如能防止痫病的频繁发作，一般预后较好；如调治不当或经常遇到情志不遂、饮食不节等诱因的触动，可致频繁发作，病情由轻转重。

（七）预防与调护

1.加强孕妇保健，避免胎气受损　痫病发生多系母亲在孕期内，外邪干忤及七情、饮食、劳倦等失调，尤其在出生过程中胎儿头部外伤所致。因此，特别要注意母亲在孕期卫生，以及平时个人饮食、起居调养，加强孕妇自身保健，精神愉快，避免胎气受损。

2.加强护理，预防意外痫病发作的护理，有二：

(1)发作时注意观察神志的改变，抽搐的频率，脉息的快慢与节律，舌之润燥，瞳孔之大小，有无发绀及呕吐，二便是否失禁等情况，并详加记录。对昏仆抽搐的病人，凡有义齿者均应取下，并用裹纱布的压舌板放入病人口中，防止咬伤唇舌，同时加用床挡，以免翻坠下床。

(2)休止期患者，不宜驾车、骑车，不宜高空，水上作业。避免脑外伤。

3.加强休止期治疗，预防再发发作控制后的痫病患者，应实施休止期治疗，依据发作时的症状及休止期兼症辨证论治。应耐心、坚持长期服药，至完全控制痫病发作达 3～5 年或更长时间，以巩固疗效。休止期治疗应针对患者病后存在不同程度的正虚可参以调补，如调脾胃、和气血、健脑髓、顺气涤痰、活血化瘀等，但不可不加辨证地一概投入参茸大补之品或其他温燥补品。

4.注意调补饮食宜清淡，多吃素菜，少食肥甘之品，切忌过冷过热、辛温刺激的食物。以减少痰涎及火热的滋生，可选用山药 15g，薏苡仁、赤豆、绿豆、小米煮粥，可收健脾化湿之功效。注意排痰及口腔卫生。保持精神愉快，避免精神刺激，怡养性情，起居有常，劳逸适度，保证充足的睡眠时间，保持大便通畅。

（八）疗效评定

1.近期治愈与治疗前发作间歇时间比较，延长 1 年以上不发作者。

2.好转发作时症状比前减轻，间歇期明显延长。

3.未愈发作频繁，或症状加重。

（李金刚）

第六节　痴呆

痴呆是由髓减脑消，神机失用所导致的一种神志异常的疾病，以呆傻愚笨，智能低下，善忘等为主要临床表现。其轻者可见神情淡漠，寡言少语，反应迟钝，善忘；重则表现为终日不语，或闭门独居，或口中喃喃，言辞颠倒，行为失常，忽笑忽哭，或不欲食，数日不知饥饿等。本节所讨论的内容以老年人痴呆为主，小儿先天性痴呆不在讨论之列。就西医学而言，主要指老年性痴呆、脑血管性痴呆及混合性痴呆、脑叶萎缩症、正压性脑积水、脑淀粉样血管病、代谢性脑病、中毒性脑病等。但不包括老年抑郁症、老年性精神病。

临床诊疗思维

（一）病因病机分析

1.病因

（1）年迈体虚

年高{肝肾阴虚，或肾中精气不足，髓海空虚，髓减脑消
血脉瘀滞，脑络瘀阻}

（2）情志所伤

郁怒伤肝{肝气乘脾，聚湿生痰
气滞日久可致血瘀}气滞、痰阻、血瘀壅滞于脑，蒙闭清窍

久思积虑{耗伤心脾，气血不足，致脑失所养
脾虚失运，痰湿内生，清窍受蒙}

（3）久病耗损

久病积损正伤{肾、心、肝、脾之阴、阳、精、气、血不足，脑髓失养
久病入络，脑脉痹阻，脑气与脏气不相接
日久生热化火，神明被扰}

2.病机

（1）基本病机为髓海不足，神机失用。

本虚——肾精、阴阳、气血亏虚——脑失所养
标实——气、火、痰、瘀内阻于脑——上扰清窍}髓海不足，神机失用

（2）痴呆病位主要在脑，与心、肝、脾、肾功能失调密切相关。

（3）病机上常发生转化，临床以虚实夹杂为多见。

气滞、痰浊、血瘀之间可以相互转化，或相兼为病，终致痰瘀交结，使病情缠绵难愈。

气滞、痰浊、血瘀日久，可化热，而形成肝火、痰热、瘀热，甚或肝阳化风，均可上扰清窍；进一步发展，可耗伤肝肾之阴，肝肾阴虚，水不涵木，阴不制阳，肝阳上亢，化火生风，风阳上扰清窍，而使痴呆加重。

虚实之间的相互转化，实证的痰浊、瘀血日久，若损及心脾，则气血不足；或耗伤心阴，神明失养；或伤及肝肾，则阴精不足，脑髓失养，可转化为痴呆的虚证。而虚证病久，气血亏乏，脏腑功能受累，气血运行失畅，或积湿为痰，或留滞为瘀，则可见虚中夹实之证。故本病临床以虚实夹杂为多见。

（二）诊断思维

1.辨病思维

（1）诊断要点

①一般症状：记忆力减退，记忆近事及远事的能力减弱，判定认知人物、物品、时间、地点能力减退，计算力与识别空间位置结构的能力减退，理解别人语言和有条理地回答问题的能力障碍等。

②有症状：性情孤僻，表情淡漠，语言重复，自私狭隘，顽固固执，或无理由地欣快，易于激动或暴怒。其抽象思维能力下降，不能解释或区别词语的相同点和不同点，道德伦理缺乏，不知羞耻，性格特征改变。

③发病特点：起病隐匿，发展缓慢，渐进加重，病程一般较长。但也有少数病例发病较急。患者可有中风、头晕、外伤等病史。

④神经心理学检查，颅脑CT、MRI检查等有助于诊断。

（2）鉴别诊断

①痴呆与郁证鉴别：痴呆的神志异常需与郁证中的脏躁一证相鉴别。脏躁多发于青中年女性，多在精神因素的刺激下呈间歇性发作。不发作时可如常人，且无智能、人格、情感方面的变化。而痴呆可见于任何年龄，尤多见于中老年人，男女发病无明显差别，且病程迁延，其心神失常症状不能自行缓解，并伴有明显的记忆力、计算力甚至人格情感的变化。

②痴呆与癫病鉴别：癫病是以沉默寡言、情感淡漠、语无伦次、静而多抑为特征的疾病，俗称“文痴”，它可因气、血、痰邪或三者互结为患，以成年人多见。而痴呆则属智能活动障碍，是以神情呆滞、愚笨迟钝为主要临床表现的神志疾病，老少皆可见之。另一方面，痴呆的部分症状可自制，治疗后有不同程度的恢复。

重症痴呆患者与癫病在临床证候上有许多相似之处，临床难以区分。CT、MRI检查有助于鉴别。

③痴呆与健忘鉴别：健忘是指记忆力差，遇事善忘的一种病证。而痴呆则以神情呆滞，或神志恍惚，告知不晓为主要表现，其不知前事或问事不知等表现与健忘之“善忘前事”有根本区别。痴呆根本不晓前事，而健忘则晓其事却易忘，且健忘不伴有神志障碍。健忘可以是痴呆早期临床表现，这时可不予鉴别。由于外伤、药物所致健忘，一般经治疗后可以恢复。CT、MRI检查有助于两者的鉴别。

2.辨证思维　要分清虚实。

虚者：
- 髓海不足
- 肝肾亏虚——肝肾阴虚、精血亏虚
- 脾肾两虚——气虚、阴虚、阳虚、气阴两虚、阴阳两虚
- 脾肾虚衰——波及于心，而致心脾两虚或心肾不交

实者{浊实之邪蒙神扰窍而引起情志、性格方面或亢奋或抑制的明显改变
痰浊、瘀血、风火等诸实邪引起相应证候

虚实夹杂{正虚为主，兼有实邪
邪实为主，兼有正虚

（三）治则思维

1.虚者补之，实者泻之。

2.解郁散结、补虚益损是其治疗大法。

3.同时在阳药上不可忽视血肉有情之品的应用。

4.另外，移情易性，智力和功能训练与锻炼亦不可轻视。

5.对脾肾不足，髓海空虚之证，宜培补先天、后天，以冀脑髓得充，化源得滋。凡气郁痰滞者，气郁应开，痰滞当清，以冀气充血活，窍开神醒。

（四）辨证论治

1.髓海不足

【证候】 头晕耳鸣，记忆力和计算力明显减退，懈惰思卧，齿枯发焦，腰酸骨软，步行艰难。舌瘦色淡，苔薄白，脉沉细弱。

【病机】 肾精亏虚，髓海失养。

【治法】 补肾益髓，填精养神。

【主方】 七福饮加减。

【处方举例】 熟地黄 12g，当归 10g，人参 10g，白术 12g，炙甘草 6g，石菖蒲 10g，远志 10g，杏仁 10g，鹿角胶 10g，龟甲胶（烊化）10g，阿胶（烊化）10g，紫河车 10g。

2.脾肾两虚

【证候】 表情呆滞，沉默寡言，记忆减退，失认失算，口齿含糊，词不达意，腰膝酸软，肌肉萎缩，食少纳呆，气短懒言，口涎外溢或四肢不温，腹痛喜按，鸡鸣泄泻。舌质淡白，舌体胖大，苔白，或舌红，苔少或无苔，脉沉细弱，双尺尤甚。

【病机】 气血亏虚，肾精不足，髓海失养。

【治法】 补肾健脾，益气生精。

【主方】 还少丹加减。

【处方举例】 熟地黄 12g，枸杞子 15g，山茱萸 15g，肉苁蓉 15g，巴戟天 10g，小茴香 6g，杜仲 10g，怀牛膝 15g，楮实子 10g，党参 10g，白术 12g，茯苓 15g，山药 15g，菖蒲 10g，远志 10g，五味子 5g。

3.痰浊蒙窍

【证候】 表情呆钝，智力衰退，或哭笑无常，喃喃自语，或终日无语，呆若木鸡，不思饮食，脘腹胀痛，痞满不适，口多涎沫，头重如裹。舌质淡，苔白腻，脉细滑。

【病机】 痰浊上蒙，清窍被阻。

【治法】 健脾化浊，豁痰开窍。

【主方】 涤痰汤加减。

【处方举例】 半夏 10g，陈皮 6g，茯苓 15g，枳实 10g，竹茹 12g，制南星 10g，石菖蒲 10g，远

志 10g，郁金 10g，甘草 6g。

4.瘀血内阻

【证候】 表情迟钝，言语不利，善忘，易惊恐，或思维异常，行为古怪，肌肤甲错，口干不欲饮，双目暗晦。舌质暗或有瘀点瘀斑，脉细涩。

【病机】 瘀血阻滞，脑脉痹阻。

【治法】 活血化瘀，开窍醒脑。

【主方】 通窍活血汤加减。

【处方举例】 麝香 0.3g，当归 10g，桃仁 10g，红花 10g，赤芍 10g，川芎 10g，丹参 15g，菖蒲 10g，郁金 10g。

（五）病程观察

1.在髓海不足证型中，兼肝肾阴虚，年老智能减退，腰膝酸软，头晕耳鸣者，可去人参、白术、紫河车、鹿角胶，加怀牛膝 12g，生地黄 10g，枸杞子 15g，女贞子 15g，制何首乌 15g；兼肾阳亏虚，症见面白无华，形寒肢冷，口中流涎，舌淡者，加熟附片 9g，巴戟天 10g，益智仁 15g，淫羊藿 15g，肉苁蓉 15g；若兼言行不经，心烦溲赤，舌红少苔，脉细而弦数，是肾阴不足，水不制火而心火妄亢，可用知柏地黄丸加丹参 15g，莲子心 3g，菖蒲 10g，清心宣窍。

2.在脾肾两虚证型中，肌肉萎缩，气短乏力较甚者，可加紫河车 10g，阿胶（烊化）10g，续断 15g，何首乌 15g，黄芪 15g，益气补肾；食少纳呆，头重如裹，时吐痰涎，头晕时作，舌苔腻者，酌减滋肾之品，加陈皮 6g，半夏 10g，生薏苡仁 15g，白蔻仁 10g，健脾化湿和胃，也可配伍藿香 10g，佩兰 10g，芳香化湿；若纳食减少，脘痞，舌红少苔者，可去肉苁蓉、巴戟天、小茴香，加天花粉 15g，玉竹 15g，麦冬 15g，石斛 10g，生谷芽 15g，生麦芽 15g，养阴生津；若伴有腰膝酸软，颧红盗汗，耳鸣如蝉，舌瘦质红，少苔，脉沉弦细数者，是为肝肾阴虚，阴虚火旺之证，当改用知柏地黄丸，佐以潜阳息风之品；脾肾阳虚者，用《金匮》肾气丸加干姜 9g，黄芪 15g，白豆蔻 10g。

3.在痰浊蒙窍证型中，脾虚明显者加党参、白术 12g，麦芽 15g，砂仁（后下）6g；头重如裹、哭笑无常、喃喃自语、口多涎沫者重用陈皮 6g，半夏 10g，制南星 10g，并加用莱菔子 10g，全瓜蒌 15g，浙贝母 10g，化痰祛痰之品；痰浊化热，干扰清窍，舌质红，苔黄腻，脉滑数者，将制南星改用胆南星，并加瓜蒌 15g，栀子 10g，黄芩 10g，天竺黄 12g，竹沥 10g；若伴有肝郁化火，灼伤肝血心液，症见心烦躁动，言语颠倒，歌笑不休，甚至反喜污秽，或喜食炭灰，宜用转呆汤加味，即在洗心汤基础上去人参、附片，加用当归 10g，白芍 12g，柔肝养血，丹参 15g，麦冬 15g，天花粉 15g，滋养心胃阴液，柴胡 10g，白芍 12g，疏肝解郁，柏子仁 12g，茯苓 12g，炒酸枣仁 12g，加强养心安神之力；若属风痰瘀阻，症见眩晕或头痛，失眠或嗜睡，或肢体麻木阵作，肢体无力或肢体僵直，脉弦滑，可用半夏白术天麻汤。

4.在瘀血内阻证型中，久病伴气血不足，加熟地黄 12g，党参 10g，黄芪 15g；气虚血瘀为主者，宜补阳还五汤加减；气滞血瘀为主者，宜用血府逐瘀汤加减；瘀血日久，阴血亏虚明显者，加熟地黄 10g，阿胶 10g，鳖甲 10g，制何首乌 10g，女贞子 10g；久病血瘀化热，致肝胃火逆，症见头痛、呕恶等，应加钩藤 15g，菊花 10g，夏枯草 15g，牡丹皮 10g，栀子 10g，生地黄 12g，竹茹 12g；若痰瘀交阻，兼头重，口流黏沫，舌质紫暗有瘀斑，苔厚腻者，可加半夏 10g，橘红 10g，枳实 10g，杏仁 10g，胆南星 10g；病久入络者，宜加蜈蚣 2 条，僵蚕 10g，全蝎 6g，地龙 10g，以疏通经络，同时加用天麻10g，葛根10g；兼见肾虚者，症见口中流涎，舌淡紫胖，苔腻或滑者，可加益智仁10g，补骨脂10g，山药15g。

（六）预后转归

1.转归　本病的各种证候之间存在着必然联系。属实证的痰浊、瘀血日久，若损及心脾，则脾气不足，或心阴亏耗，伤及肝肾，则阴精不足，脑髓失养，转化为痴呆的虚证。而虚证病久，气血亏乏，脏腑功能受累，气血运行失司，或积湿为痰，或留滞为瘀，又可见虚中夹实证。总之，本病临床以虚实夹杂多见，虚与实可相互转化，且实证亦多为标实而其本虚已见。

2.预后　痴呆的病程多较长。①虚证患者若长期服药，积极接受治疗，部分精神症状可有明显改善，但不易根治。②实证患者，及时有效地治疗，待实邪去，部分患者可获愈。③虚中夹实者，则往往病情缠绵，更需临证调理，方可奏效。

（七）预防与调护

1.精神调摄　帮助病人正确认识和对待疾病，解除情志因素。

2.智能训练　对轻症病人应进行耐心细致的智能训练，使之逐渐掌握一定的生活及工作技能，多参加社会活动或练习气功、太极拳等。

3.调节饮食起居　病人应养成有规律的生活习惯，饮食宜清淡，少食肥甘厚味，多食具有补肾益精作用的食疗之品，如核桃、黑芝麻、山药等，并戒烟酒。避免过逸恶劳。

4.对重症病人则应注意生活照顾　防止重症病人因大小便自遗及长期卧床引发压疮、感染等。要防止病人自伤或伤人。

（八）疗效评定

1.治愈　自觉症状完全消失，神志意识清楚，定向健全，回答问题正确，反应灵敏，生活自理，能参加社会活动。

2.显效　效主要症状基本消失，神志清醒，定向健全，回答问题基本正确，反应较为灵敏，生活自理，能进行一般的社会活动。

3.有效　主要精神症状有所减弱或部分消失，生活自理，回答问题基本正确，但反应迟钝，智力与人格仍有部分障碍。

4.无效　主要临床症状无改变或病情仍有发展，生活不能自理，回答问题不正确，神志痴呆。

（马　军）

第七节　厥证

厥证是以突然昏倒，不省人事，或伴有四肢逆冷为主要临床表现的一种急性病证。病情轻者，一般在短时内苏醒，醒后无偏瘫、失语及口眼㖞斜等后遗症；但病情重者，则昏厥时间较长，甚至一厥不复而导致死亡。鉴于厥的含义较多，本节厥证所讨论的范围是以内伤杂病中具有突然发生的一时性昏倒不知人事为主症，或伴有四肢逆冷表现的病证。至于外感病中以手足逆冷为主，不一定伴有神志改变的发厥，以及后世列为中风范畴之“大厥”，均不属本节之讨论范围。暑厥系由感受暑热之邪而发病，本节亦不作讨论。西医学中多种原因所致之晕厥，可参考本节进行辨证论治。

临床诊疗思维

（一）病因病机分析

1.病因

(1)情志内伤

所愿不遂，肝气郁结——郁久化火，肝火上炎或大怒而气血并走于上，以致阴阳不相顺接而发为厥证。

平素体弱胆怯，加上突如其来的外界影响——如见死尸，或见鲜血喷涌，或闻巨响等，亦可使气血逆乱而致厥。

(2)劳倦体虚

元气素虚者，如因过度饥饿——中气不足，脑海失养。

过度疲劳，或睡眠长期不足——阴阳气血亏耗，亦会成为厥证的发病原因。

(3)亡血失津

如大汗吐下——气随液耗；或创伤出血。

血证失血过多——致气随血脱，阳随阴消，神明失主，而致厥证。

(4)饮食不节

嗜食酒酪肥甘，脾胃受伤——运化失常，以致聚湿生痰，痰浊阻滞——气机不畅，日积月累，痰愈多则气愈阻，气愈滞则痰更甚；如痰浊一时上壅——清阳被阻，则可发为昏厥。

或暴饮暴食，饮食停于胸膈——上下不通，阴阳升降受阻，均可引起昏厥。

2.病机

(1)病机是由于气机逆乱，升降失常，阴阳气不相顺接所致。

骤遇恼怒惊骇——气机逆乱，清窍壅塞——发为气厥实证；

素来元气虚弱——清阳不升，神明失养——发为气厥虚证；素有肝阳偏亢，遇暴怒伤肝——阳亢气逆，血随气升——发为血厥实证；

大量失血，气血不能上达清窍——神明失养，昏不知人——发为血厥虚证。

情志过极、饮食不节——气机升降失调；或痰随气升，阻滞神明，——发为痰厥。

(2)病理性质有虚实之分。

气盛有余者，情志突变
气逆上冲，挟痰上壅｝清窍闭塞，不知人事，成为厥之实证；

气虚不足清阳不升，气陷于下
大量出血，气随血脱，血不上达｝气血一时不相顺接，以致神明失养，不知人事，四肢不温，发为厥之虚证。

(3)病位主要在心、肝，与脾、肾有关。

心为精神活动之主，心病则神明失用
肝主疏泄条达，肝病则气郁不达 } 乃致昏厥窍闭

脾为气机升降之枢

脾运不健，痰浊内生
肺脾气虚，清阳不升 } 气陷于下，血不上达，以致神明失主，

肾为元气之根，肾中真阴真阳不能上注——导致神明失养，均可发为厥证。

(二)诊断思维

1.辨病思维

(1)诊断要点

①患者在发病之前，常有先兆症状，如头晕、视物模糊、面色苍白、出汗等，而后突然发生昏仆，不知人事。发作呈一时性，“移时苏醒”，发病时常伴有恶心、汗出，或伴有四肢逆冷，醒后感头晕、疲乏、口干，但无失语、瘫痪等后遗症，缓解时和常人一样。

②应了解既往有无类似病证发生，发病前有明显的情志变动、精神刺激的因素，或有大失血病史，或有暴饮暴食史，或有素体痰盛宿疾。注意询问发作时的体位、持续时间以及厥之前后的表现。

③脑电图、脑电诱发电位、心电图、颅脑CT、MRI等检查有助于诊断。

(2)鉴别诊断

①中风：以卒然昏仆为主症，与厥证主症相同，但中风病主症中还具有偏瘫、舌强言謇或不语等主症，而且不会“移时即醒、醒如常人”，多数病人醒后留有不同程度的后遗症状。

应该注意的是，如果老年人，具有中风病发病的基础(如高血压、高血脂、高血糖等情况时)，如果反复发作“厥”，应当予以充分的重视，此时风夹痰瘀上逆，邪气未盛、正气未衰，尚可以恢复。这一阶段我们可以称之为“厥”，但如果反复发作，就已经进入中风病的早期阶段，即“中风先兆证”阶段，如果不能及时救治，风煽火动，夹痰瘀上蒙而不解，就可能发生中风。

②痫证：主症有“卒然昏仆、移时即醒、醒后如常人”，与“厥证”一致。但痫证发生具有其特征性的兼症，比如“四肢痉挛、抽搐，口中有声，口吐白沫”等。可以作为鉴别诊断。

应该注意的一种情况是，癫痫的一种类型，我们称之为“失神小发作”。表现为突然摔倒，短时间的意识丧失，不伴有其他任何症状，转瞬即醒，醒后如常人。临床表现与“厥证”完全一致。鉴别应结合病史、发作情况、脑电图。

③眩晕：眩晕是指头晕目眩，视物旋转，甚则不能站立。厥证多可能出现眩晕的症状，与眩晕证的根本区别在于厥证有意识障碍而眩晕没有。

2.辨证思维

(1)辨虚实：厥证不外虚实二证，这是厥证辨证之关键所在。

实证：突然昏仆，面红气粗，声高息促，口噤握拳，或挟痰涎壅盛，舌红苔黄腻，脉洪大有力。

虚证：眩晕昏厥，面色苍白，声低息微，口开手撒，或汗出肢冷，舌胖或淡，脉细弱无力。

(2)分气血：厥证以气厥、血厥为多见，应注意分辨。

气厥实者，乃肝气升发太过所致，体质壮实之人，肝气上逆，由惊恐而发，表现为突然昏仆，呼吸气粗，口噤握拳，头晕头痛，舌红苔黄，脉沉而弦。

血厥实者，乃肝阳上亢，阳气暴张，血随气升，气血并走于上，表现为突然昏仆，牙关紧闭，四肢厥冷，面赤唇紫，或鼻衄，舌质暗红，脉弦有力。

(三)治则思维

1.急证处理

(1)血厥实证：吞服羚羊粉(便秘可用大黄粉通腑导滞，引血下行)。

(2)气厥实证：化服苏合香丸。

(3)痰厥：用竹沥水(少加姜汁)频服，另服猴枣散。

(4)血厥虚证：用独参汤益气摄血。

(5)气厥虚证：可服参附汤回阳救逆固脱。

此外，并用针刺疗法，促其清醒。清醒之后，则分辨虚实进行调治。

2.分虚实治疗

(1)实证：开窍、化痰、辟秽而醒神。应用辛香走窜的药物为主，用以通关开窍。通过开泄痰浊闭阻，温通辟秽化浊，宣窍通利气机而达到苏醒神志的目的。所用药物的剂型应选择丸、散、气雾、含化以及注射类的药物，宜吞服、鼻饲、注射等。

(2)虚证：益气、回阳、救逆而醒神。适用于元气亏虚、气随血脱、精竭气脱之证。主要是通过补益元气、回阳救逆而提高气的统摄能力。注意因虚致厥者，不可妄用辛香开窍之品。

(四)辨证论治

1.气厥

(1)实证

【证候】 由情志异常、精神刺激而发作，突然昏倒，不省人事，或四肢厥冷，呼吸气粗，苔薄白，脉伏或沉弦。

【病机】 情志过极，气机上逆，阻闭清窍。

【治法】 顺气、解郁、开窍。

【主方】 通关散、五磨饮子加减。

【处方举例】 沉香10g，乌药12g，木香6g，枳实12g，石菖蒲10g，槟榔12g，霍香12g，甘草6g。

(2)虚证

【证候】 发作时眩晕昏仆，面色苍白，呼吸微弱，汗出肢冷，舌质淡，脉沉微。

【病机】 元气素虚，清阳不升，神明失养。

【治法】 补气回阳。

【主方】 生脉注射液、参附注射液、四味回阳饮。生脉注射液、参附注射液为注射剂，适用于急救。

【处方举例】 人参(另炖)12g，熟附子10g，炮姜10g，黄芪20g，白术12g，炙甘草6g。

2.血厥

(1)实证

【证候】 多因急躁恼怒而发，突然昏倒，不省人事，牙关紧闭，面赤唇紫，舌红，脉多沉弦。

【病机】 怒而气上，气血上逆，清窍壅塞。

【治法】 活血顺气，降逆开窍。

【主方】 清开灵注射液、通瘀煎。发作时先用清开灵注射液静脉滴注，然后使用通瘀煎。

【处方举例】 当归尾12g，红花12g，山楂15g，乌药12g，青皮12g，木香9g，香附10g，钩藤15g。

(2)虚证

【证候】 突然昏厥，面色苍白，口唇无华，四肢蠕动，自汗肤冷，呼吸微弱，舌质淡，脉细数无力。

【病机】 血出过多，气随血脱，神明失养。

【治法】 补养气血。

【主方】 急用独参汤灌服，继用人参养荣汤加减。

【处方举例】 人参(另炖)12g，黄芪30g，当归10g，熟地黄15g，白芍12g，五味子9g。

3.痰厥

【证候】 突然昏厥，喉有痰声，或呕吐涎沫，呼吸气粗，苔白腻，脉沉滑。

【病机】 肝郁肺痹，痰随气升，上闭清窍。

【治法】 行气豁痰。

【主方】 导痰汤加减。

【处方举例】 法半夏12g，南星10g，枳实9g，陈皮6g，茯苓12g，紫苏子12g，白芥子10g，郁金12g，石菖蒲10g。

(五)病程观察

1.气厥

(1)在实证中，肝阳偏亢，头晕头胀者，加钩藤15g，石决明15g，磁石30g，以平肝潜阳；痰热重者，症见喉中痰鸣，痰涌气塞者，可加胆南星10g，川贝母10g，竹沥10g；如明显情志因素为诱因者，平素可与柴胡疏肝散、逍遥散之类加减化裁。

(2)在虚证中，汗出多者，加黄芪15g，白术12g，煅龙、牡各30g，益气固涩止汗；心气虚而心悸不宁者，加远志10g，柏子仁15g，酸枣仁15g，养心安神；脾气虚而见食欲不振者，加白术12g，茯苓15g，健脾和胃；本证患者平素可服用归脾丸、香砂六君子丸等药物益气养血。

2.血厥

(1)在实证中，若急躁易怒，肝热甚者，加菊花10g，牡丹皮10g，龙胆草10g；若兼见阴虚不足，眩晕头痛者，加生地黄12g，枸杞子15g，珍珠母30g。

(2)在虚证中，兼见阳虚，自汗肤冷者，加附子10g，干姜9g，温阳；津亏而见口干少津者，加麦冬15g，玉竹15g，沙参15g养阴生津；心悸少寐者，加龙眼肉15g，酸枣仁15g，养心安神。

3.在痰厥证型中，痰湿化热，口干便秘，舌苔黄腻，加黄芩10g，栀子10g，瓜蒌仁15g，清热降火。

(六)预后转归

厥证之转归主要有三：一是阴阳气血相失，进而阴阳离绝，发展为一厥不复之死证。二是阴阳气血失常，或为气血上逆，或为中气下陷，或气血痰瘀等邪气内闭，气机逆乱而阴阳尚未离绝，此类厥证之生死，取决于正气来复与否及治疗措施是否及时、得当。若正气来复，治疗得当，则气复返而生，反之，气不复返而死。三是表现为各种证候之间的转化，如气厥和血厥之实证，常转化为气滞血瘀之证；失血致厥的血厥虚证，常转化为气随血脱之脱证等。

厥证的预后，取决于患者平素正气的强弱及邪气的盛衰，抢救治疗得当与否。发病之后，若呼吸比较平稳，脉象有根，表示正气尚强，预后良好。反之，若气息微弱，或见愦不语，或手冷过肘，足冷过膝，或脉象沉伏如一线游丝，或如屋漏，或散乱无根，或人迎、寸口、趺阳之脉全无，多属危候，预后不良。

（七）预防与调护

1.加强锻炼，增强体质。

2.注意保持情绪稳定，避免恶性的精神和环境刺激。

3.对已发厥证者，要加强护理，密切观察病情的发展变化，采取适当的措施。

4.患者苏醒后，要消除其紧张情绪。

5.所有厥证患者应严禁烟酒及辛辣香燥之品，以免助热生痰。

（马　军）

第十章　内分泌与代谢性疾病

第一节　Graves 病

Graves 病(GD)是一种伴甲状腺激素分泌增多的器官特异性自身免疫病。多见于女性，以 20～50 岁人群患病率较高。

【病因与发病机制】

目前公认 GD 的发生与自身免疫有关,属器官特异性自身免疫性疾病,且有明显的遗传倾向,约 15%患者的近亲中有类似病,甲状腺自身抗体的阳性率在 GD 的亲属中高达 50%。GD 患者血清中存在针对甲状腺细胞 TSH 受体的特异性自身抗体,称为 TSH 受体抗体(TSAb),在未治疗的 GD 患者中 TSAb 的阳性率高达 90%以上。除 TSAb 外,50%～90%的 GD 患者也存在其他针对甲状腺的自身抗体,如甲状腺过氧化物酶抗体(TPOAb)、甲状腺球蛋白抗体(TGAb)。

环境因素可能参与了 GD 的发生,如细菌感染、性激素、应激反应和锂剂等对本病的发生发展有重要影响。

【病理】

1.甲状腺　呈对称性弥漫性肿大,腺体内血管丰富、扩张,滤泡上皮细胞增生明显,呈立方或高柱状,胞壁增生皱褶呈乳头状突起伸向滤泡腔,腔内胶质减少或消失。腺组织中有不同程度的弥漫性淋巴细胞浸润,出现淋巴组织生发中心。

2.眼　浸润性突眼患者球后组织常有脂肪浸润,纤维组织增生,葡糖胺聚糖(GAG)沉积,淋巴细胞及浆细胞浸润,致使眼球前移,引起突眼并影响静脉回流,甚至压迫视神经。眼肌纤维水肿增粗、纹理模糊,肌纤维透明变性、断裂及破坏,肌细胞内黏多糖亦增多。

3.胫前黏液性水肿　病变真皮层有 GAG 沉积,并有淋巴细胞、浆细胞和成纤维细胞的浸润,胶原纤维分散、断裂。

4.其他　肝、脾、胸腺和淋巴结增生肿大,外周血淋巴细胞可增多,肌肉消瘦,心脏扩大,心肌变性。重度甲亢可出现肝脏局灶或弥漫性坏死、萎缩乃至肝硬化。

【临床表现】

1.甲状腺毒症表现

(1)高代谢综合征:怕热多汗,皮肤温暖潮湿和低热、疲乏无力、多食善饥、体重锐减等。

(2)精神、神经系统:敏感、烦躁多虑、失眠、紧张、多言好动、思想不易集中,腱反射活跃,可有手、眼睑和舌细震颤。

(3)心血管系统:心悸气短,心动过速,心尖区第一心音亢进,收缩压上升,舒张压下降,脉压差增大,常伴房性心律失常或心房纤颤、心脏扩大。

(4)消化系统:常排便次数增多或呈慢性腹泻,老年患者可有食欲减退,厌食,严重者发生恶病质。

(5)肌肉骨骼系统:甲亢伴周期性瘫痪(麻痹)较常见,发作时血钾降低。部分患者有甲亢性肌病,表现为肌无力及肌萎缩,多见于肩胛与骨盆带肌群。甲亢伴重症肌无力可发生在甲亢前、后或同时起病,主要以累及眼的眼肌型多见。

(6)内分泌及生殖系统:女性常有月经减少或闭经,男性有阳痿、偶有乳腺发育等。

(7)造血系统:周围血淋巴细胞绝对值和百分比及单核细胞增多,但白细胞总数偏低,可伴紫癜,血小板寿命缩短。

2.甲状腺肿 大多数患者有程度不等的弥漫性、对称性甲状腺肿,随吞咽动作上下移动,表面光滑,质地多柔软无压痛。可在甲状腺上触到震颤和听到连续性或以收缩期为主的吹风样血管杂音。

3.眼病 根据发病机制的不同,分为两种。

(1)单纯性突眼:一般为对称性。其特征为:①突眼度不超过 18mm;②瞬目减少和凝视(Stellwag 征);③上眼睑挛缩、睑裂宽;④上眼睑移动滞缓(von Graefe 征),眼睛向下看时,上眼睑不能随眼球向下移动,可在角膜上缘看到白色巩膜;⑤向上看时,前额皮肤不能皱起(Joffroy 征);⑥两眼看近物时,眼球集合(辐辏)不良(Mobius 征)。甲亢症状控制后单纯性突眼可逐渐恢复。

(2)浸润性突眼:较少见。临床表现为:①畏光流泪,眼异物感、疼痛;②突眼度在 18～20mm,重症≥30mm,双眼突出度常相差 2～3mm,也可单眼外突;③眼睑水肿或肥厚,结膜充血水肿,重者球结膜膨出,眼阜水肿;④眼肌受累后、眼球活动受限或固定,视野缩小、复视、极少数可发生眼球不全脱位;⑤眼闭合不全时,可发生角膜炎、溃疡、穿孔、全眼球炎或视神经萎缩,均使视力下降,甚至失明。

4.特殊的临床表现

(1)甲状腺危象:①高热、呼吸急促、大汗淋漓;②心动过速(心率 140～240/min)、房颤或心房扑动,可伴心力衰竭、肺水肿;③可有焦虑、谵妄、昏迷等精神神经症状;④出现厌食、恶心、呕吐、腹泻,甚至虚脱、休克。

(2)淡漠型甲状腺功能亢进症:①多见于老年患者;②发病隐袭,高代谢综合征、眼征及甲状腺肿不明显;③心血管和胃肠道症状、消瘦较为突出,呈恶病质;④全身衰竭、神志淡漠、乏力、嗜睡,反应迟钝。

(3)甲状腺功能亢进性心脏病:老年人多见,主要表现为心房纤颤和心力衰竭。

(4)胫前黏液性水肿:多见于胫骨前下 1/3 部位,皮损多对称、呈现为 1～5cm 大小不等的棕红色或红褐色、突起不平的像橘子皮样的斑块或结节。

(5)三碘甲状腺原氨酸(T_3)型甲亢:血清中的 T_4 不高而仅有 T_3。增高,多见于 GD 早期、复发期和碘缺乏地区甲亢患者。

【实验室检查和其他检查】

1.血清甲状腺激素测定

(1)血清游离甲状腺素(FT_4)与游离三碘甲状腺原氨酸(FT_3):FT_4、FT_3 不受血甲状腺激素结合球蛋白(TBG)影响,直接反映甲状腺功能状态,敏感性和特异性高于总 T_4(TT_4)和总 T_3(TT_3)。

(2)血清总甲状腺素(TT_4):是判定甲状腺功能的基本筛选指标,其中80%～90%与 TBG 结合,TT_4 是指 T_4 与蛋白结合的总量,受 TBG 等结合蛋白量和结合力的影响。雄激素、糖皮质激素和严重系统疾病可使 TBG 水平降低。妊娠、雌激素、急性病毒性肝炎等使其升高。

(3)血清总三碘甲状腺原氨酸(TT_3):血清中 T_3 与蛋白结合的量达 99.5%以上,亦受 TBG 影响,由于甲亢初期与复发期 TT_3 上升很快,TT_4 上升较缓,故 TT_3 为早期甲亢、治疗中疗效观察及停药后复发的敏感指标。

2.促甲状腺激素(TSH)测定　甲状腺功能改变时,TSH 的波动较 T_3、T_4 更为迅速而显著,故血中 TSH 是反映下丘脑-垂体-甲状腺轴功能的敏感指标。特别是超敏 TSH(uTSH)测定已成为甲亢和甲减诊断的敏感方法。甲亢时,血清 TSH 水平降低。

3.甲状腺摄^{131}I　正常值(盖革计数管测定)3h 及 24h 值分别为 5%～25%和 20%～45%,高峰在 24h 出现。甲亢患者:3h>25%、24h>45%,且高峰前移。

4.促甲状腺激素释放激素(TRH)兴奋试验　静脉注射 TRH400μg 或 500μg,分别于注射前及注射后 30min 采静脉血测 TSH 水平,甲亢患者因 TSH 被 T_3、T_4 所抑制,对 TRH 缺乏反应或反应低下,TSH 增高<5mU/L。

5.三碘甲状腺原氨酸抑制试验(T_3 抑制试验)　正常人及单纯性甲状腺肿患者摄^{131}Ⅰ率下降 50%以上,甲亢患者不能被抑制,摄^{131}Ⅰ率下降<50%,有心脏病或严重甲亢患者禁用本项试验。

6.甲状腺自身抗体测定　对未经治疗的 GD 患者血清中 TSAb 的检查有早期诊断意义,是甲状腺自身免疫性疾病的一个敏感指标。

7.影像学检查　超声、放射性核素扫描、CT、MRI 等有助于甲状腺、异位甲状腺肿和球后病变性质的诊断,根据需要选用。

【诊断和鉴别诊断】

1.诊断依据

(1)高代谢的临床表现。

(2)甲状腺弥漫性肿大。

(3)甲状腺功能检查:血清 FT_3、FT_4 和(或)TT_3、TT_4 增高,TSH 降低可诊断甲亢;仅 FT_3 或 TT_3 增高而 TT_4、FT_4 正常应考虑 T_3 型甲亢,仅有 FT_4 或 TT_4 增高而 FT_3、TT_3 正常为 T_4 型甲亢;血 TSH 降低,FT_3、FT_4 正常符合亚临床型甲亢。对不典型病例,可做 TRH 兴奋试验或 T_3 抑制试验。

2.鉴别要点

(1)单纯性甲状腺肿:无甲亢症状,甲状腺摄^{131}Ⅰ率可增高,但高峰不前移,甲状腺激素水平正常，血清 TSAb、TPOAb 阴性。

(2)嗜铬细胞瘤：有高血压、多汗、心动过速等，但甲状腺功能正常。

(3)神经症：具有相似的神经、精神症状但甲状腺功能正常。

【治疗】

1.甲状腺功能亢进症治疗

(1)抗甲状腺药物治疗：其优点是疗效肯定，40%～60%治愈率，不引起永久性甲状腺损害，是儿童和成人治疗的最初选择。缺点是疗程长，一般需要 1～2 年，有时长达数年。停药后复发率高，少数病例可发生药物不良反应。

常用的抗甲状腺药分为硫脲类和咪唑类。硫脲类有丙硫氧嘧啶(PTU)及甲硫氧嘧啶(MTU)，咪唑类有甲巯咪唑(MMI，他巴唑)和卡比马唑(CMZ，甲亢平)。

①剂量与疗程：长程治疗分为初治期、减量期和维持期，并按病情轻重决定剂量。

初治期：甲巯咪唑 15～20mg/d，单次或分次服用，丙硫氧嘧啶 300～450mg/d，分 2～3 次口服。严重甲亢、甲状腺肿较大的患者给予较大剂量，症状缓解或血甲状腺激素恢复正常即可减量。

减量期：每 2～4 周减量 1 次，丙硫氧嘧啶每次减 50～100mg，甲巯咪唑每次减 5～10mg，待症状完全消除、体征明显好转后再减至维持量。

维持期：丙硫氧嘧啶 50～100mg/d，甲巯咪唑 5～10mg/d，维持期至少在 1 年以上，剂量不宜太小，为避免发生甲减，常同时联合应用甲状腺素治疗直至血清 TSAb 转为阴性。

②药物不良反应：最常见的不良反应是皮疹，一般不用停药，加用抗组胺药即可。最严重的不良反应是粒细胞缺乏，多发生在用药后 2～8 周内，也可见于任何时期。咽疼、发热是粒细胞减少的重要征象应引起重视，外周血白细胞低于 3×10^9/L，或中性粒细胞低于 1.5×10^9/L，应考虑停药。如能及时治疗多可恢复，否则常死于严重感染和甲亢危象。对有严重药物不良反应的患者，应选择其他治疗方法，如^{131}Ⅰ治疗。

(2)其他药物治疗

①复方碘口服液：大剂量碘可产生抗甲状腺的作用，主要是抑制甲状激素的释放、合成和 T_4 向 T_3 的转换，但属暂时性，仅用于手术前准备和甲状腺危象。

②β 受体阻滞药：除阻滞 β 受体外，还可抑制 T_4 转换为 T_3，用以改善甲亢初治期症状，如显著心悸、高反应性或神经过敏。对改善^{131}Ⅰ治疗前后数周伴甲亢症状的患者有帮助。亦用于甲状腺手术前准备。

(3)放射性^{131}Ⅰ治疗：具有简便、安全、疗效明显的优点。适应于：①较大甲状腺肿患者；②复发性甲亢；③药物不良反应较大或不愿服药的患者。缺点是甲亢症状的改善慢于药物治疗，血清 T_3 和 T_4 浓度在^{131}Ⅰ治疗后 1 个月至数月没有改变。放射性^{131}Ⅰ治疗的主要并发症是甲状腺功能减退，最终甲状腺功能减退的发生率在 80%以上。因此^{131}Ⅰ治疗后应定期复查血清 FT_4 和 TSH，一旦发生甲状腺功能低下，即用 L-T_4 或甲状腺片替代治疗。由于^{131}Ⅰ能穿过胎盘并破坏胎儿甲状腺，禁用于妊娠、哺乳期妇女、重症浸润性突眼、严重心、肝、肾功能衰竭、活动性肺结核及外周白细胞低于 3×10^9/L 以下者。

(4)手术治疗：适应证为，①甲亢持续时间长，反复发作的患者；②甲状腺巨大；③抗甲状腺药物不良反应较大，又拒绝[131]I治疗。为了保证手术的安全和有效性，术前准备应先采用抗甲状腺药物充分治疗至症状控制，即心率＜80/min，T_3、T_4 正常。术后并发症可发生创口出血、呼吸道梗阻、感染、甲状腺危象、喉上与喉返神经损伤、暂时性或永久性甲状旁腺功能减退、甲状腺功能减退等。禁忌证为：较重或发展较快的浸润性突眼、合并较重的心、肺、肝、肾疾病。

2.甲状腺危象治疗

(1)抑制甲状腺激素的合成：首选丙硫氧嘧啶或甲巯咪唑给以较大剂量，如丙硫氧嘧啶250mg或甲巯咪唑10mg，口服或胃管注入，每6h1次，必要时灌肠给药。

(2)抑制甲状腺激素的释放：服用甲巯咪唑或丙硫氧嘧啶后1～2h，加用复方碘溶液，首剂30～60滴，口服或胃管注入，以后每6～8h5～10滴。或用碘化钠0.5～1.0g加入10%葡萄糖盐水静脉滴注12～24h，视病情好坏，逐渐减量，一般3～7d停药。

(3)抑制组织 T_4 转换成 T_3：丙硫氧嘧啶、碘剂、β受体阻滞药和糖皮质激素均可抑制组织 T_4 转换为 T_3。如无哮喘或心功能不全，应加用普萘洛尔20～40mg，每4～6h口服，如心率减慢较少，还可增加剂量，或1～2mg经稀释后缓慢静脉注射，视需要间歇给药3～5次。氢化可的松50～100mg或地塞米松2mg加入5%～10%葡萄糖盐水中静脉滴注，每8h1次。

(4)降低血甲状腺激素浓度：在上述常规治疗效果不满意时，可选用血液透析、腹膜透析或血浆置换等措施迅速降低血甲状腺激素浓度。

(5)支持治疗：在监护心、肾、脑功能条件下，迅速纠正水、电解质和酸碱平衡紊乱，补充葡萄糖和多种维生素。

(6)处理危象诱因的伴随疾病。

3.浸润性突眼的治疗　严重突眼不宜行甲状腺次全切除术，慎用[131]I治疗，浸润性突眼的主要治疗方法有：

(1)一般措施。戴有色眼镜防止强光和灰尘刺激，高枕卧位，0.5%甲基纤维素滴眼，禁止吸烟，或采用利尿药减轻水肿。

(2)免疫抑制药。首先应判断眼病炎性活动的情况，因为在有炎性活动时应用肾上腺皮质类固醇和其他免疫抑制药治疗才有意义。Mouritis等提出GD眼病活动性的标准是：①眼球或球后疼痛或压迫感；②眼球左右上下运动感疼痛；③眼睑充血；④球结膜弥漫充血；⑤球结膜水肿；⑥眼阜水肿；⑦眼睑水肿；③眼突出度在1～3个月内增加≥2mm；⑨在1～3个月内视力表敏感度下降1行以上；⑩l～3个月内眼球运动在任何方向下降≥5°

(3)眶部放射治疗。用于对糖皮质激素治疗缺乏反应和不能耐受其不良反应，以及治疗后病情复发的患者。一般放射剂量为20Gy/s，分10次在2周内完成，可改善眼球症状。

(4)眶减压术。适用于严重突眼、角膜损伤、视力或视神经受累的患者。通过手术治疗可以减轻眶周和结膜水肿，使突眼度下降，但可能发生复视。

(5)中药治疗。有报道采用当归芍药散、八味地黄丸、苓桂术甘汤治疗Graves眼病有良效。亦可辨证施治，分为：肝热痰湿型、肝火旺盛型、肝肾阴虚型，疗程3～6个月或更长，以肝火旺盛效果最佳。

4.妊娠期甲状腺功能亢进症的治疗　GD常发生在生育年龄的妇女，妊娠合并甲亢也以GD为主，未治疗甲亢孕妇的早产、流产、致畸、新生儿低体重和死亡率增加，因此妊娠合并甲亢的治疗受到重视。治疗方法：①抗甲状腺药物剂量不宜过大，首选丙硫氧嘧啶 150～200mg/d 或甲巯咪唑 10～15mg/d，控制甲亢症状后，尽快减至维持量，以减少药物对母亲和胎儿的影响，并保持甲状腺功能稍高于正常水平。对伴有严重甲亢的妊娠妇女应予以充分治疗。由于 GD 在妊娠早期加重，后期可好转，在密切观察病情的基础上可试图停药；②普萘洛尔可使子宫持续收缩而引起小胎盘及胎儿发育不良，心动过缓，早产等，故不用；③甲状腺素（L-T_4）与抗甲状腺药不应合用，因为应用 L-T_4。并不能防止胎儿 TSH 升高，且加重了母亲对抗甲状腺药的需要量；④碘剂能自由通过胎盘屏障，引起胎儿甲状腺肿和甲减，妊娠期不推荐使用碘剂治疗甲亢；⑤产后如需继续服抗甲状腺药者，不宜哺乳；⑥如需手术治疗，可选择在妊娠中期（4～6 个月）进行。

5.中医辨证论治　瘿病的基本病机是气滞痰凝，痰气互结，基本治则为理气化痰，消瘿散结。

（1）肝经火旺证：证见颈前肿块，按之震颤，急躁易怒，烦热多汗，多言手颤，消谷善饥，身体消瘦，口干、口苦；舌红苔黄，脉弦数。治以清泻肝火，清瘿散结。方用龙胆泻肝汤加减。

（2）阴虚火旺证：证见颈前肿大，质地柔软，心悸不宁，烦躁失眠，发热畏热，裕汗，双手颤抖，眼干目眩；舌红少苔，脉细数。治以养心柔肝，清热消瘿。方用一贯煎加减。

（3）心肾阴虚证：证见颈前肿大，双眼突出明显，双手颤抖，心悸耳鸣，失眠多梦，消瘦，消谷善饥，体倦，腰膝酸软，舌红少苔，脉细数。治以滋补心肾，宁神消瘿。方用知柏地黄丸加减。

（4）肝肾阴虚证：证见颈前肿大，双眼突出，双手颤抖，头晕目眩，耳鸣，消瘦，消谷善饥，面赤，烦躁易怒，腰膝酸软；舌红少苔，脉细数。治以滋补肝肾，育阴潜阳。方用三甲复脉汤加减。

（马晓东）

第二节　消渴

消渴是以多尿、多饮、多食、乏力、消瘦，或尿有甜味为主要临床表现的一种疾病。古代文献中，有消证、渴证、渴利、消瘅等称谓。消渴病燥热伤阴耗气，日久可阴损及阳。正气虚损，易受外邪；久病入络，多见血瘀。可发生多种并发症。消，含义有三：①善消水谷，多食易饥；②消烁，燥热伤阴；③消耗，消耗气血，致人虚损。渴，口渴多饮。渴利，口渴多饮，小便频多。消瘅，消渴类也。瘅，热也。燥热伤阴而成。消渴病与西医的糖尿病基本一致。西医学的尿崩症因有多尿、烦渴等类似症状，也可参考本节进行辨证论治。

临床诊疗思维

（一）病因病机分析

1.病因

（1）禀赋不足。《灵枢·五变》说："五脏皆柔弱者，善病消瘅"，其中尤以阴虚体质最易罹患。

(2)饮食失节

长期过食肥甘
醇酒厚味
辛辣香燥
}损伤脾胃——积热内蕴——化燥伤津——消谷耗液—消渴

(3)情志失调

长期过度神精刺激{郁怒不解
劳心积虑
营谋强思}郁久化火——火热内燔——消灼肺胃阴津——消渴

(4)劳欲过度

房室不节,劳欲过度——肾精亏损——虚火内生——耗伤肾精——消渴

2.病机

(1)病变机制为阴津亏损,燥热偏胜

(2)病变脏器关系到肺、胃、肾,尤以肾为关键

上消——燥热伤肺——肺不布津

中消——燥热伤中{胃火炽盛,脾阴不足
脾虚失输{水谷精微下流注
肌肉失于濡养

下消——肾阴亏盛——虚火内生{上燔心肺
中灼脾胃——胃热消谷
肾失濡养——开阖固摄失支

(3)病理改变:阴损及阳,阴阳俱虚。

病久{阴伤气耗
阴阳俱虚}甚则——阴竭阳亡

(4)病久入络,血脉瘀滞

(5)百证变出

消渴并发症{肺燥阴伤,痨虫侵入——肺痨
肝肾精血不能上承耳目——白内障、雀盲、耳鸣
燥热内结,血络不畅,蕴毒成痈——疮疖、痈疽
阴虚燥热,炼液成痰
血脉瘀滞,痰瘀阻络}脑脉闭阻或血溢脉——中风偏瘫
阴损及阳、脾肾衰败,水湿潴留,泛溢肌肤——水肿

(二)诊断思维

1.辨病思维

(1)诊断要点

①凡具备多饮、多食、多尿、或尿有甜味,疲乏少力,或消瘦典型临床表现者,可诊断为消渴病。

②多饮、多食、多尿、消瘦“三多一少”症状不典型,症见眩晕、中风、胸痹心痛、水肿、内障眼

病、肢体痿痹、或有肺痨、疮痈、外阴瘙痒者，应考虑到消渴病。临床表现为烦渴、头痛、呕吐、腹痛、呼吸急促、甚或神昏厥脱者，常为消渴病危重证候。

③消渴病的发生与素体阴虚、饮食失节等有关，凡中年以后，嗜食醇酒厚味，有多饮、多食、多尿、疲乏少力或消瘦倾向者，即应考虑到消渴病。有消渴病家族史者，更应重视。至于青少年罹患本病者，一般症状典型，病情较重，诊断不难。

④检查空腹及餐后血糖、尿糖，必要时做糖耐量试验等，有助诊断。

(2)鉴别诊断

①与瘿气相鉴别

(三)治则思维

1.*治疗大法*　清热润燥，养阴生津。临床应用：气阴两虚者，益气养阴；阴阳两虚者，滋阴温阳；血脉瘀滞者，活血化瘀。

2.*综合治疗*　消渴病是现代社会中发病率甚高的一种疾病，尤以中老年发病较多。“三多”和消瘦的程度，是判断病情轻重的重要标志。早期发现、坚持长期治疗、生活规律、饮食控制的患者，其预后较好。儿童患本病者，大多病情较重。并发症是影响病情、损伤患者劳动力和危及患者生命的重要因素，故应十分注意及早防治各种并发症。

3.*重视调整饮食*　控制饮食，对于本病的治疗有极为重要的意义，少数患者经过严格而合理的饮食控制，即能收到良好的效果。中医药在改善症状，防治并发症等方面均有较好的疗效。

在经饮食控制及中药治疗后，血糖仍高的患者，有必要适当配合应用西药的降糖药。

4.*重视活血*　经较多医疗单位临床观察及实验研究认为，瘀血是贯穿糖尿病发病始终的重要病机。因此，可以在原有消渴病机“阴虚为本，燥热为标”的基础上，补充“瘀血为患”。当今在糖尿病的治疗中，活血化瘀治法得到了广泛的重视和运用。

血管损害是糖尿病多种并发症的病理基础，如糖尿病眼底病变、糖尿病脑血管病变、糖尿病心血管病变、糖尿病肾病等，其中医病机以血脉涩滞，瘀血痹阻为核心，活血化瘀是防治糖尿病并发症的关键。对于消渴病的多种并发症，可以辨证施治为主，适当配伍活血化瘀药物或方剂，以期提高疗效。

(四)辨证论治

1.*肺热津伤*

【证候】　烦渴多饮，口干舌燥，尿频量多。舌边尖红，苔薄黄，脉洪数。

【病机】　肺脏燥热，肺失治节。

【治法】　清热润肺，生津止渴。

【主方】　消渴方加减。

【处方举例】　生地黄32g，天花粉24g，玄参24g，知母15g，葛根25g，黄连6g，麦冬15g，乌梅15g，五味子9g。

2.*胃热炽盛*

【证候】　多食易饥，口渴尿多，形体消瘦，大便干燥。舌苔黄，脉滑实有力。

【病机】　胃火内炽，胃热消谷，伤耗津液。

【治法】 清胃泻火，养阴增液。

【主方】 玉女煎加减。

【处方举例】 生地黄 32g，麦冬 15g，玄参 24g，生石膏 45g，知母 15g，川牛膝 12g，黄连 9g，栀子 6g，大黄 6g。

3.中气亏虚

【证候】 口渴引饮，能食与便溏并见，或饮食减少，精神不振，四肢乏力。舌质淡，苔白而干，脉弱。

【病机】 中气不足，脾失健运。

【治法】 益气健脾，生津止渴。

【主方】 七味白术散加减。

【处方举例】 黄芪 15g，党参、白术各 12g，茯苓、怀山药各 15g，甘草 6g。

4.肾阴亏虚

【证候】 小便频多，浑浊如膏或尿甜，乏力，腰膝酸软，头晕耳鸣，咽干。舌红，苔少，脉细数。

【病机】 肾阴亏虚，肾失固摄。

【治法】 滋阴补肾，润燥止渴。

【主方】 六味地黄丸加减。

【处方举例】 生地黄 24g，山茱萸 12g，山药 12g，云苓 9g，泽泻 9g，牡丹皮 9g，地骨皮 25g，玄参 25g.知母 15g。

5.阴阳两虚

【证候】 小便频多，浑浊如膏，甚至饮一溲一，腰膝酸冷，四肢畏寒，精神委靡，耳轮干枯，男子阳痿，女子月经不调。舌淡，苔白而干，脉沉细无力。

【病机】 阴损及阳，肾阳衰微，肾失固摄。

【治法】 温阳滋阴，补肾固摄。

【主方】 金匮肾气丸加减。

【处方举例】 熟地黄 24g，山茱萸 12g，山药 12g，云苓 9g，泽泻 9g，牡丹皮 9g，肉 3g，炮附子 3g，淫羊藿 15g，地骨皮 25g，玄参 25g，黄连 6g。

（五）病程观察

1.在肺热津伤证型中，若烦渴不止，小便频数，而脉数乏力者，为肺热津亏，气阴两伤，可选用玉泉丸或二冬汤。

2.在胃热炽盛证型中，若大便秘结不行，可用增液承气汤润燥通腑"增水行舟"，待大便通后，再转上方治疗。本证亦可选用白虎加人参汤。

3.在肾阴亏虚证证型中，若阴虚火旺而烦躁，五心烦热，盗汗，失眠者，可加知母、黄柏滋阴泻火；若尿量多而浑浊者，加益智仁、桑螵蛸等益肾缩泉；若气阴两虚而伴困倦，气短乏力，舌质淡红者，可加党参 12g，黄芪 15g，黄精 12g，补益正气。

4.阴阳两虚证型中，若尿量多而浑浊者，加益智仁 10g，桑螵蛸 10g，覆盆子 10g，金樱子 10g，益肾收摄；若身体困倦，气短乏力者，可加党参 12g，黄芪 15g，黄精 12g，补益正气；若阳虚畏寒者，可酌加鹿茸粉 0.5g 冲服，以启动元阳，助全身阳气之气化。

（六）预后转归

消渴病常病及多个脏腑，病变影响广泛，未及时医治以及病情严重的患者，常可并发多种病证，如肺失滋养，日久可并发肺痨；肾阴亏损，肝失濡养，肝肾精血不能上承于耳目，则可并发白内障、雀目、耳聋；燥热内结，营阴被灼，脉络瘀阻，蕴毒成脓，则发为疮疖痈疽；阴虚燥热，炼液成痰，以及血脉瘀滞，痰瘀阻络，蒙蔽心窍，则发为中风偏瘫；阴损及阳，脾肾衰败，水湿潴留，泛滥肌肤，则发为水肿。综观消渴病的自然发病过程，常以阴虚燥热为始，病程日久，可导致阴损及阳，血行瘀滞，而形成阴阳两虚，或以阳虚为主，并伴血脉瘀阻的重症，且常出现各种严的并发症。

（七）预防与调护

1.注意生活调摄。本病除药物治疗外，注意生活调摄具有十分重要的意义。其中，尤其是节制饮食，具有基础治疗的重要作用。在保证机体合理需要的情况下，应限制粮食、油脂的摄入，忌食糖类，饮食宜以适量米、麦、杂粮，配以蔬菜、豆类、瘦肉、鸡蛋等，定时定量进餐。戒烟酒、浓茶及咖啡等。

2.提倡病人进行适当锻炼。适度锻炼有助于消渴的治疗。

3.加强日常护理。日常生活注意卫生，尤防坏疽的发生。

4.注意精神饮食调养。保持情志平和，制订并实施有规律的生活起居制度。

（八）疗效评定

1.治愈　症状消失，实验室检查多次正常。

2.好转　主要症状及有关实验室检查有改善。

3.未愈　症状及实验室检查无变化。

（张三强）

第三节　汗证

汗证是指由于阴阳失调，腠理不固，而致汗液外泄失常的病证。其中，不因外界环境因素的影响，而白昼时时汗出，动辄益甚者，称为自汗；寐中汗出，醒来自止者，称为盗汗，亦称为寝汗。自汗、盗汗可单独出现，也可伴见于其他疾病中，西医学中的甲状腺功能亢进、自主神经功能紊乱、风湿热、结核病等所致的自汗、盗汗亦可按本节辨证论治。

临床诊疗思维

（一）病因病机分析

1.病因

（1）久病体虚：素体不强，劳欲太过，以及多种慢性消耗性疾病，造成气、血、阴、阳亏损。气阳亏虚，则腠理不密，以致津液外泄；精气耗损，营阴不足，阴虚生内热，则逼液外泄。

体虚久病{素体不强，劳欲太过；慢性消耗性疾病（结核、肿瘤等）}气血阴阳亏损{气阳亏虚——腠理不密，津液外泄；精气耗损——虚热内生，逼津外泄}

（2）表虚受风

阴阳偏盛偏衰、表虚受风}营卫不和——卫外失司

（3）思虑烦劳过度：思虑烦劳过度，损伤心脾，因汗为心之液，血不养心，汗液外泄太过，引起自汗或盗汗。或由于思虑烦劳过度，耗伤阴精，虚火内生，阴津被扰，不能自藏而外泄，导致盗汗或自汗。或素体肝火湿热偏盛、恼怒伤肝，木火升腾，以致邪热郁蒸，津液外泄为汗。

思虑烦劳过度{损伤心脾——血不养心——汗液外泄；耗伤阴精——虚火内生——阴津失藏外泄}

（4）情志不舒

{恼怒伤肝，木火升腾；素体肝火、湿热偏盛}气机郁滞——肝郁化火——火热逼津外泄

（5）嗜食辛辣

嗜食酒辣厚味——湿热内盛——邪热郁蒸——津液外泄

2.病机

（1）病机主要为阴阳失调腠理不固，营卫失和，汗液外泄失常。

（2）病理性质有虚实之分，但虚多实少，虚实之间每可兼见或相互转化。

自汗、盗汗均以虚证为多，实证较少。虚证多由气阴亏虚所致，实证多由邪热蒸引起。

由于阴阳互根，邪正消长，故自汗、盗汗可以相互兼见及转化，表现为阴阳虚实杂。如邪热郁蒸，久则伤阴耗气，转为虚证；虚证亦可兼有火旺或湿热。虚证之间，自汗日久可伤阴，盗汗久延则伤阳，以致出现气阴两虚或阴阳两虚之候。

虚多实少：气阴亏虚为多

虚实每可兼见或转化

邪热郁蒸伤阴阴虚火旺

自汗伤阴——气阴两虚

盗汗伤阳——阴阳两虚

（二）诊断思维

1.辨病思维

（1）诊断要点

①不因外界环境影响，在头面、颈胸，或四肢、全身出汗者，昼日汗出溱溱，动则益甚为自汗；睡眠中汗出津津，醒后汗止为盗汗。

②除外其他疾病引起的自汗、盗汗。作为其他疾病过程中出现的自汗、盗汗，因疾病的不同，各具有该疾病的症状及体征，且出汗大多不居于突出地位。

③有病后体虚，表虚受风，思虑烦劳过度，情志不舒，嗜食辛辣等易于引起自汗盗汗的病因存在。

④查血沉、T_3、T_4、基础代谢、胸部X线摄片、痰涂片、做抗“O”等检查以排除甲亢、肺痨、

风湿热等。

2.辨证思维

(1)辨自汗、盗汗:自汗、盗汗虽同属汗液排泄异常的病证,但二者临床表现不同,应辨证清楚(已如前述)。

同是自汗、盗汗,有单独出现,也有作为其他疾病症状之一而出现等两类情况,在辨证论治时也应加以区别。单独出现者,以自汗、盗汗为突出症状,其他均为次要症状,一般无严重、危急的症状。本节所论者主要指此而言。而作为其他疾病出现的自汗、盗汗,则因疾病的不同,各具有该病证的症状和体征,且出汗大多不居于突出地位。例如《证治汇补·汗病章》即对其他病证引起自汗特点作了论述"火热自汗必燥热;伤湿自汗,身热口渴,烦躁面垢;痰症自汗,头眩,呕逆,胸满吐痰"。在其他疾病引起的盗汗中,以肺痨盗汗最为多见,其特点为同时具有咳嗽、咯血、胸痛、潮热、消瘦等症状。

(2)辨阴阳虚实:一般来说,自汗、盗汗均属虚多实少的病证。其中自汗多气虚、阳虚;盗汗多属阴虚内热。但自汗、盗汗亦各有阴虚之证,须结合全身情况辨析。因肝火、湿热等邪热郁蒸而汗出的,则属实证。病程久者,或病变重者,则会出现阴阳虚实错杂的情况。自汗久则可以伤阴,盗汗久则可以伤阳,出现气阴两虚,或阴阳两虚之证。邪热郁蒸,病久伤阴,则见虚实兼夹之证。

(三)治则思维

1.应区别阴阳虚实的不同治疗。虚证当根据证候的不同而治以益气、养阴、补血、调和营卫;实证当清肝泄热,化湿和营;虚实夹杂者,则根据虚实的主次而适当兼顾。

2.由于自汗、盗汗均以腠理不固、津液外泄为共同病变,故可酌加麻黄根、浮小麦、糯稻根、五味子、瘪桃干、牡蛎、乌梅等固涩敛汗之品,以增强止;

(四)辨证论治

1.肺卫不固

【证候】 汗出恶风,稍劳尤甚,易于感冒,体倦乏力,面色少华。脉细弱,苔薄白。

【病机】 肺气不足,表虚失固,营卫不和,汗液外泄。

【治法】 益气固表。

【主方】 玉屏风散加减。

【处方举例】 生黄芪 20g,炒白术 12g,防风 6g,麻黄根 15g,糯稻根 10g,煅牡蛎(先下)30g,煅龙骨(先下)30g,浮小麦 15g,炙甘草 6g。

2.心血不足

【证候】 自汗或盗汗,心惊少寐,神疲气短,面色不华。舌质淡,脉细。

【病机】 心血耗伤,心液不藏。

【治法】 补血养心。

【主方】 归脾汤加减。

【处方举例】 党参 20g,黄芪 20g,白术 12g,茯苓 15g,当归 10g,龙眼肉 30g,酸枣仁 15g,远志 10g,木香 6g,大枣 5 枚,浮小麦 15g,五味子 10g。

3.阴虚火旺

【证候】 盗汗或有自汗,五心烦热,午后潮热,颧红口渴。舌红少苔,脉细数

【病机】 虚火内灼，逼津外泄。

【治法】 滋阴降火。

【主方】 当归六黄汤加减。

【处方举例】 生、熟地黄(各)20g，当归10g，黄连6g，黄芩10g，黄柏15g，黄芪15g，牡蛎30g(先下)，浮小麦10g。

4.邪热郁蒸

【证候】 蒸蒸汗出，汗液易使衣服黄染，面赤烘热，烦躁，口苦，小便色薄黄，舌苔薄黄脉弦数。

【病机】 湿热内蕴，逼津外泄。

【治法】 清肝泄热，化湿和营。

【主方】 龙胆泻肝汤加减。

【处方举例】 龙胆草15g，黄芩10g，柴胡10g，栀子15g，泽泻20g，车前子12g(包)，当归10g，生地黄20g，甘草6g。

（五）病程观察

1.在肺卫不固证型中，兼见阴虚，舌红脉细数加麦冬15g，五味子10g。

2.在心血不足证型中，汗出多者，加煅牡蛎30g，煅龙骨30g；血虚甚，加制何首乌10g，枸杞子15g，熟地黄12g。

3.在阴虚火旺证型中，潮热甚，加秦艽10g，银柴胡10g，白薇10g；若以阴虚为主，潮热，脉数不显著，改为麦味地黄丸。

4.在邪热郁蒸证型中，小便短赤，加茵陈15g；湿热内蕴而热势不盛，面赤烘热，口苦不显著者，可改为四妙丸。

（六）预后转归

单纯出现的自汗、盗汗，一般预后较好。经过治疗大多可以在短期内治愈或好转。伴见于其他疾病过程中的自汗，尤其是盗汗，则病情往往较重。治疗时应着重针对原发疾病且需原发疾病好转、治愈，自汗、盗汗才会减轻或消失。

汗出过多，而又伴有喘促，脉微等症者，为预后严重的表现。正如《景岳全书·汗证》说："汗出不治之证有六：一、汗出而喘甚者不治；二、汗出而脉脱者不治；三、汗出而身痛甚者不治；四、汗出发润至巅者不治；五、汗出如油者不治。"文中之"不治"，即病情危重之意。

（七）预防与调护

1.加强体育锻炼，注意劳逸结合，避免思虑烦劳过度，保持精神愉快，少食辛辣厚味，是预防自汗、盗汗的重要措施。

2.汗出之时，腠理空虚，易感外邪，故当避风寒，以防感冒。

3.汗出之后，及时用干毛巾擦干。

4.汗出多者，需经常更换内衣，注意保持衣服、被褥干燥清洁。

（八）疗效评定

1.治愈　汗止，其他症状消失。

2.好转　汗出明显减少，其他症状改善。

3.未愈　出汗及其他症状均无变化。

（张三强）

第四节　内伤发热

内伤发热是指以内伤为病因，脏腑功能失调，气血阴阳亏虚为基本病机的以发热为主的病证。一般起病较缓，病程较长。临床上多表现为低热，但有时可以是高热。西医学所称的功能性低热、肿瘤、血液病、结缔组织疾病、内分泌疾病、部分慢性感染性疾病所引起的发热和某些原因不明的发热，在有内伤发热的临床表现时，均可参照本节辨证论治。

临床诊疗思维

（一）病因病机分析

1.病因

（1）久病体虚

久病——失于调理｛
- 中气不足，阴火内生而引起发热
- 心肝血虚，血虚失养而引起发热
- 素体阴虚，水不制火而引起发热
- 久病气损及阳，盛阳外浮而引起发热

（2）饮食劳倦

饮食损伤、劳倦过度——中气不足，阴火内生或湿邪内生，郁而化热——内伤发热

（3）情志失调

情志不畅——肝气不能条达——气郁化火——发热

（4）外伤出血

外伤、出血——瘀血阻滞经络或血虚失养——发热

2.病机

（1）病变机制是脏腑功能失调，气血阴阳亏虚。

（2）病理性质有虚实两类，虚实互有联系与兼夹。气郁化火、瘀血阻滞及内湿停聚所致者属实；中气不足、血虚失养、阴精亏虚及阳气虚衰所致者属虚。虚实可以相互转化。

（3）病变脏器关系到肺、脾（胃）、心、肝、肾五脏。

（二）诊断思维

1.辨病思维

（1）诊断要点

①内伤发热起病缓慢，病程较长，多为低热，或自觉发热，表现为高热者较少。不恶寒，或虽有怯冷，但得衣被则温。常兼见头晕、神疲、自汗、盗汗、脉弱等症。

②一般有气、血、水壅遏或气血阴阳亏虚的病史，或有反复发热的病史。

③无感受外邪所致的头身疼痛、鼻塞、流涕、脉浮等症。

④必要时可做有关的实验室检查，以进一步协助诊断。

(2)鉴别诊断:内伤发热与外感发热均为发热,应相鉴别。

2.辨证思维

①由气郁、血瘀、湿停所致的内伤发热属实。

②由气虚、血虚、阴虚、阳虚所致的内伤发热属虚。

③邪实伤正及因虚致实者,则可以既有正虚,又有邪实的表现,而成为虚实夹杂的证候。

(2)辨病情之轻重:病程长久,热势亢盛,持续发热或反复发作,经治不愈,胃气衰败,正气虚甚,兼夹病证多,均为病情较重的表现;轻症反之。

(三)治则思维

1.治分虚实　属实者,宜以解郁、活血、除湿为主,适当配伍清热。属虚者,则应益气、养血、滋阴、温阳,除阴虚发热可适当配伍清退虚热的药物外,其余均应以补为主。对虚实夹杂者,则宜兼顾之。

2.祛邪不可伤正,补益防止助邪　内伤发热是与外感发热相对应的一类发热,可见于多种疾病中,临床比较多见。本病涉及五脏,气血阴阳失调所致。临床一般虚证居多,或虚实错杂,实证、寒证较少。因此,补虚要分清虚实,虚则补之,实者泻之。

3.重视调畅气血阴阳　因内伤发热主要由于气、血、水湿的郁滞壅遏或气、血阴、阳的亏损失调所导致,故在发热的同时,分别伴有气郁、血瘀、湿郁或气虚、血虚、阴虚、阳虚的症状,这是掌握内伤发热辨证及治疗的关键。

4.“甘温除热”　甘温除热法源于《内经》,创于东垣,为中医治疗气虚发热的有效方法。西医学所称的功能性发热多见于女性,体质偏弱,常兼有多汗、怕冷、心悸、失眠等气血不足的症状,中医理论认为气血相关,阴阳互根。血虚者多兼气虚,阳虚为气虚之极,阳虚者必见气虚。故对于相当部分的功能性发热在甘温除热法的基础上,针对病情加减化裁,常能收到较好的效果。

5.内伤发热慎用苦寒药　内伤发热以属虚者为多,除有气郁化火及湿热内蕴者可配合清热除湿的药物外,一般均应针对病情补益气血阴阳,以促进脏腑功能及阴阳平衡的恢复,切不可一见发热,便用发散解表及苦寒泻火之剂,以致耗气伤阴或伤败脾胃及化燥伤阴。

内伤发热日久,坐卧少动,气血亏虚,运行不畅。因此,在治疗时,可酌情配合养血活血通脉之品,即如吴师机所言“气血流通即是补”。若元气亏损,气虚血滞成痿,又当补气化瘀。毕竟本病以虚为本,故破血行瘀之品亦当慎用。若因七情六欲太过而成痿者,必以调理气机为法,盖气化正常,气机畅顺,百脉皆通,其病可愈。

(四)辨证论治

1.阴虚发热

【证候】　午后潮热,或夜间发热,不欲近衣,手足心热,烦躁,少寐多梦,盗汗,口干咽燥。舌质红,或有裂纹,苔少甚至无苔,脉细数。

【病机】　阴精亏虚,阳气偏亢而发热。

【治法】　滋阴清热。

【主方】　清骨散加减。

【处方举例】　银柴胡 12g,秦艽 12g,鳖甲 20g,地骨皮 15g,青蒿 15g,知母 10g,生地黄

20g,白薇 15g,胡黄连 10g,甘草 6g。

2.血虚发热

【证候】 热势多为低热,头晕眼花,身倦乏力,心悸不宁,面白少华,唇甲色淡。舌质淡,脉细弱。

【病机】 血虚失养,阴血无以敛阳。

【治法】 益气养血。

【主方】 归脾汤加减。

【处方举例】 黄芪 15g,党参 15g,茯苓 15g,白术 12g,当归 12g,龙眼肉 12g,酸枣仁 12g,远志 6g,木香(后下)5g,黄精 15g,大枣 5 枚。

3.气虚发热

【证候】 发热,热势或低或高,常在劳累后发作或加剧,倦怠乏力,气短懒言,自汗,易于感冒,食少便溏。舌质淡,苔白薄,脉细弱。

【病机】 中气不足,阴火内生而发热。

【治法】 益气健脾,甘温除热。

【主方】 补中益气汤加减。

【处方举例】 黄芪 30g,白术 12g,陈皮 6g,升麻 6g,柴胡 10g,党参 20g,当归 12g,糯稻根 15g,茯苓 15g,炙甘草 6g。

4.阳虚发热

【证候】 发热而欲近衣,形寒怯冷,四肢不温,少气懒言,头晕嗜卧,腰膝酸软,纳少便溏。舌质淡胖,或有齿痕,苔白润,脉沉细无力。

【病机】 肾阳亏虚,火不归原而发热。

【治法】 温补阳气,引火归原。

【主方】 金匮肾气丸加减。

【处方举例】 附子 9g,桂枝 10g,山茱萸 12g,地黄 12g,山药 15g,茯苓 15g,牡丹皮 12g,泽泻 15g。

5.气郁发热

【证候】 低热或潮热,热势常随情绪波动而起伏,精神抑郁,胸胁胀满,烦躁易怒,口干而苦,纳食减少。舌红,苔黄,脉弦数。

【病机】 气郁日久,化火生热而发热。

【治法】 疏肝理气,解郁泻热。

【主方】 丹栀逍遥散加减。

【处方举例】 牡丹皮 10g,栀子 10g,柴胡 10g,黄芩 10g,茯苓 12g,当归 10g,赤芍 10g,龙胆草 10g,薄荷 6g,白薇 12g,甘草 6g。

6.湿郁发热

【证候】 低热,午后热甚,胸闷脘痞,全身重着,不思饮食,渴不欲饮,呕恶,大便稀薄或黏滞不爽。舌苔白腻或黄腻,脉濡数。

【病机】 水湿内蕴,壅遏化热而发热。

【治法】 利湿清热。

【主方】 三仁汤加减。

【处方举例】 杏仁10g，蔻仁15g，薏苡仁15g，半夏12g，厚朴10g，滑石30g，竹叶15g。

7.血瘀发热

【证候】 午后或夜晚发热，或自觉身体某些部位发热，口燥咽干，但不多饮，肢体或躯干有固定痛处或肿块，面色萎黄或晦暗。舌质青紫或有瘀点、瘀斑，脉弦或涩。

【病机】 血行瘀滞，壅遏化热而发热。

【治法】 活血化瘀。

【主方】 血府逐瘀汤加减。

【处方举例】 当归12g，生地黄15g，赤芍12g，桃仁12g，红花10g，丹参20g，川芎6g，柴胡10g，枳壳10g，白薇10g，甘草6g。

（五）病程观察

1.在阴虚发热证型中，盗汗较甚者，可去青蒿，加牡蛎15g，浮小麦15g，糯稻根15g，固表敛汗；阴虚较甚者，加玄参10g，生地黄10g，制何首乌10g，滋养阴精。

2.在血虚发热证型中，血虚较甚者，加熟地黄12g，枸杞子15g，制何首乌15g，补益精血；由慢性失血所致的血虚，仍有少许出血者，可酌加三七粉（分冲）3g，仙鹤草15g，茜草15g。

3.在气虚发热证型中，自汗，加煅牡蛎15g，浮小麦15g；时冷时热，汗出恶风者，加桂枝10g，白芍10g。

4.在阳虚发热证型中，短气甚者，加人参10g，补益元气；便溏腹泻者，加白术12g，炮干姜9g，温运中焦。

5.在气郁发热证型中，气郁较甚，可加郁金10g，香附10g，青皮10g，理气解郁。

6.在湿郁发热证型中，呕恶加竹茹10g，藿香10g，陈皮6g，和胃降逆；胸闷、苔腻加郁金10g，佩兰10g，芳化湿邪。

7.在血瘀发热证型中，发热较甚者，可加秦艽10g，牡丹皮10g，清热凉血；肢体肿痛者，可加丹参15g，郁金10g，延胡索10g，活血散肿。

（六）预后转归

在内伤发热的病程中，由于病机的发展变化或治疗用药等影响，内伤发热的一些证候可以转化或兼夹出现。对兼夹两种证候者，应分清主次，适当兼顾。

内伤发热的预后，与起病的原因、患者的身体状况有密切关系。据临床观察，大部分内伤发热，经过适当的治疗及护理，均可治愈。少数患者病情缠绵，病程较长，需经一定时间的治疗方能获得明显疗效。而兼夹多种病证，病情复杂，以及体质极度亏虚的患者，则疗效及预后均较差。

（七）预防与调护

1.注意休息　内伤发热患者应注意休息，发热体温高者应卧床。部分长期低热的患者，在体力许可的情况下，可做适当户外活动。

2.加强日常护理　病情危重，卧床不起，吞咽呛咳，呼吸困难者，要常翻身拍背，鼓励病人排痰，可防止痰湿壅肺和发生压疮。

3.注意精神饮食调养　要保持乐观情绪，饮食宜进清淡、富于营养而又易于消化之品。由于内伤发热的患者常卫表不固而有自汗、盗汗，故应注意保暖、避风，防止感受外邪。

（八）疗效评定

1.治愈　体温降至37℃以下，其他临床症状全部消失，随访半年无复发。

2.好转　体温降至37℃以下，其他临床症状基本消失，停止治疗后体温偶有回升。

3.未愈　体温未降至37℃，其他临床症状无明显改善。

（张三强）

第五节　虚劳

虚劳又称虚损，是由多种原因所致的，以脏腑亏损，气血阴阳不足为主要病机，以五脏虚证为主要临床表现的多种慢性衰弱证候的总称。虚劳涉及的内容很广，西医学中多个系统的多种慢性、消耗性疾病，如各种类型严重贫血（包括缺铁性贫血、巨幼细胞性贫血、再生障碍性贫血、骨髓增生异常综合征、白血病等）、肿瘤、肾功能不全、心脏衰竭等，出现类似虚劳的临床表现时，均可参照本节辨证论治。

临床诊疗思维

（一）病因病机分析

1.病因

（1）禀赋薄弱，素体不强

先天不足——父母体虚，遗传缺陷，母亲孕期多病，胎中失养，孕育不足

后天失养——生后喂养失当，营养不良

（2）烦劳过度，损及五脏

①劳逸不当，缺乏锻炼：早在《素问·宣明五气篇》即指出："久视伤血，久卧伤气，久坐伤肉，久立伤骨，久行伤筋，是谓五劳所伤。"

②劳倦太过，脾气耗损：忧郁思虑、烦劳过度损伤心脾，气血不足。

③房室不节，精气亏虚：早婚多育，房劳伤肾，阴阳亏损。

（3）饮食不节，损伤脾胃，生化乏源。暴饮暴食，营养不良，嗜欲偏食，恣食生冷，甘肥油腻，酒热辛辣等原因，都会损伤脾胃，气血来源不足，内不能和调于五脏六腑，外不能洒陈于营卫经脉，而渐致虚劳。

（4）大病久病、失于调理（因病致虚）。大病之后，邪气过盛，脏气损伤；或热病日久，耗血伤阴；或寒病日久，伤气损阳；或瘀血内结，新血不生；或因寒邪久留，耗伤正气；或因病后、产后失于调理，正气亏损难复等，都会使精气耗伤，由虚致损，逐渐发展成为虚劳。

（5）误治失治，损耗精气（因病致虚）。如《景岳全书·虚损》指出："劳倦不顾者多成劳损""色欲过度者多成劳损""少年纵酒者多成劳损"疾病误治及失于调理者，病后多成虚损"。

2.病机

(1)基本病机为脏腑亏损,气血阴阳不足(因虚致病,因病成劳;或因病致虚,久虚不复成劳)。

(2)其病理性质,主要为气、血、阴、阳的亏耗;其病损部位,主要在于五脏。

气虚——肺脾为主,病重者可影响心肾

血虚——心肝为主,并与脾虚化源不足有关

阴虚——肾肝肺为主,涉及心胃

阳虚——脾肾为主,重证每易影响到心

(3)病理传变:一脏受病,可以累及他脏;气虚不能生血,血虚无以生气,可致气血并亏;气虚者,阳亦渐衰,血虚者,阴渐不足;阳损日久,累及于阴,阴虚日久,累及于阳,可致阴阳两虚。

(4)本病每见正虚邪实的错杂情况——变证

①正虚感邪——气虚卫弱,外邪易侵,外邪犯肺后,正不达邪,虚中夹实。

②血虚瘀结——营血内虚,气血滞涩,瘀血内结,瘀血不去,新血不生,血虚瘀结。

(5)后期脾胃衰败者危:后期虚象必露,五脏俱损而脾胃衰败,——厌食或少食即脘腹胀闷不适,腹泻便溏——化源告竭,"失谷者亡""无胃气则死"——危。

(二)诊断思维

1.辨病思维

(1)诊断要点

①证候特征:多见神疲体倦,心悸气短,面容憔悴,自汗盗汗,或五心烦热,或畏寒肢冷,脉虚无力等症。

②病程较长,久虚不复,症状可逐渐加重。

③具有引起虚劳的致病因素,病史较长。

④排除类似病证,主要排除肺痨及其他病证中的虚证类型。

(2)鉴别诊断

①肺痨:虚劳与肺痨有时出现相似的症状,故当加以鉴别。

②其他病证中的虚证类型:虚劳与内科其他病证中的虚证在临床表现、治疗方方面有类似之处,故需鉴别。

2.辨证思维

(1)辨五脏气血阴阳亏虚的不同:虚劳的证候虽多,但总不离五脏,而五脏之辨又不外乎气血阴阳。故虚劳的辨证应以气、血、阴、阴为纲,五脏虚候为目。

气虚损者主要表现:面色萎黄、神疲体倦、懒言声低、自汗、脉细;

血虚损者主要表现:面色不华、唇甲淡白、头晕眼花、脉细;

阴虚损主要表现:口干舌燥、五心烦热、盗汗、舌红苔少、脉细数;

阳虚损者主要表现:面色苍白、形寒肢冷、舌质淡胖有齿印、脉沉细。

(2)辨兼夹病证的有无:虚劳一般均有较长的病程,辨证论治时还应注意有无兼夹病证,尤其应注意下述三种情况:

①因病致虚、久虚不复者,应辨明原有疾病是否还继续存在。如因热病、寒病或瘀结致虚

者，原发疾病是否已经治愈。

②有无因虚致实的表现。如因气虚运血无力，形成瘀血脾气虚不能运化水湿，以致水湿内停等。

③是否兼夹外邪。虚劳之人由于卫外不固，易感外邪为患，且感邪之后不易恢复，治疗用药也与常人感邪有所不同。

（三）治则思维

基本治则——对于虚劳的治疗，根据“虚则补之”，“损者益之”的理论，当以补益为基本原则。

1.从病理属性着眼　必须根据病理属性的不同，分别采取益气、养血、滋阴、温阳的治疗方药；必要时兼顾，如阴阳并补、气血兼顾。

2.要从病位着眼　密切结合五脏病位的不同而选用方药，以增强治疗的针对性。若有转化或多脏合病者，可从整体治疗，如肺伤补脾、肝虚补肾、或肺脾合治、肝肾并治。

3.从先后天根本着眼　由于脾为后天之本，是水谷、气血生化之源；肾为先天之本，寓元阴元阳，是生命的本元，所以补益脾肾在虚劳的治疗中具有比较重要的意义。

4.扶正祛邪，补中有泻　对于虚中夹实及兼感外邪者，从辩证的关系看，祛邪亦可起到固护正气的作用，防止因邪恋而进一步损伤正气。

5.从辨病与辨证结合　因病致虚者，针对不同疾病的特殊性求因治疗，一方面补正可以增强体质，以扶其虚；另一方面求因治病，以除致虚之因。

6.补血需兼补气　补血养血是治疗血虚的治则，由于血为气之母，故血虚均会伴有不同程度的气虚症状，且补血不宜单用补血药，应适当配伍补气药，以达到益气生血的目的，当归补血汤即是益气生血的应用范例。

7.在补阴补阳中，注意阴阳互根　阴虚应补阴，阳虚应补阳，这是普通的尤其是急症时的治疗原则，如独附汤、参附汤之于急症阳虚。由于虚劳的病程一般比较长，治疗亦往往需要较长时间，故在补阴补阳时，须注意“阴阳互根”的问题。正如《景岳全书·新方八略》：“善补阳者，必于阴中求阳，则阳得阴助而生化无穷；善补阴者，必于阳中求阴，则阴得阳升而泉源不竭。”张景岳所制定的滋肾阴的左归丸及温肾阳的右丸正体现了这一治疗原则。两方的大部分组成药物相同，在用养阴药的同时，两主均有补阳的菟丝子和鹿角胶，即是取其“阴中求阳”和“阳中求阴”意义。当然，左归刃中更有龟甲胶滋阴；而右归丸中则有桂、附温阳。

8.充分重视“食补”　虚劳的病程一般比较长，搞好护理对促进虚劳的好转乃至痊愈具有十分重要的意义。其中，应高度重视发挥饮食的补益作用，进食富于营养而易于消化的食物，以保证气血的化生。阳虚患者忌食寒凉，宜温补类食物；阴虚患者忌食燥热，宜淡薄滋润类食物。

9.针对病因，不忘祛邪　因病致虚，针对病因祛邪，有助于恢复正气。

（四）辨证论治

1.气虚　主症：面色㿠白或萎黄，气短懒言，语声低微，头昏神疲，肢体无力，舌淡苔白，脉细软弱。一派元气不足，脏腑功能减退的表现。

（1）肺气虚

【证候】　短气息促，声音低怯，咳嗽无力，痰液清稀，时寒时热，自汗，易感受外邪，面白。

舌淡、脉弱。

【病机】 肺气不足，表虚不固。

【治法】 补益肺气。

【主方】 补肺汤加减。

【处方举例】 党参12g，生黄芪15g，熟地黄10g，五味子10g，桑白皮10g，紫菀10g，百合10g，麦冬10g，炙甘草6g。

(2)心气虚

【证候】 心悸，气短，劳则尤甚，神疲体倦，自汗。舌质淡，脉弱。

【病机】 心气不足，心失所养。

【治法】 益气养心。

【主方】 七福饮加减。

【处方举例】 党参12g，白术10g，熟地黄10g，当归10g，酸枣仁10g，远志10g，炙甘草6g。

(3)脾气虚

【证候】 饮食减少，食后胃脘不舒，大便溏薄，倦怠乏力、面色萎黄。舌淡、脉弱。

【病机】 脾虚失健，生化乏源。

【治法】 健脾益气。

【主方】 加味四君子汤加减。

【处方举例】 党参12g，白术10g，白扁豆10g，黄芪10g，茯苓10g，甘草6g。

(4)肾气虚

【证候】 腰膝酸软，小便频数而清，神疲乏力，白带清稀。舌质淡，脉弱。

【病机】 肾气不充，筋骨失养，膀胱失约。

【治法】 益气补肾。

【主方】 大补元煎加减。

【处方举例】 党参12g，熟地黄10g，当归10g，炒山药12g，杜仲10g，枸杞子12g，山茱萸10g，炙甘草6g。

2.血虚 主症：面色淡黄或淡白无华，唇、舌、指甲色淡，头昏目花，心悸失眠，手足发麻，肌肤粗糙，舌质淡红苔少，脉细。

(1)心血虚

【证候】 心悸怔忡，健忘、失眠、多梦，面色不华，舌质淡。脉细或结代。

【病机】 心血亏虚，心失所养。

【治法】 养血安神。

【主方】 养心汤加减。

【处方举例】 党参12g，黄芪10g，茯苓15g，五味子10g，甘草6g，当归10g，川芎10g，柏子仁10g，酸枣仁10g，远志10g，肉桂10g，半夏曲10g，大枣3枚。

(2)肝血虚

【证候】 胁痛，肢体麻木，筋脉拘急，或惊惕肉瞤，月经不调甚或闭经，头晕、目眩，面色不华。舌淡，脉弦细或细涩。

【病机】 肝血亏虚，筋脉失养。

【治法】 补血养肝。

【主方】 四物汤加减。

【处方举例】 熟地黄12g，当归12g，赤芍10g，川芎10g。

脾血虚常与心血虚同时并见，故临床常称心脾血虚。治疗各种血虚的证候时，应结合健脾益气生血之法。

3.阴虚　主症：面颧红赤，唇红口干，低热，潮热盗汗，手足心热，虚烦不安，舌质光红少苔，脉细数无力。

(1)肺阴虚

【证候】 干咳，咽燥，甚或失音，咳血，潮热，面色潮红，盗汗。舌红少津、脉细数。

【病机】 肺阴亏虚，肺失清润。

【治法】 养阴润肺。

【主方】 沙参麦冬汤加减。

【处方举例】 沙参10g，麦冬10g，天花粉15g，玉竹10g，桑叶10g，生白扁豆10g，生甘草6g。

(2)心阴虚

【证候】 心悸，失眠，烦躁，潮热盗汗，口舌生疮，面色潮红。舌红少津，脉细数。

【病机】 心阴亏耗，心失濡养。

【治法】 滋阴养心。

【主方】 天王补心丹加减。

【处方举例】 生地黄10g，玄参10g，麦冬10g，天冬10g，党参10g，五味子10g，茯苓10g，当归10g，柏子仁12g，酸枣仁30g，丹参10g，远志10g。

(3)脾胃阴虚

【证候】 口干唇燥，大便燥结，面色潮红，不思饮食，甚则干呕、呃逆。舌干，苔少或无苔，脉细数。

【病机】 脾胃阴伤，失于濡养，运化失职。

【治法】 养阴和胃。

【主方】 益胃汤加减。

【处方举例】 沙参10g，麦冬10g，生地黄15g，玉竹10g，山药10g，白扁豆10g。

(4)肝阴虚

【证候】 头痛，眩晕，耳鸣，急躁易怒，面色潮红，目干畏光，视物不明；或肢体麻木，筋惕肉瞤。舌干红，脉弦细数。

【病机】 阴虚阳亢，上扰清空。

【治法】 滋养肝阴。

【主方】 补肝汤加减。

【处方举例】 生地黄10g，当归10g，白芍10g，川芎10g，木瓜10g，枸杞子12g，麦冬10g，酸枣仁10g，甘草6g。

(5)肾阴虚

【证候】 腰酸足软,眩晕耳鸣,甚则耳聋,口干,咽痛,颧红,遗精。舌红,少津,脉沉细。

【病机】 肾精不足,失于濡养。

【治法】 滋补肾阴。

【主方】 左归丸加减。

【处方举例】 熟地黄 20g,枸杞子 15g,山药 10g,龟甲胶 12g,菟丝子 12g,山茱萸 10g,牛膝 10g,泽泻 15g。

4.阳虚　主症:面色苍白或晦暗,怕冷,手足不温,出冷汗,精神疲倦,气息微弱,或有浮肿,下肢为甚,舌质胖嫩,边有齿痕,苔淡白而润,脉细微,沉迟或虚大。

(1)心阳虚

【证候】 心悸,自汗,神倦嗜卧,形寒肢冷,面色苍白,心胸憋闷疼痛。舌淡或紫暗,脉细弱,或沉迟。

【病机】 心阳不振,心气亏虚,运血无力。

【治法】 益气温阳。

【主方】 拯阳理劳汤加减。

【处方举例】 党参 10g,白术 10g,黄芪 15g,肉桂 10g,生姜 10g,甘草 10g。

(2)脾阳虚

【证候】 食少,便溏,肠鸣腹痛,每因受寒或食不慎而加剧,面色萎黄,形寒,神倦乏力,少气懒言。舌质淡,苔白,脉弱。

【病机】 中阳亏虚,温煦乏力,运化失常。

【治法】 温中健脾。

【主方】 附子理中丸加减。

【处方举例】 党参 10g,白术 10g,附子 6g,干姜 10g,甘草 10g,茯苓 10g,陈皮 10g。

(3)肾阳虚

【证候】 腰背酸痛,畏寒肢冷,遗精阳痿,多尿或不禁,面色苍白,下利清谷或五更泄泻。舌质淡胖有齿痕,苔白,脉沉迟。

【病机】 肾阳亏虚,失于温煦,固摄无权。

【治法】 温补肾阳,兼养精血。

【主方】 右归丸加减。

【处方举例】 附子 6g,肉桂 10g,杜仲 10g,山茱萸 10g,山药 10g,当归 10g,菟丝子 15g,熟地黄 20g,枸杞子 10g,鹿角胶 10g。

5.变证

(1)正虚感邪:虚劳患者因体虚卫外不固,易感外邪。而感邪之后,更易伤元气,治宜扶正与祛邪兼顾,可用薯蓣丸加减。

(2)血虚瘀结:虚劳日久,气血运行不畅而有血瘀者,肌肤甲错,面目黯黑者,治当合祛瘀生新之法,可用大黄䗪虫丸加减。

虚劳的治疗应从多方面着手,除药物外,气功、针灸、按摩等均可配合使用,治疗中还需注意生活起居及饮食调摄，保持乐观情绪，以提高疗效，促进康复。

（五）病程观察

1.气虚

（1）在肺气虚证型中，自汗较多者，加牡蛎15g，麻黄根15g，固表敛汗；若气阴两虚，而兼见潮热、盗汗者，加鳖甲（先煎）10g，地骨皮10g，秦艽10g，养阴清热。

（2）在心气虚证型中，自汗多者，可加黄芪15g，五味子10g，益气固摄。饮食少思，加砂仁（后下）6g，茯苓15g，开胃健脾。

（3）在脾气虚证型中，若中气不足、气虚下陷者，可改用补中益气汤以补益中气，升阳举陷；如兼气滞气逆，胃脘胀满，呕吐嗳气者，加陈皮6g，半夏12g，和胃降逆；兼食积停滞者，饱胀、嗳腐，临床可用健脾丸为基础方加减，加健脾益气、理气和中、消食助运（神曲、麦芽、山楂、鸡内金）、清化余邪。

（4）在肾气虚证型中，尿频较甚及小便失禁者，加菟丝子10g，五味子10g，益智仁10g，补肾固摄；脾失健运而兼见大便溏薄者，去熟地黄、当归，加肉豆蔻10g，补骨脂10g，温补固涩。

2.血虚

（1）在心血虚证型中，失眠、多梦较甚，可加合欢花15g，夜交藤15g，养心安神。（2）在肝血虚证型中，血虚甚者，加制何首乌15g，枸杞子15g，鸡血藤15g，增强补血养肝的作用；胁痛，加丝瓜络10g，郁金10g，香附10g，理气通络；目失所养，视物模糊，加楮实子10g，枸杞子15g，决明子10g，养肝明目。

3.阴虚

（1）在肺阴虚证型中，咳血酌加白及10g，仙鹤草15g，鲜茅根15g，凉血止血。

（2）在心阴虚证型中，潮热，加地骨皮12g，银柴胡12g，清退虚热；盗汗，加牡蛎15g，浮小麦15g，固表敛汗；口舌生疮者，去当归、远志，加黄连6g，淡竹叶15g，清心泻火，导热下行。

（3）在脾胃阴虚证型中，口干唇燥甚者，加石斛10g，天花粉10g，滋养胃阴；呃逆，加刀豆10g，柿蒂10g，竹茹10g，扶养胃气，降逆止呃。

（4）在肝阴虚证型中，目干涩畏光，或视物不明者，加枸杞子15g，女贞子15g，草决明10g，养肝明目；头痛、眩晕、耳鸣较甚，或筋惕肉瞤，为风阳内盛，加石决明15g，菊花10g，钩藤30g，平肝息风潜阳。

（5）肾阴虚证型中，精关不固，腰酸遗精者，加牡蛎15g，金樱子10g，芡实10g，莲须10g，固肾涩精。

4.阳虚

（1）在心阳虚证型中，心胸疼痛者，酌加郁金10g，川芎10g，丹参15g，三七粉（分冲）3g，活血定痛；形寒肢冷，为阳虚较甚，酌加附子9g，巴戟天10g，仙茅15g，淫羊藿15g，温补阳气。

（2）在脾阳虚证型中，食后腹胀及呕逆者，为胃寒气逆，加砂仁（后下）6g，半夏12g，温中和胃降逆；腹中冷痛较甚，为寒凝气滞，可加高良姜10g，香附10g，吴茱萸10g，温中散寒，理气止痛；腹泻较甚，为阳虚寒甚，加肉豆蔻10g，补骨脂10g，薏苡仁15g，温补脾肾，涩肠除湿止泻。

（3）在肾阳虚证型中，遗精，加金樱子10g，桑螵蛸10g，莲须10g，或金锁固有精丸以收涩固精；命门火衰以致五更泄泻者，合四神丸温脾暖肾，固肠止泻；阳虚水泛以致浮肿、尿少者，加茯苓 15g，泽泻 15g，车前子 10g，或合五苓散利水消肿。

（六）预后转归

虚劳一般病程较长，多为久病痼疾，症状逐渐加重，短期不易康复。其转归及预后，与体质的强弱，脾肾的盛衰，能否解除致病原因，以及是否得到及时、正确的治疗、护理等因素有密切关系。脾肾未衰，元气未败，形气未脱，饮食尚可，无大热，或虽有热而治之能解，无喘息不续，能受补益等，为虚劳的顺证表现，其预后较好。反之，形神衰惫，肉脱骨痿，不思饮食，泄泻不止，喘急气促，发热难解，声哑息微，或内有实邪而不任攻，或诸虚并集而不受补，舌质淡胖无华或光红如镜，脉象急促细弦或浮大无根，为虚劳的逆证表现，其预后不良。

（七）预防与调护

1.避风寒，适寒温，尽量防止伤风感冒。

2.调饮食，忌食辛辣厚味，过分滋腻、生冷不洁之物。戒烟酒。

3.慎起居，适劳逸。

4.舒情志，少忧烦，保持情绪稳定、乐观。

（八）疗效评定

1.治愈　临床痊愈：治疗后症状消失。

2.好转　治疗后症状积分下降≥1/3。

3.未愈　达不到有效标准者。

（张雪芹）

第六节　肥胖

肥胖是由于多种原因导致体内膏脂堆积过多，体重异常增加，身肥体胖，并多伴有头晕乏力，神疲懒言，少动气短等症状的一类病证。现代医学的单纯性（体质性）肥伴病。继发性肥胖病（如继发于下丘脑、垂体病、胰岛病及甲低等的肥胖病）。

临床诊疗思维

（一）病因病机分析

1.病因

（1）年老体弱：中年以后，脾肾虚衰，运化功能减退——运化不及，聚湿生痰，痰湿壅结，故而肥胖。

（2）饮食不节

（3）缺乏运动：喜卧好坐——运行不畅，痰浊内聚而致肥胖。

(4)先天禀赋:胃热偏盛者——食量过大,脾运不及——膏脂痰湿堆积,而成肥

此外,肥胖的发生还与性别、地理环境等因素有关,由于女性活动量较男性少,故女性肥胖者较男性为多。

2.病机

(1)病机总属阳气虚衰、痰湿偏盛。

脾气虚弱——水谷精微失于输布,化为膏脂和水湿,留滞体内而致肥胖。

肾阳虚衰——水液失于蒸腾气化,致血行迟缓,水湿内停,而成肥胖。

(2)病位主要责之于脾,与肾、肝、心、肺有关。肥胖的病机关键为水湿浊壅滞,而脾主运化,主肌肉,又为"生痰之器",故病位主要在脾与肌肉;肾主水,肾虚水湿不化,变湿为浊,故与肾虚关系密切;肝主疏泄,调畅气机,气滞血瘀,津液不布,水湿痰浊内停,与肝有关;若心肺气虚,亦可致病,与心肺的功能失调有关。

(3)病属本虚标实之候,虚实之间的转化。本虚多为脾肾阳气虚衰,或兼心肺气虚;标实为痰湿膏脂内停,或兼水湿,血瘀,气滞等,临床常有偏于本虚及标实之不同。

前人有"肥人多痰""肥人多湿""肥人多气虚"之说,即是针对其不同病而言。

虚实转化:如胃热滞脾,食欲亢进,过多水谷积聚体内,化为膏脂,形成肥胖,但长期饮食不节,可损伤脾胃,致脾虚不运,甚至脾病及肾,导致脾肾两虚,从而由实证转为虚证。

脾虚日久——肾阳虚衰——肥胖加重。

病理因素相互转化:痰湿内停日久——气滞或血瘀;气滞、痰湿、瘀血日久——成郁热、痰热、湿热、瘀热——又可伤阴。

肥胖病变日久,常变生他病:肥胖者,常易合并消渴、头痛、眩晕、胸痹、中风、胆胀、痹证等。

(二)诊断思维

1.辨病思维

(1)诊断要点

①体重超出标准体重[标准体重(kg)=(身高(cm)-100)×0.9(Broca 标准体重)]20%以上;或体重质量指数[体重质量指数=体重(kg)/身高 2(m^2)]超过 24 为肥胖,排除肌肉发达或水分潴留因素,即可诊断为本病。

②初期轻度肥胖仅体重增加 20%~30%,常无自觉症状。中重度肥胖常见伴随症状,如神疲乏力、少气懒言、气短气喘、腹大胀满等。

(2)鉴别诊断:肥胖应与下列疾病相鉴别。

①水肿:水肿严重时,体重亦增加,也可出现肥胖的伴随症状,但水肿以颜面及四肢浮肿为主,严重者可见腹部胀满,全身皆肿,与本病症状有别。水肿经治疗病理性水湿排出体外后,体重可迅速减轻降至正常,肥胖患者体重减轻则相对较缓。

②黄胖:由肠道寄生虫与食积所致,以面部黄胖肿大为特征,与肥胖迥然有别。

2.辨证思维

(1)辨病理属性:气虚表现为神疲乏力,少气懒言,倦怠气短,动则喘促,舌胖边有齿痕等;阳虚多表现为神疲乏力,腹胀便溏,畏寒肢冷,下肢浮肿,舌淡胖等;痰湿明显者,表现为形体肥胖,腹大胀满,四肢沉重,头重胸闷,时吐痰涎;水湿偏重,多有腹泻便溏,暮后肢肿,舌苔薄白或

白腻;瘀血内停者,常见面色紫暗,舌暗或有瘀点瘀斑,舌下脉络纡曲,其中舌淡紫胖者,属气虚血瘀;舌暗红苔黄腻者,属痰热瘀血互结。

(2)辨明脏腑病位:临床症见身体重着,神疲乏力,腹大胀满,头沉胸闷,或有恶心,痰多者,病变主要在脾。病久症见腰膝酸软疼痛,动则气喘,嗜睡,形寒肢冷,下肢浮肿,夜尿频多,病变主要在肾。症见心悸气短,少气懒言,神疲自汗等,病变主要在肺。

(三)治则思维

1.补虚泄实　治疗当以补虚泄实为原则。补虚常用健脾益气;脾病及肾,结合益气补肾。泄实常用祛湿化痰,结合行气、利水、消导、通腑、化瘀等法,以祛除体内病理性痰浊、水湿、瘀血、膏脂等。其中祛湿化痰法是治疗本病的最常用方法,用于本病治疗过程的始终。

2.重视瘀血证的调治　肥胖常可兼血瘀,尤其是痰湿体质者,痰湿阻滞气机,气滞则血瘀,血行不畅,瘀血内停,形成气滞血瘀证,症见体形丰满,面色紫红或暗红,胸闷胁胀,心烦易怒,夜寐不安或夜不能寐,大便秘结,舌暗红或有瘀点瘀斑,或舌下脉络怒张,苔薄白或薄黄,脉沉细或涩。治以活血祛瘀,行气散结。方用血府逐瘀汤合失笑散加减。气滞明显者,见胸闷,脘腹胀满,加郁金、厚朴、陈皮、莱菔子;兼肝胆郁热内结,见心烦易怒,口于,口苦,目黄,胁痈,便秘,加大黄、龙胆草、栀子、黄芩,湿热明显,兼见纳呆脘痞,舌暗红苔黄腻,加金钱草、泽泻、茵陈、栀子、虎杖等。本证也可选用桃核承气汤、桂枝茯苓丸等。

3.注意后期变证的治疗　肥胖之属于痰湿、气滞、血瘀者常可化热,进而伤阴,病至后期可表现为阴虚阳亢证者,症见体胖,情绪急躁,易怒,食欲旺盛,头晕胸闷,大便干结,舌质红,苔少,脉弦细,治以镇肝熄风汤加减。

4.治疗需持之以恒　治疗本病需持之以恒,注意疗程,方可奏效。药物治疗以 1～3 个月为 1 个疗程,争取治疗 3 个月为宜,每间隔 1 个月可停药 1 周,其他治疗方法根据需要而定疗程。

(四)辨证论治

1.胃热滞脾

【证候】 多食,消谷善饥,形体肥胖,脘腹胀满。面色红润,心烦头昏,口干口苦,胃脘灼痛,嘈杂,得食则缓。舌红苔黄腻,脉弦滑。

【病机】 胃热滞脾,精微不化,膏脂瘀积。

【治法】 清胃泻火,佐以消导。

【主方】 小承气汤合保和丸加减。

【处方举例】 大黄 10g,连翘 10g,黄连 6g,枳实 10g,厚朴 10g,山楂 10g,莱菔子 10g,陈皮 6g,半夏 10g,茯苓 15g。

2.痰湿内盛

【证候】 形盛体胖,身体重着,肢体困倦,胸膈痞满,痰涎壅盛。头晕目眩,口干而不欲饮,嗜食肥甘醇酒,神疲嗜卧。苔白腻或白滑,脉滑。

【病机】 痰湿内盛,留于体内,阻滞气机。

【治法】 燥湿化痰,理气消痞。

【主方】 导痰汤加减。

【处方举例】 半夏12g,制南星10g,生姜9g,橘红10g,枳实10g,冬瓜皮10g,泽泻10g,决明子10g,莱菔子10g,白术12g,茯苓15g,甘草6g。

3.脾虚不运

【证候】 肥胖壅肿,神疲乏力,身体困重,胸闷脘胀,四肢轻度浮肿,晨轻暮重,劳累后明显,饮食如常或偏少,既往多有暴饮暴食史,小便不利,便溏或便秘。舌淡胖边有齿印,苔薄白或白腻,脉濡细。

【病机】 脾胃虚弱,运化无权,水湿内停。

【治法】 健脾益气,渗利水湿。

【主方】 参苓白术散合防己黄芪汤加减。

【处方举例】 党参20g,黄芪15g,茯苓15g,白术12g,山药15g,薏苡仁15g,陈皮6g,砂仁(后下)5g,防己5g,猪苓15g,泽泻15g,车前子10g,甘草6g。

4.脾肾阳虚

【证候】 形体肥胖,颜面虚浮,神疲嗜卧,气短乏力,腹胀便溏,自汗气喘,动则更甚,畏寒肢冷,下肢浮肿,尿昼少夜频。舌淡胖苔薄白,脉沉细。

【病机】 脾肾阳虚,气化不行,水饮内停。

【治法】 温补脾肾,利水化饮。

【主方】 真武汤合苓桂术甘汤加减。

【处方举例】 制附子10g,桂枝10g,茯苓15g,白术12g,白芍10g,甘草6g,生姜9g。

(五)病程观察

1.在胃热滞脾证型中,肝胃郁热,症见胸胁苦满,烦躁易怒,口苦舌燥,腹胀纳呆,月经不调,脉弦,可加柴胡10g,黄芩10g,栀子10g。肝火致便秘者,加更衣丸;食积化热,形成湿热,内阻肠胃而致脘腹胀满,大便秘结,或泄泻,小便短赤,苔黄腻,脉沉有力,可用枳实导滞丸或木香槟榔丸。湿热郁于肝胆,可用龙胆泻肝汤。风火积滞壅积肠胃,表里俱实者,可用防风通圣散。

2.在痰湿内盛证型中,湿邪偏盛者,可加苍术10g,薏苡仁15g,赤小豆10g,防己5g,车前子10g。痰湿化热,症见心烦少寐,纳少便秘,舌红苔黄,脉滑数,可酌加竹茹10g,浙贝母10g,黄芩10g,黄连6g,瓜蒌仁15g,并以胆南星易制南星。痰湿郁久,壅阻气机,以致痰瘀交阻,伴见舌暗或有瘀斑者,可酌加赤芍10g,川芎10g,桃仁10g,红花10g,丹参15g。

3.在脾虚不运证型中,脾虚水停,肢体肿胀明显者,加大腹皮10g,桑白皮10g,木瓜10g,或加入五皮饮。腹胀便溏者,加厚朴10g,陈皮6g,广木香6g,以理气消胀;腹中畏寒者,加肉桂10g,干姜10g,以温中散寒。

4.在脾肾阳虚证型中,气虚明显,伴见气短,自汗者,加人参10g,黄芪15g。水湿内停明显,症见尿少浮肿,加五苓散或泽泻15g,猪苓15g,大腹皮10g。若见畏寒肢冷者,加补骨脂10g,仙茅10g,淫羊藿10g,益智仁10g,并重用桂枝、制附子,以温肾祛寒。兼瘀血阻滞者,加当归10g,赤芍10g,川芎10g,泽兰10g,益母草15g。临床本型肥胖多兼见合并症,如胸痹、消渴、眩晕等,遣方用药时亦可参照相关疾病辨证施治。

（六）预后转归

治疗本病需持之以恒，注意疗程，方可奏效。药物治疗以1～3个月为1个疗程，争取治疗3个月为宜，每间隔1个月可停药1周，其他治疗方法根据需要而定疗程。

由年老体弱、过食肥甘、缺乏运动、先天禀赋等原因导致，其病机总属阳气虚衰、痰湿偏盛。肥胖的病位主要在脾与肌肉，与肾气虚关系密切，亦与心肺的功能失调有关。肥胖多为本虚标实之候，虚实之间、各种病理产物之间常发生相互转化，病久还可变生消渴、头痛、眩晕、胸痹、中风、胆胀、痹证等疾病，因此必须积极治疗。

（七）预防与调护

1.积极预防本病　肥胖对人体健康危害极大，一旦形成本病，则治疗一般不易，应积极主动，持之以恒，坚持治疗。

2.饮食宜清淡　本病患者忌肥甘醇酒厚味，多食蔬菜、水果等富含纤维、维生素的食物，适当补充蛋白质，宜低糖、低脂、低盐；养成良好的饮食习惯，忌多食、暴饮暴食，忌食零食；必要时有针对性地配合药膳疗法。

3.适当体育锻炼或体力劳动　如根据情况可选择散步、快走、慢跑、骑车、梯、拳击等，也可做适当的家务等体力劳动。运动不可太过，以防难以耐受，贵在以恒，一般勿中途中断。减肥须循序渐进，使体重逐渐减轻，接近正常体重，不减，以免损伤正气，降低体力。

（八）疗效评定

1.有效　疗程结束时体重下降3kg以上或F%（脂肪百分率）下降5%。

2.显效　疗程结束时体重下降5kg以上或F%下降5%以上。

3.近期临床痊愈　疗程结束时，体重下降已达到标准体重或超重范围内。1年以上，维持原有疗效为远期疗效。

（张雪芹）

第十一章 血液疾病

第一节 虚劳

虚劳又称虚损，是由先天禀赋不足，或烦劳过度，或酒色过度，或疾病失治或误治，或失于调理，或饮食不节，或大病久病等多种原因所致的，以脏腑亏损，气血阴阳不足为主要病机的多种慢性衰弱证候的总称。

虚劳涉及的内容很广，凡禀赋不足，后天失养，病久体虚，积劳内伤，久虚不复等所致的多种以脏腑气血阴阳亏损为主要表现的病证，均属于本证的范围。

【病因病机】

导致虚劳的原因甚多，如《理虚元鉴·虚症有六因》则提出导致虚证的主要六种原因："有先天之因，有后天之因，有痘疹及病后之因，有外感之因，有境遇之因，有医药之因。"《景岳全书·虚损》指出："劳倦不顾者多成劳损"；"色欲过度者多成劳损"；"少年纵酒者多成劳损"；"疾病误治及失于调理者，病后多成虚损"。就临床所见，引起虚劳的原因主要有以下四个方面：

1.先天不足，体质不强　多种虚劳证候的形成，都与禀赋薄弱，体质不强密切有关。而父母体虚，遗传缺陷，胎中失养，孕育不足及出生后喂养不当，营养不良等因素，是造成禀赋薄弱，体质不强的主要原因，在体质不强的基础上，易于因虚劳致病，或因病致虚，日久不复而成虚劳。

2.烦劳过度，损及五脏　《景岳全书·虚损》对劳倦致病作了正确的论述。适当的劳作，为人们正常生活之必需。但烦劳过度则于人体有害，"不知自量，而务从勉强，则一应妄作妄为，皆能致损"。早在《素问·宣明五气篇》即指出："久视伤血，久卧伤气，久坐伤肉，久立伤骨，久行伤筋，是谓五劳所伤。"《医家四要·病机约论》也指出："曲运神机则劳心，尽心谋虑则劳肝，意外过思则劳脾，预事而忧则劳肺，色欲过度则劳肾。"在各种损伤之中，尤以忧郁思虑，烦劳过度损伤心、脾及早婚多育，房劳伤肾较为多见。

3.饮食不节，损伤脾胃　暴饮暴食，营养不良，嗜欲偏食，饮酒过度等原因，都会损伤脾胃，使其消磨水谷，化生精微，长养气血的功能受到影响。若脾、胃长期受损，必致气血来源不足，内不能调和于五脏六腑，外不能洒陈于营卫经脉，而渐致虚劳。

4.大病久病，失于调理　或大病之后，邪气过盛，脏气损伤；或热病日久，耗血伤阴；或寒病日久，伤气损阳；或瘀血内结，新血不生；或因寒邪久留，耗伤正气；或因病后失于调理，正气亏损难复等，都会使精气耗伤，由虚致损，逐渐发展成为虚劳。

以上各种病因或是因虚致病，因病成劳；或是因病致虚，久虚不复成劳。而其病理性质，主要为气、血、阴、阳的亏耗；其病损部位，主要在于五脏、其病变过程，往往首先导致某一脏的气、血、阴、阳的亏损。但由于五脏相关，气血同源，阴阳互根，所以由各种原因所致的虚损常相互影响；一脏受病，可以累及他脏；气虚不能生血，血虚无以生气；气虚者，阳亦渐衰，血虚者，阴亦不足；阳损日久，累及于阴，阴虚日久，累及于阳。以致病势日渐发展，而病情趋于复杂。

【诊断与鉴别诊断】

1.诊断依据

(1)气虚证表现少气懒言，神疲乏力，头晕目眩，自汗，活动时诸证加剧；舌淡，苔白，脉虚无力。血虚证表现面色淡白或萎黄，唇色、眼睑、爪甲淡白，形体消瘦，心悸失眠，头晕眼花，手足发麻，皮肤干涩，妇女经血量少、色淡、衍期甚则闭经；舌淡苔白，脉细无力。阳虚证表现畏寒肢冷，口淡不渴或渴喜热饮，面色㿠白，神疲乏力，气短自汗，大便溏薄，小便清长或尿少身肿为要。阴虚证表现五心烦热，潮热盗汗，两颧潮红，口干咽燥，形体消瘦，小便短赤，大便干结为主。

(2)本病可发生于大病、久病后，或先天禀赋不足，或烦劳过度，或酒色过度，或疾病失治或误治，或失于调理，或饮食不节等。

2.鉴别要点　虚劳和内科其他病证中的虚证证型虽然在临床表现、治疗方药方面有类似之处，但两者实际上是有区别的。虚劳的各种证候，均以出现一系列精气不足的证候为特征。而其他病证的虚证则各以其病证的主要证候为突出表现。例如眩晕一证的气血亏虚型，以眩晕为最突出、最基本的表现；水肿一证的脾阳不振型则以水肿为最基本、最突出的表现。此外，虚劳一般都有比较长的病程，病势缠绵。而其他病证的虚证类型虽然也以久病属虚者居多，但亦有病程较短而呈现虚证者。如泄泻一证的脾、胃虚弱型，以泄泻为主要临床表现，有病程长者，亦有病程短者。

对于虚劳与肺痨的区别，宋严用和《济生方·五劳六极论治》即已指出："医经载五劳六极之证，非传尸骨蒸之比，多由不能卫生施于过用，逆于阴阳，伤于荣卫，遂成五劳六极之病焉。"《景岳全书·虚损》论及两者的区别说："至若痨瘵之有不同者，则或以骨蒸或以干咳，甚至吐血、吐痰。"就其区别的要点来说，肺痨为痨虫侵袭所致，主要病在肺，具有传染性，以阴虚火旺为其病理特点，以咳嗽、咳痰、咯血、潮热、盗汗、消瘦为主要临床证候。而虚劳则由多种原因所导致，一般不传染，

分别出现五脏气、血、阴、阳的亏虚的多种临床证候。

【辨证论治】

1.辨证要点

(1)首辨气血阴阳的亏虚：气虚者多以少气懒言，神疲乏力，头晕目眩，自汗，活动时诸证加剧为主。血虚证则以面色淡白或萎黄，唇色、眼睑、爪甲淡白，手足发麻，皮肤干涩，妇女经血量少色淡、衍期甚则闭经为主。阳虚证则以畏寒肢冷，口淡不渴或渴喜热饮，面色㿠白，神疲乏力，气短自汗，大便溏薄为主。小便清长或尿少身肿，或脘腹冷痛喜按；舌淡胖嫩，舌苔白滑，脉沉迟无力。阴虚证以五心烦热，潮热盗汗，两颧潮红，口干咽燥，形体消瘦，小便短赤，大便干

结，舌红少津，苔少，脉细数为主。

(2)次辨脏腑气血阴阳亏虚：肺气虚以短气自汗，声音低怯，时寒时热，平素易于感冒为主。脾气虚以饮食减少，食后胃脘不舒，倦怠乏力，大便溏薄，面色萎黄为要。心血虚以心悸怔忡，健忘，失眠，多梦，面色不华，舌质淡，脉细或结代为主。肝血虚以头晕，目眩，胁痛，肢体麻木，筋脉掏急，或惊惕肉瞤，妇女月经不调甚则经闭，面色不华为要。肺阴虚以干咳，咽燥，咯血，甚或失音，潮热，盗汗，面色潮红，舌红少津为主。心阴虚以心悸，失眠，烦躁，潮热，盗汗，或口舌生疮，面色潮红，舌红少津，脉细数为主。脾胃阴虚以口于唇燥，不思饮食，大便燥结，甚则干呕、呃逆，面色潮红，舌于，苔少或无苔为主。肝阴虚以头痛，眩晕，耳鸣，视物不清，目于畏光，急躁易怒，肢体麻木，面色潮红，舌干红为要。肾阴虚以腰酸，遗精，两足痿弱，眩晕耳鸣，甚则耳聋，口干，颧红，咽痛，舌红，少津为要。心阳虚以心悸，自汗，神倦嗜卧，胸中憋闷，形寒肢冷，面色㿠白为主。脾阳虚以面色萎黄，食少，形寒，神倦乏力，少气懒言，大便溏薄，腹痛肠鸣为主。肾阳虚以腰背酸痛，遗精阳痿，多尿或不禁，面色㿠白，畏寒肢冷，下利清谷或五更泄泻为主。

2.分证论治　治疗原则总以补益为主，正如《素问·三部九候论篇》说："虚则补之"。《素问·阴阳应象大论篇》还具体指出："形不足者，温之以气；精不足者，补之以味。"分别采用益气、养血、滋阴、温阳的治疗方法。兼结合五脏病位采用针对性治法。

此外，由于脾为后天之本，是水谷、气血生化之源；肾为先天之本，寓元阴元阳，是生命的本元，所以补益脾肾在虚劳的治疗中具有比较重要的意义。

(1)气虚

①肺气虚

主证：短气自汗，声音低怯，时寒时热，平素易于感冒，面白；舌质淡，脉弱。

治法：补益肺气。

方药：补肺汤加减。人参 12g，黄芪 15g，熟地黄 9g，五味子 10g，桑白皮 9g，紫菀 9g，牡蛎 9g，地骨皮 12g，秦艽 9g。

②脾气虚

主证：饮食减少，食后胃脘不舒，倦怠乏力，大便溏薄，面色萎黄；舌淡苔薄，脉弱。

治法：健脾益气。

方药：加味四君子汤加减。人参 12g，黄芪 15g，白术 10g，甘草 6g，茯苓 12g，扁豆 10g，陈皮 9g，半夏 9g，神曲 12g，麦牙 12g，肉桂 9g。

若脾气亏虚而主要以中气不足，气虚下陷者，可用补中益气汤来补益中气，升举阳气。心气虚见有心悸、气短、自汗、面白，神疲，脉微者，可用六君子汤加玉竹、五味子、黄精等益气养血。

(2)血虚

①心血虚

主证：心悸怔忡，健忘，失眠，多梦，面色不华；舌质淡，脉细或结代。

治法：养血安神。

方药：养心汤加减。人参 15g，黄芪 15g，茯苓 12g，甘草 6g，川芎 9g，当归 12g，五味子 9g，柏子仁 12g，远志 9g，半夏曲 12g，肉桂 10g。

②肝血虚

主证：头晕，目眩，胁痛，肢体麻木，筋脉拘急，或惊惕肉瞤，妇女月经不调甚则经闭，面色不华；舌质淡，脉弦细或细涩。

治法：补血养肝。

方药：四物汤加减。当归 12g，川芎 9g，白芍 12g，熟地黄 10g，制何首乌 15g，鸡血藤 15g，枸杞子 10g，柴胡 9g，郁金 9g，决明子 129。

血虚之中，以心、脾、肝血虚较多见。脾血虚常与心血虚同时并见。脾为后天之本，气血生化之源，又由于血为气母，故血虚均有不同程度的气虚证候，而且在中医的临床实践中，认为补血不宜单用血药，当配伍气药，以达到益气生血的目的。

(3)阴虚

①肺阴虚

主证：干咳，咽燥，咯血，甚或失音，潮热，盗汗，面色潮红；舌红少津，脉细数。

治法：养阴润肺。

方药：沙参麦冬汤加减。沙参 10g，玉竹 10g，麦冬 10g，天花粉 9g，桑叶 12g，甘草 6g，百部 9g，鲜茅根 30g，地骨皮 12g，银柴胡 12g。

②心阴虚

主证：心悸，失眠，烦躁，潮热，盗汗，或口舌生疮，面色潮红；舌红少津，脉细数。

治法：滋阴养心。

方药：天王补心丹加减。生地黄 9g，麦冬 10g，天冬 10g，玄参 9g，人参 12g，五味子 9g，当归 12g，茯苓 12g，丹参 9g，枣仁 12g，柏子仁 12g，黄连 6g，竹叶 12g。

③脾胃阴虚

主证：口干唇燥，不思饮食，大便燥结，甚则干呕、呃逆，面色潮红，舌干，苔少或无苔，脉细数。

方药：益胃汤加减。麦冬 10g，生地黄 10g，玉竹 12g，沙参 12g，冰糖 6g，石斛 15g，天花粉 10g，麦芽 12g，扁豆 9g。

④肝阴虚

主证：头痛，眩晕，耳鸣，视物不清，且干畏光，急躁易怒，或肢体麻木，面色潮红；舌干红，脉弦细数。

治法：滋养肝阴。

方药：补肝汤加减。当归 12g，川芎 9g，白芍 9g，熟地黄 9g，木瓜 10g，甘草 6g，麦冬 12g，枣仁 12g，石决明 15g，钩藤 12g，枸杞子 10g，黄芩 12g。

⑤肾阴虚

主证：腰酸，遗精，两足痿弱，眩晕耳鸣，甚则耳聋，口干，颧红，咽痛；舌红，少津，脉沉细。

治法：滋补肾阴。

方药：左归丸加减。熟地黄 10g，山药 12g，龟板胶 12g(另包烊化)，枸杞子 12g，牛膝 9g，鹿角胶 9g(另包烊化)，山茱萸 9g，菟丝子 9g，知母 9g，黄柏 9g，地骨皮 9g，芡实 12g，莲须 12g。

(4)阳虚

①心阳虚

主证:心悸,自汗,神倦嗜卧,胸中憋闷,形寒肢冷,面色㿠白;舌淡或紫黯,脉细弱或沉迟。

治法:益气温阳。

方药:拯阳理劳汤加减。人参15g,黄芪15g,五味子12g,甘草6g,生姜6g,,肉桂9g,陈皮9g,当归12g,白术12g,大枣9g,丹参10g,郁金9g,三七9g。

②脾阳虚

主证:面色萎黄,食少,形寒,神倦乏力,少气懒言,大便溏薄,腹痛肠鸣;舌质淡,苔白,脉弱。

治法:温中健脾。

方药:附子理中汤加减。人参12g,白术12g,甘草6g,干姜6g,附子9g(先煎),高良姜9g,吴茱萸6g,砂仁9g,陈皮9g。

③肾阳虚

主证:腰背酸痛,遗精阳痿,多尿或不禁,面色㿠白,畏寒肢冷,下利清谷或五更泄泻;舌质淡胖有齿痕,苔白,脉沉迟。

治法:温补肾阳,兼养精血。

方药:右归丸加减。附子9g(先煎),肉桂9g,熟地黄12g,山药15g,枸杞子15g,当归12g,杜仲10g,菟丝子9g,鹿角胶9g(另包烊化),山茱萸10g。

将虚劳归纳为气、血、阴、阳亏虚四类,便于辨证和治疗。

在临床往往错杂互见。一般来说,病程短者,多伤及气血,见气虚、血虚以及气血两虚之证;病程长者,多伤及阴阳,可见阴虚、阳虚以及阴阳两虚之证。而气血和阴阳的亏虚既有联系,又有区别,如精血津液都属于阴的范围,但血虚与阴虚的区别表现在:血虚主要表现血脉不充,失于濡养的证候,如面色不华、唇舌色淡,脉细弱等;而阴虚多表现虚热的证候,如五心烦热、颧红、口干咽燥,舌红少津、脉细数等。阳虚则兼有气虚,但阳虚往往由气虚发展而来,气虚表现为短气乏力,自汗,食少,便溏;舌淡,脉弱等;阳虚则在气虚证候的基础上进一步加重,并表现里寒的证候,如倦怠喜卧,形寒肢冷,肠鸣腹泻,舌淡胖,脉虚弱或沉迟等。

虚劳患者因体虚卫外不固,易感外邪。感邪后,更伤元气,治宜扶正与祛邪兼顾,可用薯蓣丸加减。虚劳日久,气血运行不畅见血瘀者,可用大黄䗪虫丸加减。

虚劳的治疗除药物外,应从多方面着手,如养身功、针灸、按摩等都可以配合使用。治疗中还应注意生活起居和饮食调摄,保持乐观心情,以提高疗效,促进康复。

虚劳一般病程较长,多为久病,其转归和预后,与体质的强弱,正气的盛衰,能否祛除致病原因,以及是否得到及时、正确的治疗,护理等因素有关。一般脾肾未衰,元气未败,纳食可,脉和缓者预后良好。反之形神疲惫,不思食,喘急气促,腹泻不止,脉象微弱或迟甚,或数者,预后不良。

【预防】

1.饮食以清淡易消化的食物为主,促进脾胃功能的康复。

2.心情愉快,加强身体锻炼,提高抗病能力。

(马 军)

第二节　血证

血证是由多种原因引起的火热熏灼或气虚不摄，致血液不循常道，或上溢于口鼻诸窍，或下泄于前后二阴，或渗出于肌肤所形成的疾患，称为血证。即非生理性出血疾患称为血证。血证常见病证有鼻衄、齿衄、咯血、吐血、便血、尿血、紫斑，血液系统疾病、感染性疾病及局部血管损伤出血均可参照血证辨证论治。

【病因病机】

血证的主要病因有感受外邪、饮食不节、情志过极、劳欲久病等。感受外邪以阳邪为主，如风、燥、热毒等，其中以热邪为多。过食辛辣厚味醇酒，既可滋生湿热，又可损伤脾胃。忧思郁怒，过极化火，迫血妄行。劳欲过度，伤及正气，或久病之后，脏腑受损，阴阳气血亏虚；久病入络，血脉瘀滞。本证的主要病机可归纳为火盛气逆，迫血妄行；气虚不摄，血溢于外；瘀血阻络，血不循经三个方面。

【辨证论治】

1.辨证要点

(1)辨外感内伤：外感病急，为病程短，起病多有表证，兼见外感风寒，风热者病在肺卫，内伤多脏腑，气血阴阳失和的表现。

(2)辨有火无火：无火者则见气虚或瘀血见证；有火者，当辨实火或虚火

(3)辨证候虚实：根据病程，临床证候及出血情况，新病血证多实；久病多属虚证。

2.治疗原则　血证的治疗，应掌握治气、治火、治血三大原则与急救处理。治气，实证当清气降气，虚证当补气益气；治火，实火当清热泻火，虚火当滋阴降火；治血，选用凉血止血，收敛止血，活血止血。当血出暴急量多时，必须辨其虚实而急救之。

一、鼻衄

鼻衄指鼻腔出血，又为鼻出血，它是血证中最常见的一种。多由火热迫血妄行所致，以肺热，胃热，肝火为常见。少数可由正气亏虚，血失统摄引起。鼻道血液外溢而非因外伤，倒经所致者，均可诊断为鼻衄。

1.应急措施　①用湿毛巾或冰袋冷敷额部及鼻根部；②将百草霜，血余炭，用棉花球蘸上药末塞入鼻内；③鼻衄不止，可用大蒜捣如泥，作饼，贴敷同侧涌泉穴；④手指按压上星、印堂穴。

2.分证论治

(1)邪热犯肺

主证：鼻出血而干，口干咽燥，或兼身热，咳嗽少痰；舌质红，舌苔薄，脉数。

治法：清热泄肺，凉血止血。

方药：桑菊饮加减。桑叶 10g，菊花 12g，杏仁 10g，桔梗 6g，连翘 20g，生甘草 6g，薄荷 6g，芦根 30g。

(2)胃热炽盛

主证:鼻出血或兼齿衄,血色鲜红,口渴欲饮,鼻干,口干臭秽,烦躁便秘;舌红,苔黄,脉数。

治法:清胃泻火,凉血止血。

方药:玉女煎加减。麦冬12g,生地黄20g,牛膝10g,石膏30g,知母10g。

(3)肝火上炎

主证:鼻出血,头痛,目眩,耳鸣,烦急易怒,面红目赤,口苦;舌红,苔黄,脉弦数。

治法:清肝泻火,凉血止血。

方药:龙胆泻肝汤加减。龙胆草10g,栀子10g,黄芩10g,柴胡5g,生地黄10g,当归10g,车前子10g,泽泻10g,木通6g,生甘草6g。

(4)气血亏虚

主证:鼻出血,或兼齿衄,肌衄,神疲乏力,面色苍白,心悸,夜寐不安;舌淡,脉细无力。

治法:补气摄血。

方药:归脾汤加减。党参15g,白术10g,黄芪20g,当归10g,炙甘草6g,茯神15g,远志10g,酸枣仁10g,木香6g,龙眼肉10g,生姜3g,大枣10g。

3.单验方

(1)茜草根、艾叶各30g,研末蜜丸,乌梅9g,煎汤送服。治虚寒性鼻衄。

(2)鲜仙鹤草、小蓟、墨旱莲捣汁内服。

(3)仙鹤草茶:取仙鹤草15g,水煎代茶饮。

二、齿衄

齿衄是指齿龈出血,又称牙衄。齿衄主要与胃肠及肾的病变有关。血自齿龈或齿缝外溢,且排除外伤所致者,即诊为齿衄。其治疗可参照“吐血”相关等证进行辨证论治。

三、咯血

血由肺而出,或痰中常有血丝,或痰血相兼,或纯血鲜红,间夹泡沫,均称为咯血。咯血由肺络受损,血溢脉外而致。咯血也称为嗽血或咳血。

1.诊断依据　①多有慢性咳嗽、痰喘、肺痨等肺系病证;②血由肺出,经气道随咳嗽而来,或觉得喉痒胸闷,一咯即出,血色鲜红,或夹有泡沫,或痰中带血,痰血相兼;③实验室检查如白细胞及分类、血沉、痰培养细菌、痰检查抗酸杆菌及脱落细胞以及肺部X线、支气管镜检或造影、胸部CT等有助于明确咯血的原因。

2.鉴别诊断　主要咯血与吐血的鉴别,咯血与吐血均经口出,但截然不同。咯血是由肺而来,经气道咳嗽而出,血色多为鲜红,血色紫黯,常混有痰液,咯血之前多有咳嗽、喉痒、胸闷等症状。而呕血是由胃而来,经呕吐而出,常夹有食物残渣,吐血之前多有胃脘不适或胃痛、恶心呕吐等症状,吐血后无痰中带血。但大便多呈黑色。

3.辨证论治

(1)分证论治

①燥热伤肺

主证:喉痒咳嗽,痰中带血,口干鼻燥,或有身热;舌红少津,苔薄黄,脉数。

治法:清热润肺,宁络止血。

方药:桑杏汤加减,桑叶10g,杏仁10g,沙参10g,贝母10g,栀子10g,淡豆豉6g,梨皮10g。

②肝火犯肺

主证:咳嗽阵作,痰中带血或纯血鲜红,胁肋胀痛,烦躁易怒,口苦;舌质红,苔薄黄,脉弦数。

治法:清肝泻肺,凉血止血。

方药:泻白散合黛蛤散加减。桑白皮10g,地骨皮10g,海蛤壳10g,甘草6g,青黛6g。

③阴虚肺热

主证:咳嗽痰少,痰中带血,或反复咯血,血色鲜红,口干咽燥,颧红,潮热盗汗;舌质红,脉细数。

治法:滋阴润肺,宁络止血。

方药:百合固金丸加减。生地黄10g,熟地黄10g,麦冬10g,贝母10g,百合10g,当归10g,炒芍药10g,甘草6g,玄参10g,桔梗3g。

(2)单验方及食疗方

①新鲜仙鹤草250g,捣汁,加入藕汁1盅,炖热后待凉服。

②生萝卜捣汁,半盏,加盐少许内服。

③白茅根30g,水煎,用童便1盅冲服。

④百合粥:取百合60g,大米250g,白糖100g。洗净大米、百合,加水适量,先置武火上烧沸,再以文火煨熬,等熟烂时加入白糖或盐即成,每天食3～5次。用于肺痨久咳,咳痰唾血。

(3)针灸疗法:针鱼际、内关、外关、孔最、郄门、膈中、膻中穴,每次选3～5穴,泻法。

(4)外治法:大蒜泥敷贴涌泉穴,取新鲜大蒜1头去皮,捣碎成泥状,称取9g,并加硫黄末6g,肉桂末3g,冰片3g,研匀后分涂两块纱布上,敷贴于涌泉穴(双),隔日调换1次。用于咯血中等量以上的患者,对肺阴虚、虚阳上亢咯血者疗效尤为显著。

四、吐血

吐血是指血由胃来,经呕吐而出,血色红或紫黯,常夹杂有食物残渣,亦称呕血。

1.诊断依据　①有胃痛、胁痛、黄疸、癥积等宿积;②发病急骤,吐血前多有恶心、胃脘不适,头昏等症;③血随呕吐而出,常可夹食物残渣及胃内容物,血色为紫黯色,咖啡色,也可为鲜红色,大便色黑,光亮如漆状;④实验室检查,呕吐物及大便隐血试验阳性。纤维胃镜、上消化道钡餐造影、B超等检查可进一步明确吐血原因。

2.辨证论治

(1)应急措施:根据病情选择止血方法。①大黄粉(或醇提片),每次3g,3/d,口服。②云南白药,每次0.5～1g,3/d,口服。③三七粉或白及粉,每次3g,3/d。④紫地宁血散,每次2安瓿(8g),4/d,口服;或用本药30安瓿溶于1500ml凉开水中,冻至3～4℃,每次经胃管注入胃内 500ml,协助患者左右转动体位,使药液与胃各部分接触,随即抽出,反复 2~3 次,然后再注入 200ml 保留胃内,1~3/d,出血停止 24h 后,拔出胃管改为口服。⑤内镜下局部止血。

(2)分证论治

①胃热壅盛

主证:脘腹胀闷,甚则作痛,吐血色红或紫黯,常夹有食物残渣,口臭,便秘或大便色黑,苔黄腻,脉滑数。

治法:清胃泻火,化瘀止血。

方药:泻心汤合十灰散加减。药用黄芩 10g,黄连 6g,大黄 10g,大蓟 10g,小蓟 10g,侧柏叶 10g,荷叶 10g,茜草根 10g,栀子 10g,白茅根 30g,牡丹皮 10g,棕榈皮 6g。

②肝火犯胃

主证:吐血色红或紫黯,口苦胁痛,心烦易怒,寐少梦多;舌质红绛,脉弦数。

治法:泻肝清胃,凉血止血。

方药:龙胆泻肝汤加减。药用:龙胆草 10g,栀子 10g,黄芩 10g,柴胡 5g,生地黄 10g,车前子 10g,泽泻 10g,木通 6g,当归 10g。

③气虚血溢

主证:吐血缠绵不休,时轻时重,血色黯淡,神疲乏力,心悸气短,面色苍白;舌质淡,脉细弱。

治法:健脾益气,摄血止血。

方药:归脾汤加减(见鼻衄)。

(3)单验方及食疗方

①大蓟草、白茅根、藕节各 30g,煎服,也可加韭菜汁少许 1 次服下。

②鲜芦根 90g,生侧柏、仙鹤草各 30g,煎服。

③参三七、白及、生大黄按 2:2:1 比例研成药末,每服 3~4.5g,3~4/d,温开水调服。

④仙鹤草、冰糖按 1:2 用量比例制成膏滋,每次 15g,2/d。

⑤生地黄汁、鲜芦根汁、白及粉、藕粉各适量,温开水调成糊状口服。

五、便血

便血是指血从肛门排出体外,无论在大便前或大便后下血,或单纯下血,或与粪便混杂而下,均称为便血。便血多由肠道湿热及脾胃虚寒而致胃肠之脉络受损所引起。

1.诊断依据　便血有胃痛、腹痛、胁痛、积聚等病史,大便色鲜红,黯红或紫黯,甚至黑如柏油样,实验室检查大便隐血试验阳性。

2.鉴别诊断　便血之远血与近血鉴别:便血有远血、近血之分,远血多色黯,先便而后血;近血多色鲜,先血而后便。但常是血便相混而下,难于辨其前后,故可从便血鲜色加以鉴别,便血鲜红者为近血,便血色紫黯者为远血。

3.辨证论治

(1)应急措施:参见“吐血”。

(2)分证论治

①肠道湿热

主证:便血色红,大便不畅或稀溏,或有腹痛,口苦;舌红,苔黄腻,脉濡数

治法:清热化湿,凉血止血。

方药:地榆散加减。药用:生地榆10g,茜草10g,栀子10g,黄芩10g,黄连10g,茯苓10g,槐花10g,侧柏叶10g。

②气虚不摄

主证:便血色黯,食少,体倦,面色萎黄,心悸,少寐;舌淡,脉细。

治法:益气摄血。

方药:归脾汤加减(见鼻衄)。

③脾胃虚寒

主证:便血色黯,甚则黑色,腹部隐痛,喜温喜按,喜热饮,面色不华,神倦,懒言,便溏;舌淡,脉细。

治法:健脾温中,益气止血。

方药:黄土汤加减。药用:灶心黄土30g,白术10g,附子10g,地黄10g,黄芩10g,阿胶10g,甘草10g。

(3)单验方

①侧柏叶、白及各10g,共研细末,每次3~6g,2/d冲服。

②乌贼骨、白及、甘草各等量,共研细末,每次3g,3/d。

③猪肠芫荽羹:鲜猪大肠30g,芫荽60g,洗净煮熟,空腹1次食之。用于胃热或湿热未清之便血。

④猪肠汤:猪大肠90g,加黄连、木香末各30g。将猪大肠洗净,黄连、木香填入肠内,扎紧两头,用米醋煮烂,分3次空服之。用于胃热、湿热之便血。

⑤猪肠槐米汤:猪大肠120g,槐米15g,同入瓦锅内,加水适量,煮3~4h,去渣顿服,1/d,连服数天。

(4)针灸疗法:便血属实热者可配合针刺曲池、大椎、三阴交穴,用泻法;属虚寒者可取足三里、太白、脾俞、肾俞等穴,针用补法或温针,或艾灸百会、气海、关元、命门等穴。

六、尿血

尿血是指小便中混有血液甚至血块的病证。因出血量的多少不同,小便呈淡红色、鲜红色、茶褐色。尿血多为热伤脉络,脾肾不固所致。

1.诊断依据　小便中混有血液或夹有血丝、排尿时无疼痛,实验检查,小便在镜下可见红细胞。

2.鉴别诊断　尿血与血淋的鉴别:血淋和尿血均可见血随尿出,鉴别点是在徘尿时疼痛与否,小便时不痛或痛不明显者,为血尿;排尿时尿血伴有疼痛兼有小匣滴沥涩痛者为血淋。

3.辨证论治

(1)应急措施:尿血量多者,当先行止血,可选用:①云南白药,每次1g,4~6/d,口服。②生三七粉,每次1g,3~4/d,吸取。③紫珠草50g,水煎300ml,3/d,口服,或紫珠草片,每片0.3g,每次4~6片,4/d,口服。

(2)分证论治

①下焦热盛

主证:小便黄赤灼热,尿血鲜红,心烦口渴,面赤生疮,夜寐不安;舌红,脉数。

治法:清热泻火,凉血止血。

方药:小蓟饮子加减。药用:小蓟10g,生地黄10g,藕节10g,栀子10g,木通6g,竹叶10g,滑石10g,当归10g,炒蒲黄10g,生甘草3g。

②肾虚火旺

主证:小便短赤带血,头晕耳鸣,神疲,颧红潮热,腰膝酸软;舌红,脉细数。

治法:滋阴降火,凉血止血。

方药:知柏地黄丸加减。药用知母10g,黄柏10g,熟地黄10g,山茱萸10g,山药10g,茯苓10g,牡丹皮10g,泽泻10g。

③脾不统血

主证:久病尿血,面色不华,体倦乏力,气短声低,或兼齿衄、肌衄;舌质淡,脉细弱。

治法:补脾摄血。

方药:归脾汤加减(药见鼻出血气血亏虚证)。

④肾气不固

主证:久病尿血,色淡红,头晕耳鸣,精神困惫,腰脊酸痛;舌质淡,脉沉细。

治法:补益肾气,固摄止血。

方药:无比山药丸加减。药用:山药10g,肉苁蓉10g,熟地黄10g,山茱萸10g,茯神10g,菟丝子10g,五味子6g,赤石脂10g,巴戟天10g,泽泻10g,杜仲10g,牛膝10g。

(3)单验方

①白茅根30~60g,水煎服。治热证尿血。

②鲜车前草、鲜藕、鲜小蓟草各60g,共捣汁,空腹服。治各种尿血。

③车前茅根汤:车前草、白茅根各30g,白糖适量,水煎后去渣,加白糖代茶饮。用于膀胱湿热之尿血。

(4)针灸疗法:心火亢盛者,针刺大陵、小肠俞、关元穴,施加泻法,大敦穴以三棱针刺血。脾肾两亏者,针刺脾俞、肾俞、气海、三阴交穴,施补法,三阴交亦可平补平泻,气海穴宜导出针感向阴部放射,可在针柄上用艾卷灸之。

七、紫斑

紫斑是指血液溢出于肌肤之间,皮肤表现青紫斑点或斑块的病证,亦有称为衄者。

1.诊断依据 ①肌肤出现青紫斑点,小如针尖,大者融合成片,压之不褪色;②紫斑好发于四肢,尤以下肢为甚,常反复发作;③重者可伴有鼻出血、齿衄、尿血、便血及崩漏;④小儿及成人皆可患此病,以女性多见;⑤血、尿常规,大便隐血试验,血小板计数,出凝血时间、血管收缩时间,凝血酶原时间,毛细血管脆性试验及骨髓穿刺等,有助于诊断。

2.辨证论治

(1)应急措施:可选用口服止血药。①水牛角 60g,水煎服;②紫珠草粉 5g,4/d,吞服;③阿胶 15g,1～2/d,烊化服;④田七粉 3g,4/d,吞服。

(2)分证论治

①血热妄行

主证:皮肤发斑,斑色鲜红或黯红,甚则紫红,融合成片,起病急骤,常兼有鼻衄、尿血、便血,或伴发热,烦渴,尿赤便秘,或伴有发热恶风,头痛;舌质红,苔黄,脉弦数或滑数。

治法:清热泻火,凉血止血。

方药:犀角地黄汤合化斑汤加减。药用:水牛角 30g,生地黄 15g,生石膏 60g,知母 10g,玄参 15g,赤芍 10g,牡丹皮 10g。

②阴虚火旺

主证:斑色鲜红或紫黯,时发时止,起病较缓慢,伴头晕目眩,五心烦热,潮热盗汗,腰膝酸软,心烦少寐,口燥咽干;舌红少苔或无苔,脉细数。

治法:滋阴降火,凉血止血。

方药:茜根散合大补阴丸加减。药用:黄柏 10g,茜草 10g,生地黄 10g,龟甲 10g,知母 10g,黄芩 10g,侧柏叶 10g,阿胶 10g,墨旱莲 10g。

③气虚不摄

主证:紫斑色紫黯淡,散在出现,时起时消,反复发作,病程轻长,伴面色苍白或萎黄,神疲乏力,心悸气短,纳呆腹胀,便溏溲清;舌淡,苔薄白,脉细弱。

治法:健脾养心,益气摄血。

方药:归脾汤加减(见鼻衄)。

④瘀血内阻

主证:久病不愈,斑色紫黯,面晦黯或唇甲青紫,胸或腰腹疼痛,痛有定处;舌紫黯有瘀斑,脉涩。

治法:活血化瘀,消斑止血。

方药:桃红四物汤加减。药用:桃仁 10g,红花 10g,当归 10g,川芎 10g,丹参 20g,鸡血藤 20g,三七 6g,生地黄 10g,赤芍 10g。

(3)单验方

④白茅根、藕节各 15g,白及粉 3g。前二味煎水取汁,入白及粉共饮服,每日 1 剂,分早晚 2 次服。

②升麻、鳖甲、玄参、生地黄各 10～15g,水煎服,每日 1 剂,分 3 次服。

③茜草、白茅根、槐花 10～15g,水煎,分 2 次服。

(4)针灸疗法:针刺膈俞、脾俞、涌泉、血海、三阴交等穴,1/d,每次选 2～3 穴。

【预防】

增强体质,注意防寒保暖,避免感受外邪;饮食有节,勿过食辛辣、烟酒,保持大便每日通畅,以免助火动血;保持精神愉快,防止气郁化火;坚持劳逸结合,避免劳倦过度,耗伤正气;加强防护措施,避免接触或服食与血证发生有关的物品及食物。积极防治血证的原发疾病。注重生活调摄。

(马 军)

第十二章 风湿性疾病

第一节 类风湿关节炎

一、类风湿关节炎

【概述】

类风湿关节炎(RA)是一种病因不明的自身免疫性疾病,多见于中年女性,我国的患病率约为0.32%~0.36%。主要表现为对称性、慢性、进行性多关节炎。关节滑膜的慢性炎症、增生形成血管翳,侵犯关节软骨、软骨下骨、韧带和肌腱等,造成关节软骨、骨和关节囊破坏,最终导致关节畸形和功能丧失。

类风湿关节炎属于中医学"痹证"范畴。现代中医名家焦树德教授于1981年12月在武汉召开的"中华全国中医学会内科学会成立暨首届学术交流会"上正式提出的"尪痹"病名,并纳入了国家中医药管理局1994年6月发布、1995年1月实施的《中华人民共和国中医药行业标准·中医病证诊断疗效标准》:"尪痹是由风寒湿邪客于关节,气血痹阻,导致小关节疼痛、肿胀、晨僵为特点的疾病",并明确指出:"本病主指类风湿关节炎"。

【临床表现】

(一)症状和体征

1.关节表现 病情和病程有个体差异,从短暂、轻微的少关节炎到急剧进行性多关节炎均可出现。受累关节以近端指间关节、掌指关节、腕、肘、肩、膝和足趾关节最为多见;颈椎、颞颌关节、胸锁和肩锁关节也可受累,并伴活动受限。关节炎常表现为对称性、持续性肿胀和压痛,常常伴有晨僵。最为常见的关节畸形是腕和肘关节强直、掌指关节的半脱位、手指向尺侧偏斜和呈"天鹅颈"样及纽扣花样表现。重症患者关节呈纤维性或骨性强直,并因关节周围肌肉萎缩、痉挛失去关节功能,致使生活不能自理。

2.关节外表现

(1)类风湿结节:类风湿结节常见部位为关节伸面、受压部位或经常受到机械摩擦处,如尺骨鹰嘴、足跟、枕部、坐骨结节等处。类风湿结节的出现多与类风湿因子相伴,很少见于类风湿因子阴性者。

(2)类风湿血管炎:类风湿血管炎可出现在患者的任何系统。皮肤是小血管炎最常累及的部位,可导致皮疹、甲周小面积的皮肤梗死,指端坏疽,腿部溃疡。突发的单神经病变是血管炎较特异的表现,发生率很低。眼部可造成巩膜炎,肺部常见表现是肺泡炎和胸膜炎,心脏可见心包炎及瓣膜病变,有临床表现的冠状动脉炎较少见。

(3)呼吸系统:肺间质病变是最常见的肺部病变,有时虽有肺功能或X线片的异常,但临床无症状,晚期可出现肺间质纤维化。另外,还可出现肺内类风湿结节的表现。

(4)血液系统:RA患者的贫血比较常见,贫血的程度通常与RA病情活动性相关。血小板增多常见于活动性RA,其程度与有活动性滑膜炎的关节数和关节外表现相关。血小板减少者比较少见,可发生于某些药物治疗后和Felty综合征。

(5)肾脏病变:原发性血管炎、淀粉样变和药物治疗等多种原因可导致RA肾脏受损。肾功能受损程度与RA的病程、活动性、类风湿结节、类风湿因子阳性相关。

(6)神经系统:外周神经受压是RA外周神经系统受累最常见的形式,通常是由于神经通过炎症增生的滑膜和一个固定结构之间受到压迫所致。中枢神经系统病变绝大多数是继发于颈椎破坏后的脊髓或脑干损伤。

(7)消化系统:临床可见消化不良、消化道溃疡甚至穿孔等,大部分与各种治疗药物有关。活动性RA可出现转氨酶升高,部分的Felty综合征可伴有肝脏损害。

(二)实验室检查

多数活动期患者有轻至中度正细胞性贫血,白细胞数大多正常,有时可见嗜酸性粒细胞和血小板增多,血清免疫球蛋白IgG、IgM、IgA可升高,血清补体水平多数正常或轻度升高,60%～80%患者有高水平类风湿因子。其他如抗角质蛋白抗体、抗核周因子和抗环瓜氨酸多肽等自身抗体对类风湿关节炎有较高的诊断特异性,敏感性在30%～40%左右。

(三)影像学检查

为明确本病的诊断、病期和发展情况,在病初应摄包括双腕关节和手及(或)双足X线片,以及其他受累关节的X线片。RA的X线片早期表现为关节周围软组织肿胀,关节附近轻度骨质疏松,继之出现关节间隙狭窄,关节破坏,关节脱位或融合。根据关节破坏程度将X线改变分为Ⅳ期,Ⅰ期:软组织肿胀,可见骨质疏松,但尚未骨质破坏;Ⅱ期:有轻度的软骨下骨质破坏,可有轻度的关节间隙狭窄;Ⅲ期:骨侵蚀明显,关节间隙狭窄,可以出现关节半脱位;Ⅳ期:关节纤维骨性强直。

【检查项目】

1.必查项目　血常规,尿常规,便常规+潜血,肝功能,肾功能,红细胞沉降率,C反应蛋白,类风湿因子,IgG、IgM、IgA,补体C_3,补体C_4,AKA、APF,抗CCP抗体,双手相(包括腕)及胸片。

2.鉴别诊断检查　ANA、ENA、抗ds-DNA、ANCA、自身抗体谱,眼科查干眼症及口腔科查唇腺活检。

3.可选择的检查项目　根据患者病情需要而定,如HLA-DR_4、双髋关节CT、肺高清CT、颈椎正侧双斜加开口位相、其他受累关节相、手或其他受累关节MRI、骨密度、骨代谢、关节超声、心电图、超声心动图、腹部B超。

【诊断】

（一）常用诊断标准

目前仍多采用1987年美国风湿病学学会分类标准：

1.晨僵　关节及其周围僵硬感至少持续1h(病程≥6周)。

2.3个或3个区域以关节部位的关节炎　医生观察到下列14个区域(左侧或右侧的近端指间关节、掌指关节、腕、肘、膝、距小腿及跖趾关节)中累及3个，且同时软组织肿胀或积液(不是单纯隆起)(病程≥6周)。

3.手关节炎　腕、掌指或近端指间关节炎中，至少有一个关节肿胀(病程≥6周)。

4.对称性关节炎　两侧关节同时受累(双侧近端指间关节、掌指关节及跖趾关节受累时，不一定绝对对称)(病程≥6周)。

5.类风湿结节　医生观察到在骨突部位，伸肌表面或关节周围有皮下结节。

6.类风湿因子阳性　任何检测方法证明血清类风湿因子含量异常，而该方法在正常人群中的阳性率<5%。

7.放射学改变　在手和腕的后前位相上的典型的类风湿关节炎放射学改变：必须包括骨质侵蚀可受累关节及其邻近部位有明确的骨质脱钙。

以上7条满足4条以上并排除其他关节炎即可诊断类风湿关节炎。

（二）ACR/EULAR2009年诊断标准

ACR/EULAR2009年的新标准(表12-1)，对及早鉴别早期炎症关节炎，提示临床医生给予早期积极的治疗，有效防止患者发生骨质侵蚀，诱导患者病情缓解发挥着重要的作用。其分为关节受累、血清学、滑膜炎持续时间、急性时相反应物四个部分，评分为10分。总得分大于等于6分以上可确诊为类风湿关节炎。可疑类风湿关节炎得分大致设为3～4分(3～5分疑似类风湿关节炎)。

表12-1　ACR/EULAR2009年RA分类标准和评分系统

关节受累情况		得分(0～5分)
受累关节情况	受累关节数	
中大关节	1	0
	2～10	1
小关节	1～3	2
	4～10	3
至少1个为小关节	>10	5
血清学		得分(0～3分)
RF或抗CCP抗体均阴性		0
RF或抗CCP抗体至少1项低滴度阳性		2
RF或抗CCP抗体至少1项高滴度(>正常上限3倍)阳性		3
滑膜炎持续时间		得分(0～1分)
<6周		0
>6周		1
急性时相反应物		得分(0～1分)
CRP或ESR均正常		0
CPR或ESR增高		1

【鉴别诊断】

在类风湿关节炎的诊断过程中，应注意与骨关节炎、痛风性关节炎、反应性关节炎、银屑病关节炎和其他结缔组织病(系统性红斑狼疮、干燥综合征、硬皮病等)所致的关节炎相鉴别。

1.*骨关节炎*　该病为退行性骨关节病，发病年龄多在40岁以上，主要累及膝、脊柱等负重关节。活动时关节痛加重，可有关节肿胀、积液。手指骨关节炎常被误诊为类风湿关节炎，尤其在远端指间关节出现赫伯登结节和近端指关节出现布夏尔结节时易被视为滑膜炎。骨关节炎通常无游走性疼痛，大多数患者红细胞沉降率正常，类风湿因子阴性或低滴度阳性。X线示关节间隙狭窄、关节边缘呈唇样增生或骨疣形成。

2.*痛风*　慢性痛风性关节炎有时与类风湿关节炎相似，痛风性关节炎多见于中老年男性，常呈反复发作，好发部位为单侧第一跖趾关节，也可侵犯膝、踝、肘、腕及手关节，急性发作时通常血尿酸水平增高，慢性痛风性关节炎可在关节和耳廓等部位出现痛风石。

3.*银屑病关节炎*　银屑病关节炎以手指或足趾远端关节受累为主，也可出现关节畸形，但类风湿因子阴性，且伴有银屑病的皮肤或指甲病变。

4.*强直性脊柱炎*　本病主要侵犯脊柱，但周围关节也可受累，特别是以膝、踝、髋关节为首发症状者，需与类风湿关节炎相鉴别。该病有以下特点：①青年男性多见；②主要侵犯骶髂关节及脊柱，外周关节受累多以下肢不对称关节受累为主，常有肌腱端炎；③90%～95%患者HIA-B27阳性；④类风湿因子阴性；⑤骶髂关节及脊柱的x线改变对诊断极有帮助。

5.*结缔组织病所致的关节炎*　干燥综合征、系统性红斑狼疮均可有关节症状，且部分患者类风湿因子阳性，但它们都有相应的特征性临床表现和自身抗体。

6.*其他*　对不典型的以单个或少关节起病的类风湿关节炎要与感染性关节炎(包括结核感染)、反应性关节炎和风湿热相鉴别。

【治疗】

本书主编集多年临床实践经验，提出“五连环”治疗方案：健康教育、体育医疗、中药为主、内外兼治、中西合璧。

(一)一般治疗

1.*健康教育*　关节疼痛、害怕残废或已经面对残废、生活不能自理、经济损失、家庭、朋友等关系改变、社交娱乐活动的停止等诸多因素不可避免地给类风湿关节炎患者带来精神压力，他们渴望治疗，却又担心药物不良反应或对药物实际作用效果信心不足，这又加重了患者的心理负担。抑郁是类风湿关节炎患者中最常见的精神症状，严重的抑郁有碍疾病的恢复。因此，在积极合理的药物治疗同时，还应注重类风湿关节炎的心理治疗。另外，在治疗方案的选择和疗效评定上亦应结合患者精神症状的改变。

2.*体育医疗*　对于急性期关节剧烈疼痛和伴有全身症状者应卧床休息，并注意休息时的体位，尽量避免关节受压，为保持关节功能位，必要时短期夹板固定(2～3周)，以防畸形。在病情允许的情况下，进行被动和主动的关节活动度训练，防止肌萎缩。对缓解期患者，在不使患者感到疲劳的前提下，多进行运动锻炼，恢复体力进行锻炼治疗。

（二）药物治疗

1.中医治疗

（1）辨证论治

1）活动期

①肾虚寒盛证

证候：关节疼痛、肿胀，疼痛剧烈，痛发骨内，入夜尤甚，关节变形，晨起关节僵硬感甚则僵直蜷挛，屈伸不能，畏寒喜暖，易疲倦不耐劳，腰膝酸软，或腰腿疼痛。舌苔较白，脉多沉细带弦，尺脉多弱。

治则：补肾祛寒，化湿散风，活瘀通络，强壮筋骨。

方药：补肾祛寒治尪汤加减。

川断 12～20g 补骨脂 9～12g 熟地 12～24g 淫羊藿 9～12g
制附片 3～6g 骨碎补 10～20g 桂枝 9～15g 白芍 9～12g
知母 9～12g 防风 10～12g 麻黄 3～6g 苍术 6～10g
威灵仙 12～15g 伸筋草 30g 牛膝 12～18g 炙山甲 6～9g
地鳖虫 6～9g

加减：如上肢病重者，可去牛膝，加片姜黄 9～12g、羌活 9～12g；腰痛明显者，可去苍术，加桑寄生 30g，并加重川断、补骨脂用量，且随汤药嚼服炙胡桃肉 1～2 枚；肢体关节蜷挛僵屈者，去苍术、防风，加生薏苡仁 30～40g、木瓜 9～12g、白僵蚕 10g；关节痛 i 者可加海风藤 10—15g，并酌情加重附片用量，也可用七厘散 1/3 管，随药冲服。

②肾虚标热轻证

证候：关节肿胀疼痛，甚则拘挛僵硬，入夜关节痛重时，喜将患处放到被外，似感痛减轻，然而且久则痛反加重，又速放入被内，手足心时觉发热，痛剧则关节处微有发热，

皮肤不红，伴倦怠乏力，口干便涩。舌质微红，舌苔微黄，脉沉弦细略数。

治则：补肾祛寒，化湿散风，疏经活络。

方药：加减补肾治尪汤加减。

生地 15～20g 酒浸黄柏 12g 络石藤 20～30g 桑寄生 30g
生薏苡仁 30g 补骨脂 9～12g 川断 12～20g 知母 9～12g
威灵仙 12～15g 制附片 3～5g 桂枝 6～9g 地鳖虫 9g

加减：若手足心热或关节处皮温较明显时，可加入忍冬藤 30g 以清其热；若上肢晨僵疼痛明显，伴见腕肘关节附近瘰块者，则加入片姜黄 10～12g、白僵蚕 10～12g，具有通经祛寒、散结除僵之效；若见脘胀、纳呆者，可减生地为 12～15g，加陈皮 10g、生麦芽 15g，或加千年健 12～15g。

③肾虚标热重证

证候：关节肿胀疼痛，甚则屈伸不能，并有热感，局部皮肤略发热发红，喜将患处放于被外，但放久受凉，疼痛加重，又收回被内，如此反复。伴口干咽燥，五心烦热，小便黄，大便干。舌质红，苔黄厚而腻，脉滑数或弦滑数。

治则：急则治其标，补肾清热；缓则治其本，补肾祛寒，佐以散风除湿、荣筋壮骨。

方药：补肾清热治尪汤加减。

川断 15g　炒黄柏 12g　地骨皮 10g　赤芍 12g
桑枝 30g　秦艽 20～30g　忍冬藤 30g　威灵仙 15g
羌独活(各)6～9g　白僵蚕 9g　制乳没(各)6g　地鳖虫 9g
红花 10g　透骨草 12～15g

待标热之邪清除后，再根据辨证论治的原则，渐渐转入补肾祛寒法为主(方药同“肾虚寒盛证”)以治本收功。

④湿热伤肾证

证候：此证候多见于久居湿热之乡患者，病程较长，关节肿痛，用手扪之发热，或下午潮热，久久不解；膝腿酸痛无力，关节蒸热疼痛，痛发骨内，关节有不同程度的变形。舌苔黄腻，脉滑数或沉细数不清，尺脉多小于寸、关。

治则：补肾清热，化湿散风，舒筋通络。

方药：补肾治尪清化汤加减。

骨碎补 15～20g　川断 10～20g　怀牛膝 9～15g　黄柏 9～12g
苍术 12g　地龙 9g　秦艽 12～18g　青蒿 10～15g
豨莶草 30g　络石藤 30g　青风藤 15～25g　防己 10g
威灵仙 10～15g　银柴胡 10g　茯苓 15～30g　羌独活(各)9g
炙山甲 6～10g　薏苡仁 30～40g　忍冬藤 25～35g　泽泻 10～20g

加减：四肢屈伸不利者，加桑枝 30～40g、片姜黄 9～1 多 2g，减银柴胡、防己；疼痛游走不定者，加防风 9g、荆芥 10g，去地龙；痛剧难忍者，可加制延胡索 10～15g；肌肉痛者，可加蚕沙 9～15g。治疗一段时间，如出现关节喜暖怕凉之症者，可参照肾虚标热轻证及肾虚寒盛证加减。

(2)缓解稳定期

证候：关节肿痛已不明显，可仍变形，化验无特殊。

治则与方药：鉴于病情明显减轻，且较稳定，则仅将取效明显后的最后一诊方药 4～5 剂，共研细末冲服，或入胶囊服 6g/次，3 次/日。

2.中成药辨治

(1)寒证：可选尪痹颗粒，金乌骨通胶囊，雷公藤多苷片，草乌甲素片，天麻壮骨丸，血塞通片等。

(2)热证：可选白芍总苷(帕夫林胶囊)，知柏地黄丸，血塞通片，天麻壮骨丸，湿热痹颗粒，青藤碱，四妙丸等。

3.外治方法辨治

(1)寒证：①治疗方法：中药热敷、中药离子导入，半导体激光照射，超声药物透入，针灸，拔罐等。每日 3～4 次，每次 1～2 项。②治疗药物：寒痹外用方(川乌 10g、桂枝 15g、透骨草 20g、乳香 10g、没药 10g、制延胡索 15g)，辣椒碱，穴位贴。

(2)热证：①治疗方法：湿包裹，药敷，半导体激光照射，针灸等。②治疗药物：热痹外用方(黄柏 15g、知母 15g、大黄 15g、冰片 6g、忍冬藤 20g、地丁 20g)、如意金黄散，新癀片，冰硼散，穴位贴。每日 3～4 次，每次 1～2 项。

二、回纹型风湿症

【概述】

回纹型风湿症(PR)又名复发性风湿症，于1942年由Hench与Rosenberg首次描述，是一种以急性关节炎和关节周围炎为特征的反复发作的病症，发作间歇期可无任何症状。因这种症状快速出现和消失的特点，就用“回纹”来形容，并冠之以“回纹型风湿症”。“回”者，“返”也；“纹”者，“纹路”、“花纹”也，引申为“反复发作”之意。本病的主要临床表现为反复出现的关节或关节旁的红、肿、热、痛以及功能障碍，发作时常为一个关节区，受累关节的分布与类风湿关节炎(RA)类似，发作时受累组织病理可见急性炎性细胞浸润。本病成年男女均可发病，发病年龄多见于30～60岁，男女患病率为(0.55～1.7)∶1。本病的病因和发病机制不清，可能与遗传因素、免疫复合物沉积、食物、药物等因素有关。约15%～30%的患者可自行缓解，而多数患者反复发作，但不发生永久性滑膜炎或关节损伤。然而随着本病患者反复发作的病程的延长，其中约30%～66%的患者病情会演变为比较典型的类风湿关节炎。所以，有一些学者认为本病是类风湿关节炎的一种变异型，或是一种起病形式。本病的患病率报道不一，目前有小样本资料报道其患病率为RA的1/20～1/2不等。

回纹型风湿症隶属于中医学“痹病”范畴，因其症状快速出现和消失，酷似“周痹”。本病之病机为脾肾虚损，风寒湿热之邪外袭，客于血脉之中、分肉之间，随脉上下，真气不得周转而为病。

【临床表现】

(一)症状和体征

1.一般症状　可见低热、肌痛、乏力困倦及抑郁不舒等。

2.关节炎、关节周围炎　本病典型特征为反复发作的关节炎，好发部位为手指关节(包括掌指和近端指间关节)和腕关节，其次为膝、肩、踝、肘、足趾等关节，多数患者单次发作时只有1个关节受累，很少有3个以上关节同时受累。1/3患者可见关节周围炎，伴典型的关节周围皮肤红肿表现。本病多呈急性发作，表现为非对称性关节红肿热痛，间歇期可无任何症状；症状一般4～12小时达到高峰，持续时间一般小于48小时，很少超过1周，发作频率大多为每月1～10次，但也有1年仅几次，或多达250次，而至疾病后期，发作的频次增加，而间歇期缩短。

3.皮下结节　本病还可出现边界不清的一过性关节旁皮下结节，伴肿胀、触痛，受累面积直径2～4cm，多与关节炎相伴，也可独立存在，多见于手指关节，亦可见于腕、肘、膝等关节，一般1周以内消退。PR出现的结节与RA结节相类似，有学者认为，结节的出现是PR将转变为RA的一种标志。

(二)实验室检查

1.一般检查　发作期可见红细胞沉降率、C反应蛋白升高；血清补体、尿酸一般正常；血常规、尿常规、肝功能、肾功能等一般正常。

2,遗传基因　HIA-DR_4、HIA-DRB_1、11-4和TNF-α启动子基因可能与PR发病有关，而TNFRI等位基因与持续型PR相关。

3.自身抗体　部分PR患者存在自身抗体，包括类风湿因子(RF)、抗角质蛋白抗体

(AKA)和抗环瓜氨酸肽抗体(抗 CCP 抗体),这可能与本病的发病有关。PR 中 RF 阳性率 12%~67%不等,而 IgM-RF 阳性率可高达 83%,且演变为 RA 组高于单纯 PR 组;抗 CCP 抗体在 PR 中阳性率约为 17%~56%,许多学者认为抗 CCP 抗体阳性是 PR 演变为 RA 的重要危险因素,这也是许多学者认为 PR 是 RA——种特殊亚型的原因之一;AKA 在回纹型风湿症中阳性率约有 33%~36%;抗核抗体(ANA)在 PR 中多为阴性。

(三)影像学检查

X 线检查一般正常,仅在发作期可见受累关节周围软组织肿胀影,但已发展到慢性关节炎的患者放射学侵蚀改变与经典的 RA 患者无区别;MRI 一般正常,偶可见骨髓水肿,有报道本病可见头状骨和三角骨骨髓水肿、骨质侵蚀。

(四)其他检查

受累关节滑液检查表现为非特异性急性炎症反应,可见白细胞计数升高$(0.2\sim10)\times10^9/L$,无结晶。发作期滑膜组织病理学显示轻度滑膜增生,伴多形核粒细胞为主的炎症细胞浸润和成纤维细胞增生。皮下结节病理显示轻度非特异性炎症细胞浸润,无类风湿结节的中央纤维素样坏死表现。

【检查项目】

1.必查项目　血常规、尿常规、肝功能、肾功能、血尿酸、红细胞沉降率、C 反应蛋白、类风湿因子、抗角质蛋白抗体、抗核周因子抗体、抗环瓜氨酸肽抗体、免疫球蛋白、补体、受累关节 X 线。

2.鉴别诊断检查　HLA-B27、HIA-DR_4、抗核抗体谱、骨盆 X 线片(或骶髂关节 CT)、抗链球菌溶血素"O"、咽拭子培养、受累关节 MRI、关节液检查。

3.可选择的检查项目　根据患者病情而定,如关节超声、心肌酶等。

【诊断】

目前尚无统一的诊断标准,有多名学者提出了本病的诊断方法,推荐采用《中华风湿病学》(2004 年出版)中的诊断建议,如下。

1.突发的单关节或关节旁组织受累(医生至少看到一次发作)。

2.两年内发作大于 5 次。

3.在不同发作中至少有 2 个关节受累。

4.影像学检查无特殊发现。

5.除外其他的复发性单关节炎,如痛风、关节积液、软骨钙化等。

【鉴别诊断】

1.类风湿关节炎　类风湿关节炎与回纹型风湿症有许多相同之处,有学者认为,回纹型风湿症是类风湿关节炎的一种起病方式,两者均可出现 RF、AKA、APF、抗 CCP 抗体等多种自身抗体阳性,均可出现关节旁结节。但类风湿关节炎多见于中青年女性,常为多发性、对称性手足近端小关节和腕、膝、踝等关节病变,受累关节区常多于 3 个,一般症状持续时间较长,大多数类风湿因子阳性且滴度高,在疾病发展中会出现骨质侵蚀的 X 线表现,晚期常导致关节功能障碍,甚则关节畸形。

2.痛风　急性痛风性关节炎发作与回纹型风湿症发作期有相似之处。但是急性痛风性关节炎发作通常与饮食和劳累等有关，70%患者急性期侵犯的是第一跖趾关节，大多数患者血尿酸升高，病程长、反复发作者，X线可见骨质侵蚀、穿凿样改变，在滑液或皮下结节中有痛风石结晶。

3.反应性关节炎 反应性关节炎与回纹型风湿症发作期，均可表现为急性起病的非对称性单关节炎。但是反应性关节炎与感染有关，是继发于感染的急性非化脓性关节炎，关节炎多渐进性加重，症状3～4周后逐渐稳定。除关节炎外，还可伴见眼炎、肌腱端炎、皮肤黏膜病变、肠道或泌尿道感染症状及骶髂关节炎等，部分患者HLA-B27呈阳性，RF、AKA、APF、抗CCP抗体多呈阴性，从大便或尿液中可能能够分离出相关的微生物。

4.急性风湿热 急性风湿热的关节炎表现与回纹型风湿症发作期表现类似。但急性风湿热是上呼吸道A组乙型溶血性链球菌感染所引起的一种自身免疫性疾病，多见于青少年，有明显的链球菌感染史，常见四肢大关节游走性关节肿痛，而无突发突止的特点，常见发热、咽痛、皮下结节、环形红斑等，血清抗链球菌溶血素“O”滴度升高，RF阴性，可兹鉴别。

【治疗】

在本病治疗中，可遵循本书主编提出的“五连环”治疗原则，包括：健康教育、体育锻炼、中药为主、内外兼治、中西合璧。

（一）一般治疗

1.健康教育 使患者了解本病的治疗原则、锻炼方法，以及药物的用法和不良反应等，指导患者饮食及生活宜忌，避免风寒湿热之邪侵袭，防止内生热邪。

2.物理治疗 包括超声药物透入、激光、中药湿包裹等，均有助于减轻关节疼痛和肿胀。

（二）药物治疗

1.中医治疗

根据周痹发病的特点，可从发作期和缓解期两个方面进行辨证论治。

(1)证候辨证论治

①发作期

证候：在急性发作期，证候表现为突发受累关节及周围组织肿胀、疼痛，甚者局部热、红，并伴见口干咽燥、渴喜冷饮、纳谷欠馨、溲黄、便干甚或身热等。舌多见质红或暗红，苔白黄相兼或黄苔，脉滑数，兼见沉弦细等。

治法：清热祛风，除湿通络。

方药：白虎加术汤合二妙散加减。

苍白术(各)10g　知母 15g　炒黄柏 10g　生炒薏苡仁(各)30g
秦艽 15g　豨莶草 15g　川草薢 12g　忍冬藤 20g
青风藤 20g　桑枝 20g　泽兰 20g　生石膏 30g(先煎)
生甘草 6g　泽泻 20g

加减：关节红肿疼痛重者，可加重忍冬藤30g、桑枝30g，加寒水石20g、片姜黄12g；舌苔白厚腻，关节沉重伴肿胀者，可加炒白芥子3g、白僵蚕12g；伴有关节旁结节者，可加白芥子6g，胆南星10g，玄参15g；疼痛以上肢关节为主者，加片姜黄12g，疼痛以下肢关节为主者，加川牛膝12g。

(2)缓解期

①肺脾气虚、痰湿内蕴证

证候:平素饮食不节、喜卧恶劳之人,有胸闷、气短、动则尤甚,口黏、咯吐白痰,肢体困倦、乏力喜卧等不适之症。

治法:双调脾肺,除湿祛痰。

方药:二陈汤合泽泻汤加减。

陈皮 12g 制半夏 10g 茯苓 15g 苍白术(各)6g
泽兰 20g 鸡血藤 20g 徐长卿 15g 泽泻 20g

加减:脾肺气虚重者,可加党参 6g、黄芪 12g;痰湿重者,可加薏苡仁 30g,加重苍白术用量各 12g;伴有胸闷脘痞、纳呆腹胀者,可加砂仁 6g、佛手 12g。

②肝肾阴虚证

证候:平素形体消瘦,伴见五心烦热、口咽干燥、神疲少寐等不适者。

治法:补益肝肾,滋阴清热。方药:知柏地黄丸合二至丸加减。

生地 15g 山药 15g 山萸肉 15g 茯苓 20g
泽泻 15g 丹皮 10g 知母 12g 炒黄柏 10g
女贞子 12g 旱莲草 12g

加减:伴腰膝酸软、形体瘦削者加枸杞子 20g、黄精 15g;偏于五心烦热、口干咽燥、潮热盗汗重者加龟板 30g、鳖甲 30g、青蒿 12g。

③脾肾阳虚证

证候:平素畏寒喜暖、四末欠温,倦怠神疲、喜覆衣被,甚者纳呆少食、渴喜热饮、腹胀便溏、小溲清长等。

治法:温补脾肾。

方药:金匮肾气丸加减。

熟地 20g 砂仁 12g(打) 山药 12g 山萸肉 12g
茯苓 20g 丹皮 12g 泽兰 12g 肉桂 3g
制附片 3g 川断 20g 桑寄生 20g 泽泻 20g

加减:伴腹胀便溏、脉沉迟者,可加白术 6g、干姜 4g;胃寒肢冷、脉细弱、舌淡苔薄者,加重肉桂 6g、附子 6g;腰背酸冷疼痛,加重川断、桑寄生用量各 30g,加炒灶仲 25g。

2.中成药辨证论治

(1)寒证:可选参苓白术丸、二陈丸、四神丸、右归丸、尪痹颗粒、金匮肾气丸、血塞通软胶囊、七厘胶囊、元胡止痛片等。

(2)热证:可选二妙丸、三妙丸、四妙丸、白芍总苷(帕夫林胶囊)、知柏地黄丸、湿热痹颗粒、血塞通软胶囊、七厘胶囊、元胡止痛片等。

3.外治方法辨证论治

(1)寒证:①治疗方法:中药离子导入、超声药物透入、中药穴位贴敷、中药药罐疗法和电磁治疗、半导体激光照射治疗等。每日 3～4 次,每次 1～2 项。②治疗药物:寒痹外用方(川乌 10g、桂枝 15g、透骨草 20g、乳香 10g、没药 10g、制延胡索 15g)、辣椒碱软膏、麝香壮骨膏等。

(2)热证:①治疗方法:中药湿包裹、半导体激光照射治疗、超声药物透入、中药穴位贴敷等治疗。每日3～4次,每次1～2项。②治疗药物:热痹外用方(黄柏15g、知母15g、大黄15g、冰片6g、忍冬藤20g、地丁20g)、冰硼散、如意金黄散,新癀片等。

三、缓和的血清阴性对称性滑膜炎伴凹陷性水肿综合征

【概述】

RS3PE综合征即缓和的血清阴性对称性滑膜炎伴指凹性水肿综合征(RS3PE),1985年由McCany等首次报道,多发于白种人,以农民多见,男女比例为2:1,患者年龄大多在70岁以上。本病几乎累及所有的外周关节,表现为对称性的指(趾)屈肌腱腱鞘急性炎症伴手、足背部指凹性水肿,类风湿因子阴性或效价很低,59%患者可伴人类白细胞抗原B7(HLA-B7)阳性。经治疗症状缓解后,停药仍然持续缓解,大部分患者可有无症状性屈曲挛缩,表现为无痛性腕和(或)手指运动受限,但患者察觉不到活动障碍,影像学检查无侵蚀表现。本病病因未明,可能与环境、感染、遗传、季节、神经传导物质(P物质)紊乱等有关。本病基本病理学改变为滑膜炎,以屈(伸)肌腱腱鞘滑膜炎症为显著特点,水肿的原因不明。有文献报道本病伴肿瘤的发生率较高,但原因尚不清楚。

RS3PE综合征属于中医学“痹证”、“水肿”的范畴。多因年老体衰,肝肾亏虚,外感风寒湿邪,以湿邪为主,或因饮食失宜,湿浊内蕴,阻滞经络,以致气血津液运行不畅而致病。

【临床表现】

(一)症状与体征

1.关节症状　起病急骤,几乎可累及所有的外周关节,典型表现为对称性周围关节滑膜急性炎症,大多累及手关节、屈指肌腱腱鞘及腕关节,双肘、双肩、双膝、双踝关节以及足部关节均可受累,髋关节受累较少见,常累及手、足关节附件,表现为受累关节夜间疼痛及晨僵,指、趾肌腱背侧出现对称性指凹性水肿,影响握拳,且手、足背同时出现水肿;另有部分患者只有手背水肿,水肿和关节炎常同时发生。少数患者表现为单侧受累,非对称性,甚至为单侧下肢受累。

2.关节外表现　无明确关节外表现,有时可有发热、乏力、食欲缺乏、消瘦等非特异性症状,部分患者有近侧肌肉疼痛或近侧肢体肌肉疼痛和僵硬,有时伴关节炎性皮疹。有文献报道本病患者病史中曾患血清阴性的脊柱关节病、肠病性关节炎、反应性关节炎等。部分患者曾患过风湿性多肌痛、前列腺增生、结肠炎、眼葡萄膜炎、炎症性背痛、足跟痛、巨细胞动脉炎等。

(二)实验室检查

患者可有轻度贫血,为正细胞正色素性贫血。尿中出现红细胞计数升高,红细胞沉降率升高(少数可正常)、C反应蛋白增高(少数可正常),低蛋白血症等非特异性炎性表现。少数患者RF阳性,为IgM型RF,效价较低。少数患者ANA低滴度阳性,呈均质型或斑点型。约59%患者HLA-B7阳性。

(三)影像学检查

X线检查没有骨质的侵蚀性改变,部分患者有骨关节炎改变。

（四）滑液及滑膜检查

滑液检查呈炎症表现，可有白细胞计数升高或降低。滑膜组织活检示增生性滑膜炎或非特异性滑膜炎，伴小血管充血。通过电子显微镜检查没有发现病毒感染存在。超声和 MRI 检查可发现对称的皮下水肿和关节、腱鞘滑膜炎，MRI 对比增强和超声检查证实腱鞘滑膜血供增加。

【检查项目】

1.必查项目　血常规，尿常规，便常规+潜血.肝功能，肾功能，红细胞沉降率，C 反应蛋白，类风湿因子，ANA，ENA，免疫球蛋白 IgG、IgM、IgA，补体 C_3、C_4，抗角蛋白抗体，抗核周因子，抗环瓜氨酸抗体，HLA-B7，双手及受累关节 X 线片，胸片。

2.鉴别诊断检查　抗双链 DNA 抗体、ANCA、HLA-DR4、自身抗体谱，肿瘤标记物，双下肢静脉 B 超。

3.可选择的检查项目　根据患者病情需要而定，如手或其他受累关节超声及 MRI、骨密度、骨代谢、心电图、超声心动图、腹部 B 超。

【诊断】

按照 McCarty 等的描述结合文献资料，具备以下几点者即考虑诊断 RS3PE 综合征：①老年起病；②急性发作；③对称性关节炎伴肢端指凹性水肿，症状在 6～18 个月内缓解；④属持续性良性疾病，无侵蚀、残余畸形或其他形式的关节损害；⑤RF 和 ANA 阴性；⑥糖皮质激素治疗效果良好；⑦病情缓解后无复发。

【鉴别诊断】

本病主要与类风湿关节炎、风湿性多肌痛等相鉴别。有学者认为，PMR、RS3PE 综合征和血清阴性的 RA 在某种程度上是相同的良性滑膜炎的不同表现，鉴别诊断较困难。

1.类风湿关节炎　起病缓慢，女性多见（男女比例为 1∶2.6），发病年龄常为 30～50 岁，常累及腕关节、掌指关节、近端指间关节、膝关节等，指凹性水肿不常见，80%患者 RF 阳性，X 线检查示骨侵蚀性病变。

2.风湿性多肌痛　起病突然，女性多见（男女比例为 1∶2），发病年龄多在 50 岁以上，以对称性近端关节和肌肉疼痛、酸痛以及晨僵为典型临床表现，受累关节以肩关节、腕关节、膝关节常见，无指凹性水肿，RF 阴性，病情好转停止治疗后病情可持续缓解，小剂量糖皮质激素治疗病情可显著好转。

3.迟发的未分化脊柱关节病　肢端水肿也可见于迟发的未分化脊柱关节病，多见于下肢关节，但未分化脊柱关节病典型的下腰痛、骶髂关节炎改变、HLA-B27 阳性等有助于鉴别诊断。

4.系统性硬化　本病初期有隐匿性肢端肿胀，但通常伴雷诺现象，皮肤变紧、变厚等，并可累及胃肠道、肺、心、肾等脏器。血清学检查可出现多种自身抗体，SCl-70 抗体和着丝点抗体对本病诊断有较强特异性。

5.反射性交感神经营养不良　本病具备外伤的诱因及与外伤不相称的肢体疼痛，并加上以下至少一项可诊断：交感神经系统异常表现；局部明显肿胀；受累肢体活动明显受限以及组织萎缩或肥大。如有错位痛觉，或 X 线、CT 证实的斑片状骨质疏松，或核素扫描显示受累部位放射性浓集等。

【治疗】

本书主编集多年临床实践经验，提出“五连环”治疗方案：健康教育、体育医疗、中药为主、内外兼治、中西合璧。

（一）一般治疗

1.健康教育 本病起病突然，疾病初期患者关节及周围肿胀明显，疼痛较重。应及时对患者宣教，使患者了解疾病的发生、发展、转归的过程，安慰和鼓励其保持乐观心情，积极配合治疗。

2.体育医疗 急性期患者应卧床休息，尽量避免肿胀部位受压。急性期控制后应在病情允许的情况下，进行被动和主动的关节活动度训练，防止肌萎缩。

（二）药物治疗

1.中医治疗

(1)证候辨证论治

1)急性期

①风湿痹阻证

证候：关节肌肉重着、肿胀、疼痛，其痛游走不定，皮色不变，肌肤麻木不仁，气候变化时发作或加重，或恶风汗出、头身困重。舌淡红，苔薄腻，脉浮缓。

治则：祛风除湿，温经通络。

方药：羌活胜湿汤加减。

羌活 15g　独活 15g　川芎 10g　苍术 12g
白术 12g　木瓜 15g　海桐皮 15g　防风 12g
茯苓 10g　陈皮 10g　甘草 4g

加减：关节痛甚者，加制川乌 3g、延胡索 15g；肿胀较甚者，加汉防己 15g、制南星 9g；恶风较甚者，加海风藤 15g、白芷 10g；头身困重，纳食减少者，加藿香 10g、菖蒲 6g。

②寒湿阻络证

证候：关节肌肉疼痛较剧、重着、肿胀，触之不热，肢体欠利，阴雨天加重，得热则减，遇寒则重。舌淡嫩，苔白腻，脉弦紧或弦缓。

治则：散寒除湿，温经通络。

方药：乌头桂枝汤合麻黄附子细辛汤加减。

制川乌 3g　桂枝 10g　白芍 9g　当归 10g
青风藤 15g　海风藤 15g　细辛 3g　干姜 5g
茯苓 12g　麻黄 10g　独活 15g　甘草 4g

加减：关节疼痛较剧者加松节 10g、延胡索 12g；肢体欠温者，加淫羊藿 10g、巴戟天 10g；关节肿胀，屈伸不利者，加苍术 12g、防己 15g；兼恶风者，加防风 15g、羌活 15g。

③湿热痹阻证

证候：肢体关节疼痛、灼热、局部红肿，痛处拒按，小便黄赤，大便不爽。舌红，苔黄腻，脉滑数。

治则:清热除湿,宣痹通络。

方药:白虎汤合三妙散加减。

石膏 20g(先煎)　知母 12g　苍术 12g　防己 12g
黄柏 10g　牛膝 10g　连翘 10g　薏苡仁 30g
赤小豆 30g　忍冬藤 15g　赤芍 10g

加减:身热者,加柴胡 10g、青蒿 10g;小便短赤者,加车前草 15g、白茅根 15g;大便不爽者,加广木香 10g、黄连 5g;痛剧者,加徐长卿 15g、延胡索 15g。

④脾虚湿阻证

证候:肌肉关节酸楚疼痛,肿胀,肢体重着,肌肤麻木不仁,肌肉萎软无力,面色苍黄,食欲减退,脘腹胀满,大便稀溏。舌淡胖,舌边有齿痕,苔白腻,脉沉缓。

治则:健脾和胃,祛湿蠲痹。

方药:升阳益胃汤减。

黄芪 20g　党参 15g　苍术 12g　柴胡 6g
白芍 10g　法半夏 10g　茯苓 12g　陈皮 10g
羌活 15g　独活 12g　防风 10g　泽泻 12g
黄连 3g　甘草 4g

加减:大便稀溏者,加薏苡仁 20g、砂仁 6g(打);肢体困重者,加藿香 10g、草豆蔻 10g;肌肤不仁者,加路路通 10g、木瓜 15g。

⑤脾肾阳虚证

证候:肢体关节酸痛、肿胀、重着,关节屈伸不利,畏寒喜暖,手足不温,腰膝酸软,口淡不渴,纳差腹胀,小便短少,大便稀溏,或男子阳痿,女子性冷,或面浮肢肿。舌淡胖,苔白滑,脉沉细或沉伏。

治法:温补脾肾,通阳蠲痹。

方药:真武汤合羌活胜湿汤加减。

茯苓 15g　白术 12g　白芍 15g　制附片 10g
生姜 4 片　羌活 15g　独活 10g　川芎 10g
防风 10g　淫羊藿 10g　巴戟天 10g　威灵仙 15g
秦艽 10g　苍术 10g　海桐皮 10g

加减:小便短少者,加桂枝 10g、泽泻 15g;大便稀溏,泄下无数,加肉豆蔻 10g、生炒薏苡仁各 20g、诃子 10g;肢体关节肿胀酸痛不适者,加制延胡索 12g、木瓜 15g;腹胀纳差者,加藿香 10g、砂仁 6g。

(2)缓解稳定期

症状:关节肿痛已不明显,化验无特殊。

治则与方药:鉴于病情明显减轻,且较稳定,则仅将取效明显后的最后一诊方药 4～5 剂共研细末冲服或入胶囊服 6g/次,3 次/日。

2.中成药辨证论治

(1)寒证:尪痹颗粒、金乌骨痛胶囊、祛风舒筋丸、寒湿痹颗粒、小活络丸、金匮肾气丸等。

(2)热证:湿热痹颗粒、白芍总苷(帕夫林胶囊)、当归拈痛丸、二妙丸、四妙丸等。

(3)以上各型合并瘀血证候者:可口服血塞通胶囊或静脉滴注活血化瘀通络药物。常用药物:注射用血塞通 400mg+5%葡萄糖注射液 250ml(或 0.9%氯化钠注射液 250ml),每日 1 次,14 日为一疗程;或葛根素 400mg+5%葡萄糖注射液 250ml(或 0.9%氯化钠注射液 250ml),每日 1 次,14 日为一疗程。

3.外治方法辨证论治

(1)寒证:①治疗方法:离子导入,激光,超声波,药疗(肢体疗、体疗),针灸,拨罐,走罐。每日 3~4 次,每次 1~2 项。②治疗药物:寒痹外用方(川乌 10g、桂枝 15g、透骨草 20g、乳香 10g、没药 10g、制延胡索 15g),辣椒碱,穴位贴。

(2)热证:①治疗方法:湿包裹,药敷,激光,针灸。每日 3~4 次,每次 1~2 项。②治疗药物:热痹外用方(黄柏 15g、知母 15g、大黄 15g、冰片 6g、忍冬藤 20g、地丁 20g),如意金黄散,新癀片,冰硼散,穴位贴。每日 3~4 次,每次 1~2 项。

四、成人斯蒂尔病

【概述】

成人斯蒂尔病(AOSD),以下称成人 Still's 是一种病因未明的以长期间歇性发热、一过性多形性皮疹、关节炎或关节痛和白细胞升高为主要临床表现,常有网状内皮系统受累,以急性时相反应为突出的实验室特征的系统性风湿病或临床综合征。有人认为本病可能属于青少年型类风湿关节炎或青年型慢性关节炎中的系统型类型,或一种介于风湿热与幼年型类风湿关节炎之间的变应性疾病,与幼年型类风湿性关节炎的急性全身型(Still's 病)极相似。也有认为可能是类风湿关节炎的一个临床阶段或是其一种临床变异型。病因和发病机制尚不肯定。曾被称为变应性亚败血症、Wissler 综合征、Wissler-Fanconi 综合征、超敏性亚败血症等,1987 年以后统一命名为成人 Still's 病,传统认为临床比较少见,近年报告逐渐增多,尚缺乏具体发病率统计。成人 Still's 病抗生素治疗无效,肾上腺皮质激素治疗有一定的效果,一般预后较好。成人 Still's 病以 16~35 岁的人群比较常见,占 60%以上。该病具有病程长,复发率高的特点,其病程可以达到数月、数年,乃至 20 年,成人 Still's 病从发病到确诊的时间长短不一,52010 的患者<6 个月,48%的患者>6 个月,多数患者往往经过多次检查方能确诊,甚至超过 1~3 年。常常反复发作,复发率高达 70%。

成人 Still's 病属于中医学之“温病”、“热痹”、“皮痹”等之范畴,主要是由于感受风、湿、热诸邪或感受时疫、暑湿等毒邪,致营卫不和,气营两伤,外邪痹阻经络关节,内侵脏腑,脏腑积热蕴毒;或邪热伤阴,又使阴虚生内热,而形成错综复杂证候。

【临床表现】

(一)症状和体征

1.发热 发热是本病最常见、最早出现的症状,也是最特异的症状。多呈弛张热型,一日内体温波动在 2℃以上,也可见高热稽留数日,体温可达 39℃~40℃以上。发热不伴见明显感染的毒血症症状。发热持续 1~2 周后可自行消退,热退后犹如常人,间歇 1 周至数周后复发。

80%以上的患者发热呈典型的峰热，通常于傍晚体温骤然升高，伴或不伴寒战，体温 39℃以上，但未经退热处理次日清晨体温可自行降至正常。通常峰热每日 1 次，每日 2 次者少见。热程绵延可数月，有的甚至数年至 10 余年。

2.皮疹　皮疹是本病的另一主要表现，约见于 85%以上患者，常随发热出现，皮疹可呈一过性，随热退而消散，皮疹的显现常为发热的先兆，常在傍晚开始发热时出现，次日晨热退后皮疹亦常消失，呈时隐时现特征。皮疹的特点为反复发作性，多形性及多变性，皮疹的形态以散在的点状和小片红斑、斑丘疹为多见，可呈猩红热样、麻疹样、荨麻疹样、多形红斑、结节红斑等多种表现。消退后常不留痕迹或有轻微色素沉着。皮疹主要分布于躯干、四肢，也可见于面部。另一皮肤异常是约 1/3 患者由于机械刺激，受刺激相应部位皮肤呈弥漫红斑并可伴有轻度瘙痒等现象，即 Koebner 现象。

3.关节炎或关节痛　表现为多关节或单关节炎，发热时重，热退后减轻或缓解。可较隐匿、发展缓慢。经常累及大关节为主，如膝、肘、腕、踝、髋关节等，也可侵犯近端指间关节、掌指关节及远端指间关节，表现为关节压痛、疼痛、肿胀。发病早期受累关节少，为少关节炎，以后受累关节增多呈多关节炎。一般无明显骨质损害。这些症状在发热时发作或加剧，持续数天到数周后自行缓解，多数恢复正常，极个别病例可遗留关节变形。

4.其他临床表现　可有其他表现，如咽痛、肌肉酸痛、周围淋巴结肿大、肝脾肿大、腹痛（少数似急腹症），胸膜炎，心包积液、心肌炎、肺炎。较少见的有肾及中枢神经异常，周围神经损害。少数极端患者可出现急性呼吸衰竭、充血性心衰、心包填塞、缩窄性心包炎、弥漫性血管内凝血等急重危症。

5.体格检查　发热时可伴急性热病容。皮疹的形态以红斑、斑丘疹为多见，可呈猩红热样、麻疹样、荨麻疹样、多形红斑、结节红斑等多种表现，淋巴结可见肿大，质中等，可有轻压痛，多出现于颌下、耳周、颈部、腋下、腹股沟处亦可见，对称分布，无粘连，大小不一。可见肝脾肿大，质软无压痛，热退后可缩小。神经系统累及可出现脑膜刺激征。

（二）实验室检查

1.急性发作或发热时，90%以上患者中性粒细胞增高，80%左右的患者血白细胞计数≥15×10^9/L，部分血小板计数升高，分类中性粒细胞增多、核左移。久病者可出现轻到中度贫血，常为低色素性或正细胞正色素性贫血。

2.骨髓检查显示粒细胞增生，胞浆有毒性颗粒及空泡，提示感染性骨髓象。

3.红细胞沉降率明显增快，IgG 可增高，血清 C 反应蛋白增高。

4.血培养阴性。

5.血清及免疫学检查均无特异性，类风湿因子多为阴性，少数可为弱阳性。

6.肝功能检查多有不同程度的异常。

7.高热时可有蛋白尿出现，热退后可消失，持续出现者应考虑肾累及可能。

8.血清铁蛋白（SF）在疾病活动期明显升高，超过正常值 5～10 倍以上，其水平与病情活动相关，可作为本病诊断的参考指标，并可作为观察疾病活动性和监测疗效的指标。

X 线在关节炎者可有关节周围软组织肿胀，关节骨端骨质疏松。随病情发展，极少数关节软骨可破坏，关节间隙变窄，在腕关节最易见到这种改变。软骨下骨也可破坏，最终可致关节僵直、畸形。

【检查项目】

1.必查项目　血常规、尿常规、便常规、肝功能、肾功能、红细胞沉降率、类风湿因子、C反应蛋白、抗链球菌溶血素"O"、血清铁蛋白、血培养(体温≥38.5℃时)、心肌酶谱、免疫球蛋白、补体、ANa+ ENA七项、自身抗体谱、肿瘤标记物、X线片(根据病变部位选择)、心电图、腹部B超等。

2.鉴别诊断检查　抗核周因子抗体、抗角蛋白抗体、抗环瓜氨酸抗体、抗ds-DNA结核菌抗体、结核菌素试验、TORCH病毒等。

3.可选择的检查项目　超声心动图、肌电图、病变部位的CT或MRI、骨髓穿刺、脑电图、外周血涂片、皮肤及淋巴结组织病理学检查等。

【诊断】

(一)1977年美国Cush标准

1.必备条件　发热≥39℃;关节痛或关节炎;类风湿因子<1:80;抗核抗体<1:100。

2.另备下列任何两项　血白细胞≥15×10⁹/L;皮疹;胸膜炎或心包炎;肝或脾大或淋巴结肿大。

(二)1992年日本标准

1.主要指标　①发热≥39C,并持续1周以上;②关节痛持续2周以上;③典型皮疹;④白细胞增高≥10×10⁹/L,包括中性粒细胞≥80%。

2.次要指标　①咽痛;②淋巴结和(或)脾大;③肝功能异常;④RF(一)和ANA(一)。

3.排除　①感染性疾病(尤其是败血症和传染性单核细胞增多症);②恶性肿瘤(尤其是恶性淋巴瘤、白血病);③其他风湿病。

以上指标中符合5项或更多,且其中有2项以上为主要指标可诊断成人Still's病,但需排除所列其他疾病。

【鉴别诊断】

1.败血症　常有原发感染灶,中毒症状重,病程非一过性、间歇性,可伴皮肤瘀点,血、骨髓培养有病原菌,抗生素有效。而成人Still's病无上述特征,且糖皮质激素有效。

2.系统性红斑狼疮　蝶形红斑,盘状红斑,常合并肾炎,周围血象降低,抗核抗体、抗Sm抗体、抗ds-DNA抗体及狼疮细胞阳性可资鉴别。

3.风湿热　风湿热的发热也可见弛张热或稽留热,有明确链球菌感染证据,皮疹主要表现为环形红斑、皮下小结,且心脏受累多,特别是心肌炎、心内膜炎,并常遗留瓣膜病变,特征性的舞蹈症等均可鉴别。

4.淋巴瘤　皮疹为浸润性斑丘疹、结节、斑块和溃疡,进行性淋巴结肿大,皮肤、淋巴结活检可区分。

5.药物热和药疹　药物热指在治疗疾病、使用药物的过程中因药物导致的发热,常常是药物过敏的反应。药物热一般具有和使用药物有关的时效性特征,发热可经若干天左右的致敏期后发生,再次用药后发生。药物热一般表现为弛张热、稽留热或微热,可伴有周身不适、头痛、肌肉疼痛、关节痛、淋巴结肿痛和消化系症状等,引起"药物热"的药物有多种,以抗生素为最多见。药物热常伴药疹,皮疹呈多形性对称性分布,并往往伴有瘙痒或烧灼感。皮疹类型有猩红热样、荨麻疹样、麻疹样红斑以及多形性红斑等。药物热和药疹的发热和皮疹与患者的一般情况不符，对解热镇痛药不敏感，停用致敏药物或加用抗组胺药物，症状能自行缓解。

【治疗】

治疗成人 Still's 病谨遵本书主编诊治风湿病“五连环”之意，强调综合治疗方法。

（一）一般治疗

一般治疗即非药物治疗，是药物治疗等的基础。

1.健康教育 使患者了解本病的概况、诊断和治疗原则、锻炼方法，以及药物的用法和不良反应等。应详细向患者及家属交代病情，使其了解和理解对体温控制的重要意义，同时避免过度使用 NSAIDs，注意体力的保持。

2.物理治疗 包括湿包裹、超声药物透入、激光、针灸、按摩和推拿、牵引等，可有助于减轻关节疼痛。

3.体育医疗 适用于高热已减退的患者，减轻关节负荷，保护关节功能。受累关节应避免过度负荷，膝或髋关节受累患者应避免长久站立、跪位和蹲位。可利用手杖、步行器等协助活动，肥胖患者应减轻体重。肌肉的协调运动和肌力的增强可减轻关节的疼痛症状。因此，患者应注意加强关节周围肌肉的力量性锻炼，并设计锻炼项目以维持关节活动范围。

（二）药物治疗

1.中医治疗

成人 Still’s 病属于中医学之“温病”、“热痹”、“皮痹”等之范畴，依据其症见壮热，发热时烦躁不宁，口不甚渴，斑疹时隐时现，舌质红绛，脉细数等症状为主，辨其病位在卫分、气分、营血之间，或气营两燔。结合本病关节病变以疼痛为主，间有游走或肿胀，皮肤斑丘疹，可分属风湿热痹之“热痹”、“皮痹”范畴。其病机外感风湿热或时疫毒邪，入里化热，热伤阴津，侵袭肌骨，阻滞经络，热降之后，气阴两虚。

（1）证候辨证论治

1）邪犯卫分证

证候：恶风或恶寒，发热，汗出，头痛，全身骨节、肌肉酸重疼痛，咽痛，口干微渴，关节红肿热痛，屈伸小利，皮肤热起而红，热退而消。舌边尖红，舌苔薄白或簿黄，脉浮数。

治则：辛凉透表，清热解毒。

方药：银翘散加减。

连翘 20g	金银花 15g	桔梗 10g	薄荷 6g（后下）
竹叶 15g	生甘草 6g	荆芥穗 10g	淡豆豉 10g
牛蒡子 10g	芦根 20g		

方解：方中重用银花甘寒芳香，清热解毒，辟秽祛浊，连翘苦寒，清热解毒，轻宣透表；薄荷辛凉，发汗解肌，除风热而清头目，荆芥、淡豆豉虽属辛温之品，但温而不燥，与薄荷相配，辛散表邪；牛蒡子、桔梗、甘草宣肺祛痰，解毒利咽，竹叶、芦根甘寒轻清，透热生津；甘草并能调和诸药以为使，而成疏散风热、清热解毒之剂。

加减：伴高热者加生石膏 20g、知母 9g 以清热坚阴；疹色较红者加丹皮 10g、赤芍 10g 以凉血活血；疹色淡者加滑石 10g、通草 6g 以祛湿通络；伴淋巴结肿大者加夏枯草 10g、昆布 10g 以软坚散结;胸闷易烦者加焦山栀 10g 以清三焦热。

(2)热毒炽盛,气血两燔证

证候:高热持续不退,不恶寒,口干渴较甚,渴甚喜冷饮,咽痛甚吞咽困难,汗出,烦躁不安,关节疼痛较剧,或神昏澹语,或红斑隐隐,或发红色斑疹,溲黄,便干。舌质红或绛,苔黄燥少津,脉滑数或洪数。

治则:清热透营,凉血解毒。

方药:白虎汤合清营汤加减。

水牛角 10g	生地黄 15g	元参 10g	竹叶 10g
麦冬 15g	丹参 20g	黄连 10g	银花 15g
连翘 20g	知母 20g	生石膏 30g	

方解:方中知母、石膏清肺胃之热而除烦渴,水牛角、生地清营凉血;银花、连翘黄连、竹叶心清热解毒,并透热于外,使入营之邪透出气分而解;热壅血瘀,故少配丹参活血消瘀以散热;邪热伤阴,故用麦冬、玄参养阴生津。

加减:口渴甚剧者加天花粉 15g、石斛 15g 以加强养阴之力;咽痛明显者加牛蒡子 10g、辛夷 10g、黄芩 10g 以清热解毒;大便硬结难下加大黄 10g、蒲公英 20g 以清热泻下;关节痛甚者加徐长卿 15g 以祛风湿;烦躁不安者加栀子 10g、淡豆豉 10g 以清热除烦。

(3)湿热内蕴,痹阻经络证

证候:发热,日晡热甚,口苦,饮食无味,纳呆或有恶心,泛泛欲吐,关节灼痛,或有红肿,关节肿痛以下肢为重,全身困乏无力,肢体沉重酸胀。舌质红,舌苔黄腻,脉滑数。

治则:清热利湿,活血通络。

方药:四妙丸合桂枝芍药知母汤加减。

苍术 12g	黄柏 12g	生炒薏苡仁(各)30g	川牛膝 20g
桂枝 12g	赤白芍(各)15g	知母 15g	丹皮 20g
白术 12g	防风 10g	生甘草 6g	老鹳草 20g
秦艽 15g			

方解:方中苍术燥湿健脾;黄柏清热燥湿;牛膝补肝肾,强筋骨;薏苡仁祛湿热,利筋络。桂枝温经通络,治风湿留于关节,寒郁为热,湿热相搏,为肿为痛,故辅以芍药清血分之热而止痛,知母清气分之热而消肿防风祛风,白术燥湿为兼甘草益气和中为引。老鹳草、秦艽祛风除湿解痹痛。

加减:局部红斑灼热甚者,加用蒲公英 30g、野菊花 15g 清热解毒,或加金银花 15g、紫花地丁 30g;湿重于热,局部肿胀甚者,加用萆薢 15g、土茯苓 30g、猪苓 10g 以利湿消肿;瘀结明显,局部肿硬,疼痛甚者,加用乳香 10g、没药 10g 散结止痛;高热加柴胡 10g、葛根 20g 透热外出;苔黄厚腻加黄连 10g、黄芩 10g 清热燥湿解毒。

(4)阴虚内热,余邪未清证

证候:热势减缓但低热持续不退,昼轻夜重,手足心热,五心烦热,两颧潮红,盗汗,身疲乏力,皮疹隐隐鲜红未净,腹中隐痛夜间尤甚,关节酸痛而胀,口干溲赤。舌质嫩红或兼瘀斑,苔薄白或薄黄而干,脉细微数。

治则：养阴退热，活血通络。

方药：青蒿鳖甲汤合增液汤加减。

青蒿 6g　　鳖甲 20g　　生地 15g　　知母 15g
丹皮 9g　　玄参 15g　　麦冬 20g　　生石膏 30g
银柴胡 15g　　胡黄连 15g

方解：方中鳖甲直入阴分，咸寒滋阴，以退虚热，青蒿芳香清热透毒，引邪外出；生地甘凉滋阴，知母苦寒滋润，助鳖甲以退虚热；丹皮凉血透热，助青蒿以透泄阴分之伏热；玄参苦咸而凉，滋阴润燥，壮水制火，启肾水以滋肠燥；生地甘苦而寒，清热养阴，壮水生津，以增玄参滋阴润燥之力；麦冬甘寒，滋养肺胃阴津以润肠燥；再加银柴胡、胡黄连清热除蒸。

加减：身疲乏力明显者加太子参 10g.黄芪 20g 以益气；口干渴者加天花粉 10g、沙参 15g 以养阴；关节痛症状明显者加徐长卿 15g 以祛风湿。

2.中成药辨证论治　辨证选用中成药可根据病情的不同阶段选用，本病中医表现多为热证，若出现畏寒、四末不温等寒性表现时，应注意热极生寒、阳气欲脱的危重证候。疾病初起可予感冒清热冲剂、板蓝根冲剂、复方银黄颗粒等清热解表剂；高热不退，甚或伴神昏谵语者可静脉点滴醒脑静注射液，或口服安宫牛黄丸、紫雪丹等。

3.外治方法辨证论治　对于有关节炎或关节痛者，可适当选择中药外治法，包括湿包裹、超声药物透入、激光、药浴等，或对于关节红肿热痛者，可在关节部位予新癀片或如意金黄膏等湿敷，可有助于减轻关节疼痛。但应注意避开有皮疹的部位，同时应注意患者有无药物过敏史。

（罗宗义）

第二节　系统性红斑狼疮

【概述】

系统性红斑狼疮（SLE）是自身免疫介导的，以免疫性炎症为突出表现的弥漫性结缔组织病。血清中出现以抗核抗体为代表的多种自身抗体和多系统受累是 SLE 的两个主要临床特征，确切病因不明。发病机制主要是由于自身抗体的产生和免疫复合物的形成。SLE 的发病与多种因素相关，如遗传、环境、雌激素水平等因素相互作用，致使 T 淋巴细胞减少、T 抑制细胞功能降低、B 细胞过度增生，产生大量自身抗体，其与机体内的自身抗原相结合，形成了相应的免疫复合物，免疫复合物清除缺陷，沉积在体内，如皮肤、血管、肾脏、关节等部位，在补体的参与下，导致急慢性炎症、细胞坏死、组织损伤等，从而出现机体的多系统损害等一系列表现。SLE 病情呈反复发作与缓解交替过程。本病以青年女性多见，好发于生育年龄女性，多见于 15～45 岁，男：女比例为 1∶7～9。我国患病率高于西方国家，可能与遗传因素有关。

中医文献中并无系统性红斑狼疮病名，根据其不同的临床表现与其相应的中医病名有“痹病”、“周痹”、“蝴蝶斑”、“鬼脸疮”、“阴阳毒”、“内伤发热”、“红斑痹”、“斑痹”等。本病主要是由于素体禀赋不足，肝肾亏虚，又感风寒湿热等诸外感之邪，或由情志失调、阳光暴晒等，致真阴不足，瘀热内盛，痹阻脉络，外侵肌肤，内损脏腑所出现的相关临床表现的一类疾病。

【临床表现】

(一)症状与体征

1.全身表现　患者可出现发热、疲乏、消瘦等症状。疲乏常是狼疮活动的先兆表现,发热常提示患者是SLE活动的表现。

2.皮肤与黏膜改变　在鼻梁和双颧颊部区域呈蝶形分布的红斑是SLE特征性的改变。其他皮肤损害尚有光敏感、脱发、手足掌面和甲周红斑、盘状红斑、结节性红斑、网状青斑、雷诺现象、脂膜炎等。SLE的皮疹表现无明显瘙痒。黏膜改变常见有口腔溃疡或黏膜糜烂。

3.关节和肌肉症状　SLE的关节疼痛、肿胀常是对称性的,通常不出现骨质破坏。部分患者可有肌痛和肌无力,少数患者还可出现肌酶谱的增高。在治疗过程中,尤其是激素治疗中的SLE患者出现髋关节区域隐痛不适,应警惕除外无菌性股骨头坏死。

4.肾脏损害　又称狼疮性肾炎(LN),表现为蛋白尿、血尿、管型尿,乃至肾功能衰竭。50%～70%的SLE病程中会出现临床肾脏受累,肾活检显示几乎所有SLE均有肾脏病理学改变。LN对SLE预后影响甚大,肾功能衰竭是SLE患者的主要死亡原因之一。

5.神经系统损害　又称神经精神狼疮。轻者仅有偏头痛、性格改变、记忆力减退或轻度认知障碍;重者可表现为脑血管意外、昏迷、癫痫持续状态等。SLE的中枢神经系统表现包括无菌性脑膜炎,脑血管病,脱髓鞘综合征,头痛,运动障碍,脊髓病,癫痫发作,急性精神错乱,焦虑,认知障碍,情绪失调,精神障碍;周围神经系统表现包括格林-巴利综合征,植物神经系统功能紊乱,单神经病变,重症肌无力,颅神经病变,神经丛病变,多发性神经炎等病变。以弥漫性的高级皮层功能障碍为表现的神经精神狼疮,多与抗神经元抗体、抗核糖体蛋白抗体相关。横贯性脊髓炎在SLE不多见,表现为下肢瘫痪或无力伴有病理征阳性。脊髓的磁共振检查可帮助明确诊断。

6.血液系统表现　常见贫血和(或)白细胞减少和(或)血小板减少。贫血可能为慢性病贫血或肾性贫血。短期内出现重度贫血常是自身免疫性溶血所致,多有网织红细胞升高,Coomb's试验阳性。血小板减少与血清中存在抗血小板抗体、抗磷脂抗体以及骨髓巨核细胞成熟障碍有关。部分患者在起病初期或疾病活动期伴有淋巴结肿大和(或)脾肿大。

7.肺部表现　SLE常出现胸膜炎,若合并有胸腔积液,其为渗出液。SLE肺损害的咳嗽症状相对较轻,痰量较少,一般不咯黄色黏稠痰。SLE患者SLE现结核感染,常为不典型性,但若伴持续性发热,需考虑血行播散性粟粒性肺结核。SLE所引起的肺脏间质性病变主要是急性和亚急性期的磨玻璃样改变和慢性期的纤维化,表现为活动后气促、干咳、低氧血症等。少数伴有肺动脉高压或血管炎累及支气管黏膜、病情危重者可出现咯血SLE可合并弥漫性出血性肺泡炎,并且死亡率极高。SLE还可出现肺动脉高压、肺梗死、肺萎缩综合征。肺萎缩综合征表现为肺容积的缩小,横膈膜上抬,盘状肺不张,呼吸肌功能障碍,而无肺实质、肺血管的受累,也无全身性肌无力、肌炎、血管炎的表现。

8.心脏表现　患者常出现心包炎,表现为心包积液,少见有心包填塞。还可有心肌炎、心律失常,但一般情况下SLE的心肌损害并不严重。若重症SLE患者伴有心功能不全,往往为预后不良指征。SLE可出现疣状心内膜炎,病理表现为瓣膜赘生物,最常见于二尖瓣后叶的心室侧,而听诊无心脏杂音。通常情况下,疣状心内膜炎可不引起临床症状,但如果赘生物脱落可以引起栓塞，或并发感染性心内膜炎。SLE患者出现冠状动脉受累时，表现为心绞痛，甚至出现急性心肌梗死。

9.消化系统表现　患者表现为恶心、呕吐、腹痛、腹泻或便秘等症状，而其中又以腹泻为常见，可伴有蛋白丢失性肠炎。活动期SLE可出现肠系膜血管炎，其表现类似急腹症，经常被误诊为胃穿孔、肠梗阻。SLE还可并发急性胰腺炎。少数患者还可出现严重肝损害和黄疸。

10.其他　眼部受累包括结膜炎、葡萄膜炎、眼底改变、视神经病变等。眼底改变包括出血、视乳头水肿、视网膜渗出等，视神经病变可以导致突然失明。SLE伴有继发性干燥综合征时，外分泌腺受累，表现为口干、眼干。

（二）实验室检查

1.血常规　SLE可出现白细胞减少（$<4\times10^9/L$），或淋巴细胞减少（$<1.5\times10^9/L$），或血小板减少（$<100\times10^9/L$）。重度贫血者多有网织红细胞升高，Coomb's试验阳性。

2.尿常规　尿常规检查有尿蛋白、血尿、管型。

3.生化检查　患者还可常见转氨酶增高，血清白蛋白减低。肾功能衰竭患者尿素氮、肌酐升高。

4.细菌学检查　SLE患者继发结核时，痰、支气管-肺泡灌洗液的涂片和培养可提示抗酸杆菌。

5.免疫学　免疫学异常主要表现在抗核抗体谱方面。免疫荧光抗核抗体是SLE的筛选检查。对SLE的诊断敏感性为95%，特异性相对较低为65%。ANAs包括一系列针对细胞核中抗原成分的自身抗体。其中，抗双链DNA抗体对SLE的特异性95%，敏感性为70%，它与疾病的活动性及预后相关；抗Sm抗体的特异性高达99%，但敏感性较低，仅约25%，此抗体的存在与疾病活动性无明显相关；抗核糖体P蛋白抗体与SLE的精神症状有关；抗单链DNA、抗组蛋白、抗ulRNP、抗SSA和抗SSB等抗体也可出现于SLE的血清中，但其诊断特异性低，抗SSB与继发干燥综合征有关。

SLE患者出现的其他自身抗体还有：与抗磷脂综合征有关的抗磷脂抗体（包括抗心磷脂抗体和狼疮抗凝物）；与溶血性贫血有关的抗红细胞抗体；与血小板减少有关的抗血小扳抗体；与神经精神性狼疮有关的抗神经元抗体。

SLE患者还可出现血清类风湿因子阳性，γ球蛋白增高和补体C_3、C_4减低。

（三）影像学检查

SLE出现肺实质浸润的放射学特征是阴影分布较广、易变。拍摄胸片和肺高分辨率CT检查，可及早发现SLE合并结核者。

SLE的脊髓磁共振检查可明确横贯性脊髓炎病变。

SLE肠系膜血管炎的腹部CT可表现为小肠壁增厚伴水肿，肠袢扩张伴肠系膜血管强化等间接征象，肠镜检查有时可发现肠黏膜有斑片样充血性改变。

（四）其他检查

部分SLE患者肺功能检查常显示弥散功能下降。当患者出现冠状动脉受累时，心电图出现ST-T改变。

SLE的皮肤狼疮带试验，表现为皮肤的表真皮交界处有免疫球蛋白（IgG、IgM、IgA等）和补体(C_3C_4、Clq 等)沉积,对 SLE 具有一定的特异性。

的肾脏免疫荧光多呈现多种免疫球蛋白和补体成分沉积,被称为“满堂亮”。世界卫生组织将 LN 病理分型为:Ⅰ型正常或微小病变;Ⅱ型系膜增殖性;Ⅲ型局灶节段增殖性;Ⅳ型弥漫增殖性;Ⅴ型膜性;Ⅵ型肾小球硬化性。病理分型对于估计预后和指导治疗有积极一意义,通常Ⅰ型和Ⅱ型的预后较好,Ⅳ型和Ⅵ型预后较差。但Ⅰ型和Ⅱ型患者有可能转变为较差的Ⅳ型和Ⅵ型类型,Ⅳ型和Ⅴ型患者者经过免疫抑制剂的治疗,也可以有良好的预后。肾脏病理还可提供 LN 活动性的指标,如病理表现为肾小球细胞增殖性改变、纤维素样坏死、核碎裂、细胞性新月体、透明栓子、金属环、炎细胞浸润,肾小管间质的炎症等均提示 LN 活动;而肾小球硬化、纤维性新月体,肾小管萎缩和间质纤维化则是 LN 慢性指标。活动性指标高者,提示肾损害进展较快,但积极治疗仍可以逆转;慢性指标提示肾脏不可逆的损害程度,药物治疗只能减缓而不能逆转慢性指数的继续升高。

【检查项目】

1.*必查项目* 血常规,尿常规,便常规+潜血,肝功能,肾功能,心肌酶谱,红细胞沉降率,C 反应蛋白,类风湿因子,补体 C_3、C_4,CH50,免疫球蛋白 IgG、IgA、IgM,血清蛋白电泳,ANA、ENA 七项,抗 ds-DNA 抗体、抗心磷脂抗体、抗中性粒细胞胞浆抗体、β_2 微球蛋白,肌酐清除率,24h 尿蛋白定量,尿微量白蛋白等。心电图,胸部正侧位相、胸部 CT,腹部 B 超,超声心动图检查等。若患者同意,可行肾穿刺术。

2.*鉴别诊断项目* 抗角蛋白抗体、抗核周因子抗体、抗环瓜氨酸多肽抗体,PPD 试验,结核抗体,痰涂片找抗酸杆菌,血培养(需氧菌+厌氧菌),痰细菌培养+药物敏感试验、TORCH 病毒等。

3.*可选择的检查项目* 根据患者病情需要而定,如双髋关节 CT、受累关节正侧位片、脊柱 MRI、受累关节 MRI、骨密度、骨代谢、关节超声、肺功能、血脂、血离子等。

【诊断】

1.*诊断标准* 目前普遍采用的是美国风湿病学会(ACR)1997 年推荐的系统性红斑狼疮分类标准。

(1)颊部红斑:固定红斑,扁平或高起,在两颧突出部位。

(2)盘状红斑:片状高起于皮肤的红斑,黏附有角质脱屑和毛囊栓;陈旧病变可发生萎缩性瘢痕。

(3)光过敏:对日光有明显的反应.引起皮疹,从病史中得知或医生观察到。

(4)口腔溃疡:经医生观察到的口腔或鼻咽部溃疡,一般为无痛性。

(5)关节炎:非侵蚀性关节炎,累及 2 个或更多的外周关节,有压痛、肿胀或积液。

(7)浆膜炎:胸膜炎或心包炎。

(7)肾脏病变:蛋白尿>0.5/24h 或(+++),或管型(红细胞、血红蛋白、颗粒或混合管型)。

(8)神经病变:癫痫发作或精神病,除外药物或已知的代谢紊乱。

(9)血液学异常:溶血性贫血,或白细胞减少,或淋巴细胞减少,或血小板减少。

(10)免疫学异常:抗 ds-DNA 抗体阳性、或抗 Sm 抗体阳性,或抗磷脂抗体阳性(包括抗心磷脂抗体、或狼疮抗凝物、或至少持续6个月的梅毒血清试验假阳性三者中具备一项阳性)。

(11)抗核抗体:在任何时候和未用药物诱发“药物性狼疮”的情况下,抗核抗体滴度异常。

在以上分类标准的11项中,符合4项或4项以上者,在除外感染、肿瘤和其他结缔组织病后,可诊断为系统性红斑狼疮。其诊断的敏感性和特异性分别为95%和85%。11条分类标准中,免疫学异常和高滴度抗核抗体更具有诊断意义。一旦患者免疫学异常,即使临床诊断不够条件,也应密切随访,以便尽早作出诊断和及时治疗。

2009年美国ACR对SLE的分类修订标准如下。

(1)临床标准:①急性或亚急性皮肤狼疮表现;②慢性皮肤狼疮表现;③口腔或鼻咽部溃疡;④非瘢痕性秃发;⑤炎性滑膜炎,可观察到2个或更多的外周关节有肿胀或压痛,伴晨僵;⑥浆膜炎;⑦肾脏病变:尿蛋白>0.5g/日或出现红细胞管型;⑧神经病变:癫痫发作或精神病,多发性单神经炎,脊髓炎,外周或颅神经病变,脑炎;⑨溶血性贫血;⑩白细胞减少(至少1次细胞计数$<4.0\times10^9/L$)或淋巴细胞减少(至少1次细胞计数$<1.0\times10^9/L$);血小板减少症(至少1次细胞计数$<100\times10^9/L$)。

(2)免疫学标准:①ANA滴度高于实验室参考标准;②抗dsDNA抗体滴度高于实验室参考标准(ELISA法测需有2次高于该参考标准);③抗Sm抗体阳性;④抗磷脂抗体:狼疮抗凝物阳性/梅毒血清学试验假阳性/抗心磷脂抗体是正常水平2倍以上或抗p2GPI中滴度以上升高;⑤补体减低:C_3、C_4、CH50;⑥无溶血性贫血但Coornb's试验阳性。

确诊条件:①肾脏病理证实为狼疮肾炎并伴ANA或抗dsDNA阳性。②以上临床及免疫指标中有4条以上符合(至少包含1项临床指标和1项免疫学指标)。该标准敏感性为94%,特异性为92%。

2.*SLE病情活动性和病情轻重程度的评估*　SLE活动性和病情轻重程度的评估是治疗方案拟订的先决条件。

(1)活动性表现与评估标准:各种SLE的临床症状,尤其是新近出现的症状,均可提示疾病的活动。与SLE相关的多数实验室指标,也与疾病的活动有关。提示SLE活动的主要表现有:中枢神经系统受累(可表现为癫痫、精神病、器质性脑病、视觉异常、颅神经病变、狼疮性头痛、脑血管意外等,但需排除中枢神经系统感染),肾脏受累(包括管型尿、血尿、蛋白尿、脓尿),血管炎,关节炎,肌炎,皮肤黏膜表现(如新发红斑、脱发、黏膜溃疡),胸膜炎,心包炎,低补体血症,DNA抗体滴度增高,发热,血三系减少(需除外药物所致的骨髓抑制),红细胞沉降率增快等。

国际上通用的几个SLE活动性判断标准包括:SLEDAI,SLAM,OUT等。其中以SLEDAI最为常用,其理论总积分为105分,但实际绝大多数患者积分小于45。LEDAI积分对SLE病情的判断:0～4分基本无活动;5～9分轻度活动;10～14分中度活动;≥15分重度活动。

(2)病情轻重程度的评估

①轻型SLE:诊断明确或高度怀疑者,但临床稳定,所累及的靶器官(包括肾脏、血液系统、肺脏、心脏、消化系统、中枢神经系统、皮肤、关节)功能正常或稳定,呈非致命性。

②重型SLE

心脏:冠状动脉血管受累,Libman-Sacks心内膜炎,心肌炎,心包填塞,恶性高血压。

肺脏：肺动脉高压，肺出血，肺炎，肺梗死，肺萎缩，肺间质纤维化。

消化系统：肠系膜血管炎，急性胰腺炎。

血液系统：溶血性贫血，粒细胞减少（白细胞$<1\times10^{9}/L$），血小板减少（$<50\times10^{9}/L$）血栓性血小板减少性紫癜，动静脉血栓形成。

肾脏：肾小球肾炎持续不缓解，急进性肾小球肾炎，肾病综合征。

神经系统：抽搐，急性意识障碍，昏迷，脑卒中，横贯性脊髓炎，单神经炎/多神经炎，精神性发作，脱髓鞘综合征。

其他：包括皮肤血管炎，弥漫性严重的皮损、溃疡、大疱，肌炎，非感染性高热有衰竭表现等。

狼疮危象指急性的危及生命的重症SLE。包括急进性狼疮性肾炎、严重的中枢神经系统损害、严重的溶血性贫血、血小板减少性紫癜、粒细胞缺乏症、严重心脏损害、严重狼疮性肺炎、严重狼疮性肝炎、严重的血管炎等。

【鉴别诊断】

由于本病为多系统受累，临床表现多种多样，故需注意与以下疾病相鉴别。

1.药物性狼疮　药物性狼疮是指因服用了某些药物后所致的狼疮。到目前为止，已知引起药物性狼疮的药物多达50余种，如肼苯达嗪、异烟肼、普鲁卡因酰胺、柳氮磺吡啶、磺胺嘧啶、氯丙嗪、甲基多巴、青霉胺、普萘洛尔、氧烯洛尔、苯妥英钠、硫氧嘧啶、利血平、硫甲丙脯酸、他巴唑、呋喃妥因、别嘌呤醇、口服避孕药、青霉素、四环素、奎尼丁等。发病与每日用药量及总用药量有关，一般于常用药物剂量数月后诱发。最主要的特点是停药后临床症状和实验室征象消失，再用药时复现。药物性狼疮的常见症状有发热、肌痛、关节痛及心包炎和胸膜炎等，但这些症状都较系统性红斑狼疮患者的病情轻。而且颊部皮疹、口腔黏膜溃疡、雷诺现象和严重脱发均较系统性红斑狼疮患者少，贫血、白细胞减少、血小板减少也少见。除普鲁卡因酰胺所致的药物性狼疮有中枢神经系统病变外；其他药物所致的药物性狼疮则很少累及中枢神经系统。肾脏受累较少出现。在实验室检查方面，药物性狼疮可有红细胞沉降率增快、高球蛋白血症等。药物性狼疮抗核抗体的阳性率与系统性红斑狼疮患者的阳性率相同，但药物性狼疮患者几乎不出现抗双链DNA抗和抗Sm抗体，且补体水平不降低，以此可与系统性红斑狼疮相区别。

2.亚急性皮肤型红斑狼疮　亚急性皮肤型红斑狼疮是一种特殊类型的红斑狼疮，皮疹常见于暴露部位皮肤，为非固定性的鳞屑性红斑或环状红斑。鳞屑性红斑为寻常型银屑病样皮疹，若为环状红斑则为环状水肿性皮疹，边缘水肿隆起，红斑可在出现数周或数月后消退，消退后可留在毛细血管扩张和色素沉着，皮肤无萎缩或瘢痕形成。红斑可反复发生。部分亚急性皮肤型红斑狼疮伴有系统性红斑狼疮，但较少累及肾脏损害。

3.类风湿关节炎　多见于女性。由于类风湿关节炎的基本病理改变为滑膜血管翳及血管炎，故常以掌指关节及近端指间关节为主，为对称性多关节炎，患者的关节区常可见类风湿皮下结节。类风湿因子阳性，其阳性率在类风湿关节炎患者可占60%～95%。双手关节X线检查可见骨质疏松、皮质下囊性变、关节间隙狭窄，甚至关节脱位、半脱位等畸形改变。

4.混合性结缔组织病(MCTD)　混合性结缔组织病的临床表现也有雷诺现象、关节痛或关节肿胀、肌肉痛等，并且可累及肾、肺、心、神经系统等多系统，ANA 为高滴度阳性(斑点型)。但与 SLE 不同的是，MCTD 以双手肿胀、肌炎、食管功能运动障碍和肺受累更多见，严重的肾、神经系统受累较 SLE 少见，血清补体很少下降，抗 ds-DNA 抗体、抗 Sm 抗体一般为阴性。

5.银屑病关节炎　银屑病关节炎是与银屑病相关的炎性关节病，是血清阴性脊柱关节病中的一种。它有典型的皮肤鳞屑性皮疹，皮疹为圆形或不规则形，表面覆以银白色鳞屑，去除鳞屑后显露出薄膜，刮除薄膜可见点性出血，此为银屑病的典型表现，具有诊断意义。20%患者具有类似强直性脊柱炎的骶髂关节炎改变，但常为单侧受累。远端指(趾)关节受累时有典型笔帽征象的 X 线特征。80%有指(趾)甲改变，表现为甲板增厚，浑浊无光泽，偶有甲剥离。实验室无特异指标，有红细胞沉降率增快、贫血、类风湿因子阴性。有典型银屑病皮损，再出现关节炎时较好诊断。若关节炎症状先出现，则应注意鉴别。

6.风湿热　风湿热是由 A 族乙型溶血性链球菌感染后引起的一种自身免疫性疾病。主要临床表现为关节炎、心脏炎，偶有舞蹈病、环形红斑和皮下结节。以多发关节炎为主要表现的称风湿性关节炎，多以发热、咽喉肿痛为首发症状，随后出现大关节游走性肿痛，以膝、肘、肩、髋关节易受累。关节肿痛虽反复发作，但无关节畸形。实验室检查抗链球菌溶血素“O”阳性，有些患者白细胞偏高、红细胞沉降率偏快。病久者多有心脏瓣膜受累。

7.成人 Still’s　病它是病因不明的以发热、一过性多形性皮疹、关节炎或关节痛为主要临床表现的综合征。本病多见于青年人，无性别差异。发热呈弛张热、高热时伴有一过性皮疹，热退时消失。关节炎起病隐匿，可为单关节炎或多关节炎，一般以膝关节常见，也可累及腕、肘、踝、髋及肩关节。本病患者还多伴有咽痛、肝脾和淋巴结肿大。实验室检查可出现白细胞总数增高，轻度贫血，发热期时红细胞沉降率增快，类风湿因子阴性，C 反应蛋白增高。

【治疗】

有作者提出的综合治疗五连环为原则，即健康教育、体育医疗、中药为主、内外兼治、中西合壁，具体如下。

(一)一般治疗

1.健康教育　使患者正确认识疾病，消除恐惧心理，学会自我认识疾病活动的征象，配合医生的正规治疗，定期随诊。让患者认识到长期随访的必要性。避免过多的紫外光线暴露，使用防紫外线用品(防晒霜等)，避免过度疲劳。在饮食方面要特别注意忌食引起光敏感的食物如香菇、芹菜、茴香等。

2.对症治疗和去除各种影响疾病预后的因素　如注意控制高血压，防治各种感染。

3.教育医疗　嘱患者进行规律的体育医疗，适当进行太极、导引、慢跑等活动，保护患者关节的生理功能状态，增强患者体质。

(二)药物治疗

1.医治疗

(1)证候辨证论治

1)阴虚内热证

证候：午后潮热，或夜间发热，手足心热，颧部可有暗紫斑，口干咽燥，渴喜冷饮，或有齿衄，关节肿痛，大便干，夜寐欠安。舌质红，干燥少津，苔少或苔薄黄，脉细数。

治法：滋阴清热。

方药：清骨散合增液汤加减。

炙鳖甲 30g　银柴胡 10g　胡黄连 10g　知母 12g
地骨皮 12g　青蒿 10g　秦艽 15g　生地 15g
麦冬 12g　玄参 10g　忍冬藤 30g　生甘草 5g

加减：关节痛者，加络石藤 30g、桑枝 30g、青风藤 15g；夜寐欠安者，加炒枣仁 30g、夜交藤 30g；口干咽燥者，加玉竹 10g、石斛 10g；衄血者，加藕节炭 15g、白茅根 30g。

(2)热毒炽盛证

证候：高热，不恶寒或稍恶寒，面红目赤，颧部或身上散布红斑红疹，口干渴喜冷饮，尿赤而少，关节疼痛。舌红苔黄，脉滑数或洪数。

治法：清热泻火。

方药：清瘟败毒饮加减。

生石膏 30g(先煎)　生地 30g　水牛角 30g　川黄连 10g
玄参 12g　栀子 10g　黄芩 12g　知母 12g
连翘 20g　丹皮 12g　赤芍 10g

加减：热毒甚者，加羚羊角粉 0.6g(冲)、金银花 20g、板蓝根 15g；关节肿痛、皮温高者，加寒水石 30g(先煎)、忍冬藤 25g、桑枝 30g；津亏甚者，加麦冬 12g、枸杞子 12g。

(3)脾肾阳虚证

证候：面色不华，唇甲色淡，神疲乏力，畏寒肢冷，腰膝酸软，小便短少，双下肢水肿，按之没指，纳谷欠馨。舌淡暗，舌体胖，苔薄白，脉弦细、或沉细数。

治法：补肾健脾，利水消肿。

方药：金匮肾气丸合实脾饮加减。

生地 12g　熟地 15g　砂仁 10g(打)　山药 15g
山萸萸 15g　泽泻 20g　茯苓 20g　丹皮 10g
猪苓 15g　桂枝 10g　白术 12g　木瓜 12g
大腹皮 15g　生姜 3 片　大枣 5 枚

加减：面色不华、白细胞下降者，加女贞子 10g.制首乌 12g；腰膝酸痛者，加炒杜仲 20g、川断 25g、寄生 30g；闭经者，加当归 12g、益母草 12g.丹参 10g；脾虚便溏者，加炒鸡内金 10g；头晕头痛者，加菊花 10g、钩藤 20g、天麻 10g。

(4)肝肾阴虚证

证候：颧部可有暗紫斑，盗汗，手足心热，头晕耳鸣，腰膝酸软，胁肋隐痛，筋脉挛急，关节疼痛，甚至屈伸不利，大便干，小便少色黄。舌质红，少苔，脉细数。

治法：滋补肝肾。

方药：一贯煎加减。

沙参 12g　麦冬 12g　当归 10g　知母 12g
生地 15g　枸杞子 12g　川楝子 6g　地骨皮 15g
石斛 10g　玄参 10g　地骨皮 10g

加减：烦热、口干渴者，加生石膏 30g(先煎)、天花粉 15g；夜寐欠安者，加炒枣仁 30g；、夜交藤 30g；两足痿软者，加牛膝 10g、薏苡仁 30g；腰膝酸痛者，加炒杜仲 20g、川断 25g、寄生 30g。

(5)风湿热痹证

证候：胸胁胀痛，筋脉拘急，关节肿胀疼痛，触之皮温偏高，口苦，食少纳呆，时恶心欲呕，大便稀黏不爽，小便短赤。舌红，苔黄腻，脉弦滑。

治法：清热利湿，通络止痛。

方药：宣痹汤合左金丸加减。

生石膏 30g(先煎)　黄柏 10g　连翘 15g　滑石 10g
蚕沙 10g(包)　生薏苡仁 30g　忍冬藤 25g　知母 12g
黄连 9g　吴茱萸 1.5g

加减：关节肿痛者，加海桐皮 15g、络石藤 30g、土茯苓 20g；皮肤有红斑者，加丹皮 10g、赤芍 10g；津亏甚者，加麦冬 12g、枸杞子 12g。

(6)饮停胸胁证

证候：胸胁胀满疼痛，甚则偏侧胸部隆起，伴有低热，时心悸，口干咽燥，烦热不安。舌红，苔厚腻或偏黄，脉滑数，偶有结代。

治法：攻逐水饮。

方药：葶苈大枣泻肺汤合泻白散加减。

葶苈子 12g(包)　桑白皮 15g　地骨皮 12g　知母 12g
生地 30g　黄芩 15g　猪苓 15g　茯苓 20g
甘草 6g　大枣 5 枚

加减：热盛者，加生石膏 30g(先煎)；白痰涌盛者，加炒白芥子 6g、清半夏 10g、陈皮 10g；心悸、脉结代者，加玉竹 12g、五味子 10g、丹参 10g；气急、胸闷者，加炒紫苏子 10g、瓜蒌皮 10g。

2.中成药辨证论治

(1)口服中成药：辨其不同证候，采用不同的配伍。①寒证：可选金乌骨通胶囊、天麻壮骨丸、尪痹颗粒(片/胶囊)、草乌甲素片、金匮肾气丸(或颗粒剂)、帕夫林胶襄、血塞通片(或软胶囊)、七厘散；②热证：可选二妙丸、三妙丸、四妙丸、湿热痹颗粒(片/胶囊)、知柏地黄丸、帕夫林胶囊、血塞通软胶囊、七厘散。

(2)静脉用药：瘀血证候者，可静脉滴注活血通络药物。常用药物：注射用血塞通 400mg＋5％葡萄糖注射液 250ml(或 0.9％氯化钠注射液 250ml)，每日 1 次，14 日为一疗程；或葛根素 400mg＋5％葡萄糖注射液 250ml(或 0.9％氯化钠注射液 250ml)，每日 1 次，14 日为一疗程。

3.外治方法辨证论治　应用外用药物及手法治疗对本病的局部及全身症状均有一定辅助治疗作用。但需注意的是，当 SLE 患者出现关节皮疹及皮肤溃疡或破损时不宜进行外治法治疗。具体外治方法主要有以下几种。

(1)中药热敷离子导入：适用于寒性或寒热表现不明显的 SLE 患者，对于缓解关节疼痛有一定疗效。

(2)中药湿包裹：适用于有关节局部灼热、红肿的SLE患者，对于缓解关节局部的红、肿、热、痛有一定疗效。

(3)骨质疏松治疗仪：适用于SLE合并有骨质疏松或骨量减少患者。

(4)配合外用中成药：①偏于寒象者：可选辣椒碱软膏外涂，或麝香壮骨膏外敷等。②偏于热象者：可选用新癀片研末或如意金黄散或锡类散，醋调或温水调湿敷患处。③偏于瘀象者：可选七厘散温水或酒调湿敷患处。

（罗宗义）

第三节 脊柱关节病

一、强直性脊柱炎

【概述】

强直性脊柱炎(AS)是一种慢性进行性炎性疾病，主要侵犯骶髂关节、脊柱骨突、脊柱旁软组织及外周关节，并可伴发关节外表现。严重者可发生脊柱畸形和关节强直。我国AS的患病率初步调查为0.26%。本病男性多见，男女之比为5∶1，发病年龄通常在13～30岁，30岁以后及8岁以前发病者少见。髋关节受累是本病致残的主要原因，致残率可高达20%～30%。AS的病因未明。从流行病学调查发现，基因和环境因素在本病的发病中均发挥作用。已证实本病的发病和HLA-B27密切相关，并有明显家族聚集发病倾向。

强直性脊柱炎隶属于中医学"痹病"范畴，其相应中医病名为"大偻"，是由于肾督亏虚，阳气不足的情况下，风寒湿邪(尤其是寒湿偏重者)深侵肾督而导致的脊柱僵直如柱、仰俯不能、或见腰弯、背突、颈重、肩随、形体羸弱等临床表现的一类疾病。

【临床表现】

(一)症状和体征

1.一般症状　起病缓24%75%期可有低热、厌食、乏力、消瘦等症状。

2.中轴关节表现　隐匿起病的腰背部或骶髂部疼痛和(或)发僵，半夜痛醒，翻身困难，晨起或久坐后起立时腰部发僵明显，但活动后减轻。可有臀部钝痛或骶髂关节剧痛，偶向周边放射。疾病早期疼痛多在一侧呈间断性，数月后疼痛多在双侧呈持续性。随病情进展由腰椎向胸颈部脊椎发展，则出现相应部位疼痛、活动受限或脊柱畸形。

3.外周关节表现　以膝、髋、踝和肩关节居多，肘及手和足小关节偶有受累。以非对称性、少数关节或单关节，及下肢大关节的关节炎为特征。我国患者中大约45%的患者是从外周关节炎开始发病。24%～75%的患者在病初或病程中出现外周关节病变。髋关节受累者达38%～66%，表现为局部疼痛，活动受限，屈曲挛缩及关节强直，其中大多数为双侧受累。膝和其他关节的关节炎或关节痛多为暂时性，极少或几乎不引起关节破坏和残疾。

4.关节外表现 眼部受累多见，甚至是本病的首发症状，可出现虹膜炎或葡萄膜炎，发生率达25%～30%。心血管系统受累少见，病变主要包括升主动脉炎、主动脉关闭不全和传导障碍。肺实变是少见的晚期关节外表现，以缓慢进展的肺上段纤维化为特点。肾脏受累较少，以淀粉样变及IgA肾病为主。

5.体格检查 骶髂关节和椎旁肌肉压痛为本病早期的阳性体征。随病情进展可见腰椎前凸变平，脊柱各个方向活动受限，胸廓扩展范围缩小及颈椎后突。以下几种方法可用于检查骶髂关节压痛或脊柱病变进展情况。

(1)枕墙距：令患者靠墙直立，双足跟贴墙，双腿伸直，背贴墙，收颌，眼平视，测量枕骨结节与墙之间的水平距离。正常为0，大于0即枕部触不到墙为异常。

(2)屏墙距：测量方式同上，为测量耳屏距墙的距离。

(3)颈椎旋转度：患者坐位，挺直上身，收颌，双手平放于膝，用一量角器向患者鼻尖方向置于患者头顶，令患者向左右旋转颈部，分别测量两侧旋转角度，计算平均值。

(4)颌柄距：令患者下颌贴向胸骨柄，测量两者间的距离。正常为0，大于0即下颌触不到胸骨柄为异常。

(5)指地距：患者直立，弯腰、伸臂，测量指尖与地面的距离。

(6)Schober试验：令患者直立，在背部正中线髂嵴水平作一标记为0，向下5cm做标记，向上10cm再做标记，然后令患者弯腰(注意保持双膝直立)，测量两个标记间的距离，此增加值(cm)即为Schober值。小于4cm提示腰椎活动度降低。附：改良的Schober试验：令患者直立，在腰部两侧髂后上嵴连线中点水平作一标记为零，向上10cm再做标记，然后令患者弯腰(注意保持双膝直立)，测量两个标记间的距离，此增加值(cm)即为改良Schober值。应测量两次取平均值。

(7)踝间距：患者平卧，双膝伸直，两踝尽量向外伸开，测量两踝间最大距离。然后让患者直立，双膝伸直，两踝尽量向两侧伸开，测量两踝间最大距离。计算两次测量的平均值为最后测量值，单位cm。

(8)胸廓活动度；患者直立，用该度软尺测量其第4肋间隙水平(妇女为乳房下缘)深呼气和深吸气之胸围差。小于5cm者为异常。

(9)侧位腰椎活动度：患者直立，双臂贴紧体侧自然下垂，双手指伸直，测量中指距地的距离，然后令患者向左、右侧弯腰(保持双膝直立)，分别测量计算左右两侧中指距地的距离差，左右两侧的平均值为最后值，单位为cm。

(10)骨盆按压：患者侧卧，从另一侧按压骨盆可引起骶髂关节疼痛。

(11)"4"字试验：患者仰卧，一侧下肢伸直，另侧下肢以"4"字形状放在伸直下肢近膝关节处，并一手按住膝关节，另一手按压对侧髂嵴上，两手同时下压。下压时，骶髂出现痛者，并且或者曲侧膝关节不能触及床面为阳性。

(二)实验室检查

活动期患者可见红细胞沉降率增快，C反应蛋白增高及轻度贫血。类风湿因子阴性和免疫球蛋白轻度升高。AS患者HL-B27阳性率达90%左右，目前已成为诊断AS重要的参考条件。

（三）影像学检查

1.X线检查

(1)骶髂关节X线片：AS最早的变化发生在骶髂关节。该处的X线片显示软骨下骨缘模糊，骨质糜烂，关节间隙模糊，骨密度增高及关节融合。骶髂关节炎X线片的病变程度分为5级：0级为正常；1级可疑；2级有轻度骶髂关节炎；3级有中度骶髂关节炎；4级为关节融合强育。

(2)脊柱X线片：脊柱的X线片表现有椎体骨质疏松和方形变，椎小关节模糊，椎旁韧带钙化以及骨桥形成。晚期可有严重的骨化性骨桥表现，而呈"竹节样变"。

(3)髋关节X线：髋关节受累者可表现为双侧对称性关节间隙狭窄、软骨下骨不规则硬化，髋骨和股骨头关节面外缘的骨赘形成，还可引起骨性强直。

(4)其他部位X线片：骨盆、足跟等部位X片可见耻骨联合、坐骨结节和肌腱附着点（如跟骨）的骨质糜烂，伴邻近骨质的反应性硬化及绒毛状改变，可出现新骨

2.CT检查　典型的患者X线检查可有明显改变，但对于病变处于早期的患者X线表现为正常或可疑，骶髂关节及髋关节CT检查可以增加敏感性且特异性不减。

3.MRI检查　在AS早期X线平片不易发现骶髂关节的改变，MRI对异常信号的高敏感性，以及断层的高分辨率避免了影像结构重叠，可以清晰地显示滑膜部及韧带部，结构清楚，尤其MRI对早期轻微的关节面骨质信号异常的显示，敏感性明显高于X线平片。此外，最近研究表明脊柱、骶髂关节MRI不但可以更清晰地显示AS患者慢性炎症病变如硬化、侵蚀、脂肪沉积、骨桥/强直等，还可以显示AS急性炎症病变如骨髓水肿、骨襄炎、滑膜炎、附着点炎等的程度，对评价疾病的急性炎症活动度和慢性炎症病变的程度有较高的价值。

【检查项目】

1.必查项目　血常规，尿常规，便常规＋潜血，肝功能，肾功能，红细胞沉降率，C反应蛋白，类风湿因子，HLA-B27，颈椎正侧双斜位相，腰椎正侧位相，骨盆正位相（或骶髂关节CT），髋关节外展位片（或髋关节CT）。

2.鉴别诊断检查　如伴外周关节肿痛，或有发热皮疹等，需排除其他风湿免疫病如类风湿关节炎、系统性红斑狼疮等，可检查抗核抗体、抗可溶性抗原、抗角蛋白抗、抗核周因子、抗环瓜氨酸抗体、抗双链DNA抗体等。

3.可选择的检查项目　胸部正侧位，胸椎正侧位相，受累关节X片，脊柱MRI，受累关节MRI，骨密度，骨代谢，关节超声，心脏彩色多普勒检查，腹部B超，补体C_3、C_4，免疫球蛋白IgG、IgM、IgA，HBsAg，心肌酶，血脂，血离子，眼科检查，动态心电图，胸部CT，尿蛋白定量，尿微量蛋白，尿红细胞相差显微镜，肌酐清除率等。

【诊断】

（一）诊断标准

目前较为广泛通用的标准是1984年修订的纽约标准，简称MNY。

1.临床标准

(1)腰痛、僵3个月以上，活动改善，休息无改善。

(2)腰椎额状面和矢状面活动受限。

(3)胸廓活动度低于相应年龄、性别的正常人(<5cm)。

2.放射学标准　双侧骶髂关节炎≥2级或单侧骶髂关节炎3～4级。

3.分级

(1)肯定强直性脊柱炎:符合放射学标准和至少1项临床标准。

(2)可能强直性脊柱炎:①符合3项临床标准。②符合放射学标准而不具备任临床标准(应除外其他原因所致骶髂关节炎)。

(二)早期诊断标准

1.国际强直性脊柱炎评估工作组(ASAS)提出的中轴型脊柱关节病分类标准(适用于腰背痛≥3月且发病年龄<45岁的患者)。

2.炎性腰背痛ASAS诊断标准依据ASAS提出符合慢性背痛(>3个月)、年龄<40岁、隐匿发病、活动后发送、休息后无改善、夜间痛(起床时改善)等5条中至少满足4条则可诊断。

【鉴别诊断】

强直性脊柱炎的常见症状,如腰痛、僵硬或不适等在很多临床疾病中普遍存在,需注意和以下疾病相鉴别。

1.类风湿关节炎　本病多见于女性。由于类风湿关节炎的基本病理改变为滑膜血管翳及血管炎,故常以掌指关节及近端指间关节为主,为对称性多关节炎,多不累及骶髂关节,如脊柱受累也常只侵犯颈椎。患者的关节区常可见类风湿皮下结节。类风湿因子阳性,其阳性率在类风湿关节炎患者可达60%～95%。

2.骨关节炎　又称骨关节病。本病多见于50岁以上中老年人群,其病理表现以关节软骨损伤、关节边缘和软骨下骨反应性增生为特点。缓慢起病,关节肿痛、发僵,常在活动后加重,休息后可缓解,关节活动时可有骨摩擦音。关节以手远端指间关节、膝、髋、第一跖趾关节、颈椎、腰椎易受累。位于远端指间关节的结节称为Heberden结节,位于近端指间关节的结节称为Bouchard结节。实验室检查红细胞沉降率、血常规、C反应蛋白等指标往往正常,类风湿因子阴性。关节X线片检查见关节间隙变窄、骨赘、骨硬化、关节无强直。患者无全身系统性病变。另有一种特殊的骨关节炎即弥漫性特发性骨质增生症需与AS相鉴别。该病为至少在连续四节椎体的前或前外侧面有骨化或钙化;椎间盘相对完好;无椎弓关节骨性僵直,无骶髂关节侵蚀、硬化或骨性融合;可合并颈椎后纵韧带骨化症或椎体后缘增白、硬化。而AS病变多自双侧骶髂关节开始向上蔓延,椎弓关节常有破坏。椎体呈方形。骨化薄而平。AS多发于20～30岁青中年,而弥漫性特发性骨肥厚多见于老年人,骨化厚而浓密,外缘呈水波样,椎弓关节、骶髂关节正常,椎体一般无方形改变。

3.Reiter's综合征　本病和强直性脊柱炎同属于血清阴性脊柱关节病,多见于成年男性,不洁性交或腹泻常为诱因。临床表现以关节炎、尿道炎和结膜炎三联征为特征。关节炎为多发性、不对称性,以下肢关节,如膝、踝、跖趾关节、趾间关节易受累。肌腱端病为本病较特异改变,发生在背部、足底、足跟、胸壁和下肢软组织出现刺击样疼痛。关节炎反复发作后常伴有骶髂关节和脊柱病变。本病90%的患者可出现尿道炎,约2/3患者出现双侧性结膜炎,少数患者可出现角膜炎、巩膜炎、前眼色素层炎、虹膜睫状体炎、视网膜炎等。皮肤黏膜损害也常见,约占25%,典型改变的有环状龟头炎。

4.银屑病关节炎　本病是与银屑病相关的炎性关节病，也是血清阴性脊柱关节病中的一种。它有典型的皮肤鳞屑性皮疹，皮疹为圆形或不规则形，表面覆以银白色鳞屑，去除鳞屑后显露出薄膜，刮除薄膜可见点性出血，此为银屑病的典型表现，具有诊断意义。17%患者具有类似强直性脊柱炎的骶髂关节炎改变，但常为单侧受累。远端指(趾)关节受累时有可见"笔帽征"的X线特征。90%患者有指甲损害，表现为小坑、纵嵴和甲碎裂。实验室无特异指标，有红细胞沉降率增快、贫血、类风湿因子阴性。有典型银屑病皮损，再出现关节炎时较好诊断。若关节炎症状先出现，则应注意鉴别。

5.肠病性关节炎　本病也是血清阴性脊柱关节病的一种，指炎性肠病引致的关节炎，即溃疡性结肠炎与克罗恩病性肠病关节炎等。关节炎以膝、踝等单关节炎为主，关节肿胀疼痛，呈游走性、非对称性，少数患者出现关节腔积液。临床症状还可见发热、腹痛、腹泻。实验室检查滑液细菌培养阴性，类风湿因子阴性，HIA-B27 阳性率 50%～70%，低于强直性脊柱炎，反复发作的患者关节X线片可有骨质疏松表现。

6.髂骨致密性骨炎　本病多发于 20～25 岁女性，多见于妊娠或产后妇女，肥胖女性更易罹患，它是以骨质硬化为特点的非特异性炎症，慢性发病，病程较长，临床症状一般较轻，可出现轻度的下背部、腰骶部位疼痛、酸沉感，疼痛呈间歇性，骶髂关节 x 线片或 CT 显示病变累及双侧骶髂关节中下 2/3 髂骨耳状面或全部耳状面，病变致密，均匀一致，略呈三角形，未见有骨质破坏及透亮区。病变内缘为髂骨关节面，外缘亦整齐。骶髂关节面光整，关节间隙无明显改变，骶骨未见异常。病变进展缓慢，邻近骨质疏松改变不明显。实验室检查 HIA—B27 阳性率如正常人群。

7.腰肌劳损　本病多由于腰背肌纤维、筋膜等软组织的慢性损伤而产生腰痛，起病缓慢，症状时轻时重，多在休息后减轻，劳累后加重。一般无外周关节肿痛，无晨僵现象。X线改变可有腰椎轻度骨质增生、骨质疏松等。实验室检查红细胞沉降率、C反应蛋白正常，HIA—B27阴性。

8.机械性腰痛　本病可发生于任何年龄，无家族史，起病突然，一般持续时间小于 4 周，活动后症状加重，无夜间痛重，疼痛范围局限，活动后疼痛加剧，即时相指标红细胞沉降率、C反应蛋白等多正常。丽 AS 好发于 40 岁以下男性，可有家族史，发病隐匿，疼痛持续时间大于 3 个月，夜间痛重，疼痛范围弥散，活动后疼痛可减轻，ESR、CRP 可升高。

【治疗】

以本书主编提出的综合治疗五连环为原则，即健康教育、体育医疗、中药为主、内外兼治、中西合璧，其体如下。

(一)一般治疗

1.健康教育　教育患者正确认识本病，使其了解本病的治疗原则及药物的用法和不良反应等，积极配合治疗。并嘱患者避风寒湿邪，忌过劳，防止外伤，避免骨折，宜多进食富含钙质的食物(如牛奶、鸡蛋、精瘦肉、绿色疏菜等)。

2.体育医疗　嘱患者进行规律的体育医疗，以本书主编编制的《强直性脊柱炎医疗体操》(VCD光盘)为主，并可以适当进行太极、导引、游泳、慢跑、唱歌等活动。体育医疗可以保护患者脊柱、髋、膝等四肢关节的生理功能状态，维持脊柱、四肢、胸廓关节的活动度，防止脊柱、关节畸形。

（二）药物治疗

1.中医治疗

（1）证候辨证论治

1）活动期

①肾虚督寒证

证候：腰、臀、胯疼痛，僵硬不舒，牵及膝腿痛或酸软无力，畏寒喜暖，得热则舒，俯仰受限，活动不利，甚则腰脊僵直或后凸变形，行走坐卧不能，或兼男子阴囊寒冷，女子白带寒滑。舌苔薄白或白厚，脉多沉弦或沉弦细。

治则：补肾祛寒，强督除湿，散风活瘀，强壮筋骨。

方药：补肾强督祛寒汤加减。

熟地 15～20g	淫羊藿 9～12g	金毛狗脊 20～45g
制附片 6g	杜仲 15～20g	鹿角胶（或片或霜）9～12g
骨碎补 15～20g	补骨脂 9～12g	羌独活（各）9～12g
桂枝 10～15g	川断 15～20g	赤白芍（各）9～12g
知母 10～15g	地鳖虫 6～9g	防风 10～12g
川怀牛膝（各）6～10g		

加减：寒甚病重者加制川乌、制草乌各 3g，干姜 5～9g，七厘散 1/3 管随汤药冲服以助阳散寒止痛；关节沉痛僵重，舌苔白厚腻者，去熟地，加片姜黄 9～12g，炒白芥子 6g、生薏苡仁 30～40g；大便溏稀者可去或减少川牛膝用量，加白术 9～12g，并以焦、炒为宜；项背寒痛者可加重羌活用量至 15g，并加炙麻黄 3～9g；久病关节僵直不能行走，或腰脊坚硬如石者，可加透骨草 15g、寻骨风 15g、自然铜 6～9g（先煎，代虎骨）及泽兰 15～20g，甚者可再加急性子 3～5g。

②邪郁化热证

证候：腰骶臀胯僵痛、困重，甚则牵及脊项，无明显畏寒喜暖，反喜凉爽，伴见口干、咽燥，五心烦热，自汗盗汗，发热或午后低热，甚者关节红肿热痛，屈伸不利，纳呆倦怠，大便干，小便黄。舌偏红，舌苔薄黄或黄白相兼少津，脉多沉弦细数，尺脉弱小。

治则：补肾清热，强督通络。

方药：补肾强督清热汤加减。

狗脊 20～40g	生地 15～20g	知母 9～15g	鹿角霜 6～10g
骨碎补 15～20g	龟板 20～30g	秦艽 9～15g	羌活 9～12g
独活 9～12g	桂枝 6～9g	白芍 9～15g	黄柏 6～12g
地鳖虫 6～9g	杜仲 15～20g	寄生 15～20g	炙山甲 9～15g

加减：若午后潮热明显者加青蒿 9～12g、炙鳖甲 15～30g、银柴胡 9～12g、胡黄连 6～9g、地骨皮 9～12g；若咽干、咽痛，加元参 9～15g、知母 10～15g、板蓝根 9～15g；若关节红肿疼痛、僵硬、屈伸不利者，加忍冬藤 20～30g、桑枝 30～40g、寒水石 10～30g、片姜黄 9～12g、生薏苡仁 30～40g、白僵蚕 9～12g；若疼痛游走不定者加威灵仙 9～15g、青风藤 15～20g、防风 9～12g、若腰脊、项背僵痛不舒、活动受限者，加葛根 15～20g、白僵蚕 9～15g、伸筋草 20～30g、防

风 9～12g。

③湿热伤肾证

证候:腰臀胯酸痛、沉重、僵硬不适,身热不扬,绵绵不解,汗出心烦,口苦黏腻或口干不欲饮,脘闷纳呆,大便溏软,或黏滞不爽,小便黄赤或伴见关节红肿灼热焮痛,或有积液,屈伸活动受限。舌质偏红,苔腻或黄腻或垢腻,脉沉滑、弦滑或弦细数等。

治则:清热除湿,祛风通络,益肾强督。

方药:补肾强督清化汤加减。

狗脊 20～30g	苍术 9～12g	黄柏 9～12g	牛膝 9～15g
薏苡仁 20～40g	忍冬藤 20～30g	桑枝 20～30g	络石藤 15～30g
白蔻仁 6～10g	藿香 9～12g	防风 9～12g	防己 9～12g
萆薢 9～12g	泽泻 9～15g	寄生 15～20g	炙山甲 6～9g

加减:若关节红肿热痛兼有积液,活动受限甚者可加茯苓 15～30g、猪苓 15～30g、泽兰 10～15g、白术 9～12g、寒水石 20～30g;若脘闷纳呆甚者可加佩兰 9～12g、砂仁 6～10g、川厚朴 9～12g;若低热无汗或微汗出而热不解、五心烦热可加青蒿 10～15g、炙鳖甲 20～30g、败龟板 15～30g,知母 10～15g,并加重炙山甲用量;若腰背项僵痛、俯仰受限可加白僵蚕 9～15g、伸筋草 15～30g、葛根 15～20g、羌活 9～15g;若兼见畏寒喜暖恶风者加桂枝 6～9g、赤白芍 6～12g、知母 9～15g;若口黏、胸闷、咽中黏痰频频者加苏藿梗各 9～12g、杏仁 6～10g、茯苓 10～20g、化橘红 9～12g;若腹中不适、便意频频、大便黏滞不爽者加焦榔片 6～10g、炒枳壳 9～12g、木香 3～6g、乌药 9～12g。

④邪痹肢节证

证候:病变初起表现为髋、膝、踝、足跟、足趾及上肢肩、肘等关节疼痛、肿胀、沉重、僵硬,渐见腰脊颈僵痛不舒、活动不能;或除腰背胯尻疼痛外,并可累及以下肢为主的大关节,畏寒、疼痛、肿胀,伴见倦怠乏力、纳谷欠馨等。病处多见畏寒喜暖(亦有无明显畏寒、反喜凉爽、发热者)。舌淡红暗、苔白,脉沉弦或沉细弦。

治则:益肾强督,疏风散寒,祛湿利节。

方药:补肾强督利节汤加减。

狗脊 20～30g	骨碎补 15～20g	鹿角片 6～10g	青风藤 10～15g
络石藤 15～20g	海风藤 10～15g	桂枝 9～12g	白芍 9～15g
刺附片 6～10g	知母 9～15g	秦艽 9～15g	独活 9～12g
威灵仙 9～15g	续断 15～20g	桑寄生 15～20g	炙山甲 6～12g

加减:若见口干欲饮、溲黄便干等化热征象者,可减或去桂枝、制附片,加大知母用量并加用炒黄柏 6～12g、生地 9～15g;若关节红肿热痛或不恶寒、反恶热喜凉者可加忍冬藤 30g、桑枝 30g、寒水石 15～20g(先煎),减或去桂枝、制附片;若上肢关节疼痛,9～12g、晨僵畏寒者可加羌活 9～15g、片姜黄 9～12g、制川乌或草乌 3g;若恶风畏寒,腰痛喜覆衣被,四末不温者,可加仙灵脾 9～15g、干姜 3～5g、炒杜仲 15～20g;若下关节沉重肿胀,伴见倦怠、纳差者可加千年健 10～15g、苍术 6～10g、白术 9～12g;若关节屈伸不利、僵硬不舒甚者可加伸筋草 15～30g、白僵蚕 9～15g。

⑤邪及肝肺证

证候:腰、脊、背部疼痛、僵硬、屈伸受限、心烦易怒、胸锁关节、胸肋关节、脊肋关节疼痛、肿胀感;或伴有压痛;或伴有胸闷、气短、咳嗽、多痰等;或伴有腹股沟处、臀部深处疼痛及坐骨结节疼痛,或伴有双目干涩疼痛且可牵及头部、双目白睛红赤或红丝缕缕,发痒多眦,大便或干或稀。脉象多为沉弦,舌苔薄白或微黄。

治则:燮理肝肺,益肾强督,通络利节。

方药:补肾强督燮理汤加减。

狗脊 20～30g	骨碎补 15～20g	鹿角 9～12g	延胡索 10～15g
香附 9～12g	苏梗 9～12g	姜黄 9～12g	枳壳 9～12g
桂枝 9～15g	白芍 9～15g	续断 15～30g	杜仲 15～20g
羌活 9～15g	独活 6～10g	防风 6～15g	炙山甲 6～15g

加减:若腰脊背痛僵明显可加桑寄生 15～20g,菟丝子 9～12g;如同时兼畏寒及颈项僵痛者可再加干姜 3～6g、炙麻黄 3～6g.葛根 10～20g;若胸锁、胸肋、脊肋关节疼痛甚且伴有心烦易怒者可酌加青皮 6～10g、川楝子 10g;若胸闷、气短明显者加檀香 6～10g、杏仁 9～12g、槟榔 6～10g;若胸脘胀满、纳谷欠馨,可去方中枳壳,酌加厚朴、枳实、陈皮;若微咳者可酌加炒苏子 6～10g、炒莱菔子 9～12g,杷叶 9～15g,紫菀 9～10g;若伴低热者可减少桂枝用量酌加炒黄柏 9～12g、知母 9～15g、败龟板 15～30g,并可加大炙山甲的用量;若白睛红赤双目干涩、发痒多眦明显者可酌加白菊花 6～10g、枸杞子 9～15g、知母 9～15g、炒黄柏 9～2g、炒黄芩 9～12g,减少或去掉桂枝、骨碎补、鹿角的用量;若大便秘结可加生地 9～15g、决明子 9～15g;若大便溏稀日数次者可酌加补骨脂 9～15g、建莲肉 9～15g、炒薏苡仁 15～30g。

(2)缓解期

经治疗后,腰、脊、背、胸、颈及关节等部位疼痛、僵硬基本消失或明显减轻,无发热,红细胞沉降率、C 反应蛋白等化验结果基本在正常范围。

鉴于病情明显减轻且较稳定。则可将取效明显的最后一诊方药 4～5 剂共研细末,每服 6g,温开水送服,每日 3 次以巩固疗效。

2.中成药辨证论治

(1)寒证:可选金乌骨通胶囊、天麻壮骨丸、尪痹颗粒(片/胶囊)、草乌甲素片、金匮肾气丸、帕夫林胶囊、昆仙胶囊、祖师麻片、益肾蠲痹丸、血塞通胶囊、七厘散、盘龙七片、痹祺胶囊等。

(2)热证:二妙丸、三妙丸、四妙丸、湿热痹颗粒(片/胶囊)、知柏地黄、帕夫林胶囊、昆仙胶囊、祖师麻片、血塞通胶囊、七厘散、盘龙七片、痹祺胶囊等。

(3)以上各证型伴见瘀血证候者,可静脉滴注活血化瘀通络药物。常用药物:注射用血塞通 400mg+5%葡萄糖注射液 250ml(或 0.9%氯化钠注射液 250ml),每日 1 次,14 日为一疗程;或葛根素 400mg+50%葡萄糖注射液 250ml(或 0.9%氯化钠注射液 250ml),每日 1 次,14 日为一疗程。

(4)以上各证型伴有关节骨质破坏者,可给予静脉滴注促进骨修复的药物。常用药物:鹿瓜多肽注射液 8ml+5%葡萄糖注射液 250ml(或 0.9%氯化钠注射液 250ml),每日 1 次,14 日为一疗程。

3.外治方法辨证论治

(1)寒证:①治疗方法:中药热敷、中药离子导入,半导体激光照射,超声药物透入,针灸,拔罐等。每日3~4次,每次1~2项。②治疗药物:寒痹外用方(川乌10g、桂枝15g、透骨草20g、乳香10g、没药10g、制延胡索15g),辣椒碱,穴位贴。

(2)热证:①治疗方法:湿包裹,药敷,半导体激光照射,针灸等。②治疗药物:热痹外用方(黄柏15g、知母15g、大黄15g、冰片6g、忍冬藤20g、地丁20g),如意金黄散,新癀片,冰硼散,穴位贴。每日3~4次,每次1~2项。

二、银屑病关节炎

【概述】

银屑病关节炎(PsA)是一种与银屑病相关的炎性关节病,具有银屑病皮疹,关节和周围软组织疼痛、肿胀、压痛、僵硬和运动障碍,部分患者可有骶髂关节炎和(或)脊柱炎,病程迁延、易复发,晚期可关节强直,导致残废,现归于血清阴性脊柱关节病范畴中。约75%PsA患者皮疹出现在关节炎之前,约10%出现在关节炎之后,同时出现者约15%。该病可发生于任何年龄,高峰年龄为30~50岁,无性别差异,但脊柱受累以男性较多。在美国,PsA患病率为0.1%,银屑病患者约5%~7%发生关节炎。初步统计我国PsA患病率约为1.23%。一般病程良好,只有少数患者(<5%)有关节破坏和畸形。家族银屑病史、20岁前发病、HLA-DR3或DR4阳性、侵蚀性或多关节病、广泛皮肤病变等提示预后较差。

本病与中医学痹病中的"尪痹"、"历节病"较为相似,其皮肤损害则相当于"白疕"、"疕风"等病种。多由于机体阴阳失调,复感风、寒、湿、热诸邪侵袭,内外合邪,闭阻经络,阴精津液营血不能达于肌肤关节而致。

【临床表现】

(一)症状、体征

本病起病隐袭,约1/3呈急性发作,起病前常无诱因。

1.关节表现 关节症状多种多样,除四肢外周关节病变外,部分可累及脊柱。受累关节疼痛、压痛、肿胀、晨僵和功能障碍,依据临床特点分为五种类型,60%患者各类型间可相互转化,合并存在。(1)单关节炎或寡关节炎型:占70%,受累关节以膝、踝、髋等大关节为主,亦可同时累及一二个指(趾)间关节。因伴发远端和近端指(趾)间关节滑膜炎和腱鞘炎,受损指(趾)可呈现典型的腊肠指(趾),常伴有指(趾)甲病变。约1/3~1/2此型患者可演变为多关节炎类型。

(2)远端指间关节型:占5%~10%,病变累及远端指间关节,为典型的PsA,通常与银屑病指甲病变相关。

(3)残毁性关节型:占5%,是PsA的严重类型,好发年龄为20~30岁,受累指、掌、跖骨可有骨溶解,指节为望远镜式的套叠状,关节可强直、畸形。常伴发热和骶髂关节炎,皮肤病变严重。

(4)对称性多关节炎型:占15%,病变以近端指(趾)间关节为主,可累及远端指(趾)间关节及大关节如腕、肘、膝和踝关节等。

(5)脊柱关节病型:约占 5%,男性、年龄大者多见,以脊柱和骶髂关节病变为主,常为单侧,下背痛或胸壁痛等症状可缺如或很轻,脊柱炎表现为韧带骨赘形成,严重时可引起脊柱融合,骶髂关节模糊,关节间隙狭窄甚至融合,可影响颈椎导致寰椎和枢椎不全脱位。

近年有学者将 PsA 分为三种类型:①类似反应性关节炎伴附着点炎的单关节和寡关节炎型。②类似类风湿关节炎的对称性多关节炎型。③类似强直性脊柱炎的以中轴关节病变为主(脊柱炎、骶髂关节炎和髋关节炎),伴有或不伴有周围关节病变的脊柱病型。

2.皮肤表现　皮肤银屑病变好发于头皮及四肢伸侧,尤其肘、膝部位,呈散在或泛发分布,要特别注意隐藏部位的皮损如头发、会阴、臀、脐等;皮损表现为丘疹或斑块,圆形或不规则形,表面有丰富的银白色鳞屑、去除鳞屑后为发亮的薄膜、除去薄膜可见点状出血(Auspitz 征),该特征对银屑病具有诊断意义。存在银屑病是与其他炎性关节病的重要区别,皮肤病变严重性和关节炎症程度无直接关系,仅 35%二者相关。

3.指(趾)甲表现　约 80%PsA 患者有指(趾)甲病变,而无关节炎的银屑病患者指甲病变为 20%,因此指(趾)甲病变是 PsA 的重要特征。常见表现为指甲有顶针样凹陷,远端指间关节的指甲有 20 个以上凹陷时强烈提示 PsA,其他有甲板增厚、浑浊,色泽发乌或有白甲,表面高低不平,有横沟及纵嵴,常有指(趾)甲下角质增生,重者可有甲剥离。有时形成匙形甲。

4.关节外表现

(1)全身症状:少数有发热、体重减轻和贫血等。

(2)系统性损害:7%～33%患者有眼部病变如结膜炎、葡萄膜炎、虹膜炎和干燥性角膜炎等;<4%患者出现主动脉瓣关闭不全,常见于疾病晚期。另有心脏肥大和传导阻滞等、肺部可见上肺纤维化、胃肠道可有炎性肠病、罕见淀粉样变。

(3)附着点炎:特别在跟腱和跖腱膜附着部位。足跟痛是附着点炎的表现。

(二)辅助检查

1.实验室检查　本病无特殊性实验室检查,病情活动时红细胞沉降率加快,C 反应蛋白增加,免疫球蛋白 IgA、IgE 增高,补体水平增高等,重症患者可出现高尿酸血症;滑液呈非特异性反应,白细胞轻度增加,以中性粒细胞为主;类风湿因子阴性,少数患者可有低滴度类风湿因子和抗核抗体;约半数患者 HLA-B27 阳性,且与骶髂关节和脊柱受累显著相关。

2.影像学检查　根据发生率从高到低的顺序,X 线异常依次可见于手、足、骶髂关节和脊柱。

(1)周围关节炎:周围关节骨质有破坏和增生表现。末节指(趾)骨远端有骨质溶解、吸收而基底有骨质增生;可有中间指骨远端因侵蚀破坏变尖和远端指骨骨性增生,两者造成"铅笔帽"样畸型;或"望远镜"样畸形;受累指间关节间隙变窄、融合、强直和畸形;长骨骨干绒毛状骨膜炎。

(2)中轴关节炎:表现为不 x 称髂关节炎,关节间隙模糊、变窄、融合。椎间隙变窄、强直,不对称性韧带骨赘形成、椎旁骨化,其特点是相邻椎体的中部之间的韧带骨化形成骨桥,并呈不对称分布。

【检查项目】

1.必查项目　血、尿常规,便常规加潜血,肝功能,肾功能,血脂,血钙磷,血离子,乙肝六项，红细胞沉降率，C 反应蛋白，补体 C_3、C_4，免疫球蛋白 IgG、IgA、IgM，HLA-B27、HLA-DR3、HLA-DR4，心电图，胸部正侧位相，腹部 B 超，受累关节的 X 线检查，骶髂关节 CT 等。

2.鉴别诊断检查　ANa^{+}ENA 七项，AKA、APF、抗 CCP 抗体，HIA-DR1 等。

3.可选择的检查项目　皮肤活检，肿瘤标记物，脊柱相，超声心动图，胸部 CT，肺功能，肠镜等。

【诊断标准】

国内外尚缺乏统一的诊断标准。国外 PsA 的分类和诊断标准有多个，应用较广泛的是 Moll 和 Wright 标准，此标准需满足以下三个条件：①炎性关节炎：即存在外周关节炎和（或）骶髂关节炎或脊柱炎。②存在银屑病。③常规血清学检查类风湿因子阴性。按照本标准，PsA 可分为 5 个亚型：单纯远端指（趾）间关节炎型、不对称少关节炎型、多关节炎型、脊柱炎型和残毁性关节炎型。本标准诊断 PsA 的特异性为 99.4%，敏感性 94%。

临床上银屑病患者有炎性关节炎表现即可诊断。因部分 PsA 患者银屑病出现在关节炎后，此类患者的诊断较困难，应注意临床和放射学线索，如银屑病家族史、寻找隐蔽部位的银屑病变、注意受累关节部位、有无脊柱关节病等来作出诊断并排除其他疾病。

【鉴别诊断】

1.类风湿关节炎　以小关节炎为首发症状的多关节炎型 PsA 应与类风湿关节炎相鉴别。PsA 有银屑病皮损和特殊指甲病变、指（趾）炎、附着点炎，常侵犯远端指间关节，类风湿因子阴性，特殊的 X 表现如笔帽样改变，部分患者有脊柱和骶髂关节病变，而类风湿关节炎多为对称性小关节炎，以近端指间关节和掌指关节，腕关节受累常见，可有皮下结节，类风湿因子大多阳性，X 线以关节侵蚀性改变为主。

2.强直性脊柱炎　侵犯脊柱的 PsA，脊柱和骶髂关节病变不对称，可为“跳跃”式病变，发病常在年龄大的男性，症状较轻，有银屑病皮损和指甲改变。而强直性脊柱炎发病年龄较轻，无皮肤、指甲病变，脊柱、骶髂关节病变常呈对称性，主要表现为炎性下腰痛及胸廓、腰椎活动受限，90%患者 HIA-B27 阳性。

3.骨关节炎　二者均侵蚀远端指间关节，但骨关节炎无银屑病皮损和指甲病变，发病年龄多为 50 岁以上老年人，可有赫伯登结节、布夏尔结节，X 线主要表现为受累关节的骨质增生。

【治疗】

本书主编集多年临床实践经验，提出“五连环”治疗方案：健康教育、体育医疗、药为主、内外兼治、中西合璧。PsA 治疗目的在于缓解疼痛和延缓关节破坏，应兼顾治关节炎和银屑病皮损，制定的治疗方案应因人而异。

（一）一般治疗

适当休息，避免过度疲劳和关节损伤，注意关节功能锻炼，忌烟、酒和刺激性食物

（二）药物治疗

1.中医治疗

（1）证候辨证论治

1）风寒湿邪阻痹证

证候：多见于儿童或初发病例。皮损红斑不显，鳞屑色白而厚，皮损多散见于头皮或四肢，

冬季易加重或复发，夏季多减轻或消退。关节疼痛游走不定，遇风冷则加重，得热则舒。舌质正常，苔薄白，脉弦紧。

治则：祛风散寒，除湿通络。

方药：羌活胜湿汤合黄芪桂枝五物汤加减。

生黄芪 20g	桂枝 12g	羌活 15g	当归 15g
桃仁 10g	红花 10g	川牛膝 10g	炙甘草 6g
独活 10g	荆芥 10g	青风藤 20g	海风藤 20g
地肤子 10g			

加减：如皮损增厚，瘙痒较重，可加莪术、白鲜皮各 10g；关节疼痛较重，加延胡索 15g、苏木 10g；恶寒肢冷，遇风冷关节痛甚，得温则舒，可加熟附子 3g，儿童患者可根据年龄和体重适当减量。

(2)血热内生化燥证

证候：皮损遍及躯干四肢，且不断有新的皮损出现。皮损基底部皮色鲜红，鳞屑增厚，瘙痒，夏季加重。常有低热，关节红肿发热，疼痛较为固定，得热痛增。大便干结，小便黄赤。舌质红，舌苔黄，脉弦细而数。

治则：散风清热，凉血润燥。

方药：消风散合犀角地黄汤加减。

金银花 20g	蒲公英 20g	生地黄 30g	牡丹皮 20g
赤芍 20g	丹参 20g	苦参 12g	水牛角 30g(先煎)
知母 15g	地肤子 20g	生石膏 30g(先煎)	

加减：如皮损继续扩大或有新起者，可加连翘 20g、板蓝根 30g；服药后胃部不适或大便稀溏者，加炒白术 10g、生炒薏苡仁各 30g；大便干结者，加大黄 6g、川厚朴 10g、玄参 10g。

(3)湿热蕴结肉腐证

证候：皮损多发于掌跖及关节屈侧和皮肤皱褶处。皮损发红，表皮湿烂或起脓疱。低热，关节红肿，灼热疼痛。下肢浮肿或有关节积液。阴雨天症状加重。神疲乏力，纳呆，下肢酸胀沉重。舌质暗红，舌苔黄腻，脉滑数。

治则：清热利湿，祛风活血。

方药：四妙散合身痛逐瘀汤加减。

苍术 10g	黄柏 12g	生薏苡仁 20g	秦艽 15g
知母 15g	白鲜皮 20g	苦参 12g	茯苓 30g
猪苓 15g	桃仁 10g	土茯苓 30g	川牛膝 10g

加减：关节肿胀积液增多者，可加车前草、革薢各 15g；全身乏力、下肢沉重者，加生黄芪 30g、木瓜 15g、络石藤 20g。

(4)热毒炽盛迫血证

证候：全身皮肤鲜红或呈暗红色，或有表皮剥脱，或有密集小脓点。皮肤发热，或有高热，口渴喜冷饮，便干，尿黄赤，四肢大小关节疼痛剧烈、屈伸困难。舌质红绛，苔少，脉象洪大而数。

治则:清热解毒,凉血活血。

方药:黄连解毒汤合清营汤加减。

黄芩 10g　黄连 10g　黄柏 10g　栀子 6g
金银花 30g　连翘 20g　生地 20g　牡丹皮 20g
知母 15g　石斛 15g　赤芍 10g　丹参 20g
生石膏 30g(先煎)　薏苡仁 30g

加减:如高热持续不退者,加用紫花地丁、白花蛇舌草各 30g;口渴大便干结者,加大黄 10g、玄明粉 3g 以通腑泻热。

(5)阴虚血燥失养证

证候:病程较长,关节局部发热,活动不利,疼痛较为固定。皮肤损害遍及躯干四肢,且不断有新的皮肤损害出现。皮损处皮色暗红、干燥,表面鳞屑少、附着较紧,瘙痒,大便干结。舌质红,苔黄,脉细数。

治则:滋阴养血,活血止痛。

方药:沙参麦冬汤合四物汤加减。

生地 20g　赤芍 10g　当归 10g　丹皮 15g
丹参 15g　麦冬 10g　天花粉 10g　沙参 10g
石斛 10g　玉竹 10g　甘草 6g

加减:关节拘急不舒,屈伸不利者,以白芍易赤芍,加怀牛膝 10g、木瓜 15g;关节疼痛明显者,加片姜黄 15g、威灵仙 12g。

(6)肝肾亏虚血瘀证

证候:病程迁延不愈,皮损红斑色淡,大多融合成片,鳞屑不厚,关节疼痛、强直变形,腰膝酸软,头晕耳鸣。舌质暗红,舌苔白,脉象沉缓,两尺脉弱。男子遗精阳痿,妇女月经量少色淡或经期错后。

治则:补益肝肾,祛风活血。

方药:大补元煎合身痛逐瘀汤加减。

生地黄 20g　熟地黄 20g　当归 15g　杜仲 12g
山萸肉 12g　枸杞子 15g　秦艽 15g　桃仁 10g
红花 10g　羌活 12g　川芎 12g

加减:关节红肿者,去滋腻之生熟地黄,加金银花、连翘、板蓝根各 15g,黄柏、川牛膝各 10g 以助清热化湿,活血通络之药力;皮肤瘙痒者加白蒺藜、皂角刺、蛇床子各 10g;皮损面积较大,皮色暗者,加加丹参、丹皮各 15g。

2.中成药辨证论治

(1)寒证:金乌骨通胶囊、天麻壮骨丸、尪颗粒(片/胶囊)、草乌甲素片、金匮肾气丸、帕夫林胶囊、昆仙胶囊、祖师麻片、益肾蠲痹丸、血塞通胶囊、七厘散、盘龙七片、痹祺胶囊等。

(2)热证:二妙丸、三妙丸、四妙丸、湿热痹颗粒(片/胶囊)、知柏地黄丸、帕夫林胶囊、昆仙胶囊、祖师麻片、血塞通胶囊、七厘散、盘龙七片、痹祺胶囊等。

(3)静脉滴注中药注射液:①兼见瘀血证者,可辨证使用注射用血塞通、丹参注射液或冻干粉等；②兼见颈项脊背僵痛不舒者，可辨证使用葛根素注射液等。

3.外治法辨证论治　根据病情及临床实际，选择中药热敷、烫熨治疗和中药热奄包、中药离子导入、中药蒸汽、手法按摩、红外线疼痛治疗、中药熏洗、仿真推拿手法治疗、中药药罐疗法和电磁治疗、超声药物透入、中药穴位贴敷、半导体激光照射治疗、拔罐和走罐、中药涂擦、膏摩，定向透药治疗，可配合智能型中药熏蒸汽自控治疗仪、腿浴治疗器、足疗仪、磁振热治疗仪、特定电磁波治疗仪、数码经络导平治疗仪、智能通络治疗治疗、多频率微波治疗仪、特定电磁波治疗仪、多频率微波治疗仪、特定电磁波治疗仪仪器进行治疗。需注意若患者有皮疹或皮肤损害时，暂不用外治法。

（罗宗义）

第十三章　肿瘤疾病

第一节　原发性肝癌

一、原发性肝癌的诊断

原发性肝癌是指原发于肝实质细胞或肝内胆管细胞的癌肿，是成年人最常见的肝脏恶性肿瘤，其中以肝细胞癌最多见，占90%～95%，本章主要论述肝细胞癌。

(一)对甲胎蛋白(A-FP)诊断价值及肝癌术后预后的评价

1.A-FP对原发性肝癌的诊断价值

(1)A-FP由胚胎幼稚肝细胞、卵黄囊细胞、肝癌细胞等产生，少数来自胚胎消化道，为590个氨基酸组成的糖蛋白，半衰期3～7天，对肝细胞癌(HCC)诊断的阳性率占60%～70%。在HCC的普查、早期诊断方面有着重要的地位。对于A-FP≥400μg/L超过1个月，或者≥200μg/L持续2个月应该高度怀疑肝癌。

有30%～40%HCC患者A-FP阴性，多数文献报道：A-FP的阳性、阴性与HCC的分化程度有关，中度分化多呈阳性，而低、高分化以及HCC已坏死液化者往往呈阴性，换言之：A-FP对中度分化HCC的诊断价值高，对低、高分化HCC的诊断价值稍差，而对胆管细胞癌价值不大。但最近研究表明，分化程度与A-FP之间无明显相关性，影响HCC血清中A-FP含量高低的主要因素是肝癌组织中A-FP分泌型癌细胞的比例，值得关注。

(2)A-FP升高也常见于正常妊娠和生殖腺胚源肿瘤、消化道肿瘤，尤其是胃癌肝转移患者，同时也常见于慢性活动性肝病、肝硬化等非肿瘤性疾病。发生于胃肠、胰腺可引起血清A-FP升高的腺癌称为肝样腺癌。

1)妊娠第6～7周，母体血清中可出现A-FP，12～14周达到高水平，分娩5周后恢复正常，半衰期4～5天，定量值往往小于200μg/L。

2)生殖腺胚源性癌细胞也可产生A-FP，定量值可以≥1000μg/L，但体检和影像学检查往往能发现睾丸或腹膜后胚胎残存组织肿块，容易与HCC鉴别诊断，有效治疗后A-FP逐渐下降，半衰期约5天。消化道肿瘤，特别是胃癌，尤其是有肝转移的胃癌，常见A-FP增高，个别甚至可高达400μg/L以上。所以在A-FP增高的病例，若肝内未发现占位性病变时，应注意胃肠道的相关检查，若肝内呈现肝转移癌影像学图像的占位性病变，而胃肠道能查找到原发癌，即可明确诊断。

3)慢性活动性肝病、肝硬化时，A-FP 升高值往往小于 200μg/L，但也有≥1000μg/L 的极少数病例，为一过性增高，短期内往往下降。

A-FP 升高伴 ALT 的同步升高，通过积极护肝治疗，随着肝功能恢复，ALT 与 A-FP 同步下降，临床称为同步化关系；HCCA-FP 升高往往不伴随 ALT 同步上升，呈背离关系，大多数 HCC 病人 ALT 在正常范围内波动，翻倍升高病人比较少见。

A-FP 分为扁豆凝集素（LCA）结合型和非（LCA）结合型两种异质体，HCC 往往 LCA 结合型异质体升高，往往比例＞25％，而肝脏良性病变往往 LCA 非结合型异质体升高，而 LCA 结合型往往＜25％，有较高的鉴别诊断价值。肝样腺癌 A-FP 往往以 LCA 非结合型为主。

2.A-FP 对 HCC 术后预后的评价

(1)A-FP 阳性肝癌病人根治术后 A-FP 定量值逐渐下降，通常两个月左右恢复正常，如果不下降或下降不到正常值以内，表明有癌残留或者肝内播散的可能，提示预后差。

(2)HCC 术后 A-FP 下降的半衰期是判断预后的重要指标。A-FP 半衰期的计算公式：

$$T_{1/2}=\frac{0.693\times(\text{两次检测 A-FP 的间隔时间})}{\ln X-\ln Y}(\text{天})$$

（X、Y 表示两次检测的结果，ln 为自然对数）

$T_{1/2}$＜9.5 天，表明手术的根治彻底，局部复发、远处转移率低，预后好，反之提示预后差。

（二）A-FP 阴性 HCC 病人三种重要标记物

1.γ-谷氨酰转移酶及其同工酶Ⅱ(GGTⅡ)

应用聚丙烯酰胺梯度电泳分离法可将 y-GT 分离出 12～13 条区带，其中 GGTⅡ带和Ⅱ’带是肝癌特异性同工酶区带。一般报道 GGTⅡ对原发性肝癌诊断的阳性率为 25％～75％，与 A-FP 无关；国内少数文献报道对肝癌的敏感性近 80％，优于 A-FP，特异性为近 95％，认为是诊断 HCC 较好的标记物之一；A-FP 阴性肝癌患者 GGTⅡ阳性率 70％左右。

2.异常凝血酶原(DCP，又称 Y.羧基凝血酶原，AP)

HCC 使凝血酶原前体生成亢进，大量的前体羟化不完全，产生大量的异常凝血酶原(PIVKA-Ⅱ)，是一种新的肝癌标记物。正常人 AP 或 DCP 值＜30ng/ml，诊断原发性肝癌的阳性率 55％～75％，对 A-FP 阴性肝癌阳性率 60％左右，有助于鉴别诊断。

临床上以 AP＞300ng/ml 为肝癌的诊断标准，而活动性肝病、转移性肝癌往往轻度升高，定量值往往小于 42ng/ml。小肝癌阳性率低，早期诊断不够理想。

肝癌 AP 升高必须与维生素 K 缺乏所引起的升高相鉴别，正常凝血酶原由肝细胞合成，如果肝功能正常，而维生素 K 缺乏时，只产生具有凝血酶原抗原性而无凝血功能的异常凝血酶，又称维生素 K 缺乏诱生的蛋白质(PIVKA-Ⅱ)。

3.岩藻糖苷酶(A-FU)

广泛存在于动物、人体组织液中的溶酶体水解酶，原发性肝癌血清中 A-FU 活性显著高于既发性肝癌和肝硬化，对 A-FP 阴性肝癌阳性率 80％左右。

4.其他辅助诊断标记物

其他辅助诊断标记物，例如：高尔基体蛋白73(GP73)，5-核苷酸磷酸二酯酶(5′NPD)、醛缩酶同工酶A(ALD-A)和胎盘型谷胱甘肽S-转移酶(CST)等，还有铁蛋白(FT)和酸性铁蛋白(AIF)等，对HCC的诊断有一定的作用。也有部分HCC患者可有CEA和CA_{199}等异常增高。

(三)影像学检查

影像学检查在临床上已广泛应用，常用的诊断手段有B超、彩色多普勒血流成像(DCFI)、电子计算机X线体层显像(CT)、磁共振成像(MRI)、正电子发射体层显像(PET)、X线肝血管造影(DSA)等，能发现φ0.5～2cm的肝脏占位性病变，使肝癌的诊断从临床期诊断转变为亚临床诊断，为肝癌的早期发现、早期诊断、早期治疗奠定了基础。

1.超声检查

超声检查具有元损伤、无放射线、简便、价廉、敏感性高、可重复等优点。能显示肿瘤的大小、形态、部位、肿瘤与血管的关系、肝静脉、门静脉有无癌栓等，诊断符合率达90%左右。高分辨率超声对0.5～2cm的肝内微小灶发现率高，但定性诊断准确率仅为58%左右，采用超声对比如铁、钆等声学造影，定性率提高。实时US造影(超声造影CEUS)可以动态观察病灶的血流动力学情况，有助于提高定性诊断。

原发性肝癌图像：病变向肝表面隆起，周围常有声晕，回声可表现为低回声型、高回声型和混合回声型；大肝癌呈高回声或混合回声，中心坏死液化区无回声。

因肺、胃等器官遮盖，存在肝脏的盲区，容易造成病变遗漏，尤其是右膈下，左外叶上段，内镜超声能弥补不足；肝实质深部的微小病灶与肝硬化结节较难鉴别，彩色多普勒通过血流情况比较对鉴别诊断有帮助；超声检查的准确性与操作者的经验和检查的细致程度也密切相关，应予以重视。术中超声直接在开腹后在肝脏表面探查，避免了超声波衰减和腹壁、肋骨的干扰，往往可发现术前CT、超声检查未能发现的肝内小病灶，对于探查病人尤为适用。

2.计算机X线体层扫描(CT)

CT是一种安全、具有高分辨率的检查方法。能显示肿瘤的大小、位置、数目及肿瘤与周围脏器及大血管的关系，对肝门淋巴结、胰周淋巴结转移的分辨率高，对肝癌定位诊断有较高的价值，可检出φ1cm左右的早期肝癌。特别是多排螺旋CT，扫描速度极快，数秒内即可完成全肝扫描，避免了呼吸运动伪影，同时能进行多期动态增强扫描，最小扫描层厚为0.5mm，显著提高了肝癌小病灶的检出率和定性准确率。

结合增强扫描可以判定病变的性质，对肝癌与血管瘤鉴别诊断价值较高；平扫时肝癌多为低密度影，部分有包膜的肝癌可显示晕圈征，较大的肝癌可见更低密度的坏死区，少数肝癌可见钙化；增强扫描，肝癌在A期尤其在注射造影剂20秒内强化最为明显，病灶密度高于周围肝组织，30-40秒后，造影剂进入组织间隙而转入实质期，病灶又恢复低密度影，在静脉期其强化不及周边肝组织，而在延迟期则造影剂持续消退，具有高度的特异性，临床上称为快进快出；螺旋CT血管造影(CTA)系经周围V高速注入碘造影剂，在靶血管造影剂充盈的高峰期，用螺旋CT对其进行快速容积数据采集，合成三维血管影像，通常采用最大密度投影(MIP)或者表面遮盖显示(SSD)成像方法，便于临床医师术前了解肿瘤与周围血管之间的关系，有利于更好地制定手术计划，且具有创伤小，检查时间短，病人无痛苦等优点；肝A碘油栓塞后3～4周再进行CT扫描更能有效地发现肝内小病灶(碘油CT)。目前CT已经成为肝癌诊断最重要的常规手段。

3.磁共振显像(MRI)

MRI无电离辐射，能获得横断面、冠状面、矢状面三维图像，对肿瘤与肝内血管的关系显示更佳；对软组织分辨率高；鉴于MRI组织分辨率高，能多参数、多方位、多序列成像等特点，对肝脏局灶性增生结节、肝腺瘤、肝血管瘤与肝癌的鉴别诊断以及对肝内小病灶的检出、血管侵犯情况、肿瘤内部结构、肿瘤坏死状态等可能优于CT，故MRI可作为CT检查的重要补充。特别是高场强MR设备的不断普及和发展，使MR扫描速度大大加快，可以和CT-样完成薄层、多期相动态增强扫描，充分显示病灶的强化特征。另外，MR功能成像技术(如弥散加权成像、灌注加权成像和波谱分析)以及肝细胞特异性对比剂的应用，均为病灶的检出和定性提供了有价值的补充信息，有助于进一步提高敏感性和定性准确率以及全面、准确地评估多种局部治疗的疗效。

采用钆离子螯合剂作对比增强成像，可提高MRI对微小病灶的检出率，并有助于定性诊断；原发性肝癌在T_1加权像为低信号占位，少数为等信号和高信号，坏死液化区信号更低，伴出血或脂肪变性则局部高信号区；在T_2加权像上，绝大多数肝癌表现为强度不均匀的高信号区，少数可呈等信号区，液化坏死区信号强度更强；门静脉或肝静脉癌栓在T_1加权呈稍高的信号，在T_2加权呈较低信号强度。

以上三种重要的影像学检查技术，各有特点，优势互补，应该强调综合检查，全面评估。国外多项指南都强调多排CT扫描/或动态对比增强MRI检查，需要进行平扫期、动脉期、静脉期和延迟期的四期扫描，病灶局部5mm薄扫，应高度重视动脉期强化的重要作用。

4.肝动脉造影

肝动脉造影对小肝癌的定位诊断优于目前其他各种方法，采用超选择肝动脉造影或数字减影肝动脉造影(DSA)，可显示0.5～1.0cm的微小肿瘤及其血供情况。

由于肝动脉造影为侵入性检查，有创伤性，一般不作为首选。应用指征：①临床高度怀疑肝癌或A-FP阳性而其他检查正常者；②常用的影像学检查如彩超、CT、MRI、有1～2种考虑PHC，但另一个方法又不支持者；③术前疑存1～2cm子灶需要准确确定子灶的位置、数目来指导手术者；④行肝动脉栓塞或化疗者。

DSA的主要图像特征(PHC)：早期A相有肿瘤血管团；肿瘤实质期显示肿瘤染色；较大肿瘤可见肝内动脉变形、移位、增粗；肝内A受侵可呈锯齿状、串珠状或僵硬状态；有时可见动静脉瘘、肿瘤包绕A征象以及“池状”或“湖状”造影充盈区等。

即使DSA临床应用逐渐减少，但仍不可缺少，甚至国内外一部分学者认为：对于术前影像学检查为局限性可切除肝癌，也应进行术前血管造影，因其可发现其他影像学手段无法发现的小病灶和明确有无血管侵犯，为术前准备创造条件和避免了不必要的手术创伤。

5.正电子发射计算机断层成像-CT(PET-CT)

PET-CT是将PET与CT融为一体而成的功能分子影像成像系统，既可由PET功能显像反映肝脏占位的生化代谢信息，又可通过CT形态显像进行病灶的精确解剖定位，并且同时全身扫描可以了解整体状况和评估转移情况，达到早期发现病灶的目的，同时还可了解肿瘤治疗前后的大小和代谢变化。但 PET-CT 对肝癌诊断的敏感性和特异性需进一步提高，且在我国大多数医院未普及，不推荐作为肝癌的常规检查方法，可以作为补充检查方法。

6.发射单光子计算机断层扫描(ECT)

ECT 全身骨显像有助于肝癌骨转移的诊断，可较 X 线和 CT 检查提前 3～6 个月发现肝癌骨转移病灶。

(四)病理学检查

病理学诊断是原发性肝癌的组织学诊断，是最为可靠的诊断依据。现代病理学进展很快，已从常规的组织细胞水平发展到超微结构和分子水平；除应用常规的细胞学和组织学技术外，还充分利用了敏感性、特异性更高的免疫组织化学技术；不仅能从形态学得出诊断，还能检测瘤细胞的增殖活性、生物学行为，把肿瘤的病理诊断与肿瘤的发生学、预后判断有机地结合起来。因此现代病理学对肝癌的正确诊断、预后的判断和治疗方案的选择等发挥着越来越重要的作用。肝脏占位病灶或者肝外转移灶活检或手术切除组织标本，经病理组织学和(或)细胞学检查是诊断 PHC 的金标准。如果 CT 和 MRI 影像学特征不典型，或者两者显像不一致，建议肝穿刺活检，但必须强调，即使穿刺阴性结果并不能完全排除 HCC，仍需随访追踪。

1.大体病理分型

临床常用 1979 年全国肝癌病理协作会议的分型标准，根据标准将原发性肝癌分为块状型、结节型、弥漫型、小肝癌型四型。

(1)块状型

最为多见，其中 5cm≤肿瘤直径＜10cm 称为块状型；φ≥10cm 称为巨块型。瘤体的数目以单个为多见，少数病人可以出现多个病灶或多个病灶融合成巨块；生长方式以膨胀性生长为主，形态较为规则，往往有完整包膜，肿块周围可以出现卫星结节；巨块型往往中央区域供血不足，容易出现液化性坏死，部分病人可突破包膜出现瘤体破裂出血；一般肝硬化程度较轻或不伴肝硬化，手术切除率高。

(2)结节型

肝脏出现大小和数目不等的癌结节，呈结节状，包括单结节、多结节或结节融合，最大直径不超过 5cm。结节常与周围组织界限不清，多伴有肝硬化，恶性程度偏高，预后较块状型差。

(3)弥漫型

米粒至黄豆大小的癌结节密布全肝，肉眼不易与肝硬化结节相鉴别。无法手术切除，恶性程度高，病情发展迅速，预后差。

(4)小肝癌型

1981 年以后定义为：肝脏出现单个、直径≤3cm 的癌结节，或者两个相邻的癌结节之和≤3cm。

病理特点：包膜多完整，合并肝硬化轻，分化程度较好，恶性程度偏低，癌栓发生率低，其中单结节占 60%～70%，手术切除率高，预后好。

2.组织学分型

分为肝细胞癌、胆管细胞癌、混合型癌三种类型。

(1)肝细胞癌

由肝细胞恶变而来,占 PHC 的 90%以上,最为常见。

肝细胞癌组织结构与正常肝组织结构类似,癌实质由肝细胞梁索状结构组成,间质由血窦组成;细胞呈多角形,核大深染,核仁明显;形态结构呈梁索状、实体状或纤维硬化状;按肝细胞癌的分化程度和形态结构分为四级,有利于恶性程度的判断。

Ⅰ级:为高分化肝癌,癌细胞排列呈梁索状,也称为梁索型肝细胞癌;间质没有或极少有结缔组织纤维,此为肝细胞癌重要的形态特点;癌细胞间往往可见不同程度扩张的毛细胆管,并可含浓缩的胆汁,说明癌细胞仍可分泌胆汁,癌细胞间毛细胆管的出现对于肝细胞癌的病理诊断具有决定性意义。

透明细胞型肝癌属于梁索型或腺泡型肝细胞癌的变异类型,实质上是由肝细胞癌发生水样变性、脂肪变性、大量糖原沉着或几种改变兼而有之的结果。透明细胞散在或成片出现,可占癌组织的 30%~100%,该型预后较好。

Ⅱ级:为中度分化型肝癌,为小型腺泡样结构或菊花样结构为主的 HCC,也称为腺泡型肝细胞癌;腺泡样或菊花样结构是由癌细胞围绕扩张的毛细胆管而排列构成,毛细胆管扩张越明显,腺泡样结构就越清楚;癌梁索往往较宽,厚达数 10 个细胞,间质除毛细胆管外,结缔组织稍多于梁索型,该型较易侵入门静脉分支。

Ⅲ级:为低分化肝癌,癌细胞的梁索状排列极不规则,癌细胞核间变更明显,癌梁索通常增厚达到 10 个细胞以上,呈实体状,但仍可见到腺泡样结构。

Ⅳ级:已丧失模拟肝组织结构的特征,既无梁索状排列,也无腺泡样结构;胞浆不呈嗜酸性而呈嗜碱性,间质结缔组织较多,但少数区域仍可见癌细胞有肝细胞的特征而作为病理诊断的依据;此型颇为少见,为未分化型肝癌。

特殊类型:纤维板层型肝癌(FLC)是肝细胞癌的变异,因临床病理特征与普通肝细胞癌有明显区别而单独列出;病理特点:间质异常广泛纤维化而呈纤维板层状;胞浆丰富,强嗜酸性,胞浆内可见苍白小体和嗜酸性小体,前者常有纤维蛋白原存在,后者有 α_1 抗胰蛋白酶聚集;核仁突出,多为单个,核分裂象罕见;肿瘤染色后可发现铜(C_u)和铜结合蛋白,为该瘤典型特征之一。

该瘤 2/3 位于肝左叶,约 2/3 患者可触及腹部肿块;35 岁以下患者的比例高达 40%,多无肝硬化与黄疸,占肝细胞癌的 1%~2%;往往 HBSAG(-)、A-FP(-)、病灶局限;手术切除率高达 50%~75%,诊断后平均生存时间 32~68 个月,预后好。

(2)胆管细胞癌

指发生于肝内胆管的恶性肿瘤,占 PHC5%左右;发病年龄较 HCC 大,大多数病人为 60 岁左右;很少发生肝硬化,但发生肝门淋巴结和肺转移率高,发生门静脉癌栓,血性腹水少;病因迄今未明,可能与放射性元素(钍)污染(一种放射性元素,银灰色,质地柔软,为原子能工业核原料)、肝结石、肝华支睾吸虫感染、肝囊性变、慢性肠炎等有关。

胆管细胞癌均为发生于肝内胆管上皮的腺癌。呈腺管状,细胞间质丰富,纤维结缔组织增多;胞浆透亮,有时为颗粒状;核较 HCC 小,核仁较 HCC 模糊,癌细胞常有粘液产生,但无胆汁形成。

胆管细胞癌常分为：①乳头状腺癌(高分化腺癌)：多数形态学上具有突出的乳头状结构；②管状腺癌(中等分化腺癌)：由大量异型细胞和大小不一腺管组成，发生率高；③低分化腺癌：由多形细胞、印戒细胞或围成腺泡状结构的细胞组成，偶可见管状结构；④粘液癌：细胞及管腔内有粘蛋白分泌，细胞外存有大量粘蛋白；⑤特殊类型：腺鳞癌、粘液表皮样癌、鳞状上皮癌、类癌、未分化癌等，占极少数。

(3)混合型癌

在同一肝癌肿块内，肝细胞癌和胆管细胞癌同时存在，临床上最为少见。占全部 PHC 的 4010 左右，发生年龄、性别、临床症状、生化指标等与 HCC 差异不大，但 A-FP 水平相对较低，绝大多数病例 CEA 呈阳性。

3.按肝癌的生长方式分型

按肝癌的生长方式可分为膨胀型、浸润型、多灶型、特殊型。

膨胀型边界清楚，常有包膜形成，多见于日本和我国；浸润型多见于美国；多灶型多见于南部非洲，常不伴肝硬化；特殊型如带蒂外生型，肝内门静脉癌栓而无肝内实质性肿块等。

4.病检组织的提取方法

目前临床上多采用针吸肝脏穿针活检、腹腔镜活检、经颈静脉活检、剖腹楔形活检、肝叶切除以及肝移植时全肝切除等方法提取病检组织。

因超声的广泛应用，经皮肝穿空芯针活检或细针穿刺(FNA)有可能定位于直径 2cm 的病灶内进行，超声造影下进行肝穿活检可大大提高阳性诊断率，在 A-FP 阳性患者中，穿刺诊断成功率为 70%以上，因此不少学者推荐粗针肝穿诊断作为常规诊断方法。

腹腔镜活检、经颈静脉活检因钳取的组织比经皮穿刺的还要小，且容易碎，阳性率均不高，前者有助于结节性肝硬化和局灶性肝病的诊断，后者适用于凝血酶原时间很长，有出血倾向或有明显腹水的肝病患者。

外科剖腹楔形活检组织比较大，最小应在 $1.0\times1.0\times1.0cm^3$，诊断率高。

肝叶切除术(含不规则切除术)标本以及肝移植时全肝切除标本均应常规做病理学检查，有利于组织学分类和疾病的分期，为综合治疗提供依据。

5、肝癌的代表性免疫组化

肝细胞癌的代表性免疫组化染色：肝细胞抗原示细胞质阳性。多克隆性癌胚抗原(PCEA)示细胞膜(毛细胆管)阳性。C_{D34}示微血管弥漫阳性，提示肝窦微血管弥漫性分布。磷脂酰肌醇蛋白-3(GPC-3)通常在 HCC 癌细胞的细胞质内表达。对于小病灶的肝活检组织病理学检查，应由经验丰富的病理学家实施和评估。也可进行 GPC-3、热休克蛋白 70(HSP)和谷氨酰胺合成酶(GS)染色，如 3 项中有 2 项阳性可以诊断为 HCC。

肝胆管细胞癌起源于胆管二级分支以远的肝内胆管上皮细胞，它的代表性免疫组化染色：细胞角蛋白 19(CK19)和粘糖蛋白-1(MUC-1)示细胞质阳性。混合性肝癌为一个肝癌结节内同时存在 HCC 和 ICC 两种成分，生物学行为介于两种类型之间。

病理学检查是诊断 PHC 的金标准，但仍需特别重视结合临床，一份完整的病理报告单的内容应包括：肿瘤的部位、大小、数目、生长方式、细胞和组织类型、病理分型、分化程度、血管和包膜侵犯情况、卫星灶、转移灶以及癌旁组织情况，还应附有肝癌药物的靶向分子、分子标记物、生物学行为和免疫组化检测结果等，以供临床参考。

6、结合肝细胞癌的大体分型确定小肝癌的定义

早期诊断的核心是早期发现小肝癌，这是提高疗效的关键。一般而言。体积越小，其生物学行为越呈良性，治疗效果好，治疗方法越多，相反体积越大，其生物学行为越呈恶性，治疗效果越差。肿瘤直径在1cm以下的称微小癌，肿瘤直径在1～3cm的称小肝癌，3～5cm的称中肝癌，5cm以上称为大肝癌。10cm以上为巨块型肝癌，而全肝散在分布小癌灶，类似肝硬化结节，称为弥漫性肝癌。目前我国小肝癌标准：单个癌结节的最长径≤3cm；多个癌结节数目不超过2个，其最长径之和≤3cm。

但必须强调小肝癌不等于早期肝癌，其手术切除的疗效也不一定很好，有些小肝癌早期就出现了微小转移灶；另外，极早期的肝癌并不代表肝功能为早期，处于代偿状态，即A级，也不代表是可切除的。

二、原发性肝脏的手术治疗

肝脏的治疗目标：早、中期病人力求根治，晚期力求减轻痛苦，延长生存期，提高生活质量。PHC的治疗应确保早期、综合、积极这三个重要的原则，治疗方案的选择必须结合病人的病理、分期、肝功能的状态、病人的一般状况等综合考虑，充分遵循个体化的原则，坚决反对不结合病人具体实际千篇一律、照本宣科的固定治疗模式。

理论需结合实践，按理论设计的治疗方案应经得起实践的检验，一方面理论能指导实践，另一方面实践又可以不断修正和完善理论观点。我们认为按理论设计的治疗计划并不适宜每一个个体，对于达不到治疗的目的、治疗失败的个体病人而言属于治疗方案选择错误，每个病人都有各自的特殊性，应充分尊重每一个特殊的个体，治疗方案应因人而异。

应权衡利弊，一旦实施治疗，病人应当在治疗中受益，应益大于弊，应放弃弊大于利的治疗方案，不得为了治疗而治疗，也不得过度治疗。

（一）肝脏切除术的种类

1.规则性与非规则性肝切除

根据手术是否按肝脏分叶、分段解剖将肝脏手术分为规则性与非规则性肝切除术两类。规则性肝切除是指切肝前预先解剖、阻断或断离相应肝叶、肝段的入肝血流，然后按解剖学标志切除相应的肝段、肝叶、半肝或三叶的所有肝组织。随着手术技术的改进，切肝前不需预先解剖肝门及入肝管道，仅间歇性阻断肝门，减少出血，将相应解剖部位的肝叶或肝段完整切除，也符合规则切除的要求。非规则性肝切除术是指切肝前不预先解剖和离断直接供应肿瘤及肿瘤周围组织的入肝血流，切除范围仅包括肿瘤和肿瘤周围肝组织，而不是解剖部位完整的肝叶或肝段，即切除的范围与肝段、肝叶分布并不一致。

经典的规则性肝叶切除通常包括：肝左外叶切除、左半肝切除、左三叶切除、右半肝切除、肝右三叶切除、右后叶切除等。

规则性肝段切除包括单段肝切除及联合肝段切除，手术中某肝段的完整范围常在B超指导下确认，常见的规则性肝段切除：Ⅳ段肝切除术、Ⅴ段肝切除术、Ⅵ段肝切除术、Ⅶ段肝切除

术、Ⅷ段肝切除术、Ⅴ-Ⅵ联合切除、Ⅶ一Ⅷ肝段联合切除等。

不规则性肝切除术包括:肿瘤剔除术、楔形切除、局部切除,部分切除等。自20世纪70年代以来,肝脏局部切除术在我国逐渐开展,目前此手术已成为我国肝癌外科治疗中最主要的肝脏切除术式。在世界范围内我国也是肝脏局部切除治疗经验最为丰富的国家之一,所取得的成果举世瞩目。唇形切肝法的肝切口形状为唇形,关闭肝断面恰似口唇闭合一样,故命名为唇形切肝法,该法是肝脏局部切除术最常见的一种,因肝断面并发症少,有逐渐普及的趋势。

下面简要介绍几种常见的肝切除方法:

(1)右半肝切除术

1)术前准备:围手术期给予抗生素,纠正任何血液成分的缺乏。通过术前检查应尽可能地排除肺及腹腔的转移。

2)麻醉:要求用对肝脏潜在损害最小的全身麻醉。

3)体位:取右侧抬高约30°体位以便操作。

4)手术准备:消毒准备胸部和腹部的皮肤。建立适当的静脉通道。

5)切口与暴露:右肋缘下切口或双侧肋缘下"人"形切口,或从剑突上方至脐下的长的正中切口或倒T形切口。

6)手术步骤:

探查:明确肝右叶肿瘤的位置及有无左肝播散,术中超声有利于判断并可明确与主要血管的关系。探查温氏孔了解能否控制肝十二指肠韧带。对肝转移癌,尤其需注意douglas腔以及整个结肠、小肠、肠系膜、大网膜和腹膜,腹盆腔有多处病灶转移者应取消预期手术。

游离肝脏:离断肝圆韧带、镰状韧带及右三角韧带,游离肝裸区将肝脏与膈肌分离,而左三角韧带起到稳定和支持肝左叶的作用,可不予以切断。肿瘤侵及膈肌不是肝切除的绝对禁忌证。

解剖肝门:胆囊床是肝左、右叶的脏面分界点,切除胆囊对于分离和暴露右肝近肝门处的管道尤为重要。第一肝门处,先分离并切断右肝管,可行贯穿缝合或双重结扎;然后分离并暴露肝动脉,因肝动脉位置常有变异,术者应仔细阅读血管造影片并牢记左、右肝动脉血供的变异,尤其警惕肝右动脉起源于肠系膜上动脉的变异,必须肯定肝左动脉没有阻塞或没有损伤后才可结扎切断肝右动脉;再暴露门静脉左、右分支,离断门静脉右支;其中注意切开肝门板,在其下方游离出左肝管、肝左动脉及门静脉左支,这些管道在肝圆韧带附近进入肝脏。将右肝向左侧翻转,显露第三肝门处下腔静脉右侧的肝短静脉,小心牢固地结扎这些小血管。之后沿肝后下腔静脉向上分离并暴露第二肝门的肝右静脉,离断后断端妥善缝合。

离断肝实质:出入右肝管道离断后出现的右肝组织变色线即为左、右肝叶的分界线,在肝表面上用电刀标记。然后沿此线分离肝实质,保留断面出现的血管及胆管需仔细一一结扎,且彻底止血。离断面应能显露肝中静脉主干全长,其右侧属支在根部一一结扎离断;而主干本身则视肿瘤侵犯程度而决定是否保留。标本术中快速病理检查以确定肝切缘无瘤。检查肝左叶的入肝管道并确认无扭曲成角,可将残余镰状韧带重新缝合以固定左肝。于右膈顶置引流管。

(2)左半肝切除术

1)术前准备:同右半肝切除。

2)麻醉:同右半肝切除。

3)体位:右侧稍抬高体位。

4)手术准备:同右半肝切除。

5)切口与暴露:双侧肋缘下“人”形切口,或从剑突上方至脐下的长的正中切口或倒T形切口。

6)手术步骤:仔细探查腹盆腔有无转移病灶,尤其是肝转移癌,任何可疑处应取标本送冷冻切片证实;检查肝脏以明确左肝病灶范围及有无右肝转移;探查温氏孔了解能否控制肝十二指肠韧带。离断肝圆韧带、镰状韧带、左冠状韧带及左三角韧带并与膈肌分离,打开小网膜囊。因肝左叶内侧缘延伸至胆囊床,故切除胆囊可为分离找出主要入肝管道提供更好的暴露。解剖第一肝门,分别分离出左肝血管及胆管并离断结扎,同时确认右肝入肝管道无损伤或扭曲成角;或者在左侧Glisson鞘的起始部位将左Clisson鞘一并处理,也安全有效。向足侧牵引肝左外叶,充分显露第二肝门并分离、暴露肝左、中静脉汇合干,通过肝实质缝扎肝左静脉主干根部以阻断血流,必要时可借助术中超声判断;肝中静脉则视肿瘤侵犯程度而决定是否保留,如不保留肝中静脉,可在肝外将肝左、中静脉汇合干直接处理,而不单独处理肝左静脉。翻转左尾状叶与下腔静脉分离,离断左侧的下腔静脉韧带并一一离断结扎左侧肝短静脉。沿出入左肝管道离断后出现的左、右肝分界线,离断肝实质,保留断面出现的血管及胆管需仔细结扎,且彻底止血。放置引流管。原则上对于原发性肝癌,左半肝切除是指左半肝和左侧尾状叶的一并切除;保留尾状叶的术式适合肝转移癌和肝移植供肝者。

(3)左外叶肝切除术

1)术前准备:同左半肝切除。

2)麻醉:同左半肝切除。

3)体位:右侧稍抬高体位。

4)手术准备:同左半肝切除。

5)切口与暴露:同左半肝切除。

6)手术步骤:进腹后先确认肿瘤局限于肝左外叶而无其他部位转移,探查温氏孔,了解能否控制肝十二指肠韧带。离断肝圆韧带、镰状韧带、左冠状韧带及左三角韧带并与膈肌分离,打开小网膜囊。将左外叶向足侧牵拉,显露第二肝门,在肝左静脉主干根部(相当于镰状韧带膈面附着点延长线上)将其贯穿缝扎。离断肝实质时可采用Pringle法或半肝阻断法,沿镰状韧带左侧1cm预切线切开肝包膜,分离肝实质,找到门静脉矢状部后,在其左侧离断结扎Ⅱ、Ⅲ段Glisson系统;或在门静脉矢状部左侧游离出Ⅱ、Ⅲ段Glisson系统结扎离断后再切肝。由下至上分离肝组织,最后在肝左静脉根部结扎离断之。保留的肝断面仔细缝扎小胆管或小血管以防出血与胆瘘。可将镰状韧带向下翻转,与静脉韧带对合缝合覆盖肝断面,以利于断面止血。在温氏孔和肝断面留置引流管。

(4)中肝叶切除术

1)术前准备:同右半肝切除。

2)麻醉:同右半肝切除。

3)体位:同右半肝切除。

4)手术准备:同右半肝切除。

5)切口与暴露:同右半肝切除。

6)手术步骤:此区域肿瘤可与第一、二肝门关系密切,紧邻肝内主要的大血管,术中超声有助于分析肿瘤与管道之间的关系。离断肝圆韧带、镰状韧带、左右冠状韧带,游离第二肝门显露出肝右静脉和肝左中静脉汇合干,经肝实质缝扎肝中静脉主干根部。切除胆囊并沿肝门右切迹分离显露 Glisson 系统右前支,在根部结扎离断。在左纵沟右侧分离出左内叶肝动脉并结扎离断,在左横沟上缘切开肝包膜后,确认左内叶肝管及左内叶门脉支,予以结扎离断。阻断肝门血流,分别沿左、右叶间裂膈面标线向下断肝,结扎肝内小血管和胆管并离断,当靠近下腔静脉时注意避免损伤,将下腔静脉前方的肝短静脉结扎离断,最后切断已结扎的肝中静脉移去标本。肝断面彻底止血,有条件的对拢缝合固定,注意避免扭曲第一肝门血管与胆管。温氏孔和肝切除创面低处各置引流管一根,开胸者并置胸腔引流。

7)中肝叶切除术注意点:①如肝门粘连或肿块较大,可先游离肝脏后,采用常温下肝门间断阻断法,将中肝切除,所有中肝血管均在肝内处理。此方法简单,操作方便,但必须十分熟悉肝中叶的解剖;②第二肝门处结扎和切断肝中静脉时,不可损伤肝左、肝右静脉;③中肝叶切除时,切面斜向下腔静脉,两侧于下腔静脉前会师,标本应呈楔形,膈面宽,脏面窄。

(5)右后叶肝切除术

1)术前准备:同右半肝切除。

2)麻醉:同右半肝切除。

3)体位:同右半肝切除。

4)手术准备:同右半肝切除。

5)切口与暴露:同右半肝切除。

6)手术步骤:首先阻断肝门控制出血,沿肝门右切迹外侧分开肝实质,找出门静脉的右后叶分支及胆管、动脉支予以结扎,当再放松肝门后,即显示右后叶的分界线,再阻断肝门,沿此分界线切开肝实质,所遇血管及胆管均在肝内结扎,肝右静脉及肝短静脉处理同右半肝切除术。肝圆韧带及镰状韧带固定于原位。膈下置引流管一根。如开胸,应置胸管引流。

7)右后叶肝切除注意点:如术中肝门右切迹解剖困难,或这些管道结扎后右后叶分界不明显,可先结扎肝右静脉,再沿肝右静脉走向切除右后叶。

(6)肝右三叶切除术

肝右三叶切除包括右前叶、右后叶和左内叶的一并切除,有时也包括尾状叶,在解剖学上是肝脏切除范围最广的。位于该区域内的肿瘤主要为巨块型,呈膨胀性生长。行此术式的几乎都是无肝硬化的正常肝脏,作为残肝的左外叶一般都有增大,否则术后发生肝衰的可能性增大。故需谨慎为之。

1)术前准备:给予抗生素,纠正任何血液成分的缺乏。通过图像扫描(CT、MRI 或 PET)及肝血管造影定位肝内病灶。

2)麻醉:需全身麻醉。建立适当的中心静脉通道。

3)体位:同右半肝切除。

4)手术准备:因切口可能从胸骨下段延伸至脐下,胸部和腹部的皮肤均需准备。

5)切口与暴露:该手术需要大范围的暴露。将右肋缘下切口延伸至左肋缘下,且在中线处向上延至剑突,或倒T形切口均对暴露有帮助。

6)手术步骤:术中超声确认肝右叶及左内叶肿瘤侵犯程度;仔细探查腹盆腔,若有多处的种植转移则应取消此手术,但也有人选择切除或电灼偶然发现的很小的转移灶,尔后继续施行肝切除;探查温氏孔了解能否控制肝十二指肠韧带。离断肝圆韧带、镰状韧带、左右冠状韧带、右三角韧带,游离第二肝门显露出肝右静脉和肝左、中静脉。切除胆囊并清楚地暴露出右肝管对于防止损伤与左肝管相连的肝总管分叉处至关重要,离断右肝管,如果胆管走行不清,可以断肝后再处理。分离并切断肝右动脉,同时注意肝左动脉并确认其没有阻塞或扭曲成角。清楚暴露门静脉左、右支后,切断门静脉右支。结扎切断门静脉右支前要对其根部仔细分离,注意勿损伤尾状叶支。向左旋转肝右叶,暴露与下腔静脉连接的右侧肝短静脉,仔细地结扎这些小血管,之后沿肝后下腔静脉右侧壁向上分离暴露肝右静脉,离断。继续分离下腔静脉前缘,露出肝中静脉根部。沿左叶间裂划出肝切除线,阻断肝门,离断肝实质,保留断面出现的血管及胆管需仔细一一结扎。需注意充分显露门静脉左支矢状部,沿着其右侧逐一处理朝向左内叶的属支;在肝内切断肝中静脉主干并将其根部断端缝扎。胆管及血管在进入较小的残存的左叶时可能暴露在外,尤其小心避免损伤。术中快速检查标本,确认切缘无肿瘤残留。检查肝左外叶的入肝管道并确认无扭曲成角,可将残余镰状韧带重新缝合以固定左肝。置管引流。该术式在解剖学上是肝脏切除中范围最广的,有时因肿瘤巨大而无法翻转右肝以暴露肝后下腔静脉,此时应慎重评估肿瘤与下腔静脉之间的紧密程度,预计有可分离间隙时,可考虑在全肝血流阻断(即肝后下腔静脉上、下方各放置一个阻断带,联合第一肝门的阻断)下经前入路行肝切除,肝右、中静脉及肝短静脉均在肝内离断结扎。

(7)肝局部切除术

1)体位:视病变部位而定,位于左叶或右叶者,体位同左半或右半肝切除。

2)切口:位于左半肝,上腹正中切口或经右腹直肌切口即可;位于右叶者,则一般右肋缘下切口即可。

3)游离:根据肿瘤部位不同,游离方法同左或右半肝切除者,而位于肝缘之肿瘤切除,一般不需游离。

4)切除局部肿瘤:如位于肝脏边缘,则阻断肝门后,距肿瘤边缘2~3cm,切开肝包膜,沿预切线切除肿瘤,边切除边结扎所有血管及胆管,彻底止血后用大网膜覆盖。如肿瘤切除后肝切边缘可对拢缝合者,则可在彻底止血后将断缘对拢缝合。

2.根治性肝切除与姑息性肝切除术

肝切除术的基本原则包括:彻底性:完整切除肿瘤,切缘无残留肿瘤;安全性:最大限度地保留正常肝组织,降低手术死亡率及手术并发症。对于肝癌而言,关于根治性切除与姑息性切除并无统一公认的概念,对于切缘距肿瘤几厘米为根治性切除界限也无明确的说法。相对合理并容易接受的根治性切除概念为:肿瘤数目不超过2个;无门V主干及一级分支、总肝管及一级分支、肝V主干及下腔V癌栓;无肝内外转移;完整切除肉眼所见肿瘤,病理切缘无癌残留;术后影像学检查未见肿瘤残存,术前A-FP阳性者术后随访2个月内血清A-FP降至正常。达不到根治性切除标准则为姑息性切除。2011年版原发性肝癌诊疗规范将肝癌根治性切除分为Ⅰ、Ⅱ、Ⅲ级标准。Ⅰ级标准：完全切除肉眼所见肿瘤，切缘无癌残留。Ⅱ级标准：在Ⅰ级标准基础上增加4项条件：①肿瘤数目≤2个；②无门V主干及一级分支、总肝管及一级分支、肝V主干及下腔V癌栓；③无肝门淋巴结转移；④无肝外转移。Ⅲ级标准：在Ⅰ、Ⅱ级标准的基础上，增加术后随访的阴性条件，即术前血清A-FP增高者，术后2个月内A-FP应降至正常和影像学检查未见肿瘤残存。

可行根治性切除的局部病变必须满足下列条件：单个肿瘤，表面较光滑，周围界限较清楚或有假包膜形成，受肿瘤破坏的肝组织少于30%；虽受肿瘤破坏的肝组织大于30%，但无瘤侧肝脏明显代偿性增大，达到全肝组织的50%以上；多发性肝肿瘤：肿瘤结节少于3个，且局限在肝脏的一段或一叶内。若肿瘤数目>3个，手术切除疗效并不优于TACE等非手术手段。

腹腔镜肝切除术：目前腹腔镜肝癌切除术开展日益增多，其主要适应证为孤立性病灶，<5cm，位于2～6肝段，因具有创伤小、失血量少和手术死亡率低的优点，所以有学者认为对于位置较好的肝癌，尤其是早期肝癌者，腹腔镜肝切除术表现较好。但必须指出：开展腹腔镜切肝所积累的经验不多，准确的疗效需与传统的开腹手术进行前瞻性比较研究，临床上应谨慎应用。肿瘤局限于相邻2～3个肝段或半肝内，无瘤肝组织明显代偿性增大达全肝的50%以上者；肝中央区(中叶或Ⅳ、Ⅴ、Ⅷ段)肝癌，无瘤肝组织代偿性增大达全肝的50%以上；肝门部有淋巴结转移，肿瘤切除同时可行淋巴结清扫或术后治疗者；周围脏器受侵但可一并同时切除者。姑息性切除还涉及以下几种情况：PHC合并门V癌栓(PVTT)和/或腔V癌栓、肝癌合并胆管癌栓、PHC合并肝硬化门V高压、难切性肝癌的切除等。

(1)PHC合并门V癌栓和/或腔V癌栓姑息性切除的适应证

1)门V主干切开取栓术，同时作姑息性肝切除。

①按PHC手术适应证的判断标准，肿瘤是可切除的。

②癌栓充满门V主干或/和主支，进一步发展，很快将危及患者生命。

③估计癌栓形成时间较短，尚未发生机化。

2)如做半肝切除，可开放门V残端取癌栓。

3)如癌栓位于肝段以上小的门V分支内，可在切除肿瘤的同时连同该段门V分支一并切除。

4)如发现肿瘤不可切除，可在门V主干切开取栓术后，术中做选择肝A插管栓塞化疗或门V插管化疗、冷冻或射频治疗等。

5)合并腔V癌栓时，可在全肝血流阻断下，切开腔V取癌栓，并同时切除肝肿瘤。

(2)PHC合并胆管癌栓姑息性手术适应证

基本要求同肝切除术，但这类病人梗阻性黄疸不能完全按Child-pugh分级判定肝功能，应强调患者的全身情况，A/G比值和PT等。

1)胆总管切开取癌术，同时做姑息性肝切除。

①按PHC手术适应证的标准判断，肿瘤是可切除的。

②癌栓位于左肝管、右肝管、肝总管、胆总管。

③癌栓未侵及健侧二级以上胆管分支。

2)如癌栓位于肝段以上小的肝管分支内，可在切除肝肿瘤的同时连同该段肝管分支一并切除。

3)如术中发现肿瘤不可切除,可在切开胆总管取栓术后,术中做选择性肝 A 插管栓塞化疗、冷冻治疗或射频治疗。

4)对于肝癌伴胆管癌栓,在去除癌栓的同时,若肿瘤已部分侵犯胆管壁,则应同时切除受累胆管并重建胆道,以降低局部复发。

(3)PHC 合并肝硬化、门 V 高压姑息性手术适应证

1)可切除肝癌。

①有明显的脾肿大、脾功能亢进表现者,可同时做脾切除术。

②有明显食管胃底 V 曲张,特别是发生过食管胃底曲张破裂大出血者,可同时做贲门周围血管离断术。

③有严重胃黏膜病变者(胃黏膜发生不同程度以糜烂、浅溃疡和出血为特征的病变),应做脾肾分流术或其他类型的选择性门腔分流术。

2)不可切除 PHC。

①有明显脾肿大、脾功能亢进表现,无明显食管胃底 V 曲张者,应做脾切除的同时,在术中做选择性肝 A 栓塞化疗、冷冻治疗或射频治疗等。

②有明显食管、胃底 V 曲张,特别是发生过食管、胃底 V 破裂大出血,无严重的胃粘膜病变,可做脾切除术,或脾 A 结扎加冠状 V 缝扎术,是否做断流术,根据患者术中所见决定。肝癌可术中冷冻或射频治疗,不宜做肝 A 插管栓塞化疗。

(4)难切性肝癌的姑息性切除

常包括以下几种情况:肿瘤侵犯膈肌或相邻器官;V、Ⅷ、Ⅳ段、I 肝癌,位置特殊,如 I 段即尾叶,骑跨下腔 V 之上,夹在下腔 V 及门 V 之间。Ⅳ段,左内段,其下方紧贴左右肝管汇合部及门 V 左右支分叉处,上方紧贴肝中 V 与腔 V 汇合部。Ⅶ段,右后上段,该段紧贴肝右 V 与下腔 V 汇合部及右膈下裸区之间,与下腔 V 关系最为密切。Ⅷ段,右前上肝段,上方及深部紧贴肝中、肝右 V 与下腔 V 汇合部;肿瘤巨大,术野显露困难;肝癌累及下腔 V、门 V 主干分支或主干者;二步切除因反复介入、放疗等治疗而致广泛粘连者。

提高肝肿瘤可切除性的手段有:术前经肝 A 化疗栓塞可使部分患者的肿瘤缩小后再切除。经门 V 栓塞主瘤所在的肝叶,使余肝代偿性增大后再切除,较为安全有效。对于巨大肿瘤可采用不游离肝周韧带的前径路肝切除法,直接离断肝实质及肝内管道,最后再游离肝周韧带并移除肿瘤。对于多发肿瘤可采用手术切除结合术中消融等方式、切除肝边缘肿瘤、射频等处理深部肿瘤。对于门 V、肝 V 癌栓者,行门 V 取栓术时须阻断健侧门 V 血流,防止癌栓播散。对于肝 V 癌栓者,可行全肝血流阻断,尽可能整块去除癌栓。

(七)肝胆外科手术后处理

1.密切观察生命体征和神志、表情

手术完毕后,从安全的角度出发,病人必须由经治医师、麻醉师护送返回病房,途中如有意外,便于及时处理;单纯胆囊切除和 T 管引流患者,血压、脉搏、呼吸每半小时测定 1 次,病情稳定后改为 2～4 小时 1 次,连续 24～48 小时;肝切除术、肝门区胆管癌切除等重危病人,作心电监护,连续测定血压、脉搏、呼吸、氧饱和度等,必要时测定中心静脉压,有条件的医院送 ICU

室监护，病情稳定后返回病房；尤其是使用呼吸机的危重病人，及时作血气分析，以了解体内气体交换和酸碱平衡状态。

实际上脉搏、神态和表情是反映患者生命力最为重要和敏感的指标之一，但常常未引起足够重视。脉搏均匀、有力，每分钟60～100次/分，提示恢复正常，而脉搏细速，常常提示血容量不足或心肺功能异常，肝切除术后脉搏细速、尿少，首先应考虑腹腔内出血或血容量不足，只有在完全排除血容量不足的情况下，才考虑其他可能的病因；肝手术后，患者逐渐神志清楚，能回答问题或表达要求，随着身体的恢复，精神日渐好转，直到恢复到术前状态，但若表情淡漠、嗜睡、反应迟钝、胡言乱语，应高度警惕早期肝昏迷的发生，若烦躁不安，脉速无力，尿少应警惕腹腔内出血和失血性休克。脉搏易于监测，神态和表情容易观察且能反映患者病情的变化，因此经治医师应努力根据脉搏、神志和表情能尽早判断病情变化并及时正确处理。

2.体位与活动

连续硬膜外麻醉和全麻患者术后平卧6小时，头偏向一侧，保持呼吸道通畅；病情稳定者，术后6小时改为半卧位，以防膈下积液；对有左侧卧位睡眠习惯的病人必须劝说其暂时不用此种体位，因左侧卧位不利于右膈下引流通畅；术后第1～2天才可逐渐翻身活动，不宜过早，肝癌术后恢复过程证实，肠粘连发生极为少见，年老体弱、创伤大手术患者过早鼓励下床活动不仅不利于病情的恢复，而且对健康有害。

3.禁食与饮食

肝癌切除为腹部大手术之一，术后应常规禁食，一般禁食48小时，待胃肠功能恢复，肛门已排气后才可进食、进水，禁食期间注意水盐电解质平衡以及维生素、营养的供给；肝脏手术不同于消化道手术，不必严格控制饮食，但饮食量要求由少到多，由稀薄到稠厚且易消化，高营养应符合个人饮食习惯，不赞成在术后早期给病人大量黑鱼、甲鱼等过于油腻的食品“大补”身体，毕竟术后早期患者的消化功能尚未完全恢复，应循序渐进。

4.准确记录24小时出入量

肝胆手术病人应每1～4小时记尿量1次，准确记录额外丧失的消化液、引流管引出量和渗液、渗血量，并准确记录1天的输液成分和输液量，特别注意重度梗阻性黄疸患者大手术后尿量每天不得少于1500ml，谨防肾衰可能；但必须注意，有以下情况，液体量不足也可维持尿量，应当注意与液体量充足相鉴别：快速输入生理盐水；休克、创伤所引起的高排性肾衰；输入甘露醇或2小时内输入50g以上葡萄糖。准确地记录24小时出入量能正确指导术后补液的质和量。

5.输液治疗

术后补液量应满足以下基本要求：维持生理需要量，成人正常生理需要量视年龄、性别、体重等稍有不同，一般2000～2500ml/d；补充全身因素引起的额外丢失，包括发热、出汗、过度换气等；引流和渗液、渗血的丢失；腹水、组织水肿引起的丢失。

术后补液的成分要求：

(1)钠需要量5～10g，可用平衡液、生理盐水、5%葡萄糖盐水500～1000ml补充。

(2)钾需要量3～5g，但术后第1天不需要补K^+。原因：手术创伤造成组织细胞破坏，使K^+进入血流，而且输血病人，血中含有一定量的K^+，同时输注的RBC破坏亦释放一定量的

K^+；手术打击，醛固酮、抗利尿激素分泌增加，排尿量减少，经尿排出的 K^+ 相应减少。

(3)葡萄糖至少 150g，不仅保证机体必须依赖葡萄糖供能的组织细胞（如 N 细胞、红细胞、WBC、肾髓质、视网膜等）的需要，而且能使肌肉等瘦体组织的分解降低到最低程度，以 10%葡萄糖为宜，有糖尿病者应加用胰岛素。

(4)支链氨基酸 500ml、适量中长链脂肪乳在肝胆大手术特别是肝切除术术后应用，可减少内源性蛋白质和肌肉的分解，而且支链氨基酸可在肝外氧化供能，不增加肝脏负担，中长链脂肪乳可供能和促进肝细胞再生。

(5)胃肠减压引流量可用等量生理盐水补充，每丢失 1000ml，应补充氯化钾 2.0g，超过 1000ml 最好测定血中电解质后予以补充；胆汁为碱性液体，电解质 K^+、Na^+、Cl^-、Ca^{2+} 与血清相近，也可用生理盐水加电解质补充，但需补充一定量的 HCO_3^-。

(6)正常人每日水的出量：肺、皮肤不显性失水 850～1200ml，粪便 50～200ml，尿量 600～1600ml，总量约 1500～3000ml，与入量相当，称为生理需要量。故术后补液量应为生理量加额外丢失量。补液应在监测中心静脉压、肺动脉楔压、尿量、血浆胶体渗透压和红细胞压积等的指导下进行，亦应兼顾补充胶体液，且必要时输注浓缩红细胞等，应使红细胞压积维持在 0.3～0.35 之间。

6.胃肠减压

肝癌切除术后，常规胃肠减压有利于消化功能的恢复，特别是巨大肿瘤和左半肝切除者，否则不利于术后的恢复甚至造成胃潴留的发生；胃肠减压可通过引流液的颜色早期发现上消化道出血。

肝切除术、胆管切开引流术后，胃管多可在 24～48 小时拔除，不一定等到肛门排气后，但胆肠吻合

术必须待肛门排气后再拔除；如果胃液量超过 400ml/d，胃液色深、粘稠者应推迟拔管；如有胃潴留发生，应耐心等待病情缓解后才能拔除。

胃管放置深度应适当，用一定负压吸引，定期冲洗胃管，避免堵塞；但必须注意：胃管可影响病人换气、咳嗽，也可引起腮腺炎、食管炎、鼻出血等，因此只要胃肠功能恢复，应及时拔除，不得长时间放置。

7.引流管的管理

(1)腹腔引流管

腹腔引流管、膈下引流管术后接尿袋后放于身体右侧床边自然引流，无须负压吸引，应保持引流通畅，一般要求病人平卧，左侧卧位、导管反折、血凝块堵塞都影响引流；需每天记录引流量和性质，如引流液逐渐减少且颜色变淡，提示膈下渗液减少且引流通畅，在术后 2～5 天，当引流量少于 10～20ml 时，可拔管；如果引流液为金黄色，提示胆瘘形成或如果发生胰瘘、肠瘘、脓肿引流者，引流管须放置 10～14 天或更长，但引流管放置时间过长，可压迫肠道，引起肠瘘等并发症，应高度警觉；如导管内血块堵塞，应及时用注射器注入生理盐水，冲开血块，继续引流；拔除引流管后应将创口液体擦净，预置缝线应扎紧，以防腹水漏出及伤口感染。

(2)T 形管处理

T 形管引流是胆道外引流的主要方式，是治疗梗阻性胆管疾病的基本手段之一。T 形管

主要作用:减压、控制感染,通过 T 管作进一步诊断、治疗,为一种通道;T 形管连接床旁无菌塑料袋,作重力引流。

术后 5~7 天允许作 T 管造影,注射造影剂依重力流入 T 形管,切勿加压,否则可引起胰腺炎或菌血症;术后 10 天左右,自胆总管至腹壁的 T 管周围已形成完整的纤维隧道,此时可间断夹闭或完全夹闭 T 管,减少胆汁丢失,若夹管后患者感到右上腹胀痛或右肩痛、恶心、呕吐或者沿 T 管外壁有胆汁溢出,必须开放 T 管引流,严密观察;术后 14 天以后,若病情允许可拔除 T 形管,但因胆管狭窄需 T 管支撑者,T 形管需留置 3~6 个月;胆道镜检查,须待 T 管引流 6 周以上,这时纤维隧道坚韧可以耐受胆道镜的进出;术后 10 天内不慎拔脱 T 管,可引起胆汁性腹膜炎,必须密切观察全身和腹部体征,必要时急诊手术;T 管引流期间,应记录引流量,补充生理盐水和电解质,需较长时间引流者,可考虑口服引出的胆汁。

T 形管拔管指征:黄疸已完全消退,肝功能、胆红素正常;体温正常;连续夹闭 T 管 24 小时无不适;T 形管造影肝内、外胆管正常,T 管以下胆管无残石或肿瘤等。大多数病人术后 14 天以后可考虑拔除 T 形管。

8.腹部及伤口

经治医师应养成经常查看腹部和伤口的习惯,肝胆手术术后恢复正常时,腹部平坦,伤口颜色正常,无分泌物;伤口红肿、潮湿、压痛、往往提示感染的存在,应及时处理;腹部膨隆、有移动性浊音,甚至伴阴囊及下肢浮肿,提示大量腹水的存在;小腹膨隆、膀胱区叩诊为浊音,提示尿潴留。置有引流的伤口,敷料浸湿,应及时更换;未置引流的伤口,敷料浸湿应考虑切口感染、裂开或漏腹水等。腹部切口一般 2 周左右可以拆线,但老年人、重症病人、营养不良者、腹部长的纵形切口和承受张力的切口等,拆线时间应适当延长。

9.留置导尿管

为观察尿量和便于排尿,肝胆手术前常规安放导尿管,一般在术后 48 小时左右膀胱功能恢复,导尿管可予以拔除;年老、前列腺肥大者拔除时间适当延后。

10.间歇吸氧

吸氧可增加门静脉血氧含量,有利于肝功能的恢复,对麻醉后的恢复和心肺功能不全老年患者更有好处。

肝癌术后应常规间歇吸氧 2~3 天,小块肝切除、肺功能好者也可提早拔除鼻导管,停止给氧。

11.药物治疗

术后应保肝药物治疗(如葡醛内酯、肌苷、门冬氨酸钾镁、还原型谷胱甘肽、门冬氨酸鸟氨酸、VitC 等);输注人体白蛋白,提高胶体渗透压;糖皮质激素的应用,促进肝细胞再生;术后止血剂的应用等详见肝胆外科并发症的预防和处理;术后抗菌药物的合理应用在于预防和治疗感染,详见第八节抗菌药物在肝胆外科疾病的合理应用,不作重复描写。

12.其他

肝胆等上腹部大手术,常引起胸腹部肌肉和膈肌持续收缩且疼痛,患者往往不敢作深呼吸或咳嗽,肺活量减少,易发生肺部感染和肺不张,术后可适当给予止痛剂,能镇痛和减少并发症。

为使病人术后安静休息，减少消耗，术后选用哌替啶 50～100mg 肌注有帮助，但低血压、呼吸抑制、痰多患者不宜选用吗啡类镇痛药。

13.肝胆外科术后常见并发症的预防、治疗

(1)一般并发症

1)发热：肝胆大手术由于组织创伤严重、残存积液吸收等因素多可引起低、中度发热，T＜38.5℃但多在术后 3～7 天体温逐渐下降而恢复正常，否则应考虑合并感染，常见的感染包括：膈下感染、切口感染、肺不张和肺部感染、泌尿系感染(多为上尿路，而下尿路感染多为尿频、尿急、尿痛，一般不引起发热)、术后胰腺炎、静脉导管感染、门静脉血栓性炎等。

处理：尽快寻找感染灶，找到病因，进行合理的抗菌治疗，必要时做细菌培养和药敏试验，需引流者必须充分引流并结合抗炎治疗。

2)呃逆：多见于膈下脓肿或腹腔引流管刺激膈肌的传入、传出神经所致，大多数患者持续时间短，必要时给予镇静(安眠药)和解痉治疗，如果持续时间长，上述治疗无效者，应积极寻找病因，作病因学治疗。

3)呕吐：麻醉药物的作用、电解质紊乱、脑水肿、药物反应、酮症酸中毒、胃内容物潴留、麻痹性或机械性肠梗阻等因素均可导致呕吐，应作相应处理。

(2)切口并发症

切口并发症主要包括切口皮下液化、切口感染、切口裂开、切口疝、腹水漏等，切口并发症的原因与肋缘下斜切口长、各层结构相对复杂有关，也与术者的态度和经验有关。

预防和处理：①术者应重视切口的缝合，不得只讲速度而不讲究质量；②手术前皮肤消毒范围应大，以备术中需要切口延长；③电刀切皮和止血切勿烧灼过度，影响组织愈合力；④缝合切口前撤除患者右背下枕头，以减少切口两侧的张力，保证切口两侧皮肤的正确位置；⑤切口各层要彻底止血，必要时缝扎，防止皮下积血；⑥腹膜缝合后，应常规冲洗伤口并吸净冲洗液；⑦腹壁常规缝合 4 层，包括：腹膜、腹直肌后鞘及腹横肌(部分区域包括腹内斜肌)；腹直肌前鞘及腹外斜肌；皮下；皮肤；而 4 层缝合的关键是腹膜、腹直肌后鞘的缝合；⑧伤口缝扎后应加压包扎，防止皮肤移位、摩擦而发生积液；⑨注意换药，引流管拔除之前至少每天 1 次，拔除后也应经常换药并观察，特别在夏天出汗多患者；⑩一旦发生切口感染，应及时引流，耐心等待脓液排出、肉芽形成，不应过早勉强缝合切口；⑪不要过早拆除切口缝线，一般在术后 10 天后，年老、体弱、咳嗽患者约在 14～15 天拆线更安全，去除腹带包扎应在术后 3 周以上；⑫腹水漏者，及时用大圆三角针粗丝线加密缝合渗漏处；⑬发热并出现全身症状者，给予抗炎治疗。

(3)腹腔内出血

临床上常遇到腹腔内出血多由血管的活动性出血和凝血机制障碍引起。

1)血管性活动性出血：出血部位多来自肝断面、裸区、三角韧带、肾上腺、胆囊窝、膈肌等处，主要是 A 小支结扎不好、电灼结痂脱落，已切断的小 A 回缩至组织内未行止血等；出血量的多少及速度可通过患者的全身状况、肤色、脉搏、血压、腹腔引流管的引流量等综合判断，出血的血管多较细，因较粗的血管损伤会在术中发现而被处理；肝 V、门 V 小支的出血，因压力很低，容易自行止血；因为小 A 支出血，单位时间内出血量不多，术后短时间一般正常，而往往经历较长时间如在夜间才会出现循环不稳定。

处理原则：止血、输血、补液等内科处理；出血量过大，内科保守治疗无效，应积极探查止血，有时探查时较难发现出血血管，须在有血凝块和大量新鲜血的部位寻找。

预防更为重要，肝脏手术重点是断面的处理，止血须彻底，断面缝合要严密；不应盲目过多应用电灼止血，在易出血部位应以缝扎止血为主；对凝血功能不良者，应尽量缩小手术的范围；术前、术后对凝血机制差的病人尽量补充新鲜血浆、全血，适当加用凝血酶原复合物；术后应使用常规止血剂，一般常用的止血剂：VitK、止血敏、氨甲苯酸（止血芳酸）、凝血酶原复合物，必要时应用巴曲亭（立止血）等。

2）凝血功能障碍：

①一般凝血功能障碍：肝功能不全伴肝硬化、黄疸、脾大、脾亢患者多伴有不同程度的血小板减少、凝血因子减少、纤溶亢进、纤维蛋白原减少等一般凝血功能紊乱。

术后处理主要包括：用冷沉淀替补纤维蛋白原缺乏；输注浓缩血小板治疗血小板减少症；用凝血酶原复合物、新鲜血浆和应用 VitK.补充多种凝血因子；应用 6-氨基己酸抑制纤溶亢进等。

②严重凝血功能障碍(DIC)：就肝胆疾病而言，DIC 常发生于：肝胆疾病基础上，手术时间长，创伤大、出血量大、输血多（一般大于 4000ml）的病人；患者曾经行体外循环或体外转流术；严重感染，内毒素破坏血小板，也损伤血管内皮细胞。

DIC 不是一个独立的疾病，而是许多疾病发展过程中的一种病理状态和临床出血综合征，特点是小血管内特别是毛细血管内形成弥漫性微小血栓、微循环障碍和多脏器组织缺血导致凝血因子大量消耗和血小板减少，并继发纤维蛋白溶解亢进等病理变化；凡是有血管内皮损伤的疾病均可激活内源性和外源性凝血系统，引起 DIC。

DIC 确诊标准：过筛试验全部阳性或两项阳性，加上一项确诊试验阳性结合临床可以确诊。

过筛试验：①血小板计数＜100×10^9/L；②血浆凝血酶原时间延长＞3 秒；③纤维蛋白原＜2g/L。

确诊试验：①3P 试验（鱼精蛋白副凝试验）阳性或 FDP（纤维蛋白或纤维蛋白原降解产物）＞20mg/L；②凝血酶凝固时间＞正常对照组 3 秒；③纤溶酶原活性增强。

DIC 分期：根据疾病发生、发展的不同阶段，临床上常把 DIC 分为三期，即开始的高凝期、之后的消耗性低凝期和晚期继发性纤溶亢进期。

DIC 的治疗原则：

③控制基础疾病及消除病因，如控制感染、治疗肿瘤、产科及外伤处理、纠正缺氧缺血及酸中毒。

④抗凝治疗，适应于 DIC 高凝期；消耗性低凝期可在补充凝血因子的前提下应用。禁忌证：DIC 晚期继发纤溶亢进为主时；颅内出血；24 小时内新鲜创面、肺结核空洞和溃疡病新鲜出血等。

抗凝治疗用法：肝素钠首次静脉滴注 25mg（国产肝素 1mg 相当于 125U），以后每 4～6 小时给半量维持静脉滴注，每天用量 10000～30000U，一般 15000U/d，每 6h 内不超过 5000U；以试管法凝血时间（CT：4～12min 为正常值）维持在 20～30min 为宜，不宜超过 30min；如果用部分凝血活酶(APTT)作为血液学监护(APTT：40＋5s为正常值)，肝素治疗使其延长60%～100%为最佳剂量；肝素过量可用鱼精蛋白中和，鱼精蛋白1mg中和肝素100U，肝素治疗一般3～5天，待临床症状改善逐渐减量或停药。

其他抗凝和血小板抑制剂一般在高凝期与肝素合用，也常单用于诊断尚不肯定或病情较轻的病例，常选用以下治疗：复方丹参注射液20～40ml加入100～200ml葡萄糖溶液中静脉滴注，每日2-3次，连用3～5d；低分子右旋糖酐500～1000ml/d，3～5d；潘生丁200～400mg/d，分次口服或针剂的静脉点滴；阿司匹林40～80mg/d，分次口服。

⑤补充凝血因子和血小板，适应于消耗性低凝期和继发纤溶亢进期，高凝期禁用，消耗性低凝期应与肝素合用；新鲜全血每次800～1500ml(20～30ml/kg)、每1ml加入肝素5～10U，全血输注近年来已少用；新鲜血浆优于全血，凝血因子含量较全血增加1倍，每日10～15ml/kg，与新鲜血输注一样需肝素化；血小板悬液适用于血小板低于$20x10^9/L$，疑有颅内出血或有其他危及生命的出血者，输注血小板应使血小板计数大于$20\times10^9/L$，如有出血症状，应达到$50\times10^9/L$以上；纤维蛋白原首次剂量2.0～4.0g，静脉滴注，24小时内给予8.0～12g可使血浆纤维蛋白原升至1.0g/L，由于纤维蛋白原的半衰期较长，一般每3天用药1次；FⅧ和凝血酶原复合物偶在严重肝病合并DIC时考虑应用。

⑥抗纤溶药物治疗适应于晚期纤溶亢进为主时，禁忌于高凝期和消耗性低凝期，因为纤溶是代偿性保护机制，一般宜与抗凝药同时应用；常选用6-氨基已酸4～6g/d静滴或者对羧基苄胺400～600mg/d，静滴，二种选一。

⑦其他治疗：A.DIC时常有微血管痉挛，可静脉给654-2针剂10mg，每日2～3次；B.一般不用纤溶活性药物，但肾功能严重受损且纤溶功能低下者，可用链激酶或尿激酶，以促进肾微血栓溶解；C.各脏器的功能衰竭可按常规进行相应的紧急处理；D.凝血因子低下时，用静脉或肌注ViK110～20mg，每日两次，以利于凝血因子2、7、9、10的生成。

DIC的疗效与预后：

疗效标准：痊愈指基础疾病及诱因消除或控制；DIC的症状与体征消失；实验室指标恢复正常。好转指上述指标中一项未达标或两项未能完全达到标准者。无效指上述指标均未能达标或患者因DIC死亡。

预后：DIC的治愈率为50%～80%，好转率为20%～30%，病死率为20%～40%。

(4)肝功能衰竭

肝功能衰竭是目前肝癌切除术中最常见且最严重的并发症，常导致患者死亡。

发生原因主要为：肝脏基础较差，如严重肝硬化、肝萎缩及肝功能异常、代偿和储备能力差；手术打击较大，如肝切除量大、出血多、输血多或肝门阻断时间长；经治医生经验不足，对手术后果缺乏正确的判断力和术后防治措施不得力。

肝功能衰竭主要表现为肝昏迷、黄疸、腹水。

肝功能衰竭的防治：治疗上无特殊，以护肝、利尿、对症、支持等为主，但预防重于治疗，具体的防治措施如下：

1)肝切除阻断肝门血流时，每次阻断10～15min，间隔5～10min，避免肝细胞受损和环死；在肝硬化病人行肝段或次肝段切除时，尽量选择半肝阻断(多用于右侧)，避免肝缺血和肠道、内脏瘀血；术中尽可能减少失血，保证肝脏的血供和氧供；术后出血应尽早发现并采取积极的措施，常见的出血有腹腔内出血和应激性溃疡出血，术后若引流管引流量大、血红，尤其有热度时应高度怀疑有腹腔活动性出血。积极内科止血无效伴血液循环不稳定者，需急诊再次手术止血；应用 H_2 受体拮抗剂或质子泵拮抗剂对应激性溃疡有预防作用，但必须注意甲氰咪呱可引起急性肝损害和肝瘀胆，大块肝切除术后多应选用质子泵拮抗剂；减少术后出血的关键是术中彻底止血，在此基础上术后加用止血剂如 VitK、止血敏、氨甲苯酸（止血芳酸），必要时应用立止血，同时术中、术后补充新鲜全血、新鲜血浆，必要时输注冷沉淀、凝血酶原复合物等均可减少渗血。

2）术中阻断肝门血流前，可使用 100～200mg 氢化可的松或相当该剂量的其他肾上腺皮质激素，对于半肝切除的病人术后 3～5 天，每天给予氢化可的松 100～200mg，激素可提高机体应激能力，可提高肝细胞对缺氧的耐受性，对细胞溶酶体膜有稳定作用，从而减少肝细胞的破坏。

3）术中要努力防止低血压，尽可能不使用血管收缩剂；术中、术后必须保持呼吸道通畅，术中至术后 2～3 天需常规给氧，吸氧可增加门 V 血氧含量。

4）左右肝三叶切除术又称为极量切除术，术后肝衰发生率高，严格掌握适应证是预防肝衰的关键；三叶肝切除术适应证：无肝硬化或轻度肝硬化，外观肝脏未缩小，呈正常形态，肝包膜无高低不平，较为平整，肝裂不增宽，余肝代偿性增大；ALT、凝血酶原时间、胆红素、ALB 正常，无腹水和肝性脑病，肝功能 Child-pugh 分级 A 级；门 V 或腔 V 无癌栓，有癌栓应视为禁忌；全身状态良好，无心、肺、肾等生命重要脏器功能障碍；年龄应小于 60 岁；大于 60 岁为相对禁忌，但不少病人实际年龄与生理年龄不符，应结合病人的身体状态综合考虑；术前肝脏储备能力测定，往往 ICGR15＜14％为极量切除的适应证。

5）估计要做右半肝或肝右三叶切除的病人术前可先做门 V 右支栓塞，3～4 周后肝右叶发生萎缩而左叶代偿性增大，再行右半肝或右三叶切除则相对安全，是预防术后肝功能衰竭的重要方法。

6）根治性手术，可遵守左规右不规的原则，肝右叶体积约占全肝的 2/3，肝右叶肿瘤多采取不规则局部切除术，尽量保留更多的健康肝组织，一般切缘距肿瘤 1～2cm，在大血管区域切缘距肿瘤＞0.5cm 时即可达到根治性效果，不必盲目过大切除。

7）肝癌术后通常伴 ALT 升高，但巩膜无明显黄染；大块肝切除术，由于余肝肝细胞肿胀，胆小管受压，术后 1～2 天即可出现巩膜黄染，但血总胆红素升高往往不超过 100μmol/L，如逐渐消退属正常恢复或提示肝功能损害在可接受的范围内；但术后 4～5 天以后巩膜明显黄染且逐渐加深，血总胆红素＞100μmol/L，多为肝细胞黄疸，为出现肝衰的先兆，特别是不伴有 ALT 升高的肝细胞黄疸常提示肝功能损害严重且预后不良，积极退黄和加强保肝必不可少；笔者认为肝癌术后保肝治疗应列入常规，常用的药物有葡醛内酯（肝泰乐）、多烯磷脂酰胆碱、肌苷、门冬氨酸钾镁、还原型谷胱苷肽、门冬氨酸鸟氨酸等，经治医师可根据肝功能的损害程度选择不同作用机理的护肝药物联合应用，但也不要对保肝药物的期望过高，因降低肝衰的关键是严格掌握手术适应证和尽量减少对肝脏的打击，护肝药物只有一定的辅助作用。

8）肝癌手术常导致低蛋白血症和腹水，低蛋白血症一般在术后 2 周内最为明显，可伴有下肢水肿和少尿；预防和治疗腹水的关键主要是扶正而不是祛邪，换言之，补充适当的血浆或白蛋白远远较单纯应用利尿剂重要得多，平均白蛋白用量每日是 10～20g，使用时间的长短因病情而异，临床上常采用提高胶体渗透与利尿同时进行。

9)肝昏迷发生率甚低，一旦发生则预后极差，近年来应用的门冬氨酸鸟氨酸(瑞甘)能促进鸟氨酸循环，有效降低血氨，对肝昏迷有一定的疗效，肝昏迷详见肝癌并发症的章节。

10)肝切除术后常出现低钾和低钠血症等电解质紊乱，可用高渗盐水和氯化钾补充加利尿药脱水予以纠正。

11)大块肝切除术后发生胆瘘和膈下脓肿几率大，在选用抗生素治疗和术后常规的预防性抗菌药物应用方面应尽量选择肝毒性较小的药物。

12)术后适量的葡萄糖、支链氨基酸、中长链脂肪乳对纠正低血糖反应，减少内源性蛋白质、脂肪的分解，促进肝细胞再生有益，详见营养支持治疗章节。

(5)急性肾功能衰竭

肝胆大手术后急性肾功能衰竭(ARF)并不多见，发生率 10%左右，但治疗难度大、预后差，应高度重视。

病因：肾前性少尿(尿量<20ml/h)多因手术大，失血量大，HCT 低，血容量减少等所致，未能及时纠正肾灌注血流不足，持续低灌注，可发生肾小管明显损害，从肾前性少尿，转变为肾性 ARF；重度梗阻性黄疸为术后 ARF 的重要因素，不仅仅由于梗阻性黄疸病人外周血管阻力下降，左心功能受损，继发胆红素的利尿作用，易发生低血容量、低血压，导致肾皮质(由肾小体、肾小管组成，肾小体由肾小球和肾小囊组成)灌流减少和缺氧，产生肾损害，而且高胆红素血症能增加肾血管上皮对缺氧损害的敏感性，梗阻性黄疸时的内毒素血症也可直接损害肾血管，加重肾实质损害；肝功能不全所致的肝肾综合征也是 ARF 的重要因素；术前肾病基础，尤其是肾功能不全患者术后 ARF 发生率明显升高。

预防措施：

1)术前抗菌药物的肠道准备，术前、术中、术后有效抗菌药物的合理应用，减少感染的几率。

2)术后尽量使用肾毒性较小的药物，如庆大霉素、甲氧苯青霉素、两性霉素、消炎痛、某些降糖药和镇痛麻醉药品等，如果要使用，必须权衡利弊，综合考虑。

3)积极纠正贫血，HCT 达 32%以上。

4)术前至少补液 3 天，纠正和改善可能存在的低血容量，特别是手术当天和术后 3 天内，每日尿量不得少于 1500ml，多巴胺有扩张肾血管的作用，与利尿药有协同作用，0.5～3pog/(kg·min)为常用剂量。

5)术前积极治疗肾脏基础性疾病，积极解除梗阻性黄疸，术前预测术后发生 ARF 几率大的病人尽可能避免施行较大和复杂的肝胆手术均为预防 ARF 的重要措施。

6)透析治疗是防治 ARF 的重要手段，适应证等详见术前准备章节。

(6)肺部并发症

1)肺不张：肺部分或局限一侧完全无气而导致肺萎缩，胸部 X 线和结合临床易于诊断，多发生在术后 2～3 天，临床上实际存在的肺不张比临床诊断多得多，可表现为呼吸困难和缺氧表现，血气分析提示低氧血症。

处理：及时清除支气管内异物、分泌物、血凝块，包括：导管吸引、支纤镜吸引；术后鼓励病人用力咳嗽、深呼吸、协助病人定时翻身、拍背；给予病人充足的水分和雾化吸入，湿化呼吸道，便于分泌物和痰液咳出；合并炎症时，合理使用抗生素。

2)肺炎：一般发生于术后4～5天，表现为发热、肺部啰音多、WRC升高、叩诊为浊音、胸片提示肺纹理增厚、实变影等。

处理：按前述肺不张的原则治疗外，做痰培养并药敏试验，合理使用有效的抗菌药物；对支气管痉挛者，用舒喘灵气雾剂吸入、氨茶碱静脉推注等对症处理等。

3)ARDS：为严重感染、休克、烧伤、严重创伤、DIC、大手术等救治过程中继发的急性进行性呼吸窘迫和难以纠正的以低氧血症为特征的急性呼吸衰竭，目前称为急性呼吸窘迫综合征；主要机制为肺毛细血管内皮损伤，肺微血管壁通透性增加，肺表面活性物质减少导致肺泡水肿和肺萎缩、多发性肺小血管微栓形成的弥漫性间质炎及弥漫性肺损伤；一般发生于术后24小时左右，表现为进行性加剧的呼吸困难，呼吸频率增加(往往＞30次/分)，伴有进行性呼吸窘迫、紫绀，常规氧疗无效；X线检查：与肺炎的差别在于无感染征象，中晚期两肺部分或大部分呈片状阴影或毛玻璃样，严重者两肺广泛、大片致密阴影。

处理：迅速纠正缺氧，在鼻导管输氧无效时，考虑呼吸机通气，使用间断正压通气(IPPV)后，血氧仍达不到要求水平，立即改用呼吸末正压通气(PEEP)，通气正压5～10cmH_2O比较安全，在使用PEEP过程中，使PaO_2保持在8kPa(60mmHg)以上，终止PEEP应逐渐减少呼吸末正压，每次减少2cmH_O最后达到终止PEEP；控制液体量、纠正电解质紊乱：每天输入量以不超过1500～2000ml为宜，使总出量大于总入量，保持500～1000ml液体的负平衡；为加速液体的排出，可同时使用利尿剂并随时纠正电解质紊乱；输液过程中注意晶体和胶体的比例，一般晶体与胶体的配用比3:1，晶体过多可导致低渗综合征，不利于液体的排出，而胶体过多，可通过通透性增加的肺毛细血管壁渗漏到肺间质，使肺水肿加重；肾上腺皮质激素可减轻肺泡上皮和毛细血管内皮的损伤，提高组织耐缺氧的能力和疏通微循环，多主张短期使用3～5天，氢化可的松200～400mg/d或地塞米松20～40mg/d静滴；应积极治疗导致ARDS的基础性疾病如休克、创伤、感染、DIC、烧伤等。

(7)胃肠道并发症

1)胃潴留和急性胃扩张：术后胃内气体及胃液潴留、手术刺激胃壁使之麻痹和扩张，麻痹和扩张相互作用可引起急性胃扩张，扩张到一定程度可引起粘膜出血和胃壁血运障碍，重症者可引起胃穿孔；胃潴留和胃扩张发生的整个过程中引起大量水、电解质丧失，造成水盐电解质紊乱、酸碱平衡失调和循环衰竭，这往往也是术后早期休克不易发现的重要原因之一；临床表现：患者上腹胀、恶心，随后溢出性呕吐，体检可见胃型和听到振水者，上中腹部广泛压痛，重症患者出现极度口渴，脱水征明显，脉搏细弱和血压下降，甚至休克。

处理：立即插入胃管胃肠减压，并用温盐水洗胃；纠正水、盐电解质紊乱和酸碱失调；胃壁坏死穿孔者立即手术探查。

2)应激性溃疡：肝胆手术后应激性溃疡出血多见，重症者可发生失血性休克而危及生命，多发生在术后2周内。发病机制：胃粘膜屏障包括上皮细胞前层(粘液层和NaHCO 3层)、上皮细胞层、上皮细胞后丰富血管网层，手术等应激状态下，血压下降、血流量减少、缺氧、粘膜上皮细胞层ATP合成明显减少，供能不足，分泌粘液和$NaHCO_3$减少，使胃粘膜屏障的上皮前层(粘液层和 $NaHCO_3$ 层)破坏,上皮细胞层处理 H^+ 反向弥漫性能力降低,造成上皮细胞酸中毒而坏死;胃蛋白酶活性为 pH 依赖性,pH>4 小时,失去活性,pH<4 小时,活性的胃蛋白酶能分解粘液层和 $NaHCO_3$ 层,引发胃粘膜糜烂;胆盐对胃粘膜有明显的损伤作用,重度梗阻性黄疸病人高胆盐血症和重症肠麻痹病人的胆汁返流,均可损害胃粘膜屏障。

应激性溃疡出血通常发生于:60 岁以上老年患者;重度梗阻性黄疸病人;术前有胃、十二指肠溃疡患者;大量使用肾上腺皮质激素患者;术前或术后出现严重感染者;情绪高度紧张者。

临床表现:术后胃肠减压引流出血性或者咖啡色胃液或出现呕血和黑便,尤其 pH<2 时可反复发生;出血严重时可引起心率加快、血压下降甚至休克;绝大多数病人无腹痛,仅极少数病人有腹痛感觉。

处理:重视预防,对肝胆大手术或高危病人术后立即用 H_2 受体拮抗剂或质子泵拮抗剂预防性应用,一般用药 3～5 天;术后留置胃管,胃肠减压,尽量吸尽胃液,避免胃扩张;出血量少时,除全身应用 H_2 受体拮抗剂外,可经胃管内给予制酸剂(如小苏打氢氧化铝与镁的合剂,每次 60ml),使胃液 pH>4,并也可经胃管注射或口服去甲肾上腺素 10mg+冰冷盐水局部止血,亦可将巴曲亭(血凝酶)5N10U 溶解于 20ml 生理盐水经胃管推注或将 5～10U 溶于 50ml 生理盐水口服,可每 2 小时 1 次,巴曲亭局部应用原则上不受剂量限制,并推迟术后进食时间;出血量大时,静脉用药改为质子泵拮抗剂,首剂 80mg,经典药 10sec,以后维持 40mg/d,必要时选用生长抑素 8 肽和 14 肽;出血量大,血压不稳定,经内科治疗 48 小时无效而仍有出血者,应考虑手术止血。

(孟庆国)

第二节　胆管癌

一、临床分期、分型

(一)临床分期

由国际抗癌协会(UICC)根据 TNM 的标准制定,该分期只适用于经手术探查和切除的病例。

1.肝外胆管癌 TNM 分期标准

T-原发肿瘤:

Tis:原位癌;

T_1:肿瘤侵及胆管粘膜下层和肌层;

T_2:肿瘤侵及浆膜层和周围结缔组织;

T_3:肿瘤侵及邻近器官如肝、胰、十二指肠、胃、结肠等。

N-区域淋巴结:

N_0:无淋巴结转移;

N_1:肝十二指肠韧带淋巴结转移;

N_2:其他区域淋巴结转移。

M-远处转移:

M_0:无远处转移;

M_1:有远处转移。

2.UICC 分期

0 期:$TisN_0M_0$;

Ⅰ期:$T_1N_0M_0$;

Ⅱ期:$T_2N_0M_0$;

Ⅲ期:$T_{1-2}N_{1-2}M_0$;

$Ⅳ_A$ 期:T_3,任何 N,M_0;

$Ⅵ_B$ 期:任何 T,任何 N,M_1。

(二)肝门区胆管癌的分型

肝门区胆管癌占肝外胆管癌的 58%左右,根据病变的部位,Bismuth-Corlette 在 1975 年将肝门区胆管癌分为五型,目前已被临床广泛使用。

Ⅰ型:肿瘤位于肝总管,未侵犯汇合部;

Ⅱ型:肿瘤位于左右肝管的汇合部,但未侵犯左右肝管;

Ⅲ型:肿瘤位于右肝管$Ⅲ_A$,或位于左肝管$Ⅲ_B$,包括合并部分或全部左右肝管汇合部而导致不全和完全性梗阻;

Ⅳ型:肿瘤累及肝总管、左右肝管、左右肝管汇合部。

该分型对手术方式的选择和预后的判断具有重要价值,Ⅰ型因较早出现梗阻性黄疸得以早期诊断,手术切除率高,预后好;Ⅳ型由于侵犯范围广,大多数病人不可切除,预后差;Ⅲ型首先引起一侧肝管阻塞,早期可不出现梗阻性黄疸,如肿瘤发展,逐渐阻塞对侧肝管或左右肝管汇合部、肝总管时方出现黄疸,一旦出现黄疸已非病理早期,手术切除率低。

二、胆管癌的临床特点

(一)临床表现

1.黄疸、腹痛、腹块

随着病情的进展,90%～98%的病人可出现黄疸,往往 95%以上病人以梗阻性黄疸就诊,为逐渐加深的持续性梗阻性黄疸,伴有瘙痒及抓痕,小便色深和大便色淡,黄疸较深时,小便呈茶色而大便呈陶土色,但必须指出黄疸虽然是胆管癌常见的症状,但不是早期症状;病人往往在黄疸出现前一段时间内可有上腹隐痛、胀痛及厌油、纳差、乏力、低热、消瘦等症状,这些症状称为黄疸前期症状,随着黄疸的出现,这些症状更加明显,腹痛发生率 45%左右,由胆管腔不同程度阻塞或狭窄,引起胆道内压增高所致;在未行胆道检查之前,一般无胆道感染的症状,仅有 10%～20%病人可有上腹部疼痛、畏寒、发热、黄疸等胆管炎的表现,易被误诊为胆管结石并感染,感染最常见的细菌为大肠杆菌、粪链球菌、厌氧菌,内镜和介入放射检查可诱发和加重胆道感染，严重者可导致胆道感染性休克；约10%的病人可触及腹部肿块。

2.胆囊肿大

中、下段胆管癌患者可触及肿大之胆囊，往往Murphy's征可能阴性；而肝门区胆管癌往往尽管皮肤深度黄染，但胆囊不可触及。

3.肝大

剑突下、肋缘下可触及增大的肝脏，黄疸时间较长的病人因肝功能严重损害可出现肝功能失代偿表现，如腹水及双下肢浮肿等；肿瘤压迫或侵犯门静脉，可造成门静脉高压，可出现上消化道出血等门静脉高压症状；晚期病人可并发肝肾综合征表现，如少尿或无尿，稀释性低钠血症，氮质血症。

（二）实验室检查

1.肝功能指标

绝大多数患者血中总胆红素（TBIL）、直接胆红素（DBIL）明显升高，升高的程度与梗阻的程度相平行，其中以结合胆红素升高为主，占总胆红素的60%以上；反映肝脏胆汁排泄功能的指标如γ-GT、ALP可显著升高，而反映肝细胞膜完整性的相应指标ALT、AST等一般仅轻度升高，仅极少数病人伴ALT显著升高，易误诊为黄疸性肝炎；由于长时间梗阻性黄疸，脂溶性维生素VitK的吸收障碍，加之肝脏自身合成凝血因子功能下降，可出现PT时间延长；早期病例血清ALB的水平及A/G比多在正常范围内，长时间梗阻后血清ALB可明显降低，而球蛋白升高，A/G低平或倒置，反映出肝脏合成ALB能力下降。

2.血、尿常规检查

血常规检查部分病人可有白细胞总数及中性粒细胞比例上升，提示有潜在性胆道感染存在；尿常规检查：尿胆红素阳性而尿胆原阴性。

3.肿瘤标记物检查

在胆管癌的诊断中，尚未发现一种像A-FP-样能诊断PHC的特异性肿瘤标记物。目前发现较有意义的标记物是糖链抗原CA_{199}在胆管癌的阳性率为60%～80%，但良性胆道梗阻、胆道感染时CA_{199}可升高，但升高的程度较低，当显著升高超过正常值6倍以上时，对胆管癌有诊断价值；癌胚抗原（CEA）、CA50、CA242等也是有用的诊断指标，但敏感性和特异性不如CA_{199}；近年来从胆管癌组织中提纯得到一种胆管癌相关抗原（CCRA），并建立了血清CCRA的ELISA的检测方法，对胆管癌诊断的敏感性和特异性均在70%以上，值得进一步研究；有关胆管癌标记物在基因方面的研究也取得一定的进展，利用分子生物学技术对胆汁和活检组织进行K-ras、CerbB-2、C-myc、P_{53}、端粒体酶等肿瘤基因标记物检查，对胆管癌的早期诊断具有潜在的实用价值。

（三）影像学检查

1.超声诊断

这是最为简便、快捷、准确、经济和可重复进行的无创性检查方法，已被临床证实为可信赖的诊断技术。超声显像一般较难直接检出肿瘤，仅仅20%左右的病例可发现中等或低回声软组织肿块影，但可以根据肝内、外胆管的扩张情况来推断肿瘤的部位，如果超声显像显示肝内胆管扩张至肝门部中断，而肝外胆管正常，胆囊不大、空虚，说明梗阻部位在肝门区，提示肝门部胆管癌可能；若肝内、外胆管扩张伴胆囊增大，说明梗阻部位在胆管的中、下段，提示中、下段胆管癌可能；如仅显示一侧肝内胆管扩张，应考虑Ⅲ型肝门部胆管癌可能，病人可无黄疸。超声对判断梗阻性黄疸和定位的符合率均接近100%。

彩色多普勒超声可提供门静咏、肝动脉有无侵犯的信息，有助于对肿瘤的可切除性和切除范围作出初步评估。

内镜腔内超声可避免肠气的干扰，所采用的超声探头具有细径、高频的显著特点，可对敏感区反复扫描，因而可以更清晰、更准确地显示肝外胆管肿瘤，往往可以显示直径0.5mm以上的病变，对肿瘤浸润深度的判断准确率为82%～85%，对胆管内表浅占位病变的鉴别诊断较有价值，且对判断区域淋巴结转移情况有一定帮助。但必须指出内镜腔内超声探及范围有限。门静脉血管腔内超声(IPEUS)开展并不广泛，对确定门静脉是否受侵的准确率高达96.7%左右，对胆管癌的诊断、可切除性的判断以及切除范围有帮助。

在超声显像的基础上，超声引导下穿刺胆道作胆道造影检查可提高诊断率，也可穿刺胆道抽出胆汁作肿瘤标记物CA_{199}等检查或者作胆汁肿瘤脱落细胞学检查，有经验的医师可直接穿刺病变组织作组织学检查。研究表明：胆管癌患者近50%胆汁CEA值在40mg/ml以上，CA_{199}与CEA检查结果一致；胆汁脱落细胞学检查阳性率58%左右；直接穿刺组织学检查的阳性率75%左右，均有一定的诊断价值。对于肝门部胆管癌超声引导下经皮肝穿刺门静脉造影(PTP)可以术前精确评估门静脉分叉部受侵程度和范围。经皮肝穿胆道镜(PTCS)活检率高。

超声诊断也存在一定的局限性，例如诊断易受操作技术的影响，与操作者的经验和工作的细致程度密切相关，存在着漏诊、误诊现象；体形肥胖或胃肠道积气时，使胆道显示困难，中下段胆管癌漏、误诊现象较多，采用饮水充盈胃肠道以扩大声窗或脂餐法、利胆法等方法可以进一步提高诊断率。

2.经皮肝穿胆道造影(PTC)和内镜逆行性胰胆管造影(ERCP)

PTC和ERCP两者均为经典和传统诊断胆管癌的重要方法。两者均有较高的空间分辨率，对胆管癌的诊断也存在共性，主要以胆管扩张、狭窄或闭塞、充盈缺损等表现为主，能准确显示胆管内腔细微结构如粘膜的改变，对狭窄性质的鉴别诊断价值大。两者术中均可行胆汁细菌培养和脱落细胞学检查，同时也可行胆道钳夹病理活检，作出病理诊断。

PTC曾经是诊断恶性梗阻性黄疸(OJ)的金标准，可清晰地显示肝内外胆管树的形态、分布和阻塞部位；对近端高位的肝门部胆管癌，由于左右肝管交通通常受阻，PTC仅能得到穿刺一侧梗阻以上胆管的图像，为得到完整的胆管树影像，可作双侧胆管穿刺造影；对胆管完全性梗阻，PTC只能显示梗阻以上的胆管，不能显示梗阻病变的长度和肿瘤远端的边界，对肝门区胆管癌诊断的确诊率达90%以上。顺行性胆管造影可自然显示壶腹部形态，若PTC时胰管显影，可进一步明确是否伴有胰胆管合流异常，胰胆管合流异常与胆管癌的发病关系密切，值得重视。PTC操作简单，易于掌握，技术成功率接近100%。

PTC的主要并发症为术后出血、胆汁从穿刺部位漏出、胆道感染等。建议：严格遵守无菌操作技术，避免多次、多部位穿刺，应提高单次穿刺的成功率；在造影结束后尽可能尽早抽出胆管内的胆汁和造影剂及需置管引流(PTCD)，并且PTC对可手术胆管癌患者一般安排在手术切除前1天进行。

ERCP对壶腹癌、胰头癌和下段胆管癌的检诊率高于PTC，但完全性梗阻病例不能显示梗阻以上的部位，对判断手术切除价值不大；如为不全梗阻，逆行造影可将肠道细菌送入梗阻以上胆管，诱发胆道感染；对于较高位的胆管癌，常需ERCP结合PTC联合检查，这样就加大了感染并发症的几率，严重者可导致化脓性胆管炎，往往抗生素难以奏效；但ERCP结合PTC可以相互补充，可以完整地显示胆系，有助于明确病变性质、部位，提高诊断率，因此尽管增加了并发症风险，也不失为一种有效的检查方法；正因为ERCP为侵入性检查，可引起急性胰腺炎、胆管炎、出血、穿孔等严重并发症，限制了其临床应用；近年来已不再将ERCP作为胆管癌基础的常规方法，甚至有少数专家将ERCP列入上段胆管癌的相对禁忌证，为减少并发症，建议ERCP后应常规作鼻胆管引流(ENBD)。

PTC和ERCP能准确显示胆管内细微结构如粘膜的改变，且空间分辨率高，对早期胆管癌的诊断价值高，但无法观察管壁、管外结构，对判断能否手术价值不大，加之其有创性，目前很少用于胆管癌的单纯诊断，多用于胆道的胆汁引流和胆道肿瘤的介入治疗。但必须强调：尽管影像学近年来进展迅速，CT、MRI、超声、PET-CT等对胆管癌的诊断已取得了实质性的进展，但各种检查均存在各自的不足，至今还没有一种影像学检查可以完全替代PTC和ERCP，废弃PTC、ERCP的时机尚不成熟。

3.核素显像

正电子发射断层成像(PET)因其可评价胆管上皮的代谢状况，反映病变在细胞代谢、受体、酶和基因等方面的变化，已广泛应用于肿瘤的功能成像。PET借助^{18}F-2脱氧-D葡萄糖在胆管细胞癌和肝癌细胞内被磷酸化的程度不同，通过该葡萄糖类似物在癌细胞内累积而形成热区及信号背景比率的增强等特征进行诊断，能确诊直径1cm大小的胆管癌灶，对胆管良恶性狭窄的鉴别诊断价值较大。

但PET因存在空间分辨率低、对解剖结构显示不清、费用昂贵、检查时间长等缺陷，临床普及率不高，临床应用较少。临床上PET多与CT联合用于肿瘤的诊断及疗效分析。

4.血管造影(DSA)

胆管癌一般为乏血供肿瘤，血管造影多无明显的肿瘤染色，肿瘤血管可显示增粗、迂曲、扩张。单纯DSA对胆管癌的诊断意义不大，临床上血管造影的主要目的：了解门静脉、肝动脉与肿瘤的关系及受侵犯情况，多用于术前对肿瘤的可切除性作出正确评估。

肝门区胆管癌具有壁外浸润的特点，常侵犯肝动脉、门静脉，选择性肝动脉造影可显示肝动脉是否被肿瘤包裹，门静脉相可观察门静脉与肿瘤的关系。经皮肝穿门静脉造影可更清晰地显示门静脉是否被肿瘤侵犯以及被侵犯的部位和范围，为手术中血管的修补和重建提供准确的信息。

由于血管造影(DSA)的有创性、费用高，诊断性血管造影仅作为辅助性检查手段，逐渐被无创的检查如螺旋CT血管成像等所代替。

5.CT诊断

CT对肝门部胆管癌肿瘤的检出率为40%以上，稍高于超声成像，肝门部肿块与扩张的左右肝管构成蝴蝶状图像为CT的典型图案。CT平扫、增强和三维重建技术可显示胆管原发病灶和周围脏器的改变，反映胆管的扩张程度、肝叶体积的变化、肿瘤的血供等情况，对临床诊断、分期与预后的评估有重要意义。

螺旋 CT 血管成像能代替血管造影显示肝动脉、门静脉和受累情况，为可切除性提供准确信息。

近年来随着多排 CT 的应用，出现了无创性螺旋 CT 胆道造影(SCTC)，采用三维技术多角度显示胆道解剖结构，确诊率高，优于常规 CT 和 US，不少专家甚至认为优于 ERCP、PTC。但也有专家认为 SCTC 空间分辨率和对胆管腔内细微结构如粘膜改变的观察不及 ERCP、PTC，尚不能完全替代之。多层螺旋 CT 曲面重组阴性法胆管成像为无创性胆管成像技术，对肝外胆管癌与扩张胆管的关系更直观。

CT 在显示肝外胆管管壁受侵情况优势明显，但难以精确显示肝门部结构和肝内肿瘤侵犯的范围。

6.磁共振成像(MRI)和磁共振胰胆管成像(MRCP)

MRI 和 MRCP 为胰胆管病变无创性诊断的重要方法，对胆管癌的诊断价值已得到肯定。MRI 可进行多序列、多方位扫描，对胆汁信号敏感，组织分辨率高，尤其冠状位成像更能反映肝门部结构，对胆管癌肝门、肝内侵犯范围的判断优于 CT，对评价肿瘤的可切除性及预后意义大，但在显示肝外胆管管壁时不及 CT。胆管癌的 MRI 表现以胆管软藤样扩张的间接征象为主，常缺乏明确的软组织块影。直接征象：管壁局限性或弥漫性增厚，轴位呈“圆圈征”，也可不规则，管壁厚度＞5mm，应高度重视，应疑诊胆管癌；软组织肿块：T_1W_1 加权为低或等信号，T_2W_2 加权为稍高信号，增强扫描时肿块强化信号不均，延迟强化明显。

MRCP 因成像序列的改进及相控阵线圈的应用，较多专家认为可获得比 ERCP 更有价值的图像。重 T_2 加权胆、胰呈明显的高信号，高信号是因为有胆汁和胰液的缘故，MRCP 具有独特的优点：不受梗阻部位的限制，梗阻的近、远端胆管均可显示，可清晰显示胆管梗阻端的形态，如截断状、锥状、鸟嘴状和鼠尾状等，截断处多不规则，梗阻以下胆管不扩张，胆管壁不规则增厚 5mm 时即可在 MRCP 上得以显示；可准确判断肿块梗阻胆管的长度和范围，对手术方法的设计提供更多的信息；无需注射造影剂，对胆管内压力无影响，安全无创性，无并发症，无技术操作的依赖性。MRCP 对梗阻部位定位准确率接近 100%，但空间分辨率差，不能显示胆管腔内细微结构如粘膜的改变，不及 PTC 和 ERCP，对显示肝外胆管壁时不及 CT。

三、胆管癌的诊断

由于缺乏特异性临床表现，胆管癌的早期诊断较为困难，一般病人在出现梗阻性黄疸后再作相关检查，已非早期。

临床上经典的肝门部胆管癌的诊断模式：黄疸＋肝内胆管扩张＋肝外胆管、胆囊空虚＋肝门部肿块。肝门部胆管局限性梗阻，在排除胆管结石后，80%～90%为肝门部胆管癌，因此较多专家提出肝门部胆管癌的诊断标准：①病人有进行性加重的梗阻性黄疸或中上腹隐痛、胀痛等不适；②影像学检查中有二项以上提示肝门部局限性梗阻性病变；③排除胆管结石及以往胆道手术可能导致的胆道狭窄。肝门部胆管癌定性诊断方面尚缺乏特异性强、阳性率高的方法，通过 ERCP 或 PTC 作肿瘤脱落细胞学检查或钳取组织活检阳性率均低，采取细针直接穿刺肝门区肿块的并发症多、细胞含量少、阳性率不高，因此术前组织学检查在肝门部胆管癌诊断中的应用并不多。

中远端胆管癌根据进行性加重性梗阻性黄疸和中远端胆管梗阻的影像学特点，一般可以作出诊断，但需与相关疾病相鉴别：①胰头癌：常压迫或侵犯中远端胆管并造成梗阻，胆道造影类似中远端胆管癌，但胰头癌CT扫描可见胰头肿块，MRCP或ERCP可见胰管近端梗阻而远端胰管扩张；②十二指肠乳头癌：可表现为远端胆管梗阻，胆道造影类似远端胆管癌，但ERCP检查时，内镜可见肿大的乳头，胰管多扩张。中远端胆管癌定性诊断也较为困难，术前ERCP取胆汁作脱落细胞学检查或者刷取细胞学检查以及钳取细胞学活检，阳性率均较低，阴性不能排除胆管癌的诊断；术中如仅局限于胆管腔内癌灶，不易取材，除非术中检查时发现肿瘤已侵犯胆管周围组织或已有淋巴结转移，使术中病理学诊断成为可能。

在目前严峻性医疗氛围中，无病理学诊断，仅靠临床诊断施行胰十二指肠切除，不少医务人员心存顾忌，但鉴于获得术前病理诊断困难，加之中远端胆管癌误诊、漏诊的后果更为严重，且因病理诊断常需反复检查，可能延误治疗胆管癌的最佳时机，目前大多数学者已达成共识：影像学检查资料和术中探查结果无法排除中远端胆管癌者，虽无病理诊断，仍有施行胰十二指肠切除的指征。

肿瘤标记 CA_{199} 升高，尤其是显著升高，特别是胆道引流减压后无明显下降，对胆管癌具有一定的诊断价值，CEA、CA_{50}、CA_{242}、CCRA以及基因肿瘤标记物K-ras、CerbB-2、C-myc、P53、端粒体酶等对定性诊断有一定的帮助。

由于胆管癌存在着术前较难获得组织学诊断的具体实际，在已临床诊断而无组织学诊断的情况下，是否施行手术，笔者认为仍需全国专家组达成共识并制定诊疗规范，便于基层工作者参照，旨在既不延误病人的治疗，又能减少医疗纠纷。

四、胆管癌的治疗

胆管癌的治疗方法常包括手术治疗（含根治性切除、姑息性切除、内外引流手术等）、非手术胆管内外引流治疗、放射治疗、化学治疗、光动力治疗等。胆管癌治愈的唯一选择只有根治性切除，但鉴于胆管癌的生物学行为，大多数患者就诊时或因局部侵犯严重或远处转移已失去根治性切除的机会。最近英国肝脏研究协会（BASLD）对不可手术切除晚期胆管癌制定了治疗的指导方针，强调改善患者的生活质量应该是首要目的，而延长生存期是第二目的，并强调生活质量得到保证和改善者，生存期相对地同样会延长，因此单纯胆道引流也应理解为积极的治疗措施。其他的治疗模式比如放射治疗、化学治疗和光动力治疗等正在进一步研究中，有无确切的疗效需进一步论证。

（一）手术治疗

手术治疗包括根治性切除、姑息性切除、内外引流手术等，随着影像学诊断水平的提高，手术技能、经验的积累，手术切除范围的扩大化，术后并发症的防治措施应用得当等，胆管癌的切除率呈逐渐升高的趋势，肝门部胆管癌的手术切除率已从20世纪80年代的10％提高到35％～70％，甚至有报道更高的。文献报道：中远端胆管癌由于黄疸出现早，较多的病人能相对早中期诊断，加之解剖关系较肝门部胆管癌简单，近 90%以上病人可获得手术切除；尽管切除率呈上升的趋势，但仍有不少落后地区仍处在起步阶段，与先进发达地区相比差距较大，全国范围内、全省范围内都存在着极不均衡的现象。

1.手术切除

手术治疗是胆管癌的首选治疗手段，根治性手术指切缘与区域淋巴结清扫后无癌残留，只要有癌残留，均为姑息性手术，临床上根据癌残留状态将手术切除分为 RO 切除：镜下无癌残留；Rl 切除：肉眼无癌残留，但镜下见癌细胞残留；R2 切除：肉眼即可判断有癌组织残留。

(1)肝门部胆管癌的规范化切除基本术式：

1)肝外胆管脉络化切除＋肝管空肠吻合：适宜 Bismuth Ⅰ 型病人；距肿瘤边缘 0.5～1cm 处切断胆管，将肿瘤及胆管断端远端肝外胆管至胰腺上缘水平胆总管、胆囊和肝十二指肠韧带内淋巴结、脂肪结缔组织整块切除，需肝十二指肠韧带脉络化解剖；将无瘤的近端左右肝管成型或分别与空肠做 Roux-en-Y 吻合。具体技法：

①肝十二指肠韧带脉络化廓清式切除：

A.剪开小网膜，清扫 N0.8a、N0.8p、N0.9 组淋巴结。

B.悬吊门静脉(一般从左侧)，经 Kocher 切口，自胰头后方清扫 N0.13 组淋巴结，再向胰腺内追踪分离出 1cm 左右之胆管后切断结扎(切断端送病检)，然后清扫 N0.16 组淋巴结及右侧腹腔神经节。

C.廓清肝十二指肠韧带：先自肝动脉前缘纵行剪开，仔细剥离动脉后将淋巴结和结缔组织附着在胆管周围以便整块切除，结扎切断胃右动脉，显露肝左动脉、肝右动脉并悬吊，自胆管下后方分离出门静脉直至左右干，切断尾叶分支。

D.廓清 N0.12 组淋巴结，将门静脉周围淋巴结及结缔组织予以剥离，再与胆管肿瘤一并整块切除，胆管上残端切缘送病检。

②肝十二指肠韧带的廓清指的是保留肝动脉和门静脉，整块切除包含淋巴结的结缔组织和肝外胆管。其中有几点需要注意的是：动脉骨骼化是要沿着动脉外膜层面游离而不损伤动脉；肝脏侧及胰腺上、后方均不得残留脂肪组织，这就必须清楚廓清界限，肝侧必须将肝动脉、门静脉以外的淋巴组织与结缔组织彻底地从肝包膜上剥离，而胰腺侧则必须分离出胰腺上缘及头部背侧、胃窦与十二指肠、肝总动脉。

2)肝外胆管脉络化切除＋肝尾状叶切除＋左内叶肝管与左外叶肝管、右前叶与右后叶肝管成型后分别与空肠做 Roux-en-Y 吻合，适宜 Bismuth Ⅱ 型病人；切除尾状叶的依据：尾状叶胆管开口于左右肝管，肝门部胆管癌为获得根治性效果必须切除尾状叶；肝十二指肠韧带脉络化解剖同前。具体技法(切除顺序与胆道重建)：

①肝外胆道脉络化切除同“上”所述。

②尾状叶切除：游离肝门至左右门脉干后方，离断进入尾状叶分支及肝动脉之相伴分支；再游离左肝周韧带，将左外叶向右上翻起，切开肝后下腔静脉韧带，逐支分离左侧尾状叶后肝短静脉，后切断 Arantius 管并予以结扎；还原左外叶后，游离右肝周韧带，将右肝向左上抬起，游离并切断、结扎右侧尾状叶后肝短静脉，从而将尾状叶完全与下腔静脉剥离；后自Ⅳb、Ⅴ段后下方将尾状叶完整掏出，自左右肝蒂上后方予以切除移除。

③左、右肝管空肠吻合术：自肝内仔细分离显露肝胆管肝切缘处之分支，距肝断面0.3～0.5em处予以断离胆管，无张力状态下将左内、左外及右前、右后支胆管分别塑形后用4-0、5～0可吸收缝合线（或PDS）行胆管空肠连续缝合，针距3mm，边距2～3mm，并与各支胆管内放置细“T”形管，分别经肠壁戳孔引出体外。

手术注意要点：主要在于肝门部胆管的处理，所切断之胆管残端应予以快速病检证实无癌残留，因胆管肿瘤可沿胆管壁的分支延伸，若有残留则应根据残留部位相应做扩大根治性手术。

3）肝外胆管脉络化切除＋尾状叶、左半肝切除＋右前叶、右后叶肝管成型后与空肠做Roux-en-Y吻合，适宜Bismuth $Ⅲ_B$。型肝门部胆管癌；该类型病人肿瘤已侵犯左内叶、左外叶肝管开口，必须切除左半肝并肝十二指肠韧带脉络化解剖；如肿瘤已侵犯右前叶肝管，则须做左三叶切除，因肝切除量大，并发症多、死亡率高，需权衡利弊，慎重选择。具体技法（切除顺序与胆道重建）：

①处理肝十二指肠韧带：

A.肝十二指肠韧带脉络化处理：结扎切断胃右动脉，剪开小网膜，游离肝总动脉，清扫N0.5、N0.7、N0.8、N0.9组及肝总动脉周围神经丛，之后经kocher切口游离胰头后方，清扫N0.13淋巴结，游离胆管至胰腺内2cm切断包埋处理，再自下向上行骨骼化处理肝十二指肠韧带，并清扫N0.12组淋巴结。

B.结扎离断左肝动脉：于分叉处结扎、切断左肝动脉，有往尾状叶的分支经鉴别后结扎离断。

C.结扎离断门静脉左支：仔细游离并结扎切断门静脉左、右支及分叉处后方所发出之尾状叶分支，结扎切断门静脉左支，保留侧可用5-0Proline线缝合关闭。

②游离左半肝及尾状叶：游离第二肝门，尽可能暴露中肝静脉、左肝静脉根部，并向左游离切断左侧冠状韧带及左三角韧带，将左外叶向右翻起，游离并切断尾状叶后方所有肝短静脉及Arantius管，自下向上逐一离断至下腔静脉右侧壁。大多病例存在肝右后下静脉，应注意鉴别并予以保留，并将沿下腔静脉右侧缘前之肝脏标线作为肝后切除线。

③切除左半肝及尾状叶：在肝脏的膈面沿着缺血线前入路切肝，术中超声可清楚标注中肝静脉，便于切除术中予以保留并避免损伤，自第一肝门离断左肝Glisson系统后，向下腔静脉右侧缘方向切肝，逐一离断结扎肝内管道，注意左肝静脉在根部予以离断，其中枢侧可用4-0Proline线连续缝合关闭，向后方直至下腔静脉右侧缘前方之标记线。

④胆道重建方法同（上节）所述。

需要注意的是：第一，以肝短静脉及IVC右侧缘为标志，确定左肝以及尾状叶的切除线；第二，在切断右前、右后叶胆管之前需分离出其间所夹的门静脉，目的有二：其一，避免损伤；其二，有利于所切断之右侧胆管重建操作；第三，右侧胆管在术中有时需切断至三级分支（Ⅴ、Ⅷ段分支及Ⅵ、Ⅶ段分支），应分别予以重建；第四，由于右侧尾状叶与肝右叶之间无明确解剖学标志，关键的步骤是必须完全切除尾状叶及其Glisson根部周围之组织，这样方可达到根治的效果；第五，本术式切肝量约40％，极少术后出现肝衰，若ICG15值在0.14以内，均可安全实施本手术。

4)肝外胆管脉络化切除＋尾状叶、右半肝切除＋左肝管空肠 Roux-en-Y 吻合，适宜于Ⅲ$_A$型肝门部胆管癌；肝十二指肠韧带需脉络化解剖；如肿瘤已侵犯左内叶肝管，则须做右三叶切除，更需权衡利弊，慎重选择。近年来对评估要做右半肝，特别是右三叶切除的病人术前先做门静脉右支栓塞，3～4 周后有望肝右叶萎缩，而左叶代偿性增大，减少了右半肝、右三叶切除肝功能失代偿的风险。

具体术前肝功能状态与安全切肝评估：

由于右半肝＋尾状叶切除占全肝体积的 65％～70％，不行预处理，术后出现肝衰的可能性较大，所以可行门静脉栓塞术前预处理。在肝功能正常的病人中，如 ICG15 小于 10％，当将来残存肝体积小于 40％时应进行 PVE。对于患有黄疸或 ICG15 大于 10％的患者，当将来残存肝体积小于 50％时进行 PVE。TadatoshiTakayama 提出以下几项来作为需接受肝切除的病人行 PVE 的标准：肝功能正常需行 60％以上肝切除的患者；ICC15 值偏离正常值 10％到 20％，或有梗阻性黄疸史的需行 40％～60％的肝切除术的患者；需同时行胰头切除术的患者。

门脉支栓塞术(PVE)：指在影像学指引下穿刺门静脉分支，予以栓塞目标门静脉分支(栓塞材料：明胶粉、纤维蛋白胶、氰基丙烯酸乙酯、无水乙醇、钢圈)，以期使未予栓塞侧肝脏出现肝再生的目的。门脉分支栓塞术提高了扩大肝切除的安全性，这一点动物实验已有明确的模型证实，在日本已大量应用于临床扩大肝切除的肝门部胆管癌患者中。具体法(切除顺序与胆道重建)：

①这类患者，若术前已行 PTCD 术引流，可于开腹后，切断 PTCD 引流管，断端拉进腹腔，并固定于肝脏表面，接上尿袋以避免术中污染手术野。

②二指肠韧带脉络化及肝门部的处理：于胰腺上缘游离出肝总动脉并予以悬吊，并清扫 N0.5、7、8、9 组淋巴结及肝总动脉周围之神经丛，经 Kocher 切口游离出胰头十二指肠后侧并清扫 N013 组淋巴结，再沿胆总管向胰腺后段游离，尽可能靠下段切断胆管，切缘术中送病检。然后自下向上脉络化清扫肝十二指肠韧带，于根部结扎切断右肝动脉、门静脉右支，再向左游离出左肝动脉至门静脉矢状部的入肝处，完全清扫其周围神经丛，并将门静脉后方进入尾状叶的分支一一结扎离断。如果发现门静脉分叉或左支水平部受肿瘤侵犯则需在充分评估后行门静脉切除重建。如果重建困难则放弃切除，仅重建胆道，关腹；如果能够重建，可在肝切除后重建，但为了获得根治性，建议在此步骤重建门静脉。

③肝的游离：自右三角韧带起始部开始，将肝周韧带予以游离，在肝脏右侧裸区与膈肌之间有一疏松间隙，找好此间隙入路游离并无困难，在其下后方近第三肝门处有右侧肾上腺与之粘连，仔细分离可以找到其中的间隙，因肾上腺上静脉在其深部进入下腔静脉，而且非常薄，注意避免损伤导致出血。并将此处肝肾韧带游开后，切口向下延伸至前面 kocher 切口交汇，再向上后方游离，切断并结扎右侧肝短静脉直至上方显露肝右静脉根部，小血管钳仔细钳夹后离断，下腔静脉入口处予以 4—0proline 线连续缝合闭锁，再将肝脏上抬，于第二肝门处分离至中肝静脉根部为止。需注意的是，在将右半肝尽量上抬时可能会导致肝门的扭曲并致左半肝血供障碍，时间太长则可能会影响术后肝功能的恢复。

④静脉韧带(即 Arantius 管)：自第二肝门处向左侧用电刀切断左侧冠状韧带及左三角韧带，将左处叶上翻，显露左侧尾状叶。静脉韧带上端附着在下腔静脉左侧壁或者左肝静脉入肝

处的稍下方，于要部挑起后结扎切断，其下端附着于门静脉 UP 囊，不切断此韧带，左侧尾状叶则不可能完全游离。离断静脉韧带后，将左侧尾状叶上翻，逐一离断并结扎其后方的肝短静脉，至此游离工作全部结束。

⑤断肝：在肝脏的膈面，沿着肝脏缺血线断肝，至肝门处时于肝门板上方约 1cm 处切开 4b 段肝实质延长线至左下方静脉韧带下端离断处，不必完全切除 4b 段，向后方至下腔静脉左侧缘，将连同整个尾状叶及右半肝标本切除，此时仅左侧胆管与标本相连。将右半肝及尾状叶向右牵引，充分显露左侧肝管并予以切断后移出标本。

⑥腹主动脉旁淋巴结的廓清目前存在一定的争议。有的研究者认为从肠系膜下动脉根部至腹腔干上方腹主动脉周围的淋巴结连同右侧腹腔神经节需整块切除，现在有的专家认为只需在开腹后取此处之淋巴结行术中病检，若未见转移则不必予以廓清。另外，现在腹腔干和肠系膜上动脉右侧之神经丛也不主张廓清。

⑦胆道重建：将左侧胆管与空肠行 Roux-en-Y 吻合。

5)肝外胆管脉络化切除＋尾状叶、中肝叶切除＋右后叶、左外叶肝管空肠吻合术，适用于Ⅳ型肝门区胆管癌，肝十二指肠韧带脉络化解剖同前，按该术式达不到 RO 切除者，可考虑肝移植手术。

具体切除顺序与胆道重建：

①肝外胆管脉络化切除(肝十二指肠韧带廓清术，见上节所述)。

②肝Ⅳb、Ⅴ段切除＋尾状叶切除：可先行游离肝门或廓清肝十二指肠韧带后通过预阻断的方式，把Ⅳ、Ⅴ、Ⅷ段外侧缘边界予以标定，进而确定Ⅳb、Ⅴ段拟切除边界后切肝，建议用 CUSA 刀解剖式游离第一肝门区。

需要注意的是：第一，切肝时必须熟悉解剖，注意保护Ⅷ段肝动脉、门静脉分支，避免切除后缺血致胆管萎缩狭窄及肝缺血功能受损；第二，胆管重建在无张力下进行；第三，胆管内放置“T”形管支撑引流，达到减压及降低瘘后腹腔感染几率；第四，游离切断肝短静脉、尤其是将右侧肝脏向左侧抬起或翻转时，一定不得拧转门静脉左支和左肝动脉，避免意想不到的肝缺血；第五，分离结扎肝短静脉时，严禁粗暴操作。对 3mm 以下的肝短静脉，IVC 侧用 4-0 丝线结扎或 5-0Proline 线缝扎，对直径 Smm 左右的肝短静脉应使用 4-0 丝线或 5-0Proline 线缝扎，对更粗的肝短静脉则应予以 5-0Proline 修补 IVC 上切口，以达绝对安全要求；第六，术中胆汁外流的管理：助手不时检查胆汁排出量，若在二级胆管分支处，可放入引流管先将胆汁引流出术野，尽可能防止胆汁污染术野；第七，如果肝动脉分支受肿瘤侵犯，则应予以重建，防止胆管缺血狭窄。

6)为达到根治性效果，应考虑附加手术：肝门部胆管癌若有胰头前、后淋巴结转移时，单纯淋巴结清扫难以达到根治性的目的，可同时作胰十二指肠切除；为达到根治性效果，甚至有人主张肝移植＋胰十二指肠切除，两者均属超扩大根治的范畴，创伤极大，并发症高，死亡率高，应综合判断，谨慎选择；肝门部胆管癌常侵犯肝动脉、门静脉，只要条件许可，应予以受侵血管切除，肝动脉受侵多被肿瘤所包裹，若为一侧肝动脉分支侵犯可予以切除，若肝固有动脉侵犯，如不需行肝切除术或行小范围切除(如尾状叶切除或肝方叶切除)时，可切除肝固有动脉，但施行 2 个肝段以上的大块肝切除的同时若切除受侵的肝固有动脉段，则需做肝固有动脉血管重建；门静脉干受侵常为右前侧壁，可切除血管壁的一部分，缺损处做连续缝合修补，或用自体血管瓣移植修补，若切除长度小于 2cm，可做对端吻合，若切除长度大于 2cm，一般需做自体静脉或人造血管移植，门静脉切除和重建应于 30 分钟内完成，超过 30 分钟应做肠系膜上静脉与股静脉或腋静脉之间转流，若门静脉分支受侵，多在做同侧半肝切除时予以切除，若门静脉左右支同时受侵，除非做肝移植，一般只能做姑息性手术。

(2)中远端胆管癌在手术方式上，除极少数比较局限的中段胆管癌能在确保近、远端胆管切缘阴性的前提下可做肝外胆管局部切除，近、远端端端吻合外，大多数中远端胆管癌需行胰十二指肠切除＋肝外胆管脉络化切除，同时清除肝十二指肠韧带、胰十二指肠前后、胃大小弯区淋巴结。

胰十二指肠切除术自 1935 年由 Whipple 发明后，一直是治疗中远端胆管癌、壶腹癌、胰头癌等的经典手术，手术死亡率已低于 5%，已成为较为成熟的术式；由于中远端胆管癌恶性程度往往较肝门部胆管癌为低，为提高术后病人的生存质量，减少不必要的创伤，近年来一部分学者针对中远端胆管癌采用保留幽门的胰十二指肠切除，此手术保留了全部胃、幽门及十二指肠 1.5～2cm，UCLA 的经验：距幽门 2～3cm 处清扫其周围组织后用切割闭合器横断十二指肠，横断面通常在胃十二指肠动脉通过十二指肠后方水平，重建时只需做十二指肠一空肠吻合，对经典的 Whipple 手术进行改进，该手术的优点：保留了胃的储存和消化功能，有预防倾倒综合征和改善病人营养状态的作用。该手术的缺点：部分术后胃排空延迟综合征比例可能升高；从肿瘤的角度出发，施行此手术的前提是肿瘤的恶性程度不高，第 5、6 组淋巴结无转移；该手术是否符合根治术的原则，各家尚有不同的看法，有人主张此术式仅适用于壶腹癌、乳头部癌及壶腹周围的良性病变的切除，而对胆管中远端癌及胰头癌应慎用。

(3)术前减黄治疗的争议

1)阻塞性黄疸是胆管癌的主要症状，梗阻性黄疸的主要危害：

①梗阻性黄疸引起胆道内压力增高(正常胆总管内压 100～150mmH_2O，平均 11.8kPa、120mmH_2O)，胆汁分泌逐渐减少，当胆道完全性梗阻，胆道压力升高达 28.4kPa 以上时，肝脏停止向胆管内分泌胆汁，但肝细胞分泌活动仍然存在，因而胆汁淤积肝内，出现胆汁淤积症，表现为肝细胞胆汁分泌器功能衰竭，肝细胞胆汁分泌器包括肝内毛细胆管、毛细胆管周围组织细胞胞浆中与胆汁分泌、排泄有关的细胞器如内质网、高尔基体、线粒体、溶酶体等。

②胆汁淤积肝内，肝细胞受压，可造成肝实质损害，严重者可出现肝细胞坏死，肝功能受损，多表现为：第一，肝细胞合成功能下降，血清 ALB 水平降低，往往阻塞时间越长，黄疸越深，低蛋白血症越严重，且伴有凝血因子合成障碍，凝血酶原时间延长等。第二，肝脏代偿能力与储备能力下降。第三，糖异生作用被抑制，易继发低血糖症。第四，梗阻性黄疸，肝脏网状内皮细胞功能下降，Kupffer 细胞吞噬和清除内毒素能力下降，加之肠道胆盐减少，肝肠循环紊乱，肠道内毒素的吸收增多，因而梗阻性黄疸病人术后 50%～75%发生内毒素血症(ETM)等。

③急性肾功能衰竭为梗阻性黄疸病人术后常见的并发症，一旦发生肾衰，死亡率可高达 32%～100%，急性肾功能衰竭与梗阻性黄疸病人的外周血管阻力下降，左心功能受损和继发性胆红素的利尿作用所致的低血容量、低血压有关外，与内毒素血症密切相关，具体机制：第一，内毒素可促使肾血管阻力增加，肾血流量减少。第二，内毒素可引起肾交感神经兴奋增加，

激发肾素、血管紧张素系统，引起肾血管收缩。第三，内毒素可使肾小球、肾小管周围毛细血管血栓形成，使肾脏缺血、缺氧，发生肾实质和肾小管坏死，三者均是导致不可逆肾功能衰竭的直接因素。

④梗阻性黄疸易合并应激性溃疡，主要原因：胆道梗阻，胆压增高，消化道内毛细胆管破裂加之胆汁返流，胆汁尤其胆盐可直接破坏胃粘液屏障和胃粘膜细胞屏障，应激状态下加重溃疡形成。

⑤免疫功能低下：第一，T细胞免疫功能受到损害与梗阻性黄疸病人血浆中产生细胞免疫抑制因子有关。第二，肝内Kupffer细胞活性和肝外吞噬细胞功能低下(外周血中性粒细胞和巨噬细胞)，导致非特异性免疫功能下降，原因可能与血浆中胆红素升高和调理素降低有关。

⑥血中胆汁酸升高，对中枢神经系统有直接毒性作用，增强迷走神经兴奋，导致肌力下降，心动过缓等，同时抑制心血管系统对血管活性物质的反应，使术中、术后易出现低血压等。

⑦肠道胆盐减少，导致脂溶性维生素A、D、K、E、B_{12}缺乏，表现为夜盲症、皮肤粗糙、钙离子吸收障碍、肌无力、出血倾向等，因脂肪吸收障碍，表现为大便次数增多，严重时可出现脂肪泻。

⑧梗阻性黄疸，胆汁不能进入肠道，病人消化功能进一步降低，进食减少，消瘦等。

2)手术切除前减黄目前最常用的方法是PTCD(经皮肝穿胆道外引流)。当胆道梗阻严重而无法疏通时，经PTC可放置外引流管以减轻淤胆，近期疗效满意。PTCD明显的缺点包括：引流管不易固定，容易脱落；可造成胆瘘；PTCD管堵塞、诱发胆管炎、胆道出血，这种感染有时不易为抗菌药物所控制，可尝试以抗生素盐水冲管或引流管置换，但只要引流通畅，一般不主张冲管，以免增加外源性感染的机会；肿瘤可能沿导管播散、种植；有时一根PTCD引流管难以达到充分引流的目的，往往出现仅仅引流了需要切除的一侧肝脏，而保留侧肝脏未得到引流的现象，多因部分病人左右肝管不能交通，该类患者往往需要多部位PTCD，尤其是肝门部胆管癌，文献有1次放置7根PTCD引流管的报道，这样可能增加或加重了并发症；术前引流时间短，往往达不到减黄的目的，时间长则可能延误了病情，肿瘤进展，且长期外引流还可导致电解质和消化液丢失、胃肠功能紊乱、肠内菌群移位和引起内毒素血症。

3)对术前是否施行减黄治疗，多年来一直存在争议：部分学者认为胆管癌切除病例中术前减黄组与不引流减黄组的手术死亡率、手术并发症，1、3、5年生存率均无显著差异，因此得出胆管癌术前减黄意义不大的结论；但大多数学者则认为术前是否减黄，须结合病例作个体化综合考虑，尤其是PTCD，只要操作规范、置管后管理得当、辅以合理的抗感染治疗等，PTCD并发症发生率已很低，国内大宗病例报道并发症发生率小于10%，PTCD的应用已较为安全、有效和普及。

4)术前是否做减黄应根据手术是否切肝和切肝的范围、黄疸的深浅和时间的长短、肝功能的状况而定。目前部分学者认为：①仅准备行肝外胆管切除，术前一般不需减黄，但胆红素大于256μmol/L，时间长(大于4周)，肝肾功能有损害者应考虑术前减黄；②拟行尾状叶或尾状叶+左半肝切除者，如胆红素小于256μmol/L，而ALB大于35g/L者术前不减黄，但胆红素大于256μmol/L者，术前应减黄；③拟行右半肝、左三叶、右三叶切除或估计要做肝动脉切除、门静脉重建者，即使胆红素小于256μmol/L、ALB大于35g/L，也需术前充分减黄。以上标准并非绝对标准，目前尚无统一标准，术者应充分权衡利弊，结合病人的经济承受能力、病人的身体机能、手术的难易程度、术者的手术水平等综合考虑，且术前必须充分交代清楚减黄引流的优缺点和可能出现的并发症，在目前的医疗氛围中，病人的意愿也是必须考虑的重要因素。

2.手术胆道引流

(1)肝门部胆管癌：在手术探查中判定肿瘤不可切除时，应尽可能术中做胆道引流，常见的引流方法：

1)肝内胆管空肠吻合：常见的术式：①左外叶肝管空肠吻合术：切除部分肝左外叶，显露左外叶胆管，整形后与空肠做 Roux-en-Y 吻合；②左外叶下段肝管空肠吻合术：经肝圆韧带左缘分离肝实质，显露左外叶下段（Ⅲ段）肝管，与空肠做 Roux-en-Y 吻合；③右前叶下段肝管-胆囊-空肠吻合术：向胆囊床深部分离肝组织 1～2cm，可显露右前叶下段（Ⅴ段）肝管，以胆囊为中介，其后壁与Ⅴ段肝管吻合，前壁与空肠做 Roux-en-Y 吻合；④右后叶下段（Ⅵ段）肝管空肠吻合术：切除部分肝右后叶下段肝组织，显露Ⅵ段肝管，成型后空肠做 Roux-en-Y 吻合。上述四种术式以左外叶下段肝管空肠吻合术和肝右前叶下段肝管-胆囊-空肠吻合术最为常用，肝内胆管空肠吻合口必须置 U 形管支撑，由于病情需要，少数病人有时需同时做两个甚至两个以上的吻合，才能达到有效胆道引流的效果，不得忽视。

2)术中置管引流：对不适行肝内胆管空肠吻合的病例，可术中置管引流，常见的置管方式：①U 形管引流术：切缘距肿瘤下界约 3cm，切开肿瘤远端胆管（胆总管），以胆道小号探条或软头导丝通过狭窄部，再用 3～5mm 扩张器扩开管腔后，引入带多个侧孔的引流管，通过肿瘤所在狭窄胆管后经肝表面穿出，另一端经胆总管切口拉出，引流管侧孔正好位于肿瘤的近端和远端，将引流管的两侧远端分别经前腹壁戳孔引出固定于腹壁外，整个引流管呈“U”形，称 U 形管引流；U 形管可起内、外引流的双重作用；需要时可随时更换，硅胶管一般 3～6 个月更换一次，因多数硅胶 U 形管一般 3 个月左右变硬，老化；但 U 形管侧孔不得滑入肝外和胆总管外，否则可导致腹膜炎，应用过程中应密切观察；U 形管也可作为肝内胆管空肠吻合口的支撑。②梗阻近端扩张胆管置管外引流：术中切开肝表面扩张的肝管，置管固定外引流。

(2)中远端胆管癌：多采取梗阻近端胆管空肠端侧或做侧侧 Roux-en-Y 吻合，一般选择左右肝汇合部。由于胆囊管与肝总管汇合部的部位低，容易受胆管癌侵犯而再次阻塞，一般不宜行胆囊空肠 Roux-en-Y 吻合，不能吻合的病人，可置 T 形管引流。

（二）非手术的胆管引流治疗

胆管癌大多数患者并非死于肿瘤的广泛转移，主要死因是由于长期胆道梗阻导致肝肾功能进行性损害或胆道感染、肝脓肿等并发症，故维持胆道通畅也是胆管癌姑息性治疗的关键。目前以保持胆管通畅为目的的胆管介入治疗在胆管癌的治疗中起着重要的作用。非手术的胆管引流包括经内窥镜的鼻胆管引流、经内窥镜的支架放置、经皮肝穿引引流管置入、经皮肝穿的内支架放置等。

1.鼻胆管引流（ENBD）

在行经内窥镜胆道置管的同时可以用气囊和探条扩张器，扩张胆管狭窄端。气囊扩展器较短，适合狭窄段较短的患者，探条扩展器适用于近端狭窄和狭窄程度较重者，往往可同时行乳头括约肌切开（EST），以加强退黄效果及减少内窥镜检查术后胰腺炎等并发症。ENBD 的优点：便于观察胆汁引流情况和胆道造影；如有阻塞可及时冲洗，如发现胆道感染可以行胆汁培养，还可经此管注入抗感染药物；拔除鼻胆管不需要再次内窥镜检查。缺点：长期引流可造成胆汁大量丢失，影响患者的水电解质平衡；患者多有咽喉部不适，活动受限，影响休息；对于肝硬化门静脉高压的患者鼻胆管有可能引起食管胃底曲张的静脉破裂出血。

2.经内窥镜胆道置入塑料支架(ERBD)或金属支架(EMBD)

ERBD和EMBD是在诊断性ERCP基础上建立起来的一种引流梗阻性黄疸的方法，目前该技术和用品逐渐成熟、标准化。临床上常用的塑料支架管腔狭小，7～14Fr。金属支架[不锈钢支架、镍钛合金支架(可膨式金属胆管支架，可通过自身弹性自行膨胀)]内径较大，为7～10mm(30Fr直径10mm)。内支架的置入可保持胆汁引流的生理状况，无胆汁丢失，有利于患者迅速恢复，无咽喉部不适和活动受限等，但无法直接观察到胆汁的引流情况，可发生堵塞，如病变范围较广时，需置入多根支架，难度较高，且金属支架价格较为昂贵，置入后难以取出。

经内窥镜胆道支架的置入涉及内窥镜逆行胆道造影(ERC)，导引钢丝通过病变狭窄段并放置支架。技术上塑料支架容易插入，费用低，但管腔狭小，早期易被胆泥堵塞，虽然金属支架昂贵，但其内径大，且金属支架侧壁有开放的网眼设计，允许二级分支胆管通过支架侧壁的网眼引流，故金属支架可保持更长的通畅时间。2005年荷兰阿姆斯特丹大学医学中心在《肿瘤外科》杂志发表了肝门部胆管癌置入自行扩张金属支架与塑料支架疗效、费用比较的前瞻性随机试验结果，塑料支架内径(10F)，金属支架为30F或10mm，结果塑料支架与金属支架在生存期方面相似，没有明显差异，但塑料支架组的住院时间和费用明显高于金属支架组，金属支架费用低与住院率下降、需要再次住院干预次数减少、并发症发生率低、住院时间短相关，该研究认为金属支架置入是恶性胆管狭窄最具性价比的非手术治疗方法，推荐应用于没有肝转移，预期生存期6个月以上者，如预期生存期在6个月以下，且有转移者，可选择塑料支架。该研究塑料支架平均开放持续时间为126天，显著低于金属支架的270天。金属支架寿命长与口径粗，表面光洁度高，细菌和胆泥不易附着以及置入后不易滑动，相对固定等有关。

由于解剖结构的原因，中远端胆管癌ERCP支架的成功率高于肝门部胆管癌，前者为85%～90%，后者为70%～75%，为此肝门部胆管癌可选择经皮肝穿途径或同时应用两种方法放置支架。

ERCP置入支架多一次完成，但也有部分专家认为：鉴于金属支架较为昂贵，建议先行ENBD作过渡性引流，在引流效果满意后再改为金属支架，以避免造成不必要的浪费。ERCP放置内支架失败的主要原因：由于以前的外科手术改变了消化道顺序，如BillrothⅡ胃切除术等；肿瘤堵塞十二指肠使内窥镜不能进入；严重的胆道狭窄，导丝不能通过。主要并发症：急性胆管炎、急性胰腺炎、十二指肠穿孔、支架移位、堵塞、折断等。

低位胆道梗阻支架置入时，若跨越十二指肠乳头部，可能影响胰管开口，发生胰腺炎的风险会增高，临床上应引起重视。

3.经皮肝穿胆道外引流管与内外引流管的置入

当胆道梗阻严重无法疏通时，可经PTC放置外引流管，以减轻淤胆，近期疗效满意，可作为姑息性治疗手段。鉴于长期外引流的弊端，上章节已阐述，PTCD多用于术前减黄和对难以打通梗阻，导丝不能通过，内支架无法置入的不可手术切除患者作暂时性引流，以消除胆道充血、渗出、水肿等。对可手术患者仅作为术前胆道减压，改善肝肾功能。对无法置入支架者仅作暂时性引流，临床上往往暂时性引流后第二次多能打通梗阻，导丝可以顺利通过，上内支架得以成功，所以外引流主要对不可手术患者能为内引流打下基础。外引流管尖端和侧壁有引流小孔，尖端需置入梗阻部位近端，侧壁引流小孔段置入肝内、外扩张胆管即可，侧孔不得暴露于肝外，以避免胆汁进入腹腔。南京军区总医院普外科 2004 年在《中华胃肠外科杂志》发表了“经皮肝穿胆道外引流联合经皮内镜下胃造瘘口行外引流胆汁回输及肠内营养支持治疗癌性阻塞性黄疸”的临床研究，有望改善患者的生存质量，克服 PTCD 的不足，为治疗 OJ 提供了新思路，但该研究只处在临床研究阶段，尚未推广应用。

经皮肝穿胆道内外引流管的置入：适用于 PTC 下能打通梗阻、导丝能通过狭窄段患者，内外引流管在狭窄部的近远端均有引流侧孔，可起到内外引流的双重作用。一般情况下引流管远端置入十二指肠，这样常发生不同程度的反流性胆管炎，临床上值得重视。因此对于高位梗阻患者，可只将引流管远端置入胆总管而不超过十二指肠乳头部，以减少逆行感染的发生率。此外，由于穿刺、插管等操作的刺激，可引起局部胆管暂时性痉挛，使本已严重狭窄的胆管处于完全闭塞状态，局部注射利多卡因则有可能缓解痉挛而使导丝通过狭窄区。

4.内外引流管与内支架的置入

内引流恢复了胆汁的生理走行，避免了胆汁丢失的弊病，既可保证患者的营养状态和体液、电解质平衡，又可使胆汁进入肠道以助消化，理应为胆道介入治疗的首选。关于内外引流管和内支架的临床应用观点不一，多数主张胆道内支架和引流管一次性置入完成，也有主张分次置入引流管和内支架。

内外引流管与内支架置入后，一般内外引流管同时保留，既可加速胆汁的排泄，又保留了胆道与体外的通道，便于后续治疗性操作如胆道活检、内照射、抗生素冲洗、化疗药物的局部灌注等，一般在内外引流管和支架同时开放 2～3 天后，关闭外引流，仅保留内引流。保留引流管的另一优点：一旦发生再狭窄不需再次穿刺建立通道。

也有部分专家主张，PTC 下打通梗阻，置入支架，确定内支架置入成功后直接封闭穿刺道，不保留或不置入引流管。主张的理由：减少了胆系感染；提高了患者的生存质量；缩短了住院时间和降低了医疗费用。因此内外引流管加支架与单纯支架各具优缺点，需根据病人的具体情况加以选择。

经皮肝穿胆道置放支架一般选择右侧，从右肝管进入肝总管直至狭窄部位。过去不少学者认为：只有内镜置放支架失败后才选用经皮肝穿途径，但随着金属支架的改进，即使是较细小的肝管狭窄也能一次置放成功，比过去常规的经皮肝穿刺操作更容易、更快、更安全，往往可在极少疼痛的情况下短时间内完成，可能比内窥镜途径更受欢迎，尤其对肝门部胆管癌患者。

当 PTC 显示肝内多个胆管分支受累时，为尽可能多解除梗阻，常需置入多个支架，例如“单通道双支架”、“双通道多支架”和多样化支架组合方式（如 T 形、Y 形等）。多支架置入后也存在引流不通畅的情况，主要原因：多支架网眼交错影响胆汁引流；支架的肝内段可能遮挡对侧的胆管分支引流不畅；当然也与淤胆的时间长、肝脏储备能力差以及肿瘤进展迅速有关。当胆管长期梗阻导致肝脏出现“萎缩-肥大复合征”时，萎缩叶胆管不需处理，使代偿肝叶胆汁引流通畅即可。若肝门部多支胆管分支受累（Bismuth Ⅳ 型），多考虑引流管置入，力争主肝管通畅，多不考虑支架置入。若合并胆道感染时，应先放置引流管，使黄疸减轻，炎症控制后再置入支架，过早置入支架可能因胆管粘膜和肿瘤组织水肿造成很短期内再狭窄。

5.胆道内支架置入后再狭窄

主要原因：肿瘤进展，生长超出支架，从支架网眼中长入；血块、菌团、胆泥堵塞等；对于胆总管病变，若支架超越壶腹部，Oddi 括约肌功能障碍，肠道内容物长期返流也可导致支架再狭窄，且因肠道长期蠕动，可能出现支架断裂，特别是塑料支架。但也有专家认为支架是否超越壶腹部并不影响支架的开通率。

支架置入后再狭窄的处理一直是围绕临床的难题。现将临床上已开展的方法作简单描述，如：介入旋切导管可切除肿瘤使支架开通；支架内再次置支架即"支架内支架"，一般选择金属支架内放置塑料支架；胆道冲洗加气囊牵拉清除胆泥；覆膜金属支架可限制肿瘤向腔内生长而延长开通时间，但覆膜支架存在伴发胆囊炎和胆道支架移位的风险；镀膜的金属胆道支架丝经强磁场磁化后置入，静脉注射纳米磁性化疗药物，进行磁靶向化疗，可有效抑制肿瘤生长，有一定的治疗潜力；借助 PTCD 保留通道的光动力治疗、放射性粒子$^{125}\mathrm{I}$、$^{192}\mathrm{I_r}$等近距离照射、无水酒精注射、微波、高频电切等，除治疗胆管癌外，对支架开通均有治疗作用。以上仅仅是简要的总结，需进一步完善。

6.胆汁引流不同方法的疗效初步评价

一般认为手术和非手术的胆汁引流对比缓解率相似。但仍有从事外科的专家认为：手术胆肠吻合可提供最确切的胆汁引流，可能在提高生活质量和延长生存期方面占优势。笔者认为这些研究结果需要谨慎解释，实际临床工作中一般状况好、无风险病人往往接受的是手术引流，而进展期或存在合并症的一般状况差者多采用非手术胆汁引流，因此不具备可比性。

对肝门部胆管癌是经皮肝穿途径还是经 ERCP 途径临床上也存在争议，一般认为经皮肝穿途径成功率高于经 ERCP 途径，对中下段胆管狭窄 ERCP 上支架是较好的适应证。PTCD 是一项很成熟的技术，目前有单位开展在 MR 或 CT 引导下三维 PTCD，多数单位采用在超声探头引导下实施，第二军医大学附属东方肝胆外科医院报道对于 3mm 以上的胆管 PTCD 穿刺成功率达 95%以上。

综上所述，笔者认为：手术和非手术、经皮肝穿和 ERCP 途径优劣的对比还需大样本、多中心、前瞻性随机对比临床试验得出结论。目前不同医院、不同专业医师的认识尚不统一。

（孟庆国）

第三节　胆囊癌

一、胆囊癌的病因学

胆囊癌的确切病因尚不完全清楚，经多年研究发现与下列因素有一定的关系：

（一）胆囊结石

许多资料证实胆囊结石与胆囊癌的发生有密切的关系，国内文献报道：胆囊癌合并胆囊结石占50%～70%，但胆囊结石中仅1.5%～6%并发胆囊癌；胆囊结石病人患胆囊癌的相对危险性是无结石者的6～15倍，其中直径大于3cm以上结石患者发生胆囊癌的危险性比1cm以下的高出10倍左右；与癌并存的结石种类：82%～90%为胆固醇结石，胆红素结石仅占7%～15%；胆囊癌合并结石的时间一般长于10年。

一般认为胆囊结石诱发胆囊癌的机制：胆结石长期机械性刺激胆囊粘膜，造成粘膜损伤，迁延不愈，可引发胆汁排空障碍、胆汁瘀滞、胆道梗阻并胆道感染，导致胆囊粘膜不典型增生，最终发生癌变；目前已在胆结石并感染的胆汁中培养出梭状芽孢杆菌，这种存在于消化道的厌氧菌可直接将初级胆酸（胆酸、鹅脱氧胆酸）转变为脱氧胆酸和石胆酸（次级胆酸）以及甲基胆蒽等，三者在结构上是多环芳香族致癌物的同族物，动物实验将三者制成丸剂植入至动物的胆囊中，可诱发胆囊癌；但必须指出胆囊结石患者中仅1.5%～6%合并胆囊癌，绝大多数病人不会癌变，因此胆囊结石癌变的机制还只不过是局限于实验室阶段或理论上的推测，事实上胆囊结石是否会导致癌变至今还未得到证实。

（二）胆囊良性病变

胆囊良性肿瘤中，胆固醇息肉占62%左右，腺肌增生症约占24%，炎性息肉约占19%，腺瘤约占4%，其中胆囊腺瘤和腺肌增生症与胆囊癌关系最为密切。

胆囊腺瘤是目前已公认的癌前病变，癌变率一般认为达3%～10%，研究表明：所有的原位癌和19%的侵袭癌都有腺瘤的成分，这进一步证实了腺瘤有癌变的可能性；腺瘤的恶变与腺瘤的大小有相关性，所有的良性腺瘤往往直径小于12mm，而恶变腺瘤的直径往往大于12mm，但不是绝对标准，临床上也有直径8mm胆囊腺瘤恶变的报道；若腺瘤合并结石则更增加了癌变的危险性。

胆囊腺肌增生症以往认为不会癌变，但20世纪80年代后国外相继报道该病有恶变的倾向，1991年已证实是癌前病变；胆囊腺肌增生症分为节段型、基底型和弥漫型三类，其中节段型中有6.4%左右合并胆囊癌。

（三）胆道解剖结构异常

胰胆管连接异常（APBDJ）是胆囊癌的危险因素，正常人胰管和胆总管在距Vater壶腹5mm前汇合，形成同一管道，共同开口于十二指肠，而APBDJ者胆总管和胰管在距Vater壶腹2.0～3.5cm处汇合，多旱盲角，共同的通道长，胰液的分泌压高于肝脏的分泌压，胰液可以逆行流入胆道。

癌变的机理可能为胆汁中的卵磷脂被胰液中磷酸酯酶Aa水解，产生脱酯酶卵磷脂，脱酯酶卵磷脂易被胆囊吸收，积聚在胆囊壁内，刺激胆囊上皮不典型增生，以致癌变，该过程时间较长，多发生在无胆总管囊肿的APBDJ病人，胆囊癌病人中有16%合并APBDJ。

（四）其他

Mirizzi综合征与胆囊癌的发生有密切的关系，Mirizzi综合征病例中有27.8%左右合并胆囊癌，Mirizzi综合征：有胆囊颈、胆囊管狭窄、嵌顿或良性病变压迫胆总管所引起的黄疸、胆囊炎、胆绞痛等综合征的临床症候群，由1948年阿根廷外科医生Mirizzi发现并以其名字命名；伤寒、副伤寒携带者与胆囊癌的关系在胆囊癌中表现得更为显著；长期溃疡性结肠炎，尤其是溃疡性全结肠炎可增加胆囊癌的危险性；在职业研究中，橡胶工人胆囊癌的发病率高。

(五)分子生物学基因研究

1.癌基因 胆囊癌病人的 K-ras 基因突变率为 50%～80%,常位于 12 号密码子,少部分位于 13 号密码子,而正常胆囊粘膜均无 K-ras 基因突变;CerbB-2 在 63.6%左右的胆囊癌病人中过度表达,且表达与组织学分化类型、淋巴结转移和浆膜侵犯等有关,胆囊癌 CerbB-2 基因蛋白阳性往往伴 P53 蛋白表达,提示 CerbB-2 过度表达是胆囊癌发生的后期表现;C-myc 在约 9%的原发性胆囊癌和约 26%的转移性胆囊癌中表达,但研究表明与组织学分化类型、浸润程度等无关。

抑癌基因:P53 在胆囊癌病人中的突变阳性率为 47%～92%,突变多发生在 5～8 外显子,肿瘤的分化程度越差,P53 突变蛋白的表达就越强,P53 突变蛋白的阳性率与肿瘤分期、浸润深度、病人的预后等有关;有学者发现胆囊癌细胞中 P53 基因杂合型缺损(10H)达 91%,发生较 P53 突变蛋白出现更早,故检测 P53 基因的 10H 更有利于胆囊癌的早期诊断;P16 在胆囊癌细胞中突变率高达 80%左右,并认为该基因突变与胆囊癌发生密切相关。

2.增殖细胞核抗原(PCNA) 是细胞周期 S 期广泛表达的一种核蛋白,是仅在增殖细胞中合成和表达的多肽,与恶性肿瘤的生物学行为密切相关,胆囊癌细胞中 PCNA 阳性率显著高于良性胆囊肿瘤和慢性胆囊炎组织,与分化程度以及是否转移高度相关,PCNA 阳性提示预后不良;增殖细胞核抗原 Ki-67 是一种与细胞增殖相关的核蛋白,在 G_1、G_2、M、S 期都表达,其中在 G_2、M 期表达最强,G_0 期不表达,在胆囊癌中表达的阳性率约达 73.1%,良性肿瘤仅 7.6%左右,正常胆囊组织不表达,Ki-67 蛋白的表达与胆囊癌的病理类型与分化程度无关,但部分学者仍将 Ki-67 作为预后的判断指标。

3.肿瘤细胞 DNA 含量 肿瘤细胞增生活跃,细胞核中 DNA 含量增高,其中二倍体比例下降,而异倍体、增殖指数和 DNA 指数明显上升;胆囊粘膜单纯增生细胞,轻、中、重度不典型增生细胞,原位癌和浸润癌细胞 DNA 含量及增生活跃细胞百分率逐步上升,胆囊浸润癌中 DNA 含量和异倍体细胞百分比明显高于其他消化道恶性肿瘤,这与临床上胆囊癌往往为高度恶性相吻合,DNA 含量和倍体异常与病人的预后相关,DNA 二倍体胆囊癌病人 5 年生存率明显高于非二倍体病人。

上述分子生物学基因研究在胆囊癌的病因学、诊断学、治疗学等方面尚不够深入,有关研究结果尚存在不同的观点,尚需进一步总结,但为胆囊癌的研究开辟了新的途径。

二、胆囊癌的病理学

胆囊癌较多发生在胆囊底部和颈部,体部较少,由于胆囊腔内体积相对较小,当癌肿发展到一定程度后便较难辨别癌肿的发生部位。

(一)大体形态分型

胆囊癌大体形态学上分为四型:

1.肿块型 占 15%左右,癌肿呈肿块状向胆囊腔内生长,位于胆囊颈和胆囊管的癌肿可阻塞胆囊出口而引起胆囊肿大的急性胆囊炎,当癌肿生长到一定程度可局部坏死、脱落、出血和感染,此型预后相对较好;

2.浸润型　较常见，占75%～80%，癌肿在胆囊壁内浸润性生长，胆囊壁增厚变硬，易侵犯邻近组织和脏器，预后差；

3.胶质型　占5%～8%，肿瘤组织内含大量粘液而呈胶冻样改变，胆囊壁常有癌肿浸润，预后相对差；

4.混合型　较少见。

（二）组织学类型

根据国际抗癌协会（UICC）标准，胆囊癌按分化程度分为高分化癌（G_1）、中分化癌（G_2）、低分化癌（G_3）、未分化癌（G_4）。

组织学分型：

（1）腺癌，最为常见，约占85%，腺癌可分为硬化型腺癌、乳头状腺癌、管状腺癌、粘液癌，其中以硬化型腺癌多见；

（2）未分化癌：恶性程度高、预后差，占10%左右；

（3）腺鳞癌：腺癌组织中含有大量的鳞癌细胞，较少见，约占3%；

（4）鳞癌：由胆囊粘膜鳞状上皮化生后癌变形成，较少见，占2%～3%；

（5）其他：其他常见的恶性肿瘤组织类型有：类癌、恶性淋巴瘤、癌肉瘤、腺棘皮癌、恶性组织细胞瘤等。

三、胆囊癌转移途径

（一）直接侵犯

原发灶经胆囊床直接侵犯肝实质，常见Ⅳ$_b$ 或 Ⅴ段，甚至延伸至肝门，肿瘤浸润肝脏深度与原发灶的大小呈正相关；也可侵犯十二指肠、胰腺、胃、结肠等脏器，局部侵犯严重往往为局部晚期的表现。

（二）淋巴转移

胆囊癌淋巴转移发生率较高，即使肿瘤位于粘膜层时也可发生，随着肿瘤侵犯深度的加深而转移率增高，总发生率在25%～85%。

（三）血行播散

胆囊肝面的静脉血由2～20支小静脉经胆囊窝上方穿入肝内，直接进入肝方叶，胆囊游离面浆膜下，在胆囊底、体处形成1支小静脉，注入门静脉右支，进入5、8段；理论上胆囊癌发生血行转移极为常见，但临床实践表明：胆囊癌早期血行转移率低，仅为1.5%左右，主要发生于T_3、T_4期病人，表现为原发灶附近肝脏局部肿块形成，血行转移率14%～46.6%；弥漫性血行转移与晚期胆囊癌侵犯后腹膜静脉血管有关。

（四）神经转移

神经转移是肝外胆道恶性肿瘤晚期转移的常见方式，恶性程度越高，发生率就越高，此为根治术时应同时切除肝外胆管至胰腺上缘神经组织的原因。

（五）胆道腔内转移

多发生中、低分化病例，肿瘤呈息肉样生长，可沿胆囊管下行至胆总管，可在胆囊颈和胆总管内壁种植，严重者可导致梗阻性黄疸。

(六)腹膜种植转移

多为肿瘤侵出浆膜层，向下脱落种植，引起腹、盆腔播散，为晚期胆囊癌的表现。对无腹水形成，又疑似腹腔种植的病例，可行腹腔灌注，做人造腹水，也可做脱落细胞学检查，阳性者提示腹腔转移存在，不宜做根治性手术。

根据胆囊癌的转移途径，胆囊癌肝转移的机制：直接侵犯入肝，经胆囊静脉回流入肝，表现为近原发灶肝内局部肿瘤形成，伴或不伴卫星结节；弥漫性肝转移多为晚期胆囊癌可能，与胆囊癌侵犯腹膜后静脉血管有关；淋巴转移：约90%的肝转移伴有肝淋巴结转移。肝转移是胆囊癌最常见的方式，总的发生率在65%～90%。

四、胆囊癌的临床特点与诊断

(一)临床表现

早期胆囊癌无明显的症状和体征，即使有，也无特异性，临床上不易引起重视，随着癌肿的发展，分期的升级，常出现以下临床表现：

1.右上腹疼痛

右上腹疼痛为胆囊癌最常见的症状，约有80%的胆囊癌病人以右上腹疼痛为首发症状，但右上腹疼痛并非胆囊癌所独有，如胆囊炎、胆石症等均可出现，毕竟胆囊癌发生率低，绝大多数胆囊疾病所引起的疼痛均为良性疾病，所以疼痛病人本身以及治疗医生往往未引起足够的重视，未作认真细致诊治致使胆囊癌误诊和漏诊；建议医务人员应树立积极的预防、治疗意识，一旦病人既往有胆囊疾病，又有右上腹疼痛的症状，就不能排除患胆囊癌的可能性，必须认真作好相应的鉴别诊断，这是早期胆囊癌发现、诊断的前提条件。

2.右上腹肿块

当胆囊癌或合并胆囊结石阻塞胆囊管、胆囊颈时，右上腹部往往可能触及肿大的胆囊，且病人多伴有急性胆囊炎的表现；当右上腹部出现质硬、固定和表面高低不平的肿块时，表明胆囊癌已属晚期，预后差；胆囊癌有右上腹肿块者占29%左右。

3.黄疸

黄疸的常见原因为癌肿侵犯肝门部或肿大的转移淋巴结压迫肝外胆管；癌细胞沿胆管腔转移或癌肿组织坏死脱落阻塞胆总管；胆囊癌的黄疸均为梗阻性黄疸，部分病人也伴有胆绞痛；胆囊癌患者出现黄疸是病程已进入晚期的征象之一，85%左右的梗阻性黄疸病人已失去手术根治的时机。胆囊癌病人大多因为右上腹疼痛、右上腹肿块、黄疸而就诊，一旦三联征的出现，诊断胆囊癌较为容易，但此时病人已多属晚期，预后极差。

4.其他

食欲降低、厌油、乏力、腹胀、消瘦、发热、腹水、恶异质、贫血等均非胆囊癌所特有的症状；胆囊癌病人可出现胆道出血，胆道出血可伴有黄疸和上腹部绞痛等症状；晚期胆囊癌病人可侵犯十二指肠、胃，引起上消化道出血和消化道梗阻，侵犯结肠可引起下消化道出血。

(二)影像学和内镜检查

1.B超

B超对胆囊癌诊断的正确率可达85%~90%,是目前最为简便而行之有效的辅助检查手段,且有价格低廉、无创伤、准确率高等特点;超声图像通常分为五型:小结节型、蕈伞型、厚壁型、实块型、混合型;为避免肠腔积气和肠内容物对超声结果的干扰,国内外已开展内镜超声(EUS)技术,EUS经十二指肠球部或降部能直接扫描胆囊,可更清晰地显示胆囊壁的三层结构,不仅可提高胆囊癌的早期检出率,而且还可根据肿瘤侵犯深度判断手术切除的可能性,为制定手术方案提供依据;B超下鉴别胆囊息肉样病变和早期胆囊癌较为困难,胆囊息肉样病变在B超下表现为隆起性病变,而90%~95%的早期胆囊癌也可表现出息肉样病变的特点,往往需从肿块的大小、好发部位、单发和多发、形态和光滑程度、基底部宽窄、生长速度等综合考虑,并加强对可疑病例进行动态随诊,必要时及时手术,往往能够发现早期胆囊癌病例。

彩色多普勒超声对肿块较小的早期胆囊癌的敏感性较差,对早期诊断不如B超,彩色多普勒超声的优势在于:胆囊肿块和壁内可测到异常的高速动脉血流信号,可用于胆囊癌和良性病变的鉴别。

2.CT扫描

CT对胆囊癌诊断的敏感性不如B超,但对观察胆囊壁能力要优于B超,能清晰地显示胆囊壁和胆囊内的软组织阴影,口服胆囊造影剂(碘片)或静脉注射造影剂(胆影葡胺)增强后诊断率有所提高;胆囊造影自身为胆囊癌有效的诊断方法,胆囊癌病例胆囊造影时可见到不随体位变动的圆形或半圆形充盈缺损;约22%胆囊壁钙化和约26%瓷性胆囊病人为恶性,一旦发现,需要积极手术。

3.MRI(磁共振成像)

磁共振为一项无创性胆道影像学检查技术,MRCP不用造影剂即可显示胆道系统,具有广泛的应用前景;MRCP利用胆汁含大量水分,具有较长T_2横向弛豫时间的特点,采用重T_2加权技术突出显示长T_2组织信号,通过三维成像显示胆道系统,并可根据需要以不同角度和方向旋转成像,清除周围组织结构如胃、十二指肠对胆道的重叠,MRCP能获得类似PTC、ERCP甚至更清晰的图像,并能同时显示梗阻上下端的胆道情况,诊断价值优于PTC、ERCP;MRCP对胆囊癌的检查表现为高信号胆囊内不规则的低信号区或低信号肿块,也可显示胆囊周围肝实质侵犯情况;但必须指出:MRI对胆囊诊断的特异性和敏感性并不优于B超和CT。

4.PTC、ERCP

PTC、ERCP对伴梗阻性黄疸的胆囊癌病人可明确梗阻的部位、程度,对早期胆囊癌的诊断意义不大,如只注入少量造影剂,利用造影剂和胆汁的比重差行薄层造影,能显示胆囊粘膜的形态和胆囊内病变,可一定程度上弥补PTC、ERCP之不足;ERCP仅有一半左右病人胆囊可显示,但优越之处是可同时做鼻胆管引流和采集胆汁做细胞学检查。

5.动脉造影

动脉造影对中晚期胆囊癌诊断价值较大,腹腔动脉造影胆囊癌的诊断率高达72%左右,尤其是超选择插管,胆囊动脉较易显影;动脉造影胆囊癌的特点:胆囊动脉僵硬、增宽、不规则和间断现象,如出现典型的肿瘤血管往往提示癌肿已属晚期。

6.内镜检查

常用经皮经肝胆囊内镜（PTCCS）、腹腔镜等；PTCCS可直接观察胆囊粘膜的病变和同时取活检，有助于早期诊断；腹腔镜确诊率50%左右，对早期胆囊癌诊断意义不大，对晚期者可减少手术探查率。

（三）细胞学检查

常采用ERCP、B超引导胆囊穿刺、PTCCS取胆汁做脱落细胞学检查，往往阳性率不高，反复多次的胆汁脱落细胞学检查能提高诊断率。

（四）肿瘤标记物检查

至今尚未发现胆囊癌特异性肿瘤标记物，胆囊癌病人血清中CEA阳性率约为54.1%，CA_{199}为81.3%左右，且随着癌肿的浸润程度加深，CEA、CA_{199}的值逐渐增高，但两者的特异性不强。

（五）术中诊断

凡手术切除的胆囊不得随意丢弃，应在术中认真解剖，认真检查其色泽、质地、囊壁有无肿块以及异常的肥厚区，可疑病变及时术中快速切片以便及时作出正确诊断和采取合理的治疗，因快速切片存在一定的误差，术后必须做连续切片。

总之，根据病人的症状、体征，结合相关实验室检查、影像学检查、细胞学检查、术中术后的病理学检查，并随着诊断技术的不断更新、发展，诊断早期胆囊癌已非困难；但较多的临床医师（尤其是基层工作者），对胆道疾病未树立早期发现、早期诊断的意识，未经常性地想到病人已患胆囊癌的可能性，正因重视程度不够，才使误诊、漏诊率升高；态度决定一切，只要及时、必要的检查，会发现更多的早期病例，提高胆囊癌病人的生活质量、治愈率。

五、胆囊癌的治疗

（一）与胆囊癌相关的良性病变的治疗

胆囊癌的预后与病期早晚密切相关，胆囊癌相关良性病变的及时治疗能起到预防和尽早发现胆囊癌的作用，应理解为胆囊癌治疗的重要组成部分；毕竟胆囊良性病变仅极少部分病人最终发展为胆囊癌，对所有胆囊良性病变的患者都实施胆囊切除的确有悖常理，但对高危胆囊良性病变应积极手术切除胆囊，胆囊良性病变的高危因素总结如下：60岁以上的胆结石患者；胆囊炎、胆石症病史在10年以上；胆囊结石疼痛的性质发生改变，疼痛发作由间断性变为持续性；萎缩性胆囊炎或胆囊壁钙化或者瓷胆囊；胆囊颈结石或结石直径大于2.5cm；B超提示胆囊壁有局限性隆起增厚者；胆囊腺瘤大于8mm，单个广基胆囊息肉；增长速度快的腺瘤和息肉，特别是3～6个月增长超过5mm者；胰胆管汇合部畸形病人。

（二）隐匿性胆囊癌的治疗

隐匿性胆囊癌是指术前、术中均未得出正确诊断，以胆囊“良性”疾病行单纯胆囊切除术，但术后病理证实为胆囊癌者；隐匿性胆囊癌占全部胆囊癌的41%～49%，且按Nevin分期Ⅰ、Ⅱ期即肿瘤侵犯粘膜层、肌层的病例仅占19%～400/0，半数以上的病人为Ⅲ、Ⅳ期，就Ⅲ、Ⅳ期病人而言，单纯完整胆囊切除术根本达不到根治的目的，往往需要Ⅱ期手术根治；隐匿性胆囊癌必须根据术后病理和准确的分期确定治疗方案。

(三)胆囊癌的治疗

1.胆囊癌的手术治疗

(1)单纯胆囊完整切除:癌肿仅侵犯粘膜、粘膜下层,肝床的胆囊浆膜面未侵犯,无区域淋巴结转移者,即 Nevin Ⅰ期,单纯胆囊完整切除即可达到根治的目的;也有专家推荐 NevinⅡ期也可做单纯胆囊切除术;但位于胆囊颈、胆囊管的癌肿,由于癌肿邻近胆囊三角,往往较早发生淋巴结转移[胆囊癌的淋巴结转移首先累及胆囊三角(哨兵淋巴结)及沿胆总管分布之淋巴结],所以不少专家坚持:胆囊颈、胆囊管癌肿淋巴结转移率、术后复发率显著高于胆囊体、底部癌肿组,无论癌肿侵犯胆囊壁的哪一层,即使粘膜层,均应行肝十二指肠韧带周围淋巴结清扫术。

(2)扩大性胆囊切除术(也称根治性手术):凡肿瘤侵及浆膜层即瘤组织侵及胆囊全层或伴淋巴结转移者,即Ⅲ期、Ⅳ期胆囊癌病人均应施行扩大胆囊切除术;也有专家推荐 NevinⅡ期需做扩大性胆囊切除术;切除范围:胆囊完整切除+胆囊床肝组织 2cm 范围一并楔形切除+沿肝十二指肠韧带清除淋巴结、神经和结缔组织;清除的淋巴结包括:胆囊管周围(含胆囊三角、网膜孔)、中上段胆总管周围淋巴结(第一站),胰头上、后、十二指肠上后、腹腔动脉、肠系膜上动脉淋巴结(第二站),腹主动脉旁、下腔静脉周围淋巴结(第三站),必要时清除肝门区淋巴结(胆囊淋巴回流一般不上行至肝门部,肝门部淋巴结累及较少,一旦累及肝门部均属晚期)。大宗样本统计表明:胆囊癌淋巴结转移率高达 50%~83%,浸润肝脏的比例可达 66.2%左右,手术的根治程度与预后密切相关。

(3)扩大根治性手术:以往胆囊癌患者只要出现黄疸、腹部肿块等症状和体征,多认为已属晚期,多无手术切除指征,随着对胆囊癌的进一步认识和外科手术技术的提高、手术器械的改进,Nevin Ⅴ 和 TNM Ⅳ期胆囊癌已不再是根治性手术的绝对禁忌证,只要病人一般情况允许和无远处转移,仍有扩大性根治的机会。

扩大性根治术切除范围应根据肿瘤浸润转移的具体情况而定,一般常见的术式是在根治性胆囊切除术的基础上附加:肝外胆管切除(如左右Ⅰ级肝管、肝总管、胰腺上缘以上胆总管切除+肝内胆管空肠吻合术,适宜于肝外胆管侵犯的病人)、肝Ⅳb、Ⅴ、Ⅵ切除或右半肝、肝三叶切除(适宜于肝实质侵犯超过 2cm)、胰十二指肠切除(适宜于胰头、十二指肠侵犯的病人)、右半结肠切除术(适宜于结肠侵犯患者)等,但必须强调:上述扩大性根治手术适宜于侵犯转移灶能连同胆囊一并整块切除,尽可能做到无癌残留,但多脏器切除创伤大、风险大,一定要权衡利弊,谨慎实施。

(4)姑息性手术:

①姑息性手术适宜于病变已超出可根治的范围,仅为缓解症状而采取的术式,也适用于患者有其他内科严重疾病或胆囊伴有严重感染不宜根治术或年老、体弱的患者。

②胆道引流术:包括胆管引流和消化道转流等,该类病人也可采取非手术引流,详见胆管癌相关章节。

2.胆囊癌的放射治疗

国外自 20 世纪 60 年代已开展胆囊癌的放射治疗研究,但受该病对放疗的敏感性相对差,放疗反应偏重,且照射剂量受周围正常脏器的限制较难提高等因素的影响,尽管已取得了一定的经验和疗效,但进展不大。国内至今有关胆囊癌放疗的病例报道甚少。

(1)术前放疗:因精确地判断肿瘤的大小和累及的范围较为困难,术前放疗定位存在着相对的盲目性和不准确性，很难制定放疗计划和剂量，关于胆囊癌术前放疗的报道较少；日本学者高桥等曾对 14 例胆囊癌进行了总剂量 30Gy 的术前放疗，结果：术前放疗组的手术切除率高于对照组，且放疗未增加组织脆性和术中出血，认为术前放疗有益，但该类报道均为小样本，非前瞻性随机对比研究，结论仅供参考。

(2)术中放疗：照射范围包括手术切面、肝十二指肠韧带和可疑癌组织残留的部位；术中放疗的优势：定位准确，减少了邻近正常组织不必要的放射损伤；一次性 15～20Gy 的放射剂量，产生较大的生物学效应，达到较好的治疗效果；一些文献报道：术中放疗组的局部复发率低于单纯手术组，2、3、5 年生存率高于单纯手术组。但准确的疗效有待证实。

(3)术后放疗：临床上目前应用较多的为术后放疗，放疗范围包括原发灶、区域淋巴结和疑有癌残留的部位；术中可明确肿瘤的部位、大小、范围，术中放置金属夹可作术后放疗的定位引导；术后放疗一般采取外照射，每周 5 次，每天 1 次，分次量 1.8～2.0Gy，总剂量 40～50Gy/4～6 周；综合大多数文献的报道：接受术后放疗组病人的局部复发率低于对照组，中位生存期高于对照组，尤其对 TNM 分期为Ⅲ、Ⅳ期病人。但结论的真实性有待于进一步论证。

(4)不可手术胆囊癌的姑息性放疗：近年来，适形放射治疗(3D－CRT)能使照射剂量的分布更符合靶体积的形态；调强放射治疗能使用不同强度的射线治疗肿瘤，使不同强度的射线穿透治疗区，而不是单一、整束、强度一致的射线；两种放射治疗都可尽可能降低周围正常组织的受量，大大地提高了放疗总剂量(50～ 60Gy/5～7 周)和减轻了不良反应，对不可切除胆囊癌可起到姑息治疗作用，但对梗阻性黄疸病人建议充分引流后再予以放疗。

必须指出胆囊癌的放射治疗至今尚未取得实质性进展，上述报道的相关术前放疗、术中放疗、术后放疗、不可手术切除胆囊癌的姑息性治疗的疗效仅来自于为数较少已公开发表的临床研究，而这些研究多数为非随机、单中心、非前瞻性、小样本的临床研究，甚至部分文献报道为回顾性资料的总结、分析，因此上述各项临床研究的科学性、真实性以及结论的可信度有待于进一步商榷，只能供临床参考。直到目前，还没有高级别循证医学证据支持放射治疗作为胆囊癌的常规治疗手段。期待前瞻性、多中心、大样本的随机对照研究来确定放射治疗在胆囊癌综合治疗中的地位。

（孟庆国）

第四节　气瘤

气瘤是一种发于皮肤间的皮下可触及的多发性肿物。可发生于体表各处，与年龄、性别无明显关系。其特点是多发性肿块，浮浅在皮肤，瘤皮松垂，瘤体柔软，按之可瘪，纵之又起，宛如气注瘤中，皮色如常或有褐色斑为主要表现的瘤病类疾病。本病相当于西医的多发性神经纤维瘤和神经纤维瘤病的神经纤维瘤结节。

临床诊疗思维

（一）病因病机分析

1.肺气失宣　肺主气，合皮毛，劳倦过度，肺气损伤，卫气失固，腠理不密，外为寒邪所搏，以致气滞痰凝，营卫不和，痰气凝聚于肌表，发为气瘤。

2.脾虚痰凝　忧思伤脾，脾土受损，母累及子，脾累及肺，以致肺气郁滞，卫气不行，痰气内生，结而不散，气结于腠理之间形成气瘤。

（二）诊断思维

1.辨病思维

（1）诊断依据

①症状表现：气瘤是一种具有家族遗传倾向的先天性疾病，多在小儿时即有皮下多发性肿块出现，青春期加重，亦常伴有某种发育上的缺陷。瘤自皮肤肿起，生长缓慢，好发于躯干，也常见于面部及四肢。瘤的大小不一，小如豆，大如拳。瘤的数目不一，少者只有几个，多的可成十上百，遍布于体表，并呈念珠状的排列。

②体征：触诊可触及肿块位于皮下，活动，既不与皮肤粘连，又不与基底组织粘连。其质地或硬或软，但多数较软，虽软但没有压缩性，可将其挤压皮下，如将物塞入小洞一样，除去压力后又复弹起。肿物可凸出于皮面，也可在皮下触及。瘤的皮色不变或色素沉着，表面光滑，没有痛感。部分头颈及四肢部的多发性气瘤可见局部皮肤、皮肤下组织水肿，过度增生、增厚、发硬而失去弹性。

③辅助检查：必要时可做CT、MRI和血管造影术或做活组织检查等进一步了解病变情况。

（2）鉴别诊断：本病需与肉瘤、脂瘤相鉴别。

2.辨证思维　多发性肿块，浮浅在皮肤，瘤皮松垂，质软，按之可瘪，纵之又起，如气注瘤中，皮色如常或有褐色斑。

重点掌握的症状为多发于表浅皮肤肿块，质软，按之可瘪，纵之又起，宛如气注瘤中，皮色如常或有褐色斑。

局部体征为质软，按之可瘪，纵之又起，表面光滑，无触痛。

若伴有面色㿠白，无力倦怠，动则气短，自汗畏寒，痰多清稀等全身症状者，为肺失宣证；若伴有头身困重，口淡不渴，口黏无味，腹胀便溏等全身症状者，为脾虚痰证。

（三）治则思维

1.内治　①本病基本病机为气滞痰凝，因此总的治疗原则为理气化痰散结。②临床根据病程之长短，正气之盛衰，施治又有所区别。关键是抓住一个“气”字，气郁行之，气虚补之，或兼以化痰、祛浊、化瘀。

2.外治　一般不需外治。

（四）辨证论治

1.肺气失宣

【证候】 气瘤初起，多发于表浅，根浮，色白，多见面色苍白，无力倦怠，动则气短，自汗畏寒，痰多清稀等全身症状；舌淡，苔薄白，脉虚弱。

【辨证】 肺主一身之气，主宣发肃降，若肺气失宣，则浊气滞结于皮肤内，聚而成形结成肿块；肺主皮毛，故瘤体表浅、根浮、色白；肺气虚，则面色㿠白，无力倦怠，动则气短；营卫不和，腠理不固，外邪侵袭，则见自汗畏寒、痰多清稀；舌质淡、苔薄白、脉虚弱均为肺气亏虚之象。

【治则】 宣调肺气，益气固表。

【主方】 通气散坚丸合玉屏风散加减。

【处方】 陈皮 6g，法半夏 6g，石菖蒲 5g，枳实 10g，桔梗 6g，贝母 9g，香附 9g，海藻 9g，茯苓 9g，黄芪 15g，白术 6g，防风 6g，甘草 3g。水煎服，每日 1 剂。

2.脾虚痰凝

【证候】 气瘤多且根稍深，质软，无触痛，或得温稍舒，多见头身困重，口淡不渴，口黏无味，腹胀便溏等全身症状，舌淡，苔白腻，脉虚弱。

【辨证】 忧思伤脾，脾失健运，土气壅滞，痰湿内停，母病及子，痰阻肺气，肺气郁滞，卫气不行，结于腠理而成肿块，瘤体多而根稍深；痰凝而无血瘀，则瘤体质软而无触痛；痰湿郁遏，则头身困重；痰阻气机，水液运行失常，则口淡不渴，口黏无味；气机不畅，水谷不化，则腹胀便溏；舌淡、苔白腻、脉虚弱均脾虚痰凝之征。

【治则】 健脾解郁，化痰散结。

【主方】 十全流气饮加减。

【处方】 党参 10g，黄芪 15g，茯苓 10g，当归 6g，陈皮 6g，白术 10g，川芎 6g，熟地黄 10g，白芍 10g，肉桂 6g，炙甘草 3g。水煎服，每日 1 剂。

（五）病程观察

若瘤体溃破、溃疡者，可加野菊花 10g，金银花 10g，蒲公英 10g 以清热解毒。

（六）预后转归

本病一般预后良好，可随喜怒而消长，有自愈性，也可反复发作；极少部分患者可发生恶性病变，预后较差。

（七）预防与调护

1.调节情绪，保持心情舒畅，避免精神刺激。

2.饮食忌食醇酒厚味、发物。

3.患处避免挤压。

4.如患部肿块迅速增大，应考虑恶性病变，积极进行治疗。

（八）疗效评定

1.治愈　局部肿块消失。

2.好转　局部肿块缩小。

3.未愈　局部肿块无缩小。

（张雪芹）

第五节 肉瘤

肉瘤是发于皮里膜外，由脂肪组织过度增生而形成的良性肿瘤。本病好发于成年人，可发于身体各个部位，数目不定。其临床特点是皮下肉中生肿块，软如绵，肿似馒，如肉之隆起，大如桃、拳，按之稍软，皮色不变，无痛。相当于西医的脂肪瘤，而不同于西医所称的肉瘤。西医学所称的肉瘤是指发生于软组织的恶性肿瘤，如纤维肉瘤、脂肪肉瘤等。

临床诊疗思维

（一）病因病机分析

本病多因郁滞伤脾，痰气凝结所致。

1.脾虚痰湿　脾主肌肉，主运化，思虑过度或饮食劳倦、郁结伤脾，脾失健运，肌肉失养，脾气不行，津液聚而为痰，痰气郁结，发为肉瘤。

2.肝郁痰凝　郁怒伤肝，肝失疏泄，气机不畅，瘀血阻滞，经脉不利，津液聚而为痰，气郁痰凝而为肉瘤。

（二）诊断思维

1.辨病思维

（1）诊断依据

①症状：肉瘤可以发生在全身任何有脂肪组织的地方，女性多发，大多位于皮下组织内，好发于肩、背、臀及腹壁等部位。生长缓慢，一般无疼痛。少数病人因肿块巨大而出现面部重坠感，全身无特殊不适。

②体征：触诊肿块呈圆形或椭圆形，质地柔软，富有弹性，边界清楚，与皮肤无粘连，有时呈分叶状。有时可呈多发性，常见于四肢、胸或腹部皮下，为多个较小的圆形或卵圆形结节，质地较一般肉瘤稍硬，可伴有压痛。

③辅助检查：X线摄片可见肿物阴影，透光性较好。

（2）鉴别诊断：本病需与气瘤、脂瘤相鉴别（参照“气瘤”鉴别诊断部分）。

2.辨证思维　皮下肉中多个肿块，软如绵，肿似馒，如肉之隆起，大如桃、拳，按之稍软，皮色不变，一般无疼痛。少数病人因肿块巨大而出现面部重坠感，全身无特殊不适。

重点掌握的症状为皮下肉中生肿块，软如绵，肿似馒，如肉之隆起，大如桃、拳，皮色不变，无痛。

局部体征为触诊肿块呈圆形或椭圆形，质地柔软，富有弹性，边界清楚，与皮肤无黏连，有时呈分叶状。若为多个较小的圆形或卵圆形结节，质地较一般肉瘤稍硬，可伴有压痛。

肉瘤基本病机为痰湿痰浊凝结，临床根据导致“痰浊或痰湿”这一病理产物的原因不同，在辨证上又有所区别。一般来说，长期情志不畅，郁闷不舒者，多为肝郁痰凝证；思虑过度或久伤饮食，食欲不佳，或消化不良者，多为脾虚痰湿证。

（三）治则思维

1.内治　①瘤体较小者可暂行观察，不予特殊治疗。②肉瘤之多发者或有症状者，予内服药物治疗，本病多因郁滞伤脾，痰气凝结所致，故化痰理气为基本治法。③由肝气郁结所致者，需兼疏肝解郁；因脾虚运化失常所致者，宜健脾燥湿。

2.外治　瘤体较小者可暂行观察，较大者宜手术切除。

（四）辨证论治

1.脾虚痰湿

【证候】 瘤体较大，软如绵，肿如馒，无触痛，喜温喜按；常伴面色萎黄，精神疲倦，气短懒言；舌淡，苔薄白，脉缓弱。

【辨证】 思虑过度，或饮食劳倦，郁结伤脾，脾主肌肉，主运化，脾失健运，致饮食入胃不能化生津液，湿痰内生，痰湿阻滞面不血瘀，痰气郁结.结聚不散，故瘤体较大，软如棉，肿如馒，无触痛；脾气亏虚，则局部喜温喜按；脾失健运，气血生化乏源，不能上荣于面和营养四肢，故面色萎黄，精神疲倦，气短懒言；舌淡，苔薄白，脉缓弱，为脾虚之象。

【治则】 健脾宽中，燥湿化痰。

【主方】 归脾丸合二陈汤加减。

【处方】 党参 10g，黄芪 15g，当归身 5g，茯神 10g，白术 10g，远志 5g，酸枣仁 10g，木香 3g，龙眼肉 10g，茯苓 10g，陈皮 6g，法半夏 6g，炙甘草 5g。水煎服，每日 1 剂

2.肝郁痰凝

【证候】 瘤体较小，常为多发性，质地稍硬，轻度触痛；常伴精神抑郁，心烦易怒，胸闷，善太息；舌红，苔薄黄，脉弦。

【辨证】 精神抑郁，郁怒伤肝，肝失疏泄，气机不畅，横逆犯脾，脾失健运，痰湿内生，气郁痰凝，结聚不散阻于肌肉而发为瘤；气郁血瘀，经络阻塞不通，不通则痛，故瘤体较小，质地稍硬，轻度触痛；肝气不疏，则精神抑郁，心烦易怒；气机不畅，则胸闷，善太息；气郁日久，可以化火，则舌红、苔薄黄，脉弦主肝病。

【治则】 疏肝行气，解郁散结。

【主方】 十全流气饮加减。

【处方】 陈皮 10g，赤苓 10g，乌药 6g，川芎 6g，当归 6g，白芍 10g，香附 6g，青皮 6g，木香 3g，生姜 3 片，大枣 2 枚，甘草 3g。水煎服，每日 1 剂。

（五）病程观察

1.肉瘤生于头颈者，加藁本、桔梗；生于上肢者，加桂枝、桑枝；生于下肢者，加川牛膝、海桐皮；生于胸腹者，加枳壳、瓜蒌皮；生于腰背者，加木香、杜仲；以引药直达病所。

2.若有热者，加金银花、连翘以清热解毒；口渴、便秘者，加生大黄、芒硝以清热通便。

（六）预后转归

1.瘤体小者可逐渐增大，但部分患者瘤体增长到一定程度后可自行停止生长。

2.多发者瘤体大小不一。增大明显者宜手术切除以明确诊断。

3.本病多预后良好，肉瘤极少数会变为恶性。

（七）预防与调护

1.保持心情舒畅，节制恼怒，使机体内环境平衡。

2.忌食腥晕发物及辛辣醇酒刺激品，饮食宜清淡，多食新鲜蔬菜和水果。

3.注意保护患部，免受碰伤挤压。

4.肿块外敷药忌用对皮肤过度刺激的药物。

（八）疗效评定

1.治愈 肿块完全消退。

2.好转 肿块部分消退或缩小，症状消失。

3.未愈 肿块无改善。

（张雪芹）

第六节 血瘤

血瘤是因体表血络扩张、纵横丛集而形成的一种良性体表肿瘤。可发生于身体任何部位，大多数为先天性，以女性多见，多出生时即已有之，随年龄增长而增大，这到一定程度可以停止，很少发生恶变；因本病色红中含有血丝又名红丝瘤。其临床特点是病变局部色泽鲜红或暗紫，或呈局限性柔软肿块，边界不清，触之如海绵状；色红而内含血丝，破皮则血流难止。相当于西医的皮肤血管瘤，包括毛细血管瘤及海绵状血管瘤。

临床诊疗思维

（一）病因病机分析

1.心火妄动 心主血脉，心属火脏。心火妄动，逼血入络，血热妄行，脉络扩张，纵横丛集成瘤。明代《薛氏医案·外科枢要》说："心裹血而主脉，……若劳役火动，阴血沸腾，外邪所搏而为肿者，其自肌肉肿起，久而有赤缕，或皮俱赤，名日血瘤。"

2.肾伏郁火 胎火妄动，引动肾中伏火，火热逼络，溢肤成瘤。《医宗金鉴·外科心法要诀》在论述血瘤时日："此患由先天肾中伏火，精有血丝，以气相结，生子故有此疾。"

3.肝经火旺 郁怒伤肝，肝气郁结，气郁化火，火逼肝血，血热妄行，离络溢肤而成血瘤。

西医认为血管瘤是由残余的中胚叶或血管细胞形成，属先天性疾患。

（二）诊断思维

1.辨病思维

（1）诊断依据

①症状与体征：好发于婴儿和儿童。

毛细血管瘤：系由浅表毛细血管增生扩张，纡曲而成。常在出生后1～2个月即发现，大部分在5岁左右可自行消失。多发于颜面、颈部。可单发，也可多发。多数表现为在表皮上突出成草莓状，界限清楚的疣状突起或呈分叶状，质软可压缩，界限清楚，大小不等，色泽由鲜红至暗紫色不等，加压时不完全褪色；另一种为鲜红斑痣，仅在皮肤上形成1个或数个大小不等、形状不一的紫红、深红或淡红色斑片，与周围皮肤界限清楚。

海绵状血管瘤：肿瘤由多数充满血液的腔隙构成，为一种先天性血管错构瘤。肿瘤质地柔软，犹似海绵，常呈局限性半球形、扁平或高出皮面的隆起物，肿物有很大的压缩性，用手压迫肿瘤能压缩变小，去压后复原，可因体位下垂而充盈，或随患肢提高而缩小。好发于头颈部，也发于其他部位。在瘤内有时可扪及颗粒状的静脉石硬结，外伤后可引起出血，继发感染，形成慢性出血性溃疡。

②辅助检查。血管造影或B超检查有助于确定海绵状血管瘤的病变范围和程度。

(2)鉴别诊断：本病需与血痣相鉴别。

辨证思维在出生后不久即发现局部皮肤稍突起，随之长大，病变局部色泽鲜红或暗紫，或呈局限性柔软肿块，边界不清，触之如海绵状；色红而内含血丝，破皮则血流难止。

重点掌握的症状为在出生后不久即发现局部皮肤稍突起，瘤体色泽鲜红或暗紫。

局部体征为呈局限性柔较肿块，边界不清，触之如海绵状。

因本病的基本病机为火热内盛，迫血妄行，脉络交错，显露于肌肤。故其基本证型为血热妄行。得之于先天者，血瘤生来即有者，多为肾伏郁火；随情志变化而病情增减者，多为肝经火旺；伴口舌生疮者，多为心火妄动。

(三)治则思维

1.内治　①本病基本病机为火热逼血妄行，宜以清热凉血散瘀为基本治法。②按证型辨证论治：肾伏郁火者，兼以滋阴补肾；肝经火旺者，兼以疏肝清肝；心火妄动者，兼以清心火。

2.外治　根据瘤体大小、部位选用不同的外治法。

(四)辨证论治

1.心火妄动

【证候】 瘤体色泽鲜红，按之灼热；伴烦躁不安，易口舌生疮，面赤口渴，小便短赤，大便秘结；舌红，苔薄黄，脉数有力。

【辨证】 心主火脏，主血，过于劳累，可耗伤肾阴及津液，肾水不能上济心火，使心火妄动，煎熬阴血，迫血离经妄行，血不行常道，气血纵横，脉络交错，结聚成形，故瘤体色泽鲜红，按之灼热；心火妄动，扰乱心神，则烦躁不安；心火上炎，则口舌生疮，面赤口渴；热盛伤津，则小便短赤，大便秘结；舌红，苔薄黄，脉数有力，均为心火妄动之象。

【治则】 清心泻火，凉血散瘀。

【主方】 芩连二母丸合泻心汤加减。

【处方】 黄芩6g，黄连3g，知母6g，贝母6g，当归3g，生地黄10g，熟地黄10g，蒲黄5g，川芎5g，大黄3g，白芍10g，生甘草3g。水煎服，每日1剂。

2.肾伏郁火

【证候】 血瘤与生俱来，多见于颜面，瘤体表面灼热；五心烦热，潮热盗汗，发育迟缓，尿黄，大便干；舌红，苔少，脉细。

【辨证】 先天肾中伏火，精有血丝与气血相搏成瘤，故瘤体与生俱有；肾伏郁火，胎火旺盛，表面灼热；肾中伏火，灼伤肾阴，阴虚火旺，则五心烦热，潮热盗汗，发育迟缓；火旺灼津，津亏则小便黄，大便干；舌红，少苔，脉细数均为肾伏郁火之象。

【治则】 滋阴降火，凉血化瘀。

【主方】 凉血地黄汤合六味地黄丸加减。

【处方】 生地黄10g，当归尾6g，地榆10g，槐花10g，黄连3g，天花粉10g，熟地黄10g，山茱萸10g，怀山药10g，泽泻6g，牡丹皮6g，甘草3g。水煎服，每日1剂。

3.肝经火旺

【证候】 血瘤呈痣状，或由扩张、迂回、曲折的血管构成瘤体，挤压后膨胀性较好，瘤体常因情志不遂或恼怒而发生胀痛；伴胸胁不适，咽干，小便短赤，大便秘结。舌红，苔黄且干，脉弦数或弦细数。

【辨证】 郁怒伤肝，疏泄太过，肝火内动，燔灼阴血，阴血沸腾走窜，溢于肌肤而成瘤；郁怒伤肝，气机不畅，则因情志不遂而发生胀痛；肝气不疏，则胸胁胀满；肝郁化火，火灼阴液，津不上承，则口苦咽干，津不濡润大肠，则大便秘结；移热于膀胱，则小便短赤；舌红，苔黄干，脉弦数或弦细数均为肝经火旺之象。

【治则】 清肝凉血祛瘀。

【主方】 凉血地黄汤合丹栀逍遥散。

【处方】 生地黄10g，当归尾6g，地榆10g，槐花10g，黄连3g，天花粉10g，牡丹皮6g，栀子6g，柴胡10g，郁金10g，枳实10g，白芍10g，茯苓10g，白术10g，甘草3g。水煎服，每日1剂。

（五）病程观察

血瘤若不慎挤压或擦伤而致出血者，可加三七末（冲服）5g，小蓟炭10g，仙鹤草10g以止血。

（六）预后转归

1.部分毛细血管瘤可自行退化，在数年内逐渐消失，或长到一定程度后就停止发展。

2.海绵状血管瘤可向深部发展，侵及肌肉组织、血管及神经间隙，还可破坏骨组织和侵入骨髓腔。发生在肢体的海绵状血管瘤可并发先天性动静脉瘘，使患肢发育异常而出现巨肢症。发展广泛而巨大的海绵状血管瘤患者可因大出血而死亡。

（七）预防与调护

1.注意保护瘤体，避免挤压或擦伤丽导致出血或继发感染。

2.忌食辛辣、醇酒、煎炸之品，以免助热动血，加重肿瘤的症状，或引起出血。

3.节制恼怒，条达情绪。

（八）疗效评定

1.治愈　瘤体消失，皮肤平坦，仅残瘤不明显瘢痕。

2.好转　瘤体缩小，瘤体停止生长，但未完全消失。

3.未愈　瘤体无改变或继续长大。

（张雪芹）

第七节　骨瘤

骨组织发生异常的局限性肿大，形成质地坚硬的肿块，统称骨瘤。其肿块紧贴于骨，坚硬如石，又称贴骨瘤、石瘤。本病好发于青少年，男性多于女性。良性骨瘤好发于颅骨和上、下颌骨，恶性骨瘤多数发生在股骨下端和胫骨上端。其特点是骨组织的异常肿大，疙瘩垒起，坚硬如石，紧贴于骨，推之不移。相当于西医的骨良性肿瘤、恶性肿瘤，属骨瘤的范畴。恶性者生长迅速，预后差；良性者生长缓慢，预后好。

临床诊疗思维

（一）病因病机分析

本病总由肾虚骨空，加之感受外邪，气滞血瘀，痰浊凝聚，渐成肿块，发为本病。

1.肾虚痰凝　先天禀赋不足，骨骼空虚，痰、湿、浊、毒易于乘虚而留，结成骨瘤；或恣欲损伤肾阴，虚火内亢，肾火长期郁遏，肾所主之骨气血阻滞而不畅，瘀积而成瘤；如明代《外科正宗》说："肾主骨，恣欲伤肾，肾火郁遏，骨无荣养而为肿日骨瘤。"

2.气滞血瘀　外伤后，局部骨骼气滞血瘀，正常血供不足，六淫或特殊邪毒易于内侵，凝结致病成瘤。

（二）诊断思维

1.辨病思维

（1）诊断依据

①症状：良性骨瘤一般无自觉症状，好发于颅骨和上、下颌骨，发展缓慢，到一定年龄多能停止发展。如肿块巨大，则出现畸形，或压迫邻近组织、器官，产生相应的症状；当肿瘤向颅腔内发展时则出现眩晕、头痛、癫痫发作等，发生于下颌骨、口腔部位时可影响舌的活动。但不发生远处转移。

恶性骨瘤多见于10-25岁青少年，约75%发生在股骨下端和胫骨上端，瘤体增大迅速，最初隐隐作痛，继则疼痛难忍，如针扎锥刺，持续不止，入夜更甚；甚至形成巨大肿块，坚硬高突，使局部皮肤青筋显露，除局部畸形、剧痛、功能障碍外，并有逐渐加重的全身症状，如逐渐消瘦、食欲缺乏、失眠、精神委靡等。发生脏器或他处转移。病变发展迅速，很快危及生命。

②体征：良性骨瘤局部可摸到肿块，边界清楚，质地较硬，压痛不明显，表面皮肤无改变。

恶性骨瘤局部可摸到肿块，坚硬如石，推之不移，边界不清，压痛明显，周围肌肉发生萎缩，日久皮色紫暗，青筋暴露，有时能摸到颤动或听到血管搏动的杂音，骨质受损过多时可出现病理性骨折。

③辅助检查

X线摄片：良性骨瘤见肿瘤边界清楚，与正常骨组织间有明显的分界线；无软组织阴影可见，一般无骨膜反应；骨皮质完整，肿瘤局部皮质膨胀；肿瘤附近骨骼常受压而形成畸形。恶性骨瘤见肿瘤边界不清，骨质破坏，骨结构紊乱；软组织部有明显肿块阴影，骨膜有反应；肿瘤局部密度增深，有膨胀现象；肺部或其他骨骼可能有转移病灶。

CT 和 MRI 检查：做此两项检查，较好地显示病变范围和骨质破坏的程度；若肿瘤穿破骨皮质，CT 和 MRI 检查也可以显示软组织被浸润的范围。

血常规检查：良性骨瘤无炎症现象，其血常规检查多正常。恶性骨瘤有炎症现象，白细胞总数及中性粒细胞数增加；伴贫血时，血红蛋白下降。

血沉：良性骨瘤血沉检查正常。恶性骨瘤血沉检查升高。

血清生化检查：恶性骨瘤可有血清钙、磷的改变及碱性磷酸酶的增高，血清球蛋白的增多。

活组织检查：确定肿瘤的性质。

(2)鉴别诊断：本病需与鹤膝流痰(膝关节结核)、附骨疽相鉴别。

2.辨证思维　骨组织的异常肿大，疙瘩垒起，坚硬如石，紧贴于骨，推之不移。瘤体增大迅速，最初隐隐作痛，继则疼痛难忍，如针扎锥刺，持续不止，入夜更甚；甚至形成巨大肿块，坚硬高突，使局部皮肤青筋显露，除局部畸形、剧痛、功能障碍外，并有逐渐加重的全身症状，如逐渐消瘦、食欲缺乏、失眠、精神委靡等。肿块生长较慢，质地坚硬，基底粘连不能移动，疼痛轻微或无痛。

本病重点掌握的症状为骨组织的异常肿大，瘤体增大迅速，最初隐隐作痛，继则疼痛难忍，如针扎锥刺，持续不止，入夜更甚；并有逐渐加重的全身症状，如逐渐消瘦、食欲缺乏、失眠、精神委靡等。肿块生长较慢，疼痛轻微或无痛。

局部的体征为：骨组织的异常肿大，疙瘩垒起，坚硬如石，紧贴于骨，推之不移。

若肿块质地坚硬，生长迅速，疼痛难忍，基底粘连不能移动；常伴腰膝酸软，夜寐多梦，口干咽燥等症时应辨为肾虚痰凝证；若肿块生长较慢，质地坚硬，基底粘连不能移动，疼痛轻微或无痛；舌淡红有瘀斑，脉涩者则应辨为气血瘀滞证。

(三)治则思维

1.内治　本病基本病机为肾虚骨空，气血瘀滞、痰浊凝结，治以滋补肾气为本，化痰散结，活血化瘀为标。

2.外治　局部用黑退消掺于阳和解凝膏上贴之。恶性骨瘤或良性骨瘤逐渐增大，应手术治疗。

(四)辨证论治

1.肾虚痰凝

【证候】 肿块质地坚硬，生长迅速，疼痛难忍，基底粘连不能移动；腰膝酸软，夜寐多梦，口干咽燥；舌红，少苔，脉细弦。

【辨证】 先天禀赋不足，肾亏髓空，阴虚火旺，灼津为痰，痰浊凝结，而成肿块；肾阴亏虚，虚火旺盛，则腰膝酸软，夜寐多梦，口于咽燥；舌红少苔，脉细弦，主阴虚，主痛证。

【治则】 补肾养阴，化痰散结。

【主方】 六味地黄丸合十全流气饮加减。

【处方】 山茱萸 10g，淮山药 15g，茯苓 10g，牡丹皮 10g，泽泻 10g，生地黄 15g，皮 6g，青皮 6g，香附 6g，木香 6g，川芎 9g，白花蛇舌草 15g。水煎服，每日 1 剂。

2.气血瘀滞

【证候】 肿块生长较慢，质地坚硬，基底粘连不能移动，疼痛轻微或无痛；舌淡红瘀斑，脉涩。

【辨证】 久受寒湿或受外伤，气血瘀滞，日久不消，结为肿块。舌淡红有瘀斑，脉为气滞血瘀之象。

【治则】 理气活血。

【主方】 活血散瘀汤加减。

【处方】 当归 6g，川芎 9g，赤芍 10g，苏木 10g，桃仁 10g，槟榔 15g，牡丹皮 10g，枳壳 10g，瓜蒌仁 15g，白花蛇舌草 15g。水煎服，每日 1 剂。

（五）病程观察

痛甚者，可加用延胡索 3g，分 2 次吞服，或雄黄粉 0.6g（不宜常服），血竭粉 0.6g 吞服。

（六）预后转归

骨瘤有良性与恶性之分。良性者生长缓慢，预后良好，恶性者生长迅速，难以治愈，预后差。

（七）预防与调护

1.避免肢体外伤，避免久住寒湿之地。

2.骨肿瘤患者饮食宜忌辛辣、烟酒之品，少吃生葱、生蒜等刺激性食物。

3.患病后宜尽早治疗，特别是疑为恶性者。

4.注意休息，保护好患肢，加强营养。

（八）疗效评定

1.局部肿瘤体积变化

（1）完全缓解：肿瘤钙化，体积缩小，持续 1 个月以上。

（2）部分缓解：肿瘤停止生长持续 1 个月以上。

（3）稳定：肿瘤体积增大不超过 20%持续 1 个月以上。

（4）恶化：肿瘤生长加快，体积增大超过 20%。

2.局部及全身疼痛变化按 WHO 制定的疗效标准

（1）完全缓解：无痛。

（2）部分缓解：疼痛较用药前减轻，睡眠不受干扰，能正常生活。

（3）轻微缓解：疼痛较用药前减轻，但明显疼痛，睡眠受干扰。

（4）无效：与用药前比较无减轻。

3.生活质量变化（按 Kanofsky 标准评分） 正常者无症状及体征，100 分；能正常活动，有轻微症状及体征，90 分；勉强正常活动，有症状及体征，80 分；生活可自理，但不能维持正常生活或工作，70 分；有时需要帮助，多数时间自理，60 分；常经人帮助或药物治疗，40 分；生活严重困难，但不到病重，30 分；病重需要医院积极支持治疗，20 分；病危临床死亡 10 分。

（1）显效：治疗后评分提高 30 分。

（2）有效：评分提高 20 分。

（3）微效：提高 10 分者。

（4）无效：评分无提高或恶化者。

（张雪芹）

第十四章　疾病的针灸、推拿治疗

第一节　颈椎病的针灸治疗

颈椎病是指颈椎间盘退行性病变及颈椎骨质增生，刺激或压迫了邻近的脊髓、神经根、血管及交感神经，并由此产生颈、肩、上肢一系列表现的疾病，称其为颈椎骨性关节病，简称颈椎病。由于人类脊柱中，颈椎体积最小，强度最差，活动度大，活动频率高，单位面积承重大，随着年龄的增长及各种急、慢性劳损的累积效应，逐渐导致颈椎间盘髓核脱水、退变、纤维环膨出、破裂、颈椎间隙变窄、椎间韧带损伤、松弛，造成椎体不稳、骨膜受到牵拉和挤压，产生局部微血管破裂与出血、血肿。随着血肿的机化及钙盐的沉着，最后形成骨赘。当突出的椎间盘与增生的骨赘刺激或压迫邻近的脊神经根、椎动脉或脊髓，使其产生损伤、无菌性炎症、修复后反应等，就出现了颈椎病的临床症状。最新观点认为，颈椎病的发生是退变或损伤导致颈脊椎动静力学平衡失调，出现异位压迫、化学刺激或免疫反应而引起。颈椎病的分类目前并不十分统一，比较全面的分类可分为 7 型，即颈型、神经根型、脊髓型、椎动脉型、交感型、混合型和其他型。

中医学称本病为“颈痹”，认为感受外邪、跌仆损伤、动作失度，可使项部经络气血运行不畅，故颈部疼痛、僵硬、酸胀；肝肾不足，气血亏损，督脉空虚，筋骨失养，气血不能养益脑窍，而出现头痛、头晕、耳鸣、耳聋；经络受阻，气血运行不畅，导致上肢疼痛麻木等症状。颈椎病主要与督脉咏和手足太阳经及手阳明经密切相关。

一、辨病与辨经

1.辨病

(1)有慢性劳损或外伤史，或有颈椎先天性畸形、颈椎退行性病变。

(2)多发于 40 岁以上中年人，长期低头工作者或习惯于长时间看电视等，常呈慢性发病。

(3)颈、肩背疼痛，头痛头晕，颈部板硬，上肢麻木。

(4)颈部活动功能受限，病变颈椎棘突和患侧肩胛骨内上角常有压痛，可摸到条索状硬结，可有上肢肌力减弱和肌肉萎缩，臂丛牵拉试验阳性，压头试验阳性。

(5)艾条灸线正位摄片显示钩椎关节增生，张口位可有凿状突偏歪。侧位摄片显示颈椎曲度变直，椎间隙变窄，有骨质增生或韧带钙化。斜位摄片可见椎间孔变小。CT 及磁共振检查对定性、定位诊断有意义。

(6)病理分型

①颈型：枕颈部痛，颈活动受限，颈肌僵硬，有相应压痛点。艾条灸线片显示颈椎生理弧度在病变节段改变。

②神经根型：颈痛伴上肢放射痛，颈后伸时加重，受压神经根皮肤节段分布区感觉减弱，腱反射异常，肌萎缩，肌力减退，颈活动受限，牵拉试验、压头试验阳性。颈椎艾条灸线显示椎体增生，钩椎关节增生明显，椎间隙变窄，椎间孔变小。CT 检查可见椎体后赘生物及神经根管

③脊髓型：早期下肢发紧，行走不稳，如履沙滩，晚期一侧下肢或四肢瘫痪，二便失禁或尿潴留。受压脊髓节段以下感觉障碍，肌张力增高，反射亢进，椎体束征阳性。艾条灸线片显示椎间隙狭窄，椎体后缘增生较严重并突入椎管。CT 检查、MRI 检查显示椎管变窄，椎体后缘增生物或椎间盘膨出压迫脊髓。

④椎动脉型：头痛，眩晕，耳鸣，耳聋，视物不清，有体位性猝倒，颈椎侧弯后伸时，症状加重。艾条灸线片显示横突间距变小，钩椎关节增生。CT 检查可显示左右横突孔大小不对称，一侧相对狭窄。椎动脉造影见椎动脉迂曲、变细或完全梗阻。

⑤交感神经型：眼睑无力，视力模糊，瞳孔扩大，眼窝胀痛，流泪，头痛，偏头痛，头晕，枕颈痛，心动过速或过缓，心前区痛，血压增高，四肢凉或手指发红、发热，一侧肢体多汗或少汗等。艾条灸线片见钩椎增生，椎间孔变狭窄，颈椎生理弧度改变或有不同程度错位。椎动脉造影有受压现象。

2.辨经

(1)督脉、足太阳经证：颈项、后枕部疼痛，项部僵紧不舒(病变在 $C_{3\sim4}$ 椎间隙以上)，多见于颈型颈椎病。

(2)手太阳经证：颈项部不舒，压痛明显，疼痛可沿前臂尺侧放散，4～5 指麻木，为病变在 C_7～T_1 椎间隙，损害 C_8 神经根的表现，见于神经根型颈椎病。

(3)手阳明经证：颈、肩、臂(上臂的外侧和前臂桡侧)的放射性疼痛、麻木，为 $C_{4\sim5}$ 椎间隙病变损害 C_5 神经根的表现；或疼痛沿患肢桡侧放射至拇指，可伴拇指麻木，为 $C_{5\sim6}$ 椎间隙病变损害 C_6 神经根的表现；或疼痛扩散至食指和中指，可伴两指麻木，为 $C_{6\sim7}$ 椎间隙病变损害 C_7 神经根的表现；见于神经根型颈椎病。

二、针灸治疗及选穴原则

1.治疗原则

本病以活血通经、舒筋活络为基本治疗原则。

2.选穴原则

选穴上根据“经脉所过，主治所及”的原则，以督脉、足太阳、手太阳、手阳明经穴和夹脊穴为主。具体选穴原则如下。

(1)局部选穴：根据《内经》中“在骨守骨，在筋守筋”的局部治疗原则，颈椎病属于筋病和骨病，因此，不管何种类型的颈椎病均可在颈椎局部选取穴位，如颈夹脊、大椎、天柱等。

(2)循经选穴:督脉证可循经选大椎、身柱、脊中、腰阳关以及相关的夹脊穴;足太阳经证可选天柱、大杼、委中、昆仑等;手太阳经证可选后溪、阳谷、小海;手阳明经证可选合谷、曲池、臂臑、肩髃等。另外,由于督脉行于项之中线贯脊,而手太阳小肠经之后溪通督脉,手阳明大肠经"上出于柱骨之会上",因此,不管何种颈椎病均可选用后溪和合谷作为循经远取穴位。

(3)辨证选穴:可根据证候进行选穴,如风寒表证明显者,可根据督脉主一身之阳而选风府、大椎;根据肺主表选用列缺,肺与大肠相表里选大肠经合谷;根据阳维为病苦寒热而选用足少阳与之交会穴风池;根据六经辨证太阳主表而选足太阳经风门、大杼等;根据颈椎病属骨病,骨会大杼而选用大杼穴。

三、推荐针灸处方

●**推荐处方**1

【治法】 舒筋骨,通经络。

【主穴】 ①颈型:颈夹脊、阿是穴、天柱、大椎、后溪。

②神经根型:颈夹脊、阿是穴。

③椎动脉型:颈夹脊、风池、百会、内关。

【配穴】 神经根型出现手太阳经证,加颈臂、小海、后溪、少泽、关冲(或第4、5指部十宣穴);手阳明经证,加颈臂、肩髃、曲池、合谷、商阳、中冲(或选食指、中指部的十宣穴)。椎动脉出现耳鸣、耳聋,加听宫、外关。

【操作】 局部阿是穴可刺络拔罐或用灸法;颈臂穴采用提插手法,以放电样针感向手指放散为度;椎动脉型颈椎病选风池,应持续行针1～3分钟;手指麻木可在相应的井穴或十宣穴上点刺出血。余穴常规操作。

●**推荐处方**2

【治法】 活血通经。

【主穴】 颈夹脊、天柱、风池、肩井、后溪、合谷、外关。

【配穴】 肝肾不足,加太溪、足三里;气滞血瘀,加内关、曲池;气血亏虚,加太渊、足三里;痰湿沮络,加百会、头维、丰隆;风寒湿型,加大椎、列缺。

【操作】 对于风寒湿型,颈夹脊针后加灸法。对于椎动脉型,风池穴应持续行针1～3分钟,泻法或平补平泻。余穴常规操作。

●**推荐处方**3

【治法】 祛风散寒,舒筋活络。

【主穴】 颈夹脊、大椎、天柱、后溪。

【配穴】 风寒痹阻,加风门、风府;劳损血瘀,加膈俞、合谷、太冲;肝肾亏虚,加肝俞、肾俞、足三里;肩背痛,加肩井、天宗;上肢及手指麻木甚者,加曲池、外关、合谷;头晕,头痛,目眩,加百会、太阳、风池;恶心,呕吐,加天突、内关。

【操作】 诸穴常规操作。颈夹脊、大椎行平补平泻或艾条灸;天柱行平补平泻或泻法;后溪针用泻法。

●**推荐处方** 4

【治法】 祛风散寒，舒筋活络，理气止痛。

【主穴】 阿是穴、颈夹脊、风府、天柱、大椎、风池、大杼、肩井、天髎、天宗、落枕。

【配穴】 督脉、足太阳经分布区疼痛，加陶道、督俞、昆仑；手阳明经分布区疼痛、麻木，加曲池、手三里；手太阳经分布区疼痛、麻木，加肩中俞、肩外俞、小海；太阳经不利之表证，加合谷、列缺、太阳、上星、印堂；上肢麻，加肩髎、曲池；头晕，加百会；后期肝肾不足，加肾俞、肝俞、气海、足三里。

【操作】 阿是穴、颈夹脊可根据情况选用刺络拔罐或灸法，或针用泻法；肩井、天髎、天宗可行刺络拔罐，或针用泻法。余穴常规操作，针用泻法。

●**推荐处方** 5

【治法】 祛风散寒，舒筋活络，活血止痛。

【穴位】 ①颈型颈椎病：颈夹脊、风府、百会、印堂、太阳、昆仑、合谷、落枕。

②神经根型颈椎病：颈夹脊、大椎、风池、手三里、尺泽、曲池、合谷。

③脊髓型颈椎病：颈夹脊、肾俞、通里、髀关、承筋、委中、条口、悬钟。

④椎动脉型颈椎病：颈夹脊、百会、风池、太阳、内关、血海、昆仑。

⑤交感神经型颈椎病：颈夹脊、百会、风府、内关、足三里、三阴交。

【操作】 诸穴常规操作。

四、针灸疗效及影响因素

1.病变的类型

颈椎病的类型较多，病变的类型直接关系着针灸的疗效。一般而言，颈型颈椎病是颈椎病中最轻的一型，是颈椎病的最初表现形式，以枕颈部痛、颈活动受限、颈肌僵硬、有相应压痛点为特征，仅有颈椎生理弧度在病变节段的改变，有人认为是颈椎病的前期阶段，甚至有部分学者认为属于颈肌筋膜炎，属于单纯的软组织痉挛或炎症病变。总之，颈型是椎体不稳引起颈椎局部的内外平衡失调及颈肌的防御性痉挛，同时直接刺激分布于后纵韧带及两侧根袖处的神经末梢出现的颈部症状，又被称为韧带关节囊型颈椎病，通过针灸、拔罐完全可以获得临床治愈或临床控制。针灸对本型的疗效最好，疗程短。

神经根型颈椎病以颈痛伴上肢放射痛、颈后伸时加重、受压神经根皮肤节段分布区域感觉减弱、腱反射异常为基本特点，神经根受刺激、压迫是此型的病理基础。治疗的目的是及时消除神经根的水肿，缓解疼痛。临床实践证明，针灸具有较好的止痛作用，并对消除神经根水肿有一定的促进作用，但保守疗法是无法根治本病的，针灸治疗的同时，配合颈椎牵引是非常有意义的，因此，以针灸治疗为主的综合治疗是符合临床实际情况的。

椎动脉型颈椎病的主要症状是椎基底动脉供血不足所致的头晕，针灸有很好的缓解作用，可以作为主要治疗方法，但本病是无法根治的，针灸治疗只是缓解主要症状，难以达到治愈的目标，而且在临床实践中证实，有配合其他疗法的必要性。交感型和脊髓型疗效较差。交感型颈椎病是颈交感神经节受压或刺激所引起的症候群，反应比较强烈，从理论上讲针刺对神经系统疾患疗效优越，但临床上针刺对其的疗效并不很满意，可能与交感神经受刺激的程度过强，针刺的调节效应极限值也难以逆转其异常的反应有关，因此，针刺的作用仅仅能缓解有限的部分症状。脊髓型颈椎病是脊髓遭受压迫所出现的证候，它是颈椎病中比较重的一型，比神经根型、椎动脉型要复杂，针刺在缓解部分症状方面可能有一些效果。针灸改善神经根水肿和椎动脉的功能状态要比改善脊髓型受压水肿要容易。针灸疗效排序为颈型＞神经根型＞椎动脉型＞交感型、脊髓型。

2.病变的性质和程度

除颈型颈椎病外，其他各种类型的颈椎病即使同一类型均存在病变程度的差异，而病变程度直接关系着针灸的疗效。颈椎间盘突出症是突出的髓核刺激、压迫神经根或脊髓，其症状和体征的波动性较大，但针刺治疗可取得显著的疗效。一般而言，神经根刺激的针灸疗效要优于神经根明显受压。颈椎间盘突出症的针灸疗效要优于脱出症，所谓颈椎间盘脱出症是髓核穿过破裂的后纵韧带进入椎管内，突然出现较重的神经根及脊髓症状，早期针刺治疗可获得一定疗效，但应配合其他综合治疗。单一椎间盘病变或骨赘给脊髓及神经根的损害较多个椎间盘病变为轻，因此，单一椎间盘或骨赘病变的针灸疗效要优于病变范围多发者。相对而言，椎间盘性颈椎病针灸疗效要优于骨源性。

骨源性颈椎病主要是增生的骨赘刺激和压迫脊髓、脊神经、交感神经、椎动脉所致，此时椎管矢状径的大小直接关系着疾病的发生和发展，对针灸疗效也有决定性影响。中央型的骨赘位于锥体后方中央，压迫脊髓前方及其血管，引起以运动障碍为主的一系列症状。此型颈椎病针灸难以取得疗效，因为针刺无法直接刺激到病变部位。侧后型骨赘偏向一侧，刺激压迫脊髓的边缘和脊神经根，引起同侧神经根及脊髓症状，针刺对神经根症状可发挥较好的治疗作用。钩椎关节型是关节骨质增生所致，分别或同时刺激椎动脉、脊神经根，引起椎动脉型、神经根型颈椎病，针刺对其有一定的疗效。食管压迫型和弥漫型针灸很难取得疗效。对于脊髓长期受压而致的脊髓变性，针灸难以取效。当然，有时颈椎病的临床表现和压迫程度并不成比例，这可能与个体差异及自我代偿能力有关。

颈椎有骨质增生性变化不一定引起临床症状，偶遇轻微外伤后，往往立即出现脊髓和神经损害的临床表现。这是因为脊髓组织可耐受慢性磨损和慢性外压，但不能耐受即使是轻微的急性损伤，故其针灸疗效以神经组织损害的不同程度而定，损伤程度轻，针灸疗效好。不论是先天性还是后天性的椎管狭窄，其狭窄程度轻，针灸疗效就好。

3.病程

颈椎病要及早治疗，病程越短，疗效越好。病程较长而缓慢，虽症状较轻，针刺疗效并不一定属于优良；病程较短，病情可能虽表现较重，针灸治疗后恢复往往较快，而且疗效良好。这可能与病程长，局部的病理损伤已经固定，很难再减轻或恢复有关。

4.患者的配合

治疗期间要限制患者的头颈活动，对颈椎失稳者要制动。治愈以后应避免过度摇摆头颈部，纠正工作中的不良体位，避免头颈部长时间前屈或转向一侧，以头、颈、胸保持生理曲线为好。这些都关系着针灸的近期疗效和远期疗效。

需要指出的是，对于颈椎退行性病变（骨质增生等）和椎间盘突出症引起的颈椎病，表现为慢性颈臂疼痛、手指麻木以及椎动脉压迫而出现的头痛、头晕等症状，通常针灸也只能改善症状，而不可能改变颈椎出现的器质性变化。因此，治疗前后不会有X线或CT影像学的改变。但这也同时提醒我们，颈椎病的临床症状显然是其局部软组织炎症水肿或骨赘压迫脊神经或椎动脉而引起，颈椎本身的病变只是为该病的发生提供了局部异常的环境和条件，使其容易在日常的活动中受到损伤。这正是我们有时在临床上看到颈椎本身的退行性变化严重程度和临床症状表现不完全一致的原因。因此，针灸也只能通过改善局部微循环、促进炎症吸收、止痛等作用消除局部的炎症刺激等因素，以达到缓解症状的目的。

五、针灸治疗的环节和机制

针灸治疗颈椎病和其他保守疗法一样，通常只能缓解症状，不可能改变颈椎已经存在的器质性变化。针灸治疗颈椎病的环节和机制包括以下五方面。

1.止痛

针灸通过缓解肌肉紧张和痉挛，而起到止痛作用，有利于颈椎活动。另外，针刺还可通过促进人体内源性镇痛物质的释放，减弱或拮抗感觉神经的痛觉传入而提高痛阈，以达到止痛的作用。

2.促进局部微循环

神经根型颈椎病在神经根受到刺激或压迫后，其周围的无菌性炎症必然导致有渗出物填充在椎间孔及其周围的软组织中，使其组织间压力增高。针灸可通过刺激局部的微循环，促进局部的新陈代谢和炎性产物的吸收，从而达到"引流减压"的效果，消除或缓解神经根管中各种压迫和限制神经根活动的因素，起到松解神经根、软组织粘连和缓解症状的效果。

3.改善椎动脉供血

大量的试验研究表明，针刺颈项部的风池等穴可舒张椎动脉，增加椎动脉的血供，从而缓解眩晕等症状。

4.协调椎间盘周围的肌肉和韧带

最新研究认为，颈椎的退变或损伤是不可逆的病理因素，而其继发的病理改变，引起动静力学平衡失调，才是关键的发病机制。因为颈脊柱的主要功能是承受头颅重量和维持头颅平衡，并为适应听、嗅、视觉的刺激反应而有较大敏锐活动性，这些功能的实现是通过颈椎体及其各连接结构复杂而严密的组织活动调节来完成，即"活动"是其功能实现的关键，若失去"活动"，则其"动"的力学平衡失调，其静力学和稳定性不能随时调节，脊柱的刚度和强度异常，内源性和外源性稳定受到破坏，则颈椎的压缩、牵拉、扭转、剪切等载荷出现改变，从而导致异位压迫或化学刺激引起颈椎病。颈椎病发生后，病变局部的肌肉、韧带、肌腱等处于失衡的生物力学状态，针灸通过局部刺激，可对其进行协调，减轻其痉挛状态，从而可缓解局部的肌肉、肌腱和韧带的紧张状态，缓解疼痛，减轻椎间盘、神经及血管的压力，有利于局部血液循环和组织损伤的修复。

5.神经调节

针刺可直接刺激神经，引起神经冲动的传导，这对于受刺激和压迫的神经根具有反射性促进神经细胞代谢和自我修复的作用。国外有学者研究表明，电针治疗慢性颈肩痛可获得64.

9%的显著的长期改善，并认为其作用原理是电针组织了外周交感神经，引起局部微循环增加而促进了组织康复和疼痛缓解。

六、预后

颈椎病的治疗原则首先应考虑保守治疗，一般大多数患者可使症状缓解和改善，在保守疗法中，针灸是有优势的一种疗法。总体而言，在临床上颈椎病以颈型、神经根型和椎动脉型多见，大多数患者经过非手术治疗可使症状改善或消失，但常反复发作。多数颈椎病患者一般有从急性发作到缓解、再发作、再缓解的规律。大部分颈椎病患者预后良好。

颈型颈椎病并非由颈椎骨质增生引起，而是因为颈椎生理弧度改变及颈部软组织劳损所致，故预后好。

神经根型颈椎病预后不一，其中根痛型预后良好，萎缩型较差，麻木型介于二者之间。因单纯性颈椎髓核突出所致者，预后大多良好，治愈后少有复发；髓核脱出已形成粘连者则易残留症状；因钩椎关节增生引起者，早期及时治疗，预后多较满意。如病程较长，根管处已形成蛛网膜下腔粘连时，则易因症状迁延而预后欠满意。骨质广泛增生患者，不仅治疗复杂，且预后较差。

椎动脉型颈椎病预后大多良好，尤以因椎节不稳所致者，症状严重经手术治疗的病例预后亦多满意。椎动脉型颈椎病多发于中年以后，对脑力的影响较严重，对体力无明显影响，有终因椎一基底动脉系统供血不足形成偏瘫等，但较少见。

脊髓型颈椎病对患者的体力损害较为严重，如不积极治疗，多致终生残疾，但对脑力的影响小。一般而言，本型主要采用手术治疗。因椎间盘突出或脱出所致者，预后较佳；椎管矢状径明显狭小伴有较大骨刺或后纵韧带钙化者，预后较差；病程超过 1 年且病情严重者，尤其是脊髓已有变性者，预后最差；高龄特别是全身伴有严重疾患或主要脏器(心、肝、肾等)功能不佳者，预后亦差。

（罗宗义）

第二节　腰椎间盘突出症的针灸治疗

腰椎间盘突出症是腰腿痛中最常见的原因之一，是因腰椎间盘变性、纤维环破裂、髓核突出刺激或压迫神经根所表现的一种综合征。本病以 $L_{4\sim5}$、$L_5\sim S_1$ 间隙发病率最高，约占腰椎间盘突出症的 90%～96%，一般多个腰椎间盘同时发病者较少，约占 5%～22%。腰椎间盘突出症的产生，多半患者有不同程度的腰部外伤史，如弯腰搬重物或负重情况下突然滑倒引起腰扭伤所致。另一种情况是可能并无外伤史，多因椎间盘先有退行性变，然后再加上轻微的动作就会导致纤维环的破裂而发生本病。

本病的内因是椎间盘的退行性改变，外因则有损伤、劳损及受寒冷等。腰椎是人体负重、活动的枢纽，在受外力时，腰椎间盘要受到来自不同方位的应力，因此，最易发生萎缩、弹性减弱等退行性病变。椎间盘自身没有血液循环，修复能力较弱，退行性改变是一种规律性变化，以 20 岁为发育高峰，以后就开始了退行性改变，表现为纤维环变性即增厚、弹性减小。30～40

岁时椎间盘蛋白多糖减少，髓核趋向胶原化，失去其弹力及膨胀性能。椎间盘退行性改变常以髓核进展最快，软骨板也随年龄增长变薄和不完整，并产生软骨囊样变性及软骨细胞坏死，纤维环附着点亦松弛，加之腰椎间盘纤维环后外侧较为薄弱，而纵贯椎骨内椎体后方的后纵韧带到第1腰椎平面以下逐渐变窄，至第5腰椎和第1骶椎间的宽度只有原来的一半，因而造成自然结构的弱点。外伤及长期劳损是引起腰椎间盘突出的重要原因。腰椎呈生理前凸，椎间盘后薄前厚，弯腰时髓核向后方移动而产生反抗性弹力，其弹力的大小与负重压力的大小成正比，如果负重压力过大，纤维环的退变及本身已有的缺陷，髓核就有可能冲破纤维环固定而脱出、突出或分离。积累劳损时，髓核长时期不能得到正常充盈，影响纤维环的营养供应，致使纤维环损伤而不易修复，久之使退变的椎间盘薄弱点出现小裂隙。此裂隙多出现在纤维环后部，可涉及纤维环的不同深度，也可出现在软骨板，变成髓核突出的通道。另外，不少患者并无外伤及劳损史，仅有受寒史，寒冷可导致腰椎部的血管和肌肉痉挛，一方面影响血供和营养，另一方面导致椎间盘的压力增大。

本病属于中医学的“腰痛”或“腰腿痛”。中医学认为，外伤或劳损可致瘀血阻滞筋脉，出现不通则痛；或寒湿、湿热之邪侵犯腰部经络，导致经脉不通；肝肾亏虚，肾主骨，筋骨失养，遂致本病。根据经络学说，足太阳经夹脊抵于腰，督脉贯脊循行于腰部，足少阴经“贯脊属肾”，又有“腰为肾之府”之称，故腰痛多与足太阳经、督脉和足少阴经脉、经筋病变有关。

一、辨病与辨经

1.辨病

(1)症状：大多数患者具有腰扭伤和(或)腰痛病史，以后腰痛可缓解，而下肢痛明显，或两者同时存在。腹压增高时下肢痛加剧，疼痛严重时患者可卧床不起、翻身困难。较多患者疼痛可反复发作，并伴随发作次数的增加而程度加重、持续时间延长，且发作间隔时间缩短，同时可伴有小腿麻木感。突出物大且为中央型时，可出现双下肢痛。

(2)体征

①腰椎曲度异常：表现为腰椎生理曲度减小或消失，或有侧弯畸形。反侧凸的强直动作加重下肢痛症状。

②腰部活动受限：前屈或向患侧侧屈活动明显受限，强制活动时可加重疼痛症状。

③压痛与放射痛：深压椎间盘突出部位的椎体棘突旁时，局部有明显疼痛并可伴有放射性痛。

④直腿抬高试验和(或)加强试验阳性：直腿抬高60°以内即可出现坐骨神经痛，称为直腿抬高试验阳性。直腿抬高试验阳性时，缓慢降低患肢高度，待疼痛消失，再被动背屈患肢踝关节以牵拉坐骨神经，如又出现反射痛称为加强试验阳性。

⑤屈颈试验与颈静脉压迫试验(Naffziger征)：患者仰卧，也可端坐或者直立位，检查者一手置于患者胸部前，另一手置于枕后，缓慢、用力的上抬其头部，使颈前屈，若下肢出现放射痛，则为屈颈试验阳性；提示为“根肩型”腰椎间盘突出症。患者仰卧，检查者双手指按压患者两侧颈静脉，如其颈部及上肢疼痛加重，则为Naffziger试验阳性；提示为根性颈椎病，因脑脊液回

流不畅致蛛网膜下腔压力增高所致。

⑥股神经牵拉试验阳性：提示 $L_{2\sim4}$ 神经张力增加。

⑦运动和感觉异常：坐骨神经受累时，腓肠肌张力减低，足蹈趾背伸肌力减弱；病程较长者，常有足背肌萎缩；股神经受累时，股四头肌肌力减弱，肌肉萎缩。皮肤感觉在初期为感觉过敏，以后为迟钝或消失。改变区域与受累神经根相关。

⑧腱反射改变：$L_5 \sim S_1$ 神经根受压时，跟腱反射迟钝或消失；$L_{3\sim4}$ 神经根受压时，膝反射迟钝或消失。

(3)影像学检查

①X 线平片：腰椎生理曲度消失，腰椎侧弯。部分患者可见某一或更多节段腰椎间隙前窄后宽。大多数患者伴有脊柱退行性改变。同时可除外局部结核、肿瘤等导致腰骶神经痛的骨病。

②CT 检查：可见椎间盘髓核向后、侧方突出，压迫硬膜囊或神经根。同时可显示是否有椎管或侧隐窝狭窄等情况。

③MRI 检查：可显示椎间盘髓核突出及压迫硬膜囊或神经根等情况。同时可鉴别有无马尾肿瘤、椎管狭窄等其他疾病。

④肌电图检查：若患者存在脊神经根损害时，肌电图检查可协助定位诊断和鉴别诊断。

附：不同部位单侧腰椎间盘突出症的临床表现

①$L_{3\sim4}$ 椎间盘突出：腰神经根受压，腰背、骶髂部、髋部、大腿前外侧、小腿前侧痛，小腿前内侧麻木，伸膝无力。

②$L_{4\sim5}$ 椎间盘突出：腰神经根受压，腰背、骶髂部、髋部、大腿和小腿的后外侧疼痛，小腿外侧或足背踇趾麻木，偶可足下垂，踇趾背伸无力。

③$L_5 \sim S_1$ 椎间盘突出：骶神经根受压，腰背、骶髂部、髋部、大腿和小腿后外侧痛，小腿后外侧及外侧三足趾的足背麻木，偶有足跖屈及屈趾无力。

2.辨经

本病腰部症状属于督脉及足太阳经病症，当出现下肢疼痛、感觉障碍时可分别为足太阳经、足少阳经或足太阳经、足少阳经合病。

二、针灸治疗及选穴原则

1.治疗原则

本病以祛风散寒、活血通经、疏调经筋为基本治疗原则。急性期应制动，睡硬板床 2～3 周，但绝对卧床时间一般不宜超过 1 周。一般正规保守治疗 6～8 周无症状减轻和缓解，应考虑其他方法。

2.选穴原则

在选穴上以病变腰椎间盘局部夹脊穴、阿是穴及经穴为主，可循经远端配穴，主要以督脉、足太阳、足少阳经穴为主。具体选穴原则如下。

(1)局部选穴：根据《内经》“在骨守骨，在筋守筋”的原则和“腧穴所在，主治所在”的规律从局部取穴，如局部选阿是穴、腰夹脊。压痛点主要位于椎旁，距中线约 2～3cm 处，压痛时可出现沿神经根走行的下肢放射痛；棘突间及棘突上亦可出现压痛，但以叩痛为主。另外，可选腰部膀胱经肾俞、大肠俞、志室、次髎等，督脉的腰阳关、命门等。

(2)循经选穴：根据"经脉所过，主治所及"的规律从远端选穴，如膀胱经"挟脊抵腰中……其支者，从腰中下挟脊，贯臀"，因此，委中可治疗急、慢性腰痛，正如《四总穴歌》所言"腰背委中求"。腰痛连及下肢者，可选环跳、秩边、承山、昆仑、阳陵泉等穴。督脉"挟脊抵腰中，入循膂络肾"，故可选水沟、风府治疗腰痛。肾经络脉"外贯腰脊"，腰为肾之府，故腰痛属于肾虚者可选太溪、照海等穴以滋补肾精。

三、推荐针灸处方

●**推荐处方 1**

【治法】 疏通督脉，通经止痛。

【穴位】 夹脊穴、脊中、腰俞、肾俞、环跳、阳陵泉、委中。

【操作】 局部夹脊穴行毫针刺法，也可用梅花针叩刺以潮红为度，也可拔罐。余穴常规操作。

●**推荐处方 2**

【治法】 活血通经。

【主穴】 阿是穴、大肠俞、委中。

【配穴】 寒湿腰痛者，加腰阳关；瘀血腰痛者，加膈俞；肾虚腰痛者，加肾俞、命门。

【操作】 阿是穴根据痛点部位直刺 0.5～1 寸，大肠俞直刺 1.5 寸，委中直刺 1 寸，均行提插泻法；或阿是穴、大肠俞刺络拔罐，委中泻法。寒湿证，加艾灸；瘀血证，加刺络拔罐；肾阳虚加灸法。局部穴位可针刺治疗后加电针。

●**推荐处方 3**

【治法】 舒筋活络。

【主穴】 肾俞、白环俞、环跳、承扶、殷门、委中、阳陵泉。

【配穴】 腰夹脊($L_{2\sim5}$)、阿是穴、上髎、次髎、秩边、承山、悬钟、昆仑、足临泣。

【操作】 每次选 3～5 个穴位，环跳强刺激，使针感(麻电感)向远端放射。余穴均用泻法。

四、针灸疗效及影响因素

针灸治疗腰椎间盘突出症具有较好的止痛效果，是非手术疗法中重要的方法，为保证针灸取得良好疗效，选择适应证就显得更为重要。因此，针灸治疗要遵循保守治疗的适应证，即年轻、初次发作或病程较短者，休息后症状可自行缓解者，X 线检查无椎管狭窄者，都可取得良好疗效。

本病的治疗目的是缓解疼痛，增加腰椎活动度和功能，并提高患者生活质量。基于目前临床经验，卧床休息、睡硬板床、激素抗炎在急性发作初期还是予以常规治疗方法，而且临床体会是有效的，适当的牵引也是必要的。根据国内文献以及大量的临床实践，针灸在缓解疼痛、增加腰椎活动度和功能、提高患者生活质量这一治疗总目标上是可以作为主要治疗方法的，但难以独立实现本病的临床治愈，有必要结合牵引、推拿，尤其是急性发作期使用抗炎药物消除病变部位的水肿是必要的，因此，本病针灸独立治疗疗效有限，目前西医主张本病以保守治疗为首选，针灸可发挥重要的主治疗作用。

1.病程和分期

一般而言，近期发病的针灸疗效要优于反复发作、病程缠绵者。因多次长期的发病，将导致神经周围软组织的粘连，甚至神经根的严重损害，针灸的疗效将受到极大的限制。

根据髓核的病理阶段，临床常分为3期。

(1)突出前期：髓核因退变或损伤可变成碎块状物或瘢痕样的结缔组织，变形的纤维环可因反复的损伤而变薄、变软或产生裂隙。患者有腰痛或腰部不适。此期针灸疗效最好，可有效缓解腰痛，促进局部循环。

(2)突出期：当椎间盘压力增高时，髓核从纤维环薄弱处或裂隙处突出。突出物压迫或刺激神经根而产生放射性下肢痛，当压迫马尾神经时可出现大小便障碍。此期针灸也有较好的疗效。

(3)突出晚期：腰椎间盘突出后病程较长时，椎间盘本身和邻近结缔组织发生一系列继发性病理改变，如椎间盘突出物钙化、椎间隙变窄、椎体边缘骨质增生、神经根损害变性、继发性黄韧带肥厚、关节突间关节增生、继发性椎管狭窄等，针灸疗效较差。

2.分型

目前椎间盘突出症的分型不尽统一。国际腰椎研究会(ISSLS)和美国矫形外科学会(AAOS)将腰椎间盘突出症分为退变型、膨出型、突出型(后纵韧带下)、脱出型(后纵韧带后)及游离型。实质上退变是椎间盘突出症的早期改变或基本病理变化，可能会出现在各型中。

(1)目前一般按病理分为四型。

①膨出型：为生理退变，其纤维环松弛但完整，髓核皱缩，表现为纤维环均匀超出椎体终板边缘。一般无临床症状，有时可因椎间隙狭窄，椎节不稳，关节突继发性改变，出现反复腰痛，很少出现根性症状，针灸疗效最好。如同时合并发育性椎管狭窄，则表现为椎管狭窄症，应行椎管减压，针灸疗效较差。

②突出型：为髓核突入纤维环内但纤维环外层完整，表现为椎间盘局限性向椎管内突出，可无症状，部分患者出现典型神经根性症状、体征。此型通过针灸治疗也可获得良好疗效，但由于破裂的纤维环愈合能力较差，复发率较高。

③脱出型：为纤维环、后纵韧带完全破裂，髓核突入椎管内，多有明显症状和体征，脱出多难自愈，针灸和保守治疗效果相对较差，大多需要微创介入或手术治疗。

④游离型：为突出髓核与相应椎间盘不连接，可游离到椎管内病变的上或下节段、椎间孔等，其临床表现为持续性神经根症状或椎管狭窄症状，少数可出现马尾神经综合征，此型针灸和其他保守疗法效果差，常需手术治疗。

因此，从分型与针灸疗效关系看，针灸疗效由优到差为退变型＞膨出型＞突出型＞脱出型＞游离型。

(2)根据髓核的病理变化可分为三型：隆起型为突出物多呈半球状隆起，表面光滑，针灸疗效好；破裂型为突出物不规则，呈碎片状或菜花样，常与周围组织粘连，针灸也有一定疗效；游离型同上，针灸疗效差。

(3)根据髓核突出的方向和部位可分五型：前方突出、后方突出、侧方突出、四周突出、椎体内突出，以后方突出多见。后方突出又分为旁侧型和中央型。总体而言，后方突出的针灸疗效优于前方突出，侧方突出针灸疗效优于中央型突出，椎体内突出疗效优于四周突出和锥体外突出。另外，根据突出物的不同水平层面分为单节段与多节段突出，单节段突出患者比多节段突出患者针灸对腰椎功能改善明显。膨出型患者比突出型和膨出加突出型患者腰椎功能改善明显。可见，腰椎间盘突出症患者椎间盘突出的程度和节段与治疗后功能恢复程度也密切相关。

3.临床表现

当患者仅有腰痛时，说明突向椎管内的髓核或纤维环的裂片尚未压及神经根，只有后纵韧带被刺激而产生腰痛；当突破后纵韧带而压及神经根时，却只有腿痛。一般而言，局部腰痛的针灸疗效要优于腿痛或腰痛合并腿痛。一切因素对神经根压迫的程度可分为痛、麻、木三种情况。当神经处于兴奋状态，其所支配区非常敏感，每当牵拉坐骨神经(直腿抬高)和脊髓压增高时(咳嗽、加大腹压)，都能加重腿痛；木是神经有破坏性的表现，处于完全无痛状态；麻是介于痛与木之间的状态。所以，没有单纯的麻，多数为又麻又痛。针灸对痛的疗效优于麻，麻优于术。

4.其他疗法的配合

牵引是治疗本病常用的方法，可解除肌肉痉挛，使紧张的肌肉舒张、放松，减轻了椎间盘的压力，椎间隙加大后中间形成负压，可起到类似吸吮的作用，牵引同时配合手法，以促使脱出的髓核不同程度的回纳。另外，牵引状态下，神经根与椎间盘的位置发生改变，调整了神经根管的容积，神经根卡压得以缓解；松动上下关节突，使神经根管内容和小关节的粘连获得松解，改善局部循环，有利于神经根恢复正常状态。椎间盘突出的患者，常处于保护性体位，腰椎向一侧侧弯，使骨盆倾斜，牵引情况下，单独牵引短缩的下肢，有助于矫正骨盆倾斜，使脊柱恢复正常的生理状态，既可加速患者痊愈，又可预防患者复发。因此，针灸治疗的同时配合牵引、推拿，可为椎间盘的复位、扩大椎间孔、减轻神经根的压迫提供良好的条件；佩戴腰带可起到制动作用，为局部软组织的修复起到保护作用。另外，治疗期间患者应睡硬板床，康复阶段正确进行适度的腰肌锻炼；注意腰部不要受寒，腰部用力要注意平衡等，这些都对于提高和保持针灸疗效具有重要意义。

五、针灸治疗的环节和机制

腰椎间盘突出症最主要的两大症状为腰痛和腿痛。现代研究认为，腰椎间盘突出症受累的神经根由于突出的椎间盘的机械性压迫、牵拉，致使神经根充血、水肿、缺血，引起毛细血管通透性增加，血浆外渗，导致神经根内纤维组织增生，与周围组织粘连，神经根受挤压后血供受到不同程度改变，导致神经鞘膜水肿。椎间盘纤维环的病变、创伤炎症反应对椎间盘边缘产生机械性或化学性刺激，以及突出的椎间盘对脊根神经节的压迫，对脊神经后根牵拉刺激可产生腰腿痛。而腰神经本身又无神经外膜及束膜，对化学物质屏蔽功能缺乏，耐缺血能力差，因此易发生炎症和水肿。各种非手术疗法治疗的关键环节是尽快消除其炎症和水肿。针灸治疗的关键环节和机制包括以下四方面。

1.镇痛作用

放射性神经根性疼痛是本病最主要的症状，其产生有两个因素：一是椎间盘破裂产生化学物质使神经根发炎或敏感；二是要加压于神经根，其中可能有缺血因素。因此，治疗过程中镇痛是最主要的机理之一。针灸可通过刺激，反射性促进人体内源性镇痛物质的释放，缓解疼痛；针灸也可通过局部刺激感觉神经末梢，减轻或拮抗痛刺激信号的传入，提高人体痛阈而达到止痛或缓解疼痛的效果。另外，针灸也可通过促进局部循环清除致痛的化学物质，促进其代谢和分解。

2.改善局部循环

椎间盘受到寒冷刺激后使腰背部肌肉痉挛和小血管收缩，局部血液循环减少，进而影响椎间盘的营养。同时，肌肉的紧张、痉挛导致椎间盘的内升高，特别对于已有变性的椎间盘，更可造成进一步的损害，致使髓核突出。椎间盘突出后，神经根受到刺激或压迫，其周围的无菌性炎症必然导致有大量的渗出物填充在椎间孔及其周围的软组织中，使其组织间压力增高，针灸可通过刺激局部的微循环，调节微血管的舒缩机能，增加循环血量和营养，降低毛细血管的通透性，促进局部的新陈代谢和炎性产物的吸收，从而达到“引流减压”的效果，减轻椎间盘的机械性牵拉，消除或缓解神经根管中各种压迫和限制神经根活动的因素，起到松解神经根和软组织粘连、缓解症状的效果。

3.协调椎间盘周围的肌肉和韧带

针灸通过局部刺激，可对病变局部的肌肉、韧带、肌腱等失衡的生物力学状态进行协调，减轻其痉挛状态，从而缓解局部肌肉、肌腱和韧带的紧张状态，达到缓解疼痛，减轻椎间盘、神经及血管的压力，促进循环和损伤修复的目的。

4.神经调节

椎间盘突出后，病变的神经根将受到刺激或压迫，其功能将严重障碍，神经细胞代谢异常。针刺可直接刺激神经，引起神经冲动的传导，这对于受刺激和压迫的神经根具有反射性促进神经细胞代谢和自我修复的作用。

六、预后

很难确定腰椎间盘突出症的自然病史，这是因为大多数患者都曾接受过各种形式的针对腰痛的治疗，并且没有正式确诊。本病经过保守治疗，一般大多数患者会获得临床症状的缓解，仅有大约10%的患者6周后仍然较重，需要手术治疗。序列MRI影像显示，突出的椎间盘部分经过一段时间后有复位的趋势，2/3的病例6个月后可以得到部分至全部的缓解。一般认为，只有当持续性或间歇性疼痛经保守治疗半年无效，有进行性下肢神经功能损害或有较重的马尾神经综合征者，才考虑手术。国外有学者对100例患者分别应用手术治疗和保守治疗行对比研究，并随访10年，认为症状轻微，小于3个月者，保守治疗有50%的患者疗效满意。

一般而言，腰椎间盘突出伴有侧隐窝狭窄或椎管狭窄的患者，保守治疗的预后不佳。因此，椎管狭窄程度及突出物大小对预后有直接影响。腰椎间盘突出症并发马尾神经综合征，预后较差。腰椎间盘突出症重在预防。注意平时的站姿、坐姿、劳动的姿势以及睡姿的合理性，纠正不良姿势和习惯，加强锻炼，尤其要加强腰背肌的功能锻炼，因为适当的锻炼能改善肌肉血液循环，增加肌肉的反应性和强度，松解软组织的粘连，纠正脊柱内在平衡与外在平衡的失调，从而达到良好的治疗效果及预防作用。

有人对本病预后采用肌电图进行判断，发现肌电图异常阳性率达87.8%，表现为插入电位延长，肌松弛时出现纤颤电位、正锐波和束颤电位，肌收缩时运动单位电位时限延长，多相波百分比增多；干扰波减少。插入电位延长，肌松弛时异常自发电位频繁出现和用力收缩时干扰波减少，常表示神经受损处于急性阶段。异常自发电位减少，出现相位增多、时限延长、波幅增高的运动单位电位，则表明病损神经进入修复的再生过程，肌肉逐渐获得神经的重新支配，预后良好。F波是运动纤维逆向冲动直接引起脊髓节段前角运动细胞的回返放电，可估计神经根的传导功能。研究也发现，腓神经和胫神经的F波传导速度(FWCV)减慢在患侧表现出非常高的阳性率，一些肌电图正常、病程较短和病变较轻的患者也常有减慢、远近端比值改变或F波出现时间较离散。临床病症严重患者可观察到F波的出现率减低和FWCV明显减慢，甚至F波消失。部分患者在健侧也出现F波异常，这与椎间盘突出导致神经根的拉压和充血水肿或局部的炎症反应波及邻近的神经根有关。因此，综合电生理检查能对神经根病损早期作出定位诊断，帮助推断腰椎间盘突出的节段以及了解功能障碍的范围、阶段、程度和颈后。

（罗宗义）

第三节　类风湿关节炎的针灸治疗

类风湿关节炎(RA)是一种以关节滑膜炎为特征的不明原因的慢性全身性自身免疫性疾病，免疫反应多发生于关节滑膜，为最常见的结缔组织疾病。关节腔滑膜炎症、渗液、细胞增殖、肉芽肿形成，软骨及骨组织破坏，最后关节强直及功能障碍。多侵犯小关节，如手、足及腕关节等，常为对称性，呈慢性经过，可有暂时性缓解，由于多系统损害，血清中可查到自身抗体，故认为本病是自身性疾病。发病年龄多在20～40岁。女性多于男性。

本病病因不明，目前认为与发病有关的因素包括感染、免疫机能紊乱及遗传等。另外，寒冷、潮湿等环境因素，疲劳、营养不良、创伤、精神因素等，常为本病的诱发因素，但多数患者发病前常无明显诱因可查。类风湿关节炎的诊断主要依靠临床表现、自身抗体及艾条灸线改变。典型的病例按1987年美国风湿病学学会分类标准诊断并不困难，但以单关节炎为首发症状的某些不典型、早期类风湿关节炎，常被误诊或漏诊。对这些患者，除了血常规、尿常规、血沉、C反应蛋白、类风湿因子等检查外，还可做核磁共振显像(MRI)，以求早期诊断。对可疑类风湿关节炎患者要定期复查，密切随访。

本病中医称“尪痹”，认为人体正气不足，风寒湿热等侵入机体，邪客于关节，或痰瘀互结，阻滞经络，气血痹阻，不通则痛；或病变日久，肝肾不足，气血亏虚，筋骨失养，均可导致本病发生。

一、辨病与辨证

1.辨病

(1)晨起关节僵硬或全身发紧,活动一段时间后可缓解。

(2)初起关节酸痛、肿胀,随着病情发展,疼痛日益明显,反复发作后受累关节附近肌肉萎缩,关节呈梭形肿胀。

(3)受累关节多为双侧性、对称性,掌指关节或近端指间关节常见,其次为手、腕、膝等关节。

(4)病变持续发展,关节活动受限或畸形。

(5)可伴有低热、乏力、全身肌肉酸痛、食欲不振等;在骨突部位,伸肌表面或关节周围有皮下结节(类风湿结节)。

(6)大约70%~80%的病例类风湿因子阳性,血沉加快,C反应蛋白增高。

(7)放射学检查可见骨质侵蚀,或受累关节及其邻近部位骨质脱钙。

判断类风湿关节炎活动性的项目包括疲劳的严重性、晨僵持续的时间、关节疼痛和肿胀的程度、关节压痛和肿胀的数目、关节功能受限制程度以及急性炎症指标(如血沉、C反应蛋白和血小板)等。

多数活动期患者有轻至中度正细胞性贫血,白细胞数大多正常,有时可见嗜酸性粒细胞和血小板增多,血清免疫球蛋白IgG、IgM、IgA可升高,血清补体水平多数正常或轻度升高,60%~80%患者有高水平类风湿因子(RF),但RF阳性也见于慢性感染(肝炎、结核等)、其他结缔组织病和正常老年人。另外,其他如抗角质蛋白抗体(AKA)、抗核周因子(APF)和抗环瓜氨酸多肽(CCP)等自身抗体对类风湿关节炎有较高的诊断特异性,敏感性在30%~40%。

2.辨证

本病以关节肌肉疼痛,屈伸不利为主症。若疼痛游走,痛无定处,时见恶风发热,舌淡,苔薄白,脉浮,为行痹(风痹);疼痛较剧,痛有定处,遇寒痛增,得热痛减,局部皮色不红,触之不热,苔薄白,脉弦紧,为痛痹(寒痹);若肢体关节酸痛重着不移,或有肿胀,肌肤麻木不仁,阴雨天加重或发作,苔白腻,脉濡缓,为着痹(湿痹);关节疼痛,局部灼热红肿,痛不可触,关节活动不利,可累及多个关节,伴有发热恶风,口渴烦闷,苔黄燥,脉滑数,为热痹。

二、针灸治疗及选穴原则

1.治疗原则

本病以祛风散寒、化痰通络,或滋补肝肾、补益气血、通痹止痛为基本原则。本病目前不能被根治,西医以抗炎、抗风湿为基本治疗原则,防止关节破坏,保护关节功能,最大限度的提高患者的生活质量是目前本病治疗的目标。

2.选穴原则

选穴上根据《内经》“在骨守骨,在筋守筋”的原则,以关节局部阿是穴、经穴为主,配合整体性调节穴位。具体选穴原则如下。

(1)局部选穴:根据“腧穴所在,主治所在”的规律,在关节局部选取阿是穴或经穴。如腕关节受累时,局部疼痛肿胀主要表现在手腕背侧,可选取局部的压痛点、阳池、阳溪、阳谷;如疼痛在掌侧时,可选局部压痛点及神门、大陵、太渊,也可配合外关、合谷等加强疏通经络的作用;掌指关节疼痛主要选择局部阿是穴及后溪、前谷、液门、中渚、二间、三间、八邪等;手指关节疼痛主要选择局部阿是穴及四缝等。

(2)病因选穴:如风寒为主要诱因,可选风池、大椎、腰阳关等,用灸法。肝肾阴虚,选肝俞、肾俞、太溪、三阴交等。痰瘀互结,选丰隆、中脘、足三里、膈俞、血海等。热邪较重者,选大椎、曲池、委中等点刺出血。也可不论何种证型,配合灸肾俞、命门、膏肓俞、腰阳关、足三里等扶助正气,调节人体免疫功能。三、推荐针灸处方

●**推荐处方** 1

【治法】 通痹止痛。

【主穴】 根据疼痛部位选穴。

①指关节:四缝、大骨空、小骨空、中魁。

②掌指关节:八邪、合谷、三间、后溪、中渚。

③腕关节:阳池、阳溪、大陵、合谷、外关。

④肘关节:曲池、曲泽、少海、尺泽、手三里、小海。

⑤肩关节:肩、肩髃、肩内陵、臂臑、巨骨。

⑥趾关节:气端、独阴。

⑦跖趾关节:八风、太冲、陷谷、足临泣、涌泉。

⑧踝关节:太溪、昆仑、丘墟、解溪、商丘、申脉、照海、然谷。

⑨膝关节:膝眼、足三里、阴陵泉、阳陵泉、鹤顶、血海、梁丘、阴谷、曲泉。

⑩髋关节:环跳、居髎、风市、环上。

【配穴】 寒湿留滞,加大椎、气海、关元、神阙;湿热内蕴,加大椎、身柱、曲池;痰瘀交阻,加膈俞、血海、丰隆、阴陵泉。

【操作】 常规操作。寒湿者,可加灸法;湿热内蕴和痰瘀交阻者,可加点刺出血。关节局部穴位可用电针。

●**推荐处方** 2

【治法】 温经散寒,祛风通络。

【主穴】 阿是穴。

【配穴】 风寒,加外关、风门;痰瘀,加丰隆;正虚,加足三里、三阴交。

【操作】 阿是穴行泻法,或艾炷灸,或三棱针刺血、拔罐,或电针。风寒者针后用灸法,热证明显者用刺络拔罐;关节局部穴可用电针。

三、针灸疗效及影响因素

类风湿关节炎是一种以关节滑膜炎为特征的不明原因的慢性全身性自身免疫性疾病,为

最常见的结缔组织疾病。本病可对关节形成严重的骨破坏，导致关节变形，是目前医学无法治愈的疑难疾病。西医以抗炎、抗风湿为基本治疗原则，防止关节破坏，保护关节功能。从临床看，针灸也只能作为一种辅助治疗方法，取得一些有限的缓解症状性疗效。在治疗方法上，关节局部应用电针、刺络拔罐、灸法（包括隔姜灸、隔附子饼灸等）、皮肤针叩刺、穴位注射等，另配合推拿对于已经发生关节强直者有意义。针灸治疗本病常不能拘泥疗程，应一直坚持治疗至症状全部消失为止。

1.治疗时机

在目前类风湿关节炎不能被根治的情况下，防止关节破坏，保护关节功能，最大限度的提高患者的生活质量，是治疗的基本目标。因此，治疗时机非常重要。患病第一年采用保守治疗，约 75%的患者有改善，仅有 10%的患者尽管全力治疗最终仍造成残疾。因此，早期针灸介入疗效较好。在急性发作期，应以药物治疗为主，针灸介入治疗的最佳时机应该在急性期过后，即疾病的缓解期，关节遗留慢性疼痛，此时，西医的应用难以长期维持，其毒副作用难以避免，而针灸可发挥独特的治疗作用，取得较好的止痛效果。

2.病情

病变初期骨关节尚未变形，针灸疗效较好；当中后期关节强直、肌肉挛缩时，针灸也可取得一定的康复效果；当关节骨质破坏严重，畸形较严重时，针灸疗效较差。反复发作次数越多，针灸疗效越差，预后也越差。每经过一次发作后病变关节会有一次严重的损伤，变得更为僵硬而不灵活，最终使关节固定在异常位置，形成畸形。据国外统计，在发病的几年内劳动力完全丧失者约占 10%。

3.大小关节

临床发现，相对而言，针灸对大关节炎比小关节炎易于取效。这可能与小关节局部软组织分布较少，血液循环相对较差，针刺也很难直接刺入关节内相关组织有关。大关节局部经穴分布较多，小关节局部穴位较少也难以施行手法，不能获得强烈针感，而且针刺疼痛较强烈等。

4.刺灸法

有学者指出有两种特殊的针法常有助于提高疗效。一是传统的“短刺法”，即“置针骨所，上下摩骨”，把粗针刺入大关节腔内或在骨组织表面，反复来回提插数分钟，针刺局部或关节腔内经常能有温热舒适感产生。它适用于治疗关节局部发生的骨质破坏和骨质增生。二是神经干（点）针刺法，它适应于全身疼痛剧烈，尤其是长期依赖激素的患者，疼痛控制后即停止。当患者接近痊愈时，要坚持治疗，最好以局部压痛点基本消失才停止治疗，这样可使疗效比较稳定。在治疗中关节局部应用电针、刺络拔罐、灸法、皮肤针叩刺等都可提高针灸疗效。治疗本病常不能拘泥疗程，应一直坚持治疗至症状全部消失为止，当患者多次治疗后出现全身疲惫、精神不振或疗效稳定时才可适当休息几天，再继续治疗。另外，有学者发现可配合每日或隔日灸肾俞，对于整体上调节免疫功能与抗炎消肿，预防或减轻多处关节炎的发生有积极作用。

5.患者的配合

本病的治疗是一个长期的过程，需要患者的良好配合，充分发挥患者的主观能动性，加强主动锻炼配合治疗，对提高针灸疗效有重要意义。另外，关节疼痛、害怕残废等常给类风湿关节炎患者带来精神压力，他们渴望治疗，却又担心药物不良反应或对药物实际作用效果信心不足，这又加重了患者的心理负担。抑郁是患者中最常见的精神症状，严重的抑郁不利于疾病的恢复，因此，在积极合理治疗的同时，还应进行心理治疗。

急性期关节肿胀发热、剧烈疼痛和伴有全身症状者应卧床休息，并注意休息时的体位，至症状基本消失为止。待病情改善两周后应逐渐增加活动，以免过久的卧床导致关节废用，甚至促进关节强直。

夹板固定关节可减轻局部炎症，也可减轻症状。急性炎症被控制之前，为防止挛缩进行被动性锻炼要小心，避免发生剧烈疼痛。当炎症消退时，为使肌群康复应进行主动锻炼，保持关节正常活动范围，但不能使之疲劳。在病情允许的情况下，进行被动和主动的关节活动度训练，防止肌萎缩。对缓解期患者，在不使患者感到疲劳的前提下，多进行运动锻炼，恢复体力，保存关节的活动功能，加强肌肉的力量和耐力。

已形成的屈曲挛缩需要加强锻炼，连续性夹板固定或矫形外科措施。合适的矫形鞋或运动鞋通常是很有用的，可被调整以适合个人的需要；放在疼痛趾关节下面的蹠骨板可减轻负重引起的疼痛。这些都对提高针灸疗效具有重要意义。

四、针灸治疗的环节和机制

类风湿发生的病理机制十分复杂，针灸治疗的目的就是缓解症状，延缓其骨破坏的进程。目前本病治疗的目的包括控制关节及其他组织的炎症，缓解症状；保持关节功能和防止畸形；修复受损关节以减轻疼痛和恢复功能。针灸治疗的环节和机制包括以下四方面。

1.止痛作用

针灸可有效缓解类风湿关节炎出现的疼痛症状，其机理可能包括针灸促进人体分泌内源性镇痛物质，促进关节局部致痛物质的清除，拮抗或减弱痛觉感受的传入等途径达到止痛治标的目的。

2.增加局部血液循环

针灸可直接刺激关节局部的自主神经-血管反射，增加局部血液循环量，促进代谢和增加营养物质，有利于局部炎性反应的吸收和消散，促进局部堆积代谢产物的排除，促进局部组织的修复。

3.肌肉松弛

针灸可达到关节局部的消炎、消肿和镇痛作用，同时对关节局部肌肉的炎性刺激所致的挛缩具有缓解作用。在炎症控制后，针灸能够减轻或预防肌肉的屈曲挛缩和成功地使肌力恢复，减轻关节的症状，对于保持和增进关节功能具有重要意义。

4.调节免疫

免疫机能紊乱表现在关节上被认为是本病的发病机理之一。大量的实验研究表明，针灸对机体免疫有一定的良性调节作用，因此，针灸治疗本病可从整体上调节免疫机能紊乱，对本病发挥实质性治疗作用，但针灸这种效应的有效峰值对本病的发病上是否有足够实质性的干预效应，值得进一步研究。

五、预后

本病至今尚无特效疗法，当前国内外应用的各种药物均不能完全控制关节破坏，而只能缓解疼痛、减轻或延缓炎症的发展。治疗仍停留在对炎症及后遗症的治疗，采取综合疗法，多数患者均能得到一定的疗效。一般说来，早期即予积极正确的综合性治疗，可使80%以上的类风湿关节炎患者病情缓解，只有10%～20%患者因治疗不及时或病情本身很严重而致残废。本病不直接引起死亡，但严重晚期病例可死于继发感染。类风湿关节炎患者经过积极正规的保守治疗，病情仍不能控制，为防止关节的破坏，纠正畸形，改善生活质量，可考虑手术治疗。但手术并不能根治类风湿关节炎，故术后仍需内科药物等保守治疗。

大多数类风湿关节炎患者病程迁延，开始2～3年的致残率较高，如不及早合理治疗，3年内关节破坏率达70%。目前尚无准确预测预后的指标，通常有以下几种认识。

1.性别

男性较女性预后为好。瑞典的一项研究表明，即便在类风湿关节炎早期就进行治疗，女性也比男性病情严重，缓解率低。

2.发病年龄

发病年龄晚者较发病年龄早者预后好。研究表明，30岁以下发病者，预后较差。

3.起病缓急

起病急的优于起病缓者。发病呈急骤者的病程进展较短促，常常在一次发作后可数月甚至数年暂无症状，也有静止若干时间后再反复发作者，但急剧的发病可得到及时的对症治疗，易引起患者的重视，因此，预后较好。发作呈隐袭者的病程进展缓慢渐进，全程可达数年之久，其间交替的缓解和复发是其特征，这种类型不易被患者所发现和重视，常不能及时得到治疗，当确诊时关节的损害已经较重，预后较差。本病约有10%～20%的患者每次发作后缓解是完全性的，容易引起患者的思想松懈，缓解期也是治疗的重要环节，尤其是中医针灸介入的好

4.累及关节多少

累及关节少，预后较好。起病时关节受累数多或有跖趾关节受累，或病程中累及关节数大于20个，预后差；仅累及少数关节而全身症状轻微者，或累及关节不属对称分布者，往往病程短暂，预后较好。

5.伴随症状

有严重周身症状和关节外表现者预后差，如伴有发热、贫血、乏力和关节外表现者(类风湿结节、巩膜炎、间质性肺病、心包疾病、系统性血管炎等内脏损伤)，预后不良。

6.激素治疗

对激素治疗反应不佳者预后差。短期激素治疗症状难以控制，或激素维持剂量不减至10mg/日以下者，预后差。

7.与预后不良有关的一些表现

持续高滴度类风湿因子阳性、持续血沉增快、C反应蛋白增高、血中嗜酸性粒细胞增多、增高，均提示预后差；典型的病变如对称性多关节炎，伴有皮下结节和类风湿因子的高滴度，预后

差；病情持续活动1年以上而不缓解者，预后差。

另外，患者也应注意休息和营养，在高度活动伴剧痛的严重病例，需短期的完全卧床休息。必须坚持关节所能承受的最大限度的运动和锻炼。鱼油或植物油能通过减少前列腺素的产生而促进症状的改善。

（罗宗义）

第四节　腰肌劳损的针灸治疗

腰肌劳损是指腰部软组织慢性损伤，或急性损伤未及时恢复遗留的慢性损伤所引起的腰腿痛等一系列症状，腰部有劳伤或陈伤史，劳累、晨起、久坐加重，腰部两侧肌肉触之有僵硬感，痛处固定不移。由于病程一般较长，常称慢性腰肌劳损。西医学认为，腰部是人体重量负荷最大的部位，由于解剖学特点及生物力学的特殊性，容易受到外力作用及自然环境的影响，而致腰肌经常受到不同程度的损伤。由于长时间的强迫体位（弯腰、弓背）负重工作，使腰肌持续处于高张力状态，久之则引起腰肌及其附着点处的过度牵拉应力损伤，局部软组织出现血供障碍，充血、缺氧、渗出增加等炎性水肿反应，导致原发性腰肌劳损。或因腰部急性外伤后腰肌受损的且织尚未完全恢复或残留后遗症，或腰椎的先天畸形，如脊柱隐裂、腰椎骶化、骶椎腰化，使局部组织对正常活动和负荷承受力下降，形成慢性劳损，出现恶性循环。另外，气温过低或湿度过大，受潮着凉以及女性更年期内分泌紊乱，身体虚弱等都可成为本病的重要诱因。

中医学称本病为“腰痛”，属于痹证范畴。多因闪挫跌仆，损伤经脉，气滞血瘀；或久坐久立，或劳作过度，损伤筋骨，气血瘀滞，筋脉失养；感受寒湿或湿热内蕴，使腰部经脉阻滞，气血不通；或年老体虚，肝肾不足，筋骨失养等而导致腰痛。

（一）辨病

1.症状

腰部隐痛，劳累加重，活动或变换体位症状减轻，弯腰较久，疼痛加重，多不能久坐久立。

2.体征

局部明显压痛，急性发作时有腰肌痉挛。无下肢放射痛等根性定位体征。

3.诊断

有外伤史，过劳、姿势不良或寒冷刺激史，病程长，腰部隐痛，疲劳加重，休息转轻，腰部有压痛点，普鲁卡因试验症状可减轻。无根性定位体征。X线摄片可有骨质增生。

（二）灸治疗及选穴原则

1.治疗原则

本病以舒筋通络、活血化瘀为基本治疗原则。

2.选穴原则

选穴上根据《内经》“在筋守筋”、“宛陈则除之”的法则，主要以局部选穴为主，可配合循经选穴。具体选穴原则如下。

（1）局部选穴：根据“腧穴所在，主治所在”的规律可选择局部的压痛点、腰大肌、腰眼。腰肌劳损患者均可在腰部找到压痛点，肌肉触之有僵硬感，痛处固定不移，因此，选择局部压痛点是非常重要的选穴原则。还可选局部的经穴，如足太阳经肾俞、三焦俞等，也可在腰大肌排刺。

(2)循经选穴：根据“经脉所过，主治所及”的原则，腰肌部主要归属足太阳所主，因此，可远端选取足太阳经委中、昆仑等穴。

(三)推荐针灸处方

●推荐处方1

【治法】 舒筋通络。

【主穴】 阿是穴、委中、昆仑。

【配穴】 三焦俞、肾俞、腰眼。

【操作】 局部阿是穴可采用合谷刺法，贯穿肌腹，一针多向透刺，或刺络拔罐；可用梅花针叩刺，可用灸法或电针。余穴均常规操作。

●推荐处方2

【治法】 温通经络，活血化瘀。

【穴位】 肾俞、腰阳关、命门、足三里。

【操作】 用艾炷直接灸法，每穴灸3～5壮。

●推荐处方3

【治法】 活血通经。

【主穴】 阿是穴、肾俞、大肠俞、委中。

【配穴】 寒湿腰痛者，加腰阳关、风池、三阴交；瘀血腰痛者，加膈俞、血海、次髎；肾虚腰痛者，加命门、志室、太溪。

【操作】 局部阿是穴可采用多向刺法，贯穿肌腹，一针多向透刺，或刺络拔罐；可用梅花针叩刺、灸法、电针。余穴常规操作。

(四)针灸疗效及影响因素

慢性腰肌劳损病情缠绵，目前没有特效的治疗方法，根治比较困难，易于发作，防重于治。针灸可明显促进局部血液循环，使腰肌损伤修复，达到临床治愈的目的。

1.病程

本病早期主要表现为局部组织充血、水肿、渗出等无菌性炎性反应；后期出现局部增生、纤维性变、瘢痕粘连等组织变性。因此，早期针灸治疗可起到很好的疗效，达到临床治愈；后期针灸可较好的缓解症状，但疗效远不及早期，常容易反复发作。

2.病因

如果腰肌劳损是单纯的腰肌慢性损伤，针灸治疗效果较好。如腰肌劳损患者存在腰椎的先天畸形，如脊柱隐裂、腰椎骶化、骶椎腰化，使局部组织对正常活动和负荷承受力下降，形成慢性劳损，针灸有一定的疗效，但疗效远不及单纯的腰肌劳损效果好。

3.刺灸法

针灸治疗本病要针灸、拔罐、电针等综合应用，刺灸法得当可提高针灸的疗效。如在治疗时要选准压痛点(阿是穴)，针刺时应直达肌肉或筋膜在骨骼的附着处(压痛区)，此时出现强烈的针感或痛觉过敏，证明部位准确，可温针灸或带电针，注意电针不要横过脊髓，电针以疏密波型交替刺激为好。或者针刺局部阿是穴后，向一个方向持续旋转360°，使肌纤维缠绕针身，做雀啄手法，使局部有强烈的酸胀感。针灸治疗后，可在腰肌进行拔罐，闪罐或走罐，或进行刺络拔罐，或进行皮肤针叩刺等，这些综合的针灸疗法能提高针灸疗效。

（五）针灸治疗的环节和机制

1.促进循环

针灸可通过舒张局部血管，改善血供，促进局部的血液循环，有利于无菌性炎症的吸收和消散，使局部堆积的乳酸等代谢产物及时清除，改善劳损肌肉的营养和代谢。

2.缓解痉挛

针刺可通过神经-肌肉反射，缓解腰肌的痉挛，协调肌肉的张力，这对于缓解局部疼痛，减轻或解除由于肌肉痉挛而血管受压的状态，改善局部血供都具有重要意义。

3.止痛作用

针灸可通过促进内源性镇痛物质的释放，减弱或拮抗感觉神经末梢对痛觉的传入，提高痛阈，促进局部致痛物质的清除，解除肌肉痉挛等环节而达到止痛作用。

（六）预后

慢性腰肌劳损病情缠绵，目前没有特效的治疗方法，根治比较困难，易于发作。腰肌劳损以消除病因、预防为主为治疗本病和防止复发的基本原则。患者应注意劳动中的体位和姿势，对劳动强度大者的作业环境要注意，避免汗后着凉和受潮湿。慢性劳损尤其是体质瘦弱、肌肉不发达者，应通过体疗增强腰部骶棘肌、腰大肌的肌张力，用腰围或宽腰带保护腰部，这些都对提高和保持针灸疗效具有重要意义。

（罗宗义）

第五节　肌筋膜炎的针灸治疗

肌筋膜炎是指肌筋膜非特异性炎症，较多患者是由于脊柱疾患所致，其次为慢性损伤及致痛性炎症（包括风湿病、病灶性毒素或免疫性疾患）所致。通常主要发生在颈部和腰背部肌筋膜，也可发生在四肢等活动频繁的肌肉群。本病的病名比较混乱，有称肌筋膜纤维织炎、肌纤维组织炎、肌硬结病、肌筋膜综合征等。本病多发生于潮湿寒冷环境下野外工作者；慢性劳损为另一个重要的发病因素，见于腰背部长期超负荷劳动的人群；其他如病毒感染、风湿病的肌肉变态反应及精神因素等都是诱发该病的因素。本节主要讨论颈肌、腰背肌筋膜炎。

本病属中医学“痹证”范畴，久卧湿地，贪凉或劳累后复感寒邪，风寒湿邪侵入机体，寒凝血滞，使肌筋气血运行不畅，经络痹阻不通；或劳作过度，筋脉受损，气血阻滞脉络；或素体虚弱，气血不足，筋脉失荣，上述原因均可导致本病发生。

（一）辨病

1.颈肌筋膜炎

（1）自觉颈后部僵硬感、紧束感或有重物压迫之沉重感，致使颈部活动不灵活。当静止不活动时如早晨起床后，这种僵硬、沉重感的症状加重。经颈部活动后症状逐渐减轻，并自觉轻松。但疲劳或过度活动后症状反而恶化，同时伴有深在持续性酸、胀痛或钝痛。患者自己能指出感觉最僵硬及疼痛的具体部位。

(2)发病缓慢,病程较长,可持续数周或数月。也有因受凉或头颈长期处于不协调或强迫姿势后而急性发病。

(3)不适感及症状只局限于颈后部,严重者可伴有头痛或牵涉一侧肩、背部。但无神经血管症状。肌肉僵硬及压痛的多发部位在枕骨下方,胸锁乳突肌、斜方肌相交的凹陷处(相当于天柱穴),其深部为枕大神经,故受累后可引起后头及枕部疼痛。

(4)检查时在局部可触及皮下深部有硬结,并伴有明显压痛。此硬结常形成触发机构。

2.背肌筋膜炎

(1)症状:腰背部、臀部等处的弥漫性疼痛,且以腰部两侧及髂嵴上方最为明显。疼痛性质以隐痛、酸痛或胀痛为主,同时可伴有酸沉、僵硬、麻木等其他不适感觉。疼痛可随时间、体位、气候和劳累程度发生改变。

(2)体征:腰背部、臀部等处有特定的压痛点,压痛点常可放射。触诊检查时,在腰背部可摸到呈弥漫状分布的大小不等的结节或条索状物。

(3)X线检查:常无特殊。

(4)其他检查:0.5%普鲁卡因作疼痛引发点封闭时疼痛可消失或缓解。

(二)针灸治疗及选穴原则

1.治疗原则

本病以疏通筋脉、活血止痛为基本治疗原则。

2.选穴原则

选穴上根据《内经》"在筋守筋"的原则,以局部阿是穴及经穴为主,如选择颈部、肩背部的阿是穴,手太阳、手少阳、手阳明经的背部腧穴。另外,背部夹脊穴、足太阳膀胱经穴、督脉穴也是常选用的穴位。

(三)推荐针灸处方

●荐处方 1(颈、肩肌筋膜炎)

【治法】 祛风散寒,舒筋活络。

【主穴】 阿是穴。

【配穴】 肩井、天宗、巨骨、曲垣、肩外俞、夹脊。

【操作】 局部阿是穴每次取 3~5 穴,针刺行泻法或平补平泻,针刺结束后,留针 2~3 根,取 5 号火罐拔于留针部位,留罐 10 分钟。夹脊穴选择邻近患区的夹脊穴为宜,针用泻法。余穴针刺泻法,并可加拔火罐。

●推荐处方 2(背肌筋膜炎)

【治法】 温经通络,活血舒筋。

【穴位】 阿是穴、背腰部足太阳膀胱经、夹脊。

【操作】 取背腰部足太阳膀胱经、夹脊穴以及阿是穴,嘱患者俯卧,充分暴露背腰部,常规消毒后,自上而下涂一层液状石蜡油,根据患者体型选择大小适中、罐口光滑的玻璃火罐,用闪火法拔于背部(注意罐内负压不宜过大,否则火罐移动困难),将火罐沿双侧膀胱经走行,自上而下,再自下而上来回推动,至皮肤出现潮红或红紫为度,然后将火罐在阿是穴处重点作旋转走罐，最后停罐于阿是穴，5分钟后取下。注意走罐时罐口始终与皮肤平行接触，用力要均匀适中，速度要缓慢。走罐后在阿是穴处施回旋温和灸，距离以患者有温热感而无灼痛为度，每次灸15分钟，走罐配合艾灸隔日1次。

●**推荐处方**3

【治法】 温经通络，疏经散寒。

【穴位】 局部阿是穴、夹脊、天宗、曲垣。

【操作】 选取固定压痛点，如压痛广泛，则选取较明显的3～5个压痛点；如有条索状改变，则在条索上选取3～5点，用甲紫做标记，75%乙醇常规消毒，选取钨锰合金材料制成的中粗火针，用酒精灯将针体前3cm烤至亮白后，将针快速刺入所选穴位，深达筋膜内粘连、变性处，随即迅速出针。每穴点刺2或3针，每周治疗2次，4次为1疗程，间隔1周后可再进行下一个疗程治疗。治疗后嘱患者48小时之内不要洗浴、搔抓，以防感染。余穴毫针常规泻法操作。

●**推荐处方**4

【治法】 温经通络，行气活血。

【主穴】 督脉背部腧穴、足太阳膀胱经背部腧穴、手太阳小肠经背部腧穴。

【配穴】 后溪、委中。

【操作】 每次在背部选20～30个腧穴，用28号0.5寸毫针，进针0.2～0.3寸的浅刺法，用捻转泻法，使局部产生酸胀为佳。后溪、委中用提插捻转泻法，使针感传至背部为佳。20分钟后，选4号玻璃火罐，并在背部涂一层油，用闪火法拔火罐，然后术者用右手握住火罐，在背部上下、左右往返推动，至背部皮肤红润、轻度充血时，将火罐取下。

（四）针灸疗效及影响因素

西医学认为，本病发生与损伤、寒冷、潮湿、感染、精神长期处于紧张状态等因素有关，急性损伤与慢性损伤时，肌筋膜长期反复受到牵拉，或受到暴力外伤、积累性损伤，可发生肌纤维撕裂、小血管破裂出血、组织液渗出而引起肌张力增高，局部肿胀，压迫周围组织，使末梢神经或神经干受卡压产生疼痛，长时间之后渗出物积聚形成粘连，局部血液循环、组织营养代谢受阻而变成慢性疼痛。本病经过针灸治疗可达到控制症状或临床治愈的效果，大多数患者预后良好，尤其是早期治疗者见效更显著。

1.病程

病程短者，针灸可取得良好效果，一般治疗3～5次可见明显疗效；病程长，尤其是肌肉、筋膜已形成晚期的挛缩和变性，针灸疗效较差。

2.病因

本病的病因较多，其确切的原因尚不清楚，一般认为与损伤、寒冷、潮湿、感染、精神紧张及痛风、风湿病有关。一般而言，由寒冷、潮湿和精神紧张所致者，针灸疗效最好；由损伤所致者，针灸也可取得良好疗效；由感染、痛风、风湿病所致的继发性筋膜炎，尤其是坏死性筋膜炎，针灸疗效较差。

（五）针灸治疗的环节和机制

1.促进循环

寒冷和潮湿是腰背部肌筋膜炎发病的主要原因之一，在寒冷的环境下，可使腰背部血液循环发生改变，血管收缩、缺血，从而造成局部纤维组织炎症。因此，局部缺血是本病的主要原因，针灸可舒张局部血管，增加循环血量，改善局部代谢，有助于炎症的吸收，同时促进了局部代谢产物堆积的消散，可消除水肿对神经末梢的卡压症状。研究发现，针灸及拔罐可使人体局部皮温和脉搏波幅均增高，提示可改善局部及同侧肢体血液循环机能。

2.神经调节

潮湿环境可使皮肤的代谢功能发生改变，特别是排汗功能降低，导致腰背部肌肉、筋膜等组织的血液流速减慢，引起微血管充血、瘀血、渗出、变形，最终形成筋膜纤维织炎。针灸可通过神经调节机制，调节自主神经功能，协调人体的排汗，促进局部的新陈代谢。

3.调节精神状态

精神长期处于紧张状态，在一种姿势过久的工作可使肌肉张力增加，甚至痉挛，产生反射性深部疼痛过敏，经过疼痛-痉挛-疼痛的过程，使疼痛加重，形成恶性循环，焦虑症的患者对疼痛的反应敏感而强烈。针灸可协调人体的中枢神经系统功能，调节精神状态，从而有效地减轻痛觉反应过敏。另外，针刺可通过调节神经-肌肉反射，解除肌肉痉挛，打破疼痛-痉挛疼痛的恶性循环。

4.促进局部组织修复

将炽热的火针针体迅速刺入病变组织，可使针体周围微小范围内的病变组织被灼至炭化，使病变组织破坏，激发自身对坏死组织及周围炎症的吸收作用，促进组织的修复，使粘连的组织得以疏通、松解，局部血液循环得到改善。灸法在艾燃烧过程中辐射出的近红外线，可直接渗透到人体的较深部位，增加细胞的吞噬功能，有利于组织的修复。

5.止痛作用

针灸可以促进局部血液循环，促进致痛因素消失；针刺可促进人体释放内源性镇痛物质，提高痛阈等达到止痛的作用。

（六）预后

本病经过治疗可明显改善或控制症状，大多数患者预后良好。尤其是早期治疗者见效更显著。患者应加强项背部功能锻炼，积极参加体育活动，如体操、太极拳等，增强项背部的肌力和身体素质。避免过度疲劳，适当劳逸结合，注意局部保暖，防止受凉、感冒。对于深筋膜部的纤维性变，表面出现裂隙，下方的脂肪组织因张力较大而由此裂隙处疝出，如疝颈较细或粘连严重，或疝出的脂肪较多，经非手术治疗无效，且末梢神经卡压症状明显者，可行脂肪疝摘除术。

（罗宗义）

第六节　头痛的针灸治疗

头痛是最常见的临床症状之一，通常指局限于头颅上半部，包括眉弓、耳轮上缘和枕外隆突连线以上部位的疼痛。据报道，有近 90%的男性和 95%的女性都曾有过头痛的经历。大多数头痛不经过特殊治疗即可缓解。头痛从总体上可分为原发性和继发性。原发性头痛最常见的主要包括紧张性头痛、偏头痛和丛集性头痛，它们并非其他疾病所致，占头痛患者中约 90%以上。继发性头痛由其他疾病所致，占头痛的 10%以下，可见于多种急慢性疾病，如感染或颅内肿瘤导致颅内压升高，脑、眼、口鼻等头面部病变以及许多全身性疾病均可出现头痛症状。据统计，头痛有近百种以上的不同诊断类型，因此，头痛的病因非常复杂，涉及面广。

西医学认为，头面部的疼痛敏感组织发生病变或受到刺激时，可引起各种头痛，敏感组织包括分布于头皮、面部、口腔及咽喉等的神经网络，由于它们主要是头部的肌肉或血管，含有丰富的神经纤维，对疼痛刺激较为敏感，因此，头痛是最常见的疼痛性症状。而头颅骨、脑组织本身由于缺乏疼痛敏感纤维，一般不引起头痛。头痛的发生机制概括起来包括：①血管病变，血管被牵拉、挤压；各种因素所致的血管扩张；血管炎症；各种因素导致的颅内小血管收缩、痉挛等。②脑膜受刺激，如炎症、出血直接刺激脑膜；脑水肿、颅内高压等牵拉脑膜。③肌肉异常收缩，如精神因素、炎症、外伤等导致头面部、肩胛部肌肉异常收缩引起的紧张性头痛。④神经病变含有痛觉纤维的脑神经、颈神经受刺激、牵拉、压迫等。⑤血中致痛物质的异常变化。⑥其他因素，大脑皮层功能减弱、痛阈降低，如自主神经功能紊乱、癔症、抑郁症等；中枢神经系统的异常放电，如癫痫发作可致头痛。

中医学认为，头痛的病因分外感、内伤两个方面。"伤于风者，上先受之"，故外感头痛主要是风邪所致，每多兼寒、夹湿、兼热，上犯清窍，经络阻遏，而致头痛。内伤头痛可因情志、饮食、体虚久病等所致。情志不遂，肝失疏泄，肝阳妄动，上扰清窍；肾阴不足，脑海空虚，清窍失养；禀赋不足，久病体虚，气血不足，脑失所养；恣食肥甘，脾失健运，痰湿内生，阻滞脑络；外伤跌仆，气血瘀滞，脑络被阻；上述因素均可导致内伤头痛。从经络学理论而言，头为"诸阳之会"，"清阳之府"，手足三阳经和足厥阴肝经均上头面，督脉直接与脑府相联系，因此，当各种外感及伤因素导致头部经络功能失常、气血失调、脉络不通或脑窍失养等，均可导致头痛。

本节主要讨论以头痛为主症的功能性头痛；若头痛为某一疾病发生过程中的兼症（即症状性头痛），可参照本篇治疗。

一、辨病与辨证

1.辨病

国对头痛的诊断曾使用不同的标准，从而导致头痛的分类与诊断非常混乱，直到 1988 年国际头痛协会将其分为 13 类 133 种，才得到了广泛使用，使头痛的诊断治疗等趋于规范化。2004 年 2 月国际头痛协会又发布了头痛疾病分类第二版（ICHD-Ⅱ），将头痛分为以下三

(1)原发性头痛:偏头痛;紧张型头痛;丛集性头痛和其他三叉自主神经头痛;其他原发性头痛。

(2)继发性头痛:头颈外伤引起的头痛;头颈部血管性病变引起的头痛;非血管性颅内疾病引起的头痛;某一物质或某一物质戒断引起的头痛;感染引起的头痛;内环境紊乱引起的头痛;头颅、颈、眼、耳、鼻、鼻窦、牙齿、口腔或其他颜面部结构病变引起的头面痛;精神疾病引起的

(3)脑神经痛、中枢和原发性面痛以及其他头痛。

在头痛患者的病史采集中,应重点询问头痛的起病方式、发作频率、发作时间、持续时间、头痛的部位与性质、严重程度及伴随症状;注意询问头痛诱发因素、前驱症状、头痛加重和减轻因素;另外,还应全面了解患者年龄、性别、睡眠、职业状况、既往病史和伴随疾病、外伤史、服药史、中毒史及家族史等一般情况对头痛发病的影响。在头痛的诊断过程中,应首先区分是原发性还是继发性;原发性头痛多为良性病程,继发性头痛则多为器质性病变所致。任何原发性头痛的诊断都必须建立在排除继发性头痛的基础之上。全面系统的体格检查尤其是神经系统和头颅、五官的检查,有助于发现头痛的病变所在。必要时选用神经影像学或腰穿脑脊液等辅助检查,可为颅内器质性病变提供客观依据。

2.辨经

(1)太阳头痛:疼痛部位以后枕部足太阳经支配区为主,下连于项。

(2)阳明头痛:疼痛部位以前额、眉棱、鼻根部足阳明经支配区为主。

(3)少阳头痛:疼痛部位以侧头部足少阳经支配区为主。

(4)厥阴头痛:疼痛部位以巅顶部足厥阴经支配区为主,或连于目系。

3.辨证

(1)外感头痛

①风寒头痛:头痛连及项背,痛无休止,兼见恶风畏寒,口不渴。苔薄白,脉浮紧。

②风热头痛:头痛而胀,发热,口渴欲饮,小便黄。苔黄,脉浮数。

③风湿头痛:头痛如裹,肢体困重,发热恶风。苔白腻,脉濡。

(2)内伤头痛

①肝阳头痛:头晕头痛,遇劳或情志刺激而发作、加重,兼见头胀痛,目眩,心烦易怒,面赤口苦。舌红,苔黄,脉弦数。

②肾虚头痛:头痛兼头晕耳鸣,腰膝酸软,神疲乏力,遗精。舌红,苔少,脉细无

③血虚头痛:头部空痛兼头晕,神疲无力,面色不华,劳则加重。舌淡,脉细弱。

④痰浊头痛:头痛昏蒙,脘腹痞满,呕吐痰涎。苔白腻,脉滑。

⑤瘀血头痛:头痛迁延日久,或头有外伤史,痛处固定不移,痛如锥刺。舌暗,脉细涩。

二、针灸治疗及选穴原则

1.治疗原则

本病以通络止痛为基本治疗原则。外感头痛兼疏表散邪;内伤头痛则分虚实,实证泻邪面清利头窍,虚证补虚而滋养脑髓。

2.选穴原则

在选穴上可辨经选穴和根据病因辨证选穴。头为诸阳之会，手足三阳经皆循头面，厥阴经上会于巅顶，因此，头痛选穴可根据疼痛的不同部位，辨别病在何经，循经选穴。临床上常常把头痛分为太阳头痛、阳明头痛、少阳头痛和厥阴头痛，这是根据经络循行和病候特点而分的，因此，头痛可按经选穴。另外，内伤头痛要强调辨证选穴。

(1)局部选穴：根据“腧穴所在，主治所在”的规律从局部选穴。如巅顶部痛(厥阴头痛)选百会、通天、正营、阿是穴等；前额部痛(阳明头痛)选印堂、上星、头维、阳白、阿是穴等；后枕部痛(太阳头痛)选后顶、天柱、风府、阿是穴等；侧头部痛(少阳头痛)选率谷、曲鬓、悬颅、阿是穴等。

(2)循经选穴：根据“经脉所过，主治所及”的规律从远端选穴。足阳明经“循发际，至额颅”；手阳明之筋“上左角，络头。”因此，额部为足阳明经脉所过及手阳明经筋所结聚之处，且手、足阳明经气在鼻部相接，故前额部头痛属阳明经病变，除在局部取穴外，应循经在远端选取内庭、合谷等穴。足少阳经“抵头角，下耳后……其支者，从耳后入耳中，出走耳前，至目锐眦后”；少阳经“从耳后入耳中，出走耳前，过客主人，前交颊，至目锐眦。”故侧头部痛属少阳经病变，除在局部取穴外，应循经在远端选取外关、丘墟、足临泣等穴。足太阳经“从巅入络脑，还出别下项”；手太阳经“结于耳后完骨”。因此，后头部为足太阳经脉所过及手太阳经筋所结之处，且手、足太阳经气在目内眦相交接。故后头部疼痛当属太阳经病变，除在局部取穴外，还应循经在远端选取后溪、昆仑、束骨等穴。足厥阴经“与督脉会于巅”，巅顶痛当属厥阴经病变，除在局部取穴外，还应循经在远端选取太冲、行间、外关等穴。

(3)辨证选穴：在内伤头痛中辨证选穴是非常重要的。不论何种头痛，一般均以百会、风池。头维、上星、合谷、阿是穴等为基本选穴，然后再随证配穴。肝阳上亢，配太冲、丘墟以平肝潜阳；痰浊上扰，配中脘、丰隆等健运脾胃而降浊化痰，以治其本；瘀阻脑络，配三阴交、膈俞等穴活血化瘀，疏通经脉，局部刺络拔罐；气血亏虚，配血海、足三里、三阴交以益气养血；肝肾阴虚，配肝俞、肾俞、三阴交及太冲透涌泉等滋补肝肾，潜降肝阳。

三、推荐针灸处方

●**推荐处方** 1

【治法】 疏调经脉，通络止痛。

【穴位】 ①太阳头痛(后枕痛)：天柱、后顶、风池、后溪、申脉。

②少阳头痛(侧头痛)：太阳、率谷、悬颅、外关、侠溪。

③阳明头痛(前额痛)：上星、印堂、阳白、合谷、内庭。

④厥阴头痛(巅顶痛)：百会、前顶、通天、内关、太冲。

⑤全头痛：印堂、太阳、百会、风池、天柱、合谷、内庭、足临泣。

【操作】 疼痛发作时可先取远端穴位，强刺激。上述穴位均用泻法。

●**推荐处方** 2

【治法】 祛风通络，散邪止痛。

【主穴】 百会、太阳、风池、列缺。

【配穴】 风寒头痛，加风门、合谷；风热头痛，加大椎；风湿头痛，加偏历、阴陵泉。亦可按上述处方 1 的按部位辨经进行配穴。

【操作】 太阳用泻法或点刺出血；风门拔罐或艾灸；大椎点刺出血。余穴用泻法。本方适用于外感头痛。

●**推荐处方** 3

【治法】 通络，活血，止痛。

【主穴】 百会、头维、风池。

【配穴】 肝阳头痛，加太冲、侠溪、太溪；属于侧头痛，再加太阳、率谷、悬颅、外关。痰浊头痛，加太阳、中脘、丰隆、阴陵泉；瘀血头痛，加阿是穴、内关、血海；血虚头痛，加气海、血海、足三里；肾虚头痛，加太溪、肾俞、悬钟。可按上述头痛部位辨经配穴。

【操作】 常规操作。瘀血头痛可在局部及膈俞行点刺出血。本方适用于内伤头痛。

四、针灸疗效及影响因素

头痛是多种疾病的一种常见症状，常呈阵发性。大量的文献表明，针刺在缓解头痛方面有很好的疗效，尤其对非器质性头痛，大部分可达到临床控制或临床治愈的目的，本处所指的头痛排除有明确诊断的头痛类型和器质性因素导致的头痛。

影响针灸疗效的因素主要取决于头痛的原因和类型，引起头痛的原因非常复杂，针灸治疗头痛的疗效则取决于引起头痛的原因。总体而言，功能性头痛的针灸疗效优于症状性头痛。肌肉异常收缩所致的头痛针灸疗效最好，神经、血管因素引起的头痛针灸疗效次之，血中致痛物质所致的头痛次之，脑膜受刺激或占位性病变所致的头痛疗效最差。

五、针灸治疗的环节和机制

1.镇痛作用

针刺可促进人体释放内源性镇痛物质，减弱痛感觉的传入过程，提高痛阈等以达到镇痛的目的。另外，针灸可松弛肌肉的痉挛，协调其运动，减轻压迫效应，达到止痛作用。

2.协调血管舒缩运动

针灸具有调节血管舒缩运动的功能，从而改善血液循环，促进局部致痛物质和代谢产物的消散，有利于头痛的改善。

3.调节神经内分泌

针灸通过良性调节神经内分泌功能，达到治疗头痛的作用。针灸可对大脑皮层的兴奋和抑制过程进行调节，可调节自主神经功能的紊乱状态，有利于头痛的恢复。

六、预后

头痛的预后与致病因素和类型密切相关。一般而言,功能性头痛大部分预后良好,通过患者的调适和治疗,可控制临床症状,部分头痛可获得治愈。对于症状性头痛要治疗原发病,一般而言,头痛时间长,进行性加重,不能缓解,应排除颅内占位性疾病,早诊断,早治疗,改善预后。

[附一] 偏头痛

偏头痛是由于神经、血管性功能失调所引起的疾病,以一侧头部疼痛反复发作,常伴有恶心、呕吐、对光及声音过敏等特点。本病与遗传有关,部分患者可在头部、脑外伤后出现,某些脑神经递质(如5-HT)可诱发,以年轻的成年女性居多,疼痛程度多为中、重度。头痛多为一侧,常局限于额部、颞部和枕部,疼痛开始时为激烈的搏动性疼痛,后转为持续性钝痛。任何时间均可发作,但以早晨起床时为多发,症状可持续几小时到几天。典型的偏头痛有先兆症状,如眼前闪烁暗点、视野缺损、单盲或同侧偏盲。发作时头痛部位可由头的一个部位到另一个部位,同时可放射至颈、肩部。偏头痛高发于中青年(25～39岁)和女性(女∶男=4∶1)。全球患病率约为12%,亚洲和非洲低于欧美国家。

国际头痛协会(IHS)将偏头痛分为六类:无先兆偏头痛,先兆偏头痛,儿童周期综合征(常为偏头痛的先驱),视网膜偏头痛,偏头痛并发症和可能偏头痛。其中以无先兆偏头痛最多见,约占80%;先兆型占15%,其他类型少见。以下主要介绍无先兆和先兆偏头痛。

无先兆偏头痛是常见的偏头痛类型,常开始于儿童期,女多于男,约70%患者有家族史,除了没有先兆以外,头痛发作和先兆头痛相似,但发作较频繁,持续时间也比先兆性头痛长,可达1～3日。在头痛前数小时或数天,可以有一些非特异性前驱症状如胃肠道症状(恶心、呕吐)、身体不适、精神障碍、畏光和畏声等。致残程度通常比先兆偏头痛更大。女性患者常与月经有密切关系,最易导致频繁使用止痛药物,从而造成药物过度头痛。

先兆偏头痛以青春期多发,25～29岁患病率最高,10岁以下最低(42.6/10万),60岁以上发作减少。男女之比为1∶4,发作次数以1个月2～3次居多。约30.6%的患者有家族史,遗传因素常来自母亲。先兆性头痛约占偏头痛患者的10%左右。

本病属于中医学"头痛"、"头风"范畴。中医理论认为,本病与恼怒、紧张、风火痰浊有关。情志不遂,肝失疏泄,郁而化火;或恼怒急躁,肝阳上亢,风火循肝胆经脉上冲头部;或体内素有痰湿,随肝阳上冲而循经走窜,留滞于头部少阳经脉,使经络痹阻不通,故暴痛骤起。

(一)辨病

1.无先兆偏头痛

(1)至少有5次头痛发作符合下列(2)～(4)项的条件。

(2)头痛发作持续4～72小时(未经治疗或治疗失败)。

(3)头痛至少具有下列两项特征:单侧定位;搏动性;疼痛程度为中度或重度;日常活动会使头痛加剧或因此而避免此类日常活动(如走路或爬楼梯)。

(4)当头痛发作时至少有下列一项:恶心和(或)呕吐;畏光和畏声。

(5)不是因其他疾病造成的继发性头痛(见注)。

注:(5)项是指经病史、身体检查和神经系统检查,其结果至少符合以下一项标准

①结果未发现 IHS 分类中 5～12 组所列的任何疾病。

②结果怀疑有 5～12 组所列疾病,但经进一步检查能将其排除。

③这类疾病虽存在,但头痛不是首次发作,头痛首次发作在时间上和该病无关。

④该注适用于所有原发性诊断标准。

2.先兆偏头痛

(1)至少 2 次发作符合下列标准(2)～(4)项的条件。

(2)先兆需至少包括下列一项,但无运动无力。

①完全可逆性视觉症状,包括阳性表现(如闪烁的亮光、点或线)和(或)阴性表现(即视力丧失)。

②完全可逆性感觉症状,包括阳性表现(即针刺感)和(或)阴性表现(即麻木感)。

③完全可逆性语言困难性言语紊乱。

(3)至少符合下列 2 项。

①同相偏侧视觉症状和(或)单侧感觉症状。

②至少 1 种先兆症状在≥5 分钟内逐渐发展,和(或)不同的先兆症状在≥5 分钟内相继发生。

③每种症状持续≥5 分钟及≤60 分钟。

(4)头痛符合无先兆偏头痛的(2)～(4)标准,但头痛是发生在先兆同时或先兆后 60 分钟之内。

(5)不是因其他疾病造成的继发性头痛(同无先兆偏头痛注)。

(二)针灸治疗及选穴原则

1.治疗原则

本病以疏调少阳、通络止痛为基本治疗原则。

2.选穴原则

在选穴上根据经脉循行特点,手足少阳经穴分布于侧头部,因此以少阳经穴为主,配合辨证选穴。具体选穴原则如下。

(1)局部选穴:根据"腧穴所在,主治所在"的规律在侧头部选穴,疏调少阳经气,通络止痛,可选足少阳经瞳子髎、上关、颔厌、悬颅、悬厘、曲鬓、率谷、天冲、浮白、头窍阴、完骨、本神、阳白、头临泣、目窗、正营、承灵、脑空、风池等;手少阳经翳风、瘈脉、颅息、角孙、耳门、耳和髎、丝竹空等。另外,可选局部阿是穴、太阳、头维、百会等。

(2)循经选穴:根据"经脉所过,主治所及"的规律远端选穴,可选足少阳经足临泣、足窍阴、侠溪、丘墟、悬钟、阳陵泉;手少阳经关冲、液门、中渚、阳池、外关、支沟。另外,根据肝胆相表里理论可选肝经之太冲、行间等。

(3)辨证选穴:肝阳上亢,选风池、肝俞、外关、太冲、中渚、三阴交等;痰浊上扰,选中脘、丰隆、手三里、足三里、阴陵泉;瘀阻脑络,选风池、膈俞、阿是穴、血海、内关、合谷、太冲、三阴交等;气血亏虚,选气海、膈俞、脾俞、足三里、三阴交;肝肾阴虚,选肝俞、肾俞、太溪、三阴交、照海。

三、推荐针灸处方

●**推荐处方** 1

【治法】 清泻肝胆，通络止痛。

【主穴】 风池、率谷、百会、太阳、太冲。

【配穴】 肝阳上亢，加肝俞、行间、中渚；痰浊上扰，加中脘、丰隆、阴陵泉；瘀阻脑络，加膈俞、阿是穴、血海、内关；气血亏虚，加气海、膈俞、脾俞、足三里；肝肾阴虚，加肝俞、肾俞、太溪、三阴交。

【操作】 风池、率谷、百会、太冲，用泻法；太阳用三棱针点刺出血。余穴常规操作。

●**推荐处方** 2

【治法】 平肝熄风，调和气血。

【穴位】 风池、华佗夹脊、中渚。

【操作】 常规操作。

●**推荐处方** 3

【治法】 疏泄肝胆，通经止痛。

【穴位】 率谷、悬颅、头维、风池、太冲、足临泣、外关。

【操作】 常规操作。当发作时要以远端为主先刺，行较强刺激的泻法。

四、针灸疗效及影响因素

偏头痛的确切发病机制并不十分清楚，目前认为与遗传、内分泌因素、生化因素、血管功能、心理因素和对某些食物过敏有关。因此，西医目前没有特效的治疗方法，而且认为本病是不可治愈性疾病，治疗的目的是缓解发作的频率和程度。针灸作为一种治疗方法，在缓解其症状、减少发作频率及缩短头痛的持续时间方面有一定疗效。

1.治疗时机

偏头痛的发作常有前期症状，在头痛发作前数天，患者可有情绪不稳、困倦、浮肿、不能耐受强光和声的刺激等预告性症状，此时开始针灸进行治疗，则能较好的预防偏头痛的发生及减轻偏头痛发作的程度。

2.病情

对于新病不久、病情较轻或发病原因较单纯的偏头痛，针灸治疗效果较好；患病时间较长、病情较重，头部血管、肌肉、机体内分泌受累严重，则针灸疗效不及前者。

五、针灸治疗的环节和机制

1.调节血管机能

偏头痛患者在头痛前期为脑血管收缩，头痛期表现为脑血管扩张，有人认为头痛期是颅外血管扩张，针灸对脑血管的舒缩运动具有良性双向调节作用，可改善脑血管机能和脑循环，从而达到治疗偏头痛的目的。

2.调节内分泌

有研究认为，偏头痛的发作与雌激素、黄体酮及催乳素等水平偏高有关，针灸可调节下丘脑—垂体—性腺轴的功能，调节有关激素的分泌异常，有利于偏头痛的恢复。

3.对生化因素的调节

血浆中5-HT增加导致脑血管收缩，而后又逐渐耗竭导致脑血管的扩张，大约有87%的患者在发作时血浆5-HT下降达40%，针刺可调节5-HT的释放、代谢等过程，发挥治疗作用。

4.止痛作用

偏头痛发作时脑脊液中内源性脑啡肽减少，针刺可促进机体释放内源性脑啡肽，发挥镇痛作用。

六、预后

由于偏头痛的发病机制尚未完全揭示清楚，西医学目前认为，偏头痛是不可治愈的疾病，但可通过适当的医疗、护理等缓解其症状，减少偏头痛的发作频率及缩短头痛的持续时间。偏头痛发作的诱因有精神疲劳、紧张、月经期、食物及某些药物等，因此，避免上述诱发因素对本病的预防具有重要的意义。本病预后难以判断，对于发病与月经有关的女性而言，一般青春期发病率高，在月经初期患病，当怀孕后发作减少甚至停止，但分娩后又重新发作，在绝经期偏头痛加重。

（乔 梅）

第七节 三叉神经痛的针灸治疗

三叉神经痛是面部疼痛常见的疾病，是种在三叉神经分布区出现的反复发作的面部阵发性剧痛，为神经性疼痛疾患中最常见者。据国内统计，本病发生率约为182/10万人。本病多于中年后起病，男性多于女性（国外报道相反），疼痛大多位于单侧，以右侧（60%）多见。根据三叉神经的分布情况，临床可将三叉神经痛分为第一支（眼支）痛、第二支（上颌支）痛和第三支（下颌支）痛，疼痛以二、三支分布区最常见，双侧痛仅占1.4%～4.2%。

临床上通常将三叉神经痛分为原发性和继发性两种。原发性三叉神经痛是指临床上未发现有神经系统阳性体征，检查又无器质性病变；继发性三叉神经痛一般指可发现与疼痛发作有关的明确的器质性病变，如肿瘤、炎症等，继发性三叉神经痛常表现有神经系统阳性体征。

关于原发性三叉神经痛的发病原因目前尚无明确的结论，一种观点认为病因在中枢部，而另一种观点认为在周围部。中枢部病因观点包括癫痫学说（癫痫样神经痛），1853年Trousseau认为是三叉神经脊束核病变，至少发作性症状有中枢机制参与。周围部病因观点包括神变性学说和微血管压迫学说。神经变性学说认为，原发性三叉神经痛是神经变性引起，包括脱髓鞘及髓鞘增厚、轴索蛇行等改变。微血管压迫学说认为，三叉神经根或背根传入区附近的血管机械性压迫是大部分三叉神经痛的主要致病因素或影响因素。1934 年 Dandy 发现三叉神经痛患者，约有半数其三叉神经根与血管接触并受压。

三叉神经痛属于中医学的“面痛”、“面颊痛”、“面风痛”等，认为本病系外邪侵袭面部筋脉或血气痹阻而致。风寒之邪袭于阳明筋脉，寒性收引，凝滞筋脉，血气痹阻，发为面痛；风热邪毒浸淫面部筋脉，气血不畅，而致面痛；血气痹阻，久病入络，或因外伤，致气滞血瘀而发面痛。

一、辨病与辨经

1.辨病

(1)原发性三叉神经痛

①面或额部持续数秒到 2 分钟以内的发作性疼痛。

②疼痛有下面 4 个特点：疼痛位于三叉神经的一支或一支以上的分布区；疼痛具有突然、剧烈、表浅、刀割样或烧灼的性质；由触发区域开始，或者由某些日常活动如进食、说话、洗脸、刷牙引起；在两次发作期间患者完全正常。

③没有神经系统的任何缺损所见。

④每个患者的发作具有刻板性。

⑤需要时应由病史、体检和特殊检查排除其他引起面部疼痛的原因。

(2)继发性三叉神经痛：继发性三叉神经痛是三叉神经根或神经节受压所致，疼痛性质与原发性三叉神经痛难以区别，是由于明显的结构性损害引起。

①疼痛性质如上述三叉神经痛的特点，在发作间歇期可能有持续性钝痛，在相应的三叉神经分支支配区内有感觉障碍。

②特殊检查或后颅凹探查发现有引起疼痛的病损。

2.辨经

(1)足太阳经证：眉棱骨部位呈电灼样或针刺样疼痛，为三叉神经第一支即眼支痛。

(2)手足阳明及手太阳经证：上颌、下颌部呈电击样疼痛，为三叉神经第二、三支痛。

二、针灸治疗及选穴原则

1.治疗原则

本病以通络止痛为基本治疗原则。本病初起多为实证，宜针用泻法或可配合点刺出血。久病耗伤气血者，针宜“静以久留”以扶正祛邪。

2.选穴原则

在选穴上可局部与远端配合，结合经脉循行特点及不同病因选用穴位。具体选穴原则如下。

(1)局部选穴：根据“腧穴所在，主治所在”的规律从局部选穴，面部常用四白、颧髎、攒竹、颊车、上关、下关、阳白、夹承浆等穴。局部选穴应注意痛在哪支三叉神经分支上，就在哪支的分布范围内选穴。如第一支常选阳白、四白、攒竹；第二支常选颧髎、上关、迎香；第三支常选夹承浆、下关、颊车等。

(2)循经选穴:根据“经脉所过,主治所及”的规律从远端选穴,如选取手阳明大肠经合谷、三间、曲池;足阳明胃经解溪、内庭;手太阳小肠经后溪、腕骨;足太阳膀胱经昆仑;手少阳三焦经外关、支沟;足少阳胆经丘墟、足临泣。

(3)根据三叉神经在面部出颅的部位选穴:如眼支的分支眶上神经从眶上孔出颅,可选该部攒竹穴;上颌支分支从眶下孔分出,可选该部位的四白穴;下颌支的分支颏神经从颏孔分出,可选该部的夹承浆。

(4)辨证选穴:除选用上述腧穴外,还须辨证选穴。病程较久,气血亏虚者,可选足三里、关元等以扶正祛邪;气滞血瘀者,加太冲、内关;风寒或风热者,加风池等。

三、推荐针灸处方

●**推荐处方** 1

【治法】 疏通经络,祛风止痛。

【主穴】 四白、下关、地仓、攒竹、合谷、太冲、内庭。

【配穴】 眼支痛,加丝竹空、阳白;上颌支痛,加颧髎、迎香;下颌支痛,加承浆、颊车、翳风。风寒证,加列缺;风热证,加曲池、外关;气血瘀滞证,加内关、三阴交。

【操作】 针刺时宜先取远端穴。面部诸穴均宜深刺、透刺,但刺激强度不宜大,应柔和、适中;余穴用泻法。风寒证,并加灸法;气血瘀滞者,可刺络拔罐出血。适应于轻、中度的三叉神经痛。

●**推荐处方** 2

【治法】 疏通经络.导气止痛。

【主穴】 下关。

【配穴】 第一支配患侧鱼腰;第二支配患侧四白;第三支配患侧夹承浆。

【操作】 下关针尖以85°向下、向后朝对侧乳突方向深刺2～2.5寸,当有触电感传至下颌或舌根时,提插20～50次,立即出针。鱼腰针以30°角向内下方刺入,有触电感传至前额时,提插20～50次'出针。四白针以45°角斜向后上方刺入,有触电感传至上唇时,提插20～50次,出针。夹承浆针以30°角斜向前下方刺入,有触电感传至下唇时,提插20～50次,出针。适用于重度的三叉神经痛。上述穴位均用泻法。

●**推荐处方** 3

【治法】 活血化瘀,通经止痛。

【穴位】 太阳、攒竹、颧谬、地仓、颊车。

【操作】 先取太阳透地仓、攒竹,行捻转泻法1分钟后,用三棱针点刺太阳、颧髎、颊车,拔罐,每穴出血量5ml。适用于中、重度的三叉神经痛。

●**推荐处方** 4

【治法】 疏通经络,活血止痛。

【主穴】 ①眼支痛:攒竹、丝竹空、阳白。

②上颌支痛:颧髂、迎香、下关。

③下颌支痛:承浆、地仓、颊车。

④非典型面痛：阳白、四白、颧髎、下关、地仓、颊车、合谷、内庭、太冲。

【配穴】 眼支痛，加昆仑、后溪；上颌支、下颌支痛，加合谷、内庭；非典型面痛波及头、肩、上肢部，加角孙、肩髃、曲池。

【操作】 面部诸穴可透刺，但刺激强度不宜过大。余穴常规操作。

四、针灸疗效及影响因素

三叉神经痛表现为阵发性反复发作，自愈可能性较小。本病是临床比较难治的顽疾，很难治愈，治疗的目的是减轻发作症状和减少发作频率，针灸可起到一定的治疗作用，但疗效也十分有限。由于本病发生的机理并不十分清楚，因此，西医也没有特效性的治疗方法，一般在保守治疗无效的情况下采用手术治疗，常用的方法包括药物治疗、神经阻滞疗法、手术疗法等。目前西医认为，X线刀、伽玛刀是治疗本病的最有效方法。手术治疗可产生许多并发症，其他治疗也有副作用和较高的复发率，因此，针灸疗法目前仍然有意义。

1.病性

由于三叉神经痛根据其是否由器质性病变所引起分为原发性和继发性两类，相对而言针刺对原发性三叉神经痛的疗效要优于继发性。意大利的Costaintini通过对104例患者的针灸治疗观察，针刺对继发性三叉神经痛患者都有效，对原发性三叉神经痛的疗效受先前接受过的疗法和病程长短的影响。首选针刺的患者有最好的疗效，而先前接受过其他疗法或手术疗法治疗的患者，针灸的疗效较差。

2.病位

原发性三叉神经痛的病位可分为中枢部和周围部，俄罗斯Grechko通过82例患者的研究发现，针刺只对外周性原因引起的患者有效。

3.病程

如果三叉神经痛发病只有数月而不超过1年，针灸的效果较好；如果病程超过1年，就不容易治疗。

五、针灸治疗的环节和机制

三叉神经痛的发生机制并不十分清楚，目前有癫痫学说、神经变性学说和微血管压迫学说，因此针灸治疗本病的环节和机制可概括为以下四方面。

1.止痛作用

针灸可通过促进人体释放内源性镇痛物质，提高痛阈，以及促进局部循环有利于致痛的代谢产物的输散，产生一定的镇痛作用。

2.抑制神经兴奋性

面部是神经、血管分布比较丰富的部位，疼痛的发生形式和传导方式非常复杂。三叉神经痛发生机制之一是癫痫学说，针刺可通过神经反射对三叉神经的异常放电产生抑制作用，从而减轻疼痛程度及频率等。

3.解除血管痉挛

针刺可通过神经一血管反射，舒张血管，增加循环血量，为受损的三叉神经提供营养，有利于其水肿的消除，改善其代谢，从而促进神经修复。

4.穴位的作用

西医解剖学研究表明，三叉神经第一支出颅于眶上孔，第二支出于眶下孔，第三支出于颏孔，呈放射状分布于面部，支配面部和前额的感觉；而这三个部位正当鱼腰、四白和夹承浆穴所在；下关针尖以85°向下、向后朝对侧乳突方向深刺2～2.5寸时，正是三叉神经第三支的主干；因此，这是本方治疗三叉神经痛的西医学基础。在操作中强调长时间强刺激，有科学道理，因为这样可使三叉神经异常兴奋后转为抑制，从而使其敏感性降低，同时亦可调节其本身的病理代谢状态，达到治疗的目的。

六、预后

大部分患者的疼痛是发作性的，可有几周、几月甚至几年的自发缓解，于缓解期间疼痛可完全消失。很少症状持续消失，但随年龄增长其发作缓解期有渐缩短趋势。三叉神经痛本身并不致命，但可因频繁发作而使患者丧失劳动能力，甚至因怕发作而不参加各项活动。大部分患者因怕痛而变得无欲状，但自杀和吗啡成瘾罕见。

（乔　梅）

第八节　中风的针灸治疗

中风，相当于西医学的脑卒中即脑血管意外，是指突然发生的、由脑血管病变引起的局限性或全脑功能障碍，持续时间超过24小时或引起死亡的临床症候群，包括脑梗死、脑出血和蛛网膜下腔出血。脑梗死包括脑血栓形成、脑栓塞和腔隙性梗死，约占全部脑卒中的70%～80%。脑卒中发病率和死亡率均较高，常留有后遗症，是危害中老年人健康和生命的常见病。我国城乡脑卒中年发病率为200/10万，年死亡率80/10万～120/10万，存活中有70%以上有不同程度的功能障碍，其中40%为重度残疾，脑卒中复发率高达40%。世界卫生组织总结了脑卒中有关的主要危险因素，包括高血压、糖尿病、心脏病、短暂性脑缺血发作（TIA）和脑卒中史、高血脂、肥胖、血小板集聚性高、高尿酸血症、感染、酒精中毒、吸烟、遗传或家庭史等。

中医学认为，中风的发生是多种因素所导致的复杂的病理过程，风、火、痰、瘀是其主要的病因，脑府为其病位。肝肾阴虚，水不涵木，肝风妄动；五志过极，肝阳上亢，引动心火，风火相煽，气血上冲；饮食不节，恣食厚味，痰浊内生，气机失调，气滞而血运不畅，或气虚推动无力，日久血瘀；当风、火、痰浊、瘀血等病邪，随气血逆乱，上扰清窍，使脑脉痹阻或血溢于脑脉之外，可导致中风。当有窍闭神匿，神识昏愦时称为中脏腑；若仅因神不导气而表现为肢体不遂，或伴语言謇涩而无意识障碍者称为中经络。具体又可分为脑脉痹阻和血溢于脑两方面。

一、辨病与辨证

1.辨病

(1)脑血栓形成:中年以上的高血压及动脉硬化患者,静息状态下或睡眠中急性起病,局灶性脑损害的症状和体征(偏瘫、失语等)在发病后10余小时或1～2天达到高峰,并能用某一动脉供血区功能损伤来解释,临床应考虑急性脑血栓形成。CT或MRI检查发现梗死灶可明确诊断。临床症状、体征取决于梗死灶的部位和大小,一般意识清楚,当发生基底动脉血栓或大面积梗死时可见意识障碍。多数脑梗死患者在发病后24小时可经CT确诊,MRI与CT相比有显示病灶早的特点。

(2)脑栓塞:青壮年多见,多在活动中骤然起病,数秒至数分钟达到高峰,出现偏瘫或伴失语等局灶性神经功能缺损,既往有栓子来源的基础疾病如心脏病、动脉粥样硬化等病史。CT和MRI可确定脑栓塞部位、是否伴发出血,有助于明确诊断。

(3)腔隙性脑梗死:中老年发病,有长期高血压病史,急性起病,出现局灶性神经功能缺损症状,CT或MRI检查证实有与神经功能缺失一致的脑部腔隙病灶,少数患者隐匿起病,无明显临床症状,仅在影像学检查时发现。梗死灶呈不规则形,直径在0.2～20mm,多为2～4mm。

(4)脑出血:中老年患者多见,多有高血压病史,多在情绪激动或活动中突然发病,发病后病情常于数分钟至数小时内达到高峰。发病后多有血压明显升高,由于有颅内压升高,常有头痛、呕吐和不同程度的意识障碍,如嗜睡、昏迷等。结合头颅CT可见出血灶,即可确诊。

(5)蛛网膜下腔出血:突然剧烈头痛、呕吐,脑膜刺激征阳性,伴或不伴意识障碍,检查无局灶性神经系统体征,应高度怀疑本病。同时,CT证实脑池、蛛网膜下腔高密度征象,或腰穿示压力增高和血性脑脊液即可确诊。

根据病程一般将脑卒中分为三期:急性期指发病两周内;恢复期指发病两周以上到半年;后遗症期指发病半年以上。

2.辨证

(1)中经络:以半身不遂,舌强语謇,口角㖞斜等为主症。兼见面红目赤,眩晕头痛,心烦易怒,口苦咽干,便秘尿黄,舌红或绛,苔黄或燥,脉弦有力,为肝阳暴亢;肢体麻木或手足拘急,头晕目眩,苔白腻或黄腻,脉弦滑,为风痰阻络;口黏痰多,腹胀便秘,舌红,苔黄腻或灰黑,脉弦滑大,为痰热腑实;肢体软弱,偏身麻木,手足肿胀,面色淡白,气短乏力,心悸自汗,舌暗,苔白腻,细涩,为气虚血瘀;肢体麻木,心烦失眠,眩晕耳鸣,手足拘挛或蠕动,舌红,苔少,脉细数,为虚风动。

(2)中脏腑:以神志恍惚,迷蒙,嗜睡或昏睡,甚者昏迷,半身不遂为主症。兼见神昏,牙关闭,口噤不开,肢体强痉,为闭证;面色苍白,瞳神散大,手撒口开,二便失禁,气息短促,多汗凉,脉散或微,为脱证。

二、针灸治疗及选穴原则

1.治疗原则

中风在治疗上应遵循急则治标、缓则治本或标本同治的原则。中经络者以醒脑调神、疏通经络为基本治疗原则。中脏腑者以醒脑开窍为基本治疗原则，脱证者佐以回阳固脱，闭证者佐以开窍启闭。

2.选穴原则

在选穴上根据病机和经络循行选穴，依据督脉入络脑，脑为元神之府，心主血脉等中医理论进行选穴。具体选穴原则如下。

(1)中经络者，病情较轻，选督脉水沟、心包经内关、足太阴经三阴交为主穴，极泉、曲池、外关、合谷、环跳、阳陵泉、足三里为辅穴，再根据病因病机选穴。肝阳暴亢配风池、太冲、太溪以平肝潜阳，清泻肝火；风痰阻络配丰隆、阴陵泉以健脾利湿化痰；痰热腑实配天枢、上巨虚、丰隆以通腑清热；气虚血瘀配气海、肾俞补元气，血海、膈俞活血化瘀，配大椎以助阳止汗；阴虚风动配肾俞、太溪、太冲、神门、大陵以滋阴潜阳，兼以调补心气、交通心肾。舌强语謇、吞咽困难者，配金津、玉液、廉泉、太溪、商丘以疏通舌络。便秘者泻天枢、丰隆。加刺隐白、天窗、扶突三穴，可提高针治半身不遂的疗效。

(2)中脏腑闭证，选水沟、十宣、内关为主穴，再根据病因病机配穴。风火闭窍，配风池、太冲以清肝熄风；痰火闭窍，配丰隆、天突以蠲化痰浊；痰湿蒙窍，配足三里、三阴交、丰隆、气海以健运脾胃，温化痰浊。中脏腑脱证，选关元、神阙为主穴，施大艾炷灸，以回阳固脱。

(3)根据病位和症状选穴

①半身不遂：根据病位的不同，可分阳缓阴急、阴缓阳急两种情况。下肢足外翻，上肢能伸不能屈属阴缓阳急，当在上、下肢的阴经用补法加灸，阳经用泻法；下肢属足内翻，上肢能屈不能伸的属阳缓阴急，当在上、下肢的阴经用泻法，阳经用补法并加灸。阳经的腧穴经常用曲池、外关、肩髃、臂臑、环跳、委中、风市、阳陵泉、足三里、悬钟、解溪等，阴经的腧穴常用极泉、尺泽、曲泽、孔最、间使、内关、箕门、血海、阴陵泉、地机、筑宾、三阴交、太溪、商丘。在选穴时，应考虑某个关节的病位是受何经脉和何肌群的支配，如垂腕、指挛，当以前臂的穴位为主；而肘的屈伸活动受限时，当以上臂穴位为主。

②吞咽、构音困难：选风池、完骨、天柱、上廉泉、金津、玉液、咽后壁阿是穴、通里。

③口眼歪斜：选地仓、颊车、阳白、四白、迎香、合谷、内庭。

④便秘：选左侧水道、归来、支沟、丰隆。

3.头针

头针取顶颞前斜线、顶颞后斜线(均为瘫对侧)，毫针平刺以120次/分钟的高频率捻转1～3分钟，5～10分钟行针1次。

三、推荐针灸处方

●**推荐处方** 1

【**治法**】 醒脑调神，疏通经络。

【**主穴**】 水沟、印堂、内关、极泉、尺泽、委中、三阴交。

【**配穴**】 肝阳暴亢，加太冲、太溪；风痰阻络，加丰隆、合谷；痰热腑实，加曲池、内庭、丰隆；气虚血瘀，加足三里、气海；阴虚风动，加太溪、风池；吞咽困难，加翳风、上廉泉、金津、玉液；口角歪斜，加颊车、地仓；上肢不遂，加肩髃、手三里、合谷；下肢不遂，加环跳、阳陵泉、阴陵泉、风市；头晕，加风池、完骨、天柱；足内翻，加丘墟透照海；便秘，加水道、归来、丰隆、支沟；复视，加风池、天柱、睛明、球后；尿失禁，尿潴留，加中极、曲骨、关元。

【**操作**】 内关用泻法；水沟用雀啄法，以眼球湿润为佳。刺三阴交时，沿胫骨内侧缘与皮肤成45°角，使针尖刺到三阴交穴，用提插补法；刺极泉时，在原穴位置下2寸心经上取穴，避开腋毛，直刺进针，用提插泻法，以患者上肢有麻胀和抽动感为度；尺泽、委中直刺，用提插泻法使肢体有抽动感。余穴常规操作。

●**推荐处方** 2

【**治法**】 理督脉，疏通经络。

【**主穴**】 百会、风府、大椎、陶道、身柱、神道、至阳、筋缩、脊中、悬枢、命门、腰阳关、长强。

【**配穴**】 上肢不遂，加肩髃、曲池、手三里、合谷；下肢不遂，加环跳、足三里、三阴交、解溪；吞咽困难，加翳风、上廉泉、金津、玉液。

【**操作**】 常规操作。

四、针灸疗效及影响因素

通过对国内文献分析，发现针灸治疗中风的报道频次居于神经系统的首位，表明针刺治疗中风已被广泛应用于临床。一般认为，针刺对中风患者的肢体功能康复、吞咽功能的改善等具有重要意义。从文献报道情况看，急性脑血管病在急性期采用中西医结合的方法，迅速稳定患者病情，抢救生命，大量文献认为，在急性期及时介入针灸治疗对降低患者的病残率有一定的意义；恢复期和后遗症期针灸治疗可作为主要治疗手段，改善患者的肢体运动功能、吞咽功能等。

在针灸治疗的方法上比较固定而有特点的有“醒脑开窍”针刺法和“靳三针”，另外，也有“督脉十三针”和以风府、哑门为主穴的治疗方法。中风恢复期和后遗症期，患者出现的临床表现在并发症比较复杂，但肢体功能障碍成为其最主要的症状和体征。大量的文献表明，针灸在促进肢体运动功能恢复方面优于药物治疗，而且在中风恢复期和后遗症期西医目前的治疗也缺乏确切有效的方法，但由于中风的复杂性，针灸只能针对主要问题进行部分治疗，如科学的康复训练是很重要的组成部分；而且患者的血压、血糖、血脂、血凝状态等变化直接关系着预后和复发,因此,以针灸作为主要治疗手段,结合其他方法的综合治疗是比较科学的。中风急性期西药治疗和急救措施为主,针刺只能作为一种辅助治疗方法。一般而言,直接影响针灸治疗中风的因素包括病变性质、部位及病程等。

1.病变性质

中风后脑损伤的严重程度是影响针灸疗效的最关键因素。患者的脑部损伤越严重,则度过危险期后的康复越差,针刺疗效就会受到限制。一般而言,局灶性脑梗死的针灸疗效优于大面积或多发性的脑梗死,病灶位于脑表浅部(如皮层)比深部(如基底核、内囊)疗效好,尤其是表浅局灶性病灶,如出现单瘫者,针灸疗效最好,这主要与脑表面侧支循环较丰富,而脑实质内部缺乏侧支循环有关。初次发病比再次发病疗效好。

2.病程

脑血管病患者,神经功能的康复与病程密切相关。病程在3个月内,特别是1个月之内,针灸常有显著疗效;针灸在6个月到1年仍有一定疗效,但进展比较缓慢,疗效不及前者。最近国外学者认为,3年之内仍有进一步恢复的可能,因此,中风患者应尽早接受针灸治疗,并应长期坚持。

3.发病情况

中风发病时是否有过昏迷及昏迷持续时间的长短影响着针灸疗效。凡有昏迷的中风患者提示脑部损害较重。昏迷时间越长,则病情越重,过了危险期以后的康复也越慢,最后针灸的效果也越差。

4.康复的配合

康复的目的是预防和矫治各类功能障碍,提高和加强躯体控制功能,改善和增进日常生活能力。临床实践证实,康复训练对于减轻中风后遗症和降低致残率至关重要,目前主张脑梗死发病的第2天就可做肢体被动运动,运动功能康复在病后3个月内最快,后3个月明显减慢。因此,良好的早期的康复训练可明显地提高针灸疗效。

5.年龄

一般而言,年龄越大,针灸疗效越差,这与患者自身的整体情况和自我康复能力等有密切关系。

五、针灸治疗的环节和机制

针灸治疗中风的研究报道较多,可归纳为以下几个方面。

1.改善脑血流

针刺可调节脑血管的舒缩运动,促进脑侧支循环的启动和血管重建,改善脑的缺血缺氧状态,抢救半暗带区的脑细胞。针灸对颈内动脉、椎-基底动脉具有扩张作用,增加脑的血流量,建立侧支循环,改善病变脑组织的血氧供应。针刺还可增加冠脉血流量和血氧供应,调整脑血流。

2.兴奋中枢

通过针刺对脑电图的影响发现,针刺能使中风患者的脑电图(EEG)A波指数显著增加,能使用A波幅增高,Dc/s慢化波改善,异常BQD波减少,调幅、调率、对称性改善,各项指标逐渐接近正常水平。针刺多发性脑梗死痴呆患者脑电图观察,针刺后脑波趋于增快,波幅趋于增高,A波指数明显增多,B波指数趋增大,而Q波指数稍减少,说明大脑皮层兴奋性有所提高，可有效地改善患者的智力和记忆力。

3.对有关生化因素的影响

针刺能调节乳过氧化物酶(LPO)与超氧化物歧化酶(SOD)水平，使自由基生成与清除系统处于动态平衡中，从而控制脑水肿，保持细胞稳定性，起到脑保护作用。针刺可显著提高体内前列环素(PGI_2)水平，降低血栓素(TXA_2)含量，纠正 TXA_2-PGI_2 平衡失调状态。针刺可降低脑梗死急性期 ET 浓度，改善血管弹性，有利于缺血区侧支循环血管开放，促进大脑血液循环。针刺可明显降低急性脑梗死患者 B-EP 含量，并且逐步降至正常水平，从而减轻脑水肿，促使病灶区脑组织得到逐渐恢复。

4.对神经递质和神经元的影响

针刺可防止脑缺血时脑细胞内钙离子超载，对避免或减轻神经元坏死有意义；促进中风患者脑损伤后星形胶质细胞的增殖，胶质细胞衍生神经营养因子是促进神经再生的细胞因子，对受损的神经元有阻止其死亡和萎缩的作用。电针可升高大鼠缺血区中枢单胺类神经递质，如NE、DA、5-HT 等，纠正脑缺血后单胺类神经递质的代谢紊乱，从而保护缺血性损害。

5.神经细胞保护作用

电针能显著加强急性全脑缺血沙鼠海马各区 c-fos 蛋白的表达，同时电针能改善缺血后内囊(CAI)区神经元的变性坏死等。

六、预后

中风最严重的功能障碍是瘫痪，开始是弛缓性(肌张力低下，腱反射降低或消失)，被称为软瘫溯；以后肌张力逐渐增高，腱反射活跃或亢进，称为痉挛期。中风病的预后与诸多因素有关，首先取决于脑损害的轻重和范围，损伤周边或下级脑休克恢复的迟早可以提示脑损害的程度，对预后有一定的参考意义。一般来说，脑休克期越久，则说明脑损害越严重，其所支配侧肢体运动康复的希望越小。脑休克恢复早的支配部位如下肢容易恢复，而恢复慢的上肢则难恢复。越灵活的肢体部分的运动功能恢复越难，所以肢体远端功能的恢复比近端为慢；上肢比下肢功能恢复为慢；上肢中又以手运动的恢复最难。

针灸治疗中风疗效较好，尤其对于神经功能的康复如肢体运动、语言、吞咽功能等有促进作用，针灸越早效果越好，治疗期间应配合功能锻炼。中风急性期出现高热、神昏、心衰、颅内压增高、上消化道出血等情况时，应采取综合治疗措施。中风患者应注意防止褥疮，保证呼吸道通畅。

本病重在预防，平素应注意中风危险因素的控制。短暂性脑缺血发作(TIA)每次发作常持续数分钟至1小时，最长不超过 24 小时即完全恢复，但常有反复发作，俗称“小中风”，被公认为缺血性卒中最重要的危险因素，近期频繁发作的 TIA 是脑梗死的特级警报，4%～8%完全性卒中患者发生于 TIA 之后，应积极防治。

(乔　梅)

第九节　失眠的推拿治疗

不寐(失眠)

不寐即失眠,是指经常不能获得正常的睡眠而言。包括睡眠时间、深度或恢复体力不足。轻者难以入寐,或睡中易醒,醒后不能再寐;重者彻夜不能入寐。本病可单独出现,也可与头痛、健忘、眩晕、心悸等同时出现。失眠多见于现代医学的神经官能症、更年期综合征等。

【病因病理】

人的正常睡眠由心神所主,阳气由动转静即为入眠状态;反之,阳气由静转动即为清醒状态,如果这种阴阳之气自然转化规律遭到破坏,则出现不寐。不寐原因虽多,总与心、脾、肝、肾等脏腑功能失调有关。

1.心脾两虚,常由思虑伤脾,心血不足,不能养心,以致心神不宁

2.肝郁化火,常由恼怒伤肝,肝失条达,肝郁化火,火性炎上,扰动心神。

3.阴虚火旺,常因肾水不足,心肾不交,水不制火,则心火独亢而神志不宁。

4.痰热内扰,常因饮食失节,宿食停滞,酿成痰热,痰热上扰,扰动心神。

5.胃气不和,则卧不安。

本病治疗先要辨别虚实,虚证多因阴血不足所致;实证多为肝郁化火、痰热内扰、胃气不和所致。治疗应掌握三个原则,安神镇静、调整脏腑气血阴阳、注重精神治疗。

【辨证施治】

1.基本治法

(1)治则:调和气血,宁心安神。

(2)手法:一指禅推法、一指禅偏峰推法、揉法、抹法、按法、扫散法、拿法、摩法。

(3)取穴与部位:印堂、神庭、睛明、攒竹、太阳、角孙、风池、肩井、中脘、气海、关元、头面及颈肩部、腹部。

(4)操作。

①一指禅推法或揉法,先从印堂向上至神庭,往返5～6遍,在从印堂向两侧沿眉弓至太阳穴往返5～6遍。

②一指禅偏峰推法,沿眼眶周围治疗,行一指禅“小∞字”和“大∞字”推法,反复3～4遍。

③一指禅推法或揉法,从印堂沿鼻两侧向下经迎香沿颧骨,至两耳前,往返2～3遍。

④抹法,先从印堂向上至神庭,再从印堂向两侧沿眉弓至太阳穴,做5～6遍。

⑤拇指或中指按揉头面部重点穴位印堂、神庭、睛明、攒竹、太阳,每穴约半分钟。

⑥在头两侧胆经循行部位用扫散法治疗2～3分钟,并按揉角孙穴半分钟。

⑦五指拿法,从头顶至枕骨下,到枕骨下改用三指拿法,拿2～3遍,并按揉风池穴半分钟,拿揉肩井穴半分钟。

⑧摩法，在腹部顺时针摩腹 2～3 分钟，再用中指点按中脘、气海、关元穴，每穴半分钟。

2.随证加减

(1)心脾两虚：不易入睡，多梦易醒，醒后难以再眠，或兼神疲乏力，心悸健忘，头晕目眩，纳呆，面色少华，腹胀便溏，舌淡，苔薄白，脉细弱。

①治则：健脾养血，益气安神。

②取穴与部位：在基本治法的基础上，增加心俞、肝俞、脾俞、胃俞、足三里等穴及腰背部。

③操作：患者俯卧位，术者用拇指按揉背部心俞、肝俞、脾俞、胃俞，每穴各半分钟。继上势，术者沿背部两侧膀胱经第一侧线和督脉施直擦法，再横擦背部肝俞、脾俞所在位置，以透热为度。患者仰卧位，术者用拇指按揉双侧足三里穴，以酸胀为度。

(2)阴虚火旺：心烦失眠，入睡困难，五心烦热，头晕耳鸣，口干津少，或口舌生疮，常伴有心悸、健忘、梦遗等，舌质红，少苔，脉细数。

①治则：滋阴降火，清心安神。

②取穴与部位：在基本治法的基础上，增加心俞、肝俞、肾俞、命门、桥弓、涌泉及腰背部。

③操作：患者取坐位，术者用拇指桡侧面自上向下推抹桥弓，先推一侧，再推另一侧，每侧 20～30 次。继上势或取俯卧位，术者用拇指按揉背部心俞、肝俞、肾俞，每穴半分钟。患者取俯卧位，术者用掌擦法横擦背部肾俞、命门，以透热为度。再擦足底涌泉穴约 1 分钟。

(3)肝郁化火：情绪急躁易怒，失眠或难以入睡，胸胁胀满，口渴喜饮，目赤口苦，常伴纳呆，大便秘结，小便短赤，舌质红，苔黄，脉弦数。

①治则：疏肝解郁，理气安神。

②取穴与部位：在基本治法的基础上，增加章门、期门、心俞、肝俞、肾俞、桥弓、行间、太冲及胁肋部。

③操作：患者取坐位，术者用拇指桡侧面自上而下推抹桥弓，先推一侧，再推另一侧，每侧 20～30 次。患者取俯卧位，术者用拇指点按揉法，在章门、期门、心俞、肝俞、肾俞、行间、太冲穴施治，每穴半分钟。患者取坐位，术者用两手掌在其胁肋部行上下往返的搓揉法，时间约 1 分钟。

(4)痰热内扰：失眠，头重目眩，胸闷恶心，口苦心烦，舌红，苔黄腻，脉滑数。

①治则：健脾化痰，宁心安神。

②取穴与部位：在基本治法的基础上，增加心俞、肝俞、脾俞、胃俞、足三里、丰隆等穴位。

③操作：患者取俯卧位，术者用拇指按揉背部心俞、肝俞、脾俞、胃俞，每穴各半分钟。患者取仰卧位，术者用拇指按揉双侧足三里、丰隆，每穴半分钟。

(5)胃气不和：失眠，脘腹胀满，或胀痛，过饥或过饱，口臭吞酸，时有恶心呕吐，大便异臭或便秘，舌淡，苔黄糙，脉弦滑或滑数。

①治则：和胃化滞，镇静安神。

②取穴与部位：在基本治法的基础上，增加中脘、下脘、天枢、脾俞、胃俞、足三里、内关等穴及胃脘部。

③操作：患者取仰卧位，术者取中脘、下脘、天枢等穴，施一指禅推法或按揉法，时间 3～5 分钟。继上势，术者在其胃脘部用指摩法或掌摩法做顺时针方向的抚摸，时间 3～5 分钟。继上势，术者取内关、足三里穴，施按揉法，时间 3～5 分钟。患者转俯卧位，再在两侧膀胱经脾

俞、胃俞部位行直擦法，以透热为度。

【注意事项】

1.功能性的失眠用本法效果好，器质性病变引起的失眠应重视病因治疗。

2.嘱患者多加强户外活动，注意精神方面的调摄，并帮助其解除思想顾虑。

3.嘱患者少饮浓茶、咖啡、酒等兴奋刺激之品，尤其睡前更不宜服用。

【疗效评定】

1.治愈

睡眠正常，伴有症状消失。

2.好转

睡眠时间延长，伴有症状改善。

3.未愈

症状无改变。

（乔　梅）

第十节　胃脘痛的推拿治疗

胃脘痛是以上腹胃脘部近心窝处经常发生疼痛为主的消化道病证。又名“胃痛”、“心下痛”。可见于现代的急、慢性胃炎，胃溃疡，胃痉挛，十二指肠溃疡，胃下垂，胃神经官能症及其他消化道疾病。

【病因病理】

胃脘痛为脾、胃病变的主要症状。多由于下列四种原因引起脾胃生理功能失常，而出现疼痛症状。

1.寒邪客胃

外感寒邪，内客于胃，寒主收引，胃气不和而痛。

2.饮食伤胃

饮食不节，或过饥过饱，致脾胃受损，胃失和降而痛。

3.肝气犯胃

忧思恼怒，郁而伤肝，肝失疏泄，横逆犯胃，气机阻滞而发胃痛。

4 月阜胃虚弱

饥饱失常，劳倦过度，久病之后，损伤脾胃。或素体脾胃虚弱，脾阳不足，中焦虚寒而致虚寒胃痛；胃阴不足，失其濡养而成阴虚胃痛。

胃气以降为顺。推拿治疗胃脘痛，应以和胃理气，调达气机为原则。通则不痛，临床须辨别不通之因，分而治之，其痛自消。

【辨证施治】

1.基本治法

（1）治则：理气止痛。

(2)手法:一指禅推法、摩法、按法、揉法、推法、击法、拍法、拿法、搓法。

(3)取穴与部位:中脘、气海、天枢、肝俞、脾俞、胃俞、三焦俞、肩井、足三里、内关等穴位及胃脘部。

(4)操作。

①用一指禅推法、摩法在胃脘部治疗,使热量渗透入胃腑。时间5~8分钟。

②按揉中脘、气海、天枢等穴,每穴半分钟,再点按揉足三里穴,以酸胀为度。

③沿脊柱两侧膀胱经自上而下推5~10次。

④用较重按揉法按揉肝俞、脾俞、胃俞、三焦俞,每穴半分钟。再用指尖击上述各穴,然后拍击背部膀胱经约2分钟。

⑤拿肩井循臂肘而下,点按手三里、内关、合谷等穴。

⑥搓两胁理气止痛。

2.随证加减

(1)寒邪客胃:胃痛暴作,恶寒喜暖,得热痛减,遇寒痛增,口不渴,喜热饮,苔薄白,脉弦紧。

①治则:温经散寒,理气止痛。

②取穴与部位:在基本治法的基础上,增加上脘、关元穴,背部左侧压痛点及两侧膀胱经。

③操作:患者俯卧位,术者用较重的点按法或一指禅推法在背部脾俞、胃俞穴上重点施术,每穴2分钟。继上势,术者在脊柱左侧寻找压痛点以重刺激手法点按,至疼痛缓解。并沿膀胱经做直擦法,透热为度。患者取仰卧位,术者在上脘穴中指点按法,以指下触及腹主动脉跳动为度,停留3息,再下移按此法点按至关元穴,往返3遍。然后在胃脘部做掌摩法治疗,以腹腔内透热为佳。

(2)饮食伤胃:胃脘胀痛,嗳腐吞酸,呕吐不消化食物,吐食后或矢气后痛减,大便不爽,苔厚腻,脉滑。

①治则:消食导滞,和中止痛。

②取穴与部位:在基本治法的基础上,增加大肠俞、八髎穴,顺时针方向摩腹。

③操作:患者仰卧位,术者用掌摩法在胃脘部做顺时针方向摩腹,以腹腔内透热为佳。并对中脘、天枢穴重点按揉。继上势,术者用拇指按揉脾俞、胃俞、大肠俞、足三里穴,每穴1分钟。患者取俯卧位,术者用掌擦法横擦八髎穴,以透热为度。

(3)肝气犯胃:每因情绪不爽发病,胃脘胀满,攻撑作痛,脘痛连胁,嗳气频繁,大便不爽,苔多薄白,脉沉弦。

①治则:疏肝解郁,理气止痛。

②取穴与部位:在基本治法的基础上,增加膻中、章门、期门、膈俞等穴及两胁肋部。

③操作:患者取仰卧位,术者用一指禅推法或按揉法,自天突向下至中脘穴往返治疗,重点在膻中穴,再按揉章门、期门穴。时间约5分钟。患者取俯卧位,术者用较重的按揉法在肝俞、胆俞、膈俞治疗,每穴1分钟。患者取坐位,术者用两手掌在其胁肋部行上下往返的搓揉法,时间1~2分钟。

(4)脾胃虚弱:胃脘部隐隐作痛,喜温喜按,空腹痛甚,食则痛减,泛吐清水,胃纳较差,神疲倦怠,甚者手足不温,大便溏泄,舌淡苔白,脉沉细弱或迟缓。

①治则:温中健脾,散寒止痛。

②取穴与部位:在基本治法的基础上,增加大肠俞、命门、上髎、次髎等穴及背部膀胱经、督脉。

③操作:患者取仰卧位,术者较长时间轻柔地按揉气海、关元、足三里穴,每穴 2 分钟。患者取俯卧位,术者用一指禅推法或按揉法在大肠俞、命门穴治疗,每穴 1 分钟。继上势,术者在其背部督脉施直擦法,横擦脾俞至上髎、次髎穴,均以透热为度。

【注意事项】

1.嘱患者注意饮食、起居、情志方面的调摄,不过度劳累。

2.疼痛剧烈者,胃或十二指肠溃疡出血者,不宜手法治疗。

3.忌生冷、油腻、辛辣及不易消化的食物。

【疗效评定】

1.治愈

胃脘痛及其他症状消失,X 线钡餐造影或胃镜检查正常。

2.好转

胃痛缓解,发作次数减少,其他症状减轻,X 线钡餐造影或胃镜检查有好转。

3.未愈

症状无改善,X 线钡餐造影或胃镜检查无变化。

(乔 梅)

第十一节 便秘的推拿治疗

便秘是指大便秘结不通,排便间隔时间延长,两天以上不能自解,或虽有便意,而排便困难。

【病因病理】

食物经脾胃消化,吸收精华之后,所剩之糟粕由大肠传送而出。若大肠传导功能失常,粪便在肠内停留时间过长,粪质变干或硬,即可形成便秘。便秘虽为大肠传导功能失常,但也与脾胃肝肾之功能失调有关,且其发生有虚实之分。实秘多由胃肠积热、气机郁滞所致,虚秘多由气血亏损、阴寒凝结所致。

1.胃肠积热(热秘)

阳盛之体,或过食辛辣,或恣饮酒浆致胃肠积热。热病之后,余热伤阴,大便干结而致便秘。

2.气机郁滞(气秘)

情志不舒,久坐少动,致气机郁滞,不能宣达,传导失职,糟粕内停而致便秘。

3.气血亏虚(虚秘)

年老、体虚或劳倦之后则气血不足,气血亏虚传送无力致使秘;血虚津枯、大便失调而致便秘。

4.阴寒凝结(冷秘)

阳虚之体或年高衰则阴寒内生,肠道难于传送而致便秘。

现代医学认为,肠内缺少能刺激肠壁正常蠕动的内容物,或促使直肠收缩、肛门括约肌松弛、腹肌及膈肌收缩的神经反射发生障碍,可导致大便秘结。治疗应予通便。通便之法,可根据不同证型,分而治之。

【辨证施治】

1.基本治法

(1)治则:和肠通便。

(2)手法:一指禅推法、摩法、攘法、擦法、按法、揉法。

(3)取穴与部位:中脘、天枢、关元、气海、脾俞、胃俞、肾俞、大肠俞、长强、支沟、足三里等穴及腹部。

(4)操作。

①一指禅推法,由中脘至关元往返治疗5~6遍。

②顺时针方向摩腹5~8分钟,按揉双侧天枢穴2分钟。

③攘法从脾俞至大肠俞左右两侧各往返治疗5遍,重点在脾俞、胃俞、肾俞、大肠俞,再用中指或拇指按揉长强,以有酸胀感或有便意为佳。

④按揉支沟、足三里穴,每穴1分钟。

2.随证加减

(1)胃肠积热(热秘):大便干结,小便短赤,面红身热,口干心烦,有口臭,舌红,苔黄糙,脉滑数。

①治则:清热降浊,和肠通便。

②取穴与部位:在基本治法的基础上,增加大横、腹结曲池、上巨虚、八髎穴。

③操作:患者取仰卧位,术者位于一侧,用手掌部做顺时针方向的摩腹,时间延长至8分钟,按揉大横、腹结穴,每穴1分钟。继上势,术者用拇指按揉曲池、上巨虚穴,每穴1分钟。患者取俯卧位,术者用掌擦法横擦八髎穴,以透热为度。

(2)气机郁滞(气秘):大便秘结,欲便不得,嗳气频作,胸胁痞满,甚至胀痛,口苦纳呆,舌苔薄腻,脉弦。

①治则:疏理肝气,和肠通便。

②取穴与部位:在基本治法的基础上,增加章门、期门、膻中、肺俞及胁肋部。

③操作:患者取仰卧位,术者位于一侧,用拇指按揉章门、期门、膻中穴,以酸胀为度。患者取俯卧位,术者在背侧膀胱经操作时增加拇指按揉肺俞穴。患者取坐位,术者用手掌横擦胸上部,斜擦两胁,以透热为度。

(3)气血亏虚(虚秘):便秘或不畅,但大便并不干结,临厕努挣,便后疲乏,伴有汗出气短,头晕心悸,面白神疲,舌淡嫩,苔白,脉细弱。

①治则:益气养血,和肠通便。

②取穴与部位:在基本治则的基础上,增加大横、膈俞、血海、八髎穴。

③操作:患者仰卧位,在腹部操作时增加大横穴,用一指禅推法或按揉法操作,并横擦胸上部。患者俯卧位,在背部操作时增加膈俞穴,用一指禅推法或按揉法操作,并横擦八髎穴,以透

热为度。患者下肢部操作时增加按揉血海穴,用拇指按揉法。

(4)阴寒凝结(冷秘):大便艰涩,难以排出,腹中冷痛,小便清长,四肢欠温,腰膝酸软,舌淡苔白,脉沉迟。

①治则:温阳驱寒,和肠通便。

②取穴与部位:在基本治法的基础上,增加命门、八髎穴及督脉。

③操作:患者俯卧位,在背部操作时增加横擦腰背部、肾俞、命门、八髎穴,以透热为度。继上势,在背部操作时增加直擦背部督脉,以透热为度。

【注意事项】

1.推拿手法治疗应于饭后 2 小时后实施。

2.避免食品过于精细,少食过度煎炒类、辛辣类食品,忌过度饮酒。多食水果、蔬菜。

3.嘱患者养成定时排便的习惯。

4.适当进行户外活动,多做下蹲起立和仰卧屈髋压腹动作。

【疗效评定】

1.治愈

两天以内排便 1 次,便质转润,解时通畅,短期无发作。

2.好转

3 天内排便,便质转润,排便欠畅。

3.未愈

症状无改善。

(乔　梅)

第十二节　痹证的推拿治疗

痹证是由风、寒、湿、热等外邪侵袭人体,导致经络闭阻,气血运行不畅,引起肌肉、筋骨、关节等部位疼痛、麻木、重着、屈伸不利,甚则关节肿大变形为主要症状的一种病证。具有渐进性和反复发作的特点。

【病因病理】

"痹"是痹阻不通之意,《素问·痹论》篇对本病的病因病机、证候分类、疾病发展变化有较详尽的论述,后世医家也有颇多论述。概括起来痹证的发生主要因正气不足,卫外不固,感受风寒湿热之邪,经络闭阻,气血运行不畅,流注肌肉、筋脉、关节而形成。外邪客于肌表,其病较轻浅;阻于筋脉关节,其病深重。

1.素体虚弱,卫外不固

正气不足是痹症发生的内因,是痹证发生的基础。正气不足,外邪乘虚而入,闭阻经络,血行不畅而成痹证。《灵枢·五变》曰:"粗理而肉不坚者,善病痹。"

2.风寒湿邪,侵袭人体,阻滞经络

由于冒雨涉水,久居湿地;气候变化,冷热交替;过度劳累,汗出当风等因素,以致外邪乘虚而人，侵袭人体，注入经络，留于关节，使气血痹阻不通而成痹证。如《素问·痹论》曰："风寒湿三气杂至，合而为痹也。"

3.感受热邪，或郁而化热

感受风热之邪与湿合而为病；素体阳盛或阴虚阳亢，感受外邪，邪从热化；或风寒湿痹日久，郁而化热，以致关节红肿热痛而成热痹。

中医认为痹证日久不愈，气血不畅，瘀血阻滞，脉络不通，可出现皮下瘀斑、关节周围结节、关节肿大等症状。迁延不愈，气血亏耗，复感外邪，病及脏腑则出现相应的脏腑病变，即《素问·痹论》所说的"内舍于其合也"。

【辨证施治】

1.基本治法

(1)治则：风寒湿痹以活血祛风，温经散寒，除湿通络为原则；热痹治以祛风活血，清热利湿为原则。

(2)手法：一指禅推法、㨰法、按法、揉法、拿法、搓法、捻法、抖法、摇法、拍法、擦法。

(3)取穴与部位：取病变部位及其周围的穴位：①上肢部。肩井、肩髃、肩髎、臑俞、曲池、合谷、外关。②腰背部。肺俞、膏肓俞、肾俞、腰阳关、大肠腧、小肠俞。③下肢部。环跳、居髎、阴陵泉、阳陵泉、鹤顶、犊鼻、昆仑。

(4)操作：各种手法应随病变的部位而灵活应用，手法操作先在患部周围治疗，逐渐移到病变关节。

①病变在大关节先在周围用㨰法治疗，配合按法、拿法；病变在较小关节先用一指禅推法治疗，同时配合该关节的功能活动，约 10 分钟。

②点按病变关节周围穴位，以酸胀为度。

③病变关节较大者，则可用搓法；关节较小者，则可用捻法，2～3 遍。

④关节活动受限者，用摇法辅助该关节活动。

⑤然后在关节周围用擦法治疗，以透热为度；肌肤麻木不仁者可用拍击法治疗。

⑥用抖法和搓法结束治疗。

凡风寒痹症，疼痛剧烈，或肌肤麻木者均可在手法治疗后加用热敷。

2.随证加减

(1)风(行)痹：肢体关节、肌肉疼痛酸楚，走窜不定，此起彼伏，痛无定处，关节屈伸不便，多见于上肢、肩、背部，初起多兼畏风发热等表证，苔薄白，脉浮而数。

①治则：祛风通络，舒筋活血。

②取穴与部位：在基本治法的基础上，增加风池、风府、心俞、膈腧、肝俞、天应穴及肩胛部。

③操作：按揉风池、风府穴，拿风池穴，按揉相应天应穴。时间 2～3 分钟。在背部膀胱经的心俞、膈腧、肝俞穴部位施掌揉法。时间 2～3 分钟，以透热为佳。在肩胛部用㨰法往返操作，配合拿肩井穴，并施掌擦法，以透热为度。时间 2～3 分钟。

(2)寒(痛)痹：肢体关节、肌肉疼痛明显，遇寒则加重，得热则痛减，痛有定处，日轻夜重，关节不可屈伸，痛处不红不热，常有冷感，苔白，脉浮紧。

①治则：温经散寒，舒筋通络。

②取穴与部位：在基本治法的基础上，增加风池、风府、百会、命门、关元俞等穴及督脉。

③操作：按揉百会、风池、风府穴，重拿风池穴，按揉相应天应穴。时间2～3分钟。在背部膀胱经的命门、关元俞部位施掌揉法，直擦督脉。时间2～3分钟，以透热为度。在病变关节周围用按揉法、掌擦法重点治疗。时间3～5分钟，以关节内透热为佳。

(3)湿(着)痹：肢体关节、肌肉疼痛，重着不移，痛处固定，肌肤麻木不仁，或患处肿胀，行动不灵便，喜暖恶寒，得热得按则痛缓，每遇阴雨风冷即发，舌淡，苔白腻，脉濡缓。

①治则：疏风祛湿，舒筋通络。

②取穴与部位：在基本治法的基础上，增加脾俞、胃俞、肾俞、八髎、阴陵泉、丰隆穴。

③操作：患者仰卧位，在下肢阴陵泉、丰隆穴施按揉法治疗，并按揉相应天应穴。时间2～3分钟。在背部膀胱经的脾俞、胃俞、肾俞穴用一指禅推法或按揉法治疗，然后用横擦法。时间2～3分钟，以透热为度。按揉次谬穴，并在人髂穴施掌擦法治疗，以透热为度。

(4)热痹：肢体关节疼痛，病变部位红、肿、热、痛，得冷则舒，难以活动，可累及多个关节。可兼有发热、口渴、心烦、喜冷恶热，舌红，苔黄，脉滑数。

①治则：疏风清热，活血通络。

②取穴与部位：同基本治法。

③操作：在病变部位治疗为主，运用一指禅推法或按揉法操作，手法宜轻柔，以酸胀为度。做作关节被动活动时幅度由小增大，动作宜缓和，以患者能忍受为限。病变部位不用擦法，可用轻柔的掌摩法，以微热为宜。

【注意事项】

1.注意保暖，避风寒，忌生冷食物。

2.不宜过度劳累，应参加适当的体育锻炼，有关节功能障碍者，应进行适当的功能锻炼。

3.在治疗过程中，特别是最初的几次治疗后，如果出现酸胀加重或扩散，属正常现象。

【疗效评价】

1.治愈

症状消失，关节活动正常，实验室检查正常。

2.好转

症状明显好转，实验室检查有改善。

3.未愈

症状及实验室检查无进步。

（乔　梅）

第十三节　月经不调的推拿治疗

月经不调是妇科的一种常见病，以月经的周期异常为主要特征，常伴月经量、质、色的异常，临床上根据周期的改变可以分为月经先期、月经后期、月经先后不定期。

1.月经先期为月经周期提前1～2周，经期正常，且连续两个月经周期以上者，亦称月经超前、经行先期、经早。

2.月经后期为月经周期延后7天以上，甚至3～5个月一行，经期正常，且连续两个周期以上者，亦称经行后期、经期错后、经水过期、经迟。

3.月经先后不定期为月经不按周期来潮，或提前或延后7天以上，经期正常，且连续两个周期以上者，亦称经水无定、月经愆期、经乱等。

【病因病理】

引起月经不调的原因可以是外感寒热，或内伤忧思郁怒，或房事不节、产育过多等，以致冲任失调，气血失和酿成本证。月经先期主要由热扰冲任，迫血妄行，致月经先期而下；或气虚统摄无权，冲任失调所致。月经后期主要由营血亏虚，冲任失养；或血寒凝滞；或气滞血瘀，血行受阻导致经行后期。月经先后不定期主要由肝郁、肾虚，致使气血失调，冲任虚损而引起经行先后无定期。

【辨证施治】

1.月经先期

月经周期提前7天以上，甚至一月两行。血热者经量多，色紫，质黏稠或夹瘀块，胸胁、乳房、小腹胀痛，烦躁易怒，口苦便于，舌质红，苔薄黄，脉浮数或弦数；气虚者经量多，色淡，质清稀，神疲倦怠，心悸气短，小腹空坠，舌质淡，苔薄白，脉虚细无力。

(1)治则：血热证清热调经；气虚证补气调经。

(2)手法：一指禅推法、摩法、按法、揉法、㨰法、擦法等手法。

(3)取穴与部位：关元、气海、章门、期门、子宫(中极旁开3寸)、冲门等穴及胁肋部。

(4)操作。

①患者取仰卧位，术者坐于其侧方，以一指禅推法或按揉法在其关元、气海、子宫、冲门等穴操作，并配合摩法治疗。时间5～8分钟。

②患者取坐势，术者先按揉章门、期门穴，配合指摩法，然后搓揉胁肋部，时间3～5分钟，以透热为度。

③随证加减。血热证加取曲池、太冲、行间、地机等穴，采用按揉法时间5～8分钟。虚热证加取肾俞、八髎、水泉、三阴交、太溪等穴，选用按揉法、㨰法、擦法施术，时间5～8分钟。气虚证加取膻中、足三里、脾俞、胃俞等穴，选用按揉法、㨰法、擦法施术，时间5～8分钟。

2.月经后期

月经周期延后7天以上，甚至40～50天一行。血虚者经量少，色淡，质清稀，小腹空痛，面色萎黄，皮肤不润，头晕目眩，心悸，舌淡苔薄，脉虚细；血寒者经量少，色淡，小腹冷痛，喜温喜按，面色苍白，舌质淡，苔薄白，脉沉迟；气滞者经量少，色黯红，小腹胀痛，精神郁闷，胸胁满闷不舒，嘘气稍减，舌质黯，苔黄，脉弦或涩。

(1)治则：血虚证养血调经；血寒证温经散寒调经；气滞证疏肝理气调经。

(2)手法：一指禅推法、摩法、按法、揉法、㨰法、擦法、捏脊法等手法。

(3)取穴与部位：关元、气海、子宫、冲门等穴及督脉、膀胱经。

(4)操作。

①患者取仰卧位，术者坐于其侧方，以一指禅推法或按揉法在其关元、气海、子宫、冲门等

穴操作，并配合摩法治疗。时间5～8分钟。

②患者取俯卧位，术者沿其督脉施捏脊法3～5遍，最后一遍可采用捏三提一法操作。

③继上式，术者在其背后两侧膀胱经及督脉行直擦法，以透热为度。时间约2分钟。

④随证加减。血虚证加取膈俞、肝俞、脾俞、血海、地机、足三里等穴，选用按揉法、㨰法、擦法施术，时间5～8分钟。血寒证加取中极、归来、天枢等穴，用一指禅推法治疗；取膈俞、肝俞、肾俞穴，用按揉法、㨰法、擦法，交替使用，时间5～8分钟。气滞证加取期门、章门穴，用一指禅推法、搓揉法操作；取膈俞、肝俞、蠡沟、太冲等穴，施按揉法操作，时间5～8分钟。

3.月经先后不定期

月经不按周期来潮，或提前或延后7天以上。肝郁者经量或多或少，经行不畅，胸胁、乳房、小腹胀痛，精神抑郁，胸闷不舒，时欲太息，郁郁不乐、嗳气食少，舌质淡，苔薄白，脉弦；肾虚者经少，色淡，质清稀，面色晦暗，头晕耳鸣，腰膝酸软，小腹空坠，尿多，大便不实，舌质淡，苔薄，脉沉弱。

(1)治则：肝郁证理气调经；肾虚证补肾调经。

(2)手法：一指禅推法、摩法、按法、揉法、㨰法、擦法、捏脊手法。

(3)取穴与部位：关元、气海、子宫、冲门等穴及督脉。

(4)操作。

①患者取仰卧位，术者坐于其侧方，以一指禅推法或按揉法在其关元、气海、子宫、冲门等穴操作，并配合摩法治疗。时间5～8分钟。

②患者取坐势，术者先按揉章门、期门穴，配合指摩法，然后搓揉胁肋部。时间3～5分钟，以透热为度。

③随证加减。肝郁证加取章门、期门、膈俞、肝俞、三阴交、太冲穴，采用按揉法或一指禅推法施术，时间5～8分钟。肾虚证加取脾俞、肾俞、三焦俞、命门、水泉、太溪穴等穴，选用一指禅推法或按揉法治疗；直擦背部督脉，横擦肾俞、八髎穴等部位，以透为度。时间5～8分钟。

【注意事项】

1.患者应注意休息，保持心情舒畅，避免情志过极。

2.注意调节饮食，忌食生冷寒凉或辛辣之品。

3.注意经期卫生，随天气环境变化增减衣物，宜保暖，避寒。

【疗效评定】

1.治愈

月经周期恢复正常，维持3个月以上。

2.好转

月经周期恢复正常，但不能维持3个月以上。

3.未愈

月经周期未见变化。

（乔　梅）

第十五章　疾病的康复

第一节　感染与伤口的康复

一、疖

【概述】

疖是单个毛囊及其所属皮脂腺的急性化脓性感染，主要致病菌是金黄色葡萄球菌，好发于皮脂腺丰富和受摩擦部位，多个疖同时在身体各部位发生或反复发作称为疖病。

【诊断要点】

1.症状　头、颈、面部、腋部、背部、臀部、会阴部等富有毛囊和皮脂腺的区域，以毛囊及皮脂腺为中心的红、肿、痛；单一疖肿一般无全身症状；疖病则常有发热、食欲不振等全身症状。

2.体征　体表皮肤以毛囊及皮脂腺为中心的红、肿、痛的炎性硬块，化脓后顶端有黄色小点(脓栓)，破溃后有少量脓液溢出，周围淋巴结可肿大。

【康复治疗】

1.物理治疗

(1)光疗法

1)紫外线疗法：①局部照射：用紫外线强红斑量照射患病处，有明显的消炎、止痛作用。②中心重叠照射法：病灶局部用强红斑量，周围皮肤用红斑量。多用于范围大、炎症重者。③已切开排脓的疖肿，如分泌物多，创面不洁，可用超红斑量照射(创面周围涂上凡士林保护皮肤)，促使创面坏死组织脱落；创面干净后，肉芽组织比较新鲜时，用Ⅰ级红斑量或亚红斑量照射，可促进伤口愈合。④全身照射：用于疖病。

2)激光疗法：可用 He-Ne 激光，散焦，照射患处，功率密度 $5mW/cm^2$，8～10min/次，1次/d。

(2)电疗法

1)超短波疗法：两板状电极对置于患病部位，无热量～微热量，10～15min/次，1～2 次/d。与紫外线疗法合并应用疗效更好。多用于范围大、炎症重者，一般 1～3 次可愈。

2)微波疗法：圆形辐射器照射患病部位，辐射器距离皮表 5～10cm，无热量，15～20min/

次，1 次/d。用于范围较大的疖肿。

3）毫米波疗法：圆形辐射器于患处，距离皮表 1cm，20～30min/次，1 次/d。用于范围较大的疖肿。

（3）其他：也可采用直流电离子导入疗法、磁疗法、拔罐疗法等，多用于疖病。

2.药物治疗　物理治疗同时局部可用药物治疗，疖病需同时用抗生素治疗。

二、痈

【概述】

痈是细菌侵入多个相邻的毛囊、皮脂腺或汗腺的急性化脓性感染，致病菌为金黄色葡萄球菌。好发于项部、背部等皮肤韧厚处。常见于糖尿病患者或身体衰弱者。

【诊断要点】

1.症状　患病区域红、肿、剧痛，常伴有轻度寒战、发热、纳差等全身症状。

2.体征　患病皮肤呈大片酱红色微隆起的炎症浸润区，边界不清，触之坚硬、剧痛；随之中心皮肤多有坏死，表面有多个脓栓，似莲蓬状，脱落缓慢；破溃后中央塌陷似蜂窝，有脓血样分泌物溢出，易向四周和深部发展，发生淋巴管炎、淋巴结炎和静脉炎。

3.化验检查　血中白细胞及中性粒细胞计数可增多。

【康复治疗】

1.物理治疗

（1）光疗法

紫外线疗法：具体同“疖”治疗方法。

（2）电疗法

1）超短波疗法：具体同“疖”治疗方法。

2）微波疗法：具体同“疖”治疗方法。

3）直流电抗生素离子导入疗法：患区对置或并置，常用的抗生素有：青霉素 1 万～2 万单位/ml、链霉素 0.02～0.05g/ml、0.5%金霉素、0.5%～1%氯霉素、1%硫酸新霉素，20min/次，1 次/d，疗程视病情而定。使用青霉素、链霉素前必须做皮试，阴性后方可进行治疗。

（3）其他：还可采用毫米波疗法、短波疗法、磁疗法等。

2.药物治疗　同时用抗生素和局部药物治疗。

三、蜂窝组织炎

【概述】

蜂窝组织炎是皮下组织、筋膜下或深部疏松结缔组织的急性化脓性感染，致病菌多为溶血性链球菌或金黄色葡萄球菌。此病有原发性和继发性两种，继发性以伤口感染引起的最为多见。

【诊断要点】

1.症状　患部红、肿、热、痛，边界不清楚，扩展迅速；可有畏寒、发热、食欲减退等全身症状；严重者可发生脓毒血症。

2.体征　局部红、肿、热，中心区色深，周围色浅，边界不清楚，压痛明显，可形成脓肿，脓肿破溃有较大量脓液流出，常伴有周围淋巴管和淋巴结炎。

3.化验检查　血中白细胞和中性粒细胞计数增多。

【康复治疗】

1.物理治疗　目的是控制病变蔓延，减轻症状，促进炎症局限和吸收。

(1)电疗法

1)超短波疗法：患部对置、无热量，10～15min/次，1～2次/d。

2)直流电药物离子导入疗法：用青霉素、链霉素、庆大霉素等抗生素，患区导入，方法同“痈”。

(2)光疗法

紫外线疗法：患区强红斑量照射。如已破溃，视伤口情况决定剂量，如伤口有坏死组织和肉芽组织、不新鲜，用大剂量；如伤口干净、肉芽新鲜，可逐渐减小剂量，加快伤口愈合。一般紫外线疗法常与超短波疗法联合应用，并先行超短波疗法，后行紫外线疗法。

(3)如残留有硬块，可用超声波疗法、等幅正弦中频电疗法、蜡疗法、红外线疗法、可见光疗法等治疗。

(4)其他：除以上方法外，还可用磁场疗法等。

2.药物治疗　一般需同时应用抗生素治疗。

3.手术治疗　一旦形成脓肿，应立即作切开引流，术后次日可继续用物理治疗。

四、脓性指头炎

【概述】

脓性指头炎是因指头刺伤或挤压伤致手指末节炎症，重者可致末节指骨髓炎。故应及时治疗。物理治疗效果明显。

【诊断要点】

1.症状　有指头刺伤或挤压伤史；手指末节肿胀，形似“蛇头状”，伴有剧烈跳痛，手下垂时加重；可伴有发热、全身不适等全身症状。

2.体征　手指末节红、肿，发硬，触痛明显，局部波动感不明显，压力高时呈苍白色。

3.X线检查　重症患者可显示末节指骨骨髓炎的表现及死骨形成。

【康复治疗】

1.一般治疗　抬高患手，制动，充分休息。

2.物理治疗

(1)电疗法

1)超短波疗法：中号电极，患手(以患指为中心)对置，无热量，12～15min，2次/d，10～15次为一疗程。

2)直流电离子导入疗法：青霉素(皮试阴性后用)或庆大霉素，以合适比例(参照抗生素药量表），300～500ml 倒入水中（水需高过患处），另一电极 200cm^2 置于患肢前臂，15～20min/次，1 次/d，15～20 次为一疗程（也可用于伴有骨髓炎的患者）。

（2）光疗法：主要采用紫外线疗法。患处紫外线强红斑量照射，1 次/d，如切开引流，视伤口情况决定紫外线剂量（方法见“伤口处理”）。紫外线疗法与超短波疗法配合治疗，效果更好。

（3）其他：微波疗法、毫米波疗法、磁疗法等有消炎、消肿作用，均可选用。

（4）运动疗法：感染控制后，应立即开始主动或被动运动训练，防止指关节强直，以保证功能正常。

3.手术治疗　物理治疗病情不能控制，应尽早切开引流，术后固定于功能位，用悬吊带吊起，次日可做物理治疗，方法同前。

五、甲沟炎

【概述】

甲沟炎是指甲一侧皮下组织感染、炎症，可蔓延到甲根部和对侧甲沟，形成全甲炎，脓液可在指甲下蔓延，使整个指甲下积脓，重者可致骨髓炎。

【诊断要点】

1.症状　手指或足趾，常有刺伤或逆剥损伤史，或因修甲过短、嵌甲所致。患指、趾疼痛。

2.体征　指甲损伤侧皮肤红、肿，局部压痛明显，有时甲沟见浅黄色脓液。重者甲下积脓，甚至指甲浮起，脱落。偶有全身感染症状。

【康复治疗】

1.治疗原则　早期抬高患肢，制动；已化脓者宜拔除指甲，并充分引流。

2.物理治疗

（1）光疗法：主要采用紫外线疗法，早期（脓形成前）用大剂量紫外线照射，一般 1～2 次可愈。

（2）其他：超短波疗法、毫米波疗法均可应用。方法同疖的治疗方法。

3.药物治疗如果症状重，或出现全身症状，需同时用抗生素治疗。

六、丹毒

【概述】

丹毒是由 β-溶血性链球菌，从皮肤或粘膜微小损伤处侵入皮内网状淋巴管而引起的急性浅表性蜂窝织炎。炎症蔓延快，不化脓，常有高热等全身症状。好发于小腿与面部。

【诊断要点】

1.症状　发病急，常有畏寒、高热、头痛、不适等全身症状。

2.体征　病变局部皮肤呈鲜红、边缘不齐、界限清楚、且稍隆起，压之褪色，去压后红色即恢复，有时红肿区有水疱。附近淋巴结经常肿大，且有压痛。

3.化验检查　血中白细胞和中性粒细胞数增加。

【康复治疗】

1.一般治疗　休息，下肢丹毒应抬高患肢。如由足癣导致，则应同时治疗足癣。治疗过程要注意防止接触性传染。与患处接触的物品均需消毒。

2.物理治疗

(1)电疗法

1)超短波疗法：板状电极患区对置或并置，无热量，12～15min/次，1～2次/d，疗程按病情而定，最多20次。

2)毫米波疗法：同“痈”的治疗方法。

3)微波疗法：同“痈”的治疗方法。

4)直流电离子导入疗法：患区用青霉素或庆大霉素等抗生素离子导入，方法同“痈”，用于后期。

(2)光疗法

1)紫外线疗法：患区强红斑量照射，每日或隔日1次。每次加1～2MED，3～5次一疗程。紫外线疗法多与超短波疗法联合应用，先行超短波疗法后行紫外线疗法。

2)太阳灯、红外线等疗法：患处照射，15～20min/次，1次/d，10～15次为一疗程，用于全身和局部症状消失后，以避免复发。

(3)磁疗法：采用脉冲磁疗法，两个磁头，对置病变处，0.4～0.8T，10～20min/次，1次/d。用于后期。

(4)超声波疗法：声头置于肢体硬化部位，移动法，剂量0.75～1.2W/cmz，8～10min/次，1次/d，用于后期病变区纤维化、硬结。

3.药物治疗　同时使用抗生素(以静脉滴入较好)。

七、乳腺炎

【概述】

乳腺炎是乳腺组织的急性化脓性炎症。患者几乎都是产后哺乳期妇女，初产妇更为多见。主要致病菌为金黄色葡萄球菌。常由于哺乳时未能吸尽乳汁，而乳腺又不通畅，导致乳汁淤积在乳腺内，给细菌生长繁殖创造了环境，乳头破损使细菌侵入，导致乳腺炎发生。

【诊断要点】

1.症状　哺乳期产妇，发病前多有乳头破损、乳晕皲裂、乳汁淤积等诱因。乳房肿胀、疼痛明显，常伴有畏寒，高热等症状。

2.体征　乳房患区红、肿、热，并可触及硬块，压痛明显，如脓肿形成可有波动感，脓肿可数个同时存在。脓肿可向外破溃，也可穿过乳管自乳头排出脓液。可伴有患侧腋下淋巴结肿大、触痛。

3.化验检查　血白细胞和中性粒细胞增多。

4.超声检查　如脓肿形成，超声检查可见液性暗区，穿刺可抽出脓液。

【康复治疗】

1.乳汁淤积期　停止哺乳，用吸乳器吸出乳汁。

(1)热疗法:局部热敷或太阳灯、红外线照射,同时轻揉、按摩乳房,使乳腺管通畅,乳汁排出。

(2)超声波疗法:声头在患区,接触移动法,0.5～1.2W/cm^2,5～15min/次,1～2次jd,疗程视病情而定,一般治疗10～12次。

(3)电疗法:主要采用超短波疗法,患病部位,玻璃电极或板状电极,单极法;右侧乳房可用两个板状电极前后对置法。无热量,8～12min/次,1～2次/d,一般治疗6～12次。

(4)光疗法;主要采用紫外线疗法,患侧乳房照射(乳头应遮盖),2MED,每次加1/2～1MED,1次/1～2d。

(5)按摩疗法:用手掌按摩乳房,促进淤积的乳汁排出,3～4次/d。只要淤积乳汁大量排出,常可迅速缓解症状。

(6)其他疗法:He-Ne或CO_2激光散焦照射疗法、毫米波疗法、微波疗法、直流电离子导入疗法等也可采用。

2.浸润期 应避免挤压乳房。

(1)电疗法

1)超短波疗法:方法同乳汁淤积期,但时间为12～15min/次,1～2次/d,8～12次为一疗程。

2)直流电离子导入疗法:电极置于乳房患处,加抗生素,另一电极置于肩胛间区,20min/次,1次/d,疗程视病情而定,一般治疗6～12次。

3)厘米波疗法:圆形辐射器置于乳房患处,距离皮肤5～10cm,30～50W,15～20min/次,1次/d,疗程视病情而定。照射左侧乳房应慎用。

4)毫米波疗法:辐射器置于乳房患处,30～40min/次,1次/d,8～12次为一疗程。

此外,还可以用激光疗法、磁疗法、热疗法等。

3.脓肿形成期 脓肿形成后,应及时切开引流。

脓肿切开后次日开始,可用超短波疗法、紫外线疗法、激光疗法、磁疗法等治疗,方法同伤口感染的处理。

八、化脓性关节炎

【概述】

由化脓性细菌所引起的关节内感染称为化脓性关节炎。多见于小儿,男性比女性多见。最常见的致病菌为金黄色葡萄球菌,其次为溶血性链球菌、肺炎双球菌等,血行性感染较多见。发病部位多为髋关节和膝关节,其次为肘、肩、踝关节。

【诊断要点】

1.症状 急性发病、寒战:高热、全身不适,受累关节剧痛。

2.体征 受累关节有红、肿、热、压痛。浅表关节可有波动感。关节多处于屈曲畸形位,久之可发生关节挛缩,甚至半脱位或脱位。

3.X线检查 早期见关节肿胀,关节间隙稍增宽,随后关节间隙变窄.软骨下骨质疏松和破坏，继之软骨下骨质增生、硬化，晚期关节间隙消失，发生纤维性或骨性强直。

4.关节穿刺和关节液检查　早期关节液混浊，晚期则呈脓性。涂片检查可发现大量白细胞和细菌。

【康复治疗】

1.制动　急性期采用石膏、夹板或牵引等方法限制患肢活动以减少感染扩散，减轻肌肉痉挛及疼痛，防止畸形及病理性脱位，减轻对关节软骨面的压力，减少软骨破坏。

2.药物治疗　在制动的同时，应肌肉注射或静脉输入抗生素。

3.物理治疗

(1)电疗法

1)超短波或短波电疗法：患病关节局部，用电缆法或电容法均可，无热量，15～20min/次，1～2次/d，15～20次为一疗程。

2)毫米波疗法：直接对准患区，距离皮表1cm或直接接触皮肤，30～60min/次，1次/cl，15～20次为一疗程。

3)直流电抗生素导入法：选用青霉素、链霉素(皮试阴性后方可使用)、庆大霉素患病关节区导入。

(2)磁疗法：可用动磁法，磁头置于关节两侧或患侧，置于单侧者另侧可放置一磁铁块，以加强电磁感应的作用。20～30min/次，1次/d，12～20次为一疗程。

(3)热疗法：应用于炎症已基本消退，但仍有疼痛及关节功能障碍或关节无力者。常用蜡疗法、红外线疗法等.配合运动疗法则效果会更好。

(4)运动疗法：局部炎症消退后应尽早开始肌肉收缩训练，这是防止关节强直的有效措施。如局部仍有肿胀，运动量可小一些，只做轻微的关节伸屈运动，随着病情的好转而增加运动量。同时进行局部热疗和肌肉按摩，以便早期恢复关节功能，预防或减轻关节功能障碍。

(5)牵引疗法：关节已有畸形时，应用牵引方法逐步矫正，手法应柔软，不宜施用粗暴手法，以免引起炎症复发或其他并发症。

4.手术治疗　关节畸形、功能障碍等患者经牵引、功能训练无效者，可采用手术治疗。手术后尽早进行康复治疗。

九、伤口感染

【概述】

伤口感染常见于割伤、刺伤、擦伤、裂伤、咬伤及手术等开放性损伤后，因细菌的侵入而发生。

【诊断要点】

1.症状　皮肤或粘膜有缺损，局部疼痛，皮肤红、热。

2.体征　伤口处红、肿、热，可触及浸润性硬块并有压痛。重者伴有低热、寒战等全身症状。

3.化验检查　血白细胞及中性粒细胞可正常或增多。

【康复治疗】

1.物理治疗

(1)光疗法

1)紫外线疗法:先用紫外线红斑量在患处照射,1次/d,3～6次为一疗程。如伤口创面新鲜,可用亚红斑量局部照射,1次/d,每次增加1/2～1MED,以促进伤口愈合。

(2)电疗法

1)超短波疗法:两板状电极对置于患病部位,无热量～微热量,10～15min/次,1次/d。腋下淋巴结肿大可用超短波腋下患处对置,无热量～微热量,10～15min/次,1次/d。疗程视病情而定,一般6～12次。

2)厘米波疗法:厘米波辐射器照射患病部位,无热量～微热量,15～20min/次,1次/d,10次为1疗程。

3)毫米波疗法:辐射器对准患部,30min/次,1次/d,6～10次为一疗程。

4)共鸣火花疗法:蕈状导子,在伤口周围移动,8～10min/次。创面新鲜但愈合缓慢时,可用火花治疗以促进伤口愈合。

5)等幅正弦中频电疗法:用两个电极并置于病变处,感觉阈,20min/次,1次/d,15～20次为1疗程。伤口愈合后可用。

(3)超声波疗法:超声头置于硬化的切口处,接触移动法治疗,0.75～1.5W/cm^2,8～10min/次,1次/d,8～10次为1个疗程。

(4)磁疗法:主要采用脉冲磁疗法,两磁头并置于病变处,0.4～0.8T,20min/次,1次/d,6～12次为一疗程。适用于局部有纤维性硬结者。

(5)其他治疗:激光疗法、太阳灯疗法、蜡疗法等也都有消炎、止痛、促进伤口愈合和软化硬结等作用。伤口愈合后,如局部有纤维性硬结,可采用超声波疗法、等幅中频电疗法、脉冲磁疗法、激光疗法、太阳灯疗法、蜡疗法等治疗。

2.药物治疗　局部或全身抗生素治疗。

(孟宪龙)

第二节　冷伤与烧伤的康复

一、冷伤

【概述】

因低温引起的人体损伤即冷伤。冷伤有两类,一类称非冰结性冷伤,由100℃以下至冰点以上的低温加上潮湿条件所造成,如冻疮、战壕足、浸渍足等;另一类称冻结性冷伤,由冰点以下的低温所造成,分局部冷伤或全身冷伤。

【诊断要点】

1.症状　身体裸露部位有明显的冷伤创面或后遗症。

2.体征　根据冷伤程度可分为4度。

(1)Ⅰ度冷伤(红斑级):皮肤红紫、肿胀、发痒,数日后脱皮自愈。

(2)Ⅱ度冷伤(水泡级):皮肤出现水泡、流水,有剧痛,无感染者2～3周后自愈。

(3)Ⅲ度冷伤:皮肤及皮下均冷伤坏死,痂皮脱落形成溃疡。

(4)Ⅳ度冷伤:伴有不同程度肌肉和骨骼坏死。

【康复评定】

评定内容包括患者全身状况、冷伤部位、冷伤深度、水肿情况、关节活动范围、肌力、感觉功能、步态、日常生活活动能力等。

【康复治疗】

1.创面处理

(1)Ⅰ度冷伤:局部清洁消毒后,涂布1%薄荷软膏、20%鱼石脂软膏或冻疮软膏。

(2)Ⅱ度冷伤:局部消毒后,剪去水泡表皮,涂上述软膏后包扎,一般给予抗生素治疗,2～3周后创面愈合,仅留轻微瘢痕。

(3)Ⅲ、Ⅳ度冷伤:在未发生组织坏死时,局部涂软膏。当坏死组织分界明显后,可切除坏死组织,进行植皮,尽早消灭创面。

(4)若有后遗畸形,其整形手术应在创面完全愈合后6～12个月进行为宜。

2.早期物理治疗

(1)水疗法:主要采用温水浸浴法,用400℃～42℃温水浸浴,在浸浴同时可给予镇静及止痛的药物,30min/次,2次/d。注意:①水温不能超过42℃,否则会加速软组织缺氧坏死;②冷伤组织禁忌直接摩擦,以避免可能造成表皮的损伤。

(2)热疗法:可采用红外线疗法、太阳灯疗法,以感微热为宜,20min/次,1次/d。

(3)电疗法:短波疗法、超短波疗法或微波疗法,局部治疗,剂量为无热量或微热量,10～15min/次,如局部严重冷伤,时间可减少至5～8min。

3.控制瘢痕过度增生和关节挛缩的物理治疗

(1)维持正确的功能位置,预防瘢痕挛缩(参见"烧伤"部分)。

(2)电疗法

1)直流电碘离子导入疗法:用于早期瘢痕组织,5%～10%碘化钾溶液。由阴极导入,作用极置于瘢痕部位,电极面积视瘢痕面积大小而定,20～30min/次,1次/d,15次为1疗程。

2)音频电疗法:2个电极并置于瘢痕两侧,剂量为耐受量,20～25min/次,1次/d,10～20次为1疗程。

(3)超声波疗法:移动法,剂量为0.5～1.5W/cm'2,8～10min次,1次/d,10～20次为1疗程。

(4)石蜡疗法:蜡饼贴敷法、刷蜡法、浸蜡法等,30min/次,2次/d。蜡疗后可配合运动疗法。

(5)水浴疗法和水中运动:可选用全身或局部温水浴或水中运动。水浴疗法后可配合运动疗法,对挛缩性瘢痕疗效好。

(6)磁场疗法:常用电磁、旋磁或恒磁等方法,磁强度为0.2～0.3T,20～30min/次,1次/d,10～20次为1疗程。

(7)压力疗法:根据患者的瘢痕部位、面积,酌情选用弹力绷带或压力衣、压力套。

(8)运动疗法:以主动运动为主,当患者全身情况稳定,即使创面尚未完全愈合,即可开始早期全关节活动范围运动,预防关节挛缩。如果患者无法自主运动,则治疗师可给予温和的被动运动或辅助主动运动。

二、烧伤

【概述】

烧伤是热(火焰、热液体)、化学物质、电流或放射性物质等因子作用于人体的皮肤、粘膜、肌肉等所造成的损伤。烧伤属于开放性的损伤。浅度烧伤若不合并感染,一般没有后遗症;深度烧伤由于皮肤全层或其深层组织破坏,大多造成机体严重的功能障碍,需要功能重建。烧伤康复目的是促进创面愈合,预防或减轻纤维瘢痕增生、挛缩,最大程度恢复肢体功能。

【诊断要点】

1.症状　有烧伤遗留的组织坏死创面或增生性瘢痕、奇痒、肢体畸形等。

2.体征　纤维瘢痕增生、挛缩、关节僵硬、运动及感觉功能障碍。

【康复评定】

1.烧伤分类

(1)烧伤面积通常采用“九分法则”;头和颈9%,双侧上肢各9%,双下肢各2×9%,躯干前面2×9%,躯干后面2×9%和会阴部为1%。

(2)烧伤深度:普遍采用三度四分法,即Ⅰ度烧伤(上皮损伤)、浅Ⅱ度烧伤(真皮浅层损伤)、深Ⅱ度烧伤(真皮深层损伤)和Ⅲ度烧伤(皮肤全层)。

(3)烧伤严重程度分类:按照1970年全国烧伤会议提出的标准,将烧伤严重程度分为四类:

1)轻度烧伤:总面积在10%以下的Ⅱ度烧伤。

2)中度烧伤:总面积在11%～30%的Ⅱ度烧伤,或10%以下的Ⅲ度烧伤。

3)重度烧伤:总面积在31%～50%的Ⅱ度烧伤;或11%～20%的Ⅲ度烧伤;或烧伤面积虽然未达上述标准,但有下列情况之一者:①伴有休克;②伴有复合伤或合并伤(严重创伤、冲击伤、放射伤、化学中毒等);③中、重度吸入性烧伤。

4)特重烧伤:总面积超过50%的Ⅱ度烧伤;或超过20%的Ⅲ度烧伤。

2.瘢痕评定　主要评定瘢痕部位、大小及稳定情况。稳定瘢痕表现为:瘢痕组织充血减退,色泽变淡,质地变软,基底松动,痛痒减轻。

3.运动功能

(1)评定局部及相应部位关节活动范围。

(2)评定局部及相应部位肌力。

4.感觉功能　主要评定受累部位及相应部位的感觉。

5.日常生活活动能力(ADL)　在涉及上、下肢的烧伤时，应考虑对其所致的日常生活活动能力受限进行评定。

6.康复治疗的效果评定

(1)自我感觉包括

1)瘢痕部位痛、痒症状是否减轻，瘢痕是否稳定，不再反复破溃。

2)瘢痕充血是否减轻，毛细血管网消失，颜色变暗，硬度变软，表面出现褶皱，高度趋平。

3)外观有否改善，心理障碍有无减轻或消除。

4)关节活动范围是否增加，功能是否改善，体力有否增强。

5)生活能否自理，能否外出活动，能否参加工作，是否恢复原来的工作。

(2)客观检查指标：有条件的医疗机构，可依据患者的具体状况选择其中的测试项目。

1)羟脯氨酸测定：血清和尿中羟脯氨酸含量是否减少。

2)瘢痕硬度：利用瘢痕硬度计检测。

3)B超测定瘢痕厚度。

4)经皮氧分压测定：有人认为氧分压上升至正常值的80%，瘢痕就不再增生。

5)瘢痕表面温度变化：采用半导体温度计或红外线温度扫描仪测定。

6)关节活动范围测定。

【康复治疗】

烧伤早期治疗重点是控制感染和水肿，减轻疼痛，促进创面愈合，以及维持正确体位。后期重点是控制纤维瘢痕组织的增生、挛缩，恢复肢体功能。

1.物理治疗

(1)光疗法

1)紫外线疗法：紫外线Ⅰ～Ⅱ级红斑量照射局部可止痛，预防感染，增强机体的防御能力，刺激组织的修复功能；Ⅲ～Ⅳ级红斑量可促使坏死组织脱落，每次照射面积不大于600cm²，并根据创面情况，酌情增减剂量和照射次数。对大面积烧伤可行全身照射法，按全身照射的剂量和进度照射，15～18次为1疗程。

2)红外线疗法：目的是减少渗出液，干燥创面。20～30min/次，1～2次/d。对大面积烧伤可行全身持续照射，常用的光浴器，距离身体要高，保持30～35℃的温度，持续6～7h。

(2)冷疗法：适用于Ⅰ～Ⅱ度烧伤者。采用冰袋及冷水袋局部冷敷，以减少渗出，温度一般控制在5℃左右，每次冷敷30min。

(3)电疗法

1)超短波疗法：超短波局部并置或对置，无热量(以抑制细菌的繁殖)，8～10min/次，1次/d，5次为1疗程。

2)微波疗法：同超短波法，将辐射器对准局部，无热量，6～8min/次，1次/d，3次～5次为1疗程。

3)音频电疗法：适用于烧伤后期影响关节活动的瘢痕组织。电极板并置或对置，耐受量，20min/次，1次/d，20次为1疗程。

(4)水疗法:主要采用温水浸浴疗法,用于全身面积或四肢烧伤,水温 38～39℃,30～40min/次。浸浴器具应严格消毒,避免继发感染。

(5)光疗法;主要采用激光疗法,低能量 He-Ne 激光,对小面积烧伤行点状照射,可减少组织液的渗出和感染。10min/次,1 次/d。在烧伤结痂期可用大功率激光器(CO_2 激光器或 YAG 激光器)行激光切痂,可减少出血。

(6)高压氧疗法:有利于创面愈合,增强机体的防御能力。

(7)其他理疗:直流电碘离子导入疗法、蜡疗法及超声波疗法,均可软化瘢痕,1 次/d,20 次为 1 疗程。

(8)运动疗法

1)当患者全身情况开始好转,体温接近正常,局部创面尚未完全愈合即可开始,一般于伤后 10d 左右或术后 2 周左右。①呼吸训练:主要训练腹式呼吸,一日多次进行。②健康肢体的主动运动:可和呼吸运动交替进行。③烧伤肢体的小范围主动运动和轻柔的被动运动:做被动运动时治疗师要握持患肢,且经常变换被握部位,以免损伤创面。④被固定肢体,进行等长肌肉收缩运动,一日多次。上述运动 15～30min/次,每日数次。

2)卧床期间训练闭眼、张口;双臂上举、外展;肘、腕关节屈伸;前臂旋前旋后;握拳、伸指;双下肢等长肌肉收缩训练,外展,直腿抬高,屈伸髋、膝、踝关节。

(9)瘢痕牵张

1)颈部:颈前瘢痕取仰卧位,肩背下垫枕,使颈过伸牵张瘢痕。颈一侧瘢痕时头向健侧倾斜和转动。

2)腋部:上肢外展 90°,或上举过头,仰卧位时双手交叉于脑后使腋部伸展。一侧腋部瘢痕,患侧手放置在肩上方,健侧手放置在腰臀部,双手各握毛巾一端,做上下擦背动作,牵张患侧瘢痕。在墙壁头顶上方装置一滑轮和绳索,绳索两端安装把手,双手交替作上下拉动。

3)肘部:肘前瘢痕,用手拉门把,利用自身体重产生牵张作用。将患者放置于桌面,手掌朝上,肘部下方垫薄衬垫,用适量沙袋加压于前臂,作缓慢牵引。手握门把作前臂旋转运动。

4)手:拇外展、对掌运动,握拳、伸指运动,手指外展、内收训练。

5)双手指蹼:双手指相互交叉,扩张指蹼瘢痕。

6)髋部:髋前侧瘢痕取俯卧位牵张瘢痕,并作下肢后伸动作;仰卧位作下肢外展活动,或下肢屈曲抱膝动作。髋后侧和臀部瘢痕取仰卧位作下肢抬高运动。站立位将患下肢抬高,用于帮助做压腿动作,或下蹲以牵张瘢痕。

7)膝部:膝后瘢痕取俯卧位伸膝牵张腘窝瘢痕组织或在膝前施加适量沙袋加压。膝前瘢痕可做下蹲屈膝训练。

8)足部:仰卧位或坐位主动训练踝关节背屈、跖屈、内外翻。

2.维持功能位置

(1)伤后 48h 之内应平卧。休克期后若头面部有烧伤,床头应抬高 30°左右,有利于头面部消肿。1 周后恢复平卧。

(2)颈前部烧伤:去枕保持颈部中立位,预防颈两侧瘢痕挛缩畸形。或枕垫于后颈部使颈后伸位,以预防前颈部瘢痕挛缩。

(3)腋部、胸背部、两侧胸壁、上臂烧伤:上肢充分外展90°位。

(4)肘部烧伤:如上肢屈侧烧伤或环形烧伤,肘关节应置于伸直位。背侧烧伤,一般保持肘关节屈曲70°～90°,前臂保持中立位。

(5)手烧伤:手背烧伤,腕关节置于掌屈位;手掌或环形烧伤,腕关节以背屈位为主;全手烧伤,将腕关节置于微背屈,各指蹼间用无菌纱布隔开,掌指关节自然屈曲40°～50°,指间关节伸直,拇指维持外展对掌位(手安全位)。

(6)臀部、会阴部烧伤:保持髋伸直位,双下肢充分外展。

(7)下肢烧伤:若膝前侧烧伤,膝部微屈10°～20°;若膝后烧伤,膝关节保持伸直位。

(8)小腿和踝部烧伤:小腿保持中立位,踝关节背屈位。

3.夹板支具

(1)作用:防止关节挛缩及活动受限;保护早期创伤部位。

(2)应用原则:与烧伤后姿势体位治疗相同。

(3)常用夹板:手安全位夹板、踝关节背屈夹板、伸膝夹板、伸肘夹板等。

4.加压治疗　加压治疗须在瘢痕未隆起之前开始。应连续加压,除个人清洁卫生外,其余时间不应解开,压迫6～12个月。

(1)弹力绷带:适用于身体各部位。肢体包扎自远端缠向近端。开始时压力不宜过大,待患者适应后再逐渐增加压力。在不影响远端血液循环的前提下,愈紧愈好。

(2)弹力服:弹力服、弹力面罩、弹力背心、弹力短裤等。

5.作业治疗

(1)日常生活活动训练:重点是起床、穿衣、下床、梳头、洗漱、吃饭、喝水、用厕所和家务劳动。

(2)自助器应用:例如进食自助器(多用生活袖套、多用旋转手柄及弯角食具)、书写自助器、穿衣自助器等。

(3)职业前训练:根据患者的具体病情,有计划地安排力所能及的劳动技能和工作体能的训练。例如:脑力劳动者可训练书写、微机操作等;体力劳动者可训练金工、木工、电工等操作。

6.外用药物

(1)硅凝胶膜:直接粘贴于瘢痕表面,必须稍超出烧伤瘢痕面积;也可用胶带、弹力绷带、弹力套固定。

(2)硅酮凝胶绷带:将硅凝胶直接涂在弹力绷带上制成。使用方便,固定牢靠。

(3)硅酮气雾剂:以聚硅氧烷树脂为主要成分,均匀喷涂患部,2～3次/d。

(孟宪龙)

第三节 呼吸系统疾病的康复

一、上呼吸道感染

【概述】

为鼻至喉部之间的感染，是常见的呼吸道疾病之一，多由病毒或细菌感染所致。在急性呼吸道感染中，病毒感染约占90%。

【诊断要点】

1.症状 常有咽痛不适、鼻塞、流涕、打喷嚏、头痛、全身不适和乏力、畏寒、发热、头昏、腰背与四肢酸痛等症状；细菌感染时多伴有寒战、高热；有时有咳嗽、声嘶等症状。

2.体征 精神状态差，咽红，扁桃体肿大，有时上呼吸道有化脓性分泌液，颈部或下颌淋巴结肿大且有压痛。

3.化验检查 病毒感染时白细胞减少或正常；细菌感染时白细胞总数可增高，中性分叶可增多。

【康复治疗】

1.对症治疗和支持治疗 多饮水，注意休息。如发热或病情重者，需卧床休息。

2.物理治疗

(1)光疗法：主要采用紫外线疗法。

1)紫外线足底照射法：患者俯卧位，裸露双足，紫外线直射双足跖，15～25MED，1次/d，每次增加10～20MED，直至痊愈(一般2～3次)。

2)紫外线穴位照射法：取合谷（双侧）、涌泉（双侧），3～5MED，1次/d，每次增加1～2MED。

3)紫外线咽部照射法：适用于咽痛、咽红、扁桃体肿大的患者。选用体腔紫外线治疗仪，选咽部用石英导子，快速对准咽部的左右侧与后壁三区照.照射时嘱患者发“啊”音，每区照完后取出导子，稍休息，再照下一区，一般4～6MED，1次/d，每次加1/2～1MED。3～5次一疗程。

(2)电疗法

1)超短波疗法：五官科超短波治疗仪，两个圆形中号电极，斜对置于咽喉或上颌颧突处，间隙0.5～1cm，无热量或微热量，10～15min/次，1次/d或2次/d，1～5次一疗程。

2)直流电离子导入疗法(反射法)：2个100Cm^2电极加0.2%丁卡因接阳极，置于上臂的外侧；另一电极200cm^2置于肩胛间区，接阴极。

(3)背部火罐疗法：患者俯卧位，胸下垫一枕头，使背部平坦，肌肉放松，火罐沿脊柱两旁自上向下依次拔罐，一般可用16～20个，使之均匀分布于背部，同时在大椎穴拔-火罐，拔后每3min观察一次，如皮肤发紫应立即取下罐。10～15min/次，隔日1次。3～5次一疗程。

3.药物治疗 感冒冲剂、复方阿司匹林、泰诺林：清朗等退热止痛药物；溴己新、咳必清、祛痰灵等止咳祛痰药；头孢呋辛、阿莫仙、先锋霉素等抗生素。

4.鼻部及脸面部按摩　在上呼吸道感染早期，可作鼻部及脸面部（包括耳部）的按摩，以改善局部血液循环而缓解症状，其中在迎香穴按摩对缓解鼻塞有效。

二、急性气管-支气管炎

【概述】

因病毒和细菌感染或物理、化学性物质刺激或过敏反应等，导致气管-支气管粘膜急性炎症，多由上呼吸道感染向下蔓延到气管、支气管。

【诊断要点】

1.症状　起病急，多先有鼻塞、咽痛、流涕、咽痒、咳嗽等上呼吸道感染症状。咳嗽开始为刺激性、阵发性干咳，1～2d 后有白色粘痰或粘性脓痰，严重者伴有胸骨后或胁肋部疼痛，也可有发热、畏寒、头痛等全身症状。3～5d 好转，有的患者咳嗽可延续数周。

2.体征　肺部呼吸音粗，粘性分泌物在较大气管时，可闻及散在于、湿性啰音，其部位可随咳嗽而改变或消失。粘性分泌物在小气管时，在肺部可闻及湿性啰音。

3.化验检查　细菌感染时，白细胞总数及中性分叶正常或稍高。病毒感染时，白细胞总数减少，淋巴细胞可增多。

4.影像学检查　胸部 X 线检查一般无异常或肺纹理增粗。

【康复治疗】

1.对症治疗和支持治疗　注意休息，保暖，室内保持良好通风，多饮水，刺激性咳嗽可用蒸汽吸入或用生理盐水超声雾化吸入。

2.物理治疗

(1)电疗法

1)超短波疗法：两个电容电极，胸背部前后对置，间隙 3～4cm，无热量～微热量，10～15min/次，1 次/d，5～10 次为 1 疗程。

2)短波疗法：两个电容电极，胸背部对置，脉冲 2∶2，无热量～微热量，10～15min/次，1 次/d，5～10 次为 1 疗程。

3)分米波疗法：患者坐位或仰卧，凹槽形辐射器，横置于前胸，上界齐喉结，离体表 5～10cm，80～120W，10～15min/次，1 次/d，6～10 次为 1 疗程。

4)微波疗法：圆形辐射器，直径 15cm，直对气管区，40～80W，10～15min/次，1 次/d，6～10 次为 1 疗程。

(2)光疗法

1)紫外线疗法：胸背两区照射，胸区从颈部至剑突及两侧肋下缘，宽度 15～20cm，3～4MED；背区从发际至 T_9，宽度 15～20cm，4～5MED，1 区/d，每次增加 1/2～1MED，4～6 次为 1 疗程。紫外线疗法和超短波疗法联合治疗效果更好，顺序为先超短波疗法后紫外线疗法。

2)激光疗法：He-Ne 激光机，直照穴位，可取膻中、中府和肺腧、风门、大椎两组，隔日交替进行，每穴 5～6min，5～10 次一疗程。

(3)背部火罐疗法:方法同上呼吸道感染的治疗。

(4)按摩按摩天突、膻中、大椎,并取手太阴肺经的相关穴位,对改善咳嗽、咳痰等症状有一定效果。

3.药物治疗

(1)祛痰镇咳药物:一般可用甘草片;刺激性于咳而元痰时可用喷托维林;如影响睡眠可服用可待因;痰粘稠不易咳出时可用溴已新、祛痰灵等。

(2)解痉药物:可用氨茶碱、二羟丙茶碱等。

(3)抗生素:有细菌感染征象时,可用抗生素,如:头孢克洛、头孢呋辛、先锋霉素等。

(4)解热降温药物:发热 38℃以上,可用复方阿司匹林、对乙酰氨基酚等解热降温药物。多种中成药和汤药也经常使用。

三、慢性支气管炎

【概述】

慢性支气管炎是由于感染或吸烟、过敏等非感染因素引起气管、支气管粘膜及其周围组织的慢性非特异性炎症。吸烟者发病率远高于不吸烟者。早期症状轻,多在冬季发作,晚期症状则长年存在。如果炎症加重,病情进一步发展可并发肺气肿和肺源性心脏病,严重影响工作和生活质量。

【诊断要点】

1.症状　咳嗽、咳痰或气喘每年发病累计 3 个月以上,且连续两年或以上。

2.体征　早期多无体征,急性发作期,多在背部或肺底闻及散在的湿性或干性啰音,喘息型气管炎可闻及哮鸣音,长期发作有肺气肿的体征。

3.化验检查　急性发作期白细胞总数及中性粒细胞增多,缓解期血象无改变。

4.影像学检查　胸部 X 线检查,单纯慢性支气管炎可阴性,病变反复发作者肺纹理增多、粗乱、条索状阴影。出现斑点状阴影应考虑并发支气管肺炎;如出现肺不张则有肺不张的典型 X 线改变。

5.呼吸功能检查　早期可有闭合性气管增大,反复发作病情加重可出现最大通气量和第一秒用力呼气量降低等阻塞性通气功能障碍。

【康复治疗】

1.对症治疗和支持治疗　避免受凉,消除致病因素,如戒烟,避开有害及有刺激性气体,消除鼻炎、咽炎等病灶。

2.物理治疗

(1)电疗法

1)超短波疗法:超短波治疗仪,输出功率 200～300W,两个中号或大号电极,胸背对置,微热量,15～20min/次,1 次/d,12～20 次为 1 疗程。痰不易排出者不用。疗程结束后需休息 1～2 个月才能进行第二疗程,一般一年不超过 4 个疗程。

2)短波疗法:方法及注意事项同超短波。

3)超长波疗法:患者仰卧或侧卧,超长波电极置于颈胸处,低档,20min/次,1次/d,15～20次为1疗程。多用于分泌物粘稠不易排出的患者。

4)微波疗法:圆形辐射器,距离5～10cm,辐射胸部,60～80W,10～15min,1次/d,10～15次为1疗程。急性发作效果较好。

5)分米波疗法:凹槽形辐射器,患者仰卧位或坐位,辐射器横置于前胸,上界齐喉结,离体表5～10cm,也可直接置于体表。急性发作期用无热量,慢性期用微热量或温热量,15～20min,1次/d,10～20次为1疗程。

6)直流电离子导入法:①胸部抗生素离子导入:250cm^2 电极两个,分别置于前胸(上界于喉结下)、后背(上界齐发际),可用青霉素、链霉素、庆大霉素等抗生素导入(青霉素、链霉素治疗前需做皮试,阴性后方可使用),20min/次,1次/d,12～20次为1疗程。②臂部反射区药物离子导入:100cm^2 电极两个,分别置于上臂外侧,连阴极(可加10%溴化钾);200cm^2 电极一个置于肩胛间区,连阳极(可加10%氯化钙),20min/次,1次/d,15～20次为1疗程。③脾区普鲁卡因导入:200cm^2 电极置于脾区前,接阳极,加5%～10%普鲁卡因(对此药无过敏者方可使用);另一个同样大小电极置于肩胛间区,接阴极,20min/次,1次/d,15～20次为1疗程。④全身钙离子导入:300或400cm^2 电极一个置于肩胛间区,加10%氯化钙,接阳极,150或200crrr2电极两个,分别置于两小腿后(腓肠肌处),接阴极,20min/次,1次/d,12～18次为1疗程。

臂部反射区药物离子导入、脾区普鲁卡因导入、全身钙离子导入的目的在于增强体质和提高机体免疫力。

(2)超声波疗法:主要采用超声雾化吸入疗法。超声雾化吸入器,1MHz左右的高频超声震荡,雾化药物可用抗生素(青霉素、链霉素、庆大霉素、红霉素等,青霉素、链霉素治疗前需做皮试,阴性后方可使用,每次剂量按全日肌肉注射量的1/4-1/8)和化痰剂(3%盐水或4%碳酸氢钠溶液;每次5～10ml;溴己新每次4～8mg),每次吸入20～30min,1～2次/d,7～10天为1疗程。多用于咳嗽多、痰不易咳出者。

(3)光疗法

1)紫外线照射疗法:①胸背两区法:立地式紫外线灯,患者俯卧位,照射野自颈后发际到T_9,宽度15～20cm,3～4MED。然后仰卧,照射野自颈前喉结至剑突与两肋下缘,宽度15～20cm,4～5MED,每次增加1/2～1MED,1次/d,每次1区,6～9次为1疗程。多用于干咳的患者。②穴位照射法:手提式紫外线灯,取天突、膻中、合谷(双侧)和大椎、肺俞(双侧)或定喘(双侧)两组,4～5MED,1次/d,两组隔日交替,每次加1/2～1MED,6次为1疗程。痰多可加足三里和丰隆穴照射。③全身照射法:立地式紫外线灯,全身分上下(前面脐为界,后面腰椎4为界)前后四区,灯距50～100cm,1/4MED,每次增加1/4MED,1次/d,20次为1疗程(每次照射后不应产生红斑)。有增强体质、提高免疫力的作用。

2)激光疗法:He-Ne激光器,输出功率8～25mW,光斑直径2～3mm,距离75cm,聚焦照射天突、膻中、定喘、肺俞、合谷,每穴位5min,每次4～5个穴位,1次/d,10～12次1疗程。近年多用半导体激光器,剂量200～250mW,每穴位照射3min。

(4)磁疗法

1)电磁法:低频电磁治疗仪,磁头直接置于胸前,弱～中剂量,15～20min/次,1次/d,10～

20 次为 1 疗程。

2)旋磁法:磁场强度 0.07～0.1T 的磁头对准穴位(天突、膻中、肺俞、定喘、合谷),每穴位 10～15min,每次 3～5 穴位,1 次/d,10 次 1 疗程。

3)贴磁法:用 0.06～0.1T 的磁片,直径 0.5～1cm,贴于穴位上(穴位同前),每次 5～6 个穴位。

(5)运动疗法:主要用于增强全身抵抗力和改善呼吸功能。多在发病间歇期进行。

1)呼吸操:结合上、下肢和躯干活动,配合呼吸进行,例如:扩胸伸展时吸气;缩胸躯体弯腰时呼气。每动作 16～32 次,一天至少 1～2 遍。

2)步行或慢跑训练:先慢走,后快走,如适应可增加慢跑步,也可行走和慢跑交替进行,时间逐渐增长,也可间歇进行,例如运动 2min 休息 3min,以后可逐步延长运动时间,减少休息时间,直至每次 30～40min,运动量逐渐增加,以微汗但不出现气短为宜。

(6)背部火罐疗法:方法同上呼吸道感染。

3.药物治疗　急性发作期用止咳、化痰、解痉、平喘和抗生素等药物(同"急性支气管炎")。

四、肺炎

【概述】

肺炎指肺实质性炎症。按病原体分类有细菌性肺炎、病毒性肺炎、支原体肺炎、衣原体肺炎等,其中细菌性肺炎约占成人各类肺炎的 80%。按病变部位分为大叶性肺炎、小叶性肺炎和间质性肺炎。肺炎病因除常见的感染外还有理化因子等因素。

【诊断要点】

1.细菌性肺炎

(1)症状:起病急,多有上呼吸道感染史,寒战、持续高热、初起为刺激性咳嗽,逐渐有痰,多呈脓性。还可有头痛、无力、肌肉酸痛等全身症状;腹胀、恶心、呕吐等胃肠道症状;重者有嗜睡、意识障碍等神经系统症状。

(2)体征:急性病容,呼吸浅速,体温 38℃以上。肺炎球菌感染时痰为铁锈色;肺炎杆菌感染时痰为砖红色粘胨状;绿脓杆菌感染时痰为淡绿色。典型体征有患侧肺叩诊音浊或实音,呼吸音降低,听诊肺部有小水泡音或捻发音。

(3)化验检查:白细胞总数增高,中性粒细胞明显增多,核左移。痰涂片可见革兰阳性双球菌等细菌。

(4)影像学检查:X 线检查可见肺部叶状或片状浓淡不均的阴影。

2.病毒性肺炎

(1)症状:儿童发病者较多,临床表现一般较轻。起病缓慢,有畏寒、发热、头痛、咽痛、咳嗽,少量粘痰。免疫功能低下者,可有呼吸困难、发绀、高热、休克等。

(2)体征:无明显体征,重者可在病变相应部位闻及干、湿性啰音。

(3)化验检查:白细胞数正常或减少,痰涂片可见大量白细胞。血气检查可显示低氧血症。

(4)影像学检查:胸部 X 线检查两肺下野弥漫性结节性浸润影多见。也可见肺部纹理增多。

3.支原体肺炎(又称原发性非典型性肺炎)

(1)症状:多见于儿童及青少年,起病慢,约 1/3 病例无症状。多以气管-支气管炎、肺炎、耳鼓膜炎等形式出现。发病初期有头痛、咽痛、发热、乏力、肌肉酸痛等。2～3d 后有阵发性刺激性咳嗽,少量粘痰或粘性脓痰,发热高低不一,多为中等度发热,高者 40℃,并可持续 2～3 周,体温正常后可遗留咳嗽、胸骨下疼痛。

(2)体征:体格检查见鼻塞、流涕,咽中度充血,颈淋巴结肿大,1/2 病例可闻及干性或湿性啰音,少数患者可伴发脑膜炎、心包炎、心肌炎等。

(3)化验检查:白细胞正常或减少,淋巴细胞增多,红细胞沉降率加快。少数患者红细胞冷凝集试验阳性,效价在 1:32 以上。肺炎支原体抗原直接检测,可早期、快速得到诊断。痰液培养分离出肺炎支原体可确诊。

(4)影像学检查:胸部 X 线检查肺部有形态多样化的浸润阴影,早期可见网织状阴影,后期呈斑点状或均匀的模糊阴影,下肺多见,2～3 周内可消散。

【康复治疗】

1.对症治疗和支持治疗　可按病情选择吸氧、止咳化痰、退热、输液、抗生素等治疗。

2.物理治疗

(1)电疗法

1)超短波疗法:超短波治疗仪,输出功率 200～300W,两个中号电极,肺部病灶区前后对置(如病灶在左胸应注意电力线不可直接穿过心脏),或肺部左右斜并置,无热量～微热量,15min/次,1 次/d,15 次为 1 疗程。病情重者可 12min/次,每日上下午各一次(两次间隔 6～8h)。

2)分米波疗法:圆形辐射头,置于病灶区,距离皮表 5～10cm,40～60W,12～15min/次,10～15 次为 1 疗程。

3)直流电离子导入疗法:两个 100～200cm^2 电极(按病灶大小选择),病灶区对置,可用青霉素、链霉素、庆大霉素等抗生素,最好与临床所用抗生素一致,0.05～0.1mA/cm^2,20～25min/次,1 次/d,12～15 次为 1 疗程。注意:用青霉素、链霉素作直流电离子导入前,必须做皮试,皮试阴性后方可进行。

(2)光疗法:主要采用紫外线疗法,在胸部,分前后四区或六区照射,4～5MED,每次一区,1 次/d,每遍增加 1/2～1MED,2～3 遍为 1 疗程。

(3)超声波疗法:主要采用超声雾化吸入疗法,方法同“急性支气管炎”的治疗。注意:用青霉素、链霉素雾化吸入前,必须做皮试,皮试阴性后方可进行。

(4)运动疗法:在恢复期,宜进行呼吸训练及全身体能训练,以恢复肺功能和全身体力。

(5)背部火罐疗法:热度退到正常后使用(方法同“上呼吸道感染”)。

3.药物治疗　用抗生素或抗病毒药物、止咳化痰等药物。

(孟宪龙)

第四节 心血管系统疾病的康复

冠心病

【概述】

冠状动脉粥样硬化性心脏病(冠心病)是最常见的心血管疾病之一。其主要发作形式包括:心绞痛、心肌梗死和心源性猝死。心绞痛是心肌缺血的形式,心肌梗死是心肌坏死的发作形式,而心源性猝死是最严重的发作形式。积极的康复措施是冠心病各阶段的基本医疗组成部分。

【诊断要点】

1.临床表现　主要症状是心绞痛,指心前区压迫、缩窄、烧灼性疼痛,可以向左上肢内侧、左颈部、下颚、上腹部等部位放射,持续时间一般为数分钟,很少超过25～30min。常见的诱因为用力、激动、劳累等。去除诱因或服用药物治疗后疼痛往往突然缓解。不稳定型心绞痛的诱因不明。其他症状包括胸闷、乏力、心慌等。急性心肌梗死的疼痛往往十分剧烈,并持续较长时间。

2.临床分型

(1)心绞痛型:分为稳定性和不稳定性两类。稳定性心绞痛主要指劳力性心绞痛,其诱因明确与用力、激动、劳累有关,病情相对稳定。不稳定性心绞痛包括:初发性心绞痛、卧位性心绞痛、增剧性心绞痛、夜间心绞痛、变异性心绞痛、心梗后心绞痛。

(2)心肌梗死型:分为穿壁性心肌梗死和心内膜下心肌梗死;根据病程可以分为急性心肌梗死和陈旧性心肌梗死(发病后3个月)。

(3)无症状型(隐匿型)有明确心肌缺血的实验室表现和冠心病危险因素,但没有临床症状。

(4)心力衰竭和心律失常型。

(5)心源性猝死。

近年来提出急性冠脉综合征(ACS)的概念,包括不稳定性心绞痛、非Q波心肌梗死和Q波心肌梗死,可分为ST段抬高和ST段不抬高两类。

3.急性心肌梗死诊断标准(世界卫生组织)

(1)严重胸痛持续30min以上;

(2)发病时间8h以内;

(3)心电图至少有两个相邻导联有ST段抬高(胸前导联抬高≥0.2mV,肢导联≥0.1mV);

(4)心肌酶标记物如TnT、TnⅠ、CK-MB或CK升高大于正常值上限的2倍,并有特征性动态改变。

按病理改变可以分类为ST段抬高性心肌梗死和非ST段抬高性心肌梗死(无Q波心肌

梗死)。按病程可分为急性心肌梗死和陈旧性心肌梗死。

4.ACS诊断标准

(1)ST段抬高的ACS:缺血性胸痛≥30min,服硝酸甘油不缓解,心电图至少2个肢体导联或相邻2个以上的胸前导联,ST段抬高≥0.1mV。

(2)ST段不抬高的ACS:不稳定性心绞痛的诊断:初发劳力性心绞痛或者恶化劳力性心绞痛,可有心肌缺血的客观证据:①胸痛伴ST段压低≥0.05mV,或出现与胸痛相关的T波变化,或倒置T波伪改善;②既往患急性心肌梗死、行PTCA或冠状动脉旁路移植手术;③既往冠状动脉造影明确了冠心病的诊断;④TnT或者TnⅠ增高。ST段不抬高的心肌梗死于不稳定性心绞痛的区别在于CK-MB增高是否大于或等于正常上限的2倍。

【康复评定】

1.*症状限制性心电运动试验*　用于诊断冠心病、评估心脏功能和体力活动能力、筛选参加Ⅲ期康复的患者,为Ⅲ期康复的患者制定运动处方,评定治疗效果。也用于合并心律失常患者的鉴定及其运动训练安全性的确定。

2.*低水平运动试验*　用于确定重症或急性心肌梗死患者出院安全性。低水平运动试验阴性,患者能安全行走200m就可以安全出院。

3.*6min行走试验*　用于缺乏心电运动试验条件的单位,以替代低水平运动试验,进行出院前评定。

【康复治疗】

1.*治疗原则*　冠心病的康复是综合采用主动积极的身体、心理、行为和社会活动的训练与再训练,以帮助患者缓解症状,改善心血管功能,在生理、心理、社会、职业和娱乐等方面达到理想状态,提高生活质量。同时强调积极干预冠心病危险因素,阻止或延缓疾病的发展过程,减轻残疾和减少再次发作的危险。由于心血管运动训练有一定的风险,因此强调严格掌握各个时期康复治疗的适应证和禁忌证。

2.*治疗分期*

(1)Ⅰ期:急性心肌梗死发病后住院期的早期康复,急性冠状动脉综合征的康复治疗可以列入此期。

(2)Ⅱ期:心肌梗死患者出院开始,至病情完全稳定,时间5～6周。

(3)Ⅲ期:陈旧性心肌梗死,病情稳定,病程≥3个月。

有人将终生维持的训练列为Ⅳ期,但本内容按照三期分类方法介绍。

3.*适应证*

(1)Ⅰ期:患者生命体征稳定,无明显心绞痛,安静心率<110次/min,无心力衰竭、严重心律失常和心源性休克,血压基本正常,体温正常。

(2)Ⅱ期:与Ⅰ期相似,患者运动能力≥3MET,家庭活动时无显著症状和体征。

(3)Ⅲ期:病情稳定的陈旧性心肌梗死,稳定型劳力性心绞痛,隐性冠心病,冠状动脉搭桥术和经皮冠脉内介入治疗术后,心脏移植术后,安装起搏器后。

4.*禁忌证*

(1)Ⅰ期:不稳定性心绞痛;血流动力学不稳定,包括血压异常、严重心律失常、心力衰竭或心源性休克；严重并发症，包括体温超过 38℃，急性心肌炎或心包炎，未控制的糖尿病，新近的血栓或栓塞；手术切口异常；出现新的心电图心肌缺血改变；患者不理解或康复治疗不合作。

（2）Ⅱ期：与Ⅰ期相似。

（3）Ⅲ期

1）绝对禁忌证：临床情况不稳定的患者，包括：未控制的心力衰竭，严重左心功能障碍，血液动力学不稳的严重心律失常（室性或室上性心动过速，多源性室早，快速型房颤、三度房室传导阻滞等），急性冠状动脉综合征，急性心包炎，心肌炎，心内膜炎，严重的未控制的高血压（安静血压＞210/100mmHg），急性肺动脉栓塞或梗死，肺水肿，全身急性炎症、发热、传染病和下肢功能障碍，确诊或怀疑主动脉瘤，严重主动脉瓣狭窄或主动脉瓣下狭窄，血栓性脉管炎或心脏血栓形成，精神疾病发作期间或严重神经官能症。

2）相对禁忌证：严重高血压（安静时血压＞180/100mmHg），运动时低血压或其他严重血压反应异常，明显心动过速或过缓，中度瓣膜病变和心肌病，肺动脉高压，心脏明显扩大或代偿期心力衰竭，高度房室传导阻滞及高度窦房阻滞，严重冠状动脉左主干狭窄或类似病变（安静时 ST 压低＞0.2mV），严重肝、肾、甲状腺疾病及严重糖尿病，血电解质紊乱，慢性感染性疾病，运动会导致病情恶化的神经肌肉疾病、骨骼肌肉疾病或风湿性疾病，晚期妊娠或妊娠有合并症者，重症贫血，严重骨关节功能障碍，明显情绪激动或压抑。

5.康复方法

（1）I 期康复：治疗目标：低水平运动试验阴性，可以按正常节奏连续行走 100～200m 或上下 1～2 层楼而无症状和体征。运动能力达到 2～3MET，能够适应家庭生活，患者理解冠心病的危险因素及注意事项，心理上可适应疾病发作和处理生活中的相关问题。

康复治疗方案：生命体征一旦稳定，无并发症时即可开始，并循序渐进地增加活动量。基本原则为根据患者的自我感觉，尽量进行可以耐受的日常活动。普遍采用团队合作模式，即由心脏科医师、康复科医师、康复治疗师（物理治疗师、作业治疗师、心理治疗师等）、护士、营养师等共同工作的方法。由于国际上此期的时间段逐渐缩短，可以为 3～5d，因此以时间为纲的康复程序已经趋向于淘汰，而更多强调以患者的主观感觉和活动能力作为治疗进程的标志。

1）床上活动：康复训练一般从床上的肢体活动开始，并配合呼吸训练。肢体活动一般从远端肢体的小关节开始，且从不抗重力的活动开始。强调活动时呼吸自然、平稳，没有任何憋气和用力的现象。待运动训练的安全性确立后，可以逐步开始轻微的抗阻训练。抗阻训练可以采用捏气球、皮球或拉皮筋等方式，一般不需要专用器械。徒手体操十分有效。吃饭、洗脸、刷牙、穿衣等日常生活活动可以早期进行。

2）呼吸训练：主要为腹式呼吸，要点是在吸气时腹部隆起，让膈肌尽量下降；呼气时腹部收缩，把肺内的气体尽量排出。呼气与吸气之间要均匀连贯，呼吸频率可较缓慢，但是不可憋气。

3）坐位训练：坐位是心肌梗死患者康复重要的起始点，应该从第一天就开始。开始坐时可以有依托，例如把枕头或被子放在背后，或将床头抬高。有依托坐位的能量消耗与卧位相同，但是由于上身直立体位使回心血量减少，同时射血阻力降低，因此心脏负荷实际上低于卧位。在有依托坐位适应之后，患者可以逐步过渡到无依托独立坐位以及床边坐位，或床边椅坐位（即两小腿垂下，以进一步减少回心血量，减轻前负荷）。

4)步行训练:步行训练由床边站立位过渡进行。首先应克服体位性低血压。站立位无不适后可开始床边步行,以便在疲劳或不适时及时上床休息。此阶段患者的活动范围明显增大,因此需要加强监护。要特别注意避免上肢高于心脏水平的活动,例如患者自己高举盐水瓶上厕所等。此类活动的心脏负荷会有很大增加,常成为诱发意外的原因。

5)排便:大便务必保持通畅。卧位排便时由于臀部位置提高,回心血量增加,使心脏负荷增加;同时由于排便时必须克服体位所造成的重力,所以需要额外的用力。因此卧位排便对冠心病患者不利。而在床边放置坐便器,让患者坐位排便,其心脏负荷和能量消耗均小于卧床排便,也比较容易排便。因此应该尽早让患者坐位排便,但是禁忌蹲位排便或在排便时过分用力。如果出现便秘,应该使用润滑性通便剂。患者腹泻时也需要注意严密观察,因为肠道激惹可以诱发迷走神经反射,导致心律失常或心电不稳。

6)上楼:上、下楼是保证患者出院后家庭活动安全的重要环节。下楼的运动负荷不大,而上楼的运动负荷主要取决于上楼的速度。必须保持缓慢的上楼速度。一般每上一级要休息片刻,以保证呼吸平稳,不产生任何症状。

7)心理康复与健康教育:此阶段心理治疗和以冠心病医学常识为主的健康教育是常规内容。患者发病后往往有显著的焦虑和恐惧感,护士和康复治疗师必须对患者进行医学常识教育,使其理解冠心病的发病特点、注意事项和预防再次发作的方法。特别强调戒烟、低脂低盐饮食、规律的生活、个性修养等。

8)康复方案调整与监护:如果患者在训练过程中无不良反应,运动或活动时心率增加<10次/min,次日训练可以增加活动量。若运动中心率增加在20次/min左右,则保持原先的活动量;而心率增加超过20次/min,或出现任何不良反应,则应降低活动量,甚至暂时停止运动训练。为了保证安全性,新增加活动时最好在医学或心电监护下开始。重复性的活动不一定要连续监护。

9)出院前评估及治疗策略:出院标准是低水平心电运动试验阴性,或连续步行200m无症状和无心电图异常。患者出现并发症或运动试验异常者则需要进一步检查,并适当延长住院时间。

(2)Ⅱ期康复:康复目标:常在出院后开始,其目标为逐步恢复一般日常生活活动能力,包括轻度家务劳动、娱乐活动等。运动能力达到4～6MET,提高生存质量。

治疗方法:室内外散步、医疗体操(如降压舒心操、太极拳等)、家庭卫生、厨房活动、园艺活动或在邻近区域购物、作业治疗。活动强度为40%～50%HRmax,活动时主观用力记分(RPE)不超过13～15。一般活动无须医务监测。进行较大强度活动时可采用遥测心电图监测,或由有经验的康复治疗人员观察数次康复治疗过程,以确立安全性。无并发症的患者可逐步过渡到无监护活动。注意循序渐进,禁止过分用力,活动时不可有气喘和疲劳。所有上肢超过心脏平面的活动均为高强度运动,应该避免或减少。训练时要注意保持一定的活动量,但日常生活和工作时应采用能量节约策略,比如制定合理的工作或日常活动程序,减少不必要的动作和体力消耗等,以尽可能提高工作和体能效率。坚持每周门诊随访。任何不适均应暂停运动,及时就诊。出院后的家庭活动可以分为以下阶段:

1)第一阶段:①活动:缓慢上下楼,但要避免任何疲劳。②个人卫生:自己洗澡,但避免洗澡水过热，或冷热不均。③家务：洗碗筷，铺床，提2kg左右的重物，短时间园艺工作。④娱乐：可以打扑克，下棋，看电视，阅读，针织，缝纫，短时间乘车。⑤需避免的活动：提举超过2kg的重物，过度弯腰，情绪沮丧或过度兴奋。

2)第二阶段：①个人卫生：外出理发。②家务活动：洗小件衣服或使用洗衣机，晾衣服，坐位熨小件衣物，使用缝纫机，掸尘，擦桌子，梳头，简单烹饪，提4kg左右的重物。③娱乐活动：可以进行轻微体力消耗的娱乐活动。④性生活：患者可以上下两层楼或步行1km而无任何不适时，可以恢复性生活。但要注意采取比较放松的方式。性生活之前可服用或备用硝酸甘油类药物。适当的性生活对恢复患者的心理状态有重要作用。⑤需避免的活动：长时间活动，烫发之类的高温环境，提举超过4kg的重物，参与涉及经济或法律问题的活动。

3)第三阶段：①家务活动：可以长时间熨烫衣物，铺床，提4.5kg左右的重物。②娱乐活动：低强度园艺工作，在家练习乒乓球，室内游泳（放松性），短距离公共交通，短距离开车，探亲访友。③步行活动：连续步行1km，10～15min/次，1～2次/d。④需避免的活动：提举过重的物体，活动时间过长。

4)第四阶段：①家务活动：与他人一起外出购物，烹饪，提5kg左右的重物。②娱乐活动：小型油画制作或木工制作，家庭小修理，室外打扫。③步行活动：连续步行20～25min/次，2次/d。④需避免的活动：提举过重的物体，使用电动工具（如电钻、电锯）等。

5)第五阶段：①家务活动：独立外出购物，短时间吸尘或拖地，提5.5kg左右的重物。②娱乐活动：简单家庭修理、钓鱼、保龄球类活动。③步行活动：连续步行25～30min/次，2次/d。④避免的活动：提举过重的物体，过强的等长收缩运动。

6)第六阶段：①家务活动：清洗浴缸、窗户，提9kg左右的重物。②娱乐活动：慢节奏跳舞，外出野餐，去影院和剧场。③步行活动：可列为日常生活活动，30min/次，2次/d。④避免的活动：剧烈运动（举重、攀高、挖掘等）以及竞技性活动。

(3)Ⅲ期康复：康复目标：巩固Ⅱ期康复成果，控制危险因素，改善或提高体力活动能力和心血管功能，恢复发病前的生活和工作。治疗方法包括：

1)运动方式：包括有氧训练、力量训练、柔韧性训练、作业训练、医疗体操等。运动形式可以分为间断性和连续性运动。

2)运动量：运动量要达到一定的阈值才能产生训练效应。每周总运动量700～2000cal（约相当于步行或慢跑10～32km）。合适运动量的主要标志：运动时稍出汗，轻度呼吸加快但不影响对话，早晨起床时感舒适，无持续疲劳感和其他不适感。运动量的基本要素为强度、时间和频率。①运动强度：靶强度一般为40%～85%最大吸氧量或MET、60%～80%心率储备或70%～85%最高心率。②运动时间：靶强度运动一般持续10～40min。准备活动和结束活动的时间另外计算。③训练频率：每周3～5次。

3)训练实施：每次训练都必须包括准备活动、训练活动和结束活动。充分的准备与结束活动是防止训练意外和预防运动损伤的重要环节。①准备活动：主要目的是让肌肉、关节、韧带和心血管系统逐步适应训练期的运动应激。运动强度宜小，运动方式包括牵张运动及大肌群活动，要确保全身主要关节和肌肉都有所活动，一般采用医疗体操、太极拳等，也可附加低强度步行。②训练活动：指达到靶训练强度的活动。中低强度训练的主要目的是达到最佳外周适应;高强度训练的目的在于刺激冠脉侧支循环生成。③结束活动:主要目的是让高度兴奋的心血管应激逐步降低,适应运动停止后的血液动力学改变。运动方式可以与训练方式相同,但强度逐步减小。

(4)注意事项

1)运动方式:选择适当的运动,避免竞技性运动。

2)合并疾病:感冒、发热或其他并发症治愈后再恢复运动。

3)环境因素:训练的理想环境是24～28℃,空气湿度<60%,风速不超过7m/s。寒冷和炎热气候要相对降低运动量和运动强度,避免在阳光下和炎热气温时剧烈运动;注意穿戴宽松、舒适、透气的衣服和鞋;上坡时要减慢速度;饭后不作剧烈运动。

4)注意患者个人能力的限制:患者应定期就医检查,便于医师修改运动处方,以避免过度训练。药物治疗发生变化时,要注意相应地调整运动方案。参加训练前应该进行尽可能充分的身体检查。对于参加剧烈运动者尽可能先进行运动试验。

5)警惕暂停运动训练的症状:运动时,若出现上身不适(包括胸、臂、颈或下颌,可表现为酸痛、烧灼感、缩窄感或胀痛)、无力、气短、骨关节不适(关节痛或背痛)等症状,应停止运动,及时就医。

6)训练持之以恒:如训练暂停间隔超过4d以上,再开始运动时宜稍减低强度。

(5)康复训练与药物治疗的关系:康复训练和临床药物治疗是心脏病康复中相辅相成的两个主要方面。适当的药物治疗可以相对增强患者的运动能力,提高训练水平和效果;同时运动训练的有益效应有助于逐步减少用药量。但是药物也可对患者运动时的心血管反应产生负面影响。因此,制定运动处方时必须慎重考虑药物的作用。

(6)性功能障碍及康复:恢复正常性功能是心肌梗死康复治疗的目标之一。恢复性生活的条件是心肌梗死6周以上,并满足以下条件:①能以正常速度上二楼,而无心血管异常和症状;②完成5～6MET的活动(性生活时最高能量消耗约相当于4～5MET);③患者充分理解自身的局限性,能够在性生活时采取比较放松的方式。应注意避免大量进食后或身体不适时进行性生活。

(孟宪龙)

第五节　骨折的康复

骨骼是人体的支架,是活动中的杠杆。它以关节为枢纽,以肌肉为动力,以神经为统帅,按人的意志进行功能活动。《灵枢经》说:“骨为干,脉为营,筋为刚,肉为墙,皮为坚。”即认为骨骼是人体的支干。当人体遭受外力破坏造成骨折时,肢体失去了骨骼的支架作用就不能活动。骨折的治疗首先将骨折复位,恢复骨骼的支架作用,肢体内部动力也重新恢复平衡。为了使这种平衡获得持续稳定,必须进行固定;但固定只是为骨折愈合创造条件,加速骨折愈合的关键在于功能锻炼及必要的内外用药。这是古今中外治疗骨折的四项基本措施,临床上要根据具体情况灵活运用。

一、骨折的整复

整复是治疗骨折的首要步骤。整复方法有闭合复位与切开复位两类。传统中医在整复骨折方面有丰富的经验。如《医宗金鉴·正骨心法要旨》所言："夫手法者，谓以两手安置所伤之筋骨，使仍复于旧也。"力求达到"断者复续，陷者复起，碎者复完，突者复平"。可见中医对于骨折的整复，也是严格地要求，使之仍复于旧也。因为骨折整复得越好，骨折越稳定，骨折愈合越快。切不可马虎从事。只有高标准、严要求才能提高整复技术。"诚以手本血肉之体，其宛转运用之妙，可以一己之卷舒……较之以器具从事于拘制者，相去甚远矣。是则手法者，诚正骨之要务哉。"(《医宗金鉴》)

现代骨科奠基人之一 Robert Jones 爵士，在 1912 年早就说过："功能是矫形外科医师的目标，他的专业就是了解并选择最好的方法去获得功能。手法或手术只是治疗的开端，最卓越的功绩只能从它的功能上的成功来衡量。"可见，古今中外对骨与关节损伤的治疗，其最终目标就在于恢复肢体的运动功能。因此，在选择治疗方法时，应简便易行，安全可靠，患者少受痛苦，医者不担风险，能尽快恢复其固有功能为目标。

（一）整复原则

1.骨折整复是骨折移位的反过程　肢体骨折后，因外力的作用和抵止于骨折断端肌肉的牵拉，使骨折发生移位，在骨折断端间产生各种畸形。因此，在骨折整复前，必须首先了解外力的性质，大小、方向，局部软组织损伤程度及肌肉对骨折段牵拉作用，弄清骨折移位时所经过的途径。然后再选择合适的手法，将移位的骨折断端沿着与移位方向相反的途径倒退回原位，骨折即可得到整复。

2.综合复位与分解复位辨证施用　骨折后断端之间可发生重叠、旋转、成角和侧方移位。如果能采用综合手法将整复不同移位的各个力量综合在一起，一次整复成功，就是综合复位。例如一般桡骨下端骨折无粉碎且关节面完整者，可采用"牵抖"复位法；又如儿童桡偏型孟氏骨折的"拳击"法都属于综合复位。如不可能一次整复者，需先矫正旋转及重叠移位，再矫正成角及侧方移位，然后舒理肌腱、韧带等软组织使之归复原位，这就是分解复位。例如桡骨下端粉碎骨折波及关节面者，就使用分解复位。

3.急性复位与慢性复位相结合　骨折应该争取一次完全整复，这样有利于骨折愈合，这是急性复位。有些骨折一次难以整复，需采用局部外固定与早期功能锻炼相结合的方法使畸形移位逐渐得到纠正，这就是慢性复位。如股骨干骨折，通过牵引矫正重叠移位，利用夹板、纸压垫和练功时肌肉的内在动力逐步矫正侧移位，从而使骨折获得慢性复位。陈旧性骨折经再折术变陈旧为新鲜，可按新鲜性骨折治疗，利用牵引、纸压垫、夹板及患者功能锻炼时肌肉所产生的内在动力，将骨折慢性复位。

4.整复与固定相结合　整复中有固定，固定后还可再整复。一次不能整复时，可分期整复，分段固定，如三踝骨折就是先整复内外踝，然后再整复后踝的。也有的骨折是先固定再整复，如儿童前臂青枝骨折，固定好以后再进行整复。这种先后交替的操作方法可以把整复与固定密切结合起来。

（二）整复标准

整复是治疗骨折的首要步骤。骨折端对位越好固定就越稳定，病人方可及早进行功能锻炼。因此，每例骨折都应争取整复到解剖学或近解剖学对位。

对某些病人，应根据其年龄、职业及骨折部位的不同，至少须做到功能对位。所谓功能对位即骨折整复后，重叠移位、旋转或成角等畸形基本得到矫正，肢体力线正常，长短相等，骨折愈合后肢体功能可满足病人在生产和生活上的需要。如老年骨折病人，虽然对位稍差或有轻微畸形，只要关节不受影响，生活能够自理，疗效就属满意。儿童骨折后有很大的塑形改造能力，整复时只要注意肢体外形不遗留旋转及严重的成角畸形，轻度的重叠及侧方移位在发育过程中都可以自行矫正；但与关节活动方向垂直的成角（如肘内翻畸形，不能自行塑形改变）必须在复位时完全矫正。

（三）整复时间

骨折整复越早越好。时间越早越容易获得一次正确对位。

病人有休克、昏迷以及内脏或（和）中枢神经系统损伤时，须在全身情况稳定以后方可整复。在此期间，应对损伤肢体妥善固定，以减轻病人痛苦，避免继发性损伤。如患肢明显肿胀或有水泡形成，应在无菌操作下将水泡刺破放出液体后外敷“地榆膏”；肿胀部位外敷“消肿膏”；临时用夹板托或石膏托固定，抬高患肢，密切观察末端血运；待肿胀消退后再考虑整复（尽量争取1～2周内完成）。严重开放性骨折，应争取早期（8小时以内）进行清创手术，将开放性骨折变成闭合性骨折，再按闭合性骨折处理。一般由内向外刺破性骨折经清创缝合后，在不影响伤口愈合情况下，应争取一次整复及夹板固定。如伤口较大，清创后先将骨折畸形大致矫正，施行牵引或石膏固定维持对位；待伤口愈合或条件好转后继续整复。

（四）麻醉的选择

整复前要估计整复所需时间，选用适当的麻醉做到无痛下整复。要求整复固定结束后，麻醉也随之消失。这时病人意识清楚，肌肉也有一定张力，搬运病人时不致骨折移位。一般上肢骨折采用臂丛麻醉，下肢骨折采用神经阻滞麻醉（坐骨神经或股神经）或单侧腰麻。有些部位如肱骨外科颈、桡骨下端骨折也可适当选用普鲁卡因行局部浸润麻醉。尽量不采用全麻。因全麻病人苏醒时常躁动，容易导致骨折再移位。

（五）合理应用X线

X线可作为诊断和治疗的依据，也可检查整复效果。但是过分地依赖X线，在透视下整复，不但不能提高整复效果，反而给整复人员带来不应有的放射性损伤。整复骨折主要靠人，而不是靠机器。我们主张在周密的调查研究基础上，肉眼直视下徒手整复。依靠手指的感觉，骨折端的骨擦音，在助手协同操作下，骨折常可获得一次整复。整复后可在防护围裙和手套等保护下，透视验证复位成果。若不满意，解除固定后重新整复。

（六）整复方案

骨折整复是集体的协同操作，往往在瞬间完成。因此，整复前必须制定一个较成熟的整复方案，一般包括以下几项：①明确受伤史和骨折移位情况；②选择适应证；③确定复位者和助手；④选用适当麻醉；⑤确定整复步骤和方法；⑥挑选好固定用具。

（七）整复手法

唐·蔺道人《仙授理伤续断秘方》总结过正骨五法；清·吴谦《医宗金鉴·正骨心法要旨》有摸、接、端、提、按、摩、推、拿正骨八法。笔者通过实践，结合现代医学，现发展为正骨十法。

1.手摸心会　这是古人诊治骨折的重要手段。在有X光的条件下仍然是整复骨折的基本手法，且贯穿于整复过程的始终，是施行手法前的首要步骤。在麻醉生效后，先用手触摸骨折部位，先轻后重，由浅及深，从远至近，两端相对，仔细摸清肢体骨折移位的方位，在术者头脑中构成骨折移位的立体形象，达到"知其体相，识其部位，一旦临证，机触手外，巧生于内，手随心转，法从手出"的境地。手法运用要求稳、准、轻、巧，有条不紊，切忌粗暴。

2.拔伸牵引　主要克服肌肉抗力，矫正重叠移位，恢复肢体长度。按照"欲合先离，离而复合"的原则，先保持伤肢原始姿态，由远、近骨折段作拔伸牵引，把移位于骨折部软组织内的骨折断端，慢慢地拔伸出来；再按照整复步骤改变肢体方位，沿着肢体纵轴对抗牵引，矫正重叠移位；若仍有重叠，可用折顶手法加以矫正。这样，复位后骨折断端紧密衔接，保持骨端稳定。若在复位过程中感到牵引力已足够，但重叠移位矫正后又出现侧方移位，多为牵引度所致，应放松牵引，重新整复。对于肱骨干骨折（尤其是粉碎型的）很容易过牵，要注意防止。

3.旋转回绕　主要矫正骨折断端间的旋转及背向移位。旋转手法施用于牵引过程中，以远段对近段，使骨干轴线相应对位，旋转畸形即自行矫正。回绕手法多用于骨折断端之间有软组织嵌入的股骨干或肱骨干骨折；或背对背移位的斜面骨折。应先加重牵引，使骨折段分开，嵌入的软组织常可自行解脱；然后放松牵引，术者两手分别握住远、近骨折段，按原来骨折移位方向逆行回绕，导引骨折断端相对。可从骨断端相互触碰音的有无和强弱来判断嵌入的软组织是否完全解脱。背对背移位的骨折以骨折移位时的相反方向施行回绕手法。回绕时，必须谨慎，避免损伤血管神经。如有软组织阻挡感时即应改变回绕手法的方向，常可使背对背的骨折断端变成面对面。

4.屈伸收展　主要矫正骨折断端间成角畸形。靠近关节的骨折容易发生成角畸形，这是因为短小的近关节侧的骨折段受单一方向的肌肉牵拉过紧所致。此类骨折单靠牵引不但不能矫正畸形，甚至牵引越重，成角越大。对单轴性关节（肘、膝）附近的骨折，只有将远侧骨折段连同与之形成一个整体的关节远端肢体共同牵向近侧骨折段所指的方向，成角才能矫正。如伸直型肱骨髁上骨折，需要在牵引下屈曲；而屈曲型则需要在牵引下伸直。伸直型股骨髁上骨折可以利用胫骨结节穿针做膝关节屈曲牵引，而屈曲型则需要在股骨髁上穿针做膝关节伸直牵引，骨折方能对位。对多轴性关节（如肩、髋关节）附近的骨折，一般有三个平面上的移位（水平面、矢状面、冠状面），复位时要改变几个方向，才能将骨折整复。如内收型肱骨外科颈骨折，病人在俯卧位，牵引方向是先内收后外展，再前屈上举过顶，最后内旋叩紧骨折断端，然后慢慢放下患肢，才能矫正其嵌插、重叠、旋转移位和向外、向前的成角畸形。

5.成角折顶　肌肉发达的横断或锯齿型骨折患者单靠牵引不能完全矫正其重叠移位时，可改用折顶手法。这是一种比较省力的手法。折顶时，术者两手拇指抵压于突出的骨折一端，其他四指重叠环抱于下陷的骨折另一端，两手拇指用力向下挤按突出的骨折端，加大骨折端原有成角；依靠手指感觉，估计骨折远近段断端的骨皮质已对顶相接，然后骤然反折，此时环抱于骨折另一端的四指将下陷的骨折端持续向上提，而拇指仍然用力将突出骨折端继续向下按，在拇指与其他四指之间形成一种捻搓力(剪力)。用力大小以原来重叠移位多少而定。用力方向可正可斜,单纯前后方重叠移位者可正向折顶,同时还有侧移位者可斜向折顶。通过这一法,不但可以矫正重叠移位,侧移位也可一起得到矫正。前臂中下 1/3 骨折,一般多采用分骨、折顶手法可获得一次成功复位。

6.端挤提按　重叠、旋转、成角畸形矫正后,侧方移位就成为骨折主要畸形。对侧移位,可用拇指直接用力,作用于骨折断端迫使就位。以人体中轴为界,内外侧移位(即左右移位)用端挤手法;前后侧移位(即掌背移位)用提按手法。操作时,用一手固定骨折近端,另一手握住骨折远端,外端内挤或上提下按。部位要明确,用力要适当,方向要准,着力点要稳。

7.夹挤分骨　凡是两骨并列部位的骨折如桡尺骨、胫腓骨骨折等,骨折段都因骨间膜的收缩而相互靠拢。整复时,应以两手拇指及食、中、环三指,由骨折部的掌背侧夹挤骨间隙,将靠拢的骨折断端分开,选近骨折段就各自稳定,并列双双骨折就可像单骨折一样得到整复。但桡尺骨上 1/3 骨折,因骨间隙窄,肌肉层厚,上折段短,有时整复困难。可用综合手法,把牵引、分骨、端挤、旋转等手法综合起来成为一个连续动作,一气呵成。这就是在分骨的基础上,术者两手分别握住桡骨上下骨折段,端挤使之靠拢,然后让助手将前臂远端置于相应的旋后位牵引,并做小幅度的来回旋转活动,待重叠矫正后,横断的桡骨自可整复,斜形的尺骨也随之复位。如还有些侧移位,可用端挤提按手法再加以矫正。

8.摇摆触碰　经过以上手法,一般骨折即可基本整复;但横断或锯齿型骨折断端之间可能仍有裂隙,使用摇摆触碰手法可使骨折面紧密接触。术者可用两手固定骨折部,助手在维持牵引下稍稍左右或上下摇摆骨折远端,使骨擦音变小至消失时,骨折面即已紧密吻合。横断骨折发生在骨骺端松质骨、坚质骨交界处时,骨折整复固定后可用一手固定骨折部的夹板,另一手掌轻轻叩击骨折远端,使骨折断面紧密嵌插,整复可更加稳定。

9.对扣捏合　适用于分离性或粉碎性骨折。用两手手指交叉合抱骨折部,双手掌对向扣挤,把分离的骨块挤紧、挤顺。对粉碎骨块可用拇指与其他四指对向捏合。对踝部、肱骨髁间骨折扣挤时可稍用力,而对粉碎性骨折捏合力不可过大。要保护仍然相连系的骨膜和其他软组织,否则会使碎骨块游离,影响愈合。

10.按摩推拿　主要是调理骨折周围软组织,使扭转曲折的肌肉、肌腱等软组织舒展通达,可起到散淤舒筋的效果。这对关节附近的骨折尤为重要。操作时要轻柔,按肌肉、肌腱走行方向,由上而下,顺骨捋筋。

以上十大手法,可根据具体骨折情况选择使用。

二、骨折的固定

为了维持骨折整复后的位置,必须对骨折固定。但固定势必限制肢体活动,而活动又是保持肢体功能,促进血液循环,增强物质代谢,加速骨折愈合的重要因素,然而活动又会影响固定,因此,固定和活动之间存在着矛盾。中西医结合的外固定方法就是在调查和研究了中、西医治疗骨折的发展历史以及治疗原则后,重新认识骨折后的病理生理变化,按肢体运动的力学原理,合理地将固定与运动有机地结合起来,按照每一种骨折的特点,所形成的一种能动的固定方法。现将局部外固定的原则、机理、形式、用具、管理及注意事项分述如下。

(一)局部外固定的原则

1.局部外固定装置既要保持整复后的骨折对位,又要为功能锻炼创造条件。

2.局部外固定是以外固定装置的杠杆来对应患肢内部骨折再移位的杠杆;最口应用方向相反、数值相等的外力来对抗骨折移位形成的内在倾向力。

3.局部外固定后,将肢体置于相应位置,就可让病人有节制地进行活动,能将因肢体重力和肌肉牵拉力造成骨折再移位的消极因素转化为维持固定和矫正残余移位的积极因素。

4.局部外固定装置的固定力不能超出肢体正常的生理适应能力,应在维护其生理功能的基础上施用外固定。违反肢体生理功能,超越人的耐受能力,有损于局部软组织的强制性固定,应绝对禁止。

(二)局部外固定的作用机理

局部外固定是一种能动的固定形式,它是根据肢体的动态平衡原理,以布带、夹板、纸压垫、牵引等装置所组成的局部外固定力学系统,来对抗骨折断端再移位的倾向。

1.骨折断端再移位的倾向力

(1)肢体重力:肢体重量是固定的,但其重心可随肢体伸屈而移动。重心越靠近骨折线,因重力而致的骨折移位的倾向力越小。石膏固定不但增加了肢体的重量,由于上下关节被固定,使肢体重心远离骨折线,因肢体重力而造成骨折再移位的倾向力也就加大。局部外固定所采用的木板和纸垫分量很轻,几乎不增加肢体重量;上下关节也未被固定,骨折远端关节以下的肢体重力可以被活动的关节所吸收,骨折部所承受再移位的倾向力也因之大大减小。当关节以下的肢体用支架、枕头支撑时,骨折部的剪力仅受骨折线以下、关节面以上肢体重力的影响。但任何事物都可一分为二,肢体重力虽有引起骨折再移位的不利方面;但在一定条件下,即将肢体放置在与骨折移位倾向相反的位置,配合一定的活动,肢体重力又可变为维持骨折对位或矫正残余成角移位的有利因素。

(2)肌肉牵拉力:骨折再移位是被动的,肌肉收缩力是主动的。肌肉多,牵拉力大,容易引起骨折再移位;但是肌肉越多,骨折自动复位的力量就越强;关键是控制肌肉对骨折的不利活动,发挥有利活动;只有把肌肉等软组织的内在整复固定力充分加以利用,才能保持骨折对位;即使复位稍差,有些残留的成角畸形及侧移位也能在固定中通过功能锻炼逐渐加以矫正。此即古人所谓"骨肉相连,筋可束骨"。这和西医所指肌肉绞链的马缰绳作用完全相符。

2.局部外固定的固定力

(1)布带的约束力:

布带的松紧度:布带的约束力是局部外固定力的来源。捆扎的松紧度一定要合适,松则固定力不够,过紧则可引超肢体肿胀,压伤皮肤,甚则阻碍血流造成肢体坏死。多大的松紧度才可达到固定的目的而又不致压伤皮肤及造成肢体远端的严重肿胀呢?根据老中医的经验,布带上下能滑动1cm的松紧度(经临床及实验测定为800g重的拉力)是临床上检查布带松紧度合适的标准。

约束力与肢体应运的关系:布带的约束力一般较肢体浅静脉压为高,但静脉仍能回流。主要原因是:第一、依靠肌肉对血流产生的"水泵"作用,促使静脉回流。第二、夹板固定后,夹板之间留有一定空隙，即使夹板或纸压垫压迫部分浅静脉，通过静脉网，血液仍能回流。第三、整复后抬高患肢增加了静脉回流的势能；第四、通过功能活动促进血液循环。

约束力的作用：约束力平均分布于伤肢各部，使木板与肢体表面紧密相贴而起到固定作用：但此约束力还不足以防止骨折再移位，必须根据骨折部的解剖特点和移位的程度与倾向，使用纸压垫来增强骨折有再移位倾向部位的固定力，才可使骨折稳定。因此，可以把纸压垫的固定力称做效应力。

(2)纸压垫的效应力：效应力是和用三点挤压的杠杆原理，以纸压垫为着力点，通过纸压垫的直接压力作用于骨折局部。效应力一般为约束力的 1.4～1.95 倍，其强度与纸压垫的厚薄、大小有直接关系，使用时，应按骨折再移位的倾向力而定，厚薄要适宜。为了保持纸压垫的压力平衡.纸压垫的形状必须与体形相吻合，放置位置一定要准确。

(3)肌肉收缩活动时的内在动力：布带捆扎后对木板的约束力和纸压垫对骨折端的效应力只能维持骨折对位，如果要进一步矫正整复后残留的侧移位或成角畸形，达到逐渐的慢性复位的作用，还必须依靠肌肉收缩活动时所产生的内在动力。病人活动时，约束力和效应力都在发生变化；肌肉收缩越有力，变化的幅度也越大。当肌肉舒缩时，肢体的周径和承受压力也相应变化，弹性夹板亦随之发生形变。肌肉收缩时，肢体周径变粗，布带的约束力与纸压垫的效应力都增高，尤以效应力增高更明显。所以成角及侧移位不会增大。反之，当肌肉放松时，肢体周径变细，约束力与效应力都下降，由夹板发生形变后的弹性回位力，集中作用于纸压垫上，就可使畸形得以矫正。因为夹板下边的压力在不断变化，纸压垫对皮肤的压迫亦可得到缓解，静脉回流也随之改善。在以上各种力的转化过程中，就可以起到逐渐复位的作用。

(4)牵引力：是对抗骨折重叠移位和短缩畸形的固定力。对于不稳定性骨折或骨折部软组织厚、肌张力强、肢体重力大、单纯使用夹板不能防止和矫正移位倾向时，需要利用牵引力来加以对抗。有骨牵引、皮牵引，还有利用肢体自身重量的悬吊牵引等。目前采用的是等张牵引，而非静态的等长牵引，即在牵引的同时，鼓励病人积极地进行有节制的功能锻炼，在肌肉收缩与舒张活动时，牵引力与肌张力能较好地达到动态平衡，防止因过牵所造成的骨端分离或因牵引重量不足致使骨端又重叠移位。由于骨折部位、骨折类型、骨折部软组织损伤程度的不同，骨折端再移位的方向和倾向力也各不相同；因而，局部外固定形式应随之而异。但局部外固定的原则是相同的，即以动制动，以力抗力，以外固定装置的杠杆来对应肢体内部骨折端移位的杠杆。夹板捆在肢体外面，但其固定力则来自肢体内部，是外力通过内力而起作用。

(三)局部外固定形式

1.夹板局部外固定　适用于一般骨干骨折。如肱骨、桡尺骨、胫腓骨及桡骨下端骨折等。

2.超关节夹板固定　适用于关节面完整的关节内骨折或接近关节的干骺端骨折。如肱骨外科颈、肱骨髁上、粗隆间、股骨髁上、胫骨上端及踝部骨折等。

3.夹板局部外固定或超关节夹板固定合并骨牵引　前者适用于骨折部软组织多，肌张力强的股骨干骨折及不稳定的(斜面、螺旋、粉碎)胫腓骨骨折；后者适用于关节面已遭到破坏的关节内骨折。如肱骨髁间及踝关节粉碎骨折。

4.平衡牵引架结合夹板固定　可用于粗隆间骨折，股骨干及胫、腓骨骨折。

5.抓髌器及弹性带抱肘固定　适用于髌骨骨折、鹰嘴骨折。

6.竹帘或木板分骨垫固定 适用于掌骨干、跖骨干骨折。

7.小竹片或木片固定 用于指、趾骨折。

8.纸壳或皮革纸压垫固定 用于腕舟骨骨折。

9.外固定牵引支架对掌位木夹板固定 用于第一掌骨基底骨折。

10.骨盆兜 用于骨盆骨折。

11.固定鞋 用于跟骨关节内骨折。

12.木板鞋 用于跖跗骨骨折脱位。

(四)局部外固定用具

1.夹板 应有以下几种性能:

(1)塑性:便于塑形以适合肢体体形和各部位生理弧度。

(2)韧性:有足够的支持力(钢性),不致弯曲、劈裂或折断。起到外固定的支架作用。

(3)弹性:可以适应肢体肌肉收缩和舒张时产生的肢体内部压力变化。收缩时夹板可吸收压力而发生形变;舒张时,形变后夹板弹性回位作用,通过纸压垫集中放大,作用于骨折断端,发挥其持续整复作用。

(4)吸附与通透性:以利于肢体在固定期间皮肤呼吸代谢的正常进行(包括热的散放和汗的挥发等),增强皮肤对外固定的耐力。

(5)质轻:固定时不加重肢体的重量,相应地减少对骨折端的剪力作用。

(6)不妨碍X线的通透:有利于在固定期间观察骨折对位和愈合情况,以便决定是否需要调整夹板和纸压垫及解除外固定等。根据临床应用和力学测定,在木质夹板中,以柳木最好,椴木次之,榆木尚可,杨木较差。纤维塑料具备以上性能的,将成为一种人工合成材料外固定用具(最近英国伦敦大学生物医学工程中心将中国的柳木夹板加以测试、对比,制成新型塑料夹板,称为北京-伦敦夹板,在全球推广使用)。

2.竹帘、木板及竹片 竹帘用两层毛头纸中夹一层薄竹片粘成。木板由薄木板制成。

3.纸压垫 纸压垫需选用质地柔软,能维持一定体形,有一定的支持力,吸水性能和散热性能良好,对皮肤无刺激的材料(现用毛头纸,将来也可改用具有以上性能的弹性塑料)制成。常用有以下几种形状:

(1)平垫:如骨干部。

(2)塔形垫:用于关节凹陷处。如肘关节、踝关节等处。

(3)梯形垫:用于肢体斜坡处。如肘后、足踝部。

(4)高低垫:用于锁骨及整复后固定不稳的桡尺骨。

(5)抱骨垫:呈半月状,用于鹰嘴及髌骨。

(6)葫芦垫:用于桡骨小头处。

(7)横垫:用于桡骨下端处。

(8)合骨垫:用于下桡尺关节分离。

(9)分骨垫:用于并列的桡尺骨、胫腓骨。

另外,一般可在纸压垫内放置一块金属窗纱,分骨垫中心穿一根细铅丝,以备在X线透视或拍片时识别纸压垫的位置是否正确。

4.布带　宽 1.5～2cm 双层白布或 4～6 层绷带缝成。大腿用宽厚布带，上肢及小腿用窄薄布带。

(五)局部外固定的应用与管理

1.应用范围　局部外固定适用于大多数闭合性骨折或单纯刺破性骨折。对于大面积开放性骨折、股骨颈骨折以及移位多而又难以整复固定的关节内骨折最好暂时不采用局部外固定治疗。可以选合适的外固定架。

2.夹板和纸压垫的选用　骨折的外固定用具应根据骨折的部位和类型，按照病人肢体的长短、粗细，加以选用。达到“分者复合，欹者复正，高者就其平，陷者升其位”的目的。

3.固定步骤

(1)外敷药物：骨折整复后，在骨折部位外敷“消肿膏”，面积可稍大于患处，敷贴时要求平整无皱折。如有空隙会起水泡。刺破性骨折清创缝合后用无菌敷料包扎，伤口愈合前不用外敷药物。

(2)放置纸压垫：将选好的纸压垫准确地放置在肢体适当部位，用粘膏固定。

(3)安放夹板：按照各种骨折的具体要求依次安放选好的夹板，由助手扶托固定。

(4)捆绑布带：用四条布带捆绑夹板，先捆扎中间两道，再扎远近端，捆绑时两手将布带对齐，平均用力，捆绑两圈；在木板上打外科双结。最后检查布带松紧度。

4.局部外固定后病人的管理

(1)麻醉病人清醒前，应轻柔稳妥地搬送，防止骨折再移位。

(2)抬高患肢，注意观察肢端颜色、温度、感觉、肿胀程度及手脚指(趾)的活动。

(3)调整布带及纸压垫、夹板位置。应按不同病理变化随时调整布带的松紧度，始终保持布带在夹板上能上下移动，有 1cm 的松紧度。

(4)骨折局部外固定后，要注意以下几个时期的变化：

①外伤反应肿胀期：在骨折整复后 12～96 小时内因复位的继发损伤，部分浅静脉回流受阻，活动功能尚未恢复，因此肢体周径增大，夹板内压力有上升趋势。必须每天检查布带，适当放松，防止因夹板内压力过高造成肢体血运障碍。

②肿胀消退期：骨折固定 3～4 天后，随着外伤反应性炎症的消退，肢体功能活动的恢复和静脉回流的改善，肢体周径变细，夹板内压亦随之下降，布带变松，应及时捆紧布带，保持固定力的“衡定”，防止骨折再移位。

③骨痂形成期：2 周后，骨折端已有纤维性“粘连”出现，肿胀基本消退，肢体周径变化不大，夹板内压力亦趋于平稳。但因肢体功能活动加大，还应注意随时调整布带的松紧。

(5)最初 1 周可透视 1～2 次复查，如有骨折变位，要及时纠正或调整纸压垫的位置，必要时需在麻醉下重新整复，2 周后骨折不易变位时，可在助手牵引下更换“消肿膏”，重新固定。以后每周复查 1 次，直至临床愈合。

(6)要把治疗中一切注意事项告诉病人及家属，将夹板管理须知的知识转给病人，鼓励病人自已管理自已。非住院患者若发现肿胀严重，指(趾)端发凉，疼痛难忍，知觉迟钝，稍加活动疼痛增剧时，要及时来院检查或按医嘱自行调节布带松紧度。

三、骨折的功能锻炼

（一）功能锻炼是骨折治疗的一项重要措施

中西医结合局部外固定治疗骨折，把整复、固定和功能锻炼三个步骤密切地结合在一起。功能活动不仅是治疗骨折的目的，而且是保持骨折对位、促进骨折愈合及功能恢复的重要措施。有些难以整复、不易固定的骨折，如股骨干骨折或畸形愈合后再折，就是利用骨牵引、夹板、纸压垫固定后，通过病人及时的功能锻炼，骨折多可获满意的自动整复。

（二）功能锻炼的原则

(1)功能锻炼必须以保持骨折对位、促进骨折愈合为前提。根据骨折的具体情况，对有利于骨折愈合的活动（如使骨折断端紧密相接，互相嵌插）应加以鼓励；对骨折愈合不利的活动（如使骨折断端旋转、成角、分离）须严加控制。

(2)功能锻炼必须以恢复和增强肢体的固有生理功能为中心。例如下肢骨折的功能锻炼以早期准备恢复肢体负重能力为目的；上肢练功时紧握拳头，目的就是以筋束骨维持骨折断端稳定，恢复其握拳拿物的生理功能。

(3)功能锻炼应从整复固定后开始，贯穿全部治疗过程。要求循序渐进，由简到繁，逐步发展，顺势增强，直至功能恢复。

(4)功能锻炼要在医务人员指导下进行，同时要充分发挥患者的主观能动性。医患密切配合，使患者掌握正确的练功术式，可以收到骨折愈合与功能恢复同时并进的效果。

（三）功能锻炼的作用

1.功能锻炼对血运的影响　肢体骨折后，周围血管立即扩张，整个患肢呈现充血状态。骨折整复固定后，及早练功可以发挥肌肉对血液循环的“水泵”及肌源性调节作用，促进肢体软组织和骨内血液循环。肌肉活动时所产生的代谢产物如乳酸等物质，可刺激局部血管而使其扩张，肌肉内备用血管的开放，保证更多的血液通过。

多年来，血管的成骨作用受到人们的极大重视。血运不仅回收骨折局部的代谢产物，而且带来了成骨过程中所必需的氧和其他物质。在氧气充足的条件下，骨折局部的间叶组织细胞分化成骨细胞的数量增多，成骨细胞形成骨基质及其钙化亦可得到保证，新生骨即能迅速形成。

2.功能锻炼对骨组织生理及骨折愈合的影响　骨组织由骨细胞、骨基质以及胶原纤维和钙盐组成。它和其他组织一样，不断地被破坏和新生，其代谢过程是非常活跃的。正常人血浆钙平均每分钟和体液钙及骨钙交换一次。在正常人，这种代谢受肢体及全身功能活动的影响，保持平衡状态。当全身或局部功能运动因某种原因受限制时，骨钙和体液钙与血浆钙之间的交换即发生负平衡，日久可导致全身或局部性的骨质疏松。这种废用性骨钙丢失在肢体采用石膏制动及坚强固定时表现得尤为突出。骨质疏松实际上意味着一部分骨小梁的“总崩溃”。所以，静止及缺乏功能锻炼是造成骨质疏松和骨组织修复能力失常的一个重要因素。反之，功能锻炼是增强骨质代谢，提高骨折组织修复能力的最有效的措施。

3.功能锻炼对关节的影响　关节活动是评定骨折治疗效果的一个主要标准，也是促使骨折愈合的有力措施。一般来说，在骨折治疗中，除骨折波及关节外，关节功能发生障碍都是在骨折治疗中造成的。关节内滑膜在其抵止部反折形成皱折，容易彼此粘连。关节活动时，由于滑液不断循环，可以防止粘连。关节长期固定，折叠的滑膜可彼此粘连，轻者通过锻炼和手法按摩可缓慢恢复，重者关节活动发生永久性限制。关节囊挛缩是造成关节外僵硬的主要原因。关节附近的血肿、血肿机化，在关节周围各层组织之间形成的疤痕组织，也是影响关节活动的因素之一。

骨折治疗中的关节后遗症，多是关节长期被固定的结果。只要关节在治疗中能正常活动，滑膜就不会粘连，关节囊也不致挛缩；即使关节周围有血肿、水肿形成，所形成的粘连也因较松较软而不致影响关节活动。

4.功能锻炼对骨折断端的影响 持续性的生理压力可以促进骨组织增生，加速骨折愈合。这一原理已得到公认。KeyCharnley 在 1930 年就应用关节夹加压融合固定膝关节，收到良好效果。中西医结合局部外固定的方法不用机械加压方法而是充分发挥病人的主观能动作用，让患者在外固定装置的控制下，及时地进行有节制的功能锻炼。沿着骨干长轴骨折周围的肌群能生理性地一紧一松，骨折上下关节能比较自如地一伸一屈，骨折上下端就会更紧密地嵌插。下肢骨折牵引解除后，尽早下地逐渐负重，可使骨折线间产生骨组织增生所需要的生理应力。早在 20 世纪 50 年代初，日本 Yasuda 等指出，骨在机械应力下产生电势，压力侧为负电荷，张力侧为正电荷，阴极周围有新骨形成。1971 年，Friedenberg 报告以电刺激治疗 1 例内踝不愈合患者获得成功后，近十年来通过临床应用，无论是用衡定直流电还是用脉冲电刺激或电磁场都可获得 80%～85%的愈合率。小夹板、纸压垫固定，病人进行功能锻炼，早期适当负重，在骨折端之间产生周期性应力刺激，有利于骨痂形成及新骨的力线调整，符合骨的压电现象——(Piezoelectriceffect 原理)。

(四)功能锻炼的形式和步骤

1.自动运动 是最好的主要练功形式。自动活动时，病人用力，保持肌肉紧张，利用肌肉的拮抗作用，使骨折段稳定，以健肢带动患肢，使动作协调，对称平衡。可按骨折愈合的临床过程分为四个阶段：

第一阶段(外伤性炎症反应期)：伤后 1～2 周，局部疼痛，肢端肿胀，骨折断端不稳定，破裂的软组织损伤需要修复。练功的主要目是的促进肿胀消退，防止肌肉萎缩，预防关节粘连。练功的主要形式是肌肉收缩锻炼，具体方法依上下肢而异。①上肢：有握拳、吊臂、提肩等，其中握拳是基本动作。握拳时一定要用力，使手指能完全伸直和屈曲。只有紧握拳，上肢肌肉充分收缩，骨折断端才可相对稳定，再做吊臂、提肩等动作。接近骺端的骨折，如桡骨下端骨折、肱骨髁上骨折或肱骨外科颈骨折等，骨折稳定者也可做一定范围内的关节伸屈活动。②下肢：有踝关节背伸和股四头肌收缩锻炼。下肢肌肉先用力，然后放松。除足踝部骨折可做患肢抬高活动外，经过整复的胫腓骨骨折或股骨干骨折，只能在枕垫及支架上做肌肉收缩活动。

第二阶段(骨痂形成期)：伤后 3～4 周。局部疼痛逐渐消失，肿胀消退，一般性软组织已修复，骨折断端初步稳定，出现纤维组织粘连和原始骨痂。除继续进行更有力的肌肉收缩锻炼外，上肢骨折病人可做一些自动性关节伸屈活动，由单一关节开始，然后发展到多关节协同锻炼。下肢骨折病人在踝关节背伸或患肢抬高活动时足不发颤的情况下，可开始扶拐步行。牵引病人可通过全身自动活动带动患肢的关节活动。

第三阶段(骨痂成熟期):伤后5～7周。局部软组织已恢复正常,肌肉坚强有力,骨痂接近成熟,骨折断端已相当稳定。在夹板保护下,增加练功次数及范围不致发生骨折移位。除不利于骨折愈合的某一方向关节活动仍须限制外,在病人力所能及的情况下,其他方向的关节活动次数及范围都可增加和扩大。合并牵引的病人,解除牵引后,扶拐负重,直至临床愈合,除外固定为止。

第四阶段(临床愈合期):伤后7～10周。骨折已达临床愈合标准,除少数特殊情况外,外固定都已解除。在固定期间所控制的某一方向不利于骨折愈合的关节活动,也应开始锻炼以恢复其功能。功能活动恢复后,即可做一些力所能及的工作,使各部位功能得到全面锻炼。

2.被动运动　在病人肌肉无力尚不能自动活动时,在医护人员帮助下所进行的辅助性活动。如一骨多节性骨折,同侧肢体多发性骨折,关节面受累的关节内骨折以及合并症严重不能自动活动的病人,均应在医务人员协助指导下做一些辅助性的被动活动。可依其作用不同分两种方式。

(1)按摩:主要适用于骨折部及其远端有肿胀的肢体,其作用为消除肿胀,驱散淤血,促进循环,解除粘连。

(2)舒筋:主要是帮助病人活动关节,早期防止关节囊挛缩、肌腱粘连;晚期可松解挛缩及粘连。

四、骨折的内外用药

中医骨伤科除重视骨折的整复、固定和功能锻炼外,同时还重视从整体出发,通过四诊八纲,综合全身及局部症状,辨证论治,内外用药,以促进肿胀消退,气血流通,代谢增强,加快软组织修复,骨折愈合及功能恢复。尤其是大面积软组织损伤,应用中药外治,更有突出的效果。现将创伤外科常用中药简述如下:

(一)闭合性损伤的治疗

根据骨折愈合过程中的病理、生理特点,结合病人全身情况,分早、中、晚三期论治。

1.早期(活血祛瘀期)　由于经脉受伤,气血受阻,积淤不散,肿胀疼痛。一般以行气活血,通淤导滞,扶正通络,进行辨证论治。内服复元活血汤,酌加香附、马鞭草、赤芍、琥珀之类。或用苏七散。外敷消肿膏。

若积而不散,安而发热,局部红肿热痛,除活血化淤外,加用清热解毒药,局部敷消淤止痛膏。

肋骨骨折或胸部挫伤,胸胁闷痛,咳痰不利,宜用血府逐淤汤,加镇咳祛痰药,大便干燥,可参用桃仁承气汤。

2.中期(接骨续筋期)　骨折2周后,肿胀基本消退,断骨初步连接,血气始将恢复,筋骨软弱,时而作痛,此乃淤血仍未化尽,经络尚未畅通,气血仍欠旺盛,宜用养血通络,强筋壮骨药物,促进骨折愈合。可选用舒筋定痛散、四物汤、八珍汤之类,酌加骨碎补、续断、血竭、桃仁、红花、马前子之类。

3.后期(坚骨壮筋期)　骨折已临床愈合,外固定解除,但筋骨尚未坚强,关节功能也未完全恢复,宜用壮筋益髓,补气养血,补益肝肾,通络活节药。内服人参紫金丹、健步虎潜丸、六味地黄丸之类,外用洗药熏洗。

(二)开放性损伤的治疗

外用中药有许多优点,如操作简便、不需严格无菌操作(因中药本身有一定的抑菌作用,适于战备及农村)、改善局部血运、促进伤口肉芽组织及上皮生长迅速等。骨面上可长出肉芽岛,将暴露的骨面覆盖,肉芽面上可长出皮岛,新生上皮可向心和离心两方面生长,将伤面覆盖;用中药后,创面分泌物黏稠、色清、无恶臭。伤口分泌物中含有大量的溶菌酶,吞噬细胞数量增多,吞噬能力增强,提高了机体的防御免疫及抗感染能力,一般伤口内化脓菌如葡萄球菌、绿脓杆菌很快消失。愈合后伤面疤痕薄,弹力好,粘连少,皮色接近正常,很少发生挛缩。另外,药源充分,制作简单,携带方便。目前在全国各地如上海、北京、天津、山东、山西等城市都有报道,是中医骨伤科一大优势。

1.新鲜性创面的处理　浅表皮肤擦伤,清创后撒上金刀散,而后包扎;切割伤清创后将创缘合拢,蝉形粘膏固定,撒上金刀散包扎。

2.感染伤面的处理

(1)软组织损伤严重,已感染,但未发生坏死者,骨质外露部分敷当归膏或生肌止痛膏,伤口周围有炎症时敷消痈膏,炎症消退肉芽新鲜者撒生肌散,外敷生肌象皮膏。

(2)大面积感染坏死创面,创面感染,组织坏死者用祛腐散少量,新生肉芽面用生肌散或珠母材。

(3)肉芽过度增殖(胬肉)时,可撒少量降丹白灵药,外敷生肌象皮膏。

(4)创缘湿疹、瘙痒、流黄水者,可用皮肤灵药粉与地榆炭粉混合,用香油调成糊状涂伤口周围。

五、骨伤科常用方剂

(一)内服剂

(1)复元活血汤

组成:柴胡、当归、桃仁、红花各 9g,瓜蒌根 12g,甘草 6g,酒大黄 158g。水煎服。

功用:活血化淤、消肿定痛。用于一切跌打损伤、肿胀疼痛。

(2)苏七散

组成:煅自然铜、乳香、没药、骨碎补、川芎、儿茶、雄黄、血竭、朱砂、土鳖虫、甘草各 9g,藁本、丁香、伸筋草、赤芍、山甲、杜仲各 15g,红花,生地、牛膝、防已各 25g,苏木 50g,当归 75g。共为细末,水为丸,每次服 6g,每日 2 次。

功用:活血破淤,消肿止痛。用于一切跌打损伤、伤筋动骨、肿胀疼痛。

(3)血府逐淤汤

组成:当归、红花、桃仁、马兜铃各 9g,生地、枳壳、桔梗、川芎、柴胡各 6g,牛膝 12g,甘草 5g。水煎服。

功用:利气活血,消肿止痛。用于胸部外伤、肋骨骨折。

(4)桃仁承气汤

组成:桃仁 12g,大黄 9g,芒硝 3g,甘草 6g,桂枝 9g。水煎服。

功用:用于伤后便秘,形气俱实。

(5)舒筋定痛散

组成:土鳖虫 15g(去足焙干研末),制乳香、制没药、自然铜(醋淬七次碾成细末)、骨碎补、血竭花、大黄、硼砂、红花各 9g。共研细末或为丸。成人每次 3～6g,黄酒送下。

功用:通络散淤、消肿止痛、接骨续筋。用于一切跌打损伤。

(6)四物汤

组成:当归、川芎、白芍、熟地。水煎服。

功用:养血调功,为血证基础方。

(7)八珍汤

组成:当归 15g,川芎 6g,炒白芍 9g,熟地 12g,人参 3g,炒白术 9g,茯苓 9g,生甘草 6g,干姜 3 片,大枣 2 枚。水煎服。

功用:补益气血,调和营卫。

(8)人参紫金丹

组成:人参 9g,甘草 25g,云苓 6g,丁香、当归、骨碎补、血竭、五味子各 20g,五加皮 50g,没药 50g。共为细末,炼蜜为丸,每日 2 次,每次 9g。

(9)健步虎潜丸

组成:龟板、鹿角胶、虎骨胫、何首乌、川牛膝、杜仲、锁阳、当归各 50g,威灵仙、黄柏、人参、羌活、干姜、白芍、白术各 25g,熟地 75g,大川附子 40g。共为细末,炼蜜为丸,每服 9g。

功用:用于跌打损伤,气血虚衰,腰膝无力。

(10)六味地黄丸

组成:熟地 200g,山萸肉 100g,山药 100g,丹皮 75g,泽泻 75g,云苓 75g。共为细末,炼蜜为丸,每丸 9g,每日服 2 丸。

功用:益肝肾、壮筋骨。用于筋骨软弱。

外用药

(1)消肿膏

组成:大黄、芥子、陈皮、生地、黄柏、乌药、熟石灰、血竭、儿茶各 5g,川柏、木鳖子、半夏、白芨、骨碎补、丹参、红花、南星、自然铜、黄芩、赤芍、香附各 9g,木香、乳香、桃仁各 12g,刘寄奴、栀子、当归各 14g。以上共研细末,用鸡蛋清调成糊状,敷于患处。

(2)洗药

组成:艾条、秦艽、桑枝、赤芍、防风、透骨草各 250g。混成百剂,加水煮沸,以温水熏洗。

(3)金刀散

组成:松香 170g,生明矾、枯矾各 37g。

功用:用于各种新鲜伤口。

(4)生肌散(原名珍珠散)

组成:梅片 1.5g,麝香 1.5g,龙骨 14g,硼砂 14g,血竭 7g,熟石膏 25g,制象皮 14g,珍珠母 7g。制法略。

功用:生肌收敛。用于各种创面及疮疡。

(5)生肌象皮膏

组成:象皮 288g,全当归 192g,生血余 192g,生龟板 384g,大生地 384g,香油 8000g,生炉甘石粉 768g,生石膏 500g,黄蜡 750g,白蜡 750g。制法略。

功用:活血解毒、生肌长肉,有收敛作用,能促进上皮生长。

(6)珠母粉

组成:牡蛎粉 25g,海螵蛸 25g,血竭 12g,制象皮 12g,珍珠母 12g,龙骨 7g,冰片 7g,麝香 1g。制法略。

功用:腐蚀杀菌。

(7)降丹白灵药。

组成:水银、火硝各 75g,白矾、皂矾各 50g。制法略。

功用:杀菌、拔毒、祛腐、生肌、长肉。

(8)地榆粉

组成:地榆炭碾为细粉。

功用:防腐解毒,止痒收敛。

(9)消淤止痛膏

组成:木瓜 50g,栀子 25g,大黄 125g,蒲公英 50g,地鳖虫 25g,乳香 25g,没药 25g。共为细末,凡士林调敷。

功用:用于伤后初期,能消淤退肿止痛。

(10)消痈膏(又名金黄膏)

组成:制南星 500g,陈皮 500g,黄柏 1250g,姜黄 1250g,甘草 500g,白芷 1250g,天花粉 2500g,厚朴 500g,大黄 2500g,香油 2500g,黄蜡 750g。

功用:清热解毒、消肿止痛。治痈疽、疔疮、乳疮等。

(11)桃红膏(周焕钧方)

组成:桃仁 10g,红花 10g,石膏粉 25g。

功用:散淤、消肿、止痛。适用于各种跌打损伤的淤积、肿胀、疼痛,还可治疗烫伤、骨化性肌炎。

(罗宗义)

参 考 文 献

1.陈可冀.中西医结合思考与实践.北京:人民卫生出版社,2013

2.徐新献,王志坦.中西医结合内科手册.四川:.四川科技出版社,2014

3.范秀英,陈志刚.中西医结合内科疾病诊疗手册.北京:中国中医药出版社,2008

4.方朝晖.中西医结合内分泌代谢疾病诊治学.北京:中国中医药出版社,2013

5.梁健.中西医结合临床内科学.上海:上海第二军医大学出版社,2013

6.傅金英.中西医结合治疗月经病.北京:人民军医出版社,2009

7.江杨清.中西医结合临床内科学.北京:人民卫生出版社,2012

8.王松龄,张社峰,李彦生.中风相关病证中西医结合特色治疗.北京:人民卫生出版社,2015

9.陆金根.中西医结合肛肠病学.北京:中国中医药出版社,2009

10.王笑民.实用中西医结合肿瘤内科学.北京:中国中医药出版社,2014

11.阎小萍,张烜,翁习生.常见风湿病及相关骨科疾病中西医结合诊治.北京:人民卫生出版社,2015

12.侯恩存,梁健,邓鑫.中西医结合肿瘤临床.上海:上海第二军医大学出版社,2014

13.罗明,吴孝雄.中西医结合抗肝癌.上海:上海第二军医大学出版社,2012

14.张敏建.中西医结合男科学.北京:科学出版社,2011

15.林洪生.恶性肿瘤中医诊疗指南.北京:人民军医出版社,2014

16.高新彦.痛风病中医诊疗经验集.西安:西安交通大学出版社,2012

17.杨旸.实用中医诊疗手册.北京:人民军医出版社,2011

18.杨晴.实用中医诊疗手册.北京:人民军医出版社,2015

19.陆付耳.中医临床诊疗指南.北京:科学出版社,2016

20.屠佑堂.中医实用诊疗大全.湖北:湖北科学技术出版社,2013

21.张育,顾健,朱妍.内科学.北京:科学出版社,2015

22.刘国强.实用内科诊疗学.河北:河北科学技术出版社,2013

23.史伟,吴金玉.肾内科中西医结合诊疗手册.北京:化学工业出版社,2015

24.赵玉沛,陈孝平.外科学.北京:人民卫生出版社,2015

25.陈俊,游华娟.中西医结合护理糖尿病足的临床探讨.当代医学,2010,v.16;No.21524:11-12.

26.许少辉,练志明.慢性胃炎的中西医结合治疗临床疗效研究.当代医学,2010,v.16;No.21221:153-154.

27.练志明.急性胰腺炎的中西医结合与单纯西医治疗临床效果对比研究.当代医学,2010,v.16;No.21221:21-22.

28.罗琼英,陈淑芳.中西医结合法治疗慢性盆腔炎的临床疗效观察.当代医学,2010,v.16;No.22534:145-146.

29.施于兴.中西医结合治疗慢性胃炎疗效观察.中国社区医师(医学专业),2011,v.13;No.26504:130-131.

30.施于兴,杨君.急性痛风性关节炎中西医结合治疗分析.中国社区医师(医学专业),2011,v.13;No.26807:130-131.

31.袁梅寿.中西医结合治疗复发性口腔溃疡的临床分析.当代医学,2011,v.17;No.24417:157+133.

32.吴素林.中西医结合方法治疗青春期功能失调性子宫出血的疗效分析.当代医学,2011,v.17;No.24922:155-156.

33.张广蕾.浅谈肝硬化腹水的中西医结合治疗.当代医学,2011,v.17;No.25326:144-145.

34.熊智魁,李华章,王本锋,彭克学,陈锐.中西医结合治疗良性前列腺增生的临床分析.当代医学,2011,v.17;No.25932:154-155.

35.付正丰,余成玲,岳秀永.肺癌中西医结合辨治思考.实用中医药杂志,2013,v.29;No.24102:132-133.

36.刘天基.中西医结合辨证论治糖尿病肾病的疗效分析.当代医学,2013,v.19;No.31617:151-152.

37.张蓓,胡丕丽.中西医结合治疗对肿瘤患者生存质量的影响.中华肿瘤杂志,2003,03:98-100.

38.曾惠芳.中西医结合治疗脑梗死后血管性痴呆疗效评价.当代医学,2012,v.18;No.26603:2-3.

39.曹向忠.中西医结合治疗重症急性胰腺炎临床疗效观察.中国社区医师(医学专业),2012,v.14;No.31114:228-229.

40.杨春英.腰椎间盘突出症中西医结合治疗及护理观察.实用中医药杂志,2012,v.28;No.23205:384-386.

41.张汉卿.中西医结合治疗缺血性脑血管病疗效观察.中国卫生产业,2012,v.9;No.12910:18-19+21.

42.张蓉华.中西医结合护理对腹部手术后胃肠功能紊乱的预防和临床疗效观察.护士进修杂志,2012,v.2720:1897-1898.

43.徐克成,危北海,姚希贤,张万岱.慢性乙型肝炎当代中西医结合治疗.世界华人消化杂志,1999,11:970-974.

44.卓大宏.骨科康复学的内涵和发展趋势.中华创伤骨科杂志,2003,03:88-90.

45.陈硕敏,叶建勋,杜松柏.中医骨科康复治疗老年骨性关节炎临床效果分析.中国当代医药,2012,v.19;No.28514:109-110.